小儿头颈颅底外科手术图谱

Atlas of Pediatric Head and Neck and Skull Base Surgery

主　编　（以）丹·M. 弗利斯
Dan M. Fliss, MD
Professor and Chairman
Department of Otolaryngology Head and Neck Surgery and
Maxillofacial Surgery
Director
Interdisciplinary Center for Head and Neck Surgical Oncology
Tel Aviv Sourasky Medical Center
Tel Aviv, Israel

　　　　（以）阿里·德罗威
Ari DeRowe, MD
Director
Pediatric Otolaryngology Unit
Dana-Dwek Children's Hospital
Tel Aviv Sourasky Medical Center
Tel Aviv, Israel

主　译　姚红兵

北方联合出版传媒（集团）股份有限公司
辽宁科学技术出版社

©2024，辽宁科学技术出版社。

著作权合同登记号：第06-2021-149号。

图书在版编目（CIP）数据

小儿头颈颅底外科手术图谱 /（以）丹·M. 弗利斯（Dan M. Fliss），（以）阿里·德罗威（Ari DeRowe）主编；姚红兵主译. —沈阳：辽宁科学技术出版社, 2024.11
ISBN 978-7-5591-3187-4

Ⅰ.①小… Ⅱ.①丹… ②阿… ③姚… Ⅲ.①小儿疾病 – 头部 – 外科手术 – 图谱②小儿疾病 – 颈 – 外科手术 – 图谱③小儿疾病 – 颅底 – 外科手术 – 图谱 Ⅳ.①R726.5-64

中国国家版本馆CIP数据核字（2023）第159790号

出版发行：辽宁科学技术出版社
　　　　　（地址：沈阳市和平区十一纬路25号　邮编：110003）
印 刷 者：河南瑞之光印刷股份有限公司
经 销 者：各地新华书店
幅面尺寸：210mm×285mm
印　　张：37
插　　页：4
字　　数：800千字
出版时间：2024 年11月第 1 版
印刷时间：2024 年11月第 1 次印刷
责任编辑：吴兰兰
封面设计：顾　娜
版式设计：袁　舒
责任校对：闻　洋

书　　号：ISBN 978-7-5591-3187-4
定　　价：498.00 元

编辑电话：024-23284363
邮购热线：024-23284502
邮箱：2145249267@qq.com

译者名单

主　　译　　姚红兵

副 主 译　　唐新业　江　英

译者名单　　（按照姓氏拼音排序）

陈　成　陈俊宏　丁　玲　段　君　顾　政　高　黎　胡　顿
胡思洁　黄一天　寇　巍　梁　佳　刘萌雅　莫　诗　庞　颖
舒　艳　索风涛　庹　娟　王　冰　魏　萍　吴　欢　向　鑫
肖　玲　肖兴望　杨大志　杨　阳　余成军　张　成　张　峰
张蔺辞　张志海　邹祺缘

译者单位　　重庆医科大学附属儿童医院

前言

儿童医院对气道专业护理的需求促使儿童耳鼻咽喉头颈外科作为一个亚专科而成立。随着人们意识到儿童不是缩小版成人，儿童耳鼻咽喉头颈外科从成立之初即是作为一个新兴的亚专业而得以发展。儿童的病理、生理和发育都是独特的，医护人员需要额外的培训来提供高质量的护理。儿童耳鼻咽喉头颈外科手术也是有所不同甚至完全不同于成人的手术。手术技术上的细微差别就可能影响手术结果。

随着儿童耳鼻咽喉头颈外科作为一个亚专科的发展，我们可以看到它正在进一步扩展。

目前，我们正在开展儿科耳鼻咽喉头颈外科的亚专业分组实践，包括气道外科、头颈外科及耳科等。因此，有必要对手术技术进行更详细的描述。这就是这本《小儿头颈颅底外科手术图谱》的诞生理念。

Dan M. Fliss, MD

Ari DeRowe, MD

致谢

　　谨以此书献给我亲爱的父母，Adolf 博士和 Thea Fliss；还要献给我挚爱的妻子 Maayana，感谢她在本书完成过程中的耐心和支持；最后，献给我的孩子 Naomi、Ehud、Ruth 和 Yael，以及我美丽的孙子 Ariel、Lavi、Abigail、Tammuz 和 Ari。

　　没有他们的奉献和支持，这一切都不可能实现。

Dan M. Fliss

编者名单

Avraham Abergel, MD
Deputy Director
Department of Otolaryngology–Head and Neck Surgery
Tel Aviv Sourasky Medical Center
Affiliated to the Sackler School of Medicine
Tel Aviv University
Tel Aviv, Israel

Uri Amit, MD, B. Pharm
Resident
Occupational Medicine
Maccabi Health Services
Tel Aviv, Israel

Max M. April, MD, FAAP, FACS
Professor of Otolaryngology and Pediatrics
Director
Millstone Family Fellowship in Pediatric Otolaryngology
NYU Langone Health
New York, USA

Darrin V. Bann, MD, PhD
Clinical Resident
Department of Otolaryngology–Head and Neck Surgery
Penn State Health
Milton S. Hershey Medical Center
Hershey, Pennsylvania, USA

Christine Barron, MD
Resident
The Ohio State University School of Medicine
Columbus, Ohio, USA

Oded Ben-Ari, MD, MHA
Surgeon
Department of Otolaryngology Head and Neck and
    Maxillofacial Surgery
Tel Aviv Sourasky Medical Center
Affiliated to Sackler School of Medicine
Tel Aviv University
Tel Aviv, Israel

David Ben-Nun, MD
Resident Physician
Department of Internal Medicine
University of Texas at Austin Dell Medical School
Austin, Texas, USA

Jeffrey D. Bernstein, MD
Resident Physician
Division of Otolaryngology–Head and Neck Surgery
UC San Diego Health
La Jolla, California, USA

Narin N. Carmel Neiderman, MD
Physician
Department of Otolaryngology
Tel Aviv Sourasky Medical Center
Affiliated to the Sackler School of Medicine
Tel Aviv University
Tel Aviv, Israel

Paolo Castelnuovo, MD, FRCSEd, FACS
Full Professor and Chairman
Divison of Otorhinolaryngology
Department of Biotechnology and Life Sciences
HNS and FDRC
University of Insubria
Ospedale di Circolo e Fondazione Macchi
Varese, Italy

Oren Cavel, MD
Head
Department of ENT
Hôpital Universitaire Des Enfants Reine Fabiola
Université Libre de Bruxelles
Brussels, Belgium

Baishakhi Choudhury, MD
Assistant Professor
Otology, Neurotology, and Lateral Skull Base Surgery
Department of Otolaryngology–Head and Neck Surgery
Loma Linda University Health
Loma Linda, California, USA

Sam J. Daniel, MDCM, FRCSC
Professor
Pediatric Surgery and Otolaryngology
McGill University
Montreal, Quebec, Canada

Ari DeRowe, MD
Director
Pediatric Otolaryngology Unit
Dana-Dwek Children's Hospital
Tel Aviv Sourasky Medical Center
Tel Aviv, Israel

Vaninder K. Dhillon, MD
Assistant Professor
Department of Otolaryngology–Head and Neck Surgery
Division of Endocrine Head and Neck Surgery
Division of Laryngology
Suburban Hospital
Johns Hopkins University
Bethesda, Maryland, USA

Gillian R. Diercks, MD, MPH
Instructor
Department of Otolaryngology–Head and Neck Surgery
Harvard Medical School
Boston, Massachusetts, USA

Irit Duek, MD
Department of Otolaryngology Head and Neck Surgery
and Maxillofacial Surgery
Tel Aviv Sourasky Medical Center
Sackler School of Medicine
Tel Aviv University
Tel Aviv, Israel

Marisa Earley, MD
Assistant Professor and Residency Program Director
Department of Otolaryngology Head and Neck Surgery
University of Texas Health San Antonio
San Antonio, Texas, USA

Yaniv Ebner, MD
Director
Cleft Lip and Palate Center
Meir Medical Center
Kfar Saba, Israel

Najjar Esmat, MD
Senior ENT Head and Neck Surgeon
Department of ENT Head and Neck Surgery
Rabin Medical Center-Beilinson
Petah Tikva, Israel

Gadi Fishman, MD
Director
Pediatric Otolaryngology Clinics
Acting Director
Pediatric Otolaryngology Unit
Tel Aviv Sourasky Medical Center
Affiliated to Sackler Medical Faculty
Tel Aviv University
Tel Aviv, Israel

Ron Flaishon, MD
Head of Ambulatory Anesthesia
Department of Anesthesia, Intensive Care and Pain
Tel Aviv Sourasky Medical Center
Tel Aviv, Israel

Dan M. Fliss. MD
Professor and Chairman
Department of Otolaryngology Head and Neck Surgery
  and Maxillofacial Surgery
Director
Interdisciplinary Center for Head and Neck Surgical
  Oncology
Tel Aviv Sourasky Medical Center
Tel Aviv, Israel

Christine Fordham, MD
Pediatric Otolaryngologist
Presbyterian Medical Group
Albuquerque, New Mexico, USA

Itzhak Fried, MD, PhD
Professor
Department of Neurosurgery
Tel Aviv Sourasky Medical Center
Affiliated to Sackler School of Medicine
Tel Aviv University
Tel Aviv, Israel

David R. Friedmann, MD, MSc
Assistant Professor
Department of Otolaryngology–Head and Neck Surgery
NYU Grossman School of Medicine
Director of Resident Research
Department of Otolaryngology
NYU Langone Health
New York, New York, USA

Stefania Gallo, MD
Medical Doctor
Divison of Otorhinolaryngology
Department of Biotechnology and Life Sciences
University of Insubria
Ospedale di Circolo e Fondazione Macchi
Varese, Italy

Paul A. Gardner, MD
Professor
Departments of Neurological Surgery and Otolaryngology
Co-Director
Center for Cranial Base Surgery
University of Pittsburgh Medical Center
Pittsburgh, Pennsylvania, USA

Mohammad Abraham Kazemizadeh Gol, MD
Otolaryngology Specialist
Maryland ENT Center
Baltimore, Maryland, USA

Gabriel Gomez, MD
Assistant Professor of Clinical Otolaryngology
Department of Otolaryngology–Head and Neck Surgery
Keck School of Medicine of USC
Los Angeles, California, USA

Golda Grinblat, MD
Otologist and Skull Base Surgeon
Gruppo Otologico
Piacenza and Rome, Italy;
Otology and Neurotology Consultant
Hillel Yaffe Medical Center
Affiliated to the Technion University
Haifa, Israel

Eyal Gur, MD
Chief of Plastic Reconstructive and Aesthetic Surgery
Tel Aviv Sourasky Medical Center
Affiliated to the Sackler School of Medicine
Tel Aviv University
Tel Aviv, Israel

Moshe Hain, MD
Pediatric Otolaryngologist
Department of Otolaryngology
Schneider Children's Hospital
Petach Tikva, Israel

Ophir Handzel, MD
Director
Cochlear Implant Center
Department of Otolaryngology–Head and Neck Surgery
Tel Aviv Sourasky Medical Center
Affiliated to the Sackler School of Medicine
Tel Aviv University
Tel Aviv, Israel

Ben Hartley, MBBS, BSc, FRCS
Consultant Paediatric Otolaryngologist
Great Ormond Street Hospital for Children
Senior Lecturer
University College London
London, United Kingdom

Christopher Hartnick, MD
Professor
Department of Otology and Laryngology
Harvard Medical School
Division Director
Pediatric Otolaryngology
Chief Quality Officer for Otolaryngology
Massachusetts Eye and Ear Infirmary
Boston, Massachusetts, USA

Roy Hod, MD
Senior Physician
Department of Pediatric Otolaryngology
Schneider Children's Medical Center
Petach Tiqwa, Israel

Gilad Horowitz, MD
Staff Physician
Head and Neck Unit
Department of Otolaryngology Head and Neck
  and Maxillofacial Surgery
Tel Aviv Sourasky Medical Center
Affiliated to Sackler School of Medicine
Tel Aviv University
Tel Aviv, Israel

Ian N. Jacobs, MD
Endowed Chair in Pediatric Otolaryngology and Pediatric
Airway Disorders
Medical Director of the Center for Pediatric Airway
Disorders
Division of Otolaryngology (ENT)
Children's Hospital of Philadelphia
Philadelphia, Pennsylvania, USA

Daniel J. Kedar, MD
Surgeon
Plastic Reconstructive and Aesthetic Surgery
Laboratory of Nerve Regeneration
Tel Aviv Sourasky Medical Center
Affiliated to the Sackler School of Medicine
Tel Aviv University
Tel Aviv, Israel

Shay Keren, MD
Consultant Ophthalmologist
Department of Ophthalmology
Tel Aviv Sourasky Medical Center
Affiliated to Sackler School of Medicine
Tel Aviv University
Tel Aviv, Israel

Paul Krakovitz, MD, FACS
Vice President and Chief Medical Officer
Specialty Based Care
Adjunct Associate Professor of Surgery
Intermountain Healthcare
Salt Lake City, Utah, USA

**Sonia Kumar, FRCS (ORL-HNS), MA Hons (Oxon),
  M Med Sci**
Consultant Pediatric and Adult ENT Surgeon
John Radcliffe Hospital
Oxford, United Kingdom

Gil Lahav, MD
Division of Otology
Department of Otolaryngology–Head and Neck Surgery
Kaplan Medical Center
The Hebrew University of Jerusalem
Jerusalem , Israel

Philippe Lavigne, MD
Cranial Base Surgery Fellow
Department of Otolaryngology
University of Pittsburgh Medical Center
Pittsburgh, Pennsylvania, USA

Amir Laviv, DMD
Specialist in Oral and Maxillofacial Surgery
Senior Lecturer
Department of Oral and Maxillofacial Surgery
The Maurice and Gabriela Goldschleger School
of Dental Medicine
Tel Aviv University
Tel Aviv, Israel

Igal Leibovitch, MD
Professor of Ophthalmology
Director of Oculoplastic and Orbital Surgery Institute
Tel Aviv Medical Center
Tel Aviv University
Tel Aviv, Israel

David Leshem, MD
Head of Pediatric Plastic and Craniofacial Surgery Unit
Department of Plastic and Reconstructive Surgery
Tel Aviv Sourasky Medical Center
Affiliated to Sackler Medical Faculty
Tel Aviv University
Tel Aviv, Israel

Jessyka G. Lighthall, MD
Director
Facial Plastic and Reconstructive Surgery
Co-Director
Facial Nerve Disorders
Clinic Assistant Professor of Surgery
Division of Otolaryngology-Head and Neck Surgery
Milton S. Hershey Medical Center
Pennsylvania State University
Hershey, Pennsylvania, USA

Davide Locatelli, MD
Full Professor and Chairman
Divison of Neurosurgery
Department of Biotechnology and Life Sciences
University of Insubria
Ospedale di Circolo e Fondazione Macchi
Varese, Italy

Justin Loloi, BS
MD Candidate
Milton S. Hershey Medical Center
Pennsylvania State University
Hershey, Pennsylvania, USA

Jean-Paul Marie, MD, PhD
Head
Departments of Otolaryngology Head and Neck Surgery
    and Audiophonology
Rouen University Hospital
Head
Experimental Surgical Research Laboratory,
    EA 3830 GRHV
Rouen Normandy University
Rouen, France

Anna H. Messner MD, FACS, FAAP
Bobby Alford Endowed Chair in Pediatric Otolaryngology
Professor
Baylor College of Medicine
Chief of Pediatric Otolaryngology
Texas Children's Hospital
Houston, Texas, USA

Craig Miller, MD
Otolaryngologist
Department of Otolaryngology–Head and Neck Surgery
University of Washington
Seattle, Washington, USA

Lindsey Moses, MD
Resident
Department of Otolaryngology
NYU Langone Medical Center
New York, USA

Nidal Muhanna, MD
Director
Department of Otolaryngology
Tel Aviv Sourasky Medical Center
Affiliated to Sackler Medical Faculty
Tel Aviv University
Tel Aviv, Israel

Oded Nahlieli, DMD
Professor and Chairman
Department of Oral and Maxillofacial Surgery
Barzilai University Medical Center
Ashkelon, Israel;
Faculty of Medicine
Ben Gurion University of the Negev
Beer Sheva, Israel;
Adjunct Professor
Eastman Institute for Oral Health University of Rochester
Rochester, New York, USA

Piero Nicolai, MD
Professor and Chairman
Section of Otorhinolaryngology–Head and Neck Surgery
Department of Neurosciences
University of Padova Azienda Ospedale Università Padova
Padova, Italy

Carol Nhan, MD, FRCSC
Assistant Professor
Division of Pediatric Otolaryngology
Ste-Justine Hospital
University of Montreal;
Assistant Professor
Division of Pediatric Otolaryngology
Montreal Children's Hospital
McGill University Health Center
McGill University Health Center
Montreal, Quebec, Canada

Yahav Oron, MD
Otolaryngologist, Head and Neck Surgeon
Department of Otolaryngology Head and Neck
    and Maxillofacial Surgery
Tel Aviv Sourasky Medical Center
Affiliated to Sackler School of Medicine
Tel Aviv University
Tel Aviv, Israel

Reema Padia, MD
Assistant Professor
Department of Otolaryngology
University of Pittsburgh School of Medicine
Co-Surgical Director
Vascular Anomalies Center
UPMC Children's Hospital of Pittsburgh
Pittsburgh, Pennsylvania, USA

Sanjay R. Parikh, MD, FACS
Professor
Department of Otolaryngology–Head and Neck Surgery
University of Washington
Associate Surgeon-in-Chief
Seattle Children's Hospital
Seattle, Washington, USA

Aviyah Peri, MD
Doctoral Student
Department of Otolaryngology Head and Neck Surgery
and Maxillofacial Surgery
Tel Aviv Sourasky Medical Center
Tel Aviv University
Tel Aviv, Israel

Diego Preciado, MD, PhD
Vice Chief of Pediatric Otolaryngology
Director of Pediatric Otolaryngology Fellowship
Professor of Surgery and Pediatrics (with tenure)
Children's National Hospital
Washington, D.C., USA

Gianluca Piras, MD
Otologist and Skull Base Surgeon
Gruppo Otologico
Piacenza and Rome, Italy

Seth M. Pransky, MD
Pediatric Otolaryngologist
Pediatric Otolaryngology Head and Neck Surgery
Pediatric Specialty Partners
San Diego, California, USA

Reza Rahbar, DMD, MD
Associate Otolaryngologist-in-Chief
Airway Disorder Chair in Pediatric Otolaryngology
Boston Children's Hospital
Professor of Otolaryngology
Harvard Medical School
Boston, Massachusetts, USA

Eyal Raveh, MD
Senior Physician
Chief of Department of Pediatric Otolaryngology
Schneider Children's Medical Center
Petach Tiqwa, Israel

Vadim Reiser, DMD
Director Oral and Maxillofacial Surgery Unit
Department of Otolaryngology Head and Neck Surgery
and Maxillofacial Surgery
Tel Aviv Sourasky Medical Center
Affiliated to Sackler School of Medicine
Tel Aviv University
Tel Aviv, Israel

Barak Ringel, MD
Resident
Department of Otolaryngology Head and Neck and
Maxillofacial Surery
Tel Aviv Sourasky Medical Center
Affiliated to the Sackler School of Medicine
Tel Aviv University
Tel Aviv, Israel

J. Thomas Roland, Jr., MD
Mendik Foundation Chairman
Department of Otolaryngology–Head and Neck Surgery
Professor of Otolaryngology and Neurosurgery
Co-Director
NYU Cochlear Implant Program and NYU NF2 Center
NYU Grossman School of Medicine
New York, USA

Jessica Ruggiero, MD
Medical Doctor
Divison of Otorhinolaryngology
Department of Biotechnology and Life Sciences
University of Insubria
Ospedale di Circolo e Fondazione Macchi
Varese, Italy

Jonathon O. Russell, MD, FACS
Assistant Professor
Director of Endoscopic and Robotic Thyroid and
Parathyroid Surgery
Head and Neck Endocrine Surgery
Department of Otolaryngology–Head and Neck Surgery
Johns Hopkins
Chair
Endocrine Technology Committee, Endocrine Section
American Head and Neck Society
Baltimore, Maryland, USA

Alessandra Russo, MD
Otologist and Skull Base Surgeon
Gruppo Otologico
Piacenza and Rome, Italy

Michael Rutter, MD
Professor
Department of Pediatric Otolaryngology–Head
and Neck Surgery
Cincinnati Children's Hospital Medical Center
Cincinnati, Ohio, USA

Ahmad Safadi, MD
Senior Staff
Department of Otolaryngology Head and Neck
    and Maxillofacial Surgery
Tel Aviv Sourasky Medical Center
Affiliated to Sackler School of Medicine
Tel Aviv University
Tel Aviv, Israel

Mario Sanna, MD
Professor of Otolaryngology
Department of Head and Neck Surgery
University of Chieti
Chieti, Italy;
Director
Gruppo Otologico
Piacenza and Rome, Italy

Alberto Schreiber, MD, PhD
Assistant Professor
Unit of Otorhinolaryngology–Head and Neck Surgery
Spedali Civili of Brescia
University of Brescia
Brescia, Italy

Claudia Schweiger, MD, PhD
Professor
Department of Otolaryngology–Head and Neck Surgery
Hospital de Clínicas de Porto Alegre
Porto Alegre, Brazil

Craig Senders, MD
Director of Pediatric Otolaryngology
Director of the Cleft and Craniofacial Program
UC Davis Children's Hospital
Sacramento, California, USA

Shahaf Shilo, MD
Medical Doctor
Department of Otolaryngology Head and Neck
    and Maxillofacial Surgery
Tel Aviv Sourasky Medical Center
Affiliated to Sackler School of Medicine
Tel Aviv University
Tel Aviv, Israel

Amir Shuster, DMD
Specialist in Oral and Maxillofacial Surgery
Department of Otolaryngology Head and
    Neck Surgery and Maxillofacial Surgery
Tel Aviv Sourasky Medical Center
Department of Oral and Maxillofacial Surgery
The Maurice and Gabriela Goldschleger School of
    Dental Medicine
Tel Aviv University
Tel Aviv, Israel

Shelly I. Shiran, MD
Acting Director Pediatric MRI
Radiology Department
Tel Aviv Sourasky Medical Center
Affiliated to Sackler Medical Faculty
Tel Aviv University
Tel Aviv, Israel

Carl H. Snyderman, MD, MBA
Professor
Departments of Otolaryngology and Neurological Surgery
Co-Director
Center for Cranial Base Surgery
University of Pittsburgh Medical Center
Pittsburgh, Pennsylvania, USA

Blake Smith, MD
Attending Surgeon
Otolaryngology–Head and Neck Surgery
The Southeast Permanente Medical Group
Atlanta, Georgia, USA

**K. A. Stephenson, FRCS ORL-HNS (Eng.), FC ORL
    (SA),mmed**
Young Otolaryngologists of IFOS (YO-IFOS) Networking
Committee Chairperson
ENT UK Global Health Committee member
Consultant Paediatric ENT Surgeon
Birmingham Children's Hospital
Birmingham, United Kingdom

Yoram Stern, MD
Director
Upper Airway Unit
Department of Otolaryngology
Schneider Children's Hospital
Petach Tikva, Israel

Abdelkader Taibah, MD
Neurosurgeon, Skull Base Surgeon, and Otologist
Gruppo Otologico
Piacenza and Rome, Italy

Mary Roz Timbang, MD
Resident
Otolaryngology, Head and Neck Surgery
UC Davis Medical Center
Sacramento, California, USA

Ralph P. Tufano, MD, MBA, FACS
Charles W. Cummings MD Professor
American Thyroid Association Board of Directors
Director of the Division of Head and Neck
    Endocrine Surgery
Director of AHNS Fellowship in Advanced Head and
    Neck Endocrine Surgery
Department of Otolaryngology–Head and Neck Surgery
The Johns Hopkins Medical Institutions
Baltimore, Maryland, USA

Elizabeth C. Tyler-Kabara, MD, PhD
Associate Professor
Departments of Neurological Surgery
The University of Texas at Austin Dell Medical School
Austin, Texas, USA

Omer J. Ungar, MD
Otolaryngologist, Head and Neck Surgeon
Department of Otolaryngology Head and Neck
    and Maxillofacial Surgery
Tel Aviv Sourasky Medical Center
Affiliated to Sackler School of Medicine
Tel Aviv University
Tel Aviv, Israel

Tulio A. Valdez, MD, MSc
Associate Professor of Otolaryngology
Otolaryngology–Head and Neck Surgery Divisions
Stanford University
Stanford, California, USA

Robert F. Ward, MD
Pediatric Otolaryngology Division Chief
Professor of Otolaryngology–Head and Neck Surgery
Department of Otolaryngology–Head and Neck Surgery
NYU Langone Medical Center
New York, USA

Anton Warshavsky, MD
Staff Head and Neck Surgeon
Department of Otolaryngology Head and Neck
    and Maxillofacial Surgery
Tel Aviv Sourasky Medical Center
Affiliated to Sackler School of Medicine
Tel Aviv University
Tel Aviv, Israel

Oshri Wasserzug, MD
Senior Surgeon
Pediatric ENT Unit
Department of Otolaryngology–Head and Neck Surgery
Sourasky Medical Center
Tel Aviv, Israel

Avi A. Weinbroum, MD
Professor of Anesthesiology and Perioperative Medicine
Pain Consultant
The Sackler Faculty of Medicine
Tel Aviv University
Tel Aviv, Israel

Anat Wengier, MD
Resident
Department of Otolaryngology Head and Neck Surgery
    and Maxillofacial Surgery
Tel Aviv Sourasky Medical Center
Sackler School of Medicine
Tel Aviv University
Tel Aviv, Israel

Meghan Wilson, MD
Assistant Professor
Department of Otolaryngology–Head and Neck Surgery
Departments of Pediatrics and Neurosurgery
Penn State Health
Milton S. Hershey Medical Center
Hershey, Pennsylvania, USA

Nikolaus E. Wolter, MD, MSc, FRCSC
Staff Otolaryngologist
Department of Otolaryngology–Head and Neck Surgery
The Hospital for Sick Children
Assistant Professor of Otolaryngology–Head and
    Neck Surgery
University of Toronto
Toronto, Ontario, Canada

**M.E. Wyatt, MA (Cantab), FRCS, FRCS (Oto), FRCS
    (ORL - HNS)**
Consultant Paediatric ENT Surgeon
Great Ormond Street Hospital
Honorary Senior Lecturer
University College London
London, United Kingdom

Annabelle Tay Sok Yan, MBBS,mmED, MRCS
Pediatric Otolaryngologist
Department of Otolaryngology
National University Hospital
National University of Singapore
Singapore

Ravit Yanko, MD
Senior Surgeon
Department of Plastic and Reconstructive Surgery
Tel Aviv Sourasky Medical Center
Tel Aviv, Israel

Arik Zaretski, MD
Head and Neck Reconstruction Service
Department of Plastic Surgery
Tel Aviv Sourasky Medical Center
Affiliated to Sackler Medical Faculty
Tel Aviv University
Tel Aviv, Israel

Carlton J. Zdanski, MD, FACS
The Herbert H. Thorp and Julian T. Mann Distinguished
    Professor of Otolaryngology/Head and Neck Surgery
Chief of Pediatric Otolaryngology–Head and Neck Surgery
Associate Pediatric Surgeon-in-Chief
Surgical Director of The North Carolina Children's
    Airway Center
University of North Carolina at Chapel Hill
Chapel Hill, North Carolina, USA

Sivan Zissman, MD
Surgeon
Pediatric Plastic and Craniofacial Surgery Unit
Department of Plastic and Reconstructive Surgery
Tel Aviv Sourasky Medical Center
Affiliated to Sackler Medical Faculty
Tel Aviv University
Tel Aviv, Israel

George Zalzal, MD, FACS,FAAP
Chief
Division of Otolaryngology
Children's National Medical Center
Professor of Otolaryngology and Pediatrics (with tenure)
George Washington University
Washington, D.C., USA

Jacopo Zocchi, MD
Medical Doctor
Divison of Otorhinolaryngology
Department of Biotechnology and Life Sciences
University of Insubria
Ospedale di Circolo e Fondazione Macchi
Varese, Italy

Karen B. Zur, MD
Interim Chief
Division of Pediatric Otolaryngology
Director of Pediatric Voice Program
Associate Director
Center for Pediatric Airway Disorders
Children's Hospital of Philadelphia
Philadelphia, Pennsylvania, USA

目录

视频目录

第一部分

简介

I

第 1 章　儿童解剖

Roy Hod, Najjar Esmat

摘要

总体来说，头颈部的解剖，尤其是小儿解剖，对解剖学家及外科医生来说均是挑战。在这一章节中，我们试图强调和简化头颈部解剖的复杂性。

关键词

颈部肌肉，颈部筋膜，耳，喉部肌肉

1.1　引言

儿童耳鼻喉科学因其特有的病种和独特的处理方式，使得其与成人耳鼻咽喉头颈外科有所不同。小儿耳鼻喉科医生主要面对的疾病包括：先天性或医源性气道异常，影响生长及发育的吞咽问题，婴幼儿头颈部肿瘤，先天性或获得性听力丧失，以及其他儿童头颈部先天畸形。儿童耳鼻喉科疾病鉴别诊断、患者和父母的选择，以及整体手术策略与成人相比存在极大不同。

1.2　颈部筋膜

颈部表层浅筋膜是皮下一层单独的筋膜，包括颈阔肌、皮神经及血管，通常很薄。颈浅筋膜的主要外科意义在于，当切开颈部皮肤时，它提供了一层筋膜垫以保护下方重要结构。而在极为瘦削的人中，颈部这层浅筋膜的缺乏将不能较好地保护下方结构，如副神经，所以外科医生对此类患者进行手术时应该极为小心。颈深筋膜由 3 个板块构成：浅层筋膜（封套筋膜）、中层筋膜（气管前筋膜或内脏筋膜）和深层筋膜（椎前筋膜）。颈深筋膜浅层位于颈阔肌之下，完全包绕着颈部浅层结构。正因为这个原因，浅层也被称为深筋膜的封套层。颈深筋膜浅层于胸锁乳突肌和斜方肌处分叉，并分别包绕胸锁乳突肌和斜方肌。颈深筋膜的浅层也覆盖着带状肌、腮腺及下颌腺。颈深筋膜中层包裹着颈部脏器结构：气管、食管、甲状腺。因此，中层筋膜也称为气管前筋膜或内脏筋膜。颈深筋膜深层围绕着颈部深部肌肉和颈椎，深层筋膜也被称为椎前筋膜。椎前筋膜包绕的颈部深部肌肉包括肩胛提肌、

前斜角肌、中斜角肌、后斜角肌、颈长肌和头长肌，这些肌肉均位于颈椎前方。

除此之外，颈深筋膜深层还有位于前斜角肌和中斜角肌旁的膈神经和臂丛神经，以及颈长肌前方的交感神经链。颈深筋膜浅层联合中层、深层，包绕颈部动静脉和迷走神经从而构成颈动脉鞘（图 1.1）。

1.3　颈部肌肉

颈部肌肉主要分为以下肌群：
- 颈浅层肌肉：颈阔肌、胸锁乳突肌。
- 颈中层肌肉或舌骨肌：①舌骨上肌（下颌舌骨肌、二腹肌、茎突舌骨肌、颏舌骨肌）；②舌骨下肌（胸骨舌骨肌、胸骨甲状肌、甲状舌骨肌、肩胛舌骨肌）。
- 颈深层肌肉：①侧面，与肋骨相连（前斜角肌、中斜角肌、后斜角肌）；②椎前肌（颈长肌、头长肌、头直肌）。

1.3.1　颈浅层肌肉

- 颈阔肌是颈部筋膜下方薄层皮下肌肉，它于第 2 肋骨水平起自胸肌筋膜和三角肌筋膜，于锁骨表面向上延伸，然后连接到下颌骨腮腺和咬肌筋膜边缘。颈阔肌部分与两侧口唇肌肉相连，并于中线处出现未被肌肉覆盖的三角裸区。

  神经支配：面神经。

  作用：牵拉颈部皮肤保护皮下静脉不受压迫，也可调整下唇角度利于面部表情表达（图 1.2）。

- 胸锁乳突肌与颈阔肌下方紧紧相贴，由颈筋膜将二者分开。胸锁乳突肌起源于胸骨柄和锁骨的近胸骨端，两者在起始处接近融合，肌肉附着于乳突和枕骨颈线上。胸锁乳突肌上方起源也作为斜方肌的一部分，因此，两者有相同的神经支配（副神经和 C2 神经）。

  作用：胸锁乳突肌单侧收缩时，将脊柱颈段弯向同侧，与此同时，头上抬，脸转向对侧。胸锁乳突肌双侧收缩时，将头维持在与地面垂直的位置，

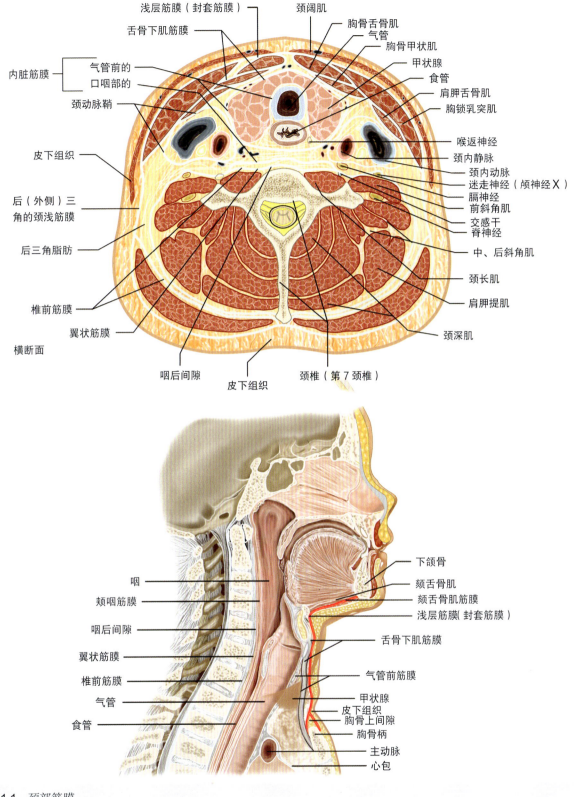

浅层筋膜（封套筋膜）
舌骨下肌筋膜
颈阔肌
胸骨舌骨肌
气管
胸骨甲状肌
甲状腺
食管
肩胛舌骨肌
胸锁乳突肌
内脏筋膜
气管前的
口咽部的
颈动脉鞘
皮下组织
喉返神经
颈内静脉
颈内动脉
迷走神经（颅神经Ⅹ）
膈神经
前斜角肌
交感干
脊神经
后（外侧）三角的颈浅筋膜
后三角脂肪
中、后斜角肌
颈长肌
肩胛提肌
椎前筋膜
翼状筋膜
颈深肌
横断面
咽后间隙
皮下组织
颈椎（第7颈椎）

咽
颊咽筋膜
咽后间隙
翼状筋膜
椎前筋膜
气管
食管
下颌骨
颏舌骨肌
颏舌骨肌筋膜
浅层筋膜（封套筋膜）
舌骨下肌筋膜
气管前筋膜
甲状腺
皮下组织
胸骨上间隙
胸骨柄
主动脉
心包

图 1.1 颈部筋膜

这就是胸锁乳突肌及其附着部位（乳突）在直立行走的人身上较为发达的原因。双侧收缩也可使颈椎向前弯曲，同时抬高面部。当头部固定时，胸锁乳突肌可在呼吸时抬高胸部（呼吸时的辅助肌肉）（图 1.3）。

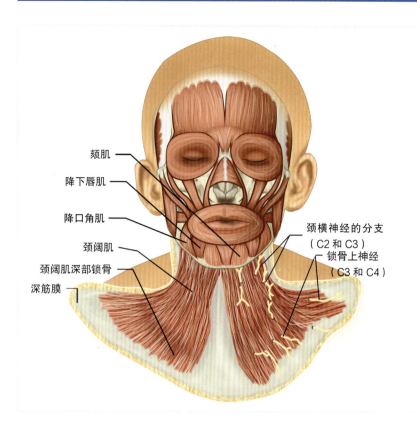

颏肌

降下唇肌

降口角肌

颈阔肌

颈阔肌深部锁骨

深筋膜

颈横神经的分支
（C2 和 C3）

锁骨上神经
（C3 和 C4）

图 1.2 颈浅层肌肉

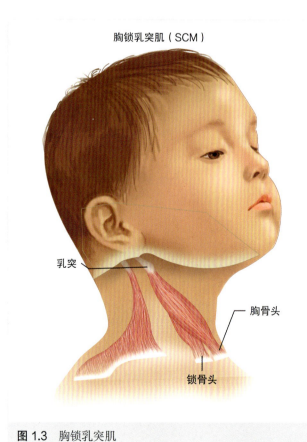

胸锁乳突肌（SCM）

乳突

胸骨头

锁骨头

图 1.3 胸锁乳突肌

1.3.2 颈中层肌肉或舌骨肌

位于舌骨上方的肌肉——这些肌肉位于下颌骨和舌骨之间。

• 下颌舌骨肌是有平行肌纤维束的扁平肌，起自下颌舌骨线，平行走行，从下颌内表面延伸终止于身体中线下颌舌骨肌之间舌骨体表面腱性线。舌骨肌后方与舌骨相连。两块下颌舌骨肌于口底相遇并封闭了口腔底部。

• 二腹肌由中间圆形肌腱连接的两个腹部组成，整块肌肉像一座向下凹的拱门。前腹，位于口腔膈的下表面，起于下颌骨的二腹肌窝并向后向外延伸至舌骨。后腹，起于颞骨的乳突切迹，斜向前方和内侧下降，逐渐变小，直至肌腱与前腹相连。

中间腱通过筋膜环连接舌骨体和舌骨大角。茎突舌骨肌分层两支从颞骨茎突斜下至舌骨体，并夹紧二腹肌中间腱。

• 颏舌骨肌位于中缝侧面的舌骨肌上方，从下颌骨的颏棘一直延伸到舌骨体，是躯干前纵肌的一部分。

作用：以上描述的 4 块肌肉均可抬起舌骨。当舌骨稳定时，3 块肌肉（下颌舌骨肌、颏舌骨肌、二腹肌）可下拉下颌骨，从而组成咀嚼肌的拮抗肌。舌骨是由它下面的肌肉（胸骨舌骨肌、肩胛舌骨肌等）稳定住的。同样是这3块肌肉（下颌舌骨肌、颏舌骨肌、二腹肌），特别是下颌舌骨肌，在收缩时可抬起舌头并将它压在上颚上，食物因此被推入咽部，从而完成吞咽动作（图1.4）。

位于舌骨下方的肌肉与颈部的直肌系统有关，它们直接位于中线两侧，在皮肤之下，在喉、气管和甲状腺之前。除肩胛舌骨肌外，其余肌肉均位于舌骨和胸骨之间。肩胛舌骨肌起源于躯干至肩带的肌肉并延伸至肩胛骨（图1.5）。

• 胸骨舌骨肌起源于胸骨柄的后表面、胸锁关节以及锁骨上的胸骨端，以一条平带形式向上伸展，与对侧相连并连接到舌骨的下缘。在两侧胸骨舌骨肌内侧缘之间有一个狭窄的垂直空间，由筋膜封闭，这就是颈白线。

作用：向下牵拉舌骨（图1.6）。

神经支配：第1~3颈神经（C1~C3）。

• 胸骨甲状肌位于胸骨舌骨肌的下方，且更宽。胸骨甲状肌起源于胸骨柄和第1肋软骨的后表面，两侧胸骨甲状肌内侧缘紧邻胸骨柄后方，然后上升并附着于甲状软骨外表面（斜线方向）（图1.7）。

作用：下降喉。

神经支配：第1~3颈神经（C1~C3）。

• 甲状舌骨肌似乎是胸骨甲状肌的延续，甲状舌骨肌与胸骨甲状肌由其间的一根肌腱分开。甲状舌骨肌从甲状软骨的斜线方向延伸至舌骨体和舌骨大角（图1.8）。

作用：当舌骨稳定时，向上提拉喉。

神经支配：第1~3颈神经（C1~C3）。

• 肩胛舌骨肌是由中间腱几乎以直角连接的两个肌腹

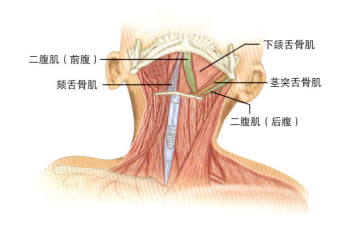

图1.4 舌骨上肌和韧带

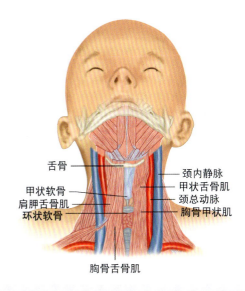

图1.5 带状肌群

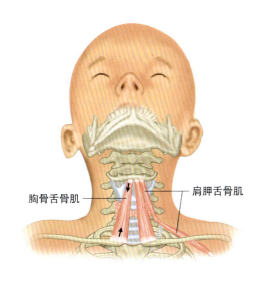

图1.6 胸骨舌骨肌

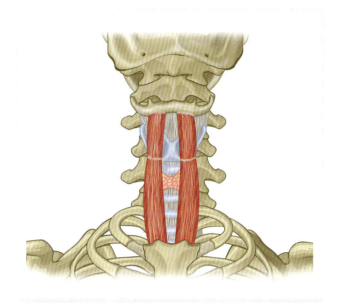

图 1.7 胸骨舌骨肌部分穿入甲状软骨

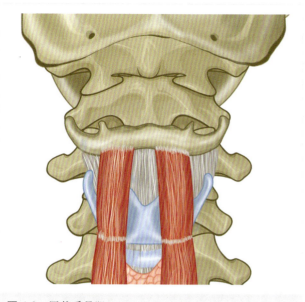

图 1.8 甲状舌骨肌

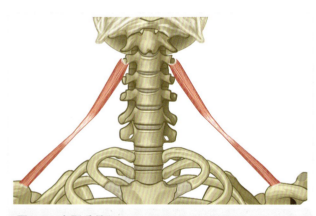

图 1.9 肩胛舌骨肌

组成的又长又窄的肌肉。肩胛舌骨肌下腹肌起源于肩胛切迹的中间部分，于胸锁乳突肌下方间隙通过中间腱与上腹肌相连；上腹肌几乎垂直上升并与舌骨体相连（图 1.9）。

作用：肩胛舌骨肌位于颈部筋膜的深层，可以通过肌肉收缩支撑颈部筋膜以在颈部筋膜下方大静脉紧急扩张时对其起到保护作用。肩胛舌骨肌也可下拉舌骨。

神经支配：第 1~3 颈神经（C1~C3）。

1.3.3 颈深层肌肉

Ⅰ. 斜角肌群，侧面与肋骨相连。3 块斜角肌均是改变了的肋间肌，这也解释了为什么斜角肌与肋骨相连。

（1）前斜角肌起源于第 3~6 颈椎横突前结节，并与第 1 肋骨的斜角肌结节和锁骨下动脉沟相连。

神经支配：第 5~7 颈神经（C5~C7）。

（2）中斜角肌是最大的斜角肌。它起源于所有颈椎横突的前结节，并附着于锁骨下动脉沟后面的第 1 肋骨。

神经支配：第 2~8 颈神经（C2~C8）。

（3）后斜角肌起源于 3 个下颈椎的后结节并附着在第 2 肋骨的外表面。

神经支配：第 5~8 颈神经（C5~C8）。

作用：斜角肌抬高上部肋骨并扮演着呼吸肌的角色。当肋骨稳定时，双侧斜角肌收缩完成颈椎的前屈；单侧斜角肌收缩弯曲对应脊柱并使其转向同侧（图 1.10）。

Ⅱ. 椎前肌。

1. 颈长肌是位于脊柱前方及脊柱两侧的三角形肌肉，由 3 部分构成：垂直部分对应于三角形的底部，从上三胸椎和下三颈椎的前表面延伸到 C2~C4 颈椎的前表面；上斜部从 C3~C5 颈椎横突的前结节延伸到寰椎前结节和枢椎体；下斜部起源于上胸椎体，并附着于 C5 和 C6 颈椎横突的前结节上。

神经支配：第 3~8 颈神经（C3~C8）。

2. 头长肌覆盖在颈长肌的上部。它起源于 C3~C6 颈椎横突的前结节，并附着于枕骨基底部。

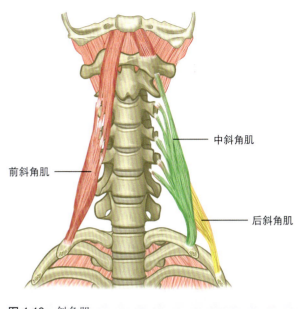

图 1.10　斜角肌

前斜角肌

中斜角肌

后斜角肌

神经支配：第 1~3 颈神经（C1~C3）。

3. 前头直肌和外直肌从寰椎（前肌）及其横突（外侧肌）延伸至枕骨（图 1.11）。

神经支配：第 1 颈神经（C1）。

作用：头前直肌和头长肌使头部向前屈曲。颈长肌在颈椎两侧所有纤维收缩时使颈椎屈曲；在单侧收缩时，脊柱向同侧弯曲；斜向部分参与头部向同侧的旋转和屈曲动作。头外侧直肌协助颈长肌完成上述动作。

1.4　颈部分区

颈部可分为 4 个区域：后区、外侧区、胸锁乳突肌区和前区。后区位于斜方肌外侧缘后方，即项部和颈背部。外侧区在胸锁乳突肌后方，外侧区前面是胸锁乳突肌，下方是锁骨，后面是斜方肌。胸锁乳突肌区对应着相应肌肉部分。前区位于胸锁乳

图 1.11　椎前肌

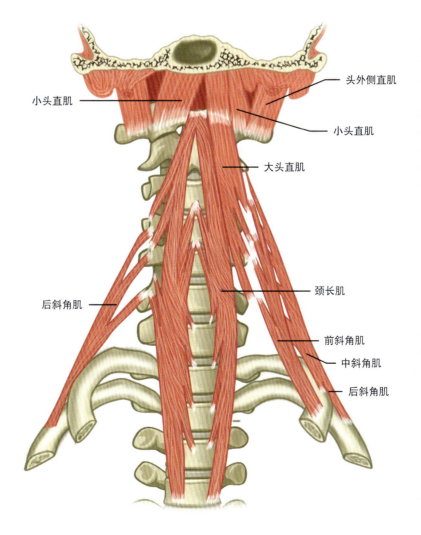

小头直肌

后斜角肌

头外侧直肌

小头直肌

大头直肌

颈长肌

前斜角肌

中斜角肌

后斜角肌

突肌前方，前区在后方以胸锁乳突肌、前方以颈正中线、上方以下颌骨下缘为界。下颌角后面与乳突之间的一小块区域叫作下颌后窝，它位于腮腺、颈部神经和血管的后方。

肩胛舌骨肌从前到后倾斜下降并穿过胸锁乳突肌将前区和外侧区分成若干个三角形区域。在颈部外侧区有锁骨上三角或锁骨下三角，此三角区前方以胸锁乳突肌、上方以肩胛舌骨肌的下腹部、下方以锁骨为界。

颈前区有两个三角区：①颈三角区或颈动脉窝（颈动脉由此穿过），此区后方是胸锁乳突肌，前方和上方是二腹肌的后腹，下方和前方是肩胛舌骨肌的上腹；②下颌下三角（下颌下腺位于此区），由上方的上颌骨下缘和二腹肌的两个腹部组成。

斜角肌之间的三角形区域负责传输上肢的血管和神经。

- 前斜角肌和中斜角肌之间为斜角肌间隙，下方以第1肋骨为界（锁骨下动脉和臂丛神经穿过此区）。
- 前斜角肌前方间隙由胸骨甲状肌和胸骨舌骨肌覆盖（锁骨下静脉、肩胛上动脉和肩胛舌骨肌穿过此区）。

1.4.1 头部肌肉

- 咀嚼肌：第1鳃弓（下颌）衍生物。

  神经支配：三叉神经。

- 面部表情肌：第2鳃弓（舌骨）衍生物。

  神经支配：面神经。

1.4.2 咀嚼肌

同侧的4块咀嚼肌在基因上（它们来自一个鳃弓即下颌弓）、形态学上（它们均附着在下颌骨，同时收缩时引起下颌骨向上咬合）及功能上（它们协作完成下颌骨的咀嚼运动）密切相关。

- 咬肌很厚，呈四边形，它起源于颧骨下缘和颧骨弓并与咬肌粗隆和下颌支的外表面相连。
- 颞肌的起源处很宽并占据了整个头骨的颞窝直到颞线。颞肌肌纤维呈扇形聚集，形成强大的肌腱穿过颧骨弓并附着在下颌骨的冠突上。
- 翼外肌起源于蝶骨大翼下表面和翼突，它几乎是水平向后和外侧方的，并附着在下颌髁突的颈部和颞下颌关节的关节囊和关节盘上。
- 翼内肌起源于翼突的翼窝，向下向外侧延伸，并附着于下颌角的内侧表面，在翼粗隆处与咬肌对称（图1.12）。

作用：当嘴巴张开时，颞肌、咬肌和翼内肌将下颌骨拉至上颌骨，从而使嘴巴闭合。双侧翼状肌同时收缩时，下颌骨向前突出。嘴向对侧运动是由颞肌后纤维收缩近乎水平向前来完成的。翼外肌的单侧收缩使下颌骨移向嘴的对侧。

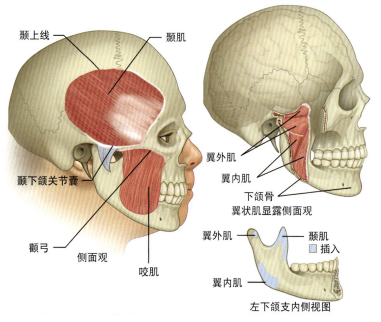

图1.12 咀嚼肌

颞上线　颞肌

颞下颌关节囊

颧弓　侧面观　咬肌

翼外肌

翼内肌

下颌骨

翼状肌显露侧面观

翼外肌　颞肌

■插入

翼内肌

左下颌支内侧视图

1.4.3 头颈部血供

颈动脉

颈总动脉是头颈部的主要供血血管。在身体两侧各有一条颈总动脉，但它们的起源有所不同，左颈总动脉起源于上纵隔内的主动脉弓，右颈总动脉起源于右侧胸锁关节后方的头臂动脉。颈总动脉位于颈深筋膜形成的颈动脉鞘内，于颈内静脉内侧及迷走神经前方、气管和食管外侧上升。

分支

在喉甲状软骨上缘，颈动脉分成两个分支：颈外动脉和颈内动脉（图 1.13）。

- 颈外动脉：起源于 C3 和 C4 颈椎之间椎间盘水平，稍微向前然后向后外侧上升。在颈动脉三角，它位于颈内动脉前内侧。颈外动脉有 8 个主要分支，支配着头颈部的各个区域。
- 颈内动脉：起源于颈总动脉分叉向上并于 Willis 环处分为大脑前动脉和大脑中动脉。颈内动脉供应前额、鼻子、眼睛和同侧大脑半球区域。

颈外动脉

颈外动脉供应头盖骨外的头颈区域。颈外动脉起源于颈总动脉后，在下颌颈的后面、耳小叶的前方沿着颈部向上。此动脉在腮腺内分为颞浅动脉和上颌动脉，标志着其结束，在结束前有 6 个分支动脉：①甲状腺上动脉；②舌动脉；③面动脉；④咽升动脉；⑤枕动脉；⑥耳后动脉。

面动脉、上颌动脉和颞浅动脉是颈外动脉的主要分支。上颌动脉供应面部深层结构，而面动脉和颞浅动脉通常供应面部浅表区域（图 1.14）。

（1）甲状腺上动脉：甲状腺上动脉是喉上动脉的起源，喉上动脉供应喉部。主动脉也供应甲状腺、舌骨下肌和胸锁乳突肌（图 1.15）。

（2）咽升动脉：咽升动脉沿咽上升，同时发出分支供应咽、椎前肌、中耳及颅脑膜（图 1.16）。

（3）舌动脉：舌动脉由舌下神经（颅神经Ⅻ）、茎突舌骨肌和二腹肌的后腹所覆盖。舌动脉在舌骨肌下方分支为舌深动脉和舌下动脉，供应舌和口腔底部的肌肉（图 1.17）。

（4）面动脉：面动脉在进入面部之前环绕下颌骨的中部，并于此分支进入扁桃体、上颚和下颌下腺（图 1.18）。

（5）枕动脉：枕动脉起源于二腹肌的后腹，供应头皮后部，并在行进过程中在颅底形成凹槽（图 1.19）。

（6）耳后动脉：耳后动脉位于外耳道和乳突后方，并将这两个结构分开。耳后动脉供应着邻近的

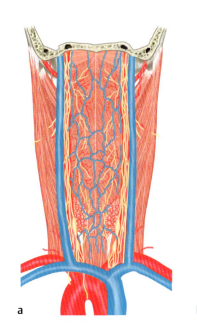

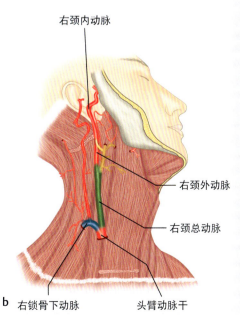

图 1.13 a.椎前血供。b.颈总动脉和颈内动脉

右颈内动脉

右颈外动脉

右颈总动脉

a

b 右锁骨下动脉　　头臂动脉干

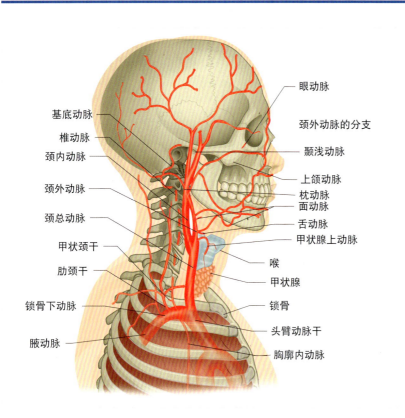

颈内动脉

基底动脉
椎动脉
颈内动脉
颈外动脉
颈总动脉
甲状颈干
肋颈干
锁骨下动脉
腋动脉

眼动脉
颈外动脉的分支
颞浅动脉
上颌动脉
枕动脉
面动脉
舌动脉
甲状腺上动脉
喉
甲状腺
锁骨
头臂动脉干
胸廓内动脉

图 1.14 颈外动脉和分支

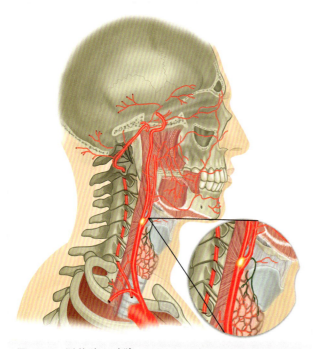

图 1.15 甲状腺上动脉

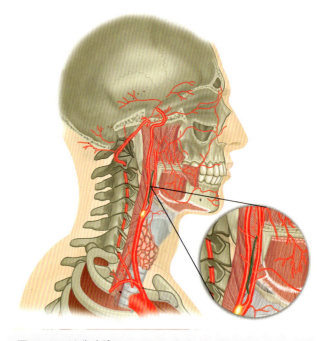

图 1.16 咽升动脉

肌肉组织、腮腺、面神经（颅神经Ⅶ）、耳和头皮（图 1.20）。

（7）上颌动脉：上颌动脉是两个末端分支中较大的一个（图 1.21），上颌动脉与颞浅动脉谁先分支尚有争议。上颌动脉分支供应以下结构：

– 外耳道。
– 鼓膜。
– 硬脑膜。
– 头顶。
– 下颌骨。

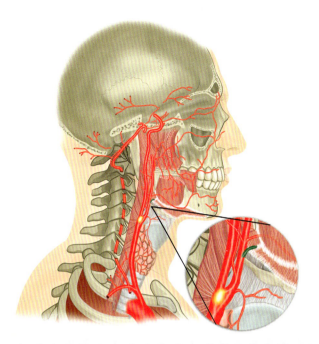

图 1.17　舌动脉

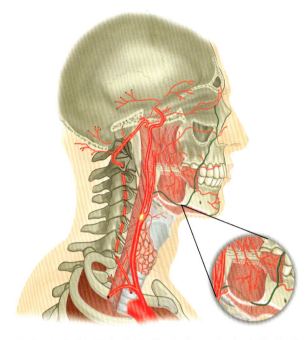

图 1.18　面动脉

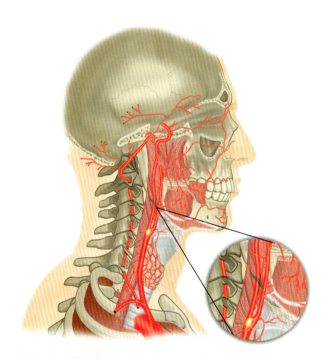

图 1.19　枕动脉

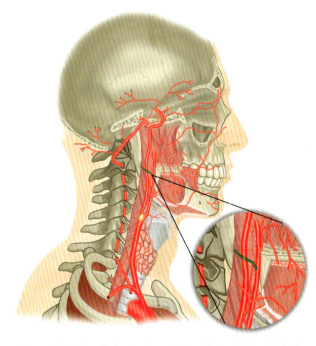

图 1.20　耳后动脉

－牙龈。

－牙齿。

－颞肌。

－翼状肌。

－咬肌。

－颊肌。

（8）颞浅动脉：颞浅动脉仅供应头皮颞区，因为它是较小的颈外动脉末端分支且本身没有其他分支（图 1.22）。

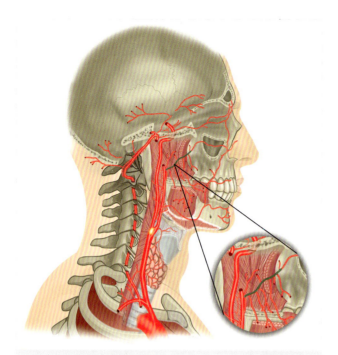

图 1.21 上颌动脉

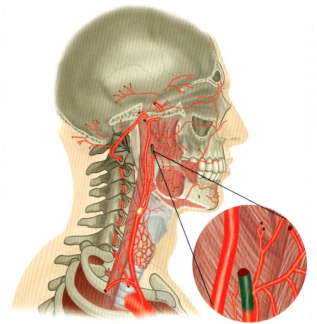

图 1.22 颞浅动脉

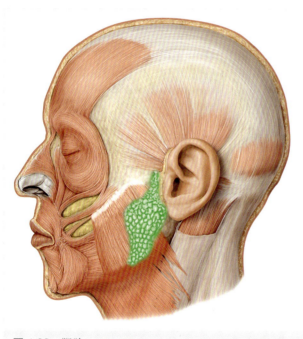

图 1.23 腮腺

1.5 主要唾液腺
腮腺

腮腺是双侧且成对存在的，位于面部两侧的耳前区，在下颌支的后面和上方，被颈深筋膜的咬肌筋膜包裹。面神经的分支腮腺丛，穿过腮腺并把

腮腺分为浅部和深部，但并不支配它。腮腺导管（Stensen 导管）穿过咬肌和颊肌将唾液由上第 2 磨牙内表面送入口腔。腮腺的前面是咬肌和下颌分支，上面是外耳道和下颌骨关节窝，后方是颞骨的乳突和胸锁乳突肌。腮腺内侧未被覆盖，茎突可见（图 1.23）。

血液供应：上颌动脉和颞浅动脉。

神经支配：感知觉——耳颞神经；副交感神经——舌咽神经；交感神经——颈外神经丛。

下颌下腺

下颌下腺位于颈部的下颌下三角、下颌骨后侧的上下位置，并构成了口腔底部的一部分。下颌舌骨肌贯穿于下颌下腺的小叶并将其分为浅部和深部。下颌下腺的浅表部分可见于颈部的下颌下三角，被颈深筋膜浅层覆盖；下颌下腺的深部限制口腔下部，它位于舌骨肌和下颌骨之间并止于舌下腺的后缘。下颌下腺的导管（Wharton 导管）在舌系带两侧分别于舌乳头处进入口腔，并沿着腺体延伸，约 4cm 长（图 1.24）。

血液供应：面动脉和舌动脉。

神经支配：副交感神经（兴奋）——面神经纤

维至下颌下神经节；交感神经（抑制）——颈上神经节纤维。

舌下腺

舌下腺位于口腔底部的两侧（位于下颌舌骨肌之上），仅被黏膜覆盖，在舌和下颌骨内表面之间形成舌下褶皱。舌下腺位于下颌骨的前下方、颏舌肌的后下方并被舌头覆盖（图1.25）。

血液供应：舌动脉，舌动脉分支汇入舌下动脉；面动脉，攀升为颏下动脉。

神经支配：面神经纤维鼓索支。

1.6 喉

喉位于颈部舌骨下面的C4~C6颈椎的前表面，在这里形成一个清晰可见的隆起。喉的后面是咽，它通过喉入口直接与之相连。喉的两侧通过颈部的大血管，而它前面被舌骨下肌群、颈筋膜和甲状腺侧叶上部的肌肉所覆盖（图1.26）。

1.6.1 喉软骨

喉由6块独立的软骨组成，其中3块是成对的，3块是不成对的。透明软骨包括甲状软骨（不成对）、环状软骨（不成对）、杓状软骨（成对）。弹性软骨包括会厌软骨（不成对）、角状软骨（成对）、楔状软骨（成对）。

（1）环状软骨是透明的，形如印戒。环状软骨后面有一个宽板（薄板），在前面和两侧各有一个拱形。它是一个完整的软骨环，上方通过环甲中韧带与甲状软骨的下侧相连，下方通过环气管韧带与气管相连（图1.27）。

（2）甲状软骨是最大的喉软骨。甲状软骨是透明的，由两个椎板组成，其下2/3在中线融合，而上1/3仍然未融合从而形成喉切迹。儿童和女性的椎板联合部位（甲状腺角）是圆形的，因此不像成年男性（喉结）那样有明显的突起。在中线上缘是甲状腺切迹。软骨上、下角分别由

图1.24 下颌下腺

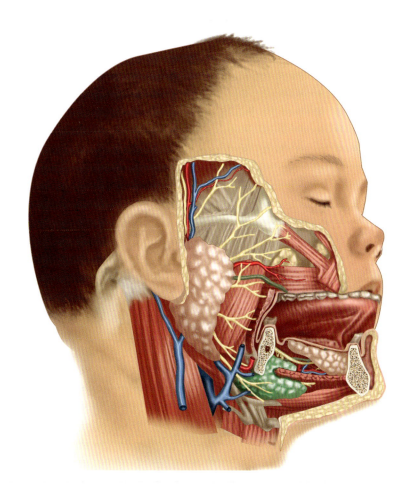

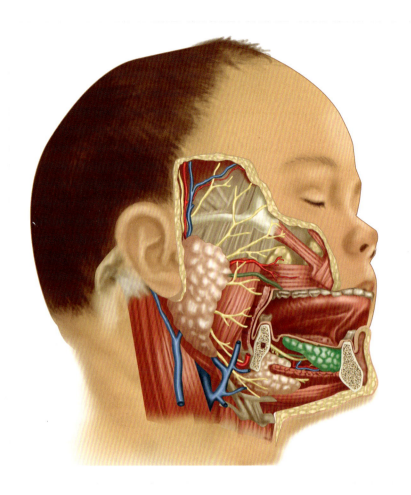

图 1.25　舌下腺

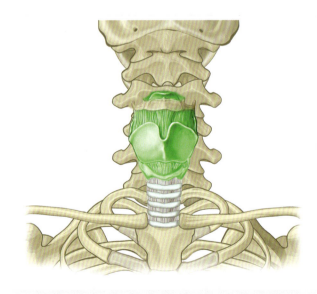

图 1.26　喉（边界）

软骨后上、下边界的突出物形成。甲状舌骨膜连接整个软骨的上部和舌骨。

（3）杓状软骨与声带和肌肉直接相关，呈金字塔形，有 3 个面。环状软骨板在其外侧上缘与这些软骨相连。单个杓状软骨的 3 个突起包括最上方的顶端突起，附着于杓状褶皱，并平衡角状软骨；位于前方的声带突，是声带的后方附着点；位于外侧方的肌肉突，支撑着环状软骨肌的后外侧插入点。

（4）角状软骨位于杓状软骨的顶端褶皱增厚处。

（5）楔状软骨直接位于角状软骨的前方皱襞中，它不与任何其他软骨相连，只与肌肉和韧带相连。

（6）会厌软骨，又称会厌，是一叶状的弹性软骨板，位于舌骨与舌背前部和喉入口后部之间，其上端游离。

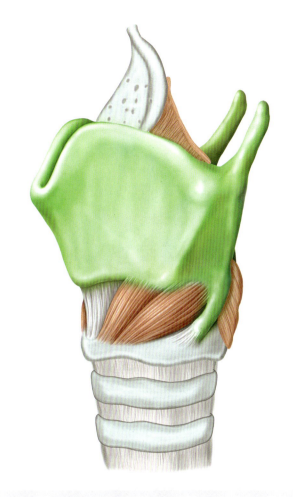

图 1.27 甲状软骨

1.6.2 韧带和喉膜

喉部的主要韧带和喉膜如图 1.28 所示。

主要外韧带：

- 两个甲状舌骨外侧韧带。
- 一个甲状舌骨正中韧带。
- 环甲正中韧带。
- 环状软骨气管韧带。
- 甲状舌骨膜。

主要固有韧带：

- 声带。
- 弹性圆锥（环声膜）。
- 方形膜。
- 前庭韧带。

韧带由相互平行的黄色弹性纤维组成。此外，儿童有交叉的弹性纤维，而成人则没有。

1.6.3 喉部肌肉

喉部肌肉会移动软骨，从而改变喉腔的宽度和以声带韧带为界的声门嵴的宽度。根据喉部肌肉的功能，可大致分为以下 3 类：（1）括约肌；（2）扩张肌；（3）改变声带张力的肌肉。但由于它们功能的复杂性和混合性，有的肌肉可能不仅仅被分到某一组。

括约肌

- 环杓侧肌，位于环状软骨弓部，远端附着于环杓软骨的肌突，属于声带内收肌（图 1.29）。
- 甲杓肌起源于甲状软骨的后部，像环状软骨、杓状软骨的后外侧肌一样插入杓状软骨的肌突中。甲状软骨肌能使声带缩短和放松（图 1.30）。
- 杓横肌为未成对肌，它起源于杓状软骨肌突，并固定在对侧杓状软骨的肌突上。在收缩时，杓横肌能使喉缘后部变窄（图 1.31）。
- 杓斜肌没有确切起源，在两个杓状软骨之间伸展并插入它们的两个顶端。同时收缩时，喉部入口和前庭变窄（图 1.32）。

扩张肌

- 环杓后肌呈三角形。它起源于环状软骨板软骨并插入杓状软骨的肌突中。在收缩时，它会打开声门裂（图 1.33）。
- 甲状会厌肌起源于甲状软骨板的内表面，位于会厌的边缘，部分与环状会厌襞相连。它是喉部入口和前庭的扩张肌（图 1.34）。

改变声带张力的肌肉

- 环甲肌起源于环状软骨前部，插入甲状软骨的下缘及其下角。在收缩时，它会拉长和绷紧声带（图 1.35）。
- 声带肌的近端附着在杓状软骨的声带突上，远端插入声带韧带，通过拉紧前声带韧带和放松后声带韧带起作用。

神经支配：整个喉的运动和感觉神经支配来自迷走神经（颅神经 X）。其 3 个分支包括喉内神经、喉返神经和喉外神经。

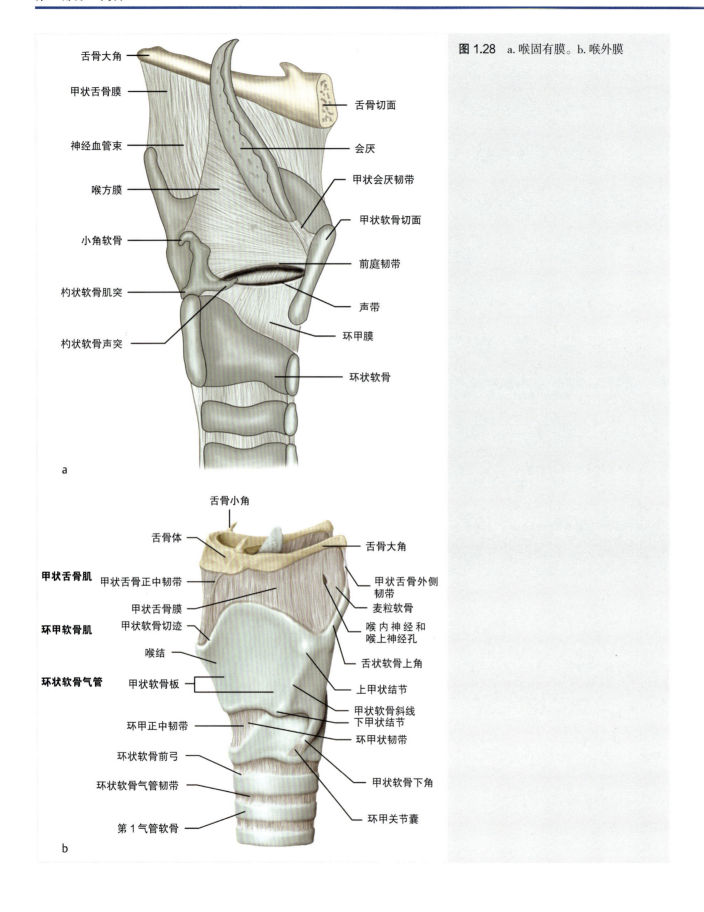

图 1.28 a. 喉固有膜。b. 喉外膜

a 图标注：

舌骨大角
甲状舌骨膜
神经血管束
喉方膜
小角软骨
杓状软骨肌突
杓状软骨声突

舌骨切面
会厌
甲状会厌韧带
甲状软骨切面
前庭韧带
声带
环甲膜
环状软骨

b 图标注：

舌骨小角
舌骨体
甲状舌骨肌
甲状舌骨正中韧带
甲状舌骨膜
环甲软骨肌
甲状软骨切迹
喉结
环状软骨气管
甲状软骨板
环甲正中韧带
环状软骨前弓
环状软骨气管韧带
第 1 气管软骨

舌骨大角
甲状舌骨外侧韧带
麦粒软骨
喉内神经和喉上神经孔
舌状软骨上角
上甲状结节
甲状软骨斜线
下甲状结节
环甲状韧带
甲状软骨下角
环甲关节囊

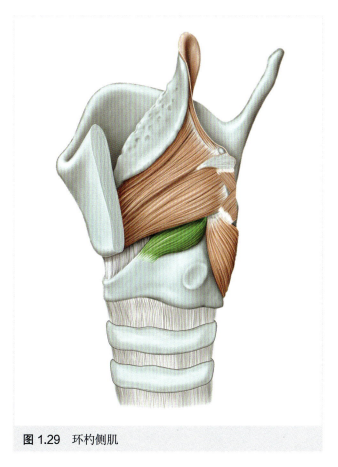

图 1.29 环杓侧肌

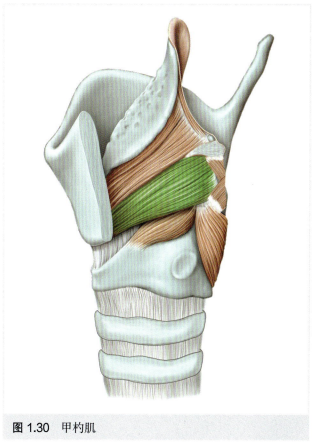

图 1.30 甲杓肌

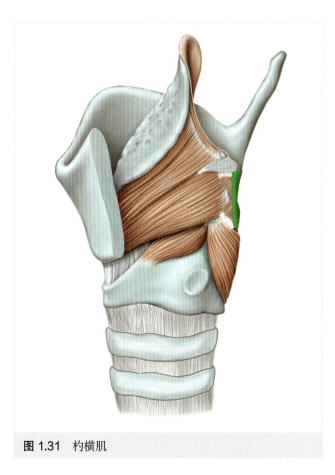

图 1.31 杓横肌

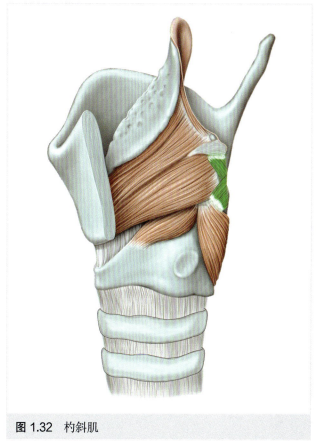

图 1.32 杓斜肌

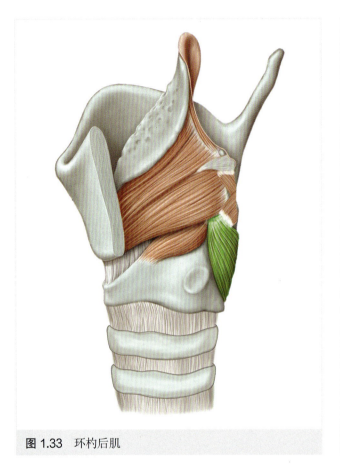

图 1.33 环杓后肌

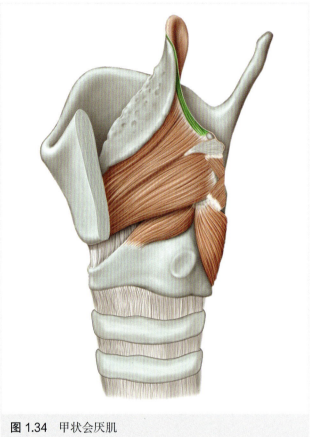

图 1.34 甲状会厌肌

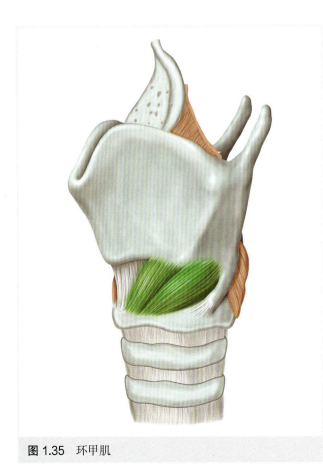

图 1.35 环甲肌

血液供应：喉的动脉供应由喉上动脉和喉下动脉提供。静脉回流由喉上静脉和喉下静脉进行。

1.6.4 婴儿和成人喉部解剖差异

婴儿和成人喉部解剖差异见图 1.36。

婴儿喉部特点

- 位置：婴儿的喉部位于颈部较高的位置，声带位于 C3 和 C4 颈椎水平，吞咽过程可上升至 C1 和 C2 颈椎水平。成人声带位于 C5 颈椎水平。
- 软骨：婴儿喉软骨较成人更软，易塌陷。
  - 会厌：ω 形。
  - 杓状软骨：它们相对较大，覆盖声门的大部分。
  - 甲状腺：扁平。
  - 环状软骨：环状软骨直径小于声门。
- 环甲肌和甲状舌骨间隙：非常窄，舌骨与甲状腺部分重叠，甲状腺与环状软骨部分重叠。
- 大小：婴儿的喉较小，管腔狭窄。
- 形状：呈锥形和漏斗状。

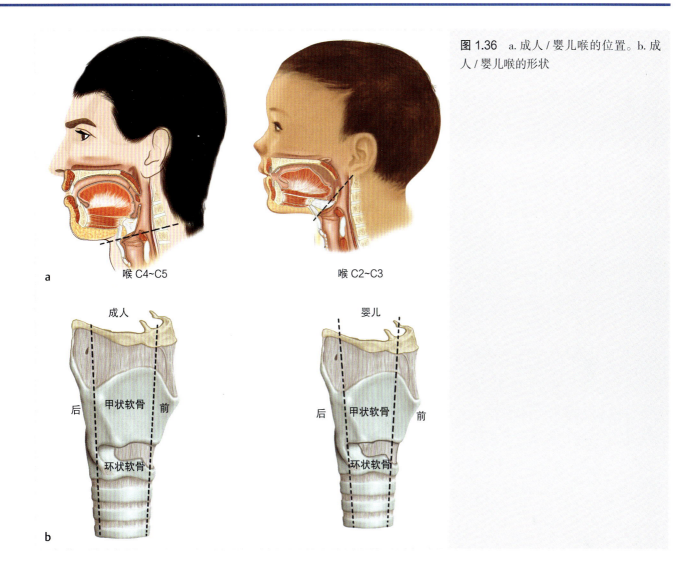

图 1.36　a. 成人 / 婴儿喉的位置。b. 成人 / 婴儿喉的形状

喉 C4~C5

喉 C2~C3

a

成人

婴儿

后　甲状软骨　前

后　甲状软骨　前

环状软骨

环状软骨

b

- 黏膜下组织：厚而松，外伤后容易发生水肿及炎症。

1.7　面神经

组成和分支

　　面神经包含许多不同类型的神经纤维，包括一般感觉（传入）纤维、特殊感觉纤维、内脏 / 自主运动（传出）纤维和躯体运动纤维。面神经中的一般感觉纤维负责从外耳道以及乳突和侧耳郭的皮肤向大脑传递信号。面神经中的特殊感觉纤维负责接收和传递来自舌头前 2/3 的味觉信息。面神经的内脏 / 自主运动纤维负责支配泪腺、下颌下腺、舌下腺、鼻腔黏膜和软硬腭，使眼泪、唾液等从这些部位产生。面神经中的躯体运动纤维支配面部和头皮肌肉完成面部表情，以及支配耳朵的镫骨肌、二腹肌的后腹和茎突舌骨肌。

　　面神经根从颞骨岩部进入面神经管，精细感觉神经根与大运动神经根在此融合，形成面神经。这条联合神经在包含感觉神经元的细胞体的膝状神经节增大。随着面神经继续沿着面神经管移行，出现了两个分支：支配镫骨肌到镫骨的神经和负责传递味觉及支配下颌下腺的鼓索。

　　儿童的面神经比成人的浅（因此更容易因创伤或手术而损伤）。面神经经茎乳孔出颅后发出耳后神经支配着枕额肌的枕腹和部分耳肌，还有神经支配着二腹肌的后腹和茎突舌骨肌。耳后面神经进入腮腺，从那里发出 5 个末端分支——颞支、颧支、颊支、下颌支和颈支——它们出现在腮腺周围，并支配整个面部的结构（表 1.1 和图 1.37）。

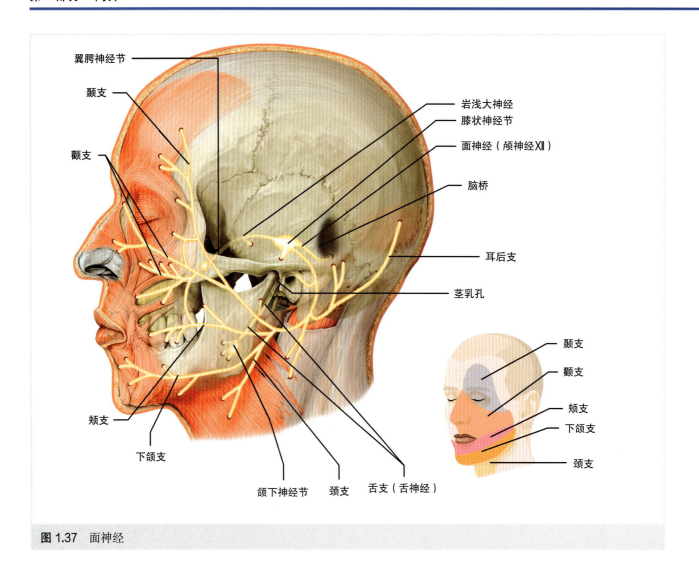

图 1.37 面神经

表 1.1 面神经分支	
面神经管内	● 镫骨肌神经
	● 鼓索
茎乳孔出口处	● 耳后神经
	● 二腹肌神经
	● 茎突舌骨肌神经
面部	● 颞支
	● 颧支
	● 颊支
	● 下颌支
	● 颈支

1.8 听觉器官

耳部结构如图 1.38 所示。

1.8.1 外耳

外耳由耳郭和外耳道组成（图 1.39）。耳郭由皮肤覆盖的弹性软骨构成，这一软骨决定了耳郭及其突出物的外部形状。与耳郭平行的自由弯曲边缘称为耳郭、对耳郭、耳前突起、耳屏和耳屏后面的对耳屏。在耳朵下方，它终止于没有软骨的耳垂。耳郭外侧的凹陷处是耳屏后面的外耳道。

外耳道由两部分组成：骨和软骨。软骨耳道是耳郭软骨的延续，呈向上和向后开放的沟状，它的内部端与颞骨鼓室边缘结缔组织相连。软骨耳道占整个外耳道的 2/3。骨性耳道占整个耳道长度的 2/3，通过外耳道孔向外开放，外耳道孔的外围有一个圆形的骨性鼓室沟。

整个耳道的方向一般为向前，但不呈直线，它在水平和垂直方向都以字母 S 的形状缠绕。由于耳

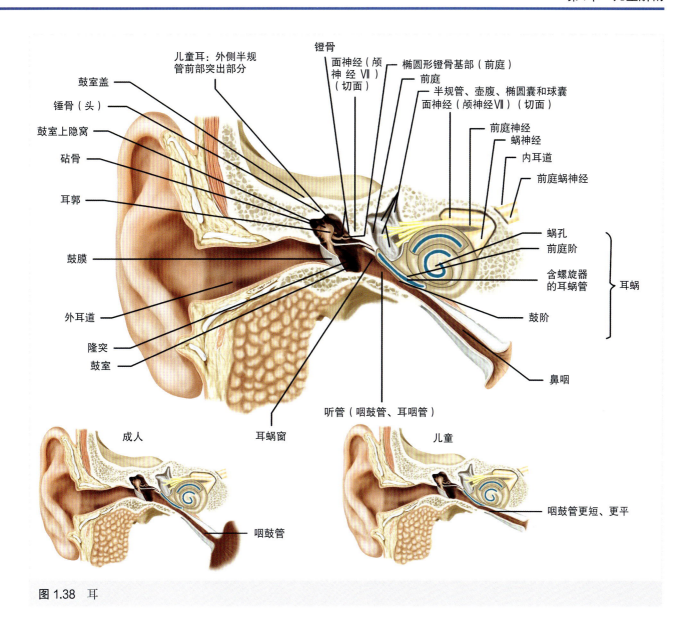

图 1.38 耳

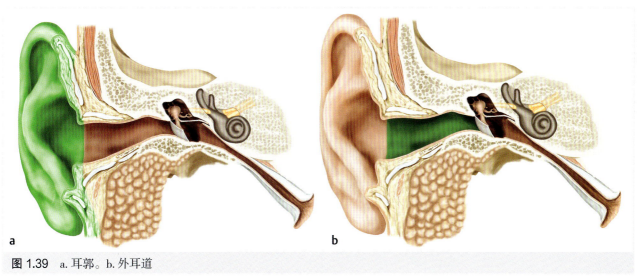

图 1.39 a. 耳郭。b. 外耳道

道的曲线，位于深处的鼓膜只能通过将耳郭向后、向外和向上拉才能看到。覆盖耳郭的皮肤继续向前延伸到外耳道。在耳道的软骨部分，皮肤中既有丰富的皮脂腺，也有一种特殊的腺体，即产生耵聍（耳垢）的耵聍腺。

1.8.2　鼓膜

鼓膜位于外耳和中耳的连接处，为一层薄的纤维结构，外表面暴露在外，由层状鳞状上皮组成，内表面（靠近鼓室）由低柱状上皮组成。鼓膜为椭圆形结构，与外耳道成一定角度，但其在新生儿时期几乎是水平的。

在鼓膜的中央有一凹陷，称为脐部，此凹面是由于锤骨附着在鼓膜中心而形成的。鼓膜的上部，

锤骨皱襞之间部分称为松弛部，相对松散。鼓膜的其余部分被鼓膜张肌拉紧，因此被称为紧张部（图1.40）。

1.8.3　中耳

中耳由鼓室和咽鼓管组成，并通过咽鼓管与鼻咽相连。

鼓室是一个充气区，位于外耳道和迷路（内耳）之间的颞骨锥体的底部。它包含一个由3块听小骨组成的听骨链，将声音振动从鼓膜传递到耳蜗（图1.41）。3块听小骨分别为锤骨、砧骨和镫骨。

- 锤骨有一个圆形的头（锤骨头），头槌通过颈部（锤骨颈）与柄（锤骨柄）相连（图1.42）。
- 砧骨有一个砧骨体和两个分叉的突起：短突起（短脚）和长突起（长脚）。短突起向后突出，并与颅窝相毗邻；长突起与锤骨柄平行，位于锤骨内侧和后方，其末端有一个小的椭圆形增厚，即与镫骨相连的豆状突（图1.43）。
- 镫骨的形状和它的名字是一致的，包括一个带有砧骨豆状突关节面的小头（镫骨头）和两个肢体，前方为弯曲较小的前肢（前脚）和后方更弯曲的后肢（后脚）。两个肢体附着在一个连接前庭窗的椭圆形底座上（镫骨底）（图1.44）。

在听小骨彼此相连的地方，形成了两个活动受限的真性关节：砧锤关节和砧镫关节。

镫骨底与前庭窗边缘通过结缔组织连接，形成镫骨关节。此外，听小骨由几条独立的韧带连接。

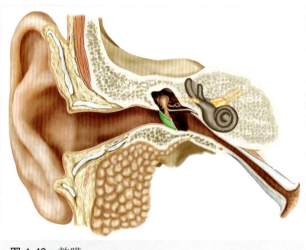

图1.40　鼓膜

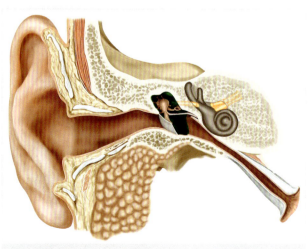

图1.41　中耳腔

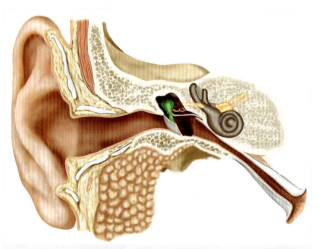

图1.42　锤骨

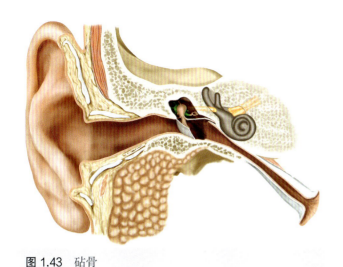

图 1.43 砧骨

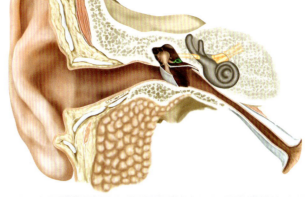

图 1.44 镫骨

从锤骨到镫骨，听小骨的活动性逐渐减少，因此位于内耳的螺旋器受到保护，以免受过度的震荡和刺耳声音的影响。

这条听骨链有两个功能：①声音通过骨骼传导；②声音振动通过机械传递到蜗窗。后面一个功能是由连接听骨和位于鼓室内的两块小肌肉完成的，它们负责调节听骨链的运动。其中之一是鼓膜张肌，位于鼓膜张肌管中并构成颞骨肌管的上部，它的肌腱固定在靠近锤骨颈的锤骨柄上。此肌肉向内侧拉锤骨柄，从而拉紧鼓膜。与此同时，所有小骨系统向内侧移动，镫骨压迫蜗窗。鼓膜张肌受三叉神经第3分支的一个小分支支配。另一块肌肉是镫骨肌，位于鼓室的锥体中并固定在镫骨头部的后脚上。在功能上，镫骨肌是鼓膜张肌的拮抗肌，完成中耳听骨向蜗窗方向的反向运动。镫骨肌受面神经支配，面神经通过其附近，发出小分支支配镫骨肌。

咽鼓管让空气从咽部进入鼓室，从而使鼓室内的压力与大气压力平衡，这是振动正确传导到迷路的必要条件。咽鼓管由彼此连接的骨性和软骨性部分组成，连接处被称为咽鼓管峡，是最狭窄的部分。从鼓室开始的咽鼓管的骨部分占据了颞骨肌管的下部，软骨部分是骨部分的延续，由弹性软骨构成。咽鼓管向下变宽，以咽鼓管咽口终止于鼻咽侧壁；软骨的边缘向咽部挤压形成了咽鼓管圆枕。

1.8.4 内耳

内耳（由一系列相互连接的腔体组成，也称为

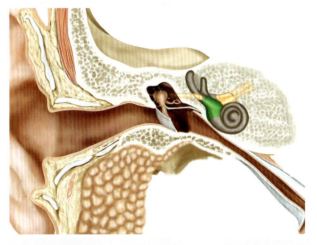

图 1.45 前庭

迷路）位于颞骨锥体的深处，鼓室和内耳道之间。内耳可大致分为3部分：①与听力有关的耳蜗部分；②在静止时保持平衡的前庭部分（由椭圆囊和球囊组成）；③在运动时保持平衡的半规管。

前庭是位于耳蜗和半规管之间的一个空腔，位于迷路的中间部分。前庭位于鼓室内侧、耳蜗后方、半规管前方。它包含3个凹陷：①靠近前半规管和外侧半规管的壶腹的椭圆隐窝；②紧邻耳蜗的耳蜗隐窝；③紧邻前庭阶开口的球形隐窝。

有6个孔通向耳蜗前庭：其中5个属于半规管，1个来自耳蜗前庭阶。在靠近内耳道的一侧有较小的开口，作为颅神经Ⅷ前庭部分（前庭耳蜗神经）的导管。前庭通过前庭窗（卵圆窗）与中耳相连（图 1.45）。

半规管是位于 3 个相互垂直的平面上的 3 个拱形骨性通道。前半规管垂直于颞骨锥体轴；后半规管也是垂直的，几乎平行于颞骨锥体后表面，而外侧半规管是水平的，向鼓室突出。每个半规管的末端均是一个称为骨壶腹的膨大部分，且都独立地通向前庭。然而，前、后两根管的非壶腹端融合形成总骨脚，外侧半规管的非壶腹端则称为单骨脚（图 1.46）。

在儿童的头骨中，骨迷路很容易作为一个整体从颞骨锥体周围的海绵状物质中分离出来。耳蜗就像一个螺旋形的骨管，从前庭开始，像蜗牛的壳一样缠绕成两圈半。螺旋形骨管水平地缠绕在其中间

的被称为蜗轴的骨柱上。一个骨螺旋板从蜗轴延伸到整个管腔。这层薄板和蜗管将蜗螺旋形骨管分为两部分：与前庭相通的前庭阶和通过蜗窗进入鼓室的鼓阶。在鼓阶小孔附近是一个非常小的耳蜗导管内孔，它的外部开口位于颞骨锥体的下表面（图 1.47）。

1.9　甲状腺

甲状腺在舌部发育为一个小肿块，在胚胎发育的第 5 周左右内陷（图 1.48），这个起始端和内陷点被称为盲孔。甲状腺通过发育中的颈部向下移动，并与舌骨密切相关。到胚胎发育第 7 周时，甲状腺

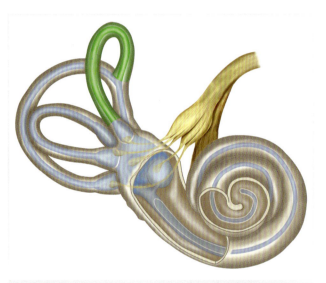

图 1.46　半规管

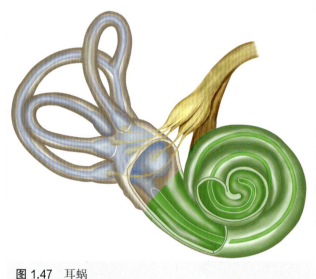

图 1.47　耳蜗

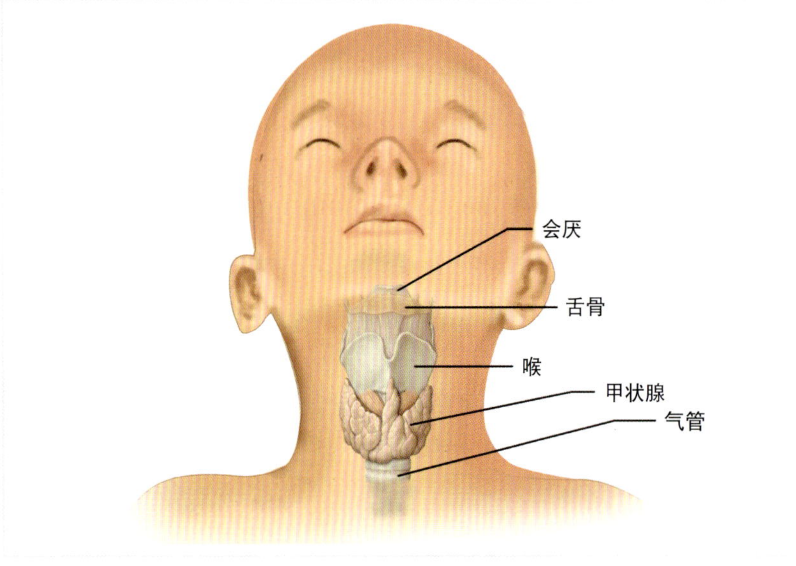

图 1.48　甲状腺

会厌

舌骨

喉

甲状腺

气管

到达它的最终目的地，在颈部刚好位于环状软骨下方气管前方。甲状腺在发育的第 10~12 周就开始发挥功能了。甲状腺的异常迁移可能导致异位甲状腺组织。甲状腺的迁移通道，称为甲状腺舌管，通常会塌陷和萎缩。如果甲状腺舌管没有萎缩，可能会导致甲状舌管囊肿。

甲状腺舌管囊肿源于胚胎甲状腺舌管，可在盲孔和甲状腺之间的任何地方存留。最常见的甲状腺舌管囊肿位于甲状软骨板上方和舌骨下方。甲状腺舌管囊肿由于附着于舌根部，当舌头伸出时会在颈部向上移动；甲状腺舌管囊肿可包含异位甲状腺组织，偶尔囊肿也会包含正常功能的甲状腺组织。由

于手术切除后可能出现永久性甲状腺功能减退，许多外科医生提倡术前进行甲状腺常规功能评估。颈部超声对囊性病变诊断较为准确，也可用于评估颈部下方正常位置甲状腺组织是否存在。此外，值得注意的是，这些病变中有恶性肿瘤存在的可能性，通常起源于甲状腺组织，尽管这非常罕见。

甲状腺舌管囊肿通常表现为颈部中线肿块，上呼吸道感染可引起囊肿感染并迅速扩散、颈部红斑和瘘管引流。手术切除是治疗的常规选择。因为甲状腺舌管残余与中心部分舌骨紧密联系在一起，Sistrunk 最先提出切除甲状腺舌管囊肿需同时切除中部舌骨及其与舌盲孔之间部分，以减少复发的风险。

第2章 小儿颅底解剖特征

Oren Cavel, Dan M. Fliss, Irit Duek

摘要

　　小儿颅底和颅面外科面临特殊挑战，因为手术治疗的潜在益处必须与治疗对颅面生长的累积影响以及严重心理社会问题的可能性相平衡。

　　小儿颅底手术的特殊要求和生理后果值得特别注意，必须充分了解和预测小儿颅底独特的解剖特征，以预防不同的手术并发症。

关键词

　　发育解剖学，小儿颅底，外科手术

2.1　引言

　　与成人相比，儿童颅底和颅面复合体更小，颅骨更薄，颅前窝和颅中窝的底部可能更平坦。在发育完全的成人颅骨中发现的解剖标志物在婴儿中可能缺失或有所不同。例如翼点位置更靠前，眶上裂缺失，以及乳突未发育。此外，儿童的神经血管比成人更薄、更脆弱，而大脑本身密度更大，对物理操作的可修正性更低。

2.2　颅窝

　　人类颅骨在出生后的前4年里迅速生长（图2.1）。出生时的最大生长率在青春前期下降到最小值，并在青春期恢复到较小的第二峰值。颅底的生长速度比颅顶要慢，并且颅前窝、颅中窝、颅后窝的发育速度各不相同。颅前窝在出生时就开始骨化，但此时它还是软骨，直到3岁时它几乎与成人结构一样。在2岁时，乳突开始从颞骨的鳞部和岩部向下突出，并开始气化直至青春期，颅中窝在约10岁时达到其最终大小。颅后窝是最后达到成熟形态的，它主要由枕骨组成，前面的蝶骨和侧面的颞骨贡献较小。4个软骨结合在出生后第2年开始融合，但后连接（枕外侧部和鳞部）和前连接（枕基部和枕外侧部）分别在4岁和8岁时才完全融合。在10岁时，颅后窝几乎达到成人的比例。作为颅底生长主轴的蝶枕软骨结合，在12~15岁时融合，仅在成年早期骨化。

2.3　前颅底

　　所有的成人结构都存在于新生儿的小鼻腔中，导致气道相对狭窄和脆弱。由于鼻甲肥大，中鼻道几乎不起作用。有些儿童出生时有一个最上鼻甲，通常随着生长而退化。新生儿鼻腔较低，后鼻孔呈

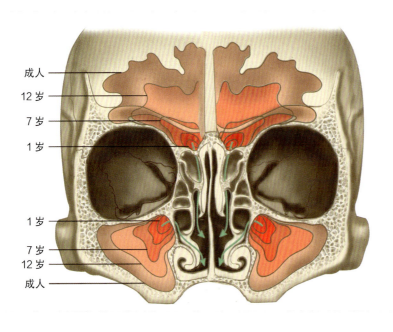

成人
12 岁
7 岁
1 岁

1 岁
7 岁
12 岁
成人

图 2.1　上颌窦和额窦发育

圆形，直径为6mm。通常当蝶窦发育良好时，后鼻孔的尺寸逐渐增大，且形状发生变化直到12岁。咽鼓管的开口开始位于硬腭水平的下鼻甲后面，直到4岁时其最终位置位于中鼻甲后端。

2.4　鼻窦的发育

鼻窦的发育是一个复杂且多变的过程（表2.1），它开始从鼻侧壁外翻（除了蝶窦）。在怀孕的第7周，几个凸起发育成鼻囊；上颌骨形成下鼻甲；筛骨形成中鼻甲、上鼻甲和最上鼻甲（26%）。这些凸起之间的沟形成鼻道和鼻漏斗管。鼻甲骨发育为鼻丘，钩突在鼻丘的上后缘发育。这些结构附着在鼻侧壁上形成了基板（Lamellae）。在第一次气化过程中，沟继续生长，有助于筛骨、上颌骨、额骨和鼻丘的气化。第二次气化发生在出生后，多在12~14岁时完成。

2.5　上颌窦的发育

在怀孕的第10周，上颌窦是第一个发育的。它开始于筛漏斗的外侧壁的外展，在发育中钩突的后面。鼻囊被吸收后，上颌窦进入发育中的上颌突。出生时，上颌窦呈球形，长10mm，高3~4mm，其底部高于鼻腔底部（图2.2）。上颌窦的进一步生长伴随着上颌骨的发育和牙齿的下降，直到鼻窦底达到比鼻腔底部低5~10mm的位置。恒牙萌出开始于6岁时

的第一磨牙，通常在15~20岁时，以第三磨牙结束。

2.6　筛窦的发育

筛窦的发育始于胚胎第4个月，起源于多中心：前组筛窦气房（大多数）由中鼻道的侧壁外翻，后组筛窦气房由上鼻道和上鼻道鼻黏膜外翻。筛窦在出生时就发育良好，但会继续发育到12岁，直到筛窦几乎达到成人大小，筛窦中隔逐渐骨化。筛窦气房按其气化的骨骼结构分类。筛骨内（壁内气房）：鼻甲、筛泡、筛漏斗和额隐窝气房；筛骨外（壁外气房）：鼻丘气房、额窦气房、眼眶气房、上颌气房（Haller气房）、腭骨和蝶骨气房。

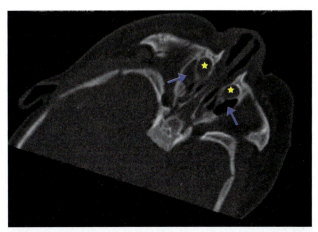

图2.2　新生儿轴位计算机断层扫描（CT）显示拉长的上颌窦（蓝色箭头）。在这种情况下，鼻泪管被阻塞和扩大（黄色星号）。

表2.1　鼻窦发育

鼻窦	发育开始孕月	出生时状态	发育	临床显著尺寸时间	首个放射学证据	完全发育
上颌窦	2	容积：6~8mL	快速发育：出生至3岁；7~12岁	出生	生后4~6个月	15岁
筛窦	3	前部：5mm×2mm×2mm 后部：5mm×4mm×2mm	在12岁时达到成人尺寸	出生	1岁	12岁
额窦	4	筛骨中的单一气房（出生时在筛漏斗前上方存在额隐窝）	在4岁时侵入额骨；发育多变	3岁	6岁	18~20岁
蝶窦	3	不存在	在7岁时达到蝶鞍；青少年晚期达到鞍背；成人时达到蝶底骨（Basisphenoid）	8岁	4岁	12~15岁

2.7 额窦的发育

额窦在妊娠第 4 个月开始发育，在额隐窝（钩突和中鼻甲前附着部之间）的发育之后。额窦以多种方式发育，这解释了额窦引流系统的巨大变异：直接延伸至整个额隐窝；来自额隐窝内侧横置的前组筛房；来自筛漏斗气房；来自额沟的一组或多组前筛窦气房。出生时，小的额窦尚未透过额骨并气化，这一过程发生在 6 个月到 2 年之间。6 岁以前，额窦较小，开口较宽。它在青春期达到最终的大小，并且由于左右额窦独立发育，所以不对称是常态（图 2.1）。

2.8 蝶窦的发育

蝶窦是唯一一个不从鼻侧壁外翻而形成的鼻窦。在胚胎第 3 个月时，鼻黏膜内陷进入软骨性鼻囊后部，形成一个小的前蝶骨隐窝，在胚胎第 5 个月时，蝶窦口发育。在出生时，蝶窦缺失，蝶骨充满骨髓。在生后第 2 年和第 3 年时，前蝶骨隐窝变成蝶筛隐窝，并且通常只在 8~10 岁时，才可观察到真正的窦腔。蝶窦的最终形态是在青春期形成的。

2.9 侧颅底

听软骨囊及其内容物以及听骨链在胎儿期获得其确定的大小和形状，并在新生儿期完全形成和发育。另外，乳突腔和外耳道在出生后的头几年在大小、形状和方向上逐渐演变。了解新生儿耳部的独特特征对耳外科医生来说至关重要。

2.10 外耳道

新生儿的外耳道（External Auditory Canal，EAC）短而直，外耳道壁大多是塌陷的，方向是向内向下的。它的骨性部分主要由一个 U 形鼓环组成，鼓环的凹陷处有一个凹槽，即鼓沟,用于鼓膜边缘的附着。出生后的第 1 年，鼓环内部的两个骨性凸起从前壁和后壁相向生长，两个骨性凸起融合，并在其前下方形成鼓孔，即 Huschke 孔。直到 5 岁时，95% 的儿童的 Huschke 孔逐渐闭合。随着骨性外耳道继续向内向下延长，最初融合的骨性凸起逐渐扩散，并获得曲度，一直到 6~9 岁。正如足月时所见，原始的鼓环将保留在成人外耳道的最深处（图 2.3~ 图 2.5）。

2.11 鼓膜

出生时，鼓膜（Tympanic Membrane，TM）已经达到成人的大小，但它是朝内下方，且几乎是水平的。鼓膜与 EAC 形成一个大的开放角度，这使得耳镜检查较困难。在出生后的前 3 年，它逐渐达到了更垂直的位置。

2.12 中耳腔

中耳腔，包括小骨在内，在出生时就达到了成

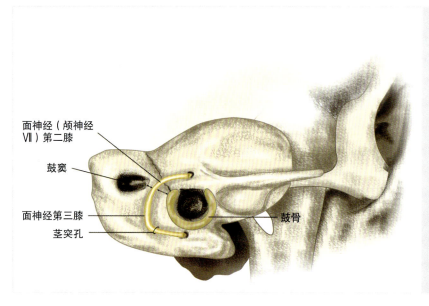

图 2.3 新生儿面神经走行及面神经、鼓窦、鼓骨间的关系

面神经（颅神经Ⅶ）第二膝

鼓窦

面神经第三膝

茎突孔

鼓骨

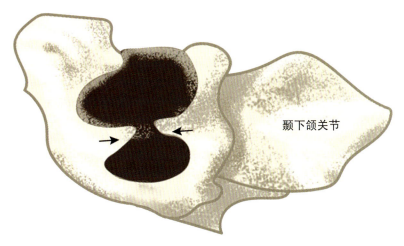

图2.4 鼓孔

颞下颌关节

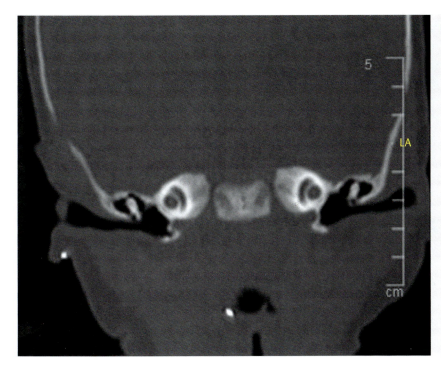

图2.5 新生儿冠状位计算机断层扫描（CT）显示骨性外耳道未发育

人的大小。间充质残余物在上鼓室中大量存在，并在出生后的最初几个月内消散。新生儿的咽鼓管较短、较窄，且较水平。出生时，鼓窦是一个位于外耳道上三角（筛区）1mm深处的小气房，并开始气化。乳突部最初是相当平坦的，乳突在1岁左右时出现，并在儿童期随着乳突气房的逐渐气化而延长。乳突的生长和气化在内侧也很明显。虽然在出生时，上半规管似乎可突出到颅中窝，岩乳管（Petromastoid Canal，PMC）是宽大的（图2.6），但是随着时间的推移，乳突生长并常常会填充空间，因此只有一个狭窄的PMC残留，弓状隆起似乎更平坦。外耳道上棘，又称Henle棘，在出生时尚不存在。新生儿的面神经第二膝的弯曲较不明显，因为面神经在距鼓窦底2mm和距鼓环后上角4mm处的5~6mm深处经过（图2.7）。面神经走行变浅，在茎乳孔前达到2mm深。茎乳孔位于骨的外表面，与鼓室内耳道下缘相切的水平线上，距鼓室内耳道后缘约4mm（图2.8）。在这个水平上，隐藏在二腹肌后腹前部的面神经急剧向前旋转。

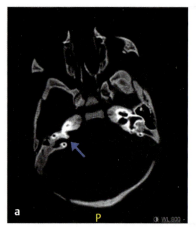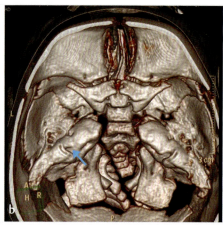

图 2.6 轴位 CT（a）和三维重建图像（b）显示宽的新生儿岩乳管（蓝色箭头）

图 2.7 新生儿的颞骨

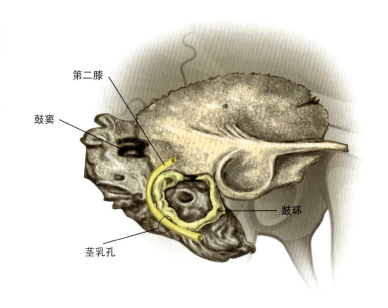

第二膝

鼓窦

鼓环

茎乳孔

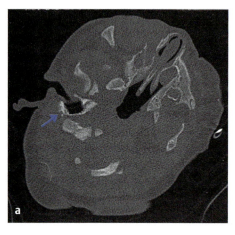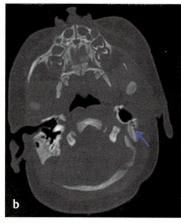

图 2.8 a、b. 轴位 CT 显示浅表的茎乳孔（蓝色箭头）位于外耳道后 4mm 处

2.13 要点

- 成人和儿童在颅底形态方面存在一些差异，可能影响治疗决策、术前计划和手术方式的选择。
- 儿童独特的解剖学因素包括较小的颅面复合体、颅窝和鼻窦、牙齿萌出阶段、缺少如眶上裂和乳突气化的解剖标志以及神经血管成分的脆弱性。
- 另一个重要的解剖学因素是鼻窦的发育阶段，其发育过程是复杂多变的。

参考文献

[1] Brockmeyer D, Gruber DP, Haller J, Shelton C, Walker ML. Pediatric skull base surgery. 2. Experience and outcomes in 55 patients. Pediatr Neurosurg 2003;38(1):9–15.

[2] Gil Z, Constantini S, Spektor S, et al. Skull base approaches in the pediatric population. Head Neck 2005;27(8):682–689.

[3] Bobin S. Particularités anatomiques et physiologiques de l'enfant. In: Garabédian EN, Bobin S, Monteil JP, Triglia JM, eds. ORL L'enfant. 2nd ed. Paris: Flammarion Médecine-Sciences 2006: 3–5.

[4] Gruber DP, Brockmeyer D. Pediatric skull base surgery. 1. Embryology and developmental anatomy. Pediatr Neurosurg 2003;38(1):2–8.

[5] Marianowski R, Triglia J-M. Particularités anatomiques et physiologiques des fosses nasales de l'enfant. In: Garabédian EN, Bobin S, Monteil JP, Triglia JM, eds. ORL L'enfant. 3rd ed. Paris:Flammarion Médecine-Sciences. 2006: 99–101.

[6] Lacout A, Marsot-Dupuch K, Smoker WRK, Lasjaunias P. Foramen tympanicum, or foramen of Huschke: pathologic cases and anatomic CT study. AJNR Am J Neuroradiol 2005;26(6):1317–1323.

[7] Wright CG. Development of the human external ear. J Am Acad Audiol 1997;8(6):379–382.

[8] Anson BJ, Bast TH, Richany SF. The fetal and early postnatal development of the tympanic ring and related structures in man. Ann Otol Rhinol Laryngol 1955;64(3):802–823.

[9] Koral K, Vachha B, Gimi B, et al. MRI of the petromastoid canal in children. J Magn Reson Imaging 2014;39(4):966–971.

[10] Beauvillain C, Simon C, Wesoluch M, Legent F. Facial nerve anatomy in neonates. Second and third parts: surgical applications Ann Otolaryngol Chir Cervicofac 1982;99(6):223–230 http://www.ncbi.nlm.nih.gov/pubmed/7125478.

第 3 章　小儿麻醉与镇痛

Uri Amit, Ron Flaishon, Avi A. Weinbroum

摘要

为儿童提供麻醉需要进行独特的考虑。由于儿童气道解剖结构有限，在进行耳鼻喉操作期间，儿童对病理或仪器的异常反应以及由此出现的功能不良甚至可能更加危险。虽然麻醉师在手术期间一直在儿童身边，但在手术操作完成后，这种"保护性接近"就不再存在，手术对儿童呼吸功能的威胁在术后仍然存在。这些因素会影响麻醉的模式和要使用的药物。

术后镇痛是所有年龄段患者围术期护理的重要组成部分，对生病或受创伤的儿童更是如此。适当的疼痛管理最终决定了治疗结果（完全恢复与发病率和死亡率相比）、住院时间和费用是否有利。如果使用的镇痛剂的类型或剂量不合适，特别是阿片类药物，耳鼻喉科手术会不可避免地给年轻患者应对上气道限制的能力带来特殊的挑战。这在术前也适用于创伤或特定的内分泌疾病。因此，对儿童的疼痛评估和对成年人的疼痛评估一样重要。然而，虽然口头和书面的自我评估适用于成年人，但象形图也为 3 岁以上的儿童提供了一个可行的方案。在年幼的儿童中，附加的推荐评分已经发现了可靠的疼痛评估，目的是取代或改进其他人对儿童疼痛状况的判断。

本章将讨论儿科人群中麻醉的各个方面和围术期护理，讨论不同年龄段的疼痛表达，适当的药物及其方案，必须识别和预防的不良事件，以及按年龄特定的疼痛评估模式。

关键词

儿科，ENT，ORL，麻醉，疼痛，评估，气道，管理，阿片类药物

3.1　引言

任何年龄段的儿童都要接受耳鼻喉科（Otolaryngological，ORL）的干预治疗，这是该人群中最常见的手术。涉及气道的耳鼻喉科（耳、鼻、咽喉）干预可能会危及生命。由于儿童气道比成人气道更小，抵抗突发阻塞的能力也要差得多，这些都尤其关键。此外，较小儿童的气道反应更强烈，并可能会出现突然的迷走神经反应。在计划进行手术时，儿童经常患有伴随的疾病，如上呼吸道感染（Upper Respiratory Tract Infection，URTI）、阻塞性睡眠呼吸暂停（Obstructive Sleep Apnea，OSA）、鼻炎和各种病毒感染。由于这些疾病对麻醉药或手术刺激的反应强度更强，导致麻醉风险会增加。疼痛也通过呼吸系统的神经激素和免疫成分来刺激呼吸系统；因此根据特定手术（如扁桃体切除术）进行疼痛管理的选择可能是有限的。因此，无论何时讨论小儿耳鼻喉科麻醉和围术期疼痛管理，气道保护都是麻醉师最关心的问题，麻醉师需要在尽可能少的不适和疼痛的情况下，引导患儿通过一个安全的围术期过程。

3.2　围术期注意事项
3.2.1　气道风险与安全

耳鼻喉科的干预措施类型不同，复杂程度也不同；即使不是紧急情况，这些干预措施也很少在健康的儿童身上进行。2~5 岁年龄段儿童最常见的手术是耳部穿刺术、腺样体和 / 或扁桃体切除术。其他干预措施包括气管插管、鼻甲切除术、耳固定术、鼓室成形术、鼓膜成形术和功能性内镜鼻窦手术（Functional Endoscopic Sinus Surgery，FESS）。通常情况下，大面积的面部或口腔的手术可能会对患者的气道造成重大风险。口腔或面部 SOL 移除，或者创伤也是成人的主要手术。这些干预措施需要特别注意，特别是在儿科患者中，包括术前小组病例讨论。

不同类型的干预措施不属于本章范畴；与小儿耳鼻喉治疗相关的主要麻醉方面包括：
- 紧急干预与择期干预。
- 广泛的与局限的干预范围。
- 涉及或不涉及儿童气道的手术。
- 以前的气道状况，如慢性上呼吸道感染、哮喘、喘息或外部治疗（放疗）。

随着讨论的进行，将简要强调这些观点。

气道管理是儿童的首要任务。从麻醉的角度来看，下述情况是门诊耳鼻喉科手术的绝对禁忌证：
- 病程不稳定的慢性并发症。
- 需要长期监测的疾病。
- 术后出血风险增加。

3.2.2　耳鼻咽喉科疾病对儿童的危害

常见的原因是病毒感染引起的上呼吸道感染（如鼻病毒、冠状病毒、流感病毒等）。病毒侵入呼吸系统的上皮和黏膜导致炎症反应，随后出现水肿、过量分泌物（含有快速激蛋白和神经肽）和支气管（平滑肌）收缩（"支气管高反应性"），气道对气管导管（Endotracheal Tube，ETT）插入和挥发性麻醉药（如地氟烷）有典型的高反应。同时，地氟烷比其他吸入剂的主要优势是其血气分配系数（0.42）更低，预测了基于地氟烷的全身麻醉（General Anesthesia，GA）的快速诱导和恢复。然而，由于上述气道刺激，可能导致屏气、咳嗽、过多分泌物和喉痉挛，因此不建议在此类人群中使用。

"气道易感性"以咳痰、鼻腔脓性分泌物、呼吸短促和发热为特征，这些都会导致围术期呼吸不良事件（Adverse Events，AE），并且持续6周以上。血细胞计数和急性期参数，如C-反应蛋白（C-Reactive Protein，CRP）或降钙素原（Procalcitonin，PCT）在预测感染转归或围术期并发症的风险方面都没有价值。

呼吸不良事件有潜在的特征性风险：
- 患者因素：
  - 年龄：年幼儿童比年长儿更易受影响；早产史是另一个因素。
  - 呼吸系统相关疾病：上呼吸道感染≤2周、反复喘息、近期/既往哮喘、夜间干咳、运动期间喘息、花粉热、近期/既往湿疹、哮喘家族史和被动/主动吸烟者都是不断恶化的因素。
  - 其他支气管肺疾病：支气管肺发育不良（Bronchopulmonary Dysplasia，BPD）、囊性纤维化。
  - 不同病理状态：既往有呼吸暂停、OSA、肥胖、气道阻塞相关综合征（如唐氏综合征）、贫血（红细胞压积＜30%）、未禁食患者。
- 手术因素：共用呼吸道的手术（如耳鼻喉手术＋口腔手术＋上呼吸道手术）、上呼吸道存在或预期存在的血液或分泌物、突然的手术操作刺激、紧急情况。
- 麻醉相关因素：术前使用苯二氮䓬类药物（Benzodiazepines，BZD）（如咪达唑仑）、气道局部使用利多卡因、吸入诱导麻醉、侵入性气道管理［气管导管＞喉罩（Laryngeal Mask Airway，LMA）＞面罩］；从事气道管理的麻醉师经验不足；对培训人员的监管比率不足（例如，麻醉关键期间无监督）；地氟烷、大剂量阿片类药物、神经肌肉阻滞剂的使用；麻醉恢复室护患比率低（＜1：1）；麻醉混合的临床实践（成人/儿科＞仅儿科）。以上这些都需由麻醉师在围术期考虑。

3.3　耳鼻喉科患儿围术期的麻醉注意事项

在耳鼻喉科儿科人群中，以下几个安全要点值得注意：
- 在有自主呼吸的儿童中，如果呼吸没有致残/危险，直到麻醉师接管之前最好确保通气和氧合。
- 避免在术前和术后使用过量的苯二氮䓬类和阿片类药物，从而减轻呼吸抑制。
- 注意滴注镇痛剂以及监测药物疗效。

儿科的耳鼻喉围术期的麻醉和疼痛管理，将在以下3个特定时期进行讨论：
1. 术前评估和麻醉准备。
2. 术中麻醉/镇痛方案。
3. 对术后患者制订适当的疼痛治疗和不良事件预防措施。

读者可参考一篇关于围术期麻醉注意事项的详细综述。在法国耳鼻喉科和头颈外科学会（SFORL2009）的小儿扁桃体切除术临床实践指南中，作者强调了反映疾病转归的各个方面，扁桃体切除术的适当指征以及OSA的各种可能性，这些都应该进行术前评估。使用的手术技术以及在住院或门诊进行的干预、术后随访的模式以及如何处理并发症都很重要。

3.3.1　术前评估及麻醉准备

任何需要麻醉的患者都要接受医患面谈、体格检查、必要的辅助检查和解释性讨论，所有这些都要在征得患者同意之后进行。患儿所有的术前准备阶段都需要父母或监护人的参与。事实上，两者之间的亲密关系影响着患儿对陌生和可怕的环境是全面接受还是拒绝。因此，心理（即非药理学）和药理学方法对于患儿从已知的、安全的和充满爱的环境顺利过渡到可能使他不安、不熟悉的环境是至关重要的。

详细病史的标准化采集

这是用于准备麻醉的患者的最重要的筛查工具。早期的报告提供了各种标准化的问卷；它们是有用的，有时甚至是必要的。除了提供有关器官功能障碍、过敏、被动吸烟、以前接触麻醉药及其最终后果的信息外，父母还需要提供有关患者的相关行为和医疗信息。

肥胖和代谢综合征是与手术儿童相关的重要问题，这是目前全球的公共健康问题。最近的一项国家健康和营养调查显示，美国 17% 的儿童和青少年是肥胖和超重的，而欧洲肥胖和超重儿童的比例超过 20%。世界卫生组织根据与成人平均体重指数值的标准差（BMI Z 评分）来定义儿童超重和肥胖，而美国将体重指数 ≥ 85% 定义为超重，体重指数 ≥ 95% 定义为肥胖。儿童肥胖对麻醉师来说是一个特殊的挑战，主要是由于呼吸、药理学和代谢的变化。

体格检查

体格检查应该重点关注可能与麻醉相关的体征和症状，尤其是呼吸和心脏系统，重点是听诊。由于耳鼻喉科手术可能涉及上呼吸系统，应特别注意其检查。面部和头骨的解剖结构也应该被考虑在内。重要的是，让患儿在各项检查之间尽可能休息，这将最大可能减少混淆信息和过度激惹。最好是主要监护人陪在患儿旁边时进行检查。早期的团队会议提出，与提供患儿信息和行为表现的监护人进行面谈，是必不可少的。

支气管哮喘和上呼吸道感染的病史

哮喘是童年时期最常见的需要特别注意的疾病，因此需要细致的询问和听诊。术前肺部 X 线检查对哮喘儿童没有诊断意义。现有的算法有助于决定何时应推迟对 URTI/ 哮喘儿童的干预，以及推迟多久。简单地说，如果存在水性或脓性充血，但专家进行的手术不涉及气道，或者气管插管不属于手术计划的一部分，则可以继续进行。如果出现发热、纳差或脓性充血等风险高于益处的情况，手术应该推迟 10~14 天，然后对患儿进行重新检查。近期（< 30 天）哮喘发作和脉冲治疗需要单独分析；在做出决定前，必须仔细评估气道功能和呼吸状况。这是因为非紧急儿科干预，特别是耳鼻喉科，如果在气道刺激期间进行，是危险的，可能是致命的。在鼻息肉、耳鼻喉科和口腔外科治疗时，建议对哮喘患者进行全身类固醇预处理，尤其是之前 6 个月内接受全身类固醇治疗的患者。这些儿童不应在门诊条件下进行手术。

对哮喘患者进行系统性类固醇治疗，特别是前 6 个月内接受全身类固醇治疗的患者，建议通过干预来进行鼻息肉、耳鼻喉科和口腔手术。这些儿童不应在疾病活跃期进行手术。

阻塞性睡眠呼吸暂停（OSA）

肥胖是麻醉师所关心的另一个问题。腺样体、扁桃体切除术（Adenotonsillectomy，ATE）是 OSA 儿童最常见的手术干预方法之一。这些疾病组合仍然缺乏指南和护理建议。所有儿童，尤其是患有 URTI、OSA 或肥胖的儿童，应合理考虑术后缺氧的风险和已知的对 μ 受体激动剂阿片类药物敏感性增加的风险。在一项旨在确定重度 OSA 的 ATE 患儿的呼吸并发症的围术期危险因素的初步研究中，4 个危险因素中仅出现 1 个危险因素的儿童比无风险的儿童的并发症发生率增加了约 35%。如果既往有这些因素存在，他们需要严格的随访和术前准备。上述 4 个危险因素为：
- 年龄 < 2 岁。
- 术中喉痉挛或其他气道反应。
- 术后出现 SpO_2 < 90%。
- 呼吸暂停低通气指数（Apnea–Hypopnea Index，AHI）> 24。

疫苗接种和干预之间的时间间隔

目前还没有关于这种间隔的循证建议。一般临床看法建议间隔 5~7 天。

采血

采血会给孩子带来相当大的压力；只有在必要时才应该进行。事实上，一项系统的回顾发现，在认真进行的病史采集或临床检查之后，如果没有影响麻醉师决策的病理学存在，常规的实验室检查不会提供额外的信息。然而，耳鼻喉患者的术前评估止血和凝血系统至关重要，以尽量降低术后出血的风险。儿童时期最常见的凝血病是常染色体显性遗传的血管性血友病，需要具体的咨询。最后，对于已知或新发心脏病的患者，麻醉师在最终决定进行手术和麻醉之前应咨询儿科心脏病专家。

3.3.2　创伤患者

面部软组织或骨骼的创伤、感染或涉及面部肌肉及口腔的 SOL 经常限制张口，并可能阻碍空气通过声门，主要是由于炎症、水肿和出血，并可能导致咬肌痉挛（咀嚼肌的强直收缩，即"锁颌"）。肌筋膜疼痛综合征〔以前称为肌筋膜疼痛功能障碍综合征（Myofascial Pain and Dysfunction Syndrome，MFPDS）〕可能继发于咀嚼肌痉挛（翼内肌、翼外肌、颞肌和咬肌），这种疼痛也可能加剧牙关紧闭。张口受限是使用任何类型的深度不受控制的镇静剂（非镇痛）的一个"警告信号"，如果充分使用，就会缓和这些加剧疼痛的现象。在这种情况下，目前依赖 Mallampati 评分的做法被更好地淡化，因为意外的气道阻塞可能隐藏在不完全的口咽开口之外。

治疗急诊科（Emergency Department，ED）患者时，在做出进一步决策之前，一种快速、安全、多任务和综合性的方法将使适当的镇痛和诊断程序成为可能。在这种情况下，维持自主呼吸是任何镇痛治疗的经验法则。镇静和减轻疼痛的最佳方法是使用安全的药理学方法，以此安慰孩子以及减少孩子的抗拒，比如静脉置管时（如果不是由院前工作人员放置）。如果孩子因为恐惧或焦虑而不允许，或因为任何原因而不合作，应该立即改善呼吸，除非这些表现是缺氧的迹象。局部麻醉（Local Anesthetic，LA）膏剂（例如利丙双卡因乳膏，即恩纳乳膏，是一种利多卡因和丙胺卡因外用复合物）可以应用于手背/脚背，以便几分钟后就可以无痛地进入静脉。这样不仅可以注射一定剂量的药物，必要时还可以输液。对于面部/口腔创伤或烧伤的儿童，尤其是那些需要急诊科观察或转移到影像科的儿童，建议不要使用大剂量苯二氮䓬类药物或阿片类药物静脉注射。如下所述，在没有静脉注射通道的情况下，直肠、舌下或鼻内给药（如氯胺酮）是值得使用的。在患儿吸氧和监测 SpO_2，且麻醉师/儿科医生从给镇静剂开始到麻醉诱导或苏醒期间一直监测患者，进行药物滴定是最好的方式，其旨在达到低镇静水平，即儿童平静、无痛、可唤醒。在使用镇静剂的耳鼻喉科患者旁边必须放置气道装置和喉镜。

肿瘤干预：麻醉考虑

上胸腔、胸腺或周围淋巴结的肿瘤很容易压迫上腔静脉，导致静脉瘀血。上腔静脉综合征（Superior Vena Cava Syndrome，SVCS）的症状，包括上半身肿胀和发绀，以及上纵隔综合征（Superior Mediastinal Syndrome，SMS）的症状，伴心肺压力或呼吸困难和咳嗽、吞咽困难、端坐呼吸和声音嘶哑，虽然均不是急性重型的，但镇静或镇痛药使用后会使呼吸恶化。如果最佳通气或氧合需要通过 ETT 或 LMA 进行辅助通气，可能需要造气管造口术，因此应准备好使用工具。

口腔或气道附近存在肿瘤，或者过去或最近头部、面部或颈部接受过放射治疗，对患者的生命是有危险的。既往头部或颈部照射的影响包括软组织的纤维化和僵硬，这可能导致张口受限、颈部伸展受限或口咽操作受限。这种慢性（或近期）变化也可能包括气道黏膜纤维化、慢性声门下水肿、声门上或声门下狭窄、任何年龄段儿童的喉部软骨结构发育迟缓或下颌发育不良、口干症和会厌软骨坏死、杓状软骨坏死和气管软骨坏死。这些医疗记录需要团队的充分关注，这些区域的成像是重要的信息来源，能提供保障安全的数据，这样麻醉师可能不会在儿童诱导全身麻醉时担惊受怕，儿童也不会处于危险境地。

由于放疗惯于改变颈部解剖结构，因此放疗可影响气道管理。Delbridge 等报道，婴儿期颈部接受过辐射的成人，由于严重的气管狭窄，需要使用比预测（按年龄和体重）更小的 ETT。Giraud 等报道了早先接受过口腔或颈部放疗的成人 LMA 的使用，发现张口受限率高、LMA 植入困难、喉部塌陷使 LMA 通气困难，甚至不可能。然而，儿童的特异性并发症尚缺乏报告，这可能是因为照射后的结果需要时间来验证。然而，在照顾接受过颈部放疗的儿童时，在术前检查和诱导患者麻醉时，必须记住类似的潜在的气道难点。儿童和监护人的心理准备（见下文）使人们能够关注这个亚群体的后果及其相关性。

大剂量化疗和全身照射（Total Body Irradiation，TBI），以及造血干细胞移植（Hematopoietic Stem Cell Transplantation，HSCT），可能会引起严重程度足以危及气道通畅的黏膜炎，因为假膜形成、声门上水肿、出血以及吸入血液和分泌物，所有这些都会导致气道反射功能异常。在讨论如何管理气道时，除了需要弄清楚情况外，还需要避免气道创伤，并保持口腔黏膜持续湿润。即使黏膜炎不严重，放射治疗、糖皮质激素治疗、化疗和经常合并的慢性移植物抗宿主病（Chronic Graft Versus Host Disease，CGVHD），也会因其脆弱性引起气道黏膜损伤。所有这些都需要在术前进行报告和证明，尤其是在气道插管之前。口腔和牙科区域的处理应谨慎小心。最初的病变和使用器械后的病变会产生剧痛，术前需要注意。患者应留在医院进行合理的术后监测。

内分泌肿瘤和神经内分泌肿瘤

这些肿瘤包括甲状腺肿瘤（30%，腺瘤和癌）和垂体瘤（20%，颅咽管瘤和垂体腺瘤）。甲状腺癌通常表现为一个甲状腺结节。颅咽管瘤是最常见的垂体肿瘤，经常引起头痛、视觉障碍和全垂体功能减退，包括尿崩症。前者可能会影响气道的自由通道；这需要通过 CT 来证明，以在术前获得对气道形态和气管确切宽度的描述。

接下来将讨论皮质类固醇的使用。

术前决策

正如在成人身上一样，手术可能伴随着医务人员之间的决策冲突、注射用药的不确定性和对负面结果的担心，因此在治疗过程的任何一步都可能出现情绪困扰和决策延迟。有趣的是，决策后悔可能反映早期术后并发症。因此，建议进行共同决策，以提高护理质量和满意度，以及患者或家长的焦虑，并降低医疗保健系统的成本。

因此，虽然患者和监护人员应详细地提供病史和健康情况的细节，但也应向他们提供有关手术的性质、好处、风险和干预的预期术后过程的所有信息和说明。讨论麻醉细节，包括情况适用的气管造口术，向患者和家人提供的围术期情感支持；也有必要与喂养专家就干预后的康复进行术前讨论。

禁食原则

择期干预前的术前禁食时间的指导原则目前已经是很明确的：食物 6h，牛奶／母乳／配方饮食禁食 4h，清水（水、茶、清果汁、柠檬水）2h 或更少。后一种选择（≤ 2h）对儿童的身体和心理都有积极影响。

非药理学的术前准备

围术期心理评估对儿童群体至关重要。在围术期照顾孩子时，家长感到无助和焦虑，这些会传递给他们的孩子（任何年龄）。因此，家长的引导和干预前情感准备的应用具有积极的潜在好处。

旨在减少母亲和孩子积累的恐惧从而引起心理创伤的具体方法，超出了本文的讨论范畴。然而，有必要指出的是，这些问题要在手术前解决，从而避免对孩子或父母做出不真实承诺。

通过对干预步骤的直观描述，对成熟的甚至不成熟的儿童进行干预前准备，减少了与干预相关的压力和焦虑。这应该在一个安静的环境中进行，并对参与者进行认知行为干预。如果孩子住院，会谈应该在远离孩子房间的地方举行。本次会谈的主要内容是术后疼痛的解释和说明以及控制疼痛的方法。

基于这种情况，每个麻醉小组都必须决定是否应该在父母在场的情况下诱导麻醉。虽然使用这种方法没有明显的临床优势，但改良的 Yale 术前焦虑量表显示，被允许有陪伴的儿童的焦虑评分明显较低。这些机会应在术前与孩子讨论。

术前药物准备

术前药理学方法旨在协调母子平静状态，从而增强孩子的信心和对干预地点（急诊室、手术室、日间病房或手术室外）的接受度。事实证明，情绪稳定的孩子身边常陪伴着情绪稳定的父母，后者反映了前者的行为，反之亦然。虽然解释、讨论和保证可以促进孩子的情绪稳定和合作，但是药物的使用可以使孩子情绪更稳定。药理学方法包括在干预前各种镇静剂的使用，滴定到所需的平静阶段，同时保持可交流状态，且重要功能不受影响。重要的是，如果术前出现疼痛，并且孩子评分很高，疼痛控制则是减少紧张和障碍的一个主要组成部分。值得注意的是，将具有不同神经药理学活性的药物合用可能会相互增强作用，这可能是不必要的，在谨慎增加剂量的同时，儿童的监测是必要的。

据报道，超过 3 周的外源性皮质类固醇治疗（＞20mg/d 泼尼松或等效药物）可产生明显的抑制，并在长达 1 年的时间内无法自我产生应激反应。尽管术中"应激剂量"的皮质类固醇治疗的必要性和好处已受到质疑，但在术前获得外源性皮质类固醇的剂量、持续时间和最后一次使用的病史是有必要的。有了这些信息，麻醉师可以更好地决定是否需要应激剂量的类固醇。

儿童肿瘤学文献中也报道了糖皮质激素诱导的肾上腺抑制的时间为 2~8 个月。这种时间上的差异可能反映了不同的糖皮质激素、剂量和减量的方案。在一项针对 24 例接受泼尼松龙治疗的儿童的研究中，46% 的儿童在停用泼尼松龙后 2 周检测到持续的肾上腺抑制，13% 的儿童在停用泼尼松龙后 20 周仍检测到持续的肾上腺抑制。应激反应是不可预测的，在糖皮质激素停用后 1~2 个月的应激条件下需要提供类固醇覆盖。通常的替代方案为 1~2mg/kg 氢化可的松（如 Solu-Cortef）或地塞米松（0.05~0.1mg/kg）静脉注射。因此，应进行术前多学科会诊，以决定围术期使用皮质类固醇。

术前用药

在术前阶段，各种药物可以有效地减轻患儿的焦虑。在某些药物进行静脉注射 / 灌肠 / 鼻内给药 /

口服后可达到最佳镇静效果：预先确定需要的镇静程度和效果以及镇静时间，几乎可以立即达到镇静效果。与以往使用的口服药物（如水合氯醛、地西泮）不同，其临床镇静作用时间长且不可预测，目前的方案提供了药理学确定性以及患者的安全性。下面是几个例子。

咪达唑仑

这是一种短效抗焦虑药，可以静脉（IV）/ 肌肉注射（IM）、口服、直肠给药（PR）或鼻内给药（IN）。然而，咪达唑仑最近受到了质疑，因为它可能引起失忆和不良术后认知作用，以及增加七氟烷后躁动风险（当合并使用时）。麻醉师有权决定是否使用这种药物。

α_2 受体激动剂

可乐定是一种可行的替代物：与咪达唑仑相比，它能更好地缓解术后早期疼痛（特别是与其他镇痛剂联合使用时），并可减少寒战、术后障碍和躁动。此外，与成人的处理类似，静脉注射 BZD（主要是咪达唑仑）目前很少在术前使用，而是在术中使用。

当需要进行耳鼻喉科手术前的 MRI 检查时，尽管检查并不痛苦，但检查持续时间相对较长，且需在噪音可能会烦扰或吓到患儿的隧道状器械内让患儿保持平静和不动，就需要使用一些镇静剂。在整个检查过程中，父母很少被允许待在旁边。据报道，α_2 受体激动剂右美托咪定的有效使用（输注）不会使孩子延迟出院回家。除了药物引起的在正常范围内的血压（BP）和心率（HR）的轻微变化外，没有其他不良反应，尤其是那些与呼吸和保持气道通畅有关的药物。与其他药物组合相比，它提供了阿片类药物保留效果，并降低了谵妄出现的概率。相比之下，CT 是一种时间超短的检查方法，这样儿童可以在很短的时间内独处并可能不需要镇静，除非儿童不合作。最后，右美托咪定的不良反应可能包括最初的高血压、低血压和罕见的恶心、心动过缓、房颤和缺氧，所有这些不良反应都主要发生在药物负荷剂量期间或之后不久，并取决于其输注速率。这种药物过量也可能导致一度或二度房室传导阻滞（Atrio-Ventricular Block，AVB）。然而，据报道，在成像期间的 1h，给 6 个月以下的幼儿注射比规定剂量高出 60 倍剂量的药物，并没有发现低血压、高血压和心率或呼吸/血氧饱和度的变化，但停止输注后，安全出院时间延迟了 2h。右美托咪定在 0.2~0.7μg/（kg·h）剂量范围内输注 24h 以内，表现出线性动力学（经 FDA 批准）。药物的药代动力学和动力学剂量规定见表 3.1。

氯胺酮

当在急诊室通过鼻内给药，或局部麻醉或口服时，无论是否单独使用，氯胺酮已被证明能产生有效的镇静和镇痛作用，比芬太尼更有效。这是常见的给药途径（IV、IM、PR）以外的途径。从安全性的角度来看，氯胺酮对儿童在急诊或院前治疗时优于任何阿片类药物，主要是因为氯胺酮没有呼吸抑制或血流动力学不稳定。当以漱口液的方式口服氯胺酮时，确实能诱导长期的镇静镇痛作用。当与局部麻醉混合使用时，其镇痛效果优于单独使用每种药物。氯胺酮的规定剂量范围见表 3.1。

表 3.1 6 个月至 13 岁儿童的推荐药物和剂量

药物 编号表示不同的方案	PO 剂量 所有都是立即释放形式	IV 剂量 *=OR、NICU、PICU 的用药方案	附注	特殊注意事项或预防措施
吗啡 1) 2) 3)	0.3mg/kg Q3~4h 0.2~0.5mg/kg Q4h PRN	0.1mg/kg Q3~4h *初始量：10~20μg/（kg·h） 最大剂量：150μg/（kg·h） 0.05~0.1mg/kg Q2~4h PRN	• PO 效价 =IV 的 1/3 • 此处不包括的各种方案（ED、IT、PCA）	• 中枢神经系统和呼吸抑制是剂量限制因素 • 肾损害需要剂量调整
氢化吗啡酮 1) 2)	0.06mg/kg Q3~4h 0.03~0.08mg/kg Q4h PRN	0.015mg/kg Q3~4h 0.015mg/kg Q4h PRN	药效是吗啡的 4~6 倍	• WHO 指南建议 PO 剂量为 0.06~0.2mg/kg
芬太尼 1) 2)	NA	*初始量：1~2μg/（kg·h） 最大剂量：10g/（kg·h） 0.5~1μg/kg Q1~2h PRN 持续输液：1~5μg/（kg·h）（缓慢滴注） 推注：1~2μg/kg Q2~4h	药效是吗啡的 100 倍	• 潜在上瘾 • 戒断可能引起躁动和痛觉过敏 • 缓慢静脉注射，避免胸壁僵直
羟考酮 1) 2)	0.2mg/kg Q34h 0.05~0.15mg/kg Q4h PRN 或按时 最大剂量：10mg	NA	• 药效是吗啡的 1.5 倍 • 可供 BID 使用的缓释形式	高成瘾性
美沙酮 1) 2)	0.1mg/kg Q8~12h 0.2mg/kg Q12h	0.05~0.1mg/kg Q8~12h *0.1mg/kg Q6~8h	很少引起快感；效果持久	可变药代动力学；半衰期长；需要滴定 注意可能用途：0.1mg/kg IV/PO Q6h
左啡诺	0.04mg/kg Q6~8h	0.02mg/kg Q6~8h	药效是吗啡的 8 倍，半衰期长	
纳洛酮	NA	对于呼吸抑制：从滴定开始（1~2g/kg）0.001~0.01mg/kg（1~10g/kg），重复 Q2~3min 最大剂量：0.4mg 快速，完全逆转麻醉 OD：0.1mg/kg IV，重复 Q2~3min PRN 最大剂量：2mg	• 阿片类药物逆转 • 逆转 PCA 诱发的瘙痒：0.25~2g/（kg·h）静脉滴注	可能引起剧烈疼痛，痛苦，躁动，这限制了其剂量

（续表）

药物 编号表示不同的方案	PO 剂量 所有都是立即释放形式	IV 剂量 *=OR、NICU、PICU 的用药方案	附注	特殊注意事项或预防措施
氟马西尼		0.01mg/kg 最大剂量：0.2mg 重复 Q1min 最大总剂量：1mg	持续作用：< 1h	●BZD OD 逆转 ●有癫痫病史的患者禁用
对乙酰氨基酚 1） 2）	10~15mg/kg Q4~6h PRN	10~15mg/kg 10mg/kg Q6h PRN	PR：15~20mg/kg Q6h PR：10~15mg/kg Q6~12h PRN	●肝毒性剂量依赖性 ●小于 50mg/（kg·d）是安全的
布洛芬 1） 2）	10mg/kg Q8h 10mg/kg Q6h 按时或 PRN 最大剂量：800mg； 3200mg/d	NA	●饱腹服用，防止胃炎和出血 ●水化避免 AKI	
安乃近	高达 20mg/kg Q8h 单剂 500mg	高达 20mg/kg Q8h 小剂量输注	未经 FDA 批准（但在世界范围内使用）d/t 罕见的粒细胞缺乏症和骨髓抑制	术中给药对术后疼痛的处理有最佳影响
可乐定 1） 2） 3）	0.02μg/kg TID 1.5~5μg/kg Q8h 滴定模式： 第 1~3 天：0.002mg/kg（最大剂量：0.1mg），qhs 第 4~6 天：0.002mg/kg,BID 第 7~9 天：0.002mg/kg,TID 每 2~4 天增加剂量 0.002mg/kg	*1~2g/kg 推注 *0.18~3.16g/（kg·h） 1μg/（kg·h）伴咪唑安定 50μg/（kg·h）单独使用	●非常缓慢地推注；缓慢输注较好 ●也用于 IT、PR、ED、尾部或脊柱阻滞 ●术中给药有助于处理术后疼痛	●降低苏醒期谵妄 ●可能影响血压和心率 ●0.002mg/kg Q2~4d 增加剂量，直至出现以下情况： 1.注意到 AE（很少） 2.如果剂量耐受，可快速滴定 3.一项研究的平均剂量（针对痉挛）：0.02mg/（kg·d） 4.0.002~0.004mg/kg Q4h PRN，用于发生自主神经风暴时的暴发疼痛（通过面部潮红、肌肉僵硬、震颤和高热诊断）
右美托咪定 1） 2） 3） 4）		*0.7~1μg/kg 推注超过 10min * < 1.5g/（kg·h）超过 24h 是安全的，停药后无血流动力学变化 初始剂量：0.2~0.5g/（kg·h）（如果开始没有推注） 速效剂量：1~2g/kg 超过 10min，然后 2g/（kg·h） 最大剂量：2g/（kg·h） 输液：0.1g/（kg·h） 最大剂量：2g/（kg·h） 推注：1g/kg 超过 10min 维持 0.6g/（kg·h），滴定至起效［通常为 0.2~1μg/（kg·h）］	0.2~0.7g/（kg·h）小于 24h 是 FDA 批准的剂量（d/t 线性动力学） 每 30min 改变一次剂量，以防止低血压	●血压和心率可能变化 ●减少苏醒期谵妄 ●任何镇静/干预程序的标示外可用性；这种用法的安全性和有效性尚未得到验证

（续表）

药物 编号表示不同的方案	PO 剂量 所有都是立即释放形式	IV 剂量 *=OR、NICU、PICU 的 用药方案	附注	特殊注意事项或预防措施
加巴喷丁 1） 2）	第 1~3 天：2mg/kg 最大剂量：100mg，TID 第 4~6 天：4mg/kg，TID Q2~4d 增加 5~6mg/ （kg·d） 总最大剂量：50~72mg/ （kg·d）（2400~3600mg/d） 第 1~3 天：5mg/kg qhs 第 4~6 天：2.5mg/kg 上 午和中午，5mg/kg qhs 第 7~9 天：2.5mg/kg 上 午和中午，10mg/kg qhs 第 10~12 天：5mg/kg 上 午和中午，10mg/kg qhs	NA	缓慢滴定使 AE 最小化	滴定至以下情况： 1. 达到有效镇痛［剂量低至 30~45mg/（kg·d）］ 2. 出现副作用（眼球震颤、 镇静、震颤、共济失调、肿胀） 3. 达到最大总剂量 4. 小于 5 岁的儿童可能需要 比成人高30%的剂量［例如， 45~60mg/（kg·d）］ 5. 如果出现疼痛症状（主要 在傍晚/晚上），qhs 服用 每日剂量的一半 6. 对于剧烈疼痛，只要能耐 受，就要加快滴定速度；如 果出现镇静，则逐渐滴定 7. 另一个方案建议每 4 天剂 量增加 5mg/（kg·d），直到： a. 达到有效镇痛 b. 副作用可耐受 c. 总剂量达到 75mg/（kg·d） （最大 3600mg/d） d. 每日总剂量的一半作为晚 间剂量 e. 剧烈疼痛时滴定速度更快
普瑞巴林	剂量滴定是必要的 第 1~3 天：1mg/kg（最 大剂量 50mg）/晚上 第 4~6 天：1mg/kg，BID 每 2~4 天增加剂量达 3mg/kg，BID 或 TID 最大剂量：6mg/kg	NA	缓慢滴定使 AE 最小化	可能的 AE： 镇静、头晕、恶心、腹部痉挛、 出汗
苯海拉明	NA	0.5mg/kg		具有抗胆碱能作用的抗组胺 药用于 PONV
昂丹司琼 1） 2）	0.1mg/kg 最大剂量：4mg 0.15mg/kg Q8h PRN 最大剂量：8mg	0.1mg/kg 最大剂量：4mg 0.15mg/kg Q8h PRN 最大剂量：8mg	PO 和 IV 等剂量 d/t 最佳胃肠吸收，尽管 药代动力学可能不同	
地塞米松	哮喘：0.6mg/kg IV/PO 2 次，间隔 24~36h 最大剂量：16mg 哮吼：单一剂量 0.6mg/kg IV/PO	PONV：0.15mg/kg 最大剂量：4mg 拔管或气道水肿： 0.25~0.5mg/kg Q6h 最大剂量：8mg 哮吼：单一剂量 0.6mg/kg IV/PO	根据病因有多种剂量 方案	●可使用其他类固醇（氢化 可的松 TID） ●剂量转换请参阅参考文献 [232]

（续表）

药物 编号表示不同的方案	PO 剂量 所有都是立即释放形式	IV 剂量 *=OR、NICU、PICU 的 用 药方案	附注	特殊注意事项或预防措施
氯胺酮 1） 2）	3~6mg/kg 0.2~0.5mg/kg BID，TID 最大剂量：50mg TID 鼻内 5mg/kg 局部（皮肤，口腔）单独 / 联合用药 1%~10%	* 首次剂量： 推注 0.25mg/kg，之后 0.3~0.5mg/（kg·h） 最大剂量：2mg/（kg·h） 开始输液： 1~2mg/kg/h，之后 1~2mg/kg Q2h PRN 操作镇静：2~4mg/kg IM	也可用于口内、口腔、鼻内、直肠、局部和吸入疗法	• 很少诱发精神模拟不良事件 • 很少需要 BZD 和阿托品 • 术中给药对术后疼痛的处理有最佳影响
丙泊酚 1） 2）	NA	* 推注：2~4mg/kg，可重复 * 输液：50~200μg/（kg·min）	无镇痛作用	• 起效快，持续时间短（< 5min） • 大剂量或快速输注导致丙泊酚输注综合征（PRIS）镇静剂、健忘症
咪唑安定	0.25~0.5mg/kg 最大剂量：20mg	0.1mg/kg Q1h PRN 最大剂量：5mg	鼻内 0.2~0.3mg/kg 最大剂量：10mg	
利多卡因 1） 2）	—	0.2mg/kg 复苏：1mg/kg 静脉推注 /IO	LA 剂量：< 4mg/kg 联合肾上腺素：< 7mg/kg	作用时间 < 2~4h 不要重复超过最大剂量
马卡因	NA	NA	只用于 LA/RA 最大剂量：2mg/kg	比利多卡因起效时间和作用持续时间长（> 6h）
乳果糖 （66.7g%） 1）婴儿 （< 1 岁） 2）儿童 （1~6 岁） 3）儿童 （7~14 岁）	初始剂量：最多 5mL 维持剂量：最多 5mL 初始剂量：5~10mL 维持剂量：5~10mL 初始剂量：15mL 维持剂量：10~15mL	NA	• 稀释或未稀释使用 • 需要大量液体摄入（1.5~2L/d/70kg）	禁忌证： • 对活性物质 / 赋形剂过敏 • 半乳糖血症 • 肠梗阻 • 乳糖不耐受

缩写：AE，不良事件；AKI，急性肾损伤；BID，每天 2 次；TID，每天 3 次；BZD，苯二氮䓬类；d，天；ED，硬膜外；qhs，每天临睡前；h，小时；IO，骨内；IM，肌肉注射；IT，鞘内注射；IV，静脉注射；kg，千克；LA，局部麻醉；mg，毫克；mL，毫升；min，分钟；NA，不适用；NICU，新生儿重症监护室；OD，过量；OR，手术室；PICU，儿科重症监护室；PO，口服；PONV，术后恶心呕吐；PR，直肠给药；PRN，必要时；Q，每；RA，区域麻醉

3.3.3　术中麻醉和镇痛方案
紧急干预

在耳鼻喉科急诊病例中，一些已经插管或气管切开，且麻醉状态良好的病例会出现在麻醉师面前。当怀疑口腔、声门或面部肌肉受创伤时，安全控制气道的古老但唯一公认的应急模式是快速序列诱导（Rapid Sequence Induction，RSI）。这个过程需要一个开放的静脉通道，以便用 RSI 模式快速诱导睡眠和肌松。直到麻醉师及其助手接管气道管理、插入 ETT 时，患者应保持清醒或轻度镇静，并进行自主呼吸。选择 ETT 或 LMA 保护气道取决于病例、干预程度和涉及的面部区域。近期数据显示 LMA 在耳鼻喉科的有效性；然而，对于特定病例，选择哪种装置更安全，由麻醉师和外科医生共同决定。中高剂量的氯胺酮也可诱导深度麻醉，且仍然保持气道通畅和气道反射，并可安全管理气道。然而，本文的作者认为无论哪种情况下，早期低剂量缓慢滴定芬太尼或吗啡都有利于减轻疼痛和焦虑，同时保持患儿平静和清醒，维持自发呼吸，并愿意配合。

从安全的角度来看，LMA 的使用比 ETT 在气道敏感性困难的儿童中具有优势，避免了肌松的需要，并且允许在手术结束时快速顺利地移除器械。因此，LMA 在舒适性、预防并发症和避免术后气道问题方面比 ETT 更有优势。一些作者认为，在"LMA 周围"操作时，和在急性感染儿童中一样，仍可在特定病例中合理地考虑使用 LMA。

麻醉诱导

在耳鼻喉科治疗手术室中，管理困难气道的推车是必备工具。推荐设备包括：
- 不同尺寸和设计的喉镜片。
- Glidescope 视频喉镜。
- 纤维喉镜或视频喉镜。
- 柔性纤维套件。
- 各种大小 / 类型的气管导管。
- 光探针（光棒）和镊子。
- 无创和辅助通气的各种尺寸的 LMA 或 ILMA。
- 紧急手术气道工具。
- $EtCO_2$ 探测器。

术中用药
全身麻醉和静脉注射药物

耳鼻喉科干预很少在区域麻醉（Regional Anesthesia，RA）下进行，特别是在儿童中。维持麻醉的主要选择是全身麻醉。在全身麻醉期间使用的药物由主治医生决定。基于静脉注射的全身麻醉技术包括经典的阿片类药物、肌松剂或瑞芬太尼和异丙酚注射，使用适当的靶控输注（Target Controlled Infusion，TCI）配方。这些方案通常需要补充多模式药物，或重新调整 TCI 剂量配方。氯胺酮目前在术中使用，从切口前一直到皮肤缝合过程中的静脉注射，或术后持续使用 72h。瑞芬太尼是剂量调整方案的最佳选择，因为它的剂量与作用部位浓度一样低。尽管如此，瑞芬太尼可能会引起术后痛觉过敏（Postoperative Hyperalgesia，POH）和阿片类药物诱导痛觉过敏（Opioid-Induced Hyperalgesia，OIH），这是非常令人不安的，特别是对于一个醒来时感到剧烈疼痛的孩子，这也会影响父母的情绪状态。通过调整药物并与氯胺酮或普瑞巴林联合使用，可有

效预防这种情况的发生。对于幼儿，高度推荐术中给予异丙酚 + 瑞芬太尼 TCI 程序化输注；该技术还可以插入加强型或常规 LMA，有利于自主呼吸技术或辅助 / 控制通气。

氯胺酮

围术期系统性使用氯胺酮是最佳选择，原因有很多。它已被证明可以有效减少术中阿片类药物的使用、麻醉恢复室（Postanesthesia Care Unit，PACU）疼痛强度和镇痛需求，镇痛需求贯穿于手术后早期阶段（6~24h）和晚期阶段（1~3 个月）。扁桃体切除术结束时，氯胺酮在扁桃体周围浸润可降低 PACU 和早期（6~24h）疼痛强度，以及镇痛需求。在接受扁桃体切除术的儿童中，单独氯胺酮（0.5mg/kg）静脉注射，或与芬太尼（1μg/kg）合用，可在不延迟出院的情况下改善术后疼痛控制。通常的做法是在切口前系统性注射氯胺酮，然后进行输液，直至切口闭合。

右美托咪定

该药物在术前和术中使用都有价值。据报道，术中使用与接受扁桃体切除术和腺样体切除术的患儿术后总的阿片类药物（吗啡，MO）需求量（术中 0.75μg/kg 或 1μg/kg 单一剂量右美托咪定与气管插管后 10min 内输注 50μg/kg 或 100μg/kg 的 MO 相比）的效果相当。此外，1μg/kg 右美托咪定和 100μg/kg MO 联用进一步显示，其增加了术后首次镇痛需求的时间，并减少了对更大镇痛剂量的需要，而不增加出院时间。

利多卡因

本章报告了利多卡因及其方案的益处。
ETT 常与血压和脉搏升高、咳嗽反射、偶尔出现心律失常、颅内压升高和眼压升高有关。气管插管前静脉注射利多卡因可以减弱大部分症状。如果没有超过药理学剂量，则没有这种预防使用的不良影响的报道。

全身麻醉（GA）和吸入剂

几乎没有证据表明哪种技术（吸入或静脉 GA）对患儿更好。地氟烷可作为气道刺激物，并可通过

速激肽通路刺激气道平滑肌（见上文）。研究还发现，地氟烷可增强术后痛觉过敏。尽管如此，地氟烷诱导 GA 的速度更快，因为与其他吸入剂相比，地氟烷的血气分配系数较低。由于这些和其他的原因，全凭静脉麻醉（Total Intravenous Anesthesia，TIVA）是有利的，尤其是在学龄前儿童中。与吸入剂相比，使用 TIVA 的其他优点是：

- 避免挥发性麻醉剂，意味着降低术后恶心呕吐（Post-Operative Nausea and Vomiting，PONV）和术后躁动的风险。
- 异丙酚有止吐特性，对气道敏感的儿童具有预防作用，无气道渗漏造成的气体污染。
- 极低剂量阿片类药物的使用，伴或不伴氯胺酮。
- 静脉输液通道的可用性代表麻醉诱导期和复苏期的安全优势。

麻醉苏醒

简要讨论儿童群体中手术结束的安全标准是至关重要的。耳鼻喉科干预会给患者造成不适，特别是当留置导管时，包括从手术部位引流液体的、确保气道安全的管道或者胃管。患儿可能会坚持抵制这些东西。此外，如果面部骨折或裂伤经过适应改变或缝合的情况下，应谨慎拔管：患者必须完全清醒，能对命令做出反应，没有分泌物或出血，并可自主呼吸。只有这样，人工气道才能被移除，但患者应该在手术室里继续由麻醉师治疗。当所有参数稳定时，特别是呼吸和血氧饱和度稳定时，可将患儿转移到 PACU。应在患者头旁放一把金属剪刀来保持最佳距离，以防上、下颌紧密相连。这突出了对孩子和家长进行充分的术前解释的重要性。

总体来说，儿童的麻醉苏醒重要阶段必须根据儿童的年龄、发育阶段、医疗状况、手术过程和社会环境进行调整。术前工作人员对儿童和监护人了解越多，术后处理越好。

最后，患者可以从麻醉中苏醒，自主呼吸，但仍然表现出深度镇静或对声音或触摸刺激没有反应。密切的医疗检测是至关重要的，而且气道安全，可以使用适当的拮抗剂：纳洛酮或氟马西尼。这些药物必须以小剂量递增方式静脉注射，且每一步骤后留出足够的时间来检测药理作用。剂量见表 3.1。

麻醉、苏醒和呼吸不良事件

尽管扁桃体和腺样体手术的严重麻醉相关并发症很少发生，但可能危及生命。这些潜在的严重并发症中最常见的是呼吸道问题，如喉痉挛、支气管痉挛。此外，经口气管插管和口塞放置可能在术后被发现为对口咽组织、牙齿或颞下颌关节有损伤作用。如果在唤醒孩子时没有立即发现，这些都可能是有害的。接受放疗或化疗的患者使用 LMA 也会损害口咽黏膜（见上文）。在对 17 项研究的 Meta 分析中，腺样体、扁桃体切除术（Adenotonsillectomy，ATE）后的呼吸系统并发症的估计发生率为 9%；然而，在个别研究中报告的并发症类型和严重程度有很大差异，因此不可能有直接关系。然而，在 OSA 患儿中，呼吸系统损害被认为是最大风险。

扁桃体和腺样手术后的呼吸系统并发症值得一提。这些并发症可能包括：

- 常见的事件：
  - 上气道阻塞。
  - 喉痉挛。
  - 气道水肿。
  - 中枢性呼吸暂停 / 通气不足（包括屏气，作为吸入剂的作用，以及与麻醉药品相关的通气不足）。
- 不太常见的事件：
  - 支气管痉挛（多见于有潜在哮喘病史的儿童）。
  - 负压性肺水肿（也称为阻塞后肺水肿）。

容易导致术后呼吸系统并发症的患者相关情况包括：

- OSA。
- 肥胖症。
- 年龄 < 3 岁。
- 影响咽部气道的颅面异常。
- 神经系统疾病（如脑瘫）。
- 哮喘病史。
- 近期上呼吸道感染。

大多数呼吸系统并发症在术后立即发生，通常可以通过简单的干预措施来治疗。这些措施包括：

- 立即吸氧。
- 吸痰。
- 改变患者体位。

• 正压通气或插管（罕见）。

Hill 等指出了术中和术后因素的重要性，因为这些因素似乎可以预测术后气道问题。最常见的是血氧饱和度下降或需要正压通风（Positive Pressure Ventilation，PPV）。其他事件包括：

• 术中喉痉挛，需要治疗（增加 FiO_2，PPV）。
• PACU 内术中和术后的血氧饱和度下降（室内空气中的 < 90%）。
• PACU 停留时间 > 100min。

在另一项研究中，包括严重 OSA 的门诊患儿在接受 ATE 治疗时，术前 AHI ⩾ 15，血氧饱和度 < 80% 也可作为术后血氧饱和度下降、供氧和住院时间延长（> 24h）的个体化预测指标。

3.3.4　术后患者管理

术后护理

包括外科医生和麻醉师都必须坚持的几个方面：
• 术后和出院后提供最大限度的安全保障。
• 缓解疼痛。
• 处理恶心和呕吐。
• 帮助恢复正常的饮食和活动。

术后患者安全

患者安全的实现方式将根据以下情况而有所不同：
• 患者特征：
　– 年龄。
　– 并发症。
　– 需要气道保护。
　– 沟通水平等。
• 干预的延长。
• 麻醉药和镇痛药的类型和使用方式。
• 术后转移病房（PACU、ICU、儿科病房）等级。
• 工作人员的专业知识和经验，他们需要熟悉儿科患者的病理学和药物的不良事件。

患者术后出院地点的决定，应基于以下几个方面：
• 儿童的病史。
• 干预措施的规模和范围。
• 术中呼吸或心脏事件。
• 出现或危及生命的不良事件的风险。

• 床位的可用性（PICU 容纳量、过度拥挤）。

有趣的是，异丙酚（2~4mg/kg）加利多卡因（0.2mg/kg）静脉诱导对儿童恢复清醒和止吐效果是有效的。

3.3.5　术后并发症

本文不讨论纯粹与手术相关的急性或慢性并发症。本文所涉及的并发症是术后立即发生的麻醉相关的并发症。

与其他手术相比，扁桃体切除术，一种非常常见的儿外科手术，其发病率和死亡率都很高。术后挑战包括呼吸系统并发症、扁桃体切除术后出血、恶心、呕吐和明显的疼痛。这些干预措施大多在门诊进行，因此需要细致的分类。相对地，尽管年幼的患者和各种共病患者的并发症发生率有所增加，但大量的儿童患者的确是在门诊接受了腺样体切除术和扁桃体切除术。数据的不一致可能是根据患者的基本情况进行适当分类的结果，尽管目前还没有确定哪些患者真正需要术后住院治疗。

出血

出血可演变成危及生命的紧急情况，如腺样体切除术或扁桃体切除术后出血，因为有失血性休克和急性气道阻塞的危险，并伴有误吸。如上所述，儿童最好在手术室拔管，检查声门腔并保持干燥，在呼吸好转后从 PACU 中转出。

出血儿童的再次入院属于紧急情况，需要遵循明确的原则，即遵循欧洲复苏委员会（European Resuscitation Council，ERC）和德国复苏委员会（German Resuscitation Council，GRC）发布的指南。关于如何处理患者（在手术室或床旁密切观察）取决于手术部位的状态和患儿的状况。值得注意的是，如果患有扁桃体炎，年龄较大的儿童在扁桃体切除术后以及联合消融技术后往往会出血更多。在整个过程中，呼吸的空气需要富含氧气。但是，应避免面罩和气囊通气，以防止口腔血液被推入和吸入支气管。注意患儿和家长可能都很惊慌，患儿呼吸急促而短浅，将患儿置于半坐位可能有助于自主呼吸。将氧气放在患者面前，但距离较远，这样他就不会惊慌。在保护气道的同时，唯一推荐的改善氧合的方法是使用套囊气管导管进行 RSI，这样可以最大限度地减少血液进入支气管。必须准备好抽吸设备，以便在插入喉镜后从口咽处清除血液（见上文）。对失血或循环状态的主要临床评估指标包括外周毛细血管再灌注时间（标准值 < 2s）、反映远端灌注的脉搏血氧饱和度、心脏频率和血压范围（主要是无创性的）。在这些紧急情况下，建议使用最近引进的无创血红蛋白检测仪，尽管任何急性出血都被血红蛋白计数低估了。

电灼烧和缝合是治疗扁桃体切除术后出血的常用方法，其他备选方案不在本章讨论范围内。可能需要输注血液制品，因此需要提前备血。

呼吸系统不良事件

以上阐述了几种危险因素和围术期呼吸问题。本质上，医疗团队一方面需要识别先前存在的口腔和气道异常（如肥胖），另一方面需要识别在耳鼻喉科干预治疗期间（如气道附近的手术）和干预后即刻出现的潜在危险因素（如间歇性呼吸暂停发作），这些因素可能会激发呼吸系统事件。经验丰富的儿科麻醉师和 PACU、PICU 的使用以及合格的病房医务人员对于防止这些危及生命的情况发生，避免死亡至关重要。

据估计，呼吸系统不良事件可导致 1/3 的围术期心脏骤停。代表术后呼吸系统并发症出现的临床表现有：
- 喉痉挛（心脏骤停的主要原因）。
- 支气管痉挛。
- 气道阻塞。
- 呼吸暂停（如 d/t 反射或吸入过量药物）。
- 低血氧饱和度。

虽然呼吸风险因素与耳鼻喉干预类型密切相关，但也可能与患者的特征有关。与患者自身相关的因素包括：
- 术前 2 周的上呼吸道感染（URTI）。
- 肺部疾病（如支气管哮喘）。
- OSA。
- 上呼吸道阻塞（例如扁桃体肥大）。
- 年龄 < 3 岁。
- 被动吸烟。

- 肥胖 / 病态肥胖。
- 罕见的颅面异常。
- 孤儿病及其综合征。
- 神经肌肉疾病。

一些影响术后效果的麻醉相关危险因素也需要提及。其中最相关的因素包括：
- 介入性气道干预（气管插管、LMA 周围的手术）。
- FiO_2 的含量相对较低。
- 麻醉剂的选择（见上文）。
- 麻醉师有无经验。

值得注意的是，发生短暂的呼吸暂停可能很快导致幼儿缺氧和心肌抑制，因为他们对低氧血症的耐受程度比成年人要低得多。这主要是由于肺储备量和功能残气量（Functional Residual Capacity，FRC）较小，中枢对低氧血症的敏感性较高，从而导致立即的心脏抑制。

呼吸功能不全的主要治疗方法是明确的和安全的气道，如 ETT，包括再麻醉、肌松和 PPV。一些血氧饱和度低的患者可以通过给氧，或口头鼓励来达到增加氧气输入的目的。如前所述，即使在这些患者中，术前胸部 X 线片和心电图也几乎没有预测价值，并且不是术后呼吸系统并发症的成本效益筛查检查方式。

躁动［苏醒期谵妄（Emergence Delirium, ED）］

这被定义为一种分离的意识状态，在这种状态下，孩子无明显原因情况下运动过度活跃、多愁善感、不合作、伤心地哭泣、大叫和 / 或周围击打。在一些报告中，这种情况的发生率在术前表现正常的儿童中达到了 80%。这些儿童也可能患有后续的长期和持续的术后行为障碍。躁动通常出现在麻醉结束后 30~60min，持续 5~60min，因此该事件具有自限性。苏醒期谵妄对患儿、监护人和医疗团队来说都是一种压力，因为它还会危及手术结果和患儿的生命。

在预防躁动的策略中，如果是易感人群的话，围术期疼痛治疗是首选。丙泊酚代替挥发性麻醉剂的使用、静脉注射止痛剂（如芬太尼、氯胺酮）以及 α_2 受体激动剂（可乐定或右美托咪定），也被证明具有预防作用。在这些情况下，安慰孩子和父母是很重要的。

术后恶心呕吐（Post-Operative Nausea and Vomiting，PONV）

一般来说，术后恶心和 / 或呕吐是儿童术后最常见的并发症之一，尤其是在口面部周围进行手术时。在没有服用止吐药的情况下，发病率＞50%，PONV 是一种年龄依赖性并发症，3 岁以下儿童很少发生，发病高峰在 6~10 岁，青少年的发病率接近成人水平。重要的是，4 岁以下的儿童无法描述没有呕吐表现的恶心，并且在哭泣时也会呕吐。此外，频繁的 PONV 会导致额外的并发症：电解质流失、脱水和酸中毒、出血并发症、气道吸入和阻塞以及食管破裂。

总体而言，PONV 可能会影响高达 30%~80% 的高危人群。出院后恶心呕吐（Post-Discharge Nausea and Vomiting，PDNV），尤其是在门诊时，麻醉师可能识别不足。婴儿期 PONV 的常见危险因素如下：

- 手术时间＞30min。
- 年龄 ≥ 3 岁。
- ORL 结合眼科手术。
- 儿童运动病的阳性 PONV 病史。

当 4 个指示因素之一存在时，PONV 风险将比最初的 30% 增加 10%，而 4 个因素同时存在时 PONV 风险可达到 70%。推荐的预防措施是：

- 使用 TIVA 而不是吸入性 GA。
- 避免使用阿片类药物，而是使用多模态方案。
- 预防措施和避免使用产生 PONV 的药物。
- 围术期按顺序使用止吐药：
  - 地塞米松、昂丹司琼或苯海拉明（具体剂量见表 3.1）
  - 建议儿童在扁桃体切除术前，给予单一剂量类固醇（1mg/kg，最大 50mg 地塞米松）。据证实，它可以减少术后第 1 天（Postoperative Day 1，POD1）的呕吐和疼痛，提高口服剂量，可将术后的疼痛降至最低。类固醇通过抑制纤维蛋白沉积、毛细血管扩张、水肿形成和白细胞迁移来减少组织损伤和术后疼痛。然而，一项关于 ATE 后预防 PONV 的研究发现，给予"大剂量地塞米松"（即静脉注射 0.5mg/kg）的患者术后出血率增加 24%。0.15mg/kg 的预防性剂量地塞米松可

有效地预防 PONV，同时降低术后出血风险。

进一步的治疗方案见表 3.1；有关成人和儿童 PONV 的详细危险因素，请参阅参考文献。

大多数术后胃肠功能障碍事件确实与 PONV 有关。然而，大量使用镇痛药，尤其是阿片类药物，会导致便秘、腹胀、肠痉挛和不能进食 / 饮水，甚至引起完全性肠梗阻。这些症状需要被正确识别和妥善处理，儿童可能无法形容这种不适。阻碍肠道功能正常恢复的因素包括：

- 手术时间较长。
- 长期使用阿片类镇痛药。
- 长时间的鼻胃导管维持。
- 存在系统性炎症。

治疗方法可能包括多巴胺受体拮抗剂（见上文和表 3.1），大环内酯类药物作为有效的兴奋剂目前正在成人中使用。乳果糖需谨慎使用，半乳糖血症或肠梗阻是禁忌证。其剂量详见表 3.1。

3.4　耳鼻喉科手术患儿的疼痛管理

疼痛一直都是外科患者需要关注的问题。它会使患儿和陪护的人更加忙碌，即使毫无根据也会产生恐惧。疼痛也是一个具有重大影响的公共卫生问题，这不仅是因为其对儿童和家人的身体和情感影响，而且还因为由此带来的潜在发病率和死亡率。如下所述，由于缺乏语言表达、沟通或可能对疼痛的描述 / 特征描述不当，导致错估或低估，所以在儿科人群中正确评估疼痛是一项挑战。当使用阿片类药物时，达到令人满意的治疗效果变得困难，有时甚至导致错误的过度治疗。因此，最好在术前详细讨论疼痛计划。术后疼痛的严重程度，以及长期持续疼痛的可能性也应该考虑。

咽喉疼痛，尤其是吞咽疼痛，在扁桃体切除术后很常见。咽喉疼痛可能导致患者液体摄入受限，导致脱水，并有可能再次入院。这种疼痛通常在术后持续 7 天，甚至 14 天，疼痛评分中度至重度。耳痛是扁桃体切除术和腺样体切除术后的常见症状。耳痛也是咽部疼痛的放射痛，甚至比咽喉痛更令人不安。

3.4.1　疼痛管理要点

大多数术后疼痛管理指南是基于不断发展演变

的经验和依据，然而其满意度仍是有限的。最佳的术后疼痛管理始于术前阶段，患者评估和护理者的信息与医务人员的经验和对整个病例的理解是相互结合统一的。

- 多模式方案是最推荐的方法，尽管确切的模式、剂量和成分取决于3个因素：患者、设备和手术。
- 尽管对阿片类药物限制的呼声不断，但小儿镇痛仍是基于围术期阿片类药物，如本文作者在成人研究中所示，保留阿片类药物的多模式佐剂的有效性是非常理想的。
- 最大疼痛评分与PACU中大剂量阿片类药物的使用、病房中非阿片类药物或阿片类药物的使用以及性别（女性评分较低）独立相关。
- 术前关于疼痛控制、伤口护理、活动和恢复活动的清楚的口头指示是必不可少的。一些机构已经建立了专门的区域，团队在那里与孩子的父母见面，并通过口头和插图解释所有与手术、麻醉和疼痛控制有关的内容。这些对于那些需要紧急干预的人来说都是可行的。

　　总体来说，干预的类型及其术后结果会影响疼痛的持续时间和强度，从而影响镇痛剂的用量和给药方式。多模式镇痛是首选的镇痛方案，它不同程度地联合了阿片类药物和非甾体抗炎药。佐剂对于增强和减少阿片类药物的剂量，并尽量减少继发性不良事件是必不可少的。本章还将简要讨论减轻疼痛的其他方法。

3.4.2　疼痛评估

　　这一段非常重要，因为研究表明儿童有止痛缺乏的特殊风险。

　　疼痛评估可能会在无法自我报告疼痛并指定其严重程度、类型和位置的儿童中遇到困难。没有任何体征是疼痛的特异性指标，其诊断必须依赖于生理、行为和自我报告的方法。

　　为了使儿童进行疼痛评分，已经建立了各种模型。它们的效用取决于儿童的年龄和心理／智力的发展。应在术前向父母解释疼痛评分（见上文），当孩子无法表达自己（由于年龄或智力／成熟缺陷）的时候，父母是孩子语言或模仿疼痛的表达／行为的媒介、缓冲和解释者。因此，父母／监护人是在整个围术期，与儿童的医疗合作链中的一个重要组成部分。

　　为了最好地概述疼痛评估的模式，必须记住：

- 当充分了解患儿及其父母，熟悉他们所来自的群体和传统或文化时，疼痛评估是最佳的。
- 为儿童提供有组织的疼痛服务，全天候提供快速疼痛评估和管理。
- 疼痛评估需要在床旁进行；虽然经常被认为是一个客观的过程（主要是在成年人中），但疼痛评估经常与护士或医生的参与，以及儿童、家人或病房护士的口头和视觉交流相关。这些可以更好地理解年长儿童所经历的疼痛的来源和类型，或者幼儿或无法交流的患者的肢体表达或父母报告的情况。

　　对于更高级的知识，请参考Chou等的报道。

疼痛评估与患者年龄
新生儿和幼儿（＜3岁）

　　大多数确定这些孩子是否存在疼痛及其强度的方法都是基于孩子的模仿与安静情况，以及照料者所报告的行为变化。请参阅下面的基于行为变化的特定工具。建议熟悉其中一种或两种技巧，并根据儿童的特点适当应用每种技巧。

- 对新生儿来说，CRIES（Crying，Requires O_2 Saturation，Increased Vital Signs，Expression，Sleeplessness）量表是一种定性量表，包括哭泣程度、氧浓度、生命体征、表情（如表情痛苦）或睡眠困难。
- 评估儿童疼痛的行为评定量表也适用于早产儿［早产儿疼痛量表（Premature Infant Pain Profile，PIPP）］，或那些有严重身体和学习障碍的人。他们的特点是皱眉、挤眼、鼻唇沟加深。
- 新生儿、婴儿疼痛评估量表（Neonatal Infant Pain Scale，NIPS）使用了新生儿的另一组变化：面部表情、呼吸类型、肢体肌张力和觉醒状态。
- 新生儿疼痛／激惹与镇静量表（Neonatal Pain，Agitation, and Sedation Scale，N-PASS）是一种哭泣／易怒成分量表，包括行为状态（如运动）、面部表情、四肢肌张力和生命体征。

幼儿（3~6岁）

　　虽然大多数这些年龄段的儿童将疼痛转化为视

觉表现，但有些儿童可能也能够量化他们的疼痛。视觉模拟评分法（Visual Analogue Scales，VAS）或数字等级评定量表（Numerical Rating Scale，NRS）对疼痛的量化程度较低，疼痛是基于一系列显示痛苦或疼痛增加的面孔（如 r-FLACC）。

年长儿童（8~11 岁）

疼痛评估的可靠性随着儿童的年龄的增长和认知能力的提高而增加，这使得疼痛量化得以实现，可使用 0~100 分的 VAS 或 0~10 分的 NRS。

青少年和小孩

青少年可以在不使用其他辅助工具的情况下使用 NRS 评估疼痛。在这个年龄段中，一方面可根据病史，另一方面可根据新的经验来描述疼痛的强度和特征，包括：
- 性质：剧痛、刺痛、钝痛还是灼烧痛？
- 位置和辐射范围：疼痛从哪里开始并扩散到哪里？
- 强度：疼痛等级为 1~10。
- 持续时间和稳定性：稳定的还是反反复复的疼痛？
- 频率：疼痛多久发生一次？
- 加重或缓解疼痛的因素：是什么使疼痛加重或缓解？

3.4.3　特定的疼痛评估工具

以下的疼痛模型，用于无法量化、鉴定或定位疼痛的幼儿（不包括青少年和成人使用的最著名的疼痛评估工具 VAS 或 NRS）：
- 疼痛定位工具：一些基于图形的疼痛定位工具已经被用于确定儿童和青少年疼痛的位置。它们最初用于慢性和神经性疼痛，是术前和术后的工具，包括：
  - 青少年和儿童疼痛工具。
  - 儿童疼痛问卷。
  - 简单的疼痛检测问卷（PD-Q），它不像评分系统那样是一项耗时的临床检查。

　　这些工具通常使用身体的图形轮廓，要求患儿在他的疼痛区域"着色"。虽然纳入的研究质量有争议，但仍可得出结论，它们证明了年幼和老长儿可靠的疼痛定位评分。
- 观察工具：观察工具有助于评估无法自我报告的婴

儿和儿童的疼痛。这些疼痛量表具有相似的特征，是基于面部表情评分、被安慰的能力、与周围环境的互动程度、肢体和躯干运动反应以及语言反应（见下文）。

无法沟通的儿童［非言语和 / 或神经系统受损（Neurologically Imp-aired，NI）的儿童］的疼痛评估

这些孩子在评估疼痛的存在和严重程度时面临着独特的挑战，他们不能正确地自我报告。由于没有得到医务人员的评估，他们常常没有得到充分的治疗。尽管如此，这些患儿可对疼痛表现出一致的特定表情，从而能够用于评估疼痛，尽管他们都会有一套需要在干预前熟悉的独特行为反应。这些表达需要他们的照顾者 / 父母的输入，他们了解孩子对痛苦和非痛苦（如饥饿）事件反应的标准行为模式。

非言语 /NI 儿童中与疼痛相关的具体行为包括：
- 发声（哭泣、呻吟）。
- 面部表情（例如痛苦表情）。
- 不受安慰。
- 增加运动、音调、姿势（拱起、僵硬）和生理反应（出汗）。
- 不典型的行为，如大笑、退缩或缺乏面部表情。

儿童非交流疼痛清单（Non-Communicating Children's Pain Checklist—Postoperative Version，NCCPC-PV）

这是另一个可用于非语言儿童的工具。其项目包括儿童术后发声（呻吟、哭泣）、不快乐的社交（如退出接触）、面部表情（鬼脸或奇怪的模仿）、活动（是否活动）、躯干和肢体的张力异常以及生理体征（如颤抖、呼吸异常）。这些项目类似于其他用于幼儿或残疾儿童的工具，护士或家长帮助解除儿童行为。

个体化数字等级评定量表（Individualized Numeric Rating Scale，INRS）

基于父母 / 看护者对孩子对周围环境的日常反应的描述，护士可以将此工具补充到其他信息中，

并评估疼痛程度。INRS 主要取决于家长对孩子是否出现疼痛、疼痛的严重程度以及 6 个方面（面部表情、人际关系反应、哭泣或发声、可安慰程度、流泪、坐下或喘息）的等级（0~10）的考虑。总体而言，恢复特定行为的能力是非典型疼痛行为儿童的一个重要特征，护理者可以参考这些信息，其他工具中不包含这些信息。这进一步凸显了熟悉孩子术前行为模式的重要性。

改良的言语前或言语早期儿童疼痛量表（Modified Preverbal or Early Verbal Pediatric Pain Scale，M-PEPPS）

这是一套适用于急诊儿科的工具。通过对 118 例患儿的分析，证明 M-PEPPS 是急诊护士测量小儿疼痛的可靠工具。M-PEPPS 捕捉了儿科疼痛的表达范围，它测量的是单一的疼痛结构，而不是多个结构，如疼痛和焦虑。

遵循几种儿童疼痛观察工具。

修订版 FLACC（r-FLACC）

这是一个面部表情（Face）、下肢动作（Legs）、行为（Activity）、哭闹（Cry）、可安慰度（Consolability）的反应工具。它对言语前（小）儿童以及认知障碍儿童都很有用。护士可以与家长一起评估分数，也可以询问是否有表明孩子疼痛的不寻常行为。面部表情（F）、下肢动作（L）、行为（A）、哭闹（C）和可安慰度（C）这 5 项中的每一项，评分为 0~2分，总分为 10 分。当患者清醒时，观察肢体和躯体1~2min。安慰后的行为、紧张和躯体张力应保持正常。如果孩子睡着了，同样需要重新安置他，然后触摸他的身体，评估他对触摸反应的紧张度和张力变化。

评分规格：

- 面部表情：无特定表情或笑容 = 0 分。
  偶尔面部扭曲或皱眉、孤僻、漠不关心、显得悲伤或焦虑 = 1 分。
  经常不断地皱眉、咬紧下颚、颤抖下巴、痛苦的表情（恐惧或恐慌的表情）= 2 分。

- 下肢动作：正常体位或放松状态 = 0 分。
  不适、无法休息、紧张、偶尔颤抖 = 1 分。
  踢腿或双腿拉直、痉挛明显增加、持续颤抖或抽搐= 2 分。

- 行为：安静平躺、体位正常、可轻松移动 = 0 分。
  蠕动、来回移动、紧张、轻度躁动（如头部前后移动、攻击）、呼吸浅薄、间歇性叹气 = 1 分。
  弓形的、僵硬或抽搐，重度躁动、头部撞击，颤抖（非强直）、屏气、喘气或剧烈呼吸，重度肌僵直 = 2 分。

- 哭闹：无哭闹（醒着或睡着）= 0 分。
  呻吟或呜咽、偶尔抱怨、偶尔的言语暴发或嘟哝声 = 1 分。
  不停哭泣、尖叫或抽泣，经常抱怨，反复暴发，持续嘟哝声 = 2 分。

- 可安慰度：满足、轻松 = 0 分。
  偶尔抚摸、拥抱或交谈使人安心，分散注意力 = 1 分。
  安慰困难，赶走护理者，抗拒护理或安慰措施 = 2 分。

Wong Baker 疼痛评分量表

这是一个适用于 3~8 岁（如果能够使用此格式甚至更小）儿童的量表（图 3.1）。在讨论疼痛和疼痛控制时，需在手术前向孩子和父母解释该量表。

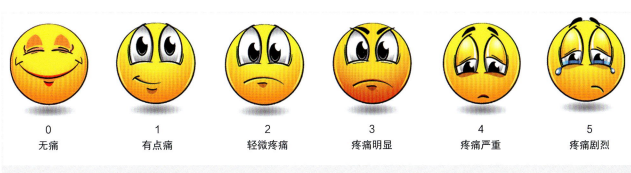

0	1	2	3	4	5
无痛	有点痛	轻微疼痛	疼痛明显	疼痛严重	疼痛剧烈

图 3.1　Wong Baker 疼痛评分量表

该量表使用面部表情，因此即使不说任何话，也能传递信息。

具体来说，表情看起来很快乐，因为孩子没有疼痛（没有痛苦），或者因为有点疼痛而悲伤，它们分别代表"0"或"1"的表情，表情"2"意味着它更疼一点，表情"3"表示更疼，表情"4"表示很疼，而表情"5"表示和你能想象到的一样疼，尽管你不必因为感觉不好而哭。当被问到时，孩子会选择一张最能描述自己感受的脸。

东安大略儿童医院评分法（Children's Hospital of Eastern Ontario Pain Scale for Postoperative Pediatric Pain，CHEOPS）

这量化了1~5岁儿童患者的术后疼痛，也可以替代使用较少的行为观察疼痛量表（Behavioral Observational Pain Scale，BOPS），该量表可以使用前面提到的量表进行疼痛评分，尽管分级在数字上有所不同。CHEOPS量表评分 ≥ 5分需要再次给予镇痛。

以下是该工具的评分细则：
- 哭闹：从无哭泣（+1）到呻吟或安静地发出无声的哭声或轻轻地哭或呜咽（+2），再到声嘶力竭地哭、呜咽或尖叫（+3）。
- 面部表情：微笑（0）；无面部表情（+1）或痛苦表情（+2）。
- 儿童发出口头回应：积极陈述或毫无怨言地谈论事情（0）；孩子不说话，或非疼痛抱怨（+1）；或抱怨疼痛和/或其他问题（+2）。
- 躯干：中立/放松体位（+1）；身体运动或移动或蜷曲（+1）；或身体不自主地颤抖/摇晃/处于垂直或直立体位，或受到约束（+2）。
- 伤口评估：儿童未接触/触及伤口（+1）；轻轻地触及/触摸/抓住伤口，手臂受到约束（+2）。
- 下肢行动：在任何体位放松（+1）；表现出不安或不放松和/或用单脚或双脚击打（+2）；孩子可能会描绘出紧张的下肢和/或将下肢紧紧地拉到身体上并保持在那里，站立，蹲下/跪下，或下肢受到约束（+2）。

疼痛强度的护理评估（Nursing Assessment of Pain Intensity，NAPI）

这项措施对新生儿和幼儿都很有用。NAPI是由Stevens根据CHEOPS疼痛等级量表（见上文）改编的量表。该量表特别关注疼痛强度，使用0~3的行为分类量表，包括（1）言语/声音行为；（2）身体运动；（3）面部表情；（4）触摸手术部位。在上述研究中，NAPI评估了评估流程表的使用，以更好地管理儿童的疼痛。然而，该工具的可靠性和有效性并没有得到作者的重视。在幼童（1~7岁）手术后使用的原始CHEOPS具有较高的评分者间信度（90%~99%）和一些有效性支持。在护理人员负担较低的情况下，它可以很好地区分疼痛和无疼痛观察。这两种工具都不适用于1月龄以下的婴儿。

值得注意的是：r-FLACC（见上文）的临床效用得分最高，其次是NAPI。这两个量表均基于上述疼痛儿童的生理行为改变。

3.4.4 镇痛方法

基本上，非药物的认知/行为疗法已成为接受的方法，相对于药物疗法，它可以适应疼痛的严重程度和儿童的年龄。如果在术前管理就已启动，那么前者是特别富有成效的，特别是当涉及幼儿和儿童时。后者是基于疼痛治疗的循证建议，包括非阿片类镇痛剂、阿片类镇痛剂和辅助药物，以根据要求改善耳鼻喉科儿童的疼痛管理。由于前者仅在少数医疗中心可操作，感兴趣的读者可参考引用的参考文献。

非药物治疗

这种治疗疼痛的方法包括：
- 物理措施：按摩、冷热刺激和针灸。
- 行为措施：锻炼、操作性条件反射、放松、生物反馈、脱敏、艺术和游戏治疗。
- 认知措施：分散注意力、想象、催眠和心理治疗。

生物反馈和催眠

生物反馈是一种可以帮助患者应对疼痛的综合技术。生物反馈和催眠作为治疗慢性非癌症疼痛的方式也越来越流行。虽然生物反馈很少能治愈这种疼痛，但它可以帮助患者自我调节并影响疼痛感知。值得注意的是，只有少数人对儿科人群的急性围术期生物反馈进行了探讨，可能没有人在耳鼻喉科相关干预后进行探讨。在一项前瞻性、随机、单中心的研究中，这些非药物性行为辅助被认为是减少接受经皮血管和肾脏手术患者的不适和不良反应的有效安全手段。作者发现，在侵入性医疗过程中，结构化的注意和自我催眠的放松是有益的。催眠对减轻疼痛和焦虑有更显著的作用，也改善了血流动力学的稳定性。Bayat 等发现，佐剂（如氯胺酮）与非药理学技术相结合可以限制药物的使用（因此也可以限制 AE），以及提高儿童的参与度和满意度。在 43 个儿科麻醉研究基金项目中，对附属于主要大学的儿科疼痛管理服务使用补充和替代医学疗法的情况进行了调查，其中 38 个机构（86%）为其患者提供了一种或多种补充和替代医学疗法。这些疗法包括生物反馈（65%）、引导想象（49%）、放松疗法（33%）、按摩（35%）、催眠（44%）、针灸（33%）、艺术疗法（21%）和冥想（21%）。结果表明，在儿童疼痛管理项目中，补充和替代医学疗法的整合率较高。

另一项研究表明，在侵入性医疗过程中，催眠能力不随年龄变化。在手术过程中，接受关注和催眠的患者疼痛减轻程度更大。

认知 - 程序性镇痛

非药物措施有助于减轻接受侵入性手术的儿童的压力和焦虑。一项 Meta 分析报告了强有力的证据，表明认知行为疗法（即分散注意力、催眠和联合认知行为干预）减少了儿童与针头相关操作的疼痛和痛苦。

药物治疗

如上所述，儿童疼痛管理必须考虑：（1）基础疾病；（2）手术类型和范围；（3）结果或手术；（4）监测的地点和可用性；（5）药物和非药物手段的可用性。

尽管有普遍的做法，但最近有报道称，口服吗啡＋布洛芬或单独使用每种药物都不足以缓解急诊儿科患者的肌肉骨骼疼痛。吗啡治疗的儿童比布洛芬治疗的儿童有更多的副作用，但没有严重的不良事件报告。预防和治疗儿童疼痛的最佳措施包括使用多模式（阿片"节约"）镇痛，其中可能包括镇痛剂和佐剂、程序性干预、康复、心理和综合疗法，协同作用，比单一的止痛药或形式具有更有效的儿童疼痛控制与较少的副作用。

阿片类药物

在声门和口腔区域手术时，建议进行 ICU 监护，主要是为了保护气道，因为可能会出现水肿和潜在的自主呼吸障碍，上呼吸道反射可能变得无效。静脉镇痛药常用于 PICU，例如持续输注（芬太尼或瑞芬太尼，加或不加氯胺酮），单用 PCA-MO 或 PCA-MO+ 氯胺酮，后者取决于患者的年龄、理解水平与合作度，加或不加 α_2 受体激动剂。在较轻的情况下，仍然需要监测，静脉注射对乙酰氨基酚，或安乃近，是基本的镇痛方案，可以协同阿片类药物治疗。如果使用静脉推注、直肠沉积或口服滴剂，非阿片类药物也有抢救价值，以抵消暴发痛。所有这些方案和给药方式也适用于氯胺酮。这些化合物的强度和速度足以控制疼痛。然而，疼痛的类型和强度必须由主治护士或医生来区分。手术后可用药物列表和剂量见表 3.1。

事实上，在一项随机研究中，98 例接受扁桃体切除术的儿童接受了静脉注射对乙酰氨基酚（15mg/kg，在手术结束前 15min 开始）或静脉注射氯胺酮（0.25mg/kg）的治疗。术后 6h，氯胺酮组的 CHEOPS 疼痛评分明显低于对照组，但在 12h 时没有差异。两组的辅助抢救性镇痛和 PONV 发生率相似。

通过任何途径给予阿片类药物，特别是静脉注射（推注或滴注），都可能导致不理想的后果。这对口周手术后或肥胖儿童来说是很重要的。在阿片类药物给药的最初几个小时内，需要特别注意检测镇静剂过敏或其他类型的反应，直到建立稳定和可接受的镇痛状态。为达到所需镇痛状态而添加的额外剂量的药物可能会引起不良反应，例如 PONV、呼吸抑制或低血压，这是在许多耳鼻喉科干预措施后尤其不希望出现的。

最近 FDA 警告扁桃体切除术和其他小儿 ORL

手术后使用可待因的禁忌证，旨在了解主要照顾者的态度。因此，根据目前可用的证据，在不增加扁桃体切除术后出血风险的情况下，采用预防性多模式策略来管理疼痛和减少 PONV 是至关重要的。

局部和全身辅助药物

简要介绍了几种治疗方案，有些可以在急诊科使用（围介入期），有些则在术后使用。

- 5%EMLA 乳膏优于静脉输液前使用的所有其他表面麻醉剂。
- 电子口腔科麻醉（Electronic Dental Anesthesia, EDA）是一种电流应用，将神经刺激通路加载到疼痛刺激被阻断的程度。这适合成年人和配合的青少年。
- 经皮神经电刺激（TENS）也被证明可以减少牙科手术中的疼痛，如上文所述，其使用是有限的。
- 当不需要肌肉阻滞时，经气管利多卡因阻滞是幼儿或同意此操作的儿童静脉注射异丙酚的良好替代方法。
- 在喉镜片上和 / 或气道内喷洒利多卡因可降低插管时的血流动力学反应。研究发现，利多卡因凝胶的镇痛效果与漱口液和生理盐水相似；氯胺酮效果更好（见上文）。
- 口服利多卡因也可降低插管后咽喉痛的严重程度。

3.4.5 世界卫生组织（WHO）的两阶段疼痛策略

WHO 建议，儿童止痛药的选择（非特定的 ATE 指征）可以基于两步法因素：

（1）疼痛强度。

（2）儿童对以前使用的药物的反应（读者参考 2012 年 WHO 指南）。

根据上述 WHO 的原则，疼痛强度可分为：

- 轻度疼痛：通常用对乙酰氨基酚和非甾体抗炎药进行充分治疗。口服对乙酰氨基酚可以在手术前几个小时给予，也可以在手术结束后直肠给予。
- 中重度疼痛：一般用阿片类药物治疗（如吗啡、羟考酮、氢化吗啡酮、芬太尼和美沙酮用于成人肿瘤患者）。
- 重度疼痛：对阿片类药物有反应。

第一阶段：轻度疼痛

在第一阶段的病例，对乙酰氨基酚和布洛芬是首选药物。这被强烈推荐，但依据不足。

当然，对于 3 个月以上能口服药物的有轻度疼痛的儿童，对乙酰氨基酚和布洛芬是首选药物。对于 3 个月以下的患儿，其唯一的选择是对乙酰氨基酚。没有其他非甾体抗炎药是安全的。布洛芬比对乙酰氨基酚对急性疼痛更不安全，尤其是对持续性疼痛。值得注意的是，这两种药物都有潜在的毒性：肾毒性和胃肠毒性。布洛芬和其他非甾体抗炎药一样可引起出血，对乙酰氨基酚可引起肝毒性和急性药物过量。尽管如此，这两种药物都是治疗轻度疼痛的儿科疼痛管理策略的一线药物。它们有适合儿童的剂型，如口服液，而且相对便宜。然而，口服固体剂型更有优势，因为它们更容易被儿童接受，只需要用少量水来给药，并且比传统片剂的剂量更准确。

第二阶段：中重度疼痛

如果疼痛为中度或重度，吗啡是第二阶段的首选药物，但必要时（如 AE）可考虑使用其他强阿片类药物。应根据对儿童疼痛的严重程度、疼痛导致的残疾、疼痛的原因、预期预后以及其他方面的临床判断避开使用第一阶段药物。WHO 指南 3.6~3.13 节（第 41~50 页）和附件 1（第 66 页）提供了相关药物的使用指南。

3.4.6 晚期疼痛控制

除 ATE 术后疼痛外，其他常见的头颈部手术也会有不同时期的疼痛。251 例患者（50 例腺样体切除术，51 例 ATE，19 例鼓膜成形术，52 例鼓膜切开术，43 例斜视，36 例舌系带分离）中，鼓膜成形术、斜视手术和不同年龄的 ATE 儿童表现为中度疼痛，而腺样体切除术、舌系带分离、鼓膜切开术患者在术后当天呈轻度疼痛。ATE 患者平均持续 9 天的中度疼痛，这种干预是耳鼻喉科手术中术后疼痛管理的最大挑战；其他手术组出现 1~3 天轻度疼痛。行为表现取决于疼痛评分。家庭口服止痛药种类繁多（见上文和表 3.1）。出院后各组 PONV 均较低，计划外复诊率为 16%。

疼痛疗法的亮点

- 定期、标准化的年龄相关疼痛评分及其及时评估是疼痛治疗中最重要部分。
- 尽量减少阿片类药物和镇静剂的使用。
- 如可行，使用局部麻醉，包括复合外用乳膏，加或不加佐剂（如氯胺酮）。
- 多模式疼痛治疗应针对年龄和体重。所有佐剂最好从术前开始服用（可乐定、地塞米松、右美托咪定、加巴喷丁类药物、氯胺酮）。
- 非甾体抗炎药：尽量减少使用，尤其是扁桃体切除术后。

预防 PONV（如地塞米松、昂丹司琼）有助于儿童整体感觉更好，甚至耐受疼痛。

加巴喷丁类药物通过与中枢神经系统中电压依赖性钙离子通道的 α-2-δ 亚基结合来抑制神经激发。它们目前也适用于儿童和成人。它们可以在手术前开始使用，以安抚痛苦和焦虑的患儿，并提供良好的夜间睡眠。

3.5 结论

小儿耳鼻喉科手术与成人耳鼻喉科手术在术前准备、麻醉注意事项、术后疼痛控制及药物使用、术后护理及密切观察等方面无明显差异。尽管如此，当成年人感觉到呼吸或认知困难或变化时，他们更有能力进行自我调整和自助，但孩子们大多依赖父母或护士的支持。优化这两方之间的关系对于围术期的信任、信心和改善医疗供应是卓有成效的。孩子的年龄、智力和基于情绪的术前准备、技术和镇痛保证、术前平静，以及父母的关注和保证，都能安全顺利地诱导麻醉并使其平静下来。安全的麻醉诱导至关重要；术中管理，包括技术和由此使用的药物，都要由麻醉师仔细选择和理智管理。正确处理小儿术后疼痛主要由护士和家长确保。它依赖于持续和 / 或 PRN 静脉治疗模式，以及各种肠内治疗方案。在适用时（年龄、患者和父母的合作），阿片类药物与氯胺酮、右美沙芬或加巴喷丁类药物（仅口服）合用，有助于减少阿片类药物的使用及其不良反应，如 PONV、呼吸抑制或深度镇静。这样可

以改善患儿的整体感觉，并快速康复。快速康复显著改善了疼痛耐受性，加强了患者和家长与工作人员之间的互助，从而加快了康复和出院速度。

参考文献

[1] Statistisches Bundesamt. Gesundheit—Fallpauschalenbezogene Krankenhausstatistik (DRG-Statistik) Operationen und Prozeduren der vollstationären Patientinnen und Patienten in Krankenhäusern 2011. Wiesbaden: Statistisches Bundesamt; 2012. Artikelnummer:5231401117014. Available at https://www.destatis.de/DE/Publikationen/Thematisch/Gesundheit/Krankenhaeuser/OperationenProzeduren5231401117014. pdf; accessed December 30, 2017. [German].

[2] Strauß JM, Gäbler R, Schmidt J, Mehler J, Giest J. Empfehlungen zur ambulanten Anästhesie bei Neugeborenen, Säuglingen und Kleinkindern. Anästh Intensivmed 2007;48:S67–S70.

[3] Brennan LJ. Modern day-case anaesthesia for children. Br J Anaesth 1999;83(1):91–103.

[4] Windfuhr JP, Hübner R, Sesterhenn K. Kriterien zur stationären Krankenhausbehandlung der Adenotomie. HNO 2003;51(8):622–628.

[5] Spencer DJ, Jones JE. Complications of adenotonsillectomy in patients younger than 3 years. Arch Otolaryngol Head Neck Surg 2012;138(4):335–339.

[6] Becke K. Anesthesia in children with a cold. Curr Opin Anaesthesiol 2012;25(3):333–339.

[7] Smiley RM. An overview of induction and emergence characteristics of desflurane in pediatric, adult, and geriatric patients. Anesth Analg 1992;75(4, Suppl):S38–S44, discussion S44–S46.

[8] von Ungern-Sternberg BS, Boda K, Chambers NA, et al. Risk assessment for respiratory complications in paediatric anaesthesia: a prospective cohort study. Lancet 2010;376(9743):773–783.

[9] Jaye DL, Waites KB. Clinical applications of C-reactive protein in pediatrics. Pediatr Infect Dis J 1997;16(8):735–746, quiz 746–747.

[10] von Ungern-Sternberg BS. Respiratory complications in the pediatric postanesthesia care unit. Anesthesiol Clin 2014;32(1):45–61.

[11] Lescanne E, Chiron B, Constant I, et al; French Society of ENT (SFORL). French Association for Ambulatory Surgery (AFCA). French Society for Anaesthesia, Intensive Care (SFAR). Pediatric tonsillectomy: clinical practice guidelines. Eur Ann Otorhinolaryngol Head Neck Dis 2012;129(5):264–271.

[12] Becke K, Giest J, Strauß JM. Handlungsempfehlungen zur präoperativen Diagnostik, Impfabstand und Nüchternheit im Kindesalter. Anästh Intensivmed 2007;48:62–66.

[13] NCD Risk Factor Collaboration (NCD-RisC). Worldwide trends in body-mass index, underweight, overweight, and obesity from 1975 to 2016: a pooled analysis of 2416 population-based measurement studies in 128·9 million children, adolescents, and adults. Lancet 2017;390(10113):2627–2642.

[14] Ogden CL, Carroll MD, Lawman HG, et al. Trends in obesity prevalence among children and adolescents in the United States, 1988–1994 through 2013–2014. JAMA 2016;315(21):2292–2299.

[15] Mazur A, Caroli M, Radziewicz-Winnicki I, et al. Reviewing and

addressing the link between mass media and the increase in obesity among European children: The European Academy of Paediatrics (EAP) and The European Childhood Obesity Group (ECOG) consensus statement. Acta Paediatr 2018;107(4):568–576.

[16] World Health Organization. The WHO child Growth standards. Available at: http://www.who.int/childgrowth/standards/en/; accessed December 30, 2017.

[17] World Health Organization. Growth reference data for 5–19 years. Available at: http://www.who.int/growthref/en/; accessed December 30, 2017.

[18] Kuczmarski RJ, Ogden CL, Guo SS, et al. 2000 CDC Growth Charts for the United States: methods and development. Vital Health Stat 11 2002;246(246):1–190.

[19] Veyckemans F. Child obesity and anaesthetic morbidity. Curr Opin Anaesthesiol 2008;21(3):308–312.

[20] Apfelbaum JL, Hagberg CA, Caplan RA, et al; American Society of Anesthesiologists Task Force on Management of the Difficult Airway. Practice guidelines for management of the difficult airway:an updated report by the American Society of Anesthesiologists Task Force on Management of the Difficult Airway. Anesthesiology 2013;118(2):251–270.

[21] ht t p://apps.who. i n t / i r i s / b i t st ream/10665/44540/1/97892415 48120_Guidelines.pdf; accessed December 30, 2017.

[22] Hauer J, Houtrow AJ; Section on hospice and palliative medicine, council on children with disabilities. Pain Assessment and treatment in children with significant impairment of the central nervous system. Pediatrics 2017;139(6):e20171002:Review.

[23] Becke K. Anesthesia for ORL surgery in children. GMS Curr Top Otorhinolaryngol Head Neck Surg 2014;13:Doc04.

[24] Tantisira KG, Fuhlbrigge AL, Tonascia J, et al; Childhood Asthma Management Program Research Group. Bronchodilation and bronchoconstriction:predictors of future lung function in childhood asthma. J Allergy Clin Immunol 2006;117(6):1264–1271.

[25] Tait AR, Malviya S. Anesthesia for the child with an upper respiratory tract infection: still a dilemma? Anesth Analg 2005;100(1):59–65.

[26] Ie K, Yoshizawa A, Hirano S, et al. [A survey of perioperative asthmatic attack among patients with bronchial asthma underwent general anesthesia] Arerugi 2010;59(7):831–838.

[27] Gislason T, Benediktsdóttir B. Snoring, apneic episodes, and nocturnal hypoxemia among children 6 months to 6 years old. An epidemiologic study of lower limit of prevalence. Chest 1995;107(4):963–966.

[28] Ishman SL. Evidence-based practice: pediatric obstructive sleep apnea. Otolaryngol Clin North Am 2012;45(5):1055–1069.

[29] Schwengel DA, Sterni LM, Tunkel DE, Heitmiller ES. Perioperative management of children with obstructive sleep apnea. Anesth Analg 2009;109(1):60–75.

[30] Nixon GM, Kermack AS, McGregor CD, et al. Sleep and breathing on the first night after adenotonsillectomy for obstructive sleep apnea. Pediatr Pulmonol 2005;39(4):332–338.

[31] Brown KA, Laferrière A, Lakheeram I, Moss IR. Recurrent hypoxemia in children is associated with increased analgesic sensitivity to opiates. Anesthesiology 2006;105(4):665–669.

[32] Hill CA, Litvak A, Canapari C, et al. A pilot study to identify preand

[33] Short JA, van der Walt JH, Zoanetti DC. Immunization and anesthesia: an international survey. Paediatr Anaesth 2006;16 (5):514–522.

[34] Munro J, Booth A, Nicholl J. Routine preoperative testing: a systematic review of the evidence. Health Technol Assess 1997;1(12):i–iv, 1–62.

[35] Eisert S, Hovermann M, Bier H, Göbel U. Preoperative screening for coagulation disorders in children undergoing adenoidectomy (AT) and tonsillectomy (TE): does it prevent bleeding complications? Klin Padiatr 2006;218(6):334–339.

[36] Close HL, Kryzer TC, Nowlin JH, Alving BM. Hemostatic assessment of patients before tonsillectomy: a prospective study. Otolaryngol Head Neck Surg 1994;111(6):733–738.

[37] Kronenberg RH. Ketamine as an analgesic: parenteral, oral, rectal, subcutaneous, transdermal and intranasal administration. J Pain Palliat Care Pharmacother 2002;16(3):27–35.

[38] Raber-Durlacher JE, Barasch A, Peterson DE, Lalla RV, Schubert MM, Fibbe WE. Oral complications and management considerations in patients treated with high-dose chemotherapy. Support Cancer Ther 2004;1(4):219–229.

[39] Lefor AT. Perioperative management of the patient with cancer. Chest 1999;115(5, Suppl):165S–171S.

[40] Tartaglino LM, Rao VM, Markiewicz DA. Imaging of radiation changes in the head and neck. Semin Roentgenol 1994;29(1):81–91.

[41] Delbridge L, Sutherland J, Somerville H, Steinbeck K, Stevens G. Thyroid surgery and anaesthesia following head and neck irradiation for childhood malignancy. Aust N Z J Surg 2000;70(7):490–492.

[42] Giraud O, Bourgain JL, Marandas P, Billard V. Limits of laryngeal mask airway in patients after cervical or oral radiotherapy. Can J Anaesth 1997;44(12):1237–1241.

[43] Chaimberg KH, Cravero JP. Mucositis and airway obstruction in a pediatric patient. Anesth Analg 2004;99(1):59–61.

[44] Drew B, Peters C, Rimell F. Upper airway complications in children after bone marrow transplantation. Laryngoscope 2000;110(9):1446–1451.

[45] Majorana A, Schubert MM, Porta F, Ugazio AG, Sapelli PL. Oral complications of pediatric hematopoietic cell transplantation: diagnosis and management. Support Care Cancer 2000;8(5):353–365.

[46] Dinauer CA, Breuer C, Rivkees SA. Differentiated thyroid cancer in children: diagnosis and management. Curr Opin Oncol 2008; 20(1):59–65.

[47] Ohmori K, Collins J, Fukushima T. Craniopharyngiomas in children. Pediatr Neurosurg 2007;43(4):265–278.

[48] Légaré F, O'Connor AM, Graham ID, Wells GA, Tremblay S. Impact of the Ottawa Decision Support Framework on the agreement and the difference between patients' and physicians' decisional conflict. Med Decis Making 2006;26(4):373–390.

[49] Clark JA, Wray NP, Ashton CM. Living with treatment decisions:regrets and quality of life among men treated for metastatic prostate cancer. J Clin Oncol 2001;19(1):72–80.

[50] Lorenzo AJ, Pippi Salle JL, Zlateska B, Koyle MA, Bägli DJ,

Braga LH. Decisional regret after distal hypospadias repair: single institution prospective analysis of factors associated with subsequent parental remorse or distress. J Urol 2014;191(5, Suppl):1558–1563.

[51]Hess EP, Knoedler MA, Shah ND, et al. The chest pain choice decision aid: a randomized trial. Circ Cardiovasc Qual Outcomes 2012;5(3):251–259.

[52]Arterburn D, Wellman R, Westbrook E, et al. Introducing decision aids at Group Health was linked to sharply lower hip and knee surgery rates and costs. Health Aff (Millwood) 2012;31(9):2094–2104.

[53]Strychowsky JE, Albert D, Chan K, et al. International Pediatric Otolaryngology Group (IPOG) consensus recommendations: routine peri-operative pediatric tracheotomy care. Int J Pediatr Otorhinolaryngol 2016;86:250–255.

[54]Curley MA, Harris SK, Fraser KA, Johnson RA, Arnold JH. State behavioral scale: a sedation assessment instrument for infants and young children supported on mechanical ventilation. Pediatr Crit Care Med 2006;7(2):107–114.

[55]Andersson H, Hellström PM, Frykholm P. Introducing the 6–4–0 fasting regimen and the incidence of prolonged preoperative fasting in children. Paediatr Anaesth 2018;28(1):46–52.

[56]Scheuber K, Becke K. Ambulante Anästhesie—Kinder in der ambulanten Anästhesie. Anasthesiol Intensivmed Notfallmed Schmerzther 2013;48(3):192–198, 199.

[57]Falconer R, Skouras C, Carter T, Greenway L, Paisley AM. Preoperative fasting: current practice and areas for improvement. Updates Surg 2014;66(1):31–39.

[58]Kleiber C, Craft-Rosenberg M, Harper DC. Parents as distraction coaches during i.v. insertion: a randomized study. J Pain Symptom Manage 2001;22(4):851–861.

[59]Power N, Liossi C, Franck L. Helping parents to help their child with procedural and everyday pain: practical, evidence-based advice. J Spec Pediatr Nurs 2007;12(3):203–209.

[60]Chartrand J, Tourigny J, MacCormick J. The effect of an educational pre-operative DVD on parents' and children's outcomes after a same-day surgery: a randomized controlled trial. J Adv Nurs 2017;73(3):599–611.

[61]Latham GJ, Greenberg RS. Anesthetic considerations for the pediatric oncology patient—part 2: systems-based approach to anesthesia. Paediatr Anaesth 2010;20(5):396–420.

[62]Yip P, Middleton P, Cyna AM, Carlyle AV. Non-pharmacological interventions for assisting the induction of anaesthesia in children. Cochrane Database Syst Rev 2009(3):CD006447.

[63]Vagnoli L, Caprilli S, Messeri A. Parental presence, clowns or sedative premedication to treat preoperative anxiety in children:what could be the most promising option? Paediatr Anaesth 2010;20(10):937–943.

[64]Vagnoli L, Caprilli S, Robiglio A, Messeri A. Clown doctors as a treatment for preoperative anxiety in children: a randomized, prospective study. Pediatrics 2005;116(4):e563–e567.

[65]Hong P, Maguire E, Purcell M, Ritchie KC, Chorney J. Decision-making quality in parents considering adenotonsillectomy or tympanostomy tube insertion for their children. JAMA Otolaryngol Head Neck Surg 2017;143(3):260–266.

[66]Jabbour SA. Steroids and the surgical patient. Med Clin North Am 2001;85(5):1311–1317.

[67]Brown CJ, Buie WD. Perioperative stress dose steroids: do they make a difference? J Am Coll Surg 2001;193(6):678–686.

[68]Stam H, Grootenhuis MA, Last BF. Social and emotional adjustment in young survivors of childhood cancer. Support Care Cancer 2001;9(7):489–513– Review.

[69]Tasch MD. Corticosteroids and anesthesia. Curr Opin Anaesthesiol 2002;15(3):377–381.

[70]Marik PE, Varon J. Requirement of perioperative stress doses of corticosteroids: a systematic review of the literature. Arch Surg 2008;143(12):1222–1226.

[71]Einaudi S, Bertorello N, Masera N, et al. Adrenal axis function after high-dose steroid therapy for childhood acute lymphoblastic leukemia. Pediatr Blood Cancer 2008;50(3):537–541.

[72]Kuperman H, Damiani D, Chrousos GP, et al. Evaluation of the hypothalamic-pituitary-adrenal axis in children with leukemia before and after 6 weeks of high-dose glucocorticoid therapy. J Clin Endocrinol Metab 2001;86(7):2993–2996.

[73]Felner EI, Thompson MT, Ratliff AF, White PC, Dickson BA. Time course of recovery of adrenal function in children treated for leukemia. J Pediatr 2000;137(1):21–24.

[74]Rix M, Birkebaek NH, Rosthøj S, Clausen N. Clinical impact of corticosteroid-induced adrenal suppression during treatment for acute lymphoblastic leukemia in children: a prospective observational study using the low-dose adrenocorticotropin test. J Pediatr 2005;147(5):645–650.

[75]Mahachoklertwattana P, Vilaiyuk S, Hongeng S, Okascharoen C. Suppression of adrenal function in children with acute lymphoblastic leukemia following induction therapy with corticosteroid and other cytotoxic agents. J Pediatr 2004;144(6):736–740.

[76]Petersen KB, Müller J, Rasmussen M, Schmiegelow K. Impaired adrenal function after glucocorticoid therapy in children with acute lymphoblastic leukemia. Med Pediatr Oncol 2003; 41(2):110–114.

[77]Cunha CdeF, Silva IN, Finch FL. Early adrenocortical recovery after glucocorticoid therapy in children with leukemia. J Clin Endocrinol Metab 2004;89(6):2797–2802.

[78]Ghazal EA, Mason LJ, Cote CJ. Preoperative evaluation, premedication, and induction of anesthesia. In: Cote CJ, Lerman J, Todres ID, eds. A Practice of Anesthesia for Infants and Children, 4th ed. Philadelphia, PA: Saunders Elsevier; 2009: 37.

[79]Kain ZN, Mayes LC, Wang SM, Caramico LA, Hofstadter MB. Parental presence during induction of anesthesia versus sedative premedication:which intervention is more effective? Anesthesiology 1998;89(5):1147–1156, discussion 9A–10A.

[80]Bahetwar SK, Pandey RK, Saksena AK, Chandra G. A comparative evaluation of intranasal midazolam, ketamine and their combination for sedation of young uncooperative pediatric dental patients: a triple blind randomized crossover trial. J Clin Pediatr Dent 2011;35(4):415–420.

[81]Lönnqvist PA, Habre W. Midazolam as premedication: is the emperor naked or just half-dressed? Paediatr Anaesth 2005;15(4):263–265.

[82]Tesoro S, Mezzetti D, Marchesini L, Peduto VA. Clonidine treatment for agitation in children after sevoflurane anesthesia. Anesth Analg 2005;101(6):1619–1622.

[83] Cole JW, Murray DJ, McAllister JD, Hirshberg GE. Emergence behaviour in children: defining the incidence of excitement and agitation following anaesthesia. Paediatr Anaesth 2002;12(5):442–447.

[84] Bergendahl H, Lönnqvist PA, Eksborg S. Clonidine in paediatric anaesthesia: review of the literature and comparison with benzodiazepines for premedication. Acta Anaesthesiol Scand 2006;50(2):135–143.

[85] Bergendahl HT, Lönnqvist PA, Eksborg S, et al. Clonidine vs. midazolam as premedication in children undergoing adeno-tonsillectomy:a prospective, randomized, controlled clinical trial. Acta Anaesthesiol Scand 2004;48(10):1292–1300.

[86] Mahmoud M, Mason KP. Dexmedetomidine: review, update, and future considerations of paediatric perioperative and periprocedural applications and limitations. Br J Anaesth 2015; 115(2):171–182.

[87] Zhang W, Fan Y, Zhao T, Chen J, Zhang G, Song X. Median effective dose of intranasal dexmedetomidine for rescue sedation in pediatric patients undergoing magnetic resonance imaging. Anesthesiology 2016;125(6):1130–1135.

[88] Ahmed SS, Unland T, Slaven JE, Nitu ME, Rigby MR. Successful use of intravenous dexmedetomidine for magnetic resonance imaging sedation in autistic children. South Med J 2014;107(9):559–564.

[89] Plambech MZ, Afshari A. Dexmedetomidine in the pediatric population:a review. Minerva Anestesiol 2015;81(3):320–332 Review.

[90] Song J, Ji Q, Sun Q, Gao T, Liu K, Li L. The opioid-sparing effect of intraoperative dexmedetomidine infusion after craniotomy. J Neurosurg Anesthesiol 2016;28(1):14–20.

[91] Ebert TJ, Hall JE, Barney JA, Uhrich TD, Colinco MD. The effects of increasing plasma concentrations of dexmedetomidine in humans. Anesthesiology 2000;93(2):382–394.

[92] Max BA, Mason KP. Extended infusion of dexmedetomidine to an infant at sixty times the intended rate. Int J Pediatr 2010;2010:825079.

[93] Yazbek-Karam VG, Aouad MM. Perioperative uses of dexmedetomidine. Middle East J Anaesthesiol 2006;18(6):1043–1058.

[94] Canbay O, Celebi N, Uzun S, Sahin A, Celiker V, Aypar U. Topical ketamine and morphine for post-tonsillectomy pain. Eur J Anaesthesiol 2008;25(4):287–292.

[95] Smith DJ, Westfall DP, Adams JD. Assessment of the potential agonistic and antagonistic properties of ketamine at opiate receptors in the guinea-pig ileum. Neuropharmacology 1982;21(7):605–611.

[96] Hosseini Jahromi SA, Hosseini Valami SM, Hatamian S. Comparison between effect of lidocaine, morphine and ketamine spray on post-tonsillectomy pain in children. Anesth Pain Med 2012;2(1):17–21.

[97] Kaviani N, Khademi A, Ebtehaj I, Mohammadi Z. The effect of orally administered ketamine on requirement for anesthetics and postoperative pain in mandibular molar teeth with irreversible pulpitis. J Oral Sci 2011;53(4):461–465.

[98] Mandel JE. Laryngeal mask airways in ear, nose, and throat procedures. Anesthesiol Clin 2010;28(3):469–483.

[99] Gravningsbråten R, Nicklasson B, Raeder J. Safety of laryngeal mask airway and short-stay practice in office-based adenotonsillectomy. Acta Anaesthesiol Scand 2009;53(2):218–222.

[100] Sierpina DI, Chaudhary H, Walner DL, et al. Laryngeal mask airway versus endotracheal tube in pediatric adenotonsillectomy. Laryngoscope 2012;122(2):429–435.

[101] Lalwani K, Richins S, Aliason I, Milczuk H, Fu R. The laryngeal mask airway for pediatric adenotonsillectomy: predictors of failure and complications. Int J Pediatr Otorhinolaryngol 2013;77(1):25–28.

[102] Lerman J. TIVA, TCI, and pediatrics: where are we and where are we going? Paediatr Anaesth 2010;20(3):273–278.

[103] Loftus RW, Yeager MP, Clark JA, et al. Intraoperative ketamine reduces perioperative opiate consumption in opiate-dependent patients with chronic back pain undergoing back surgery. Anesthesiology 2010;113(3):639–646.

[104] Weinbroum AA. Postoperative hyperalgesia: A clinically applicable narrative review. Pharmacol Res 2017;120:188–205.

[105] Kain ZN, Caldwell-Andrews AA, Weinberg ME, et al. Sevoflurane versus halothane: postoperative maladaptive behavioral changes: a randomized, controlled trial. Anesthesiology 2005;102(4):720–726.

[106] Weinbroum AA. Non-opioid IV adjuvants in the perioperative period:pharmacological and clinical aspects of ketamine and gabapentinoids. Pharmacol Res 2012;65(4):411–429.

[107] Yenigun A, Et T, Aytac S, Olcay B. Comparison of different administration of ketamine and intravenous tramadol hydrochloride for postoperative pain relief and sedation after pediatric tonsillectomy. J Craniofac Surg 2015;26(1):e21–e24.

[108] Elshammaa N, Chidambaran V, Housny W, Thomas J, Zhang X, Michael R. Ketamine as an adjunct to fentanyl improves postoperative analgesia and hastens discharge in children following tonsillectomy: a prospective, double-blinded, randomized study. Paediatr Anaesth 2011;21(10):1009–1014.

[109] Dahmani S, Michelet D, Abback PS, et al. Ketamine for perioperative pain management in children: a meta-analysis of published studies. Paediatr Anaesth 2011;21(6):636–652.

[110] Cho HK, Yoon HY, Jin HJ, Hwang SH. Efficacy of dexmedetomidine for perioperative morbidities in pediatric tonsillectomy: A metaanalysis. Laryngoscope 2018;128(5):E184–E193.

[111] Olutoye OA, Glover CD, Diefenderfer JW, et al. The effect of intraoperative dexmedetomidine on postoperative analgesia and sedation in pediatric patients undergoing tonsillectomy and adenoidectomy. Anesth Analg 2010;111(2):490–495.

[112] Lev R, Rosen P. Prophylactic lidocaine use preintubation: a review. J Emerg Med 1994;12(4):499–506.

[113] Lerman J, Jöhr M. Inhalational anesthesia vs total intravenous anesthesia (TIVA) for pediatric anesthesia. Paediatr Anaesth 2009;19(5):521–534.

[114] Satoh JI, Yamakage M, Kobayashi T, Tohse N, Watanabe H, Namiki A. Desflurane but not sevoflurane can increase lung resistance via tachykinin pathways. Br J Anaesth 2009;102(5):704–713.

[115] TerRiet MF, DeSouza GJA, Jacobs JS, et al. Which is most pungent: isoflurane, sevoflurane or desflurane? Br J Anaesth 2000;85(2):305–307.

[116] Joly V, Richebe P, Guignard B, et al. Remifentanil-induced

postoperative hyperalgesia and its prevention with small-dose ketamine. Anesthesiology 2005;103(1):147–155.

[117] Guignard B, Coste C, Costes H, et al. Supplementing desfluraneremifentanil anesthesia with small-dose ketamine reduces perioperative opioid analgesic requirements. Anesth Analg 2002; 95(1):103–108.

[118] Becke K. Narkoseeinleitung bei Kindern. Anästh Intensivmed 2010;6:347–360.

[119] Weinbroum AA, Weisenberg M, Rudick V, Geller E, Niv D. Flumazenil potentiation of postoperative morphine analgesia. Clin J Pain 2000;16(3):193–199.

[120] Weinbroum AA, Flaishon R, Sorkine P, Szold O, Rudick V. A risk-benefit assessment of flumazenil in the management of benzodiazepine overdose. Drug Saf 1997;17(3):181–196 Review.

[121] Weinbroum A, Halpern P, Geller E. The use of flumazenil in the management of acute drug poisoning--a review. Intensive Care Med 1991;17(Suppl 1):S32–S38.

[122] Pergolizzi J, Aloisi AM, Dahan A, et al. Current knowledge of buprenorphine and its unique pharmacological profile. Pain Pract 2010;10(5):428–450.

[123] Mathew R, Asimacopoulos E, Walker D, Gutierrez T, Valentine P, Pitkin L. Analysis of clinical negligence claims following tonsillectomy in England 1995 to 2010. Ann Otol Rhinol Laryngol 2012;121(5):337–340.

[124] De Luca Canto G, Pachêco-Pereira C, Aydinoz S, et al. Adenotonsillectomy Complications: A Meta-analysis. Pediatrics 2015;136(4):702–718.

[125] Weatherly RA, Mai EF, Ruzicka DL, Chervin RD. Identification and evaluation of obstructive sleep apnea prior to adenotonsillectomy in children: a survey of practice patterns. Sleep Med 2003;4(4):297–307.

[126] Tom LW, DeDio RM, Cohen DE, Wetmore RF, Handler SD, Potsic WP. Is outpatient tonsillectomy appropriate for young children? Laryngoscope 1992;102(3):277–280.

[127] Cohen D, Dor M. Morbidity and mortality of post-tonsillectomy bleeding: analysis of cases. J Laryngol Otol 2008;122(1):88–92.

[128] Orestes MI, Lander L, Verghese S, Shah RK. Incidence of laryngospasm and bronchospasm in pediatric adenotonsillectomy. Laryngoscope 2012;122(2):425–428.

[129] Peng A, Dodson KM, Thacker LR, Kierce J, Shapiro J, Baldassari CM. Use of laryngeal mask airway in pediatric adenotonsillectomy. Arch Otolaryngol Head Neck Surg 2011;137(1):42–46.

[130] Roland PS, Rosenfeld RM, Brooks LJ, et al; American Academy of Otolaryngology—Head and Neck Surgery Foundation. Clinical practice guideline: Polysomnography for sleep-disordered breathing prior to tonsillectomy in children. Otolaryngol Head Neck Surg 2011;145(1, Suppl):S1–S15.

[131] Rosen GM, Muckle RP, Mahowald MW, Goding GS, Ullevig C. Postoperative respiratory compromise in children with obstructive sleep apnea syndrome: can it be anticipated? Pediatrics 1994;93(5):784–788.

[132] Liang C, Ruiz AG, Jensen EL, Friedman NR. Indications, clinical course, and postoperative outcomes of urgent adenotonsillectomy in children. JAMA Otolaryngol Head Neck Surg 2015;141(3):236–

244.

[133] Nafiu OO, Green GE, Walton S, Morris M, Reddy S, Tremper KK. Obesity and risk of peri-operative complications in children presenting for adenotonsillectomy. Int J Pediatr Otorhinolaryngol 2009;73(1):89–95.

[134] Leong AC, Davis JP. Morbidity after adenotonsillectomy for paediatric obstructive sleep apnoea syndrome: waking up to a pragmatic approach. J Laryngol Otol 2007;121(9):809–817.

[135] Lavin JM, Shah RK. Postoperative complications in obese children undergoing adenotonsillectomy. Int J Pediatr Otorhinolaryngol 2015;79(10):1732–1735.

[136] Keamy DG, Chhabra KR, Hartnick CJ. Predictors of complications following adenotonsillectomy in children with severe obstructive sleep apnea. Int J Pediatr Otorhinolaryngol 2015; 79(11):1838–1841.

[137] Fujii Y. Clinical management of postoperative vomiting after strabismus surgery in children. Curr Drug Saf 2010;5(2):132–148.

[138] Amoils M, Chang KW, Saynina O, Wise PH, Honkanen A. Postoperative Complications in Pediatric Tonsillectomy and Adenoidectomy in Ambulatory vs Inpatient Settings. JAMA Otolaryngol Head Neck Surg 2016;142(4):344–350.

[139] Biarent D, Bingham R, Richmond S, et al; European Resuscitation Council. European Resuscitation Council guidelines for resuscitation 2005. Section 6. Paediatric life support. Resuscitation 2005;67(Suppl 1):S97–S133.

[140] El Rassi E, de Alarcon A, Lam D. Practice patterns in the management of post-tonsillectomy hemorrhage: An American Society of Pediatric Otolaryngology survey. Int J Pediatr Otorhinolaryngol 2017;102:108–113.

[141] Lane JC, Dworkin-Valenti J, Chiodo L, Haupert M. Postoperative tonsillectomy bleeding complications in children: A comparison of three surgical techniques. Int J Pediatr Otorhinolaryngol 2016;88:184–188.

[142] Schmidt J, Strauß JM, Becke K, Giest J, Schmitz B. Handlungsempfehlung zur Rapid-Sequence-Induction im Kindesalter. Anästh Intensivmed 2007;48:S88–S93.

[143] Liu XY, Yang XQ, Xiao HJ, Ding J. [Comparison between continuous noninvasive hemoglobin monitoring and venous blood hemoglobin monitoring in children with kidney disease] Beijing Da Xue Xue Bao 2017;49(5):778–782.

[144] Gamal M, Abdelhamid B, Zakaria D, et al. Evaluation of non-invasive hemoglobin monitoring in trauma patients with low hemoglobin levels. Shock 2018;49(2):150–153.

[145] Deutsche Gesellschaft für Anästhesiologie und Intensivmedizin eV; Berufsverbandes Deutscher Anästhesisten eV. Mindestanforderungen an den anästhesiologischen Arbeitsplatz. Anästh Intensivmed. 2013;54:39–42.

[146] Bhananker SM, Ramamoorthy C, Geiduschek JM, et al. Anesthesia-related cardiac arrest in children: update from the Pediatric Perioperative Cardiac Arrest Registry. Anesth Analg 2007;105(2):344–350.

[147] Mamie C, Habre W, Delhumeau C, Argiroffo CB, Morabia A. Incidence and risk factors of perioperative respiratory adverse events in children undergoing elective surgery. Paediatr Anaesth

2004;14(3):218–224.

[148] Christensen RE, Haydar B, Voepel-Lewis TD. Pediatric cardiopulmonary arrest in the postanesthesia care unit, rare but preventable:Analysis of data from Wake Up Safe, the Pediatric Anesthesia Quality Improvement Initiative. Anesth Analg 2017;124(4):1231–1236.

[149] Serebrovskaya TV, Xi L. Intermittent hypoxia in childhood: the harmful consequences versus potential benefits of therapeutic uses. Front Pediatr 2015;3:44.

[150] Biavati MJ, Manning SC, Phillips DL. Predictive factors for respiratory complications after tonsillectomy and adenoidectomy in children. Arch Otolaryngol Head Neck Surg 1997;123(5):517–521.

[151] Vlajkovic GP, Sindjelic RP. Emergence delirium in children: many questions, few answers. Anesth Analg 2007;104(1):84–91.

[152] Kain ZN, Caldwell-Andrews AA, Maranets I, et al. Preoperative anxiety and emergence delirium and postoperative maladaptive behaviors. Anesth Analg 2004;99(6):1648–1654.

[153] Dahmani S, Stany I, Brasher C, et al. Pharmacological prevention of sevoflurane- and desflurane-related emergence agitation in children: a meta-analysis of published studies. Br J Anaesth 2010;104(2):216–223.

[154] Pieters BJ, Penn E, Nicklaus P, Bruegger D, Mehta B, Weatherly R. Emergence delirium and postoperative pain in children undergoing adenotonsillectomy: a comparison of propofol vs sevoflurane anesthesia. Paediatr Anaesth 2010;20(10):944–950.

[155] Tramèr M, Moore A, McQuay H. Prevention of vomiting after paediatric strabismus surgery: a systematic review using the numbers-needed-to-treat method. Br J Anaesth 1995;75(5):556–561.

[156] Sossai R, Jöhr M, Kistler W, Gerber H, Schärli AF. Postoperative vomiting in children. A persisting unsolved problem. Eur J Pediatr Surg 1993;3(4):206–208.

[157] Büttner W, Finke W, Hilleke M, Reckert S, Vsianska L, Brambrink A. Entwicklung eines Fremdbeobach-tungsbogens zur Beurteilung des postoperativen Schmerzes bei Säuglingen. [Development of an observational scale for assessment of postoperative pain in infants] Anasthesiol Intensivmed Notfallmed Schmerzther 1998;33(6):353–361 [German].

[158] Antonis JH, Poeze M, Van Heurn LW. Boerhaave's syndrome in children: a case report and review of the literature. J Pediatr Surg 2006;41(9):1620–1623.

[159] Eberhart LH, Geldner G, Kranke P, et al. The development and validation of a risk score to predict the probability of postoperative vomiting in pediatric patients. Anesth Analg 2004;99(6):1630–1637.

[160] Rüsch D, Eberhart LH, Wallenborn J, Kranke P. Nausea and vomiting after surgery under general anesthesia: an evidence-based review concerning risk assessment, prevention, and treatment. Dtsch Arztebl Int 2010;107(42):733–741.

[161] Becke K, Kranke P, Weiss M, Kretz FJ. Risikoeinschätzung, Prophylaxe und Therapie von postoperativem Erbrechen im Kindesalter. Anästh Intensivmed 2007;9:S95–S98– [German].

[162] Kizilcik N, Bilgen S, Menda F, et al. Comparison of Dexamethasone-dimenhydrinate and dexamethasone-ondansetron in prevention of nausea and vomiting in postoperative patients. Aesthetic Plast Surg 2017;41(1):204–210.

[163] Gheini S, Ameli S, Hoseini J. Effect of oral dimenhydrinate in children with acute gastroenteritis: A clinical trial. Oman Med J 2016;31(1):18–21.

[164] Wimmer S, Neubert A, Rascher W. The safety of drug therapy in children. Dtsch Arztebl Int 2015;112(46):781–787– Review.

[165] Sawicka KM, Goez H, Huntsman RJ. Successful treatment of paroxysmal movement disorders of Infancy with dimenhydrinate and diphenhydramine. Pediatr Neurol 2016;56:72–75.

[166] Höhne C. Postoperative nausea and vomiting in pediatric anesthesia. Curr Opin Anaesthesiol 2014;27(3):303–308– Review.

[167] Schimmer B, Parker K. ACTH. Adrenocortical steroids and their synthetic analogs. In: Hardman J, Limbird L, eds. Goodman and Gilman's The Pharmacological Basis of Therapeutics. New York, NY: McGraw-Hill; 1996: 1459–1485.

[168] Melby JC. Drug spotlight program: systemic corticosteroid therapy:pharmacology and endocrinologic considerations. Ann Intern Med 1974;81(4):505–512.

[169] Czarnetzki C, Elia N, Lysakowski C, et al. Dexamethasone and risk of nausea and vomiting and postoperative bleeding after tonsillectomy in children: a randomized trial. JAMA 2008;300(22):2621–2630.

[170] Becke K, Kranke P, Weiss M, Kretz FJ, Strauß J. Prophylaxe von postoperativer Übelkeit und Erbrechen im Kindesalter bei Adeno-Tonsillektomien mit Dexamethason. Stellungnahme des Wissenschaftlichen Arbeitskreises Kinderanästhesie der Deutschen Gesellschaft für Anästhesiologie und Intensivmedizin (DGAI). Anästh Intensivmed 2009;7:496–497.

[171] Geralemou S, Gan TJ. Assessing the value of risk indices of postoperative nausea and vomiting in ambulatory surgical patients. Curr Opin Anaesthesiol 2016;29(6):668–673.

[172] Ay AA, Kutun S, Ulucanlar H, Tarcan O, Demir A, Cetin A. Risk factors for postoperative ileus. J Korean Surg Soc 2011;81(4):242–249.

[173] Asrani VM, Yoon HD, Megill RD, Windsor JA, Petrov MS. Interventions that affect gastrointestinal motility in hospitalized adult patients: a systematic review and meta-analysis of double-blind placebo-controlled randomized trials. Medicine (Baltimore) 2016;95(5):e2463.

[174] Becke K. [Pediatric anesthesia in ear nose throat (ENT) surgery] Laryngorhinootologie 2014;93(Suppl 1):S150–S166– [German].

[175] Stoicea N, Gan TJ, Joseph N, et al. Alternative therapies for the prevention of postoperative nausea and vomiting. Front Med (Lausanne) 2015;2:87: Review.

[176] Isaacson G. Tonsillectomy care for the pediatrician. Pediatrics 2012;130(2):324–334.

[177] Le T, Drolet J, Parayno E, Rosmus C, Castiglione S. Follow-up phone calls after pediatric ambulatory surgery for tonsillectomy:what can we learn from families? J Perianesth Nurs 2007;22(4):256–264.

[178] Fortier MA, MacLaren JE, Martin SR, Perret-Karimi D, Kain ZN. Pediatric pain after ambulatory surgery: where's the medication? Pediatrics 2009;124(4):e588–e595.

[179] Huth MM, Broome ME. A snapshot of children's postoperative tonsillectomy outcomes at home. J Spec Pediatr Nurs 2007;12(3):186–195.

[180] Schmidt R, Herzog A, Cook S, O'Reilly R, Deutsch E, Reilly J. Complications of tonsillectomy: a comparison of techniques. Arch Otolaryngol Head Neck Surg 2007;133(9):925–928.

[181] Stewart DW, Ragg PG, Sheppard S, Chalkiadis GA. The severity and duration of postoperative pain and analgesia requirements in children after tonsillectomy, orchidopexy, or inguinal hernia repair. Paediatr Anaesth 2012;22(2):136–143.

[182] Rodríguez MC, Villamor P, Castillo T. Assessment and management of pain in pediatric otolaryngology. Int J Pediatr Otorhinolaryngol 2016;90:138–149.

[183] Chou R, Gordon DB, de Leon-Casasola OA, et al. Management of Postoperative Pain: A Clinical Practice Guideline From the American Pain Society, the American Society of Regional Anesthesia and Pain Medicine, and the American Society of Anesthesiologists' Committee on Regional Anesthesia, Executive Committee, and Administrative Council. J Pain 2016;17(2):131–157.

[184] Papadatou D. Symptom care, pain assessment. In: Oxford Textbook of Palliative Care for Children, 1st ed. Goldman A, Hain R, Liben S, eds. Oxford University Press, 2006:Section 3, Chapter 34.

[185] Johnston C, Campbell-Yeo M, Rich B, et al. Therapeutic touch is not therapeutic for procedural pain in very preterm neonates: a randomized trial. Clin J Pain 2013;29(9):824–829.

[186] Ohlsson A, Shah PS. Paracetamol (acetaminophen) for prevention or treatment of pain in newborns. Cochrane Database Syst Rev 2016;10:CD011219.

[187] Anand KJS, Hall RW, Desai N, et al; NEOPAIN Trial Investigators Group. Effects of morphine analgesia in ventilated preterm neonates:primary outcomes from the NEOPAIN randomised trial. Lancet 2004;363(9422):1673–1682.

[188] Malviya S, Voepel-Lewis T, Burke C, Merkel S, Tait AR. The revised FLACC observational pain tool: improved reliability and validity for pain assessment in children with cognitive impairment. Paediatr Anaesth 2006;16(3):258–265.

[189] Field MJ, Behrman RE, Eds. Institute of Medicine (U.S.). In: Committee on Palliative and End-of-Life Care for Children and Their Families. When Children Die: Improving Palliative and End-of-Life Care for Children and Their Families. Washington (DC), National Academies Press (US), 2003.

[190] Fernandes AM, De Campos C, Batalha L, Perdigão A, Jacob E. Pain assessment using the adolescent pediatric pain tool: a systematic review. Pain Res Manag 2014;19(4):212–218– Review.

[191] Daher A, Versloot J, Costa LR. The cross-cultural process of adapting observational tools for pediatric pain assessment: the case of the Dental Discomfort Questionnaire. BMC Res Notes 2014;7:897.

[192] Freynhagen R, Baron R, Gockel U, Tölle TR. painDETECT: a new screening questionnaire to identify neuropathic components in patients with back pain. Curr Med Res Opin 2006;22(10):1911–1920.

[193] Treede RD, Jensen TS, Campbell JN, et al. Neuropathic pain: redefinition and a grading system for clinical and research purposes. Neurology 2008;70(18):1630–1635.

[194] Chidambaran V, Sadhasivam S. Pediatric acute and surgical pain management: recent advances and future perspectives. Int Anesthesiol Clin 2012;50(4):66–82.

[195] Berde CB, Sethna NF. Analgesics for the treatment of pain in children. N Engl J Med 2002;347(14):1094–1103.

[196] Breau LM, Camfield C, McGrath PJ, Rosmus C, Finley GA. Measuring pain accurately in children with cognitive impairments: refinement of a caregiver scale. J Pediatr 2001;138(5):721–727.

[197] Breau LM, McGrath PJ, Camfield CS, Finley GA. Psychometric properties of the non-communicating children's pain checklist-revised. Pain 2002;99(1–2):349–357.

[198] Breau LM, Finley GA, McGrath PJ, Camfield CS. Validation of the non-communicating children's pain checklist-postoperative version. Anesthesiology 2002;96(3):528–535.

[199] Solodiuk J, Curley MA. Pain assessment in nonverbal children with severe cognitive impairments: the Individualized Numeric Rating Scale (INRS). J Pediatr Nurs 2003;18(4):295–299.

[200] Strout TD, Baumann MR. Reliability and validity of the modified preverbal, early verbal pediatric pain scale in emergency department pediatric patients. Int Emerg Nurs 2011;19(4):178–185.

[201] Wong DL, Hockenberry-Eaton M, Wilson D, Winkelstein ML, Schwartz P. Wong's Essentials of Pediatric Nursing, 6th ed. St. Louis, MO: Mosby; 2001: 301.

[202] McGrath PJ, Johnson G, Goodman JT, Dunn J, Chapman J. CHEOPS:A behavioral scale for rating postoperative pain in children. In:Fields HL, Dubner R, Cervero F, eds. Advances in Pain Research and Therapy. New York, NY: Raven Press; 1985: 395–402.

[203] Stevens B. Development and testing of a pediatric pain management sheet. Pediatr Nurs 1990;16(6):543–548.

[204] Schade JG, Joyce BA, Gerkensmeyer J, Keck JF. Comparison of three preverbal scales for postoperative pain assessment in a diverse pediatric sample. J Pain Symptom Manage 1996;12(6):348–359.

[205] Voepel-Lewis T, Malviya S, Tait AR, et al. A comparison of the clinical utility of pain assessment tools for children with cognitive impairment. Anesth Analg 2008;106(1):72–78.

[206] Casanova-García C, Lerma Lara S, Pérez Ruiz M, Ruano Domínguez D, Santana Sosa E. Non-pharmacological treatment for neuropathic pain in children with cancer. Med Hypotheses 2015;85(6):791–797.

[207] Cunin-Roy C, Bienvenu M, Wood C. [Non-pharmacological methods for the treatment of pain in children and adolescents] Arch Pediatr 2007;14(12):1477–1480.

[208] Cosio D, Lin EH. https://www.practicalpainmanagement.com/treatments/psychological/biofeedback/biofeedback-information-pain-management; accessed December 30, 2017.

[209] Schwartz M, Andrasik F, eds. Biofeedback: A practitioner's guide. 3rd ed. New York, NY: Guilford Press; 2005.

[210] Lang EV, Benotsch EG, Fick LJ, et al. Adjunctive non-pharmacological analgesia for invasive medical procedures: a randomised trial. Lancet 2000;355(9214):1486–1490.

[211] Willmarth E, Willmarth K. Biofeedback and hypnosis in pain management. 2005. http://www.resourcenter.net/images/AAPB/

Files/Biofeedback/2005/BIOF3301_20–24.pdf accessed December 30 2017.

[212] Bayat A, Ramaiah R, Bhananker SM. Analgesia and sedation for children undergoing burn wound care. Expert Rev Neurother 2010;10(11):1747–1759.

[213] Lin YC, Lee AC, Kemper KJ, Berde CB. Use of complementary and alternative medicine in pediatric pain management service: a survey. Pain Med 2005;6(6):452–458.

[214] Lutgendorf SK, Lang EV, Berbaum KS, et al. Effects of age on responsiveness to adjunct hypnotic analgesia during invasive medical procedures. Psychosom Med 2007;69(2):191–199.

[215] Kussman BD, Devavaram P, Hansen DD, et al. Anesthetic implications of primary cardiac tumors in infants and children. J Cardiothorac Vasc Anesth 2002;16(5):582–586.

[216] Le May S, Ali S, Plint AC, et al; Pediatric Emergency Research Canada (PERC). Oral analgesics utilization for children with musculoskeletal injury (OUCH Trial): An RCT. Pediatrics 2017;140(5):e20170186.

[217] Tan GX, Tunkel DE. Tunkel. Control of pain after tonsillectomy in children: A review. JAMA Otolaryngol Head Neck Surg 2017;143(9):937–942.

[218] Kimiaei Asadi H, Nikooseresht M, Noori L, Behnoud F. The Effect of administration of ketamine and paracetamol versus paracetamol singly on postoperative pain, nausea and vomiting after pediatric adenotonsillectomy. Anesth Pain Med 2016;6(1):e31210.

[219] Lauder G, Emmott A. Confronting the challenges of effective pain management in children following tonsillectomy. Int J Pediatr Otorhinolaryngol 2014;78(11):1813–1827.

[220] Kravitz ND. The use of compound topical anesthetics: a review. J Am Dent Assoc 2007;138(10):1333–1339, 1382.

[221] Blanton PL, Jeske AH. Dental local anesthetics: alternative delivery methods. J Am Dent Assoc 2003;134(2):228–234.

[222] Harvey M, Elliott M. Transcutaneous electrical nerve stimulation (TENS) for pain management during cavity preparations in pediatric patients. ASDC J Dent Child 1995;62(1):49–51.

[223] Rajan S, Puthenveettil N, Paul J. Transtracheal lidocaine: An alternative to intraoperative propofol infusion when muscle relaxants are not used. J Anaesthesiol Clin Pharmacol 2014;30(2):199–202.

[224] Lee SY, Min JJ, Kim HJ, Hong DM, Kim HJ, Park HP. Hemodynamic effects of topical lidocaine on the laryngoscope blade and trachea during endotracheal intubation: a prospective, double-blind, randomized study. J Anesth 2014;28(5):668–675.

[225] Taghavi Gilani M, Miri Soleimani I, Razavi M, Salehi M. Reducing sore throat following laryngeal mask airway insertion: comparing lidocaine gel, saline, and washing mouth with the control group. Braz J Anesthesiol 2015;65(6):450–454.

[226] Fuller PB. The relationship between preintubation lidocaine and postanesthesia sore throat. AANA J 1992;60(4):374–378.

[227] World Health Organization. Common Surgical Problems—Pain Control, the Pocket Book of Hospital Care for Children: Guidelines for the Management of Common Childhood Illnesses. 2nd ed. Geneva; 2013: 262.

[228] Wilson CA, Sommerfield D, Drake-Brockman TF, von Bieberstein L, Ramgolam A, von Ungern-Sternberg BS. Pain after discharge following head and neck surgery in children. Paediatr Anaesth 2016;26(10):992–1001.

[229] Weinbroum AA, Zur E. Patient-tailored combinations of systemic and topical preparations for localized peripheral neuropathic pain: a two-case report. J Pain Palliat Care Pharmacother 2015;29(1):27–33.

[230] Hauer J. Identifying and managing sources of pain and distress in children with neurological impairment. Pediatr Ann 2010;39(4):198–205, 232–234.

[231] Gutstein HB, Akil H. Opioids, analgesia and pain management. In:Goodman and Gilman's Pharmacological basis of therapeutics, 12th ed, New York, NY: McGraw-Hill; 2011:498.

[232] Klick JC, Hauer J. Pediatric palliative care. Curr Probl Pediatr Adolesc Health Care 2010;40(6):120–151.

[233] 2016 Pediatric Medication Handbook. The Children's Hospital of the King's Daughters, Norfolk, VA, US. http://www.chkd.org/uploadedFiles/Documents/Medical_Professionals/PedMedHandbook. pdf; accessed December 30, 2017.

[234] Hearn L, Derry S, Moore RA. Single dose dipyrone (metamizole) for acute postoperative pain in adults. Cochrane Database Syst Rev 2016;4:CD011421.

[235] Basker S, Singh G, Jacob R. Clonidine in paediatrics: a review. Indian J Anaesth 2009;53(3):270–280.

[236] Gerlach AT, Murphy CV, Dasta JF. An updated focused review of dexmedetomidine in adults. Ann Pharmacother 2009;43(12):2064–2074.

[237] https://reference.medscape.com/drug/precedex-dexmedetomidine-342932: Dexmedetomidine dosing information; accessed December 30, 2017.

[238] Hauer JM, Solodiuk JC. Gabapentin for management of recurrent pain in 22 nonverbal children with severe neurological impairment: a retrospective analysis. J Palliat Med 2015;18(5):453–456.

[239] Amin SM. Evaluation of gabapentin and dexamethasone alone or in combination for pain control after adenotonsillectomy in children. Saudi J Anaesth 2014;8(3):317–322.

[240] Tsai KC, Yang YL, Fan PC. Gabapentin for postoperative vomiting in children requiring posterior fossa tumor resection. Pediatr Neonatol 2015;56(5):351–354.

[241] Amin SM, Amr YM. Comparison between preemptive gabapentin and paracetamol for pain control after adenotonsillectomy in children. Anesth Essays Res 2011;5(2):167–170.

[242] Schechter NL, Berde CB, Yaster M. Pain in infants, children, and adolescents. 2nd ed. Lexi-Comp's Pediatric Dosage Handbook. 15th ed. Philadelphia, PA: Lippincott Williams and Wilkins; 2003:471–486.

[243] Gray P, Kirby J, Smith MT, et al. Pregabalin in severe burn injury pain: a double-blind, randomised placebo-controlled trial. Pain 2011;152(6):1279–1288.

[244] Gutstein HB, Johnson KL, Heard MB, Gregory GA. Oral ketamine preanesthetic medication in children. Anesthesiology 1992;76(1):28–33.

[245] Bredlau AL, Thakur R, Korones DN, Dworkin RH. Ketamine for pain in adults and children with cancer: a systematic review and

synthesis of the literature. Pain Med 2013;14(10):1505–1517.

[246] Gyanesh P, Haldar R, Srivastava D, Agrawal PM, Tiwari AK, Singh PK. Comparison between intranasal dexmedetomidine and intranasal ketamine as premedication for procedural sedation in children undergoing MRI: a double-blind, randomized, placebo-controlled trial. J Anesth 2014;28(1):12–18.

[247] Sawynok J. Topical and peripheral ketamine as an analgesic. Anesth Analg 2014;119(1):170–178.

[248] McNulty JP, Hahn K. Compounded oral ketamine. Int J Pharm Compd 2012;16(5):364–368.

[249] Pashankar DS. Childhood constipation: evaluation and management. Clin Colon Rectal Surg 2005;18(2):120–127.

第4章 小儿头颈成像

Shelly I. Shiran

摘要

在评估儿童头颈部病变时，正确选择成像模式有助于医生进行诊断、制订治疗计划和随访。如同照顾儿童的任何方面一样，儿童进行影像学检查需进行风险与收益评估，避免不必要的检查。

重要的安全考虑因素包括射线照射水平、镇静要求和静脉注射（IV）显影剂的相关并发症。由于没有电离辐射也不需要镇静剂，超声（US）检查成为大多数小儿颈部病变评估的首选成像方案。

横断面成像检查适用于在超声评估的基础上进一步评估病变，也可用于初步评估疑似颅底或面部的病变。当有此迹象时，根据诊断需求，患儿可能需要接受计算机断层扫描（CT）或磁共振成像（MRI）检查。对于头部创伤或复杂鼻窦炎及乳突炎患者，若需要注射造影剂，CT将是首选检查方案。对于疑似颅底或面部肿块的情况，可更改为MRI检查进行初步评估。值得注意的是，在涉及颅骨和面骨的病理学中，MRI和CT研究具有互补作用。

关键词

成像模式，成像安全，CT，MRI，US

4.1 引言

在评估儿童头颈部病变时，合理选择成像模式可以帮助医生进行更好的诊断、制订治疗计划和随访。具体而言，对于小儿耳鼻喉外科医生来说，正确选择成像技术对于手术计划和图像的指导价值至关重要。根据患者受到电离辐射的相关照射量，可将小儿头颈部成像模式分为两组。一组是放射照相术、荧光镜透视检查、CT和核医学（NM）等研究均会使患者受到不同程度的电离辐射；而另一组US和MRI则不会。

对于儿童的影像学检查，射线照射和镇静存在一些不同于成人的独特安全问题，在对儿童进行诊断评估时需要加以解决。在下一章中，我们将讨论安全问题，介绍不同的成像模式，并推荐合理的诊断检查。

4.2 儿科成像安全
4.2.1 辐射安全

在过去的20年中，随着CT研究在医学上的应用越来越多，人们对成像研究的辐射负荷有了更多的认识，尤其是在儿科人群中。儿童对辐射效应更敏感，因为与较大患者（婴儿与成人）相比，较小患者单位送达剂量的有效剂量更高，且发生致癌变化的预期可能性更大。因此，通过调整技术减少儿童辐射照射至关重要。自儿科放射学会发起"温柔成像"运动以来，儿科成像中心根据儿童的大小和年龄调整了专用方案，以减少有效剂量，并遵循两个主要概念：

（1）线性无阈值模型，即任何程度的辐射暴露都是有风险的。

（2）ALARA（合理可行尽量低）概念，即以尽可能低的辐射剂量进行诊断性研究。这已成为儿科放射学实践中的重要指导原则。

近年来，发表了两项大型队列研究，证明儿童期接触CT诊断后，发生某些恶性肿瘤的风险相对增加。这些研究得到了媒体的关注，并引起了家长的注意。从这些研究中得到的主要启示是，虽然每mGy暴露剂量所对应增加的相对风险很小，但并非完全没有，当患者暴露时年龄越小，尤其是5岁以下，这种相对风险增加越大，而且多次暴露会产生累积效应。为了便于讨论，mGy是辐射照射的计量单位，mSv是有效剂量的计量单位（1mSv=1mGy）。Pearce等证明了脑肿瘤的超额相对风险度（ERR）为0.023/mGy（范围0.010~0.049/mGy）。然而，对于累积剂量为50~74mGy（平均剂量60.42mGy）的患者，患脑癌的ERR为2.82（1.33~6.03）。在他们的研究中，患者每次进行脑部CT受到了5~10mGy，因此一名儿童进行5~10次头部CT检查后患脑癌的风险会相对增加。我们应该记住，这些研究评估了低剂量儿科方案调整前的CT成像照射量。为了评估头颈部CT对儿童的影响，Chen等进行了文献综述，发现关于耳鼻喉成像（即颞骨、鼻窦、颈部）影响的数据有限。在现代儿科成像设施中，单次脑部 CT 的预期有效剂量约为 2mSv，面骨或颞骨 CT 的预期剂量约为 1mSv。表 4.1 列出了其他常见成像研究的预期有效剂量。通过这些低剂量成像方案，并避免多次重复研究，个体患者实际增加的相对风险应该非常小。此外，技术和后处理算法的进步，为医学界带来了新的、更快速的 CT 设备，随着这些设备在成像设施中得到普及，将进一步减少辐射照射。

4.2.2　镇静

近年来，实验性动物研究和回顾性人群研究先后完成，引起了人们对婴儿早期接触麻醉剂导致神经发育异常风险增加的关注。迄今为止，还没有科学证据支持儿科麻醉实践的改变，科学界都在翘首等待目前进行的大规模人群前瞻性研究的结果。然而，由于幼儿需要镇静作用才能进行多项成像研究，这一问题应该得到解决。在所有执行的成像研究中，需要镇静作用的儿童多出现在 MRI 中。MRI 对运动伪影很敏感，根据研究的类型，患者需要配合保持静止 20~60min，才能产生高质量的 MRI 图像。对于幼儿来说，即意味着需要镇静；根据儿童的临床情况和麻醉师的偏好，可采用中度镇静或全麻进行镇静。为减少儿童在 MRI 检查中的镇静剂需要量，应开发对运动不敏感的快速成像序列，以及制订适龄方案。

对于新生儿，若检查前适当喂食，注意降噪减光，佩戴耳罩，包裹或束缚患者，并使其保暖，则可不采取镇静措施进行成像。对于 6 岁以内的婴幼儿，通常需要镇静。对于 6~10 岁的儿童，其保持静止的能力可能会有所不同。在一些儿科影像中心，在计划进行检查之前，可以对每名儿童进行"测试"或模拟检查，以确定是否需要镇静。采用 MRI 视频和音频系统，佩戴特殊的护目镜来营造一种电影院的体验，可以进一步减少对镇静的需求。对于不合作的儿童，也需要通过镇静进行 CT 检查，不过 CT 检查所需要的时间要短得多，只要几分钟。未来更新、更快速的 CT 扫描仪可能完全不需要镇静。其他可能需要镇静的检查包括 PET-CT 和介入性放射学程序。

4.3　成像方式
4.3.1　超声

由于没有电离辐射，也不需要镇静，对于大多数需要进行辅助检查以补充诊断资料的小儿颈部病变来说，超声成像成为首选方案。超声是一种基于检测和显示体内界面反射声能的成像模式。在超声成像中，液体呈低回声（暗）并具有通透性，脂肪呈高回声（亮），空气和骨骼则会产生声影（图 4.1a）。若不需要对深层结构进行评估，通过超声检查可能足以进行诊断，特别是在评估局灶性肿块、腮腺间隙病灶（图 4.2a）或甲状腺病变时。除了超声之外，还可以采用多普勒超声研究，以增加关于局灶性血管病变（图 4.1b 和图 4.2b）和颈动脉鞘血管血流的信息。超声是指导细针穿刺（FNA）（图 4.2c）或脓肿引流等手术的绝佳方法。

超声也是跟踪病灶进展或消退的首选方法。当

表 4.1　普通儿科放射学研究患者的平均有效剂量与天然本底辐射有效剂量的相关性

检查	剂量 (mSv)	天然本底辐射产生有效剂量当量的时间段
胸部 PA 放射照相	0.02	2.4 天
头颅侧位 X 线片	0.02	2.4 天
口腔科全景 X 线片	0.015	1.8 天
吞钡	0.6	72 天
头部 CT	2.0	240 天
面骨 CT	1.0	120 天
颞骨 CT	1.0	120 天
FDG-PET-CT	15	1800 天

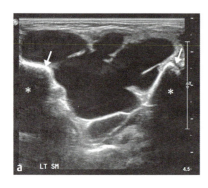
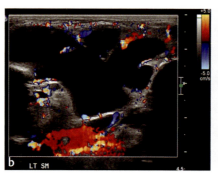

图 4.1 一名 2 岁女孩左下颌下出现肿胀。超声研究（a）显示多叶占位性病灶，其低回声与液体一致。与病变前软组织相比，病变深部软组织回声增强，这与典型的液体透射增强有关。图像两侧暗区（*）与下颌骨声影有关（箭头）。多普勒超声检查(b)显示病灶内无血流。这些结果与淋巴管畸形一致

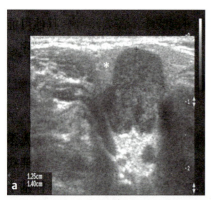
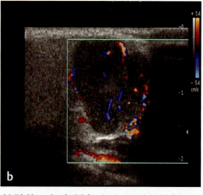
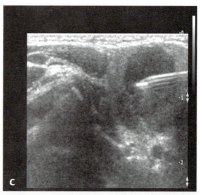

图 4.2 一名 10 岁女孩右侧腮腺出现局灶性肿块。超声研究（a）显示局灶性、圆形、占位性病灶，与正常腮腺组织相比为低回声（*）。多普勒超声研究（b）显示病灶内血管增多。在超声引导下进行细针活检，针呈线性高回声结构，有声影，位于病灶内（c），诊断为多形性腺瘤

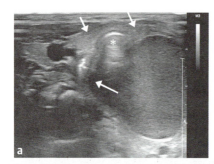
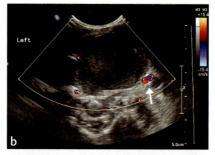

图 4.3 一名 4 周大的婴儿出现喂食困难和左颈部肿胀。超声研究（a）显示左颈部有一个较大的囊性肿块，内部低水平回声反映出存在复杂液体。肿块延伸至咽后间隙（箭头）置换气管（*），可通过其内空气的回声伪影识别。另外，还有肿块效应和甲状腺移位（短箭头）。多普勒超声研究（b）显示没有内部血管。左侧颈动脉鞘血管被清除，并向侧面和后方移位（箭头）。为了评估这个占位性病灶的完整范围，并更好地描述其特征，进行了 MRI 检查（图 4.15）

评估弥漫性病理过程时，超声可能无法全面评估，需要额外的横断层面成像，如 CT 或 MRI。这对于向颅底延伸的过程（因为超声无法穿透颅底骨），以及涉及咽后间隙或延伸至纵隔的病变（图 4.3）尤其重要。

近年来，作为急诊科或 ICU 医生手中的床边工具，超声在临床即时检测中得到广泛应用；这可能

有助于指导插管的放置。在近年来发表的研究中，建议将颈部的超声诊断进行扩展，以包括对于喉部结构的评估，因为儿童的声带可以通过非钙化软骨（图 4.4）进行评估，以及对于扁桃体和扁桃体周围感染的评估（图 4.5）。

在成人文献中，目前正在评估采用颈部超声造影鉴别甲状腺结节或淋巴结的良恶性，这在将来可

能会扩展到儿科人群中。

超声的主要局限性在于：研究及相关解释的质量取决于检查人员的技能；最好让受过专门培训的人员对儿童进行检查。

4.3.2 横断面成像

横断面成像研究适用于在超声诊断的基础上进一步评估病变（图4.5），或作为疑似颅底病变的初步评估。当有此迹象时，根据诊断需求，可让患儿进行CT或MRI检查。

计算机断层扫描

随着多排螺旋CT（MDCT）的发展，扫描时间大大缩短，儿童可以在很短的镇静时间内完成扫描，或者根本不需要镇静。CT和静脉注射造影剂可以很好地评估颈部的软组织，不过，由于内脏脂肪含量较低，鉴别婴幼儿的软组织结构比成人更具挑战性。检查采用非常薄的、亚毫米级切片创建各向同性的

体素，从而能够基于具有相似空间分辨率的轴向数据创建多平面重构。此外，还可以获得三维（3D）图像重建，包括体积渲染成像和虚拟支气管镜。由于空气与软组织之间的高对比度，CT非常适合气道

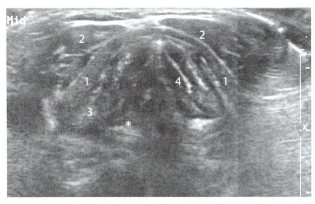

图4.4 一名8岁男孩声门水平中轴位超声图像。甲状软骨呈倒V形，边缘呈高回声（1）。甲状软骨前方可见颈部前浅表肌（2）。甲状软骨深部甲状腺旁脂肪呈高回声（3），真声带的肌肉和过程呈相对低回声（4）。杓状软骨在声带深处呈两个三角形结构（*）

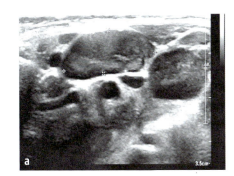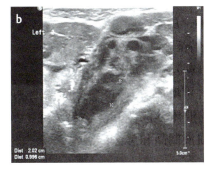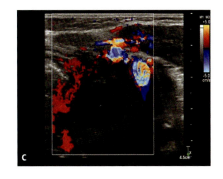

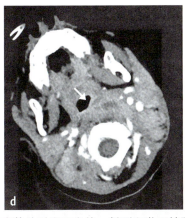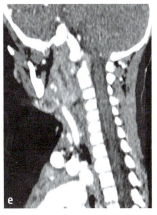

图4.5 一名18月龄的儿童体检时出现发热、斜颈和淋巴结肿大。通过超声检查来评估淋巴结炎。超声检查显示左侧颈部反应性淋巴结肿大，无坏死区（a）。颈动脉深部可见低回声椭圆形病灶，邻近脂肪回声增强（b），多普勒超声检查（c）显示，无内血管，怀疑为咽后脓肿。进行了CT增强扫描研究，口咽水平的轴位图像（d）和矢状位重建图像（e）显示咽后黏液累及左侧鼻咽和口咽间隙，中心低密度与脓肿形成一致。有轻度气道消失（d中箭头）和左颈部淋巴结广泛肿大（d）

评估（图 4.6）。CT 是评估骨结构和软组织钙化的极好工具。CT 检查可获得清晰的骨骼细节，在进行颅底和面骨（图 4.7）的病理学评估时不可或缺。

CT 兼具可用性与检查速度的优势，特别适用于急诊室应用，例如，在创伤或急性咽后脓肿的术前评估中（图 4.5）。面部外伤是 CT 作为首选检查的少数适应证之一（图 4.8）。

当出现与颈部血管相关的特定诊断问题时，CT 血管造影（CTA）可提供良好的诊断信息，从而在治疗程序时避免进行有创血管造影（图 4.9 和图 4.10）。这项检查至少需要一个 24 口径的血管导管，位置最好是在手部。扫描时找准时机注入低渗透、非离子碘造影剂，旨在优化所观察血管的增强效果。

除了辐射问题，还有与造影剂相关的安全问题。造影剂增强 CT 或 CTA 检查的主要不良反应是过敏反应，包括轻度荨麻疹和过敏性休克，甚至会引起肾病，这对患潜在肾脏疾病的儿童尤其重要。

磁共振成像

磁共振成像（MRI）基于质子的磁自旋特性。不同的序列可以突出不同的组织特性，从而实现超强的软组织对比和更具体的病理组织特征。

MRI 的基本序列是 T1 加权（T1W）、T2 加权（T2W）和质子密度加权（PD），并可增加脂肪抑制或液体抑制。在 T1 加权图像上，液体呈低信号（暗）；脂肪、高浓度蛋白、急性血液制品和黑色素呈高信号（亮）。在 T2 加权图像上，液体呈高信号；纤维化改变、钙化和含铁血黄素呈低信号（图 4.11）。

近年来，基于组织中氢质子扩散性的弥散加权

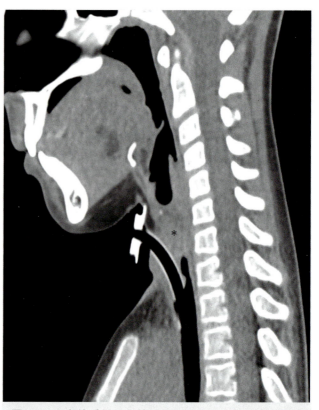

图 4.6 一名接受慢性气管造口的 6 岁儿童做气管成形术的可能性评估。未增强型颈部 CT 的矢状位重建图像显示，气管造口管上方的声门下气管阻塞了较厚的肉芽组织（＊）

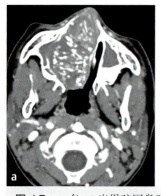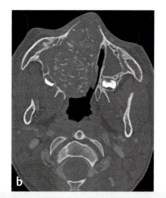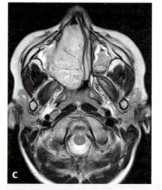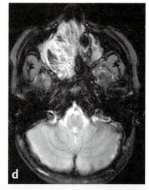

图 4.7 一名 14 岁男孩因鼻腔阻塞被诊断为鼻软骨肉瘤。增强 CT 检查［软组织窗（a）；骨窗（b）］显示，右鼻腔区有肿块，伴有软骨病变典型的"环弧"形多处钙化。典型的钙化模式在面部 MRI 研究中难以识别。在轴位 T2W 图像（c）上显示为低强度信号的线性区域，这与磁敏感加权图像（SWI）（d）上的敏感性伪影增加相关，并与钙化或含铁血黄素沉积相符

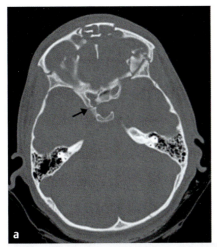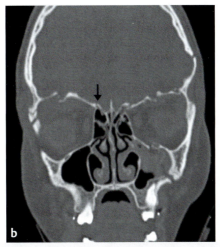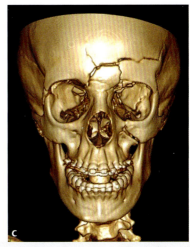

图 4.8 一名 12 岁儿童遭受高冲击性头部创伤。头部进行了非显影 CT 研究，骨窗口图像［轴位（a）；冠状位重建（b）］显示双侧眶顶和侧壁、左侧眶底、左侧上颌侧壁、双侧额窦出现粉碎性骨折，并累及前后壁。骨折线延伸至累及蝶骨和筛骨顶（箭头）。枕骨可见非移位性骨折。基于轴位图像可创建三维体积渲染图像（c）

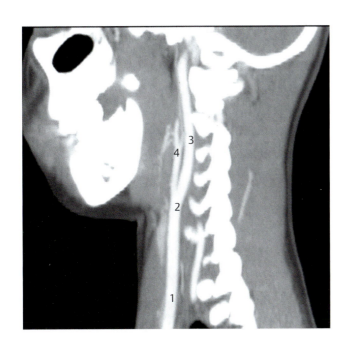

图 4.9 颈部 CTA 与正常颈动脉杈 MIP 重建。颈总动脉（CCA，1）、颈动脉杈（2）、颈内动脉（ICA，3）、颈外动脉（ECA，4）。CTA：CT 血管造影；MIP：最大强度投影

成像（DWI）可作为诊断头颈部病变的敏感辅助手段，目前已成为头颈部成像技术的重要组成部分。基于弥散加权信号，可以计算表观扩散系数（ADC）。在组织通透性增加或游离水过多的区域，如坏死区域，ADC 值往往较高；在高细胞密度区域，如肿瘤（图 4.12）或高黏度区域，如脓或皮样囊肿，ADC 值往往较低（图 4.13）。

弥散成像在评估肿瘤特征方面发挥着重要作用，目前正在研究将其作为评估成人头颈癌治疗效果的工具，既可单独使用也可结合灌注研究使用；这些先进技术将来在儿童头颈癌中的作用可能会扩大。弥散成像的另一个重要作用是诊断胆脂瘤（图4.14）。

磁共振血管造影（MRA）适用于颈部脉管系统

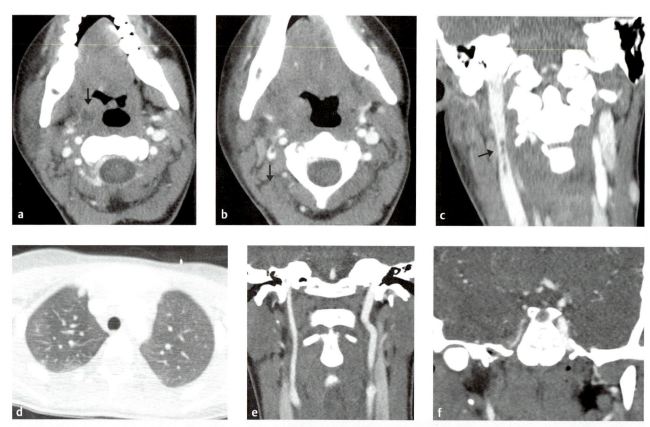

图4.10 一名13岁女孩因败血症和颈部肿胀入院。颈部增强CT检查显示脂肪滞留和软组织肿胀，累及右颈部的所有间隙。右侧扁桃体区可见中央低密度的肿胀（箭头，a），右侧颈内静脉（IJV）可见充盈缺损（箭头，b和c），与血栓一致。此外，肺尖图像（d）显示结节状阴影与脓毒症栓塞一致。结果与Lemierre综合征一致。患者出现颅神经Ⅵ麻痹，随访CTA（e和f）显示右侧颈内动脉（ICA）轻度狭窄，颅内海绵状ICA明显狭窄，与颅底感染过程扩张有关

评估；可在不注射造影剂的情况下采用时间飞越法（TOF）、相位对比技术或增强后动态MRA进行（图4.15）。

　　静脉注射钆造影剂可进一步突出病理过程，对肿瘤病理的诊断和随访不可或缺；然而，一些钆的安全性问题应予以关注。由于慢性肾功能不全、钆注射与肾源性系统性硬化症（NSF）的发展之间存在关联，肾功能不全患者应在检查前计算其肾小球滤过率（GFR），如果低于30，应避免静脉注射钆，除非这对患者的治疗至关重要。近15年来，已经发现了一些关于多次给药后钆在基底节和脑齿状核内滞留的情况，但迄今尚未发现与特定疾病发病率的相关性。根据不同钆剂的安全性，将其分为3组（ACR，NSF，安全组），当无法避免钆注射时，建议在儿科患者中采用第2组药物。MRI的安全性还需要对任何可能与磁场相互作用的设备或物体进行

筛查，例如牙源性牙套或心脏起搏器。牙源性牙套可能会造成明显的伪影，使面部和颅底结构变得模糊。佩戴牙套的儿童进行磁共振检查时，检查前需要取下牙套。

　　MRI的附加限制是成本高，在全球范围内可用性相对降低。

4.3.3 放射照相和透视

　　放射照相和荧光镜透视检查是两种成像模式，自从内镜直接检查作为常规耳鼻喉科体格检查引入以来，其在头颈部成像中的应用已显著减少。

　　由于气柱与邻近软组织之间对比度良好，平片对评估上呼吸道仍然有用。技术良好的颈部侧位片及最佳定位（中立位、闭口、吸气期），可评估腺样体和扁桃体的大小以及相关的气道狭窄、咽后软组织的病理增厚（可见于咽后脓肿），以及评估会厌、

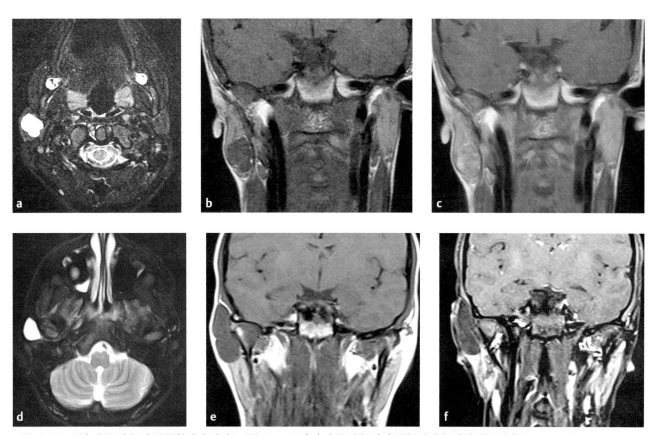

图 4.11　两名右腮腺间隙局灶性病变患者。图 4.10a~c 来自右腮腺间隙多形性腺瘤切除术前的分期 MRI（与图 4.2 为同一患者）。脂肪抑制轴位 T2W 图像（a）显示病灶内 T2 信号很高，边界清楚。冠状位 T1W 图像（b）显示病灶与腮腺相比 T1 信号较低。注射钆造影剂后冠状位 T1W 图像（c）显示明显增强。影像学特征是典型的多形性腺瘤，在这种情况下，没有表现出腮腺的额外扩展。图 4.10d~f 来自一名 3 岁男孩面部肿胀的 MRI。在脂肪抑制的轴位 T2W 图像（d）中，信号高，与脑脊液信号相等。冠状位 T1W 图像（e）信号低，略高于脑脊液。与单纯液体相比，这些特征与蛋白质浓度增加最小的液体一致。注射钆造影剂（f）后 T1W 图像无增强。解剖位置和信号特征与第 1 鳃裂囊肿一致。这两个病例说明了分析所有研究序列中的信号特征对于得出正确诊断或鉴别诊断的重要性

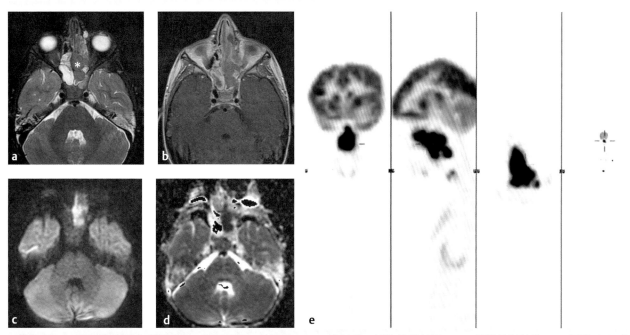

图 4.12　一名 5 岁男孩出现鼻阻塞，做了活检，诊断为 Burkitt 淋巴瘤。活检前进行了 MRI。脂肪抑制轴位 T2W 图像（a）有助于区分左鼻窦空间的低信号肿瘤肿块（*，a）与右鼻窦空间的高信号黏膜增厚和液体。注射钆造影剂后，T1W 图像质量均匀，轻度增强（b）。轴位弥散加权成像（DWI）（c）和表观扩散系数（ADC）（d）图像显示 DWI 信号高，ADC 信号低，与限制性扩散一致，这是典型的高核与细胞质比的肿瘤。FDG-PET 研究（e）显示，在鼻窦区域，FDG 摄取率高，无肿瘤部位

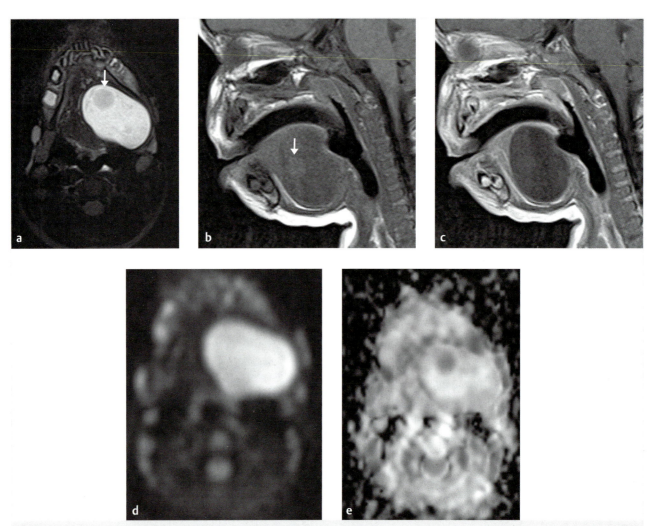

图 4.13 一名口底皮样囊肿患儿的 MRI。轴位 T2W 图像（a）显示一个边界清楚的大囊性肿块，内部有结节状 T2 低信号区（箭头）。矢状位 T1W 图像（b）和矢状位 T1W 增强后图像（c）显示结节内部 T1 信号轻微增强（箭头，b），无强化。弥散加权成像（DWI）图像（d）和表观扩散系数（ADC）图像（e）显示肿块多为囊性，内部结节有局灶限制性弥散。这些复杂的影像学特征表明，这个囊性肿块是皮样囊肿，经手术切除后得到了证实，而不是转诊医生所推测的舌下囊肿

构状会厌襞和声门下气道（图 4.16）。声门下气道可在胸部 X 线片上清晰可见，可以评估声门下狭窄情况（图 4.17）。

透视检查仍是一种有价值的技术，利用视频透视技术可评估吞咽机制以及食管。气道透视对儿童喘息症的检查，在喉头或气管炎的情况下，会显示气道口径的生理性呼吸周期变化，不过这通常只在喉镜和支气管镜上进行评估。可以在放射性透视引导下对儿童进行手术，这主要用于治疗血管畸形或肿瘤切除前的栓塞，如青少年鼻咽血管纤维瘤（JNA）（图 4.18）。在现代的透视机中，采用脉冲技术来降低辐射剂量，并保持检查的时限，以避免红斑等直接辐射效应。

4.3.4　核医学

核医学研究适用于头颈部病理学评估，主要包括甲状腺闪烁显像，以及采用 18F 氟脱氧葡萄糖（FDG）的正电子发射断层显像（PET）。

甲状腺闪烁显像为甲状腺相关疾病患者提供了解剖学和生理学数据。在患有甲状腺功能减退症的新生儿中，首选方法是采用 99mTc 成像，辐射剂量相对较低，解剖学评估效果较好（图 4.19）。当需要测量摄取量时，则采用碘 –123（123–I）成像。

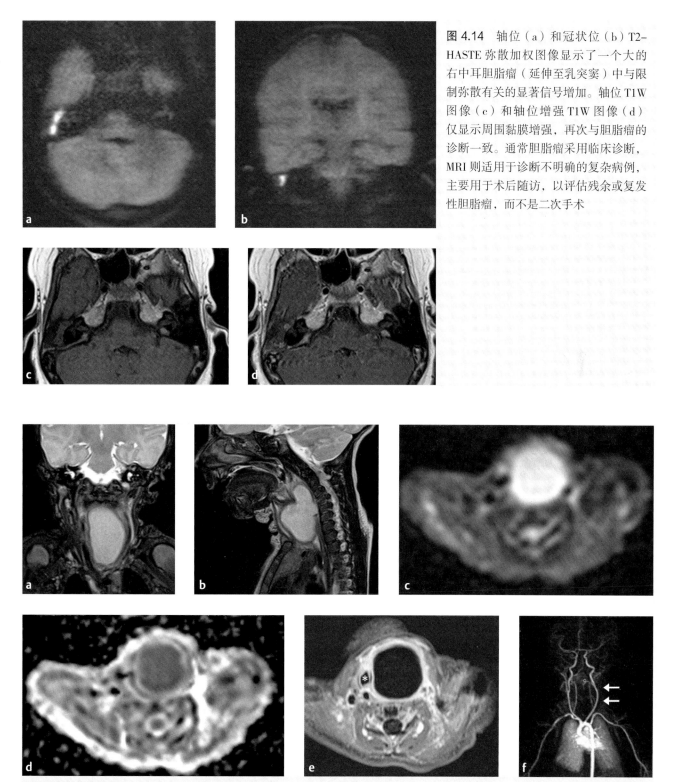

图 4.14　轴位（a）和冠状位（b）T2–HASTE 弥散加权图像显示了一个大的右中耳胆脂瘤（延伸至乳突窦）中与限制弥散有关的显著信号增加。轴位 T1W 图像（c）和轴位增强 T1W 图像（d）仅显示周围黏膜增强，再次与胆脂瘤的诊断一致。通常胆脂瘤采用临床诊断，MRI 则适用于诊断不明确的复杂病例，主要用于术后随访，以评估残余或复发性胆脂瘤，而不是二次手术

图 4.15　一名 4 周大的婴儿出现喂食困难和左颈肿胀。超声显示左颈有一个巨大的囊性肿块（与图 4.3 为同一患者）。冠状位 T2W 图像（a）和矢状位 T2W 图像（b）显示了病灶的全部范围，从口咽 – 下咽交界处的水平到胸部入口的水平。DWI（c）和 ADC（d）图像表明，肿块内的流体受到限制，与高黏度一致。脂肪抑制 T1W 图像增强后注射（e）显示囊肿壁增强，没有内部增强和气管移位（*）。高时间分辨对比增强 MRA（f）显示左颈动脉和颈动脉分叉轻微向左移位（箭头），但口径正常。病理诊断为甲状腺舌管囊肿。对于甲状腺舌管囊肿而言，这是一个不寻常的大尺寸、后位囊肿

PET-CT 是评估恶性肿瘤的重要工具。对于小儿颈部病变而言，PET-CT 在淋巴瘤和肉瘤患者的分期和治疗反应中起着重要作用（图 4.12e）。对于除 PET-CT 外还需要进行诊断性 CT 评估的患者，PET-CT 检查应采用诊断性 CT 方案，包括静脉注射造影剂，从而避免重复检查，减少患者的整体辐射照射量。近年来，研究中心正在评估 PET-MRI 机器与 PET-CT 相比，其可能具有辐射剂量更低和软组织评估更好的优势。检查的复杂性、较长的镇静时间以及额外的费用，可能会推迟这种融合方式的广泛应用。

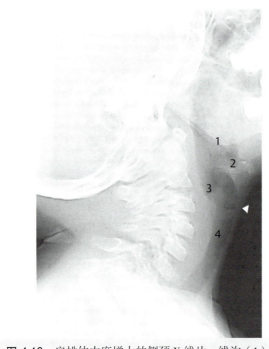

图 4.16　扁桃体中度增大的侧颈 X 线片。线沟（1）、梨状窦（2）、气管（3）和喉室（4）（三角标）轮廓清晰

4.4　成像诊断检查

如同照顾儿童的任何方面一样，在儿童进行影像学检查时需要进行风险与收益评估。第一条规则是避免不必要的检查。例如，鼻窦结构 CT 不适用于急性鼻窦炎的常规评估，这是一种临床诊断，适合在治疗失败或发生并发症的情况下再采用。第二条规则是针对具体的临床问题选择合适的成像研究。对于儿童来说，超声检查是大多数疑似颈部病变的首选影像学检查方法，在许多情况下，它足以做出诊断和治疗决定。例如，在儿童出现局灶性触诊肿块时，超声检查可显示其为囊性或实性，多普勒超声检查则可显示是否缺乏血管分布（图 4.1）。存在头部创伤时，CT 将是评估面部和颅骨骨折以及颅内损伤的首选方案；在这种情况下，通常采用非显影检查方案（图 4.8）。对应于复杂的鼻窦炎和乳突炎的病例，应通过造影剂增强 CT 检查进行评估，最好采用 CTV 方案（图 4.20 和图 4.21）。

新生儿呼吸困难和疑似鼻塞，是新生儿期面部 CT 检查的罕见合理指征之一（图 4.22）。

经 US 或 CT 初步成像诊断后，在某些情况下，还需要进行额外的影像学检查。在评估炎症或肿瘤病变时，MRI 具有超强的软组织描绘功能，可作为后续方案执行，从而进一步判断病变过程，并评估向颅内扩展的情况。对于疑似颅底或面部肿块情况，可将患儿检查方法更改为 MRI 进行初步评估。值得注意的是，在涉及颅骨和面骨的病理学中，MRI 和 CT 研究具有互补作用（图 4.23）。

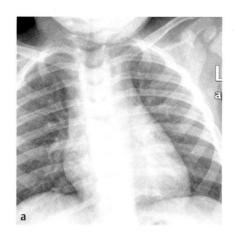
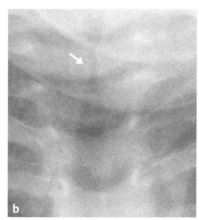

图 4.17　声门下气管可以通过大多数胸部 X 线片进行评估。一名患有喘息和咳嗽的儿童接受了胸部 X 线检查（a），显示声门下气管逐渐缩小，与"尖塔"标志一致（放大图中的箭头，b）。该儿童被诊断为急性喉气管支气管炎（或克劳普感染）

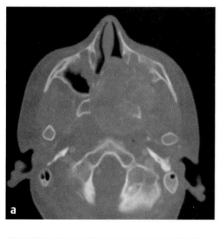
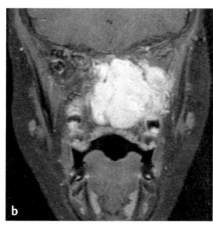
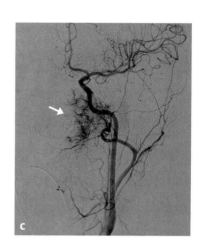

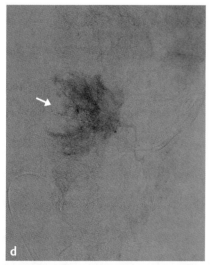
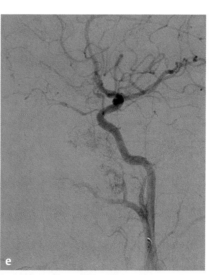
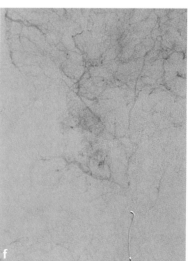

图 4.18　一名 13 岁男孩在检查中发现鼻出血和鼻塞。增强 CT 轴位骨窗（a）显示翼腭窝（PPF）周围有一个巨大的软组织肿块，并伴有邻近骨的侵犯和破坏。冠状位造影后脂肪抑制 T1W 磁共振图像（b）显示明显增强。这些是青少年鼻咽血管纤维瘤（JNA）的典型特征。术前常规行血管造影栓塞。左侧 CCA 注射碘造影剂显示广泛的肿瘤增强（箭头，c），伴有晚期持续性肿瘤"腮红"征（箭头，d）。栓塞后图像（e，f）显示肿瘤"腮红"征明显减少

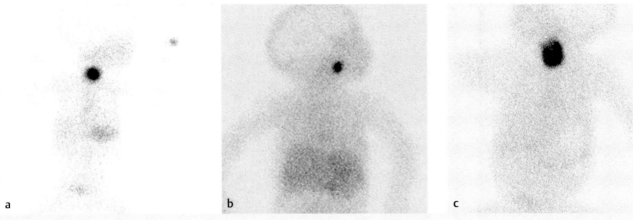

图 4.19　3 例甲状腺功能减退新生儿 99mTc 甲状腺显像。正常解剖位置和摄取量（a），异位甲状腺位于舌区（b），正常解剖位置肿大和摄取量增加（c），表明出现内分泌障碍

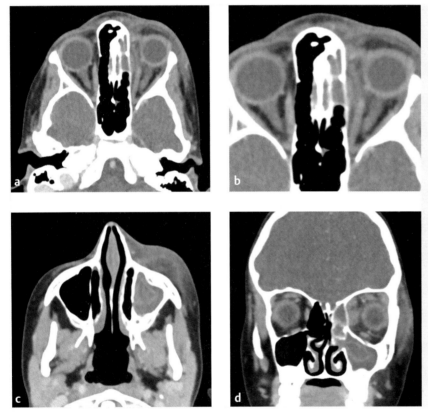

图 4.20　一名 9 岁男孩由于眼眶周围蜂窝织炎和眼球运动受限而转诊进行增强 CT 检查。眶轴轴位图（a）、放大图（b）、上颌窦轴位图（c）及冠状位重建影像（d）显示了广泛的髓前和眶周软组织绞窄，并沿左眼眶的骨膜受累。左内侧直肌有相关增厚和侧倾。左上颌窦、筛窦前空气细胞和额叶细胞（未显示）黏膜增厚、分泌物增多、无通气（未显示），与鼻窦炎一致。所有其他空气细胞中正常通气的鼻旁窦受累模式表明左前路阻塞。该儿童被诊断为与复杂鼻窦炎相关的眶内蜂窝织炎

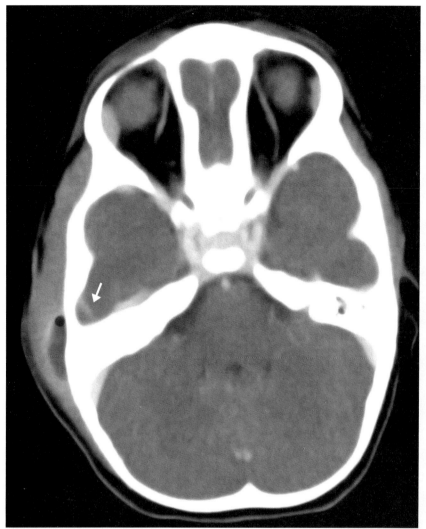

图 4.21　一名 4 岁女孩因疑似复杂性乳突炎而接受 CT 检查。增强 CT 显示右头皮广泛的耳后软组织绞窄和增厚，伴有明显的骨膜下脓肿。颅内扩张伴硬膜外脓肿（箭头）。除窦静脉血栓形成外，右侧乙状窦无充盈缺损

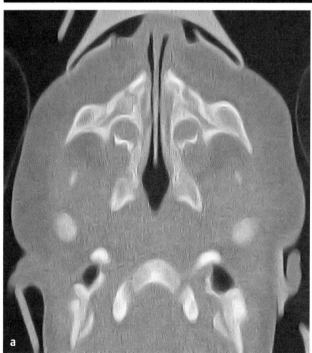

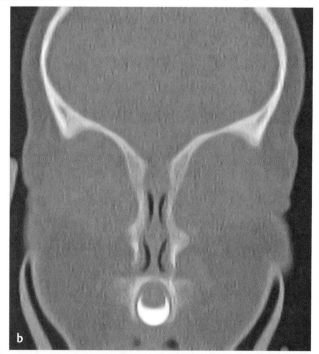

图 4.22　一名呼吸困难并疑似鼻塞的新生儿。轴位 CT 图像（a）显示梨状孔狭窄严重。冠状位重建图像（b）显示相关的单巨切牙。图像中的显著噪声与低剂量方案有关

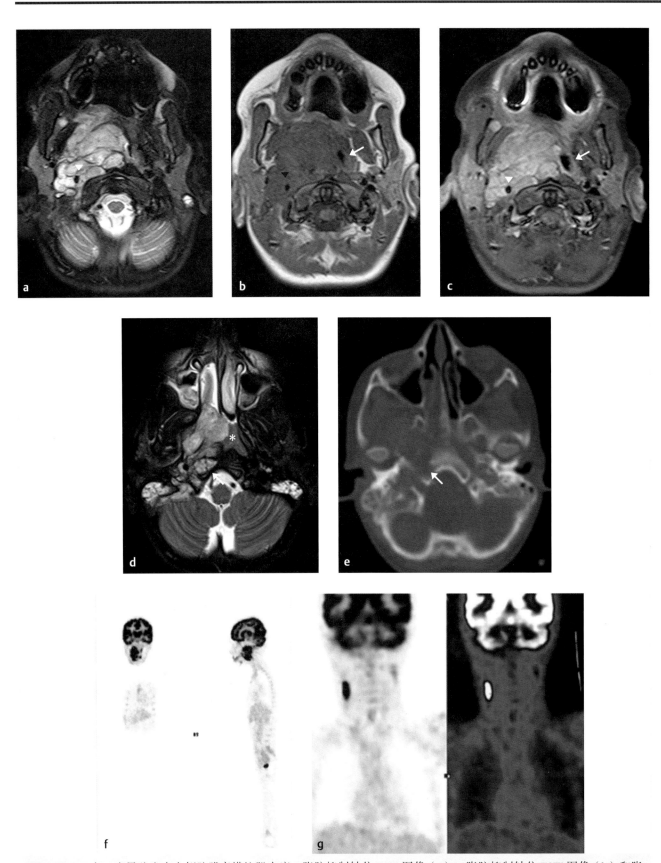

图 4.23 一名 4 岁男孩患有右侧脑膜旁横纹肌肉瘤。脂肪抑制轴位 T2W 图像（a）、脂肪抑制轴位 T2W 图像（b）和脂肪抑制轴位 T1W 图像（c），显示出一个巨大的多空间多分叶状肿块，累及咽后、咽旁、口咽，右侧颈动脉间隙移位，气道柱严重狭窄（箭头）。颈内静脉（IJV）完全消失，颈内动脉（ICA）被包裹并稍微狭窄（短箭头）。在鼻咽水平，脂肪抑制 T2W 轴位图像（d）显示肿块延伸至鼻咽间隙，边界清晰，与腺样体组织区分（*）。右侧斜坡变薄（箭头），通过颈静脉窝侵犯颅底（短箭头）。同一水平（e）的骨窗 CT 显示肿瘤侵犯骨而不是消失。PET–CT 检查（f，g）显示肿瘤和同侧淋巴结氟脱氧葡萄糖摄取率高

参考文献

[1] Som PM, Hugh DC, eds. Head and Neck Imaging. 5th ed. Elsevier Mosby; 2011.

[2] Coley BD, ed. Caffey's Pediatric Diagnostic Imaging. 12th ed. Elsevier Saunders; 2013.

[3] King SJ, Boothroyd AE, eds. Pediatric ENT Radiology. In: Leuven ALB, Heidelberg AS, eds. Medical Radiology/Diagnostic Imaging. Springer; 2002.

[4] Brenner DJ, Hall EJ. Computed tomography: an increasing source of radiation exposure. N Engl J Med 2007;357(22):2277–2284.

[5] Brenner DJ. Estimating cancer risks from pediatric CT: going from the qualitative to the quantitative. Pediatr Radiol 2002;32(4):228–1, discussion 242–244.

[6] Frush DP, Donnelly LF, Rosen NS. Computed tomography and radiation risks: what pediatric health care providers should know. Pediatrics 2003;112(4):951–957.

[7] Goske MJ, Applegate KE, Bulas D, et al; Alliance for Radiation Safety in Pediatric Imaging. Image Gently: progress and challenges in CT education and advocacy. Pediatr Radiol 2011;41(Suppl 2):461–466.

[8] Mathews JD, Forsythe AV, Brady Z, et al. Cancer risk in 680,000 people exposed to computed tomography scans in childhood or adolescence: data linkage study of 11 million Australians. BMJ 2013;346:f2360.

[9] Pearce MS, Salotti JA, Little MP, et al. Radiation exposure from CT scans in childhood and subsequent risk of leukaemia and brain tumours: a retrospective cohort study. Lancet 2012;380(9840):499–505.

[10] Chen JX, Kachniarz B, Gilani S, Shin JJ. Risk of malignancy associated with head and neck CT in children: a systematic review. Otolaryngol Head Neck Surg 2014;151(4):554–566.

[11] Callahan MJ, MacDougall RD, Bixby SD, Voss SD, Robertson RL, Cravero JP. Ionizing radiation from computed tomography versus anesthesia for magnetic resonance imaging in infants and children:patient safety considerations. Pediatr Radiol 2018;48(1):21–30.

[12] Wunsch R, von Rohden L, Cleaveland R, Aumann V. Small part ultrasound in childhood and adolescence. Eur J Radiol 2014;83(9):1549–1559.

[13] Green JS, Tsui BCH. Applications of ultrasonography in ENT:airway assessment and nerve blockade. Anesthesiol Clin 2010;28(3):541–553.

[14] Srinivasan A, Dvorak R, Perni K, Rohrer S, Mukherji SK. Differentiation of benign and malignant pathology in the head and neck using 3T apparent diffusion coefficient values: early experience. AJNR Am J Neuroradiol 2008;29(1):40–44.

[15] Penfield JG. Nephrogenic systemic fibrosis and the use of gadolinium-based contrast agents. Pediatr Nephrol 2008; 23(12):2121–2129.

[16] Wong TZ, Paulson EK, Nelson RC, Patz EF Jr, Coleman RE. Practical approach to diagnostic CT combined with PET. AJR Am J Roentgenol 2007;188(3):622–629.

[17] Kim S, Salamon N, Jackson HA, Blüml S, Panigrahy A. PET imaging in pediatric neuroradiology: current and future applications. Pediatr Radiol 2010;40(1):82–96.

[18] Ludwig BJ, Foster BR, Saito N, Nadgir RN, Castro-Aragon I, Sakai O. Diagnostic imaging in nontraumatic pediatric head and neck emergencies. Radiographics 2010;30(3):781–799.

[19] Meuwly JY, Lepori D, Theumann N, et al. Multimodality imaging evaluation of the pediatric neck: techniques and spectrum of findings. Radiographics 2005;25(4):931–948.

[20] Capps EF, Kinsella JJ, Gupta M, Bhatki AM, Opatowsky MJ. Emergency imaging assessment of acute, nontraumatic conditions of the head and neck. Radiographics 2010;30(5):1335–1352.

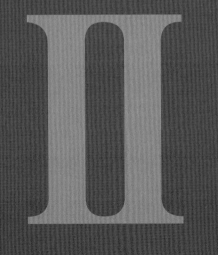

第二部分

头颈部

II

第5章　头颈部感染的手术治疗

Roy Hod, Eyal Raveh

摘要

颈部感染在儿科疾病中较为常见。颈部感染的特征性表现包括发热、咽喉疼痛和红肿、质软的颈部肿块。计算机断层扫描（CT）是颈部感染诊断和手术方案制订的金标准，但其特异性相对较低。超声（US）检查是一种侵入性较小的替代方法，在某些情况下可同样有效。颈部感染病原体通常是多种微生物。颈部脓肿通常通过手术引流和静脉注射抗生素来治疗。在临床症状较轻且无进行性进展的颈部感染中，不经手术引流，仅静脉注射抗生素可能有效。患者年龄较小以及咽后感染会增加诊断的难度。颈深部感染的相关并发症并不常见，但会带来严重的后遗症。

关键词

颈深部感染，脓肿，CT，咽后感染，扁桃体周围脓肿，咽旁脓肿，非结核性杆菌

5.1　引言

颈深部感染（DNI）在儿童和成人中均较常见。然而，这两组患者的表现、进展和治疗有很大不同。自从抗生素治疗和对颈深部解剖的了解不断深入以来，DNI 的发病率和死亡率已经显著降低。上呼吸道感染是 DNI 的主要原因。牙齿感染是成人 DNI 最常见的原因，而口咽感染是儿童 DNI 最常见的原因。诊断和治疗取决于儿童的年龄、感染部位和所涉及的病原体。在儿科人群中，急性鼻窦炎是咽后淋巴结炎的常见原因。口腔外科手术和内镜器械可能会对咽食管腔造成医源性创伤，并引发上呼吸道感染。有或无导管阻塞的涎腺炎可导致感染扩散。上消化道内的异物也可能会引发感染，并扩散到颈深部。浅表感染，如皮肤蜂窝织炎，可能会沿着筋膜平面扩散到更深的颈部腔隙。穿透性创伤可将病原体带至筋膜平面。先天性或后天性病变，如鳃裂囊肿、甲状舌管囊肿或喉部囊肿，可能会发生感染并导致感染播散。先天性囊肿导致的 DNI 占儿童 DNI 的 10%~15%，应予以重视，尤其是在复发的 DNI 患者中。

5.2　解剖学

了解颈深部感染需要了解颈部浅、深筋膜及颈部间隙的解剖学知识。正是它们之间的相互解剖关系形成了潜在的颈部空间，可以发生或限制感染和脓肿的形成。DNI 可大致分为舌骨上间隙、舌骨下间隙和涉及全颈部的间隙：

- 舌骨上间隙：下颌下间隙、咽 – 上颌（咽侧）间隙、咀嚼肌间隙、腮腺间隙和扁桃体周围间隙。
- 舌骨下间隙：内在间隙。
- 涉及全颈部的间隙：咽后间隙、椎前间隙、血管（颈动脉）间隙和"危险"间隙。

这些空间中的感染通过阻塞气道或侵袭至重要区域（如纵隔或颈鞘）对患者产生致命危险。筋膜平面将颈部分为真实间隙和潜在间隙。颈部的颈筋膜可分为浅层、中层（气管前）和深层（椎前），它们包裹着颈部的各种结构，并指示感染传播的潜在途径。对颈深部间隙感染最重要的是下颌下间隙、扁桃体周围间隙、咽旁间隙和咽后间隙（图 5.1）。

5.3　临床表现和术前评估

患有颈深部感染的儿童更常见的症状是发热、颈部肿块、吞咽困难、咽喉疼痛和进食减少。这些症状通常出现 2~5 天。同时还可能伴发的症状有烦躁、咳嗽、脱水、流涎、打鼾、喘鸣、呼吸困难，还有斜颈。询问病史时很重要的几点包括：症状的持续时间和进展、最近发生的上呼吸道感染、颈部手术病史（即口腔手术、气管插管）、之前的抗生素药物治疗情况、最近的旅行史以及自身免疫状态。儿童平均发病年龄为 4~5 岁，扁桃体周围脓肿通常出现在较大的儿童中，咽后脓肿则出现在较小的儿童中。

体格检查应评估颈部肿块是否存在红肿、压痛和波动，以及淋巴结病变、气管偏移和颈部运动。检查口腔和咽部时，应注意扁桃体的大小和对称性、

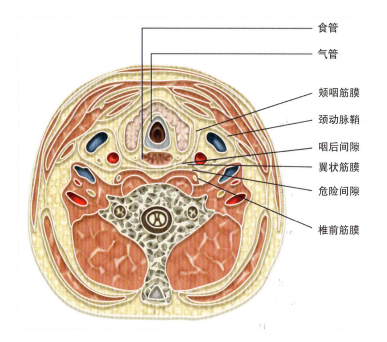

食管
气管
颊咽筋膜
颈动脉鞘
咽后间隙
翼状筋膜
危险间隙
椎前筋膜

图5.1　颈部横切面显示内脏结构和筋膜平面

齿列、咽腭部水肿和悬雍垂偏移。虽然 DNI 可能会危及生命，但继发于 DNI 的呼吸系统感染非常罕见。气道受损的一个重要标志是"三脚架"姿态，这是指儿童以坐姿，肘部或手放在膝盖上，向前倾斜，颈部伸展，头部略微向后倾斜。虽然血液检查不是 DNI 的必要检查，但仍有助于对 DNI 的诊断。通常在完整的血常规检查时可见白细胞增多、核左移。其他有用的血液学检测包括 C- 反应蛋白（有助于确定感染进展）、单点实验和 EB 病毒（EBV）滴度。在慢性感染的情况下，应考虑进行 PPD（结核和非典型结核）皮肤试验。同时需考虑其他原因导致的炎症，如先天性疾病、肿瘤性或感染性疾病。

　　增强 CT 扫描是评价 DNI 的金标准（图 5.2 和图 5.3）。CT 扫描提供了感染部位和程度的重要信息。它在确定感染过程（脓肿）的精确位置方面的灵敏度为 100%，在区分蜂窝织炎和脓肿方面的灵敏度为 88%~95%。它对确定重要血管的相对位置也有重要价值。如果脓肿延伸至纵隔可行胸部 CT 扫描以助诊。磁共振成像（MRI）的作用仍有待探讨，MRI 在显示疾病范围、涉及的间隙和感染源方面优于 CT，因为其不易被伪影所影响。超声扫描也有助于脓肿的诊断，但是，扫描质量高低依赖于操作者的技术，并且口咽上部结构的能见度较差。影像学检查方案是根据 DNI 的位置、患儿临床症状以及开

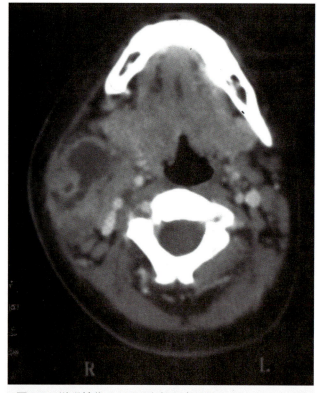

图5.2　增强轴位 CT 显示右侧咽旁脓肿

始抗生素治疗后是否出现临床症状的改善来制订的。

5.4　病原学

　　在颈部感染中发现的细菌类型因部位而异，并

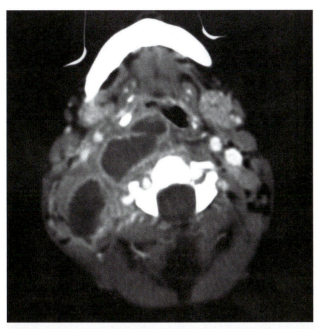

图 5.3　增强轴位 CT 显示右侧咽旁脓肿

随着时间的推移不断改变。DNI 的病原微生物学通常为有氧和厌氧细菌混合，主要为口咽部菌群。A 组 β-溶血性链球菌、金黄色葡萄球菌和厌氧菌是颈部脓肿培养中最常见的病原菌。脓肿的位置与特定的细菌有关。扁桃体周围、咽后和咽旁脓肿往往由 GABH 引起，而下颌下和颈浅脓肿中更常见的病原菌为金黄色葡萄球菌。

颈部感染和淋巴结疾病的其他不常见原因包括非结核性杆菌、放线菌病、坏死梭杆菌（Lemierre 综合征）、组织胞浆菌病、弓形虫病和曲霉菌病。

DNI 的经验性治疗方案差异很大，但治疗方案应充分覆盖革兰阳性菌、革兰阴性菌和厌氧菌。经验性治疗的典型方案包括氨苄西林–舒巴坦钠、克林霉素联合第三代头孢菌素、甲氧苄啶–磺胺甲噁唑、万古霉素联合第三代头孢菌素和利奈唑胺。克林霉素联合第三代头孢菌素是一种常用的抗生素选择，因为它具有良好的革兰阳性菌和厌氧菌覆盖率，通常覆盖 MRSA。

5.5　治疗

颈深部脓肿的治疗取决于是否怀疑有淋巴结炎或化脓性脓肿。一般来说，淋巴结炎和蜂窝织炎应用抗生素治疗，而临床症状进行性加重或病危儿童

的颈部脓肿则应立即手术引流治疗。对于临床症状稳定的颈部脓肿患儿的最佳治疗方案仍存在争议。临床症状稳定通常意味着儿童没有全身中毒症状、气道阻塞或进一步向邻近组织间隙扩散的迹象。许多研究表明，对由 CT 确诊的颈部脓肿进行内科治疗效果良好。McClay 等发现，11 例患有经 CT 确诊的颈部脓肿的儿童中有 10 例（91%）在仅静脉注射抗生素的情况下有所改善。颈部脓肿的并发症很少见，一旦发生会导致发病率及死亡率显著增加。它们通常与诊断或治疗的延迟有关，可能发生呼吸道阻塞和死亡。后鼻孔或咽旁的脓肿破裂可导致严重的肺炎，可发生脓毒性静脉血栓形成，最终导致脓毒性栓塞、脓毒性休克或神经血管并发症，也可能导致颈动脉破裂。感染沿着颈部危险间隙侵袭可迅速导致纵隔感染。

大多数 DNI 位于大血管内侧，而淋巴结炎更常见于大血管外侧。有临床证据表明，对于颈部大血管外侧脓肿的儿童建议在全身麻醉下进行颈外切开引流脓液。切开引流的主要好处包括获得用于细菌培养的脓液以及进行抗生素药敏实验，清除颈部脓液，以及创建一个外部通道，以防止再次形成脓肿。据报道，外切口和引流术成功率为 99%。手术的风险取决于脓肿的位置，但主要包括下颌缘支、副神经、迷走神经或大血管的损伤。

5.6　特定部位的手术方法
5.6.1　咽后感染

咽后间隙是指翼状筋膜前至咽和食管后的淋巴结间隙，是一个潜在的空间。这个部位的感染在预防、诊断和治疗方面都是比较独特的。咽后感染往往发生在较小儿童（26~42 个月）中，可能是由于这些淋巴结在 5 岁后消退。这些淋巴结接收来自鼻窦、鼻腔、腺样体和鼻咽的回流，这可能也解释了为什么咽后感染通常发生在上呼吸道感染之后，并且通常由链球菌引起。吞食异物或医源性原因（如插管）对咽部和食管的创伤也可能导致咽后感染。鉴于儿童通常较小，且检查时并不总能发现颈部肿块，造成确诊较难。发热和烦躁不适是最常见的症状，但无特异性。但是，若同时伴有斜颈、颈部活动度减小、单侧咽后壁鼓起、吞咽困难、声音改变或流口

水等症状应引起临床医生对咽后感染的高度怀疑。虽然清醒时呼吸道阻塞的症状较少见，但许多儿童在睡眠中可表现出打鼾和阻塞性呼吸暂停。颈部平片和 CT 扫描都是诊断咽后感染 / 脓肿的有效检查方法。颈侧位片（图 5.4）是一个很好的筛查工具。C2 处咽后壁厚度大于 7mm、C6 处大于 14mm 被认为是咽后感染 / 脓肿的阳性结果。但检查时必须在患儿颈部伸展和吸气结束时拍摄，否则可能会出现假阳性增厚。这在一个不合作的患儿检查时可能很难实现。CT 检查是治疗咽后脓肿的首选影像学方法。CT 对于预测颈部其他区域脓肿的特异性，同样也适用于咽后。许多研究表明，咽后感染通过非手术治疗可治愈。但是，如果对药物治疗没有反应，神经系统检查结果与进行性脊髓压迫相一致，有气道压缩的证据，影像学检查发现咽后间隙有脓肿形成，或者如果患儿出现感染性中毒表现，则需要立即手术切开引流。

麻醉和准备

- 该手术必须在全身麻醉下进行，并用气管内导管保护气道（较大的儿童或青少年应用气囊或下咽部填塞在无气囊的导管上）。如果计划进行口内引流，则用纱布包裹喉部。
- 如果计划进行颈外切口，则应使用消毒剂清洁皮肤。
- 保持患者仰卧位、头部和颈部伸展，以防止脓肿内容物误吸。

  如果对于脓肿所在位置存在疑问，则需用 18 号针向上部咽后间隙抽吸（图 5.5）。

- 如果脓肿局限于上部咽后间隙和大血管内侧，建议进行口内抽吸和切开引流：
  - 切口垂直穿过咽后外侧壁水肿黏膜。
  - 经切口进入脓腔，抽出脓液培养，并引流出所有脓液。
- 当脓肿向下延伸至舌骨时，应经颈外引流。

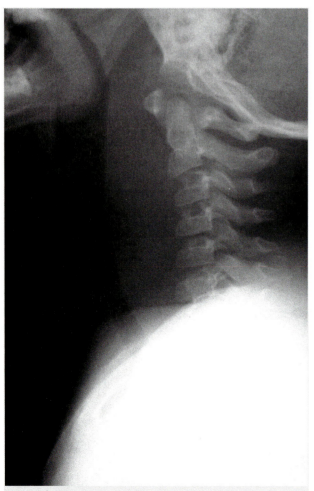

图 5.4 颈部侧位 X 线片显示咽后间隙增厚

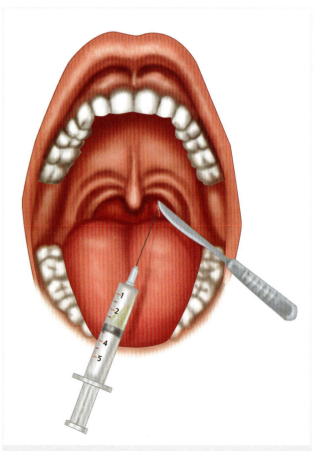

图 5.5 左咽后脓肿的口内抽吸及切口

- 采用改良的水平切口（图5.6）。在脓肿腔的中部有一个水平切口，垂直部分沿着胸锁乳突肌的前边缘向上移动。
- 解剖到胸锁乳突肌，胸锁乳突肌侧面分离，解剖出颈动脉鞘，脓肿腔的分离应在颈动脉鞘的前面。但是，在解剖颈动脉鞘前面时，鞘内容物会向侧面收缩，而喉、气管和甲状腺则会向内侧收缩。
- 然后解剖至后面的椎前肌。将空腔从上到下进行钝性剥离，确定范围。
- 用生理盐水和抗生素溶液冲洗脓腔，并插入Jackson-Pratt引流管。

5.6.2 咽旁间隙（咽侧间隙）

咽旁间隙是一个锥形空间，底部位于颅骨底部、颞骨岩部，顶部位于舌骨。该间隙的感染可能起源于牙齿、扁桃体、扁桃体周围间隙、鼻腔和鼻窦，以及咽外侧壁的穿透性伤口。症状和体征可能包括发热、牙关紧闭、扁桃体后部咽部外侧壁肿胀，偶可见扁桃体向内侧或前方移位。当抗生素治疗效果不理想、将发生呼吸阻塞，或脓肿沿颈动脉鞘延伸并即将发生颈内动脉破裂时，可进行手术切开引流。

麻醉和准备

- 使用全身麻醉，最好是经鼻气管插管。若呼吸困难

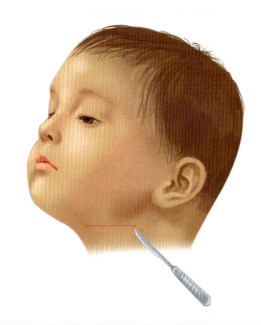

图5.6 采用水平切口行咽旁脓肿引流

并没有十分严重，经口气管内插管麻醉也是可以接受的。
- 清洁消毒皮肤。
- 若有条件，建议配备神经刺激感应器。

手术

- 在感染区域的颈部进行水平切口或弧形切口，注意避开下颌神经（图5.6和图5.7）。
- 解剖皮肤和颈阔肌，以确定胸锁乳突肌的前缘以及下颌下腺的后部和下部（图5.7）。
- 胸锁乳突肌前缘向后分离，解剖出颈动脉鞘结构。
- 脓肿沿颈动脉鞘进行钝性手指剥离。下颌角下方安置升降器便于暴露术野，向上解剖延伸至颅底。
- 排出脓液；需进行需氧菌、厌氧菌和PCR分析，并用无菌生理盐水（含或不含抗生素溶液）充分冲洗切口。
- 放置一根引流管。
- 也可以选择内引流管，尤其是同时患有咽旁脓肿及咽后脓肿的儿童。

5.6.3 扁桃体周围脓肿

扁桃体周围间隙包含位于舌扁桃体囊内侧和咽上缩肌外侧之间的疏松结缔组织。扁桃体周围脓肿是扁桃体炎最常见的并发症。尽管14个月的儿童也曾有过病例报道，但扁桃体周围脓肿通常发生在年龄较大的儿童（10~13岁）中，链球菌是最常见的病原菌。主要症状为单侧咽痛、吞咽困难、发热、流涎、耳痛和类似"烫嘴"音。张口困难和进食明显减少也是常见症状。扁桃体周围脓肿主要通过体格检查明确诊断。体格检查可见包括患侧软腭水肿和红斑，悬雍垂向对侧偏移，扁桃体向内侧和下方偏移。较为罕见的是，双侧扁桃体周围脓肿可能会发生误诊，因为看不到悬雍垂的偏离。如果诊断不明确，或者患儿太小，无法进行满意的体格检查，CT扫描可能会有所帮助，尽管这不是常规的必要检查。在较大的儿童和青少年中，扁桃体周围脓肿通常可以在门诊的局部麻醉下进行切开引流。幼儿通常需要在全身麻醉手术中进行切开引流和住院治疗。

针头抽吸引流或切开引流术可在清醒镇静下安全进行，并发症较少。扁桃体周围脓肿的切开引流

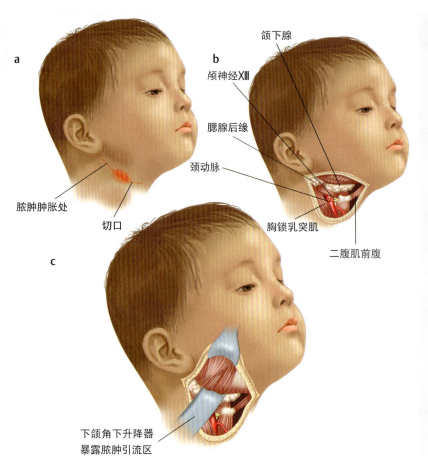

图 5.7　a~c.采用弧形切口行咽旁间隙脓肿引流

脓肿肿胀处

切口

颌下腺

颅神经XIII

腮腺后缘

颈动脉

胸锁乳突肌

二腹肌前腹

下颌角下升降器暴露脓肿引流区

手术指征为对抗生素治疗疗效欠佳或有气道阻塞症状。

麻醉和准备

- 对于年幼的患儿，需要全身麻醉。对于年龄较大的儿童和青少年，局部麻醉通常足以进行抽吸或切开引流术。
- 若进行双侧扁桃体切除术，则需全身麻醉。
- 如果患者需要全身麻醉，则应使用纱布包裹咽喉部。

下颌角下方牵拉暴露脓肿区域进行引流手术

- 诊断和治疗扁桃体周围脓肿的最初方法是抽吸（图 5.8）。

　　在软腭和扁桃体上极的交界处（最容易化脓的区域，也是误吸危险最小的区域）插入带有 16 号或 18 号针头的注射器。如果该区域的抽吸失败，或另一区域出现隆起，则尝试从下方和更中间位置进行抽吸引流。

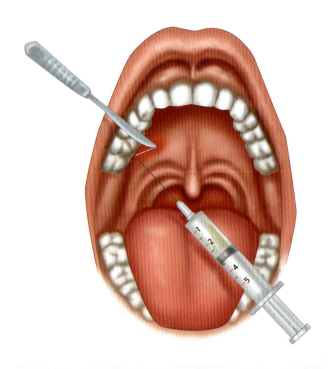

图 5.8　左侧扁桃体周围脓肿的抽吸及切口位置

- 扁桃体周围脓肿切开引流术（图5.8）可在波动最明显的区域或抽吸出脓液部位进行切开。

术后护理

- 如果仅进行了穿刺抽吸脓液，患者可以静脉注射抗生素，直到患者可自行口服抗生素，需确保患者可自行口服足量的抗生素。
- 如果进行了扁桃体切除术或切开引流术，静脉注射抗生素直到可自行口服足量抗生素为止。

5.6.4　非结核性杆菌

也称为淋巴结核，这是儿童持续性颈面部肿块的最常见原因，通常发生在5岁以下的儿童中。这些感染表现为缓慢增大的颈部肿块，呈紫色，抗生素治疗后淋巴结肿大仍可持续数周（图5.9）。感染的淋巴结通常会溃破并形成瘘管。胸部X线片和PPD通常是正常的。淋巴结核可在当地发生传播，通常不会危及生命。最好通过组织活检和细菌培养明确诊断，这可能需要3~6周的时间。

若进行病变的切开和引流会导致复发率升高。

这种感染的治疗方案通常是保守治疗，使用克拉霉素进行3~6个月的抗生素治疗，或者若为了患儿颈面部美观，可手术切除完整的肿块。

5.7　总结

总之，DNI是儿童常见的问题。尽管对各种治疗方法存在争议，但及时诊断和治疗是控制这些感染的关键。

若治疗得当，可显著减少后遗症。然而，如果延误诊断和治疗，可能会发生危及生命的并发症。手术技术和抗生素耐药性的变化可能会改变未来治疗原则及方案。

5.8　要点

a. 病理学：
- 颈深部感染在儿科中很常见。

b. 并发症：
- 全身中毒症状。
- 气道阻塞。
- 扩散到邻近的组织空间。
- 纵隔炎。
- 败血症性静脉血栓形成。
- 颈动脉破裂。
- 死亡。

c. 治疗：
- 大多数颈深部感染（淋巴结炎/蜂窝织炎）对抗生素治疗有效。
- 颈深部脓肿通常需要手术切开引流。

d. 术前特殊注意事项：
- 建议进行影像学检查（US、CT）。
- 气管内插管全身麻醉。
- 如果感染是口腔内感染，对症处理。

e. 术中特殊注意事项：
- 当靠近面神经下颌支或喉返神经时，考虑神经监测仪。

f. 术后特殊注意事项：
- 住院接受抗生素治疗和监护。
- 当患儿病情稳定且情况良好时出院。

参考文献

[1] Boscolo-Rizzo P, Marchiori C, Montolli F, Vaglia A, Da Mosto MC. Deep neck infections: a constant challenge. ORL J Otorhinolaryngol Relat Spec 2006;68(5):259–265.

[2] Brook I. Microbiology and management of peritonsillar, retropharyngeal, and parapharyngeal abscesses. J Oral Maxillofac

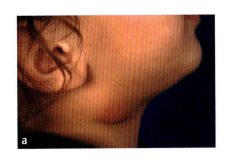 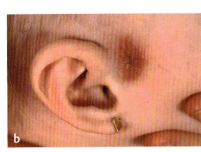

图5.9　a、b.非典型淋巴结核

Surg 2004;62(12):1545–1550.

[3] Huang TT, Liu TC, Chen PR, Tseng FY, Yeh TH, Chen YS. Deep neck infection: analysis of 185 cases. Head Neck 2004;26(10):854–860.

[4] Larawin V, Naipao J, Dubey SP. Head and neck space infections. Otolaryngol Head Neck Surg 2006;135(6):889–893.

[5] Byrne M, Lee KJ. Neck spaces and fascial planes. In: Lee KJ, ed. Essential Otolaryngology. New York: McGraw-Hill; 2003:422–439.

[6] Moore K, Dalley A. Fascia of the neck. In: Moore K, Dalley, A, eds. Clinically Oriented Anatomy, Philadelphia: Lippincott Williams & Wilkins; 1999:998–999.

[7] Standring S, Berkovitz B. Neck. In: Standring S, ed. Gray's Anatomy:The Anatomical Basis of Clinical Practice, Edinburgh: Elsevier; 2005:531–566.

[8] Cmejrek RC, Coticchia JM, Arnold JE. Presentation, diagnosis, and management of deep-neck abscesses in infants. Arch Otolaryngol Head Neck Surg 2002;128(12):1361–1364.

[9] Coticchia JM, Getnick GS, Yun RD, Arnold JE. Age-, site-, and time-specific differences in pediatric deep neck abscesses. Arch Otolaryngol Head Neck Surg 2004;130(2):201–207.

[10] Craig FW, Schunk JE. Retropharyngeal abscess in children:clinical presentation, utility of imaging, and current management. Pediatrics 2003;111(6 Pt 1):1394–1398.

[11] Dodds B, Maniglia AJ. Peritonsillar and neck abscesses in the pediatric age group. Laryngoscope 1988;98(9):956–959.

[12] Kirse DJ, Roberson DW. Surgical management of retropharyngeal space infections in children. Laryngoscope 2001;111(8):1413–1422.

[13] Lalakea Ml, Messner AH. Retropharyngeal abscess management in children: current practices. Otolaryngol Head Neck Surg 1999; 121(4):398–405.

[14] Roberson D, Kirse D. Infectious and inflammatory disorders of the neck. In: Wetmore RF, McGill TJ, Muntz HR, eds. Pediatric Otolaryngology. New York, NY: Thieme; 2000:969–991.

[15] Nagy M, Pizzuto M, Backstrom J, Brodsky L. Deep neck infections in children: a new approach to diagnosis and treatment. Laryngoscope 1997;107(12 Pt 1):1627–1634.

[16] Lazor JB, Cunningham MJ, Eavey RD, Weber AL. Comparison of computed tomography and surgical findings in deep neck infections. Otolaryngol Head Neck Surg 1994;111(6):746–750.

[17] McClay JE, Murray AD, Booth T. Intravenous antibiotic therapy for deep neck abscesses defined by computed tomography. Arch Otolaryngol Head Neck Surg 2003;129(11):1207–1212.

[18] Cabrera CE, Deutsch ES, Eppes S, et al. Increased incidence of head and neck abscesses in children. Otolaryngol Head Neck Surg 2007;136(2):176–181.

[19] Ossowski K, Chun RH, Suskind D, Baroody FM. Increased isolation of methicillin-resistant Staphylococcus aureus in pediatric head and neck abscesses. Arch Otolaryngol Head Neck Surg 2006;132(11):1176–1181.

[20] Sichel J-YMD, Dano I, Hocwald E, Biron A, Eliashar R. Nonsurgical management of parapharyngeal space infections: a prospective study. Laryngoscope 2002;112(5):906–910.

[21] Gidley P, Stiernberg C. Deep space neck infections. In: Gwaltney J, Grandis JR, Sugar A, eds. Infectious Diseases and Antimicrobial Therapy of the Ears, Nose and Throat. Philadelphia, PA: WB Saunders; 1997:500–519.

[22] Simons JP, Branstetter BF IV, Mandell DL. Bilateral peritonsillar abscesses: case report and literature review. Am J Otolaryngol 2006;27(6):443–445.

[23] Suskind DL, Park J, Piccirillo JF, Lusk RP, Muntz HR. Conscious sedation: a new approach for peritonsillar abscess drainage in the pediatric population. Arch Otolaryngol Head Neck Surg 1999;125(11):1197–1200.

[24] Bauer PW, Lieu JE, Suskind DL, Lusk RP. The safety of conscious sedation in peritonsillar abscess drainage. Arch Otolaryngol Head Neck Surg 2001;127(12):1477–1480.

[25] Rahal A, Abela A, Arcand PH, Quintal MC, Lebel MH, Tapiero BF. Nontuberculous mycobacterial adenitis of the head and neck in children: experience from a tertiary care pediatric center. Laryngoscope 2001;111(10):1791–1796.

[26] Lindeboom JA, Kuijper EJ, Bruijnesteijn van Coppenraet ES, Lindeboom R, Prins JM. Surgical excision versus antibiotic treatment for nontuberculous mycobacterial cervicofacial lymphadenitis in children: a multicenter, randomized, controlled trial. Clin Infect Dis 2007;44(8):1057–1064.

[27] Tunkel DE. Surgery for cervicofacial nontuberculous mycobacterial adenitis in children: an update. Arch Otolaryngol Head Neck Surg 1999;125(10):1109–1113.

第 6 章　甲状腺切除术

Vaninder K. Dhillon, Jonathon O. Russell, Ralph P. Tufano

摘要

　　本章节总结了儿童甲状腺切除术的适应证、手术方法以及手术注意事项。并结合儿童甲状腺疾病（如甲状腺癌）的病理生理特点和 2015 年美国甲状腺协会（ATA）最新指南，对儿童甲状腺手术的各种细节问题进行讨论。总体来说，儿童甲状腺切除的手术方法与原则类似于成人。但值得强调的是，进行安全、完整的甲状腺切除，不仅需要术者对甲状腺及颈部解剖的精准掌握，同时离不开一支具有护理经验并以儿科患者为中心的内分泌专家的多学科合作团队。

关键词

　　甲状腺切除术，儿童甲状腺疾病，儿科患者，多学科合作团队，内分泌专家，手术方法，手术注意事项

6.1　引言

　　儿童甲状腺切除术与成人类似，对具有丰富手术经验且熟练掌握儿童甲状腺疾病的外科医生并不复杂。多数成人甲状腺相关疾病行甲状腺切除术的手术指征均适用于儿童。其中良性疾病包括：Graves 病、先天性甲状腺功能减退症以及具有压迫症状的良性结节；肿瘤性疾病则包括：分化较好的甲状腺乳头状癌、髓样癌以及滤泡状癌。对于上述每一种类型的甲状腺癌，都推荐运用甲状腺全切术以达到局部控制效果。儿童甲状腺恶性肿瘤的进展过程与成人具有细微差别，但手术方法却如出一辙。

　　儿童时期甲状腺恶性肿瘤的发病率与成人期不同。甲状腺癌是儿童最常见的恶性肿瘤。分化型甲状腺癌（DTC）占青春前期儿童所有恶性肿瘤的 1%，在青少年时期则高达 7%。与成人相比，儿童及青少年时期的甲状腺癌更易形成播散性疾病。所以，对于具有孤立性甲状腺结节并经活检诊断为甲状腺癌的患儿，甲状腺及颈部的全面的术前影像学检查十分重要。术前检查包括超声（US）以及计算机断层扫描（CT），其中后者被认为是判断远处转移的金标准。与青少年相比，青春前期 DTC 患儿更易发生甲状腺外侵犯，包括淋巴及肺转移。甲状腺髓样癌在青春前期患儿中更常见，其中以家族性最多。

　　儿童甲状腺恶性肿瘤的危险因素与成人略有不同。电离辐射暴露（尤其是年龄 < 5 岁）、碘缺乏、甲状腺疾病史、遗传综合征等均能增加早期患甲状腺恶性肿瘤的风险。

　　2015 年 ATA 指南将儿童甲状腺结节和 DTC 单独列出。儿童甲状腺结节并不如在成人中常见，但一经发现，其恶性风险高达 22%~26%，且发生区域淋巴结受累、甲状腺外侵犯和肺转移的风险也更高。未经甲状腺全切术和放射性碘治疗（RNI）的儿童 DTC 的复发风险可高达 30%。

　　基因重排在儿童时期比较少见，但其阳性则通常提示恶性疾病的发生。例如，儿童时期十分罕见的 *BRAF* 基因突变与更具侵袭性的甲状腺乳头状癌有关。另外，癌基因 *RET* 突变在儿童乳头状癌中也更常见。

　　总之，出现甲状腺结节的患儿需行影像学检查和病理活检。如果细针穿刺（FNA）细胞学检查提示甲状腺癌，则需行颈胸部 CT 检查以进一步了解局部病变及远处转移。一旦疾病程度被确定，就可制订完整的治疗方案，包括与多学科联合共同制订手术方案，以及与患者及家属进行医患沟通。

6.2　术前评估

　　根据 2015 年美国甲状腺协会指南，甲状腺结节的术前评估需包括临床检查以及超声。不论结节大小，只要具有超声特点以及临床背景，特别是具有甲状腺疾病或癌症家族史和放射线暴露史的儿童，均应行细针穿刺细胞学检查。因甲状腺结节在儿童人群中的恶性风险较高，细针穿刺细胞学检查的适应标准则应放低。通过超声检查发现的微小钙化或者任何颈部淋巴结病变证据都十分重要。强烈推荐所有细针穿刺术均需在超声引导下进行。对于通过

细针穿刺细胞学检查还无法明确其性质的甲状腺结节，此时需行诊断性甲状腺叶切除术，而不是重复细针穿刺。

儿童甲状腺恶性肿瘤的术前沟通必须考虑到手术管理目标。Randolph 等所著的《甲状腺及甲状旁腺手术》一书中关于儿童甲状腺的章节中很好地概述了甲状腺癌的治疗目标。据书中所述，初始手术的原则包括：①切除原发灶；②切除所有侵袭性病灶；③切除受累颈部淋巴结；④低发病率；⑤准确分期；⑥术后适宜的碘放射治疗；⑦长期监测是否复发；⑧最小化复发风险。上述手术目标与患者年龄无关，但在儿科患者的手术治疗中，经验对于术者十分重要。因为在病理分析中，我们通常需要关注到易被忽略的甲状腺甚至淋巴结情况。

对于仅限于甲状腺的儿童恶性肿瘤患者，普遍的共识是对乳头状癌进行甲状腺全切术或次全切术，对无血管侵犯或其他侵袭性风险的微乳头状癌或者滤泡状癌（< 2cm）需行甲状腺叶切除术。双侧（30%）及多灶性（65%）乳头状癌在儿童中的发病率增加，其复发风险也更高。进行甲状腺全切术需要碘放射治疗的辅助，而且甲状腺球蛋白可作为术后监测的指标。对于儿童滤泡状癌，可选择叶切除术，但考虑到碘放射治疗，则甲状腺全切术更为推荐。以往文献显示，甲状腺全切术不仅可以降低儿童甲状腺癌复发风险，甚至可以提高存活率。此外，*RET* 基因突变儿童患者应该行甲状腺全切术。甲状腺叶切除术的指征包括细针穿刺结果为良性、结节大小随时间推移而增加、压迫症状、美观以及单侧恶性病灶。美国甲状腺协会建议，若无甲状腺外延伸病灶或者非甲状腺髓样癌诊断者，并不需行预防性淋巴结清扫。

在对儿童患者进行术前评估时，完成全面的病史采集及体格检查十分重要。同时能够建立一对一的医患关系，增加信任感。我们需要站在患者的角度进行术前谈话以及手术方案的讨论。全面的体格检查需包括头颈部以及所有颈部淋巴结。还应该对发音、吞咽以及呼吸进行评估，如果患者年龄够大，需考虑喉部检查。在患者配合的情况下，可行经鼻纤维喉镜，否则行经皮喉部超声检查。经皮喉部超声是一种可行的、侵入性小的喉部评估方法，利用超声探头即可达到直视效果。术前基线嗓音评估可用于对术后发音需求及能力的评估。语言病理学（SLP）也是术前评估的重要内容。目前关注于儿童嗓音评估的团队十分罕见，但这一点却尤为重要。与成人患者相同，由专科医生和语言病理学团队在术前对儿科患者进行嗓音评估，能够从甲状腺外科的角度引出治疗目标及预后判断。

6.3 预后

儿童甲状腺全切术的预后取决于手术切除的完整性以及术者的经验。根据 Randolph 等的管理目标，甲状腺全切术势在必行，可降低患者的复发率。由经验丰富的手术医生进行甲状腺切除术，并发症的发生率可明显降低。在对 1800 名儿童患者的 20 多个病例系列报告进行的文献回顾中，永久性喉返神经损伤和甲状旁腺功能减退症的发生率与术者的手术经验丰富程度呈负相关。总之，儿童甲状腺恶性肿瘤的预后较好，其 10 年特异性存活率为 100%。2015 年 ATA 指南将儿童患者按风险等级分为：低、中、高。低危患儿术后无须行碘放射治疗，且不会显著改变特定疾病发病率及死亡率。儿童相比成人更易出现晚期疾病，包括转移性疾病，但其预后仍较成人好。肺转移患儿虽接受了大量的碘放射治疗，但相比成人而言，仍更稳定。

6.4 多学科合作团队

2015 年 ATA 指南强调了在甲状腺疾病患者管理过程中的 3 个重要方面，包括：①多学科合作团队共同参与；②由熟练者（每年 30 台或更多内分泌相关手术）进行手术能避免并发症的发生；③患儿由同一中心进行专业护理。这种儿童内分泌手术相关合作方法已得到美国甲状腺协会的认可，且推荐等级为 B（基于客观证据）。众所周知，熟练者可降低手术风险，所以精通小儿甲状腺切除术的医生需要坚持进行此类手术。经验丰富的外科医生可安全且完整切除甲状腺组织以及进行全面的淋巴结清扫，而不会留下残余病变。对家族性甲状腺癌（预防性或治疗性）进行甲状腺切除术时，若患者不希望术后进行放射碘治疗，手术熟练度尤其重要。同样，在必要的时候，外科医生需具备全面的基于分区的淋巴结清扫的能力。

术者经验对于儿童甲状腺疾病患者的预后十分重要。Tuggle 等通过运用 HCUP-NIS 分析 607 例进行甲状腺及甲状旁腺切除术的儿童患者的预后情况，发现由每年超过 30 台内分泌相关手术的熟练者进行手术能获得更好的预后，可使术后内分泌特异性相关并发症发生率低至 5.6%，其中儿外科医生为 11.0%，其他外科医生为 9.5%。通过多因素回归分析发现，术者经验为患者住院时间及住院费用的独立预测因素，而与术者专业种类无关。

术前须与患者及其家属进行详细沟通，包括手术风险、手术获益、替代方案以及是否进行全颈面部淋巴结清扫。手术风险包括但不仅限于出血、感染、甲状腺功能减退、嗓音变化、气道管理（困难气道必要时须行气管切开术）、术后甲状腺激素以及钙的补充。中央和侧颈淋巴结清扫的风险与成人相似，需与全面切除病变以达到局部区域控制的目标一起概述。术前检查须包含血清钙、甲状旁腺激素、维生素 D、白蛋白以及促甲状腺激素等基线指标。

6.5　小儿甲状腺切除术的麻醉

术前需要由专业的小儿麻醉师进行评估。儿童用药剂量及合适的气管导管型号十分重要。特别是低于术中需要使用 NIMS 气管导管进行喉返神经监测时，合适的导管型号通常需要由麻醉团队共同讨论决定。

6.6　手术方法及手术步骤
6.6.1　手术目标

儿童甲状腺切除术的手术步骤基本与成人相同。其手术目标为去除所有病灶，将甲状旁腺及喉返神经相关并发症发生率降至最低。对甲状腺解剖结构的精准掌握是手术成功的关键。细节决定成败。

6.6.2　麻醉

术前必须由专业的小儿麻醉团队进行评估，并在手术当日制定出适于年龄的麻醉方案。患者及其家属需要与麻醉师充分配合，可降低插管过程中的损伤。如需在术中使用 NIMS 进行神经监测，合适的插管深度十分重要。麻醉诱导后，在插管前需要

对导管位置进行确认。气管导管的型号取决于患者气管的直径，同时检查神经监测仪与肌电图之间的连接。进行切皮之前可静脉推注地塞米松（基于体重）。若进行中央和侧颈淋巴结清扫则需使用抗生素，通常甲状腺手术则无须常规使用。

6.6.3　切口选择

患者取合适体位并消毒铺巾。在皮肤自然褶皱处做一个 2~3cm 的横向切口。该位置在儿童患者中相较于成人不易发现。多处与环状软骨水平。尽管位置较高，但为甲状腺切除术的良好通道。

6.6.4　切开与皮瓣提起

切开皮肤，并提起皮瓣，上至甲状腺切迹，下至锁骨。为将带状肌分开，需沿中缝切开，将胸骨舌骨肌抬离胸骨甲状腺，然后将胸骨甲状肌与甲状腺叶分离。我们解剖的横向范围是两侧的颈动脉。手术须始终从病灶一侧开始，对于甲状腺癌，从较大的结节一侧开始。

6.6.5　松动甲状腺

一旦手术侧别确定，我们需从甲状腺包膜的侧面抬起筋膜，沿着气管从上叶到下叶进行分离。

6.6.6　关键步骤

手术关键步骤在甲状腺下方进行，在甲状腺悬韧带处将甲状腺从气管中线抬高，切除环甲肌前的喉前淋巴结和锥状叶。这样可以识别环甲肌、下缩肌和上极之间的低血管平面，即 Joll 空间。一旦该平面被钝性分离，有 85% 的可能可识别出喉上神经的外分支穿过下缩肌到达环甲肌组织。喉上神经外支走行有多种变异，解剖时刺激神经很重要（图 6.1）。然后可以沿着甲状腺包膜的平面取下上极，此时甲状腺可沿气管向内旋转。

6.6.7　喉返神经和甲状旁腺的识别

我们可在甲状腺中部区域识别喉返神经，沿切入点向上进行解剖，也可沿垂直于神经走行的甲状腺下动脉进行钝性分离。在识别甲状旁腺的同时也需要分离喉返神经，因为上甲状旁腺位于其深处和

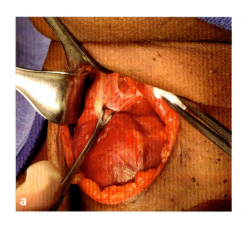
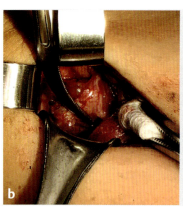

图6.1　a.病例1：甲状腺上极时喉上神经外支走行。b.病例2：甲状腺上极时喉上神经外支走行

尾部，下甲状旁腺则位于其表面。在取下甲状腺包膜时，我们识别并保留了上、下甲状旁腺的甲状腺下动脉蒂。不能原位保存的囊内甲状旁腺必要时在手术结束时切除并重新植入。

一旦喉返神经被确定，需从下至上进行分离，并谨慎取下甲状腺包膜。目前是保护喉返神经，在将甲状腺从Berry韧带内侧移开并旋转至气管上方时，需对其进行监测（图6.2）。

6.6.8　甲状腺与气管分离

喉返神经需用湿润Kitner保护，并将其向后推，以便切除Berry韧带中的所有组织。环甲膜、峡部边界以及环甲膜关节处需微双极止血。我们取下峡部、锥状叶、喉前淋巴结以及整个甲状腺。根据整个腺叶的大小，可整体或部分按顺序与气管分离。目标为全过程微出血，以保持组织平面的清晰识别。

6.6.9　标本取出、再植入及神经重评估

甲状腺一旦被取出，需对其结节数量及大小进行初步评估。另外，在解剖过程中黏附于甲状腺包膜上的甲状旁腺需小心识别，甚至其血供直接来源于甲状腺，此时需将其从包膜上剥离，并置于冰盐水中，以便再次植入。最后，要再次刺激迷走神经及喉返神经，并用纤维蛋白胶将其置于颈部两侧。

6.6.10　切口缝合

使用3-0 Vicryl缝线重新缝合颈前带状肌肉，并确保肌肉筋膜缝合恰当。在缝合皮肤之前，必须确

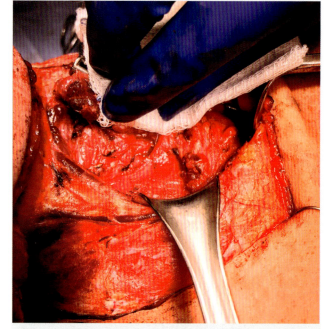

图6.2　分离甲状腺叶与气管，识别喉返神经

保皮下间隙无任何出血。在关闭切口前避免患者处于伸展位，并将组织黏合剂涂抹于皮肤边缘。

6.7　术后管理

术后管理中值得注意的是拔管时声带功能的完整性。术中神经监测信号丢失的情况发生较少，但如果存在，需行电子纤维喉镜检查以明确双侧真声带的活动度以及喉头水肿。下一步就是将患者安全转移至儿科或康复病房。住院期间需监测疼痛情况、口服入量以及血钙水平（每6~8h检测1次）。术后需立即检测甲状旁腺激素水平，并与术前对比。这有助于识别低钙血症及钙水平发展趋势。如果患儿行颈部淋巴结清扫，需常规使用引流管。对于侧颈

部手术患者，需在术后进行物理治疗以进行床旁运动锻炼。

　　术后患者需住院观察至少1天，如果引流量超过30mL/24h，可带管回家。住院期间钙相关检查决定返家后钙及骨化三醇的补充。术后3~5天可拔除引流管，随访时间为出院后2~3周。患者出院时需对其本人及家属进行详细健康指导，包括药物服用时间、剂量及依从性。还应包含日常活动限制、饮食甚至洗澡时间。术后家庭护理在术前沟通及出院指导时都十分重要。如果发生紧急情况，需电话联系。

6.8　结论

　　儿童甲状腺切除术需多学科合作和熟练者完成手术。在本中心，其手术方式与成人基本相同，全切具有低复发率的好处，但是需在儿童患者的长期预后之间找到平衡点。多学科合作团队对于医患沟通、患者满意度及预后都至关重要。本章节主要以上述目标对儿童甲状腺切除术进行探讨。

6.9　要点

a. 适应证：

　– Graves 病。

　– 有压迫性的良性结节。

　– 甲状腺乳头状癌、髓样癌及滤泡状癌。

　– MEN 综合征（预防性甲状腺切除）。

b. 禁忌证：

　– 医学并发症。

　– 年龄 < 18 个月。

　– 围术期风险高。

c. 并发症：

　– 低钙血症。

　– 声带麻痹。

　– 血肿 / 浆膜瘤。

d. 术前特殊注意事项：

　– 小儿麻醉团队。

　– 儿童护理团队。

　– 多学科合作团队（包括外科、内分泌科、肿瘤科、儿科等）。

　– 监护人知情同意。

e. 术中特殊注意事项：

　– 患者体位。

　– 气管导管型号。

　– 甲状旁腺定位。

　– 喉上神经完整性。

　– 喉返神经完整性。

f. 术后特殊注意事项：

　– 术后儿科专业护理。

　– 疼痛控制。

　– 康复训练。

　– 钙水平管理。

　– 甲状腺素及钙的补充。

　– 出院健康指导（包括活动、饮食、淋浴、疼痛控制及药物治疗）。

参考文献

[1] Haugen BR, Alexander EK, Bible KC, et al. 2015 American Thyroid Association Management Guidelines for Adult Patients with Thyroid Nodules and Differentiated Thyroid Cancer: The American Thyroid Association Guidelines Task Force on Thyroid Nodules and Differentiated Thyroid Cancer. Thyroid 2016;26(1):1–133.

[2] Hogan AR, Zhuge Y, Perez EA, Koniaris LG, Lew JI, Sola JE. Pediatric thyroid carcinoma: incidence and outcomes in 1753 patients. J Surg Res 2009;156(1):167–172.

[3] Wang TS, Sosa J. Who should do Thyroid Surgery? In: Hanks JB, and Inabet W, eds. Controversies in Thyroid Surgery. Switzerland:Springer International Publishing; 2016: 57–64.

[4] Francis GL, Waguespack SG, Bauer AJ, et al. Management Guidelines for Children with Thyroid Nodules and Differentiated Thyroid Cancer: The American Thyroid Association Guidelines Task Force on Pediatric Thyroid Cancer. Thyroid 2015;26(1):2016.

[5] Feinmesser R, Lubin E, Segal K, Noyek A. Carcinoma of the thyroid in children: a review. J Pediatr Endocrinol Metab 1997;10(6):561–568.

[6] Halac I, Zimmerman D. Thyroid nodules and cancers in children. Endocrinol Metab Clin North Am 2005;34(3):725–744, x.

[7] Josefson J, Zimmerman D. Thyroid nodules and cancers in children. Pediatr Endocrinol Rev 2008;6(1):14–23.

[8] Kloos RT, Eng C, Evans DB, et al; American Thyroid Association Guidelines Task Force. Medullary thyroid cancer: management guidelines of the American Thyroid Association. Thyroid 2009;19(6):565–612.

[9] Wu LS, Roman SA, Sosa JA. Medullary thyroid cancer: an update of new guidelines and recent developments. Curr Opin Oncol 2011;23(1):22–27.

[10] Prasad ML, Vyas M, Horne MJ, et al. NTRK fusion oncogenes in pediatric papillary thyroid carcinoma in northeast United States. Cancer 2016;122(7):1097–1107.

[11]Nikiforov YE, Rowland JM, Bove KE, Monforte-Munoz H, Fagin JA. Distinct pattern of ret oncogene rearrangements in morphological variants of radiation-induced and sporadic thyroid papillary carcinomas in children. Cancer Res 1997;57(9):1690–1694.

[12]Randolph G. Surgery of the Thyroid and Parathyroid Glands. Saunders; 2012.

[13]Handkiewicz-Junak D, Wloch J, Roskosz J, et al. Total thyroidectomy and adjuvant radioiodine treatment independently decrease locoregional recurrence risk in childhood and adolescent differentiated thyroid cancer. J Nucl Med 2007;48(6):879–888.

[14]Bilimoria KY, Bentrem DJ, Ko CY, et al. Extent of surgery affects survival for papillary thyroid cancer. Ann Surg 2007;246(3):375–381, discussion 381–384.

[15]Wong KP, Au KP, Lam S, Lang BH. Lessons Learned After 1000 Cases of Transcutaneous Laryngeal Ultrasound (TLUSG) with Laryngoscopic Validation: Is There a Role of TLUSG in Patients Indicated for Laryngoscopic Examination Before Thyroidectomy? Thyroid 2017;27(1):88–94.

[16]Kelchner LN, Brehm SB, de Alarcon A, Weinrich B. Update on pediatric voice and airway disorders: assessment and care. Curr Opin Otolaryngol Head Neck Surg 2012;20(3):160–164.

[17]Gourin CG, Tufano RP, Forastiere AA, Koch WM, Pawlik TM, Bristow RE. Volume-based trends in thyroid surgery. Arch Otolaryngol Head Neck Surg 2010;136(12):1191–1198.

[18]Thompson GB, Hay ID. Current strategies for surgical management and adjuvant treatment of childhood papillary thyroid carcinoma. World J Surg 2004;28(12):1187–1198.

[19]Tuggle CT, Roman SA, Wang TS, et al. Pediatric endocrine surgery:who is operating on our children? Surgery 2008;144(6):869–877, discussion 877.

[20]Clark OH, et al. Textbook of Endocrine Surgery. 3rd ed. Jaypee Brothers Medical Publishing; 2016.

[21]Noureldine SI, Genther DJ, Lopez M, Agrawal N, Tufano RP. Early predictors of hypocalcemia after total thyroidectomy: an analysis of 304 patients using a short-stay monitoring protocol. JAMA Otolaryngol Head Neck Surg 2014;140(11):1006–1013.

[22]Al Khadem MG, Rettig EM, Dhillon VK, Russell JO, Tufano RP. Postoperative IPTH compared with IPTH gradient as predictors of post-thyroidectomy hypocalcemia. Laryngoscope 2018; 128(3):769–774.

第 7 章　儿童甲状腺癌颈淋巴结清扫术

Vaninder K. Dhillon, Jonathon O. Russell, Ralph P. Tufan

摘要

　　本章总结了儿童甲状腺癌颈淋巴结清扫术的指导方针、技术和外科手术相关事宜。基于儿童甲状腺癌淋巴结转移的病理生理学，以及 2015 年美国甲状腺协会（ATA）指南，我们讨论在儿童人群中实施中央和侧颈淋巴结清扫术的细微差别。儿童颈淋巴结清扫术和原理与成人相似。本研究强调经验丰富的内分泌科医生的专业知识在儿科甲状腺癌患者进行颈淋巴结清扫手术中的重要性，确保在颈部全面的清扫术能够安全成功地完成。对于接受甲状腺切除术的患者，一支熟悉护理和管理以儿科为中心的患者群体的多学科团队对整体护理至关重要。

关键词

　　颈淋巴结清扫术，儿童甲状腺癌，儿科患者，多学科团队，内分泌科医生，外科技术，外科手术相关事宜，淋巴结转移

7.1　引言

　　小儿颈淋巴结清扫术主要应用于甲状腺恶性肿瘤。对于具有淋巴结转移证据的高分化甲状腺癌，必须进行甲状腺全切术和受累区域的颈淋巴结清扫术才能很好地治疗。传统上，由经验丰富的外科医生进行甲状腺全切术是最佳的治疗方法，并根据需要进行颈淋巴结清扫术以切除局部淋巴结。对恶性甲状腺疾病进行颈淋巴结清扫术旨在确保所有肉眼可见的实体肿瘤，以及经常出现的显微镜下的癌症病灶等，能够通过手术的方法完全切除。完整地切除高分化甲状腺癌的所有组织，可以提高放射性碘消融治疗的疗效，并且能通过血清甲状腺球蛋白水平来监测肿瘤是否复发。最近一篇关于儿童分化型甲状腺癌（DTC）的医疗管理的综述对这种方法持支持态度。

　　本章讨论了颈淋巴结清扫术对于恶性甲状腺疾病的重要性，包括中央颈部和侧颈。本章将概述颈淋巴结清扫术的适应证，以及对儿科患者颈部疾病的注意事项。本中心将会发起一项关于手术方法和主要步骤的讨论。同时也会讨论与颈淋巴结清扫术相关并发症的重点。

7.2　儿童甲状腺恶性肿瘤颈淋巴结清扫术指南

　　儿童甲状腺恶性肿瘤的颈淋巴结清扫术指征与成人相似，但儿童淋巴结病变的怀疑指数应该更高。根据美国甲状腺协会（ATA）的研究，与成人相比儿童甲状腺癌周围淋巴结转移的可能性更高。应对诊断为甲状腺癌的儿科患者有无转移灶进行综合评估，包括颈部淋巴结的超声检查以及颈部和胸部的 CT 检查，以明确咽后部以及远处是否存在转移。虽然后者可能无法接受手术干预，但前者在具有手术指征时，通常需要一位经验丰富且细心的外科医生进行管理。甲状腺癌颈淋巴结转移的患者应接受颈全清扫术。儿童甲状腺髓样癌患者应像成人一样预防性行颈双侧中央区淋巴结清扫术，因为中央颈部淋巴结转移的风险高达 80%~85%。对于有多发性内分泌瘤综合征（MEN）家族史的儿科患者，建议行预防性甲状腺切除术，但目前尚无指南建议对这一类型的患者进行预防性颈淋巴结清扫术。与一个多学科团队进行讨论后，我们认为在决定此类患者是否需要进行预防性中央颈淋巴结清扫术之前，应综合考虑年龄、降钙素水平、检查结果和 *RET* 突变等因素。

7.3　颈淋巴结清扫术的解剖

　　儿童患者的颈部解剖结构与成人的一样，但也有一些例外。虽然儿童的气管较成人可能更短，颈部较肥胖，但在儿童颈淋巴结清扫术中，颈部解剖结构中的淋巴结的位置和分区是一样的。颈淋巴结清扫术分为多个淋巴结切除区域。淋巴结清扫分区有利于完整切除所有病灶。颈部大致可分为颈中央区和颈侧区。ATA 将颈中央区定义为以颈动脉为外侧边界，上邻舌骨、下邻胸骨切迹的区域。以气管骨架为中心可将颈部中央区分为左右两侧。由于右

颈喉返神经走行偏斜，不位于食管肌层水平，因此颈中央区淋巴结清扫术采用的方式也略有不同，要根除右颈中央区的淋巴结则需要充分分离喉返神经，切除神经尾侧和头侧的淋巴结和纤维脂肪组织。相反，若左颈中央区的纤维脂肪组织位于喉返神经的头侧，则无须分离喉返神经。因此，颈淋巴结清扫术还必须考虑喉返神经损伤的影响及其声嘶的发生率。年轻患者的甲状旁腺未发育成熟，颜色接近半透明，难以识别，所以这类人群的颈中央区淋巴结的清扫更为复杂。

另外，颈侧区为 1~5 区。据负责颈侧区淋巴结清扫术的 ATA 任务小组介绍，如果 2~4 区发现病变，那么就需要分区切除 2A~5B 的范围。2 区以副神经（CN XI）为界分为 2A 和 2B。5 区可同样以副神经为界，但更常见的是根据环状软骨的位置进行分区。通常，除非患者的相邻淋巴结区（即 2A）出现病变，否则无须解剖 2B 和 5A。对于颈侧区淋巴结肿大、颈中央区无病变的儿童患者，最常用的手术方式是从颈侧区淋巴结的侧面行中央区淋巴结清扫术。淋巴结易发生"跳跃式"转移，如果累及颈部侧区，颈部中央区发生病变的风险率则达 20%~40%。尽管很多外科医生认为，隐匿性疾病的发病率本来就高，所以该风险率是合理的，但是行预防性颈中央区淋巴结清扫术的决定还是要谨慎考虑。

在行颈淋巴结清扫术时，颈部任何区域都必须要充分暴露，分区进行清扫。对于颈中央区淋巴结清扫术，上至舌骨下至胸骨切迹都需进行暴露，清晰显示无名动脉。在颈部侧区，清晰显示副神经（CN XI）有助于确定 2A（尤其是 2B）的区域。如果 5 区发生病变，就需要移位副神经，才能完全切除胸锁乳突肌后方至斜方肌处的病变。

7.4 儿童颈淋巴结清扫术注意事项

应为每位儿童患者制定个性化的治疗方案。在对儿童患者的病情进行评估和讨论时，务必考虑每位儿童患者的年龄和发育情况。拥有一个多学科团队（包括儿科内分泌专家、肿瘤专家以及所有医疗辅助人员如言语治疗师，心理学专家和护理人员）也很重要，多学科团队可以对患者医疗护理，患者

期望和建议进行讨论，并为每名患者及其家属制订强有力的治疗计划。如果儿童患者的健康状况和局限性因素限制淋巴结的全切范围，则可能要对已确诊的颈部病变进行定向成像检查，但必须由多学科团队决定是否要进行这一检查。ATA 强烈建议有必要执行这种共同决策。共同决策在术前和术后阶段都非常重要。如前所述，对于所有接受颈淋巴结清扫术的患者我们都应做类似考量。

在术前评估时，儿童患者要考虑以下因素：
- 声带发音情况、发音需求和任何术前嗓音问题。
- 呼吸道（问题）。
- 颅面骨畸形。
- 体力活动和营养基线水平。
- 愈合潜力。
- （患者和家属的）期望。
- 药物和术后并发症。
- 遗传因素（RET 原癌基因突变、出血性疾病等）。

7.5 术中注意事项

- 用于术中神经电生理监测（IONM）的气管导管的类型和尺寸。
- 颈淋巴结清扫术期间甲状腺组织纤维化和浸润程度。
- 手术期间监测喉返神经的状态（使用 IONM 技术）。
- 甲状旁腺状态和脉管系统。
- 颅神经。
- 胸导管。
- 血管结构，包括大血管。

7.6 术后注意事项

- 疼痛管理。
- 声带无力，语音质量。
- 甲状旁腺功能减退与补钙需求。
- 甲状腺功能减退。
- 活动水平、物理康复治疗 / 职业康复疗法。
- 营养状况。
- 社会心理因素。
- 吞咽困难。
- 进一步治疗的必要性，如放射性碘治疗（RAI）。

7.7　手术方法

儿童颈部手术入路与成人相似。我们遵守 ATA 外科事务委员会关于颈中央区和颈侧区淋巴结清扫术指南。对于每一位颈淋巴结清扫术患者，我院会在术前对其颈部和胸部进行计算机断层扫描（CT），全面评估患者的颈部解剖结构，以指导手术入路解剖。术前 CT 检查尤为重要，它可以找出术前超声检查未能发现的结节。第 7 节段解剖区（胸骨后方）以及咽后淋巴结是 CT 检查的特定病灶区，可以通过术前合理的计划来设计颈部入路进入这些区域。儿童患者的体位也很重要，俯卧抬头和颈部活动要与儿童的体型、身体习性和灵活性相协调。颈部手术入路概述如下，分为多个部分。

7.7.1　颈中央区淋巴结清扫术

可经甲状腺切口抵达颈中央区（图 7.1）。利用甲状腺切除术入路，我们将颈动脉鞘内容物转移到侧面，先对颈动脉进行清扫，再清扫颈中央区淋巴结。我们向下解剖至无名动脉水平，向上分别解剖至各自一侧的环状软骨水平。确定喉返神经，并在喉返神经上继续清扫，清扫喉返神经与气管间的纤维脂肪组织。颈部右侧淋巴结组织位于喉返神经的

尾侧和头侧，因此要先移位右侧喉返神经，才能切除气管内侧的纤维脂肪组织。因此，会舍弃感觉神经分支，但幸运的是，术后并发症发生率并不会增加。颈右侧区的后界是食管肌层，必须清除该肌层结构上的所有纤维脂肪组织。在侵袭性疾病的罕见病例中，我们可以小心切除食管肌层。如果切除食管肌层导致食管缺损，应首先将其闭合，同时翻转黏膜。手术清扫范围上至甲状腺下动脉（即给甲状旁腺上段供血的主干）。必须保留这根主干才能保证甲状旁腺组织上段血管的完整性。完全的右颈中央淋巴清扫术的例子可以在图 7.2 中看到。相较于甲状旁腺上段，甲状旁腺下段的位置难以确定，因此切除下甲状旁腺是颈中央区淋巴结清扫术中一种很常见的做法。在儿童颈淋巴结清扫术中更是如此。位置确定后，夹住下甲状旁腺，将其从最终样本中移走，然后在手术结束时再将其重新植入。植入前，它们通常被保存在无菌冰上。因为一旦开始手术，我们就很难找到这些下甲状旁腺，如果在手术（例如甲状腺切除术中）早期找到了这些腺体，我们可以预防性地对其进行采集。颈淋巴结清扫术期间我们利用术中神经电生理监测（IONM）技术评估喉返神经的完整性。要保护声带功能，在整个手术过程中必须维持稳定的迷走神经和喉返神经刺激。如果失去信号，为了避免行气管造口术，手术就可能需要分期进行，这个决定需要医生与患者商量后才能执行。气管造口术对这类患者并非没有风险，如果

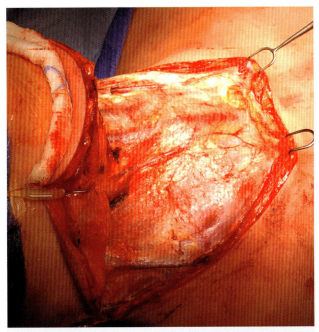

图 7.1　双侧或单侧颈甲状腺全切除术中将颏下颈阔肌皮瓣牵起

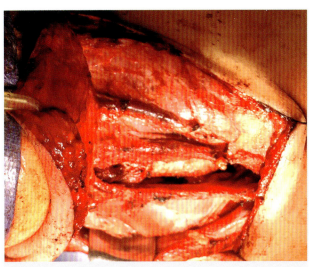

图 7.2　右颈中央淋巴结清扫术

并未观察到神经的生理活动但医生可以确认神经是完整的，这种情况下，分期执行对侧甲状腺切除术或颈中央区淋巴结清扫术可能更为合适。

7.7.2 颈侧区淋巴结清扫术

经术前评估，对于颈侧区有病灶证据的患者，其颈侧区淋巴结清扫范围包括2A~5B。延长甲状腺切除术的切口作为颈侧区淋巴结清扫术的切口，大约延长至胸锁乳突肌中部。为了美观，切口沿着正常皮肤的皱纹，而不是做标准的围裙样弯曲切口。如果累及2B，则可能需要以更为垂直的方向进一步延长切口，以充分暴露颈部区域。我们先将颏下颈阔肌平面向上提升至下颌角下方，离下颌角1~2指宽，向下牵引至锁骨水平。在下颌下腺的下缘切开颏下颈阔肌筋膜（同样，下颌骨下方1~2指宽，目的是保护下颌缘神经），确定二腹肌通道的位置，沿着它从侧面抵达颈内静脉。然后还可以找到位于二腹肌肌腱后方的舌下神经。之后，向内侧切开胸锁乳突肌，这样就可以向内侧提升纤维脂肪组织。从内侧到外侧，向颈内静脉方向追踪副神经，以确定2A的位置。确定2A和2B的界线后，我们可以使用止血手术刀片或其他解剖仪器继续向下清扫至颈底。在手术过程中，我们将副神经移到2B节段上方，再从胸锁乳突肌内侧缘向下进入到已提升的2B~5B节段。我们可以快速移除纤维脂肪组织，并确定颈神经根。沿着神经根向下，使用术中神经监测仪进行监测，可以保护颈底的内容物，包括第4节段的膈神经和臂丛。确定并标记了肩胛舌骨的位

置，在第3~4节段的连接处沿对角线方向进行横切，并且能够在该颈部下方其他部分进行清扫时将其移位和缩回，尽最大限度保留它。在第4节段的下方，我们清扫并保留了颈横血管，当我们向颈内静脉内侧移动时找到了胸导管。使用血管闭合系统、手术扎带或手术夹移除所有可能累及颈内静脉附近的胸导管的淋巴管，目的是闭合这些结构，防止潜在渗漏。然而，手术夹可能会给后续的影像学检查和病情随访造成很大的困难，所以一些作者并不推荐使用手术夹。一旦颈下部发现颈内静脉，就要将纤维脂肪组织向颈内动脉、迷走神经和静脉的内侧提起（图7.3），向内侧提起后我们就可以在颈内静脉的前缘停留，切除2A/2B节段，切除颈带肌肉上方的组织，最后切取标本。对于任何隐匿性淋巴结病，颈后动脉位置的评估很重要。切除胸锁乳突肌后方的5B节段内的所有纤维脂肪组织也很重要。如果累及5A节段，我们将计划清扫胸锁乳突肌至斜方肌处的副神经，将其移位，以便切除该颈部区域。这可能会增加副神经的牵引力，但我们的目的是要保持副神经完好无损。图7.4示颈侧区淋巴结清扫术已完成。术终时我们做了Valsalva试验，以确定患者是否出现乳糜漏或大血管出血。刺激迷走神经、副神经、舌下神经和膈神经等所有神经，以最后确认患者的生理功能，然后继续闭合颈部。每次手术时，我们都在颈侧区放置一根10号Blake引流管，将其缝合在皮肤上。采用3-0 Vicryl缝线完成皮下闭合，可以用单乔（一种可吸收缝线）在皮下闭合皮肤。在切口上方涂抹真皮胶黏剂。

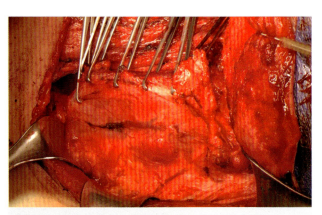

图7.3 颈动脉鞘上方将颈底内侧纤维脂肪组织牵起

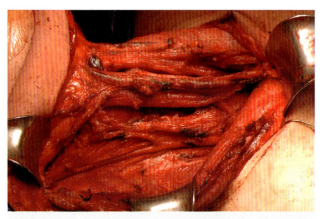

图7.4 确定界标和完成清扫后的右颈侧区淋巴结清扫术（2A/B~5B）

7.7.3　术后监测

术后我们对患者进行监测，血肿、颅神经麻痹（最常见的是肩无力）和乳糜漏是颈侧区淋巴结清扫术最常见的并发症，需要由相关儿科工作人员和负责儿童疼痛管理的团队对患者进行止痛。重要的是，术后患者要尽早接受康复服务，如物理治疗，练习行走，适当活动。如果切除了5A节段，那么在恢复早期，我们应降低物理治疗的活动阈值，但我们会对所有颈侧区淋巴结清扫术患者进行常规的物理治疗和职业治疗。儿童可有规律饮食，通过经口进食可以监测患者的乳糜情况。只要每日输出量＞30mL，就不要取出Blake引流管，如有必要，只要父母和看护人充分接受了护理方面的指导，儿童患者无须拆除引流管也可以回家。综合考虑患者的整体情况、恢复期内期望的建立以及父母在家护理孩子的方便程度，如果符合要求，术后第2天患者就可以出院回家。

7.7.4　甲状旁腺自体移植术

如前所述，如果在行颈中央区淋巴结清扫术时移走了甲状旁腺，甲状旁腺自体移植术则是常见的重新植入甲状旁腺的方式。切除和再植甲状腺旁下腺切除是很常见的做法。我们的常规做法是，在最终的样本送去病理检查前，会对其进行检查，确定其是否存在甲状旁腺组织。我们可以将疑似甲状旁腺组织送去冷冻进行确诊，在手术结束时再将它重新植入。甲状旁腺自体移植术的步骤是：切开同侧胸骨锁乳突肌（或完好无损的胸骨乳突肌，如果需要行清扫术），在乳突肌内创建一个"口袋"，将甲状旁腺组织放入其中。我们切碎了甲状旁腺组织，将其放入口袋，用3–0 Vicryl缝线缝合肌肉和闭合的上覆筋膜，然后夹住两侧以便识别。

7.8　结论

儿童颈淋巴结清扫术是甲状腺恶性肿瘤患儿的重要手术治疗方法。儿童颈部入路与成人相似，但综合入路与低发病率之间的平衡能力取决于外科医生的经验和技术，技术高超的外科医生熟悉侧颈区的解剖结构及其细微差别。淋巴结转移率也很重要，因为在某些病例中，低转移率与复发率增高有关。在儿童甲状腺切除术中，我们要以多学科协作的方式重视患者及其家属的目标和期望，并尽可能地让儿童患者自己参与护理。本章旨在概述患者及其家属的期望以及手术技巧，让儿童获得最佳的手术治疗效果。

7.9　要点

a. 适应证：

– 应对所有患儿行颈部超声及CT检查，以全面评估患者颈部是否存在转移性疾病。

– 颈部患有转移性疾病的所有患者都应接受相应的颈淋巴结清扫术。

b. 禁忌证：

– 不能行外科手术的疾病。

– 不能手术的医学共存病。

– 手术风险高于预后益处。

c. 并发症：

– 疼痛。

– 瘢痕。

– 感染。

– 声音嘶哑或变声。

– 吞咽困难。

– 声带麻痹。

– 气道损害。

– 甲状旁腺机能减退。

– 甲状腺功能减退。

– 胸导管损伤。

– 心理社会困难（应对）。

– 营养状况。

– 术后活动能力差/康复潜力差。

– 伤口愈合不良。

– 复发。

d. 术前特殊注意事项：

– 声带发音情况、发音需求和任何术前嗓音问题。

– 呼吸道（问题）。

– 颅面骨畸形。

– 体力活动和基线营养水平。

– 预后。

– （患者和家属的）期望。

– 用药和医学共存病。

– 遗传因素（*RET* 癌基因突变，出血素质等）。

e. 术中特殊注意事项：

– 用于术中神经电生理监测（IONM）的气管导管的类型和尺寸。

– 手术期间甲状腺纤维化和浸润程度。

– 手术过程中监测喉返神经的状况（使用 IONM 技术）。

– 甲状旁腺状态和脉管系统。

– 颅神经。

– 胸导管。

– 血管结构，包括大血管。

f. 术后特殊注意事项：

– 疼痛控制。

– 声带无力，语音质量。

– 甲状旁腺功能减退和补钙需求。

– 甲状腺功能减退。

– 活动水平，物理康复治疗 / 职业康复治疗。

– 营养状况。

– 社会心理因素。

– 吞咽困难。

– 进一步治疗的必要性，如放射性碘治疗（RAI）。

参考文献

[1] Jin X, Masterson L, Patel A, et al. Conservative or radical surgery for pediatric papillary thyroid carcinoma: a systematic review of the literature. Int J Pediatr Otorhinolaryngol 2015;79(10):1620–1624.

[2] Rivkees SA, Mazzaferri EL, Verburg FA, et al. The treatment of differentiated thyroid cancer in children: emphasis on surgical approach and radioactive iodine therapy. Endocr Rev 2011;32(6):798–826.

[3] Vermeer-Mens JC, Goemaere NN, Kuenen-Boumeester V, et al. Childhood papillary thyroid carcinoma with miliary pulmonary metastases. J Clin Oncol 2006;24(36):5788–5789.

[4] Diesen DL, Skinner MA. Pediatric thyroid cancer. Semin Pediatr Surg 2012;21(1):44–50.

[5] Scholz S, Smith JR, Chaignaud B, Shamberger RC, Huang SA. Thyroid surgery at Children's Hospital Boston: a 35-year single-institution experience. J Pediatr Surg 2011;46(3):437–442.

[6] Francis GL, Waguespack SG, Bauer AJ, et al; American Thyroid Association Guidelines Task Force. Management guidelines for children with thyroid nodules and differentiated thyroid cancer Thyroid 2015;25(7):716–759.

[7] Welch Dinauer CA, Tuttle RM, Robie DK, McClellan DR, Francis GL. Extensive surgery improves recurrence-free survival for children and young patients with class I papillary thyroid carcinoma. J Pediatr Surg 1999;34(12):1799–1804.

[8] Kloos RT, Eng C, Evans DB, et al; American Thyroid Association Guidelines Task Force. Medullary thyroid cancer: management guidelines of the American Thyroid Association. Thyroid 2009; 19(6):565–612.

[9] Carty SE, Cooper DS, Doherty GM, et al; American Thyroid Association Surgery Working Group. American Association of Endocrine Surgeons. American Academy of Otolaryngology-Head and Neck Surgery. American Head and Neck Society. Consensus statement on the terminology and classification of central neck dissection for thyroid cancer. Thyroid 2009;19(11):1153–1158.

[10] Scollo C, Baudin E, Travagli JP, et al. Rationale for central and bilateral lymph node dissection in sporadic and hereditary medullary thyroid cancer. J Clin Endocrinol Metab 2003;88(5):2070–2075.

[11] Pai SI, Tufano RP. Central compartment neck dissection for thyroid cancer: technical considerations. ORL J Otorhinolaryngol Relat Spec 2008;70(5):292–297.

[12] Stack BC Jr, Ferris RL, Goldenberg D, et al; American Thyroid Association Surgical Affairs Committee. American Thyroid Association consensus review and statement regarding the anatomy, terminology, and rationale for lateral neck dissection in differentiated thyroid cancer. Thyroid 2012;22(5):501–508.

[13] Farrag T, Lin F, Brownlee N, Kim M, Sheth S, Tufano RP. Is routine dissection of level II-B and V-A necessary in patients with papillary thyroid cancer undergoing lateral neck dissection for FNA-confirmed metastases in other levels. World J Surg 2009;33(8):1680–1683.

[14] Park JH, Lee YS, Kim BW, Chang HS, Park CS. Skip lateral neck node metastases in papillary thyroid carcinoma. World J Surg 2012;36(4):743–747.

[15] Schneider DF, Mazeh H, Chen H, Sippel RS. Lymph node ratio predicts recurrence in papillary thyroid cancer. Oncologist 2013;18(2):157–162.

第 8 章　儿童腮腺切除术

Darrin V. Bann, Meghan Wilson

摘要

　　与成人相比，儿童腮腺出现肿瘤病变的情况较少，相反由感染或炎症引起病变可能性更大。通常可以结合影像学检查和细针穿刺活检来确定病因。只要外科医生了解儿童与成人的面部神经解剖位置的重要差异，就可以安全有效地进行手术。

关键词

儿童腮腺切除术，小儿腮腺切除术，腮腺肿块，面神经解剖

8.1　引言

　　与成人相比，儿童腮腺病变并不常见。尽管如此，儿童腮腺仍有可能存在多种疾病，其中很多需要手术干预治疗。只要了解儿童和成人之间重要的解剖结构差异，儿童腮腺手术就能安全进行且具有良好的治疗效果。本章的目的是回顾儿童腮腺的解剖结构和发育情况；概述影响儿童腮腺的常见病理；为安全有效地进行儿童腮腺手术提供指导。

8.2　解剖学与胚胎学

　　全面了解腮腺、面神经和乳突骨的胚胎学和解剖学对安全有效实施儿童腮腺手术至关重要。更重要的是，儿童和成人之间存在一些解剖学差异，应视为手术计划和手术入路的一部分加以考虑。

　　与唾液腺一样，腮腺是由口腔外胚层残留物衍生而来的，最初出现在妊娠的第4~6周之间。这些外胚层残留物穿过周围的中胚层，呈树枝状分支，随后形成腺泡。发育中的面神经在妊娠第7周左右到达腮腺，到第11~12周时，面神经已完全被腺体实质包裹。由于扩张的腮腺实质包裹着面神经，所以腮腺的浅叶和深叶之间并没有真正的"平面"。头颈部淋巴管发育过程发生在妊娠12~14周之间，在腮腺被周围间质和颈深筋膜包裹之前。虽然腮腺是胚胎发育的第一大唾液腺，但它却是最后一个被筋膜包裹的主要唾液腺。因此，腮腺是唯一一种在腺实质内含有淋巴结的唾液腺。通常，腺体浅部有2~20个结节，腺体深部有1~4个结节。

　　腮腺的唾液是通过Stensen导管排出的，导管从腺体的前外侧表面起始，向前移至咬肌表面，然后在咬肌前缘内侧转弯，穿过咬肌，进入口腔。Stensen导管开口通常位于上颌第二磨牙对面。在高达21%的患者中，沿着Stensen导管可以找到其分离的副腮腺。

　　腮腺分泌的唾液大多为浆液性，几乎占刺激唾液分泌的一半。相比之下，静息唾液分泌只占30%~40%。腮腺的唾液流量由副交感神经和交感神经支配调节。腮腺的副交感神经支配起源于髓质中的涎核。这些纤维与颅神经Ⅸ一起经颈静脉孔离开颅骨。与Jacobsen神经一样，离开舌咽神经，然后通过鼓室下套管重新进入颅骨，并与鼓室神经丛一样穿过中耳腔。这些神经汇合成岩小神经，通过卵圆孔离开颅底。突触前纤维在耳神经节内突触，突触后纤维与耳颞神经一起支配腮腺实质。腮腺的节后交感神经通过颈上神经丛支配腮腺实质。副交感神经刺激产生大量低蛋白的浆液性唾液，而交感神经刺激产生少量且数量可变的稠密唾液。

　　如上所述，面神经与腮腺密切相关。在成人患者中，腮腺外科手术时，可以利用明确的解剖标志来识别面神经主干（表8.1）。但儿童患者的面神经要比成人浅得多，通常位于皮下组织的深处。此外，对于乳突气化不良的幼儿，其面神经从茎乳孔到腮腺的走行呈更为突变和横向的特点。根据3例死产婴儿的尸体解剖结果，Farroir和Santini建议在软骨耳道、胸锁乳突肌前缘和二腹肌交界的三角区域内寻找游离茎乳孔的面神经（表8.1）。虽然健康新生儿茎乳孔远端的面神经主干的长度仍未明确，但胚胎学相关研究表明，面神经主干的长度范围为9~26mm。Davis等在1956年对350个半侧颅面进行解剖，根据解剖结果首次描述了面神经的分支模式。面神经通常分成上、下两干（80%），但也能找到3根分叉部（20%）（图8.1），上下干的吻合情况较为复杂。需要注意的是，与成人相比，儿童面神

经的下颌缘支在下颌骨上的走行更为突出。

儿童与成人面神经颅外走行不同很大程度上是由于儿童乳突相对缺失所致。乳突窦是第一个发育的气室,在妊娠第 21~22 周时就能够被识别出,到第 34 周时就可以发育完全。儿童出生时,窦部通常是唯一发育完全的气室,面积为 2.9cm²。6 岁时,乳突将以每年约 1cm 的速度生长,此时它会逐渐增大,直到达到成人尺寸(约 12cm²)。随着乳突气房系统的尺寸和体积不断增加,面神经在乳突尖端和耳屏软骨后方偏向内侧走行。因此,在朝着儿童患者面神经的预期走行进行清扫时,必须要考虑患者的年龄和乳突发育程度。

表 8.1　识别面神经主干的标志和方法

年龄较小的孩子	年龄较大的儿童和成人
三角区的分界: – 软骨耳道(上方) – SCM 前缘(后方) – 二腹肌后腹(下方) 确定周围分支并向后方追溯	指腹前、下、深 1cm 距鼓室乳突缝线 6~8 mm 深 确定周围分支并向后方追溯

8.3　患者评估
8.3.1　病史和体格检查

评估小儿腮腺疾病需要结合患者的详细病史,包括病程、发病时间、病期、疾病严重程度和症状

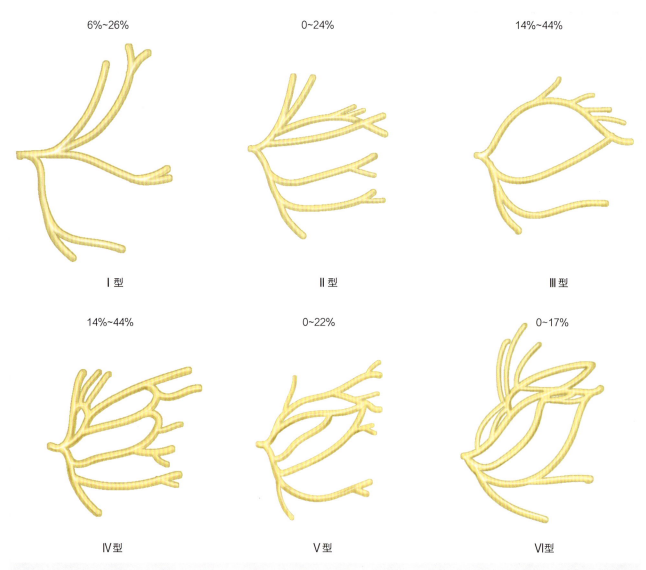

6%~26%　　　　　　0~24%　　　　　　14%~44%

Ⅰ型　　　　　　　Ⅱ型　　　　　　　Ⅲ型

14%~44%　　　　　　0~22%　　　　　　0~17%

Ⅳ型　　　　　　　Ⅴ型　　　　　　　Ⅵ型

图 8.1 Davis 等描述的面神经分支方式。每张插图上方均标有每种分支模式的百分比。Ⅰ型:面神经上干和下干之间无吻合;Ⅱ型:仅上干分支之间吻合;Ⅲ型:上干和下干之间单支吻合;Ⅳ型:Ⅱ型与Ⅲ型合并;Ⅴ型:上干和下干之间双支吻合;Ⅵ型:两干之间多次复杂吻合

出现概率。围产期出现腮腺肿大是先天性病变的典型表现，而缓慢增长的无痛性肿块，尤其是在年龄较大的儿童患者中，该疾病发展为恶性肿瘤的可能性更大。相反，患者如果出现急性肿胀，有疼痛感，特别是还伴有发热，则说明该疾病具有一定的传染性或炎症性病因。评估时还应该考虑患者的口腔分泌物的性质和量。父母可能会认为患儿流涎是由于唾液分泌过多引起的，但其常见原因是患儿无法清除口腔分泌物所致，也可能与潜在性神经肌肉疾病有关。另外，如果唾液分泌减少，尤其是还伴有干眼症或龋齿，则为自身免疫性疾病的可能征兆。单侧症状通常提示先天性、传染性、肿瘤性或创伤性疾病，而双侧或多腺体受累则多为全身性自体免疫疾病或炎症性疾病的表现。存在外伤史说明患者可能发生腮腺导管破裂。

腮腺病变检查通常应先全面检查患者头颈部，包括双手触诊腮腺。检查医生要注意腮腺的大小、对称性、平滑度和活动性，以及是否有结节、压痛和上覆皮肤改变。应仔细检查颊黏膜，找到 Stensen 导管开口和可能导致导管阻塞的瘢痕、病变或咬痕。从下颌骨角度开始，自上而下按摩腺体以分泌唾液，同时注意唾液量、透明度和黏稠度。如果唾液没有流动，则说明腮腺导管阻塞，唾液化脓则是细菌性腮腺炎的典型表现。Stensen 导管口出现红斑、分泌透明唾液，则提示病毒性涎腺炎。对于儿童患者特别是不能或不愿意听从命令的儿童患者，面神经功能的综合性评估有时具有一定的挑战性，但面神经功能的分析和记录对于腮腺病变的评估至关重要。实性腮腺病变在儿童患者中发展为恶性肿瘤的可能性较大。对于那些有肿块增长缓慢伴面神经衰弱病史的患者应及时警惕恶变发生的可能性。

8.3.2 实验室检查

完整的病史和全面的体格检查将为实验室检查提供需求指导。人们对感染病因的关注度说明了白细胞计数、红细胞沉降率和 / 或 C- 反应蛋白水平评估的必要性。相反，自身免疫性疾病病因的关注度说明我们有必要通过血清学试验来评估干燥综合征或结节病。囊性多腺体肿大提示人类免疫缺陷病毒（HIV）相关唾液腺疾病，患者必须及时接受 HIV

检测。腮腺炎血清学试验也可能是有意义的，特别是腮腺肿大的未接种疫苗的儿童。

8.3.3 影像学检查

超声检查仍然是儿童腮腺病变的主要影像学检查方式，因为它价格低廉，适用范围广，而且无辐射。此外，超声检查可以快速对清醒的患者进行，有可能避免了镇静的需要。值得注意的是，超声评估很大程度上依赖于操作者，因此检查结果的准确度可能会有很大差异。有经验的操作者通过超声能够发现大于 2mm 的涎腺，有助于区分良性病变和恶性病变。还有一点需要警惕的是，对于腮腺实体瘤的诊断，这种检查方法的特异性和准确率较低，尽管目前已经研究出了半定量超声算法，可以更容易区分良性和恶性实体肿块。

超声成像的同时还可以进行超声引导下细针穿刺活检（FNAB），虽然可能需要对患者特别是儿童使用镇静剂，但这是超声检查的一个独有优势。最近的一项 Meta 分析表明，FNAB 的敏感性和特异性分别为 88% 和 99.5%，非诊断性或不确定性细胞学检查的概率为 19%。当专门应用于儿童患者时，Lee 等的一项小型研究表明，FNAB 的敏感性为 100%，阳性预测值为 85%，腮腺良性病变诊断的准确率为 85.7%。对于超声检查方式能完整观察到的且经 FNAB 确诊为良性的浅表病灶，在行切除手术前通常无须再进行影像学检查。必须要注意的是：FNAB 禁用于检查血管性病变，因为在检查时患者可能存在出血的风险。

作为一种初步诊断方法，超声检查具有一定的优势和实用性，但对于深叶病变、咽旁间隙受累、颈淋巴结肿大和颅底病变，通常还需要结合其他的影像学检查方式来进行评估。造影剂和非造影剂计算机断层扫描（CT）通常是检测疑似炎症或阻塞性疾病的首选检查方法，包括涎石症、涎腺炎、舌下囊肿和脓肿。CT 检查有很多优势，其中包括提供全面的解剖结构细节以及不依赖于操作者的图像采集，可对病变和其周围结构进行无偏差分析。此外，现代 CT 扫描仪的图像采集速度极快，因此通常无须使用镇静剂。使用 CT 扫描有一个重要的问题，检查时电离辐射可能会导致患者尤其是儿童患者发展为继发性恶性肿瘤。多项大型研究考察了因 CT 扫描导致儿童患者发生恶性肿瘤的风险性。研究表明，在 10 年的随访中，每 10 000 例接受过 CT 扫描的 10 岁以下的患者中，有 1 例患者发展为恶性肿瘤。虽然继发性恶性肿瘤的发生率低，但其风险和益处不容忽视，应谨慎考虑，要利用减少剂量的方式来降低相关风险。

在腮腺实性肿块病例中，恶变是一个值得我们关注的问题，磁共振成像（MRI）是其首选的影像学检查方法。MRI 检查的软组织分辨率高，可用于确定肿瘤边缘和浸润深度，鉴定面神经是否受累和 / 或神经周围是否发生扩散。使用钆造影剂，结合其他影像学检查方法如脂肪抑制成像、扩散加权成像和动态增强扫描，可以用于区分良性病变和恶性病变。重要的是，很多腮腺实性肿块的 MRI 表现具有独特的影像学特点，可提示诊断（表 8.2）。通常，恶性病变的 T2 加权像表现为信号强度降低，其原因与恶性病变中央坏死、软组织浸润、神经周围浸润和可变增强成像有关。MRI 检查无电离辐射，对于儿童人群来说，这是其独有的优势。然而，尽管图像采集时间有所改善，MRI 仍然是一项费时较长的检查，通常患者需要在镇静或全麻状态下才能接受检查，这样就能尽量减少运动伪影。此外，MRI 的费用比其他成像检查贵得多，而且通常成像采集难。

按照传统方式，涎腺导管系统的成像需要对患者进行涎管造影术，包括对 Stensen 导管进行插管然后注射不透射线的造影剂。然而，这项检查具有有创性，因此其在儿童患者中的应用有限。利用 T2 加权成像技术，磁共振涎管成像可以准确映射一级和二级面神经分支，有时可以映射三级分支。此外，这种影像学检查方法可以鉴定神经狭窄、涎石病，急性或慢性涎腺炎等。与传统的 MRI 检查相比，磁共振涎管成像所增加的额外时间最少，因此，如果儿童患者已经全身麻醉，也可以考虑采用这种检查方法。与传统的涎管造影术相比，其优点包括无电离辐射和无创性。

核成像也可以在腮腺功能量化和有恶性病变风险患儿的吸入试验方面发挥重要作用。99mTc 在静脉注射后集中在所有主要的唾液腺中，并在唾液中分泌。因此，99mTc 可以用来测量唾液分泌，以及在导管结扎术后或自身免疫性腺体破坏时检测残余腺体的功能。作为一项敏感的吸入试验，特别是对于不能配合吞咽 X 线荧光透视检查的儿童，将标有 99mTc 的硫胶体置于患儿舌下，在研究试验结束时，放射性示踪剂随后进行动态成像和胸部成像。放射性示踪剂进入支气管或肺部，即可确认吸入。

8.3.4 涎腺内镜检查

涎腺内镜检查最早出现于 20 世纪 90 年代初，是一种直接检查唾液导管解剖结构并去除或修复阻塞性结石或狭窄的方法。最近有研究表明，涎腺内镜治疗儿童涎石症和儿童复发性腮腺炎（JRP）是安全且有效的，但应注意的是，这种方法可能并不比保守的治疗更有效。有些 8 岁以上的儿科患者也可

表 8.2 腮腺病灶的影像学特征

病灶	T1 强度	T2 强度	增强造影	附加特性
鳃裂囊肿	低信号	高信号	否	腮腺壁增厚提示感染可能
脂肪瘤	高信号	低信号	否	利用脂肪抑制技术进行抑制
多形性腺瘤	等信号	高信号	是	周围结构无浸润
沃辛瘤	等信号	高信号	否	
淋巴管畸形	等信号	高信号	–	多发小腔
毛细血管瘤	异质高信号	高信号	变量	流体 - 流体水平表明患者出血史
静脉血管畸形	等强度到稍高强度	高信号	明显	T2 显示"盐和胡椒"征
黏液表皮样癌	异质	低信号	变量	浸润，淋巴结肿大
腺样囊性癌	低强度到等强度	低强度到等强度	是	神经周围浸润

以在局麻下耐受涎腺内镜检查，无须镇静剂和全身麻醉。因此，涎腺内镜检查是治疗儿童腮腺疾病的一种潜在的有价值的治疗手段。行涎腺内镜检查的细节不在本章的讨论范围之内，读者可参考有关此话题的一些优秀文献。

8.3.5 儿童腮腺疾病

在儿科人群中，腮腺可能受到各种先天性或后天性疾病的影响（表8.3）。一般来说，与成人相比，感染或炎症的病因在儿童中更为常见；但是，儿童腮腺实性病变恶化的可能性更大，因此应立即对这些病变进行充分评估。

8.3.6 先天性病变

腮腺的先天性病变包括第一鳃裂囊肿、皮样囊肿、导管囊肿和先天性静脉淋巴管畸形（表8.3）。根据胚胎学、组织学和病变位置，第一鳃裂囊肿可分为两种类型。Ⅰ型囊肿表现为膜性外耳道的外胚层重叠，穿过面神经外侧，最后在中鼓室附近形成骨性穹隆。相反，Ⅱ型囊肿由外胚层和中胚层组成，表现特征为外耳道和耳郭重叠。这些囊肿沿面神经内侧延伸至下颌角附近。由于其胚胎学起源，Ⅱ型囊肿内可能含有软骨。第一鳃裂囊肿可能表现为下颌角附近肿胀、腮腺肿块，甚至由于囊肿和外耳道之间存在瘘管而导致耳道溢液。治疗方法包括手术切除加面神经剥离和保留。

腮腺皮样囊肿非常罕见，文献中只报道了18例。由于囊肿内的脂肪球，超声、CT或MRI影像学表现为"大理石"样外观，被认为是一种特殊病症。治疗方法是浅表腮腺切除术，避免复发。导管囊肿是由先天性导管扩张引起的，表现为婴儿期腮腺肿胀。这些扩张可以通过涎腺内镜或超声观察到，在患者没有出现反复感染的情况下，以观察为主。

8.3.7 后天性病变
血管和淋巴异常

头颈部血管异常主要包括血管肿瘤或血管畸形。血管畸形是由动脉、静脉、毛细血管、淋巴管或多种血管类型组合形成的，通过扩张和血管募集方式与儿童成比例生长。婴幼儿血管瘤是最常见的

表 8.3 儿童腮腺病变的鉴别诊断

- 先天性病变
- 鳃裂囊肿
- 皮样囊肿
- 导管囊肿
- 良性肿瘤
- 血管和淋巴畸形
- 多形性腺瘤
- Warthin 瘤
- 神经纤维瘤
- 血管脂肪瘤
- 嗜酸细胞瘤
- 错构瘤
- 脂肪瘤
- 恶性肿瘤
- 黏液表皮样癌
- 横纹肌肉瘤
- 腺样囊性癌
- 鳞状细胞癌
- 腺癌
- 腺泡瘤
- 淋巴瘤
- 转移性肿瘤
- 传染性和炎症性
- 急性腮腺炎
- 非结核性杆菌（禽鸟型分枝杆菌）
- 艾滋病毒
- 流行性腮腺炎
- EB 病毒
- 儿童复发性腮腺炎
- 干燥综合征
- 结节病
- 涎石病

儿童腮腺肿瘤，其在儿童和早产儿中的发生率分别为4%~10%和23%。刚出生时婴幼儿血管瘤的发病率为30%，其余出现在婴幼儿出生后的6周内。这些病变的特征是，在婴幼儿出生后的头1~2个月内生长速度快，在4~6个月时再次生长，随后进入生长平台期，之后缓慢消退。约50%的病变有望在5岁前消退，70%在7岁前消退，90%在9岁前消退。对于不能消退的病灶，口服普萘洛尔1~2mg/（kg·d），至少连续12周，是一种安全有效的治疗方法。如果出现典型的影像学特征，活检则不是必要的，除了危及生命的对治疗无反应的血管瘤，应尽可能避免手术切除治疗。所有累及腮腺的阶段性婴儿血

管瘤均应进行 PHACES 筛查（颅后窝异常、血管瘤、动脉异常、心脏异常、眼异常、胸骨缺损），包括 MRI、ECG 和眼科转诊。

淋巴管畸形表现为围产期内出现柔软、可压缩的肿块；50% 的患者在第一年内出现该征象，90% 的患者在第二年内出现。根据淋巴通道的大小，这些病变在组织学上分为 3 类：微囊型病变（< 2cm 的小囊性病变），大囊型病变（> 2cm 的囊肿），和混合型病变。大囊型病变通常可以通过切除术来根除。OK-432，强力霉素或乙醇等硬化疗法也可有效治疗深部大囊型病变；然而，因存在溃疡的风险，应该避免对浅表病变进行硬化治疗。微囊型病变通常更难根除，因为这些病变通常对硬化治疗没有反应，常需要分期切除。

良性实体瘤

一般来说，相较于成人，儿童腮腺内实性病变发生恶变的可能性更高，虽然最近有研究驳斥了这一观点。多形性腺瘤是最常见的良性腮腺肿瘤，约占所有儿童腮腺肿块的 20%。这些病变主要表现为无痛性肿块，在儿童期或青春期逐渐增大，女性患者占比略高。病灶主要发生在腮腺浅叶；但也有深叶多形性腺瘤的相关报道。MRI 显示 T2 高信号病变，并用钆造影剂成像显示增强病灶（表 8.2）。组织学上，多形性腺瘤是由不同数量的上皮和间质成分组成的。治疗方法包括保留面神经的浅表腮腺切除术或利用正常组织袖口完全切除肿瘤。虽然多形性腺瘤看起来包覆良好，但由于包膜内有微小的假结节扩大，所以不适合采用复发率高的单纯剜除术。在成年人群中，多形性腺瘤有发生癌变的可能（多形性腺瘤癌变）；但是，目前尚无小儿患者发生多形性腺瘤癌变的报道。尽管如此，但多形性腺瘤癌变有可能会在原病灶切除术后数十年后出现，因此需要对患者进行长期随访。

Warthin 瘤（乳头状囊腺瘤）是一种罕见的肿瘤，占良性小儿腮腺肿块的 0~10%。它们生长缓慢，是一种无痛性肿块，偶尔可能发生在双侧腮腺。Warthin 瘤的典型表现为 T2 高信号，但与多形性腺瘤相比，Warthin 瘤没有明显的对比增强（表 8.2）。治疗方法有腮腺浅叶切除术结合面神经解剖

术。其他罕见的良性肿瘤包括神经纤维瘤，胚胎瘤（唾液母细胞瘤，先天性基底细胞腺瘤），单形性腺瘤，脂肪瘤和畸胎瘤。唾液母细胞瘤的显著表现是侵袭性局部浸润，如果不加以治疗，可能会发生远端转移。这些肿瘤通常发生在儿童出生时或出生后不久，建议立即行手术切除，以降低局部浸润或远处转移的风险。

恶性肿瘤

黏液表皮样癌（MEC）是儿童中最常见的唾液腺恶性肿瘤，占儿童唾液腺恶性肿瘤的 49%~54%。MEC 多见于儿童晚期至青春期，是一种增大的无痛性肿块；对于出现面部神经麻痹的患者我们应该立即警惕其发生恶变的可能性。重要的是，在以前接受过化疗和 / 或放射治疗的儿童中，MEC 可能成为继发的恶性肿瘤。儿童患者中大多为低级别或中级别的肿瘤，预后良好，5 年生存率近 100%。低级别的肿瘤手术治疗方式为局部广泛性切除术，而高级别肿瘤通常需要行腮腺全切术和选择性颈淋巴结清扫术和 / 或辅助放射线治疗。除非被肿瘤直接侵袭，否则应保留面神经。

腺泡细胞瘤是儿童第二常见的涎腺恶性肿瘤，约占所有儿童腮腺恶性肿瘤的 40%。与 MEC 相似，腺泡细胞瘤多发生在儿童晚期或青春期，为生长缓慢的无痛性肿块。诊断时大多数肿瘤为低级别肿瘤，预后良好。低级别病变很少发生转移，手术治疗方法包括腮腺部分切除术，保留面神经。辅助性放射线治疗似乎不能提高患者的存活率，而且仍然存在争议。

其他腮腺恶性肿瘤包括腺样囊性癌、腺癌和未分化癌，约占儿童腮腺恶性肿瘤的 10%。腺样囊性癌易侵害周围神经，一般在行切除术后进行放射治疗。腺癌和未分化癌多见于儿童期或青春期。这些肿瘤通常具有高度侵袭性，且预后较差。治疗方法是切除伴有淋巴结转移的局部病变，然后进行放射治疗。

8.3.8　感染性病变
急性化脓性腮腺炎

急性化脓性腮腺炎可以发生在任何年龄阶段，甚至新生儿期，不过这种情况主要出现在早产儿中。

化脓性腮腺炎的典型表现为延伸至下颌角的腮腺区出现急性肿胀和硬化，伴随皮肤红斑、压痛和牙关紧闭。通常是单侧腮腺感染，但也可能是双侧感染。严重时，腮腺炎可能还伴有发热和寒战。Stensen 导管中脓性唾液的分泌是急性细菌性腮腺炎的特征性表现。应培养脓性唾液，以确诊并指导治疗。

金黄色葡萄球菌是最常见的病原体；不过，也分离出其他细菌。易感因素包括涎石造成的导管阻塞、狭窄或腮腺肿瘤，脱水和脱水导致的唾液瘀滞，以及先天性导管异常。治疗方法包括水化、腮腺按摩、催涎剂和抗生素。无并发症的感染可以用口服阿莫西林 / 克拉维酸或克林霉素治疗，更严重的感染可能需要用阿莫西林 / 舒巴坦、克林霉素、万古霉素和 / 或甲硝唑进行治疗。如果是反复感染，可能需要通过涎腺内镜检查清除阻塞的涎石、扩张狭窄区域，或采用药物治疗（最常用的是皮质激素类药物）。腮腺切除术仅适用于不能通过常规方法治疗的复发性腮腺炎。

腮腺脓肿是急性化脓性腮腺炎的一种罕见并发症，其典型表现为肿胀、压痛、牙关紧闭和发热。腮腺脓肿可能发生在所有年龄段人群中，且对抗生素不敏感。尽管在体格检查时脓肿可能会有波动感，但在很多情况下，由于腮腺上覆盖着厚筋膜，因此临床上波动感并不明显。因此，超声是诊断腮腺脓肿的一种有用的检查方式。可在超声引导下对脓肿进行细针抽吸活组织检查；然而，腮腺脓肿的确定性治疗方案为切开和引流脓肿，注意不要损伤面神经。

非典型细菌感染

非典型分枝杆菌，也称为非结核性杆菌（NTM），是一组无处不在的耐酸细菌的集合，在发达国家日益成为感染的常见病因。自来水被认为是人类的主要细菌储存库，先前有研究在美国 78%~83% 的氯化水样中分离出 NTM。头颈部 NTM 感染通常发生在 1~5 岁的免疫功能正常的儿童身上，其中鸟类分枝杆菌复合体是最常见的分离生物。

非结核性杆菌感染的治疗方法包括浅表腮腺切除术，保留面神经，完全清除脓肿，治疗有效率为 96%。禁用单纯切开和引流治疗方法，因为其发生

皮肤瘘的风险很高。多个小组已经提出了替代或辅助手术的医疗管理方案，该方案可能使多达 2/3 的患者受益。但通常需要长达 12 周的抗生素疗程才能消除感染，并且大多数（78%）患者会出现与抗生素治疗有关的不良反应。

腮腺放线菌病是一种罕见的疾病，致病因是牙源性革兰阳性厌氧菌。患者可能会出现缓慢性、无痛性腮腺增大，类似肿瘤的生长，或者出现急性起病伴随皮肤红斑和发热。对于以上任何一种情况，通常需要将窦道引流到皮肤。组织学检查显示脓性物质为病态的"硫黄样颗粒"。由于严格的厌氧生长要求，其培养常常是阴性的；但也可以对该物质进行分子检测。放线菌病在免疫功能正常的个体身上很少见，因此所有此类儿童患者都需要接受免疫功能障碍检测。治疗方法包括静脉注射青霉素 G2~6 周，然后口服青霉素 3~12 个月。可能也需要行手术引流脓腔，清除顽固性病变中的纤维组织或切除瘘管。

猫抓病（CSD）是由巴尔通体感染引起的局域性淋巴结病。由于腮腺内存在淋巴结，CSD 可能表现出腮腺轻微肿胀，这可能会被误诊为化脓性腮腺炎。进行诊断需要持高度怀疑的态度并结合患者详细的病史记录，近期有无被猫抓伤或咬伤的病史是非常重要的。治疗方法包括阿奇霉素药物治疗，5 天为 1 个疗程（第 1 天 10mg/kg，第 2~4 天 5mg/kg），很少需要手术治疗。

病毒感染

很多病毒都可能会导致腮腺炎，如流行性腮腺炎病毒、Epstein-Barr 病毒、副流感病毒、流感病毒、腺病毒、巨细胞病毒、人类免疫缺陷病毒（HIV）和柯萨奇病毒。病毒性腮腺炎通常具有自身限制性，保守的治疗方法包括热敷、催涎剂、止痛和水化。HIV 会导致囊性腮腺增大，高达 30% 的 HIV 感染儿童会出现这种情况。腮腺囊性增大在一般人群中很少见，因此它是 HIV 检测的一个指征。HIV 相关唾液腺疾病的治疗方法包括用高效抗反转录病毒疗法（HAART）治疗潜在的 HIV 感染；然而，对于导致局部畸形的大型囊肿，可能需要进行反复抽吸，甚至手术切除。

8.3.9　炎症和自体免疫性疾病

儿童复发性腮腺炎

儿童复发性腮腺炎（JRP）是一种病因不明的腮腺炎性疾病，是仅次于腮腺炎的第二大儿童唾液腺疾病。儿童复发性腮腺炎为非梗阻性、非化脓性单侧或双侧腮腺炎症，在青春期前至少复发两次。儿童复发性腮腺炎的发病年龄呈双峰状分布，第一高峰为 3~6 岁，第二高峰为 10 岁左右；然而，发病年龄可能差异较大。原因包括牙齿咬合不正、先天性解剖结构异常、遗传因素和免疫异常。病情发作通常持续 4~7 天，患者平均每年发作 1~2 次，不过有些患者可能会出现更频繁的发作。每次发作都会导致腺体实质性破坏，唾液量相应下降。这种疾病通常会在青春期后自行消失，但有极少数病例会持续到成年期。

JRP 的诊断侧重于病史和体格检查，排除其他明确的病因，如干燥综合征、病毒感染和免疫缺陷。涎腺造影术仍然是成像技术的金标准，可以检测涎腺扩张，其影像学表现为点状影、涎腺狭窄和扭曲。然而，超声检测 JRP 同样灵敏，而且无电离辐射。JRP 的内科治疗方式包括口服补液、热敷、催涎剂和腺体按摩。由于复发率高，Stensen 导管结扎术或保留面神经的腮腺全切除术等方法已被弃用。最近，有人提出了使用涎腺内镜诊断和治疗 JRP 的方法，但是否具有临床效益仍有待研究。使用皮质激素类药物冲洗导管通常是涎腺内镜治疗方法的一部分，单独实施能有效控制疾病的症状，这表明我们应该可以使用涎腺内镜排除其他病因。其他治疗方法，如用 48% 碘化油冲洗导管，该方法已经取得了较好的效果。

结节病

结节病是一种罕见的肉芽肿性疾病，可影响所有种族和民族人群，发病年龄主要在 25~29 岁和 65~69 岁，流行病学呈现双峰状分布。

该疾病通常表现为肺门淋巴结肿大，肺部混浊，皮肤、关节和 / 或眼睛发生病变。有时，结节病可能表现为 Heerfordt 综合征（葡萄膜腮腺热），其特征为前葡萄膜炎、腮腺肿大、面瘫和发热。诊断性测试包括胸部 X 线检查（胸透视），评估肺门淋巴结病变和血清血管紧张素转换酶水平，高达 60% 的结节病患者的血清血管紧张素转换酶水平升高。活检是腮腺肿大的一种诊断方法，如果是腮腺肿大患者，活检会提示非干酪性肉芽肿。

干燥综合征

原发性干燥综合征很少发生在儿童人群中；但是，70% 的儿童患者的干燥综合征会累及腮腺。这种疾病的特征表现为全身性自体免疫性腺体组织浸润。儿童患者最常见的症状是复发性双侧腮腺炎，可能还会伴有发热、关节痛 / 关节炎、疲劳和下颌腺肿胀。成人患者的常见症状如角膜结膜炎和口干症在儿童中较少见。在大多数患者中，血清学检测包括 SS-A（抗 Ro），SS-B（抗 La），抗核抗体（ANA），类风湿因子（RF）和红细胞沉降率（ ESR）有明显升高。小唾液腺活检是成人干燥综合征的主要诊断方式，但不适用于已确诊的儿童。干燥综合征确诊后应及时转诊风湿科、眼科和口腔科，以处理与该疾病相关的并发症。在成人患者中，干燥综合征会增加恶性肿瘤、非霍奇金淋巴瘤和甲状腺癌的总体风险。然而，干燥综合征导致恶性肿瘤的病例在儿科中不常见。该疾病治疗的重点是缓解症状（催涎剂，腮腺按摩，水化），控制疾病影响全身。

涎石病

涎石病在儿童人群中不常见，腮腺内发生结石的概率仅为 20%。Stensen 导管内发生腮腺结石的概率约为 83%。该疾病最常见的症状是饭后肿胀和疼痛。可通过涎腺内镜或开放式手术取出结石，包括经口入路取出 Stensen 导管内的结石，或经面入路取出腺体实质内结石。目前已有相关报道称开放式手术和涎腺内镜联合入路有助于大型结石的治疗。

流涎

流涎是指由于唾液分泌过多（原发性流涎）或吞咽唾液功能失调（继发性流涎）而导致的继发性唾液前溢或后溢。唾液前溢是指唾液溢出到嘴唇或下颌，而后溢是指唾液溢到喉部和声门上。更重要的是，唾液前溢可能会导致皮肤损伤、感染和社交孤立，而唾液后溢会增加吸入性肺炎的风险。在美国，脑瘫是导致流涎的最常见的原因，10%~40% 的脑瘫患者会有这种症状。

流涎的内科治疗方式包括格隆溴铵或东莨菪碱贴片，可以减少唾液分泌。对于药物治疗不敏感的病例，目前已有多种外科技术，如重布 Wharton 导管，通过 Stensen 导管结扎术或 Stensen 导管和 Wharton 导管联合结扎术（四管结扎术）切除下颌下腺。四管结扎术是一种微创手术，可减轻多数患者在 1 个月和 1 年内的流涎症状。总之，虽然只有约 50% 的看护人会在 1 年后推荐该手术，而且长期满意度较低，但有很多看护人报告称在接受四管结扎术后患者的流涎症状有所改善。

最近，超声引导下唾液腺内注射 A 型肉毒毒素（Botox®）已成为治疗流涎的非手术方法。注射靶点为双侧下颌下腺和双侧腮腺浅叶，注射总剂量为 1~5.5U/kg。通常，在腮腺处要注射 2~3 个部位；但是，有些研究作者注射了多达 9 个部位。在下颌下腺注射 1~3 个部位。这些手术通常在患者全身麻醉状态下进行；但根据我们的经验，清醒状态下的儿童患者使用利多卡因乳膏进行表面麻醉后可以很好地耐受注射过程。成功率达 30%~75%，据报道药物持续时间为 8~16 个月。治疗失败是注射肉毒毒素最常见的并发症，约 10% 的患者会出现治疗失败。其他并发症很少见，其中包括因毒素扩散到周围颈部肌肉引起的吞咽困难，唾液浓度增加，口干和肺炎。

8.4 腮腺切除术
8.4.1 手术步骤

儿童腮腺手术是在全身麻醉下进行的，术中会监测患者的神经功能。要在手术过程进行面部监测，所以不可对患者使用长效麻痹剂，如罗库溴铵。务必注意，虽然神经监测有助于定位面神经，缩短手术时间，但神经监测无法降低面神经意外损伤率，也不能预测术后面神经的结局。将患者以仰卧位置于手术台上，头向对侧旋转。应放置肩垫，使其充分伸展颈部。手术部位的铺巾要保证能看到整个同侧面部。对于乳突发育不全的年幼儿童，面神经较浅，要在下颌骨下方 1.5~2cm 处做一切口，向胸锁乳突上方向后弯曲，然后再向上旋转直至乳突处（图 8.2a）。由于儿童乳突气房一般在青春早期就能长到和成人乳突气房一样大，传统的改良 Blair 切口适用于年龄较大的儿童（图 8.2b）。

对于年幼儿童，在颈阔肌下平面提升上皮瓣，直至下颌支。因为儿童的面神经运行在一个更浅的平面上，所以要先找到面神经主干，才能向脸部方向提升皮瓣。为了实现这一点，胸锁乳突肌的前缘需在其乳突部止点的地方。在乳突下方见到的耳大神经应予以保留。在胸锁乳突肌止点的深处，可以看到后腹在前方和稍下方走行。幼儿的面神经位于一个纤维脂肪组织三角形内，后方为胸锁乳突肌，下方为二腹肌后腹，前方为软骨耳道（图 8.3）。该

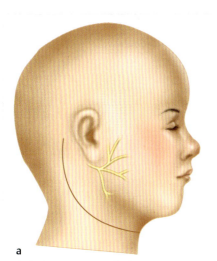
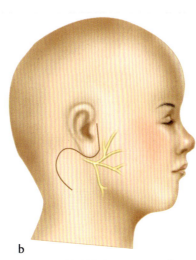

图 8.2 儿童腮腺切除术切口。a. 年幼儿童患者应采用颈部切口。从乳突处开切，向下延伸至胸锁乳突上方，直至下颌骨下方 2~2.5cm 处，形成颈部褶皱。b. 青少年患者可采用传统的改良 Blair 切口

a

b

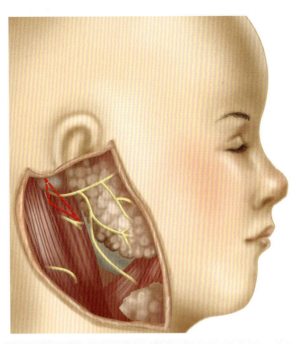

图 8.3　年幼儿童面神经的辨认。面神经的主干可能位于一个纤维脂肪三角区内，该纤维脂肪三角区后以胸锁乳突肌为界，上邻软骨耳道，下邻二腹肌后腹

水平的神经直径约为 1mm，并在平行于二腹肌上缘的平面内走行，记住可能有少量腮腺组织覆盖神经。鹅足通常位于下颌支的后方，通常不需要额外提升皮瓣。

对于年龄较大的儿童患者，将皮瓣提升至腮腺筋膜浅表，以降低术后味觉性出汗（Frey 综合征）的发生率。从软骨耳道分离腮腺，随后再从胸锁乳突肌前缘进行分离。然后集中注意力确定在二腹肌后腹部深处耳屏点（Pointer）的前、下和深 1cm 处发现的面神经。另外，还有可能在乳突旁缝线深处 6~8mm 处找到面神经。

确定该神经的位置后，应立即扩散平行于面神经的组织，清扫软组织，只有在确定面神经及其分支的确切位置后才能切除腺体组织。继续向前进行清扫，直到触及肿瘤或病变前缘，然后在此处切除病变。即使发生恶性病变，也应尽全力找到并保护面神经。只有术前患面神经麻痹或瘫痪的患者才能切除面部神经，术后难以恢复。

对于罕见的腮腺深叶肿瘤病例，必须先行腮腺浅叶切除术，找到和松解面神经。一旦面神经被松解，它就会缓慢向上回缩，接近腮腺深叶。如果未

累及神经外侧的腮腺组织，可以在闭合时前置面神经，将其恢复到原来的位置，恢复面部的正常轮廓。面神经回缩后，再向下清扫腮腺深部组织，并将其送入视野范围。对于累及腮腺深叶的巨大病灶，可能需要行下颌骨切开术来改善手术入路。如果是这种情况，在行下颌骨切开术前，要安装固定板并钻螺钉孔以保持咬合。

病灶切除后，务必进行止血、冲洗伤口，注意不要伤到面神经。通过目测和电刺激的方式检查面神经的完整性。单独在创面做一切口，利用负压引流管穿过切口的方式闭合伤口。分层闭合切口，使用可吸收缝线缝合皮肤。在腮腺上敷上大量敷料，并用弹性压迫绷带固定。

8.4.2　术后管理

在我们的实践中，术后我们至少要观察患者一晚。麻醉效果退去后，如果儿童身体情况可以接受检查，我们就会对其进行面神经检查。术后患者可能会出现面瘫，尤其是下段切除；但术后部分功能预后良好，面瘫表现通常会在 1~2 个月内消失。引流管置于球形吸引器旁，只要患者每 24h 的引流量小于 15mL，就要取出引流管。如果患者耐受性好，创面最好加压包扎 24h，引流管取出后，伤口要保持清洁、干燥至少 24h。切口须每天用 ½ 度过氧化氢溶液清洗两次，然后涂上一层薄薄的矿脂。

8.4.3　术后并发症

腮腺切除术后儿童患者很少出现严重的并发症。在一项针对 90 例儿童腮腺切除术患者进行的研究中，血清肿是最常见的术后并发症（7%），可以通过保守观察得到缓解。血肿是另一个最常见的并发症，该研究发现仅有 2 例患者（2%）出现血肿；出现涎腺瘘、伤口感染和伤口裂开的患者各 1 例。患者很少出现远期并发症如味觉性出汗（Frey 综合征）；但由于样本量少，无法准确估算出并发症的实际发生率。幸运的是，使用无味止汗剂或肉毒毒素注射液可以控制 Frey 综合征。

8.5　结论

在儿童患者中，腮腺切除术是治疗感染性或炎

症性疾病最常见的手术方式。然而，儿童患者的腮腺肿块确实会发展为良性和恶性肿瘤，因此在评估此类患者时，应考虑肿瘤的发展过程。影像学检查，尤其是MRI，有助于确定病灶的潜在病因，通过细针抽吸活组织检查可以吸取足够的样本明确诊断。在进行儿童腮腺切除术时，必须注意保护患者的面神经，与成人患者相比，儿童面神经的运行平面更浅。尽管如此，儿童腮腺切除术还是安全可行的，且术后并发症发生率低。

8.6 要点

a. 适应证：
  – 先天性肿块，囊肿和淋巴管畸形。
  – 良性或恶性肿瘤。
  – 复发性感染性腮腺炎或腮腺脓肿。
  – 涎石症。

b. 禁忌证：
  – 无绝对禁忌证。

c. 并发症：
  – 手术部位感染。
  – 伤口裂开。
  – 皮瓣坏死。
  – 血肿。
  – 涎腺囊肿。
  – 唾液瘘。
  – 味觉性出汗（Frey综合征）。
  – 面神经损伤/麻痹。

d. 术前特殊注意事项：
  – 气管内全麻。
  – 神经监测评估面神经的完整性。
  – 不可使用长效麻痹药。

e. 术中特殊注意事项：
  – 儿童面神经浅层走行。
  – 确定面神经位置后才能切除腮腺组织。
  – 只有在术前恶性病变且伴有面神经麻痹的患者才能切除面神经。

f. 术后特殊注意事项：
  – 留院观察。
  – 术后面神经检查。加压包扎24h。
  – 当每24h的引流量＜15mL时，取出引流管。

参考文献

[1] Som P, Miletich I. The embryology of the salivary glands: An update. Neurographics. 2015;5(4):167–177.

[2] Frommer J. The human accessory parotid gland: its incidence, nature, and significance. Oral Surg Oral Med Oral Pathol 1977;43(5):671–676.

[3] Farrior JB, Santini H. Facial nerve identification in children. Otolaryngol Head Neck Surg 1985;93(2):173–176.

[4] Kalaycioğlu A, Yeginoğlui G, Ertemoğlu Öksüz C, Uzun Ö, Kalkişim SN. An anatomical study on the facial nerve trunk in fetus cadavers. Turk J Med Sci 2014;44(3):484–489.

[5] Davis RA, Anson BJ, Budinger JM, Kurth LR. Surgical anatomy of the facial nerve and parotid gland based upon a study of 350 cervicofacial halves. Surg Gynecol Obstet 1956;102(4):385–412.

[6] Gataa IS, Faris BJ. Patterns and surgical significance of facial nerve branching within the parotid gland in 43 cases. Oral Maxillofac Surg 2016;20(2):161–165.

[7] Qvarnberg Y. Acute otitis media: a prospective clinical study of myringotomy and antimicrobial treatment. Acta Otolaryngol Suppl 1981;375:1–157.

[8] Cinamon U. The growth rate and size of the mastoid air cell system and mastoid bone: a review and reference. Eur Arch Otorhinolaryngol 2009;266(6):781–786.

[9] Sodhi KS, Bartlett M, Prabhu NK. Role of high resolution ultrasound in parotid lesions in children. Int J Pediatr Otorhinolaryngol 2011;75(11):1353–1358.

[10] Gritzmann N, Rettenbacher T, Hollerweger A, Macheiner P, Hübner E. Sonography of the salivary glands. Eur Radiol 2003;13(5):964–975.

[11] Wu S, Liu G, Chen R, Guan Y. Role of ultrasound in the assessment of benignity and malignancy of parotid masses. Dentomaxillofac Radiol 2012;41(2):131–135.

[12] Yonetsu K, Ohki M, Kumazawa S, Eida S, Sumi M, Nakamura T. Parotid tumors: differentiation of benign and malignant tumors with quantitative sonographic analyses. Ultrasound Med Biol 2004;30(5):567–574.

[13] Liu CC, Jethwa AR, Khariwala SS, Johnson J, Shin JJ. Sensitivity, specificity, and posttest probability of parotid fine-needle aspiration:a systematic review and meta-analysis. Otolaryngol Head Neck Surg 2016;154(1):9–23.

[14] Lee DH, Yoon TM, Lee JK, Lim SC. Clinical utility of fine needle aspiration cytology in pediatric parotid tumors. Int J Pediatr Otorhinolaryngol 2013;77(8):1272–1275.

[15] Brennan PA, Herd MK, Howlett DC, Gibson D, Oeppen RS. Is ultrasound alone sufficient for imaging superficial lobe benign parotid tumours before surgery? Br J Oral Maxillofac Surg 2012;50(4):333–337.

[16] Pearce MS, Salotti JA, Little MP, et al. Radiation exposure from CT scans in childhood and subsequent risk of leukaemia and brain tumours: a retrospective cohort study. Lancet 2012;380(9840):499–505.

[17] Mathews JD, Forsythe AV, Brady Z, et al. Cancer risk in 680,000 people exposed to computed tomography scans in childhood or

adolescence: data linkage study of 11 million Australians. BMJ 2013;346:f2360.

[18]Chen JX, Kachniarz B, Gilani S, Shin JJ. Risk of malignancy associated with head and neck CT in children: a systematic review. Otolaryngol Head Neck Surg 2014;151(4):554–566.

[19]Greenwood TJ, Lopez-Costa RI, Rhoades PD, et al. CT Dose Optimization in Pediatric Radiology: A Multiyear Effort to Preserve the Benefits of Imaging While Reducing the Risks. Radiographics 2015;35(5):1539–1554.

[20]Mamlouk MD, Rosbe KW, Glastonbury CM. Paediatric parotid neoplasms:a 10 year retrospective imaging and pathology review of these rare tumours. Clin Radiol 2015;70(3):270–277.

[21]Christe A, Waldherr C, Hallett R, Zbaeren P, Thoeny H. MR imaging of parotid tumors: typical lesion characteristics in MR imaging improve discrimination between benign and malignant disease. AJNR Am J Neuroradiol 2011;32(7):1202–1207.

[22]Kalinowski M, Heverhagen JT, Rehberg E, Klose KJ, Wagner HJ. Comparative study of MR sialography and digital subtraction sialography for benign salivary gland disorders. AJNR Am J Neuroradiol 2002;23(9):1485–1492.

[23]Gadodia A, Seith A, Sharma R, Thakar A. MRI and MR sialography of juvenile recurrent parotitis. Pediatr Radiol 2010;40(8):1405–1410.

[24]Katz P. [Endoscopy of the salivary glands] Ann Radiol (Paris) 1991;34(1–2):110–113.

[25]Katz P. [New method of examination of the salivary glands: the fiberscope] Inf Dent 1990;72(10):785–786.

[26]Rosbe KW, Milev D, Chang JL. Effectiveness and costs of sialendoscopy in pediatric patients with salivary gland disorders. Laryngoscope 2015;125(12):2805–2809.

[27]Ramakrishna J, Strychowsky J, Gupta M, Sommer DD. Sialendoscopy for the management of juvenile recurrent parotitis:a systematic review and meta-analysis. Laryngoscope 2015;125(6):1472–1479.

[28]Konstantinidis I, Chatziavramidis A, Tsakiropoulou E, Malliari H, Constantinidis J. Pediatric sialendoscopy under local anesthesia:limitations and potentials. Int J Pediatr Otorhinolaryngol 2011;75(2):245–249.

[29]Faure F, Froehlich P, Marchal F. Paediatric sialendoscopy. Curr Opin Otolaryngol Head Neck Surg 2008;16(1):60–63.

[30]Thottam PJ, Schaitkin B, Mehta DK. Pediatric sialendoscopy. Oper Tech Otolaryngol--Head Neck Surg 2015;26(3):150–155.

[31]Yigit N, Karslioglu Y, Yildizoglu U, Karakoc O. Dermoid cyst of the parotid gland: report of a rare entity with literature review. Head Neck Pathol 2015;9(2):286–292.

[32]Weiss I, O TM, Lipari BA, Meyer L, Berenstein A, Waner M. Current treatment of parotid hemangiomas. Laryngoscope 2011;121(8):1642–1650.

[33]Li G, Xu DP, Sun HL, et al. Oral propranolol for parotid infantile hemangiomas. J Craniofac Surg 2015;26(2):438–440.

[34]Sadykov RR, Podmelle F, Sadykov RA, Kasimova KR, Metellmann HR. Use of propranolol for the treatment infantile hemangiomas in the maxillofacial region. Int J Oral Maxillofac Surg 2013;42(7):863–867.

[35]Sinno H, Thibaudeau S, Coughlin R, Chitte S, Williams B. Management of infantile parotid gland hemangiomas: a 40-year experience. Plast Reconstr Surg 2010;125(1):265–273.

[36]Wiegand S, Eivazi B, Zimmermann AP, Sesterhenn AM, Werner JA. Sclerotherapy of lymphangiomas of the head and neck. Head Neck 2011;33(11):1649–1655.

[37]Orvidas LJ, Kasperbauer JL, Lewis JE, Olsen KD, Lesnick TG. Pediatric parotid masses. Arch Otolaryngol Head Neck Surg 2000;126(2):177–184.

[38]Stevens E, Andreasen S, Bjørndal K, Homøe P. Tumors in the parotid are not relatively more often malignant in children than in adults. Int J Pediatr Otorhinolaryngol 2015;79(8):1192–1195.

[39]Rodriguez KH, Vargas S, Robson C, et al. Pleomorphic adenoma of the parotid gland in children. Int J Pediatr Otorhinolaryngol 2007;71(11):1717–1723.

[40]Fu H, Wang J, Wang L, Zhang Z, He Y. Pleomorphic adenoma of the salivary glands in children and adolescents. J Pediatr Surg 2012;47(4):715–719.

[41]Chooback N, Shen Y, Jones M, et al. Carcinoma ex pleomorphic adenoma: case report and options for systemic therapy. Curr Oncol 2017;24(3):e251–e254.

[42]Yu GY, Li ZL, Ma DQ, Zhang Y. Diagnosis and treatment of epithelial salivary gland tumours in children and adolescents. Br J Oral Maxillofac Surg 2002;40(5):389–392.

[43]da Cruz Perez DE, Pires FR, Alves FA, Almeida OP, Kowalski LP. Salivary gland tumors in children and adolescents: a clinicopathologic and immunohistochemical study of fifty-three cases. Int J Pediatr Otorhinolaryngol 2004;68(7):895–902.

[44]Choudhary K, Panda S, Beena VT, Rajeev R, Sivakumar R, Krishanan S. Sialoblastoma: A literature review from 1966–2011. Natl J Maxillofac Surg 2013;4(1):13–18.

[45]Irace AL, Adil EA, Archer NM, Silvera VM, Perez-Atayde A, Rahbar R. Pediatric sialoblastoma: Evaluation and management. Int J Pediatr Otorhinolaryngol 2016;87:44–49.

[46]Luna MA, Batsakis JG, el-Naggar AK. Salivary gland tumors in children. Ann Otol Rhinol Laryngol 1991;100(10):869–871.

[47]Hicks J, Flaitz C. Mucoepidermoid carcinoma of salivary glands in children and adolescents: assessment of proliferation markers. Oral Oncol 2000;36(5):454–460.

[48]Allan BJ, Tashiro J, Diaz S, Edens J, Younis R, Thaller SR. Malignant tumors of the parotid gland in children: incidence and outcomes. J Craniofac Surg 2013;24(5):1660–1664.

[49]Védrine PO, Coffinet L, Temam S, et al. Mucoepidermoid carcinoma of salivary glands in the pediatric age group: 18 clinical cases, including 11 second malignant neoplasms. Head Neck 2006;28(9):827–833.

[50]Rutigliano DN, Meyers P, Ghossein RA, et al. Mucoepidermoid carcinoma as a secondary malignancy in pediatric sarcoma. J Pediatr Surg 2007;42(7):E9–E13.

[51]Tugcu D, Akici F, Aydogan G, et al. Mucoepidermoid carcinoma of the parotid gland in childhood survivor of acute lymphoblastic leukemia with need of radiotherapy for treatment and review of the literature. Pediatr Hematol Oncol 2012;29(4):380–385.

[52]Spiegel R, Miron D, Sakran W, Horovitz Y. Acute neonatal suppurative parotitis: case reports and review. Pediatr Infect Dis J 2004;23(1):76–78.

[53] Özdemir H, Karbuz A, Ciftçi E, Fitöz S, Ince E, Doğru U. Acute neonatal suppurative parotitis: a case report and review of the literature. Int J Infect Dis 2011;15(7):e500–e502.

[54] Wentworth AB, Drage LA, Wengenack NL, Wilson JW, Lohse CM. Increased incidence of cutaneous nontuberculous mycobacterial infection, 1980 to 2009: a population-based study. Mayo Clin Proc 2013;88(1):38–45.

[55] Gonzalez-Santiago TM, Drage LA. Nontuberculous mycobacteria:skin and soft tissue infections. Dermatol Clin 2015;33(3):563–577.

[56] Carson LA, Bland LA, Cusick LB, et al. Prevalence of nontuberculous mycobacteria in water supplies of hemodialysis centers. Appl Environ Microbiol 1988;54(12):3122–3125.

[57] Donohue MJ, Mistry JH, Donohue JM, et al. Increased Frequency of Nontuberculous Mycobacteria Detection at Potable Water Taps within the United States. Environ Sci Technol 2015;49(10):6127–6133.

[58] Wolinsky E. Mycobacterial lymphadenitis in children: a prospective study of 105 nontuberculous cases with long-term follow-up. Clin Infect Dis 1995;20(4):954–963.

[59] Panesar J, Higgins K, Daya H, Forte V, Allen U. Nontuberculous mycobacterial cervical adenitis: a ten-year retrospective review. Laryngoscope 2003;113(1):149–154.

[60] Blyth CC, Best EJ, Jones CA, et al. Nontuberculous mycobacterial infection in children: a prospective national study. Pediatr Infect Dis J 2009;28(9):801–805.

[61] Lindeboom JA. Surgical treatment for nontuberculous mycobacterial (NTM) cervicofacial lymphadenitis in children. J Oral Maxillofac Surg 2012;70(2):345–348.

[62] Luong A, McClay JE, Jafri HS, Brown O. Antibiotic therapy for nontuberculous mycobacterial cervicofacial lymphadenitis. Laryngoscope 2005;115(10):1746–1751.

[63] Lindeboom JA, Kuijper EJ, Bruijnesteijn van Coppenraet ES, Lindeboom R, Prins JM. Surgical excision versus antibiotic treatment for nontuberculous mycobacterial cervicofacial lymphadenitis in children: a multicenter, randomized, controlled trial. Clin Infect Dis 2007;44(8):1057–1064.

[64] Varghese BT, Sebastian P, Ramachandran K, Pandey M. Actinomycosis of the parotid masquerading as malignant neoplasm. BMC Cancer 2004;4:7.

[65] Sittitrai P, Srivanitchapoom C, Pattarasakulchai T, Lekawanavijit S. Actinomycosis presenting as a parotid tumor. Auris Nasus Larynx 2012;39(2):241–243.

[66] Malatskey S, Fradis M, Ben-David J, Podoshin L. Cat-scratch disease of the parotid gland: an often-misdiagnosed entity. Ann Otol Rhinol Laryngol 2000;109(7):679–682.

[67] Hollitt A, Buttery J, Carr J, Chan Y, Ditchfield M, Burgner D. Cat scratch disease of the parotid gland. Arch Dis Child 2016; 101(1):63–64.

[68] Iacovou E, Vlastarakos PV, Papacharalampous G, Kampessis G, Nikolopoulos TP. Diagnosis and treatment of HIV-associated manifestations in otolaryngology. Infect Dis Rep 2012;4(1):e9.

[69] Dave SP, Pernas FG, Roy S. The benign lymphoepithelial cyst and a classification system for lymphocytic parotid gland enlargement in the pediatric HIV population. Laryngoscope 2007;117(1):106–113.

[70] Capaccio P, Sigismund PE, Luca N, Marchisio P, Pignataro L. Modern management of juvenile recurrent parotitis. J Laryngol Otol 2012;126(12):1254–1260.

[71] Francis CL, Larsen CG. Pediatric sialadenitis. Otolaryngol Clin North Am 2014;47(5):763–778.

[72] Nahlieli O, Shacham R, Shlesinger M, Eliav E. Juvenile recurrent parotitis: a new method of diagnosis and treatment. Pediatrics 2004;114(1):9–12.

[73] Katz P, Hartl DM, Guerre A. Treatment of juvenile recurrent parotitis. Otolaryngol Clin North Am 2009;42(6):1087–1091.

[74] Mandel L, Bijoor R. Imaging (computed tomography, magnetic resonance imaging, ultrasound, sialography) in a case of recurrent parotitis in children. J Oral Maxillofac Surg 2006;64(6):984–988.

[75] Leerdam CM, Martin HC, Isaacs D. Recurrent parotitis of childhood. J Paediatr Child Health 2005;41(12):631–634.

[76] Schneider H, Koch M, Künzel J, et al. Juvenile recurrent parotitis:a retrospective comparison of sialendoscopy versus conservative therapy. Laryngoscope 2014;124(2):451–455.

[77] Roby BB, Mattingly J, Jensen EL, Gao D, Chan KH. Treatment of juvenile recurrent parotitis of childhood: an analysis of effectiveness. JAMA Otolaryngol Head Neck Surg 2015;141(2):126–129.

[78] Iannuzzi MC, Rybicki BA, Teirstein AS. Sarcoidosis. N Engl J Med 2007;357(21):2153–2165.

[79] Cimaz R, Casadei A, Rose C, et al. Primary Sjögren syndrome in the paediatric age: a multicentre survey. Eur J Pediatr 2003;162(10):661–665.

[80] Baszis K, Toib D, Cooper M, French A, White A. Recurrent parotitis as a presentation of primary pediatric Sjögren syndrome. Pediatrics 2012;129(1):e179–e182.

[81] Liang Y, Yang Z, Qin B, Zhong R. Primary Sjogren's syndrome and malignancy risk: a systematic review and meta-analysis. Ann Rheum Dis 2014;73(6):1151–1156.

[82] Sigismund PE, Zenk J, Koch M, Schapher M, Rudes M, Iro H. Nearly 3,000 salivary stones: some clinical and epidemiologic aspects. Laryngoscope 2015;125(8):1879–1882.

[83] Chung MK, Jeong HS, Ko MH, et al. Pediatric sialolithiasis: what is different from adult sialolithiasis? Int J Pediatr Otorhinolaryngol 2007;71(5):787–791.

[84] Capaccio P, Gaffuri M, Pignataro L. Sialendoscopy-assisted transfacial surgical removal of parotid stones. J Craniomaxillofac Surg 2014;42(8):1964–1969.

[85] Reid SM, McCutcheon J, Reddihough DS, Johnson H. Prevalence and predictors of drooling in 7- to 14-year-old children with cerebral palsy: a population study. Dev Med Child Neurol 2012;54(11):1032–1036.

[86] Shirley WP, Hill JS, Woolley AL, Wiatrak BJ. Success and complications of four-duct ligation for sialorrhea. Int J Pediatr Otorhinolaryngol 2003;67(1):1–6.

[87] Chanu NP, Sahni JK, Aneja S, Naglot S. Four-duct ligation in children with drooling. Am J Otolaryngol 2012;33(5):604–607.

[88] Khan WU, Islam A, Fu A, et al. Four-Duct Ligation for the Treatment of Sialorrhea in Children. JAMA Otolaryngol Head Neck Surg 2016;142(3):278–283.

[89]Stamataki S, Behar P, Brodsky L. Surgical management of drooling:clinical and caregiver satisfaction outcomes. Int J Pediatr Otorhinolaryngol 2008;72(12):1801–1805.

[90]Daniel S. Botulinum toxin injection techniques for pediatric sialorrhea. Oper Tech Otolaryngol--Head Neck Surg 2015;26(1):42–49.

[91]Lakraj AA, Moghimi N, Jabbari B. Sialorrhea: anatomy, pathophysiology and treatment with emphasis on the role of botulinum toxins. Toxins (Basel) 2013;5(5):1010–1031.

[92]Lungren MP, Halula S, Coyne S, Sidell D, Racadio JM, Patel MN. Ultrasound-Guided Botulinum Toxin Type A Salivary Gland Injection in Children for Refractory Sialorrhea: 10-Year Experience at a Large Tertiary Children's Hospital. Pediatr Neurol 2016;54:70–75.

[93]Vashishta R, Nguyen SA, White DR, Gillespie MB. Botulinum toxin for the treatment of sialorrhea: a meta-analysis. Otolaryngol Head Neck Surg 2013;148(2):191–196.

[94]Terrell JE, Kileny PR, Yian C, et al. Clinical outcome of continuous facial nerve monitoring during primary parotidectomy. Arch Otolaryngol Head Neck Surg 1997;123(10):1081–1087.

[95]Meier JD, Wenig BL, Manders EC, Nenonene EK. Continuous intraoperative facial nerve monitoring in predicting postoperative injury during parotidectomy. Laryngoscope 2006;116(9):1569–1572.

[96]Grosheva M, Klussmann JP, Grimminger C, et al. Electromyographic facial nerve monitoring during parotidectomy for benign lesions does not improve the outcome of postoperative facial nerve function: a prospective two-center trial. Laryngoscope 2009;119(12):2299–2305.

[97]Xie CM, Kubba H. Parotidectomy in children: indications and complications. J Laryngol Otol 2010;124(12):1289–1293.

[98]Carter JM, Rastatter JC, Bhushan B, Maddalozzo J. Thirty-Day Perioperative Outcomes in Pediatric Parotidectomy. JAMA Otolaryngol Head Neck Surg 2016;142(8):758–762.

第 9 章　儿童咽旁间隙手术

Aviyah Peri , Dan M. Fliss

摘要

儿童咽旁间隙（PPS）病变并不常见，但纤维脂肪筋膜间室的感染和肿瘤可危及生命。儿童咽旁脓肿的发病率为 1.29/100 000~1.49/100 000。PPS 的小儿原发性肿瘤占头颈部肿瘤的比例不超过 0.1%。详细掌握颈部解剖对于准确诊断和治疗至关重要，因为 PPS 中的大多数病变由邻近筋膜室扩散所致。对诊断结果也需要保持高度怀疑态度，因为表现往往是隐匿的，并且症状可能与其他常见疾病重叠。在 PPS 内，病变相对于茎突咽筋膜的位置可能会影响临床表现。由于口内膨出和牙关紧闭，茎突前病变更为明显，而茎突后病变可能因穿过该间隙的结构的神经和 / 或血管损伤而复杂化。尽管就诊时并不常见，但应首先评估和解决潜在呼吸道受损风险。医学检查应包括完整病史和体格检查、血液检查和影像学检查。虽然许多感染可以使用经验性广谱静脉注射抗生素进行保守治疗，但手术切除是治疗 PPS 肿瘤的主要方法。脓液培养（用于研究感染性病因）很可能会提示多种微生物细菌感染。对于肿瘤，应通过术前 FNA 和 / 或术中冷冻切片获取组织标本，这可能会改变治疗过程。PPS 感染的手术引流可通过经颈入路完成，或在某些病例中，通过经口入路完成。大多数 PPS 肿瘤均通过经颈切除。手术入路包括经下颌、经腮腺、经颈 / 腮腺和经口（机器人）入路。应根据肿瘤解剖结构、组织学以及患者的具体特征来计划手术。

关键词

咽旁间隙，颈深筋膜，茎突前间隙，茎突后间隙，颈深部感染（DNI），咽旁脓肿（PPA），Lemmier 综合征，经颈入路，经下颌入路，经腮腺入路，经颈 / 腮腺入路，经口（机器人）入路

9.1　引言

咽旁间隙是一种纤维脂肪筋膜室，包含舌骨上主要解剖结构。该结构内的感染及肿瘤性病变往往继发于邻近筋膜室扩散。因此，了解颈筋膜及其形成的间室的复杂解剖结构是理解 PPS 病理的关键。颈筋膜横贯于颈部各器官之间及周围，并将其固定于不同筋膜室内（图 9.1）。颈浅筋膜位于真皮正下方。较复杂的颈深筋膜分为 3 层：浅层（封套筋膜）、中间层（气管前筋膜）和深层（椎前筋膜）。

头颈部的皮下组织，包括颈阔肌、皮下脂肪和淋巴结、浅静脉（如颈外静脉）和皮肤的神经血管供应，均包围在颈浅筋膜和颈深筋膜的浅层（鞘膜）之间。

颈深筋膜的浅层（封套筋膜）在整个颈周形成管状，并产生分裂以包围斜方肌、胸锁乳突肌（SCM）和面部表情肌。其小叶环绕下颌下唾液腺和腮腺，以及咀嚼肌（咬肌、翼肌和颞肌），形成腮腺、咀嚼肌和颊间隙。

颈深筋膜的中间层（气管前筋膜）分为两部分：肌肉层和脏层。肌肉层包围带状肌（胸骨舌骨肌、胸骨甲状肌和甲状舌骨肌）和肩胛舌骨肌。脏层在颈部形成隔室。它包绕咽、喉、气管、食管、甲状腺、甲状旁腺、颊部和咽缩肌。这些结构内层黏膜、Waldeyer 淋巴环（腺样体、扁桃体）和小唾腺都位于脏层隔室内。

颈深筋膜的深层（椎前筋膜）包绕棘旁肌和颈椎。椎前筋膜室跨越前部椎前筋膜与后部椎体和颈长肌之间的间隙。

咽后间隙位于前部脏层筋膜与后部椎前筋膜之间。翼筋膜是椎前筋膜的一个分支，将咽后间隙分成前后两部分。咽后室在横膈膜水平向下延伸至后纵隔。颈部感染可通过该间隙扩散至后纵隔，因此通常被称为"危险间隙"。这些筋膜室在感染及炎症性疾病中尤为重要。

如上所述，PPS 为本章重点，是颈内重要的纤维脂肪筋膜间隙。呈倒锥形，由上至下从颅底延伸至舌骨大角。颈深筋膜的 3 层均参与 PPS 的形成。解剖边界在内侧跨越鼻咽和口咽，前外侧跨越咀嚼肌间隙，后外侧跨越腮腺深叶，后内侧跨越咽后间隙。

PPS 由茎突至腭帆张肌的筋膜分为茎突前间隙

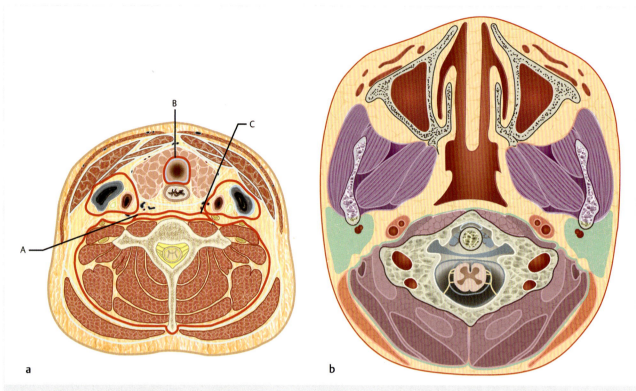

图 9.1　筋膜和颈部的深间隙。a. 舌骨下颈。b. 舌骨上颈。咽旁间隙（PPS）呈橙色，其中颈动脉间隙呈红色。需注意颈深筋膜的 3 层对咽旁间隙形成的作用。PPS 与颈部其他间隙的相似度也十分明显：咀嚼肌间隙（紫色）、腮腺间隙（蓝色）、咽后间隙（品红色）

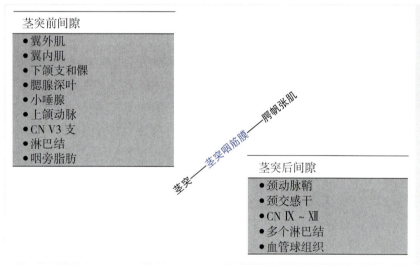

图 9.2　咽旁间隙（PPS）由茎突至腭帆张肌的筋膜分为茎突前间隙和茎突后间隙。茎突前间隙的内容物包括腮腺深叶、小唾腺、淋巴结和咽旁脂肪。茎突后间隙，又称颈动脉间隙，由淋巴结和血管球组织组成，有血管和神经穿过，包括颈内动脉、颈内静脉、颅神经（CN）Ⅸ～Ⅻ和颈交感神经链

和茎突后间隙（图 9.2）。茎突前间隙的内容物包括腮腺深叶、小唾液腺、淋巴结和咽旁脂肪。茎突后间隙，又称颈动脉间隙，包含淋巴结和血管球组织，有血管和神经穿过，包括颈内动脉、颈内静脉、颅神经Ⅸ～Ⅻ和颈交感神经链。

　　尽管十分少见，但先天性、感染性或肿瘤性疾病均可发生于 PPS 内。其疾病过程可通过以下途径

进行：

- 邻近筋膜室直接扩散：PPS 的原发性疾病十分少见。如前述，绝大多数病理过程源于邻近筋膜室，属于继发性。PPS 的中心解剖位置被扁桃体、咽后、颌下、腮腺和咀嚼肌间隙所包围（图 9.1），这决定了感染和肿瘤过程中可能的直接扩散途径。

- 局部畸形：PPS 内自然形成的多样结构可导致肿瘤

或先天性病变。

- 远处血源性、淋巴或周围神经播散。

9.2　咽旁间隙感染

小儿咽旁间隙疾病以感染为主。儿童颈深部感染（DNI）比成人更常见。不仅涉及咽旁间隙，在某些情况下，可进展至完全性咽旁脓肿（PPA）。在美国，儿童颈深间隙感染（包括咽后脓肿和咽旁脓肿）的发病率约为 4.6/100 000。2003—2012 年期间，儿童 PPA 的发病率为 1.29/100 000~1.49/100 000，并且趋向于年龄更小（＜5 岁）的男性患儿。

与成人主要通过牙源性感染不同，儿童 DNI 通常由扁桃体炎、咽炎、颈深部化脓性淋巴炎或血行播散造成。众所周知，DNI 能够跨越筋膜和颈部潜在间隙。颌下、咽后、腮腺和咀嚼肌间隙都均与 PPS 相邻，因此它们可称为潜在的感染源（图9.1）。

PPDNI 多为细菌性；引流液培养物通常具有多种微生物。儿童 DNI 中最常见的致病菌为金黄色葡萄球菌和 A 型链球菌。厌氧菌种包括梭状杆菌属、消化链球菌属和卟啉单胞菌属。

PPDNI 进展迅速，其并发症可能危及生命，包括呼吸道梗阻、感染性颈内静脉血栓（Lemmier 综合征）、颈动脉瘤形成或破裂、纵隔炎和败血症。同侧 Honner 综合征和颅神经IX～XII麻痹可由累及茎突后间隙的 PPDNI 所致。据报道，DNI 危及生命的并发症的发生率为 2.2%。因此，鉴于此类严重并发症，早期诊断和积极治疗十分必要。

对于低龄儿童早期 PPDNI 需保持高度警惕，因为其临床表现及体征十分隐匿，且可与其他常见疾病（如扁桃体炎和淋巴结炎）相重叠。儿童 DNI 最常见的临床表现包括发热（83%）、吞咽痛（67%）、咽部膨出（67%）、腺体肿大（53%）和颈部包块（40%）。出现颈部疼痛、斜颈、运动受限、吞咽困难、牙关紧闭和流涎等症状时也需考虑。

茎突前间隙的 PPDNI 通常表现为发热、颈痛、牙关紧闭和同侧腭扁桃体的内侧移位。而茎突后间隙的感染在儿童中更常见，也更难诊断。其初始表现较为隐匿，通常无疼痛、牙关紧闭或明显肿胀；然而，由于茎突后间隙中多为重要结构，发生严重

并发症的可能性较高。

呼吸窘迫在 PPDNI 中并不常见，一旦考虑 DNI，应首先评估和解决潜在呼吸道受损风险。呼吸道梗阻或水肿表明呼吸道通畅不稳定，可能需要及时行气管插管或切开。

检查应包括完整病史、体格检查和血液检查。细菌感染的证据，如白细胞增多和炎症标志物［如C-反应蛋白（CRP）］升高，在血液检查中最为明显。

对于所有高度怀疑 PPA 的病例均应进行影像学检查。计算机断层扫描（CT）已被用于预测潜在呼吸道疾病的风险，发现脓肿或炎症聚集范围的大小以及其他颈部间隙的受累情况。其结果可对手术治疗、手术入路和手术范围造成较大影响。

主要治疗方案包括：（1）合理的抗生素治疗；（2）外科手术引流；（3）处理并发症。手术在此类患者的治疗中所发挥的作用缺乏共识。保守治疗方案提倡首先经验性使用静脉注射抗生素，若无改善则可行手术治疗。而其他方案则考虑到 DNI 的快速进展性和严重并发症的风险，认为积极手术引流更为合理。但毫无疑问的是，对于复杂或不稳定的患儿应立即手术引流。低龄（＜51 个月）和脓肿较大（直径＞2cm）的儿童在保守治疗下不太可能彻底改善，此时需手术治疗。气道梗阻、败血症、进行性感染，或在适当的经验性静脉注射抗生素 48h 内无临床改善，均为手术的明确指征。

所有 PPDNI 患儿均应行经验性抗生素治疗，并可根据培养和药敏结果调整用药。经验性用药需覆盖需氧菌和厌氧菌。经验性治疗推荐使用阿莫西林和克拉维酸联合制剂，或 β-内酰胺酶耐药抗生素（如头孢呋辛、亚胺培南，或美罗培南），与一种针对厌氧菌的药物（如克林霉素或甲硝唑）联合使用。

9.2.1　术前评估

无论采用保守治疗还是积极治疗方案，实验室检查对于 PPDNI 的评估至关重要。在进行任何引流尝试之前，必须进行诊断性放射学评估。

血液检查和培养

血液检查是评估感染情况的重要手段。一旦怀疑 PPDNI，血液检查应包括全血细胞计数和分类计

由感染部位获得的任何脓液或抽吸液均应送培养检查。血液和脓液培养应包括需氧菌和厌氧菌。免疫功能低下的患者应进行真菌和抗酸杆菌培养。一些临床相关病例应考虑分枝杆菌和其他非典型病原体的培养。

影像学检查

增强 CT 是疑似 PPA 的首选影像学检查方法，其鉴别蜂窝织炎和引流性脓肿的准确率为 89%。以

重点：儿童 PPS 感染
一般特征
流行病学资料

- 发病率：1.29/100 000~1.49/100 000。
- 高达 2.2% 发生危及生命的并发症。
- 年龄：通常 < 5 岁。
- 男性高于女性。

病因

- 细菌、多种微生物：
  - 最常见的细菌：金黄色葡萄球菌、A 型链球菌。
  - 最常见的厌氧细菌：梭状杆菌属、消化链球菌属和卟啉单胞菌属。
- 感染源：
  - 邻近感染继发性扩散：邻近颈部筋膜室、扁桃体炎、咽炎、化脓性淋巴结炎。
  - 血源性播散。

表现（初期临床症状表现隐匿，尤其是茎突后感染）

- 发热。
- 吞咽痛、吞咽困难。
- 咽部膨出、同侧腭扁桃体内侧移位。
- 腺体肿大。
- 颈部包块。
- 颈痛。
- 斜颈、运动范围受限。
- 牙关紧闭。
- 流涎。

可能的主要并发症

- 气道梗阻。
- Lemmier 综合征。
- 颈动脉瘤或破裂。
- 纵隔炎。
- 败血症。
- 同侧 Honner 综合征。
- 颅神经Ⅸ ~ Ⅻ麻痹。

重点：儿童 PPS 感染
检查
完整病史
全面体格检查

如果怀疑潜在呼吸道梗阻，应避免引起咽部检查的痛苦或将其保留到 OR 情况。

血液检查

- 全血细胞计数。
- 炎症标志物：CRP。
- 细菌培养应包括：
  - 需氧菌和厌氧菌。
  - 真菌、抗酸杆菌（免疫功能低下的患者）。
  - 分枝杆菌、非典型病原体（特定病例）。
- 凝血指标。
- 电解质。
- 血糖。

影像学检查

- 如果考虑引流，则必须进行增强 CT 检查。

脓液培养

从抽吸物或手术引流中获取脓液标本。

治疗
保护呼吸道

- 预防潜在呼吸道梗阻。
- 插管或气管切开术。

适当静脉注射抗生素治疗

- 经验性使用阿莫西林 + 克拉维酸 / 头孢呋辛 / 亚胺培南 / 美罗培南 + 克林霉素 / 甲硝唑。
- 可根据培养结果调整。

手术引流 – 特定病例
处理并发症

数、炎症标志物（如 C– 反应蛋白）和血液培养。还应检查凝血指标、电解质和血糖水平，为手术引流做准备。

往颈部 X 线片也可用于评估 PPA，但由于与 CT 检查相比缺乏敏感性而被淘汰。据报道，超声检查在鉴别脓肿和蜂窝织炎方面比 CT 更准确；然而，这种检查方式不利于颈深间隙感染的显示，而且检查质量很大程度上取决于操作者。儿童行磁共振成像（MRI）检查时通常需要全身麻醉，因此在 PPDNI 中并不常用，尽管其在软组织成像方面有一定优势。增强 CT 是描述颈静脉血栓性静脉炎的金标准，这通常是主要并发症 Lemmier 综合征的第一诊断线索。磁共振血管成像（MRA）在评估血管并发症（如 Lemmier 综合征、颈动脉瘤或破裂）方面具有重要价值。超声也可显示高回声颈内静脉血栓；然而，感染的潜在部位通常无法显示。

9.2.2　手术方法

手术计划必须根据高质量影像学检查结果确定，并应旨在为所有受累的颈部筋膜室提供良好的通路。术前高分辨率 CT 扫描可以充分显示解剖结构，为手术入路的选择提供依据。

可通过经颈入路或经口入路进入 PPS（图 9.3）。此外，还说明了使用内镜和图像引导进行 PPA 引流的经口内镜技术。其中经颈入路是首选的最有效的方式。它能够很好地显示和控制主要血管和神经，适用于茎突前和茎突后 PPA，并利于放置引流管。

经口入路因其运用较为局限而逐渐受到关注；但是，选择该入路时必须谨慎。位于大血管内侧的小型茎突前 PPA，可尝试经口入路；不直接面对咽部或口腔的深部脓肿的经口引流会造成神经血管损伤的风险，甚至无法完全引流。

经颈入路的 PPS 手术

经颈入路用于大多数 PPA 引流，包括更具有挑战性的，即一些更大或位置更深的脓肿。

患者应仰卧于手术台，头部由软环形支架支撑。为了最大限度地减少术中出血，可以将手术台略微向上倾斜。建议在稍屈曲的颈部标记皮肤切口。在该位置，皮肤松弛使皮肤自然褶皱易于识别。切口应选择在颈部 2A 水平的自然皮肤皱褶处，位于下颌骨下方约两指，以防损伤面神经下颌缘支（图 9.3 和图 9.4）。最后，应在患者肩部下方放置一个肩垫，使颈部拉伸，并将头部转向对侧。

使用 15 号刀片做皮肤切口。然后使用最低有效设置的精细电烙器在皮下和颈阔肌处进行解剖。颈下皮瓣向上抬高，使下颌下腺上的颈深筋膜浅层完好无损。这可以保护面神经的下颌缘支，该支在下颌下腺上方的筋膜内。然后使用电烙器沿胸锁乳突肌（SCM）的前缘解剖颈深筋膜的浅层（鞘膜）。首先经胸锁乳突肌前缘 2/3 进入。通过双极电烙器烧灼连接 SCM 浅部和深部边界的小血管。注意在 SCM 的深部接近入口点时，要小心避免损伤副脊神经，SCM 发生在肌肉的上、中 1/3 和内侧边缘外侧的交界处。现已确认并保留了主要解剖结构，包括副脊神经、二腹肌后腹、颈内静脉、颈总动脉及其分支和迷走神经。从下方继续向暴露的二腹肌进行

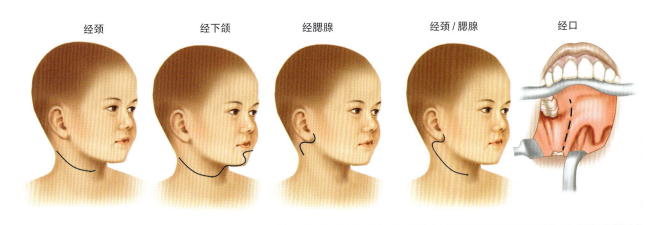

经颈　　　经下颌　　　经腮腺　　　经颈/腮腺　　　经口

图 9.3　儿童咽旁间隙的手术切口

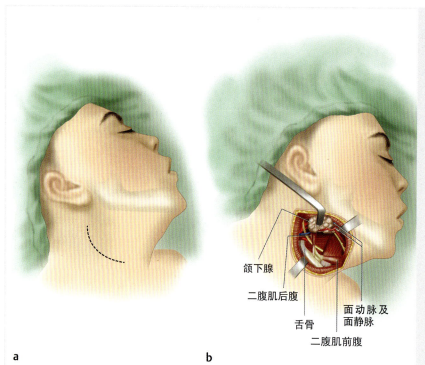

颌下腺

二腹肌后腹

舌骨

二腹肌前腹

面动脉及
面静脉

图9.4　咽旁间隙脓肿引流的经颈入路。
a. 对于经颈入路，手术切口位于2A水平的皮肤褶皱处，下颌骨下方约两指处。
b. 已确认并保留主要解剖结构。一根手指穿过二腹肌后腹深处，沿颈动脉鞘直达茎突顶端，以确定一个点来打破所有遇到的腔室

解剖，以确定并保留舌下神经。舌下神经应位于二腹肌后腹下方、颈动脉内外支浅表，以及颈内静脉远端前方。颈襻前支也有助于追踪神经。

通过钝性分离法接近脓肿——一根手指深入二腹肌后腹，沿着颈动脉鞘钝性分离直至茎突尖端（图9.4b）。使用钝性分离法彻底地破坏脓腔。抽吸所有遇到的脓液，以实现完全引流。将抽吸液样本进行培养。最后，轻轻铲除空腔，以清除坏死碎屑。

按指示使用至少1L温盐水冲洗切口，并止血。根据适当血压确认是否充分止血。

手术台上应留有引流管。通常，将Penrose引流管放入脓肿腔并通过切口引流。可以在Penrose引流管处放置一个"Ghost"缝线装置，以便在引流管移除后重新缝合皮肤。Penrose引流管本身用4.0尼龙缝线缝合在皮肤上。在Penrose引流管周围放一块超级海绵纱布，并用透明敷料覆盖。

颈阔肌用可吸收缝线缝合，皮肤用5.0尼龙缝线缝合。根据引流的需要，手术切口可以部分开放。

经口入路

儿童中间位置的PPA可经口引流（图9.5）。经口入路可减少手术时间并缩短住院时间。术前高分辨率CT扫描对于确保重要的PPS神经血管结构位于脓肿外侧至关重要。

应该使用肩垫来实现颈部的伸展。将Crowe-Davis开口器小心地插入患者的口中并扩张。通过检查和触诊口咽部和咽侧壁来确定脓肿的位置。然后小心地插入一个18号针头，持续抽吸，穿过咽侧壁，抽吸脓肿内容物，抽吸内容物送去培养。然后在脓肿上覆的黏膜上做纵向切口。使用扁桃体或长弯钳扩张开口，破坏分隔，并进一步引流脓肿。然后彻底冲洗空腔并保持切口开放，以便进一步引流。最后，移除开口器。

9.2.3　术后处理

PPDNI手术后需要继续进行静脉注射抗生素治疗。经验性广谱方案可根据培养结果进行调整。

如果术后继续使用抗生素治疗的患者的病情并没有明显好转，则应再次进行CT检查，以寻找残余脓肿。

9.3　小儿咽旁间隙肿瘤

小儿PPS原发性肿瘤具有罕见性及异质性，包括恶性和良性病变。小儿感染和先天性病变比肿瘤

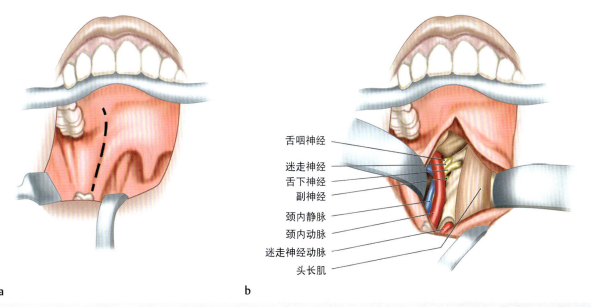

舌咽神经
迷走神经
舌下神经
副神经
颈内静脉
颈内动脉
迷走神经动脉
头长肌

a　　　　　　　　　　　　　　　　b

图 9.5　咽旁间隙脓肿引流的经口入路。a. 通过检查和触诊口咽部和咽侧壁来确定脓肿的位置。然后在脓肿上覆的黏膜上做纵向切口。b. 黏膜和咽缩肌已被切开并在内侧反射，以直接进入上咽旁间隙

重点：小儿 PPS 感染

手术引流

绝对指征

- 呼吸道受损或潜在呼吸道疾病风险。
- 复杂 PPA。
- 败血病。
- 进行性感染或在适当经验性静脉注射抗生素后 48h 内没有临床改善。

相对指征

- 幼儿（< 51 个月）。
- 脓肿较大（直径> 2cm）。

手术入路

- 经颈：
  - 适合各种 PPA 类型。
- 经口：
  - 可减少手术时间并缩短住院时间。
  - 适用于位于大血管内侧的小型茎突前 PPA。

更为普遍。累及 PPS 的肿瘤常通过邻近筋膜间室直接扩散或转移，而不是原位病变。总体而言，原发性 PPS 肿瘤占所有头颈部肿瘤的比例不超过 0.5%，而儿科病例仅占这些病例的 0~17%。

原发性肿瘤可能源自 PPS 内任何一种自然发生的多样化组织类型。实际上，文献综述通过儿科病例报告揭示了多种肿瘤类型，但由于其罕见性，很难断言其确切发病率。

小儿 PPS 肿瘤的组织病理学表现与成人不同。儿童原发性 PPS 肿瘤多为恶性。虽然近 80% 的成人病例报告为良性，多篇儿童病例研究发现 56%~67% 的 PPS 原发性肿瘤为恶性（图 9.6）。唾液腺肿瘤和良性副神经节瘤在成人中更普遍，而在儿童中极为罕见。肉瘤、淋巴瘤和神经源性肿瘤为最常见的原发性恶性组织病理学类型，这与其他头颈部亚部位的儿童恶性分布一致。在现有综述中，软组织肉瘤，特别是横纹肌肉瘤（图 9.6）和神经母细胞瘤最为普遍。神经源性良性肿瘤，如神经纤维瘤、神经瘤和神经节神经瘤，是儿童 PPS 中最常见的原发性良性病变。脂肪瘤和先天畸形，如囊性水瘤、鳃裂囊肿和血管畸形，也是小儿 PPS 中较常见的非恶性病变。如前所述，儿童 PPS 肿瘤以非原发性为主。累及小儿 PPS 的转移及局部进展的鼻咽癌已有详细记录。在一个三级中心治疗的 23 例儿童 PPS 病变中，大多数病变（74%）为茎突前病变。小儿 PPS 肿瘤的临床表现多种多样，最常见的是隐匿性肿瘤，并且可

能与常见的儿童炎症和感染性疾病症状重叠。无痛、生长缓慢和颈部包块为最常见症状，同时伴随口内肿胀。随着疾病进展，可能会出现严重的症状，如吞咽困难、喘鸣和颅神经（Ⅵ或Ⅶ）麻痹。若1岁以下儿童口腔内或颈部出现无痛性肿胀，则应始终怀疑其可能是恶性肿瘤。任何年龄儿童的颅神经麻痹都是如此。

在某些情况下，以发热为表现可混淆鉴别诊断。肿瘤性肿大必须与常见的腺样体和扁桃体感染以及腺样体组织的正常淋巴肥大相鉴别。PPS肿瘤患儿常常完全没有症状，而且病史记录并不详尽。

由于种种原因，大多数小儿PPS肿瘤在诊断时已为晚期，对治疗和预后产生不利影响。因此，保持高度警惕对于诊断而言至关重要，一旦有所怀疑，应及时进行评估。

9.3.1 术前评估和麻醉

PPS术前必须进行血液检查和诊断性放射学评估。条件允许还应进行PPS肿瘤的术前病理学检查。

血液检查

手术准备时必须检查凝血指标，还应包括：全

> **重点：小儿 PPS 肿瘤**
>
> **一般特征**
>
> **人口统计资料**
>
> - 罕见：儿童 PPS 肿瘤仅占 0~17%。
> - 因其罕见性，无特定病理类型的确切患病率。
>
> **病因**
>
> - 与原发性肿瘤相比，邻近间室的转移和局部扩散更为常见。
> - 恶性肿瘤多于良性肿瘤。
> - 最常见的恶性类型：肉瘤（横纹肌肉瘤）、淋巴瘤、神经源性肿瘤（神经母细胞瘤）。
> - 最常见的良性类型：良性神经源性肿瘤、脂肪瘤、先天畸形。
> - 茎突前多于茎突后。
>
> **表现**
>
> - 通常为隐匿性。
> - 无痛、生长缓慢、颈部包块。
> - 口内肿胀。
> - 吞咽困难。
> - 喘鸣。
> - 颅神经（Ⅵ或Ⅷ）麻痹。
> - 有些肿瘤完全没有症状。

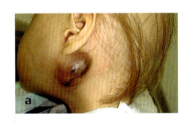 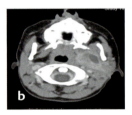 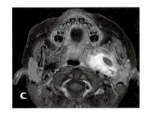 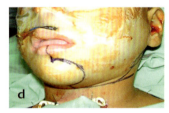

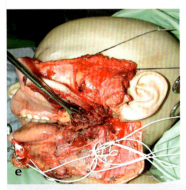 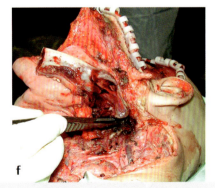 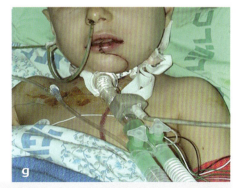

图 9.6 图示病例为 5 岁咽旁间隙横纹肌肉瘤患者。该患者最初在国外（出生国）接受化疗。来到本院后有明显的局部复发症状（a）。CT（b）和 MRI（c）显示左侧咽旁间隙存在肿瘤坏死。由于是复发性恶性肿瘤，并且位于咽旁间隙的深处，建议采用经下颌入路。标记切口（d）。术中（e）。在进行旁正中下颌骨切除术后，将下颌骨向上偏转以暴露咽旁间隙。切除肿瘤后手术结束（f）。钳子指示颈静脉孔位置。术后，患者被转移至儿科 ICU 进行初步康复（g）

血细胞计数和分类计数、电解质和血糖。

影像学检查

对于 PPS 肿瘤，应首选颈部的增强 CT 和 / 或脂肪抑制 MRI（图 9.6）。随着这些技术的出现，可以详细显示病变范围及其周围解剖关系。精准的影像学检查对于制订手术计划也十分必要。PPS 可能出现在富血管疾病，如副神经节瘤、转移性癌和血管瘤中。尝试活检或切除前检查这些病变至关重要。在 MRI 上显示血流信号影足以诊断富血供肿瘤。MRA 有助于更准确地诊断。儿童较常见的原发性 PPS 恶性肿瘤：肉瘤、淋巴瘤和神经源性肿瘤，都是少血供肿瘤，然而因其相似的放射学特征，无法通过放射学明确鉴别。脂肪瘤和囊肿为少血供病变，在 CT 和 MRI 中表现明显，因此通常可以通过影像学检查加以鉴别。出现以下影像学表现需警惕恶性肿瘤的可能：邻近间隙侵犯、病变边界不规则、多个非感染性淋巴结病变、邻近骨破坏伴颅内扩张，以及血管包裹。CT 扫描可显示轻度强化，而 T1 加权 MRI 扫描可显示为明显强化。

组织学诊断

肿瘤诊断只有通过组织病理学确定。缺乏可疑的临床和 / 或放射学征象并不能排除恶性肿瘤的可能。细针穿刺细胞学检查（FNAC）应被视为术前检查的一部分，可在 CT 引导下进行，以提高成功率和安全性。如前所述，在尝试任何侵入性手术前必须进行影像学检查，如果怀疑有副神经节瘤或幼年血管纤维瘤，则禁用 FNAC。尽管 FNAC 具有较高价值，但在很大一部分病例中尚无定论。也存在关于 FNAC 假阳性结果的报告。此外，FNAC 在儿童中因为配合度差而难以进行。因此，在许多情况下，会进行术中活检并将标本进行冷冻切片病理学检查。术中病理报告结果可能会影响手术进程，如果病理结果与术前相符，则手术将继续进行，一旦为恶性淋巴瘤将停止手术。确诊必须始终基于切除病变的最终病理报告。

9.3.2 手术方法

外部手术入路最常用于切除 PPS 肿瘤。包括经颈、经下颌、经腮腺和经颈 / 腮腺入路。图 9.3 描绘

重点：小儿 PPS 肿瘤

检查

完整病史

全面体格检查

血液检查

- 凝血指标。

- 全血细胞计数。

- 电解质。

- 血糖。

影像学检查

- 解剖结构金标准：

　– 增强 CT。

　– 脂肪抑制 MRI。

- 旨在确定血管病变：

　–CT：快进快出。

　–MRI：血流信号影。

　–MRA。

- 寻找恶性肿瘤征象：

　– 病变边界不规则。

　– 邻近间隙侵犯。

　– 邻近骨破坏伴颅内扩张。

　– 多个病理性淋巴结。

　– 血管包裹。

　–CT 轻度强化。

　–T1 加权 MRI 明显强化。

组织诊断

- 术前 FNAC：

　– 如果怀疑有血管病变，禁用。

　– 尽可能在术前进行。

- 术中冷冻切片：

　– 以防肿瘤类型不确定。

　– 在某些情况下可能会改变手术过程。

- 确诊应始终基于最终病理报告。

治疗

肿瘤切除术

辅助治疗

- 根据肿瘤类型。

- 化疗和 / 或放疗。

- 旨在最大限度地缩小手术范围，改善预后，并降低总发病率。

了最常见手术入路的皮肤切口。

　　具体入路的选择应根据病变大小、位置、与主要血管的关系以及假定的重力来决定。经颈和经颈/下颌入路为 PPS 提供了相对较宽的通路，即使是非常大的肿瘤也能充分切除。经下颌切口可能会阻碍发育过程中儿童颌骨进一步发育。因此，经下颌入路的功能性和美学性较差，儿童应避免使用。然而，在切除 PPS 的大型浸润性恶性肿瘤时，为了实现无瘤边缘，可能需要进行经下颌手术。体积巨大或位于颅底深处的良性肿瘤也可能需要进行经下颌切除术。由于 PPS 解剖结构复杂，以及大多数小儿 PPS 肿瘤的高级别晚期性质，即使已经过精准手术治疗，浸润性疾病的预后仍很差。条件允许时，应使用辅助化疗和/或放疗，以最大限度地缩小手术范围，改善预后，并降低总发病率。可以说，如再进行辅助治疗，即使是无瘤边缘有所损害，仍应保留重要的神经和血管。

经颈入路 PPS 手术

　　大多数儿童 PPS 肿瘤均可通过经颈入路切除（图 9.7）。该入路适用于茎突前和茎突后病变。如果肿瘤从腮腺延伸，应首选经腮腺入路以防止面神经损伤。

　　患者应仰卧在手术台上，头部由柔软的环形支架支撑。为了最大限度地减少术中出血，可将手术台略微向上倾斜。建议在略微弯曲的颈部标记皮肤切口。在该位置，皮肤张力放松，可以识别自然皮肤褶皱。切口应设计在下颌骨下方约 2 指处的自然皮肤褶皱处，以防止损伤面神经下颌缘支。最后，应在患者肩部下方放置一个滚轮，以使颈部可以过伸，并将头部转向对侧。

　　使用 15 号刀片做皮肤切口。然后使用最低有效设置的精细电烙器在皮下和颈阔肌处进行解剖。颈下皮瓣向上抬高，使颌下腺上的颈深筋膜浅层完好无损。这可以保护面神经的下颌缘支，该支在颌下腺上方的筋膜内。然后使用电烙器解剖颈深筋膜浅层的胸锁乳突肌。首先经胸锁乳突肌前缘 2/3 进入。通过双极电烙器烧灼连接 SCM 浅部和深部边界的小血管。注意在 SCM 的深部接近入口点时，要小心避免损伤副脊神经，SCM 发生在肌肉的上、中 1/3 和内侧边缘外侧的交界处。现已确认并保留了主要解

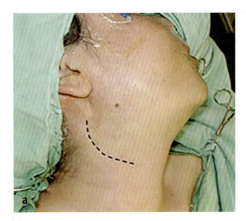
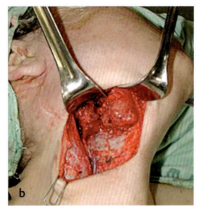
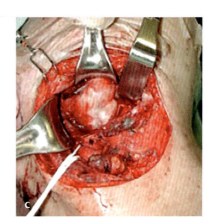
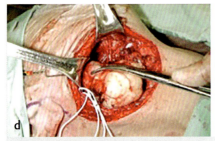
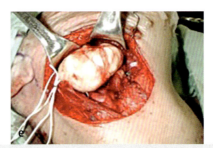
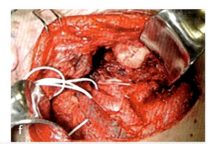

图 9.7 经颈入路咽旁间隙（PPS）肿瘤切除术。a. 经颈入路的皮肤切口应在下颌骨下方约 2 指处，最好选择皮肤褶皱处。b. 确认下颌下腺并从周围筋膜中分离出来。c. 二腹肌后腹分离，舌骨肌向前收缩。d. 盲切可将肿瘤从周围组织中分离出来。使用 Hudson 钳或弯钳分离组织。e. 肿瘤由尾部去除。f. 为避免溢出，在转移过程中注意不要损伤肿瘤包膜

剖结构，包括副脊神经、二腹肌后腹、颈内静脉、颈总动脉及其分支和迷走神经。从下方继续向暴露的二腹肌进行解剖，以确定并保留舌下神经。舌下神经应位于二腹肌后腹下方、颈动脉内外支浅表，以及颈内静脉远端前方。颈襻前支也有助于追踪神经。确认颌下腺并继续解剖，以将其从周围筋膜中分离出来。分离面动脉和面静脉，以便更好地向前收缩颌下腺。如果需要暴露 PPS 的尾缘，比如在大型 PPS 肿瘤中，腺体可能会被完全切除。此时应在 PPS 内看到病变、肿瘤或脓肿，并探索其与主要颅神经的关系。二腹肌后腹分离，舌骨肌向前收缩。为了从下方完全暴露 PPS，还可以分离茎突舌骨肌和茎突下颌韧带。这样还可以降低损伤颈静脉孔处颈内静脉的风险。

最好使用薄止血钳在肿瘤周围解剖，使其脱离周围组织，而不会损害邻近的大血管和神经。然后使用手指解剖，以盲目的方式轻轻地转移肿瘤。使用 Hudson 钳或弯钳分离剩余组织带。注意保持肿瘤

包膜的完整性，以防止溢出。最后，肿瘤由尾部除去。

使用至少 1L 温盐水冲洗切口，并小心地止血。根据适当血压确认是否充分止血。应在手术台上留一条引流管，最常见的是 Jackson-Pratt 引流管。颈阔肌用可吸收缝线缝合，皮肤用 5.0 尼龙缝线缝合。

经下颌入路 PPS 肿瘤切除术

经下颌入路 PPS 肿瘤切除术（图 9.8）可能会影响小儿颌骨的正常发育，造成功能性和美学性影响。因此，该入路应仅用于严重病例，而且尽量避免用于儿童。巨大、复发性、二次切除或富血供肿瘤可能需要使用该入路。使用辅助化疗或放疗可能会降低手术的困难度，实现更窄的无瘤边缘，从而减少手术过程中可能出现的损伤。

采用经下颌入路时应进行保护性气管切开术。

在下颌周围的肿瘤一侧从尾端到颈部做中线唇裂切口，直至环状软骨水平。进一步将颈部切口横

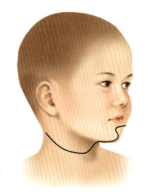
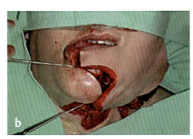
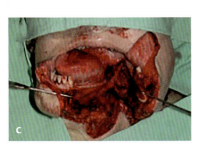
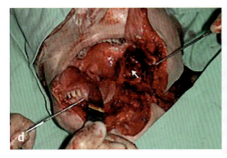
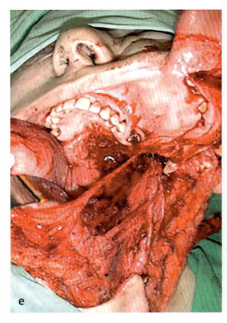

图 9.8　经下颌入路咽旁间隙（PPS）肿瘤切除术。a. 经下颌入路的皮肤切口。b. 唇切口在中线进行，沿下颌向肿瘤一侧进行，并向下延伸至环状软骨水平。c. 一旦下颌骨裂开，同侧支就会横向摆动。d. 龈唇切口向扁桃体的前柱延伸，以便进一步暴露 PPS。e. 整体切除肿瘤

向延伸至同侧，保持正规颌状切口，直至乳突骨水平。唇颏切口加深至下颌骨外皮层水平。切口延伸至牙龈沟，保留下颌骨0.5cm的口腔黏膜，以便日后缝合。计划截骨术的两侧各有2~3cm的软组织向外侧抬高，注意不要损伤从颏孔进入的颏神经。

为了最大限度地减少下颌骨的自由活动，在进行截骨术之前，将两块钛微型钢板预先绑扎并固定在下颌骨上。第一块微型钢板固定在下颌皮质的前面。第二块固定在下颌骨的下缘。

在与肿瘤同侧的旁正中位置以一定角度进行截骨术。为了最大限度地减少骨质流失，使用了薄刀片往复矢状机械锯。一旦下颌骨裂开，同侧支就会横向摆动。为了进一步暴露PPS，将龈唇切口向后延伸至扁桃体的前柱。必须分离舌骨肌，以允许下颌骨侧向回缩。充分看到PPS后，整块切除肿瘤。重建通常采用股前外侧游离皮瓣。

经腮腺入路 PPS 肿瘤切除

源自腮腺的PPS肿瘤在儿童中极为罕见，但根据其表现，可能需要调整手术入路。据估计，不到5%的腮腺肿瘤出现在16岁以下的人群中。良性肿瘤比恶性肿瘤更常见，根据不同的数据显示，恶性率为15%~50%。多形性腺瘤是最常见的良性病变，而黏液表皮样癌和腺泡细胞癌是最常见的恶性病变。

经腮腺入路（图9.9）用于切除延伸至PPS的腮腺深叶肿瘤。这些病变在影像学检查中通常呈哑铃状。保护面神经功能是切除术的首要目标，因为需要解剖神经周围的腮腺组织。通常不使用肌肉松弛剂，以便在整个手术过程中进行神经监测。通过测

量分别从口轮匝肌和眼轮匝肌发出的电生理信号，对颊支和颧支进行密切监测。口轮匝肌电极应置于肌肉的联合处，以便监测下颌缘支。在手术铺单前插入电极。精细的解剖可以将手术野的出血限制在最低限度，这有助于及时并安全地识别神经支。在整个解剖过程中，应能够观察到面部运动，并在接近神经的大致解剖位置时，能够更清晰地被观察到。

无菌眼科准备液用于眼周区域，包括眼睑、眉毛区域和脸颊。为了便于术中面部监测，面部覆盖有透明的黏性覆盖套。

使用15号刀片通过改良的Blair切口（图9.3）获得手术入路。从耳屏水平开始画一条向下垂直的耳前线，以确定切口。环绕小叶并沿颈部发线在耳轮后方下降。如果需要进行颈淋巴结清扫术，切口需要向内侧延伸至环状软骨水平。使用电烙装置在最低有效设置下进行后续的皮下组织解剖。皮瓣被抬高到面部表浅肌肉筋膜系统（SMAS）和皮下脂肪组织深处。由于SMAS构成了腮腺的囊膜，因此保持这个平面不仅可降低皮肤穿孔和Frey综合征的风险，还可以降低肿瘤溢出的风险。皮瓣被抬高到肿瘤边缘的前方。面神经离开腺体时，应注意避免损伤面神经的远支。抬高下方的颈下皮瓣，达到下颌支下方2cm。小心地抬高一个小型后瓣，确保不损伤外耳道软骨部分的前壁。SCM的前缘暴露在乳突骨上。将几个Babcock抓取器置于腮腺尾部，然后通过前收缩将其与肌肉分离。注意保留耳大神经的分支。

二腹肌的后腹被认为是面神经识别的一个重要

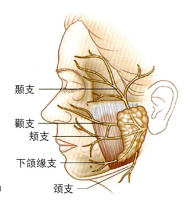

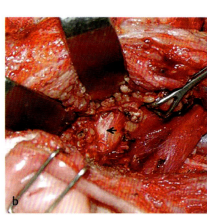

图9.9 PPS肿瘤切除的经腮腺入路。a.面神经支及其在腮腺内的走行。b.在经腮腺手术期间暴露的面神经

颞支

颧支
颊支

下颌缘支

a　　颈支

b

解剖学标志，因为该神经位于肌肉深处。因此，可以清楚地识别二腹肌后腹。然后进行精细的解剖，从腮腺囊中取出外耳道软骨前壁。沿耳屏后缘，在鼓室乳突裂处放置精密止血器。随着解剖向面神经推进，将一个或两个甲状腺成角牵引器放置在鼓室乳突裂处，向前收缩腺体后缘。

在 3 个解剖学标志的汇合处确定面神经主干：（1）乳突；（2）外耳道软骨壁的前下面；（3）二腹肌后腹。茎突下颌动脉的一个小分支可能位于神经主干表面。在这些情况下，应仔细结扎和分割动脉，以保持术野无出血。

继续在面神经支的神经外膜表面的平面上进行解剖。这样可以准确识别神经支，并在不损害腮腺组织的情况下，完全切除腮腺神经表面的组织。使用精密止血器和双极电烙器。首先，暴露神经的两个主要分支，即颈面神经和颧颞神经，其上的腺体组织被反射到表面。从上下两个分支开始，沿神经浅层引导，使用双极电烙器止血。如果发现邻近颊神经支的腮腺管，则应分开并结扎。

术者移开游离深腺叶时，浅叶附着在其前缘。从上下两个分支开始，使用神经钩或血管襻将神经支抬高，并小心地沿周向游离。将神经从其深层附着处分离，促进主干上下两个分支之间腮腺深叶的活动。从 PPS 侧缘的纤维脂肪组织中切除肿瘤。肿瘤与腮腺深叶一起切除。如果保留，将浅叶翻过面神经并用 4.0 Vicryl 缝线缝合。可吸收性缝线用于缝合颈阔肌和 SMAS。皮肤用 5.0 尼龙缝线缝合。

PPS 肿瘤切除的经颈 / 腮腺入路

这种组合方法适用于延伸至 PPS 甚至颈深部的腮腺病变（图 9.10）。通过经颈入路（见第 9.3.2.1 节，图 9.3），使用切口的下缘来获得 PPS 的多余部分。将副脊神经从肿瘤中分离出来后，使用 Richardson 牵开器抬高二腹肌后腹，使肿瘤暴露在 PPS 中。确定并切除颌下唾液腺。然后将二腹肌向上收缩或分开。

然后确定大血管，即颈内静脉和颈总动脉，并用血管钳固定。颈内静脉向近端分开，肿瘤向上牵开。然后确定舌下神经并将其与肿瘤分离。继续进行解剖，以确定颈内动脉和颈外动脉分支。颈内静

脉在尾部再次分开。使用双极电烙器小心地从动脉上切除肿瘤。沿颈内动脉继续进行解剖。再次向远端分开颈内静脉，并完全切除肿瘤。

经口机器人手术

经口机器人入路适用于位于颈动脉前的 PPS 肿瘤（图 9.11），且成人多于儿童。

达·芬奇机器人手术系统（加利福尼亚州森尼韦尔美国直觉外科公司）与患者病床右侧的夹角约为 15°。患者仰卧，经鼻插管。插管后，为安全起见，需要遮蔽双眼。插入 McIvor 开口器或 FK 牵开器。安装一个 8mm 摄像头并将其插入口腔。在病变同侧的机械臂上安装一个带刀头的 5mm 单极烧灼器。在对侧机械臂安装 5mm Maryland 解剖器。固定手臂，以将仪器尖端置于内镜的视野内。为了最大限度地减少碰撞，需大致平行于光学臂。

另一术者在手术台头侧协助进行 Yankauer 抽吸术、双极电灼术及非机器人止血夹止血。

使用单极电灼术，在腭舌弓外侧做倒 L 形切口。然后对上缩肌深处进行解剖。使用 Maryland 解剖器取出肿瘤。解剖上缩肌和翼肌内侧，以暴露 PPS。解剖延伸至咽旁脂肪。使用单极和双极电烙器控制小动脉出血。通过环切术将肿瘤从周围组织中分离出来，同时保持其包膜完好。然后将机械臂转向一边，像经颈入路一样将肿瘤切除。使用双极电烙器止血，彻底冲洗伤口。口咽皮瓣采用 2.0 Vicryl 缝线缝合。

9.4 术后处理

切除 PPS 肿瘤后无须进行预防性抗生素治疗。

采用经下颌入路时，需要进行临时的保护性气管切开术。如果术后病程不明显，则在术后第 3 天封闭该气管造口。

患者在手术结束后拔管，并转移到监护病房，稳定后再转移回普通病房。对于外部手术入路，手术伤口的护理包括每天 3 次盐水冲洗，然后涂抹抗生素软膏。如果每日积液少于 20~30mL，则通常在术后第 3 天移除引流管。充分的疼痛控制对于成功康复至关重要，可通过使用该科室的常规术后疼痛缓解方案来实现。

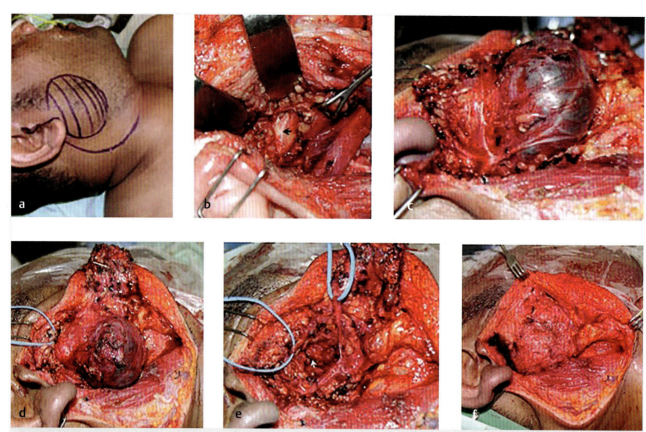

图 9.10　经颈 / 腮腺入路 PPS 肿瘤切除术。a. 延长改良的 Blair 皮肤切口，以提供颈部多余部分。b. 将一个或两个甲状腺成角牵引器放置在鼓室乳突裂处，向前收缩腮腺后缘。c. 小心地将面神经沿周向游离。d. 将面神经从其深部附着处释放出来，促进主干上下两个分支之间深叶的活动。e. PPS 边界腮腺深叶肿瘤切除后的手术野。f. 如果保留，将浅叶翻过面神经并用 4.0 可吸收缝线缝合

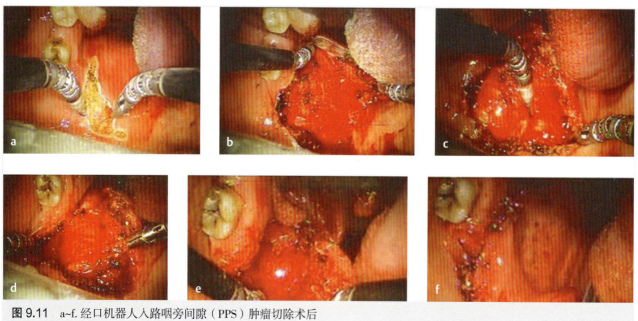

图 9.11　a~f. 经口机器人入路咽旁间隙（PPS）肿瘤切除术后

要点：小儿咽旁间隙肿瘤

手术切除

手术入路

- 经颈：
  - 最常用。
  - PPS 暴露充分。
  - 适用于茎突前和茎突后病变。
- 经下颌：
  - PPS 暴露充分。
  - 功能性和美学性影响。
  - 适用肿瘤类型包括：
    ○ 直径大或者多发。
    ○ 浸润型。
    ○ 富血供。
    ○ 位于颅底深处。
- 经腮腺：
  - 用于延伸至 PPS 的腮腺深叶肿瘤。
  - 保护面神经为首要目标。
  - 无须使用肌肉松弛剂。
- 经颈 / 腮腺：
  - 延伸至 PPS 和颈部的腮腺深叶病变。
- 经口机器人：
  - 特定病例。
  - 肿瘤必须位于颈动脉前方。

术后治疗

- 术后第 3 天需封闭保护性气管切开造瘘口。
- 护理：每天 3 次盐水冲洗，涂抹抗生素软膏。
- 如果达到 20~30mL/24h，移除引流管。
- 充分的疼痛控制。

参考文献

[1] Woods CR, Cash ED, Smith AM, et al. Retropharyngeal and parapharyngeal abscesses among children and adolescents in the United States: epidemiology and management trends, 2003–2012. J Pediatric Infect Dis Soc 2016;5(3):259–268.

[2] Adil E, Tarshish Y, Roberson D, Jang J, Licameli G, Kenna M. The public health impact of pediatric deep neck space infections. Otolaryngol Head Neck Surg 2015;153(6):1036–1041.

[3] Lawrence R, Bateman N. Controversies in the management of deep neck space infection in children: an evidence-based review. Clin Otolaryngol 2017;42(1):156–163.

[4] Côrte FC, Firmino-Machado J, Moura CP, Spratley J, Santos M. Acute pediatric neck infections: outcomes in a seven-year series. Int J Pediatr Otorhinolaryngol 2017;99:128–134.

[5] Blumberg JM, Judson BL. Surgical management of parapharyngeal space infections. Oper. Tech. Otolaryngol. Neck Surg. 2014;25:304–309.

[6] El Fiky L, Shoukry T, Hamid O. Pediatric parapharyngeal lesions:criteria for malignancy. Int J Pediatr Otorhinolaryngol 2013;77(12):1955–1959.

[7] Stárek I, Mihál V, Novák Z, Pospísilová D, Vomácka J, Vokurka J. Pediatric tumors of the parapharyngeal space: three case reports and a literature review. Int J Pediatr Otorhinolaryngol 2004;68(5):601–606.

[8] Zheng Z, Jordan AC, Hackett AM, Chai RL. Pediatric desmoid fibromatosis of the parapharyngeal space: a case report and review of literature. Am J Otolaryngol 2016;37(4):372–375.

[9] Hung Y, Huang C-S, Yang L-Y. A huge parapharyngeal space tumor in a child. Ear Nose Throat J 2017;96(4–5):158–159.

[10] Garzorz N, Diercks GR, Lin HW, Faquin WC, Romo LV, Hartnick CJ. A case of pediatric parapharyngeal space ganglioneuroma. Ear Nose Throat J 2016;95(4–5):E16–E20.

[11] Brigger MTT, Pearson SEE. Management of parapharyngeal minor salivary neoplasms in children: a case report and review. Int J Pediatr Otorhinolaryngol 2006;70(1):143–146.

[12] Kaufman MR, Rhee JS, Fliegelman LJ, Costantino PD. Ganglioneuroma of the parapharyngeal space in a pediatric patient. Otolaryngol Head Neck Surg 2001;124(6):702–704.

[13] Bruyeer E, Lemmerling M, Poorten VV, Sciot R, Hermans R. Paediatric lipoblastoma in the head and neck: three cases and review of literature. Cancer Imaging 2012;12:484–487.

[14] Riffat F, Dwivedi RC, Palme C, Fish B, Jani P. A systematic review of 1143 parapharyngeal space tumors reported over 20 years. Oral Oncol 2014;50(5):421–430.

[15] Shlomi B, Chaushu S, Gil Z, Chaushu G, Fliss DM. Effects of the subcranial approach on facial growth and development. Otolaryngol Head Neck Surg 2007;136(1):27–32.

[16] Fliss DM, Gil Z. Approaches to the parapharyngeal space. In: Atlas of Surgical Approaches to Paranasal Sinuses and the Skull Base. Berlin: Springer; 2016: 169–188.

[17] Yafit D, Horowitz G, Vital I, Locketz G, Fliss DM. An algorithm for treating extracranial head and neck schwannomas. Eur Arch Otorhinolaryngol 2015;272(8):2035–2038.

[18] Friedman E, Patiño MO, Udayasankar UK. Imaging of pediatric salivary glands. Neuroimaging Clin N Am 2018;28(2):209–226.

[19] Stevens E, Andreasen S, Bjørndal K, Homøe P. Tumors in the parotid are not relatively more often malignant in children than in adults. Int J Pediatr Otorhinolaryngol 2015;79(8):1192–1195.

[20] Inaka Y, et al. A study on 21 cases of parotid gland tumors in adolescents. Pract. Oto-Rhino-Laryngol Suppl. 2017;151: 50–52.

第 10 章　颌下腺切除术

Sam J. Daniel

摘要

颌下腺切除术最常通过经颈入路进行。适用于多种疾病，包括难治性复发性涎腺炎、不适于涎腺内镜或碎石术的涎石症、唾液腺肿瘤和衰弱性流涎。

本章重点介绍手术解剖、术前准备、手术方法和减少术中并发症的要点。颌下腺手术的安全保障需要明确识别二腹肌和下颌舌骨肌，以及了解下颌缘神经、舌下神经、舌神经和面部动脉的走行。

目前最普遍的方法包括经口入路和内镜下切除。与传统的经颈入路相比，经口入路避免颈部瘢痕形成，并降低损伤面神经下颌缘支的风险。该方法可切除整个导管和乳头，同时也可消除残余导管结石的风险。

关键词

颌下腺，结石，流涎，颌下腺肿瘤，面神经下颌缘，舌下神经，舌神经，面动脉，Wharton 管

10.1　手术解剖

颌下腺为成对唾液腺，包含浆液腺泡和黏液腺泡。每个腺体由浅叶和深叶组成。浅叶从下颌骨体前缘延伸至后缘；深叶钩于下颌舌骨肌后缘，通过位于舌骨舌肌侧缘的三角形区进入口腔（图10.1）。占腺体较大部分的浅叶位于下颌下三角内，在二腹肌的前腹和肌腱之间。其上以下颌舌骨肌为界，下以颈深筋膜和颈阔肌的包裹层为界。

与每个颌下腺相连的导管成为 Wharton 管，起至深叶，向前、深部流经舌骨肌，即舌骨舌肌和颏舌肌侧缘。它与口腔黏膜下的舌下腺相邻，开口于舌系带侧缘的舌下乳头（图 10.2）。该开口为导管最狭窄处，内镜检查之前需将其扩张。婴幼儿的颌下腺较小，与舌下腺相邻，两岁之前可迅速增大。

在进行颌下腺切除术时，术者必须认识其重要解剖关系，包括舌神经、舌下神经以及面神经下颌缘支（MMN）。MMN 为颌下腺切除术中最脆弱的部分，特别是对于幼儿而言，因其位置通常较成人更高，在颌骨上方走行较浅，同时可能因为腮腺发育不全

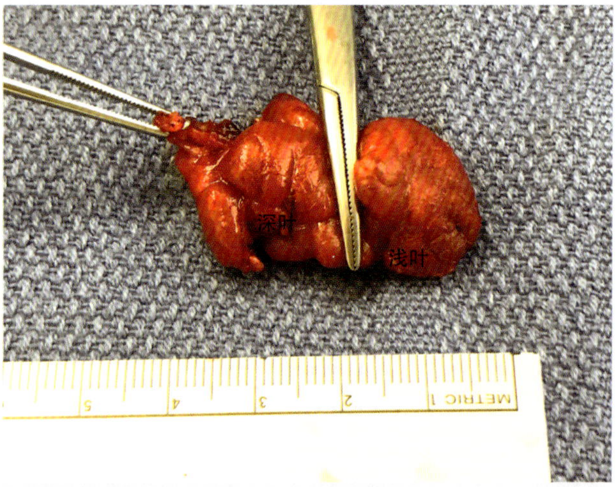

图 10.1　离体颌下腺的浅叶及深叶。止血钳位置为下颌舌骨肌，该处后缘为腺体所包绕。镊子为结扎的 Wharton 氏管上

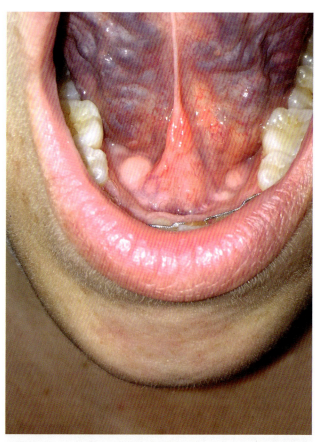

图 10.2　右侧乳头后前段导管结石阻塞

导致其部分暴露。它从腮腺前下部分穿出，走行于颈阔肌和包裹颌下腺的颈深筋膜平面的下颌骨边缘。当 MMN 下降至下颌骨下缘时，常于面静脉前上方走行，并立即穿过颌下腺浅叶。为避免造成 MMN 损害，可使用平行于下颌骨方向下两指距离的切口，或者略高于舌骨水平。另外一种方法是将面静脉结扎并向近端回缩，使 MMN 位于上方皮瓣中从而得到保护。

舌神经位于导管上方，当其由前下降时穿过导管侧面，经过导管下界，并朝颏舌肌方向上升。在舌骨舌肌外上方上升并发出内侧分支后终止，为舌前 2/3 的黏膜提供一般感觉神经传入信号。

舌下神经由二腹肌后缘穿出，并走行于颌下腺深部的颌下三角区底部。从前方经过颏舌肌内侧与舌骨舌肌外侧之前的缝隙，并提供舌内外肌群的神经传入信号。

10.2　术前评估

详细全面的病史及体格检查对特定的唾液腺疾病的诊断意义重大。其鉴别诊断包括急 / 慢性（感染或非感染）炎性疾病、先天性疾病、良 / 恶性肿瘤、血管畸形以及全身系统疾病的局部表现。在一项包含 193 例接受颌下腺切除术患者的回顾性研究中，56% 为非肿瘤性疾病（涎腺炎或涎石症），而其余均为肿瘤性疾病。最常见的良性肿瘤为多形性腺瘤（27%）。10% 为恶性肿瘤，包括腺样囊性癌、黏液表皮癌和腺癌。

病史中的重要部分为起病、持续时间、严重程度和发作频率。围产期唾液腺肿大多继发于先天性疾病，包括淋巴管或血管畸形。无痛性逐渐增大包块通常为肿瘤表现，特别是年龄较大的儿童。急性肿痛，特别是伴随发热，则多为感染或炎性疾病。导管堵塞通常表现为餐后间歇性或持续性肿胀。皮肤无痛性青紫病变常见于非结核性杆菌感染或者猫抓病（图 10.3）。外伤史则提示导管损伤的可能。

体格检查需包括口腔底部视诊和腺体及导管的触诊。应检查乳头处的唾液是否含脓性分泌物。颌下腺增大伴随唾液减少或缺乏提示腺石症或者导管狭窄。急性感染的患者中，需合理运用抗生素，再考虑是否需择期手术治疗。

颌下腺切除术的适应证见表 10.1。对于涎石症以及导管病变，在腺体切除之前，要以尽量保留腺体为目标。涎腺内镜技术目前已成为一种微创且有效诊断唾液腺及导管疾病（如炎症、狭窄或堵塞）的方法，也可用于涎石症的治疗。尽管涎腺内镜技术已取得长足发展，但是以下几种情况仍需行颌下腺切除术：（1）腺体反复肿痛，保守治疗无效；（2）实质结石或者大结石导致的反复涎腺炎，而无法使用内镜去除；（3）反复微型结石形成（图 10.4）；（4）运用涎腺内镜技术产生术中并发症者；（5）通过微创技术无法取石者；（6）取石后仍有残留症状。在极少数情况下，急性炎症可发生 Ludwig 心绞痛，此时口底及舌在腺体周围炎症的刺激下抬高。这种情况下，运用电子纤维插管可保护气道。

双侧颌下腺切除联合双侧腮腺导管结扎术是治疗严重流涎或误吸患者的有效手术方式。在一项长期随访研究报告中，87% 的患者有显著改善，且无严重并发症，仅有 8% 的患者出现口干燥症。病情

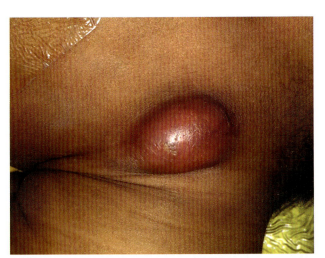

图 10.3　非结核性杆菌感染颌下腺区域及腺体

表 10.1　颌下腺切除术潜在适应证

症状性结石（不适于涎腺内镜或经口入路）

慢性涎腺炎（伴或不伴结石形成）

可疑肿瘤形成

病因不明的颌下腺包块

血管畸形

流涎症伴有吸入性肺炎

慢性或严重流涎症

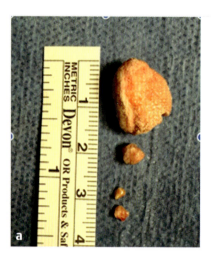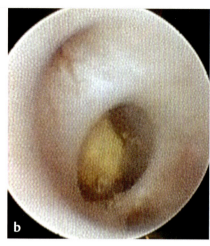

图 10.4　a、b.颌下腺导管多发结石需腺体切除。涎腺内镜不适于该种导管瘢痕情况

较轻的情况下，可考虑只行双侧颌下腺切除，无须腮腺导管结扎，以避免后者出现并发症。

术前影像学检查是十分有帮助的。虽然 X 线可以检测不透光的结石，但无法探测到透光的结石。超声作为儿科最实用的检查手段，具有无创且无辐射的优点。大于 2mm 的结石的检出率为 90%，并且可以区分良恶性病变。超声还可以区别包块位于腺内还是腺外。CT 有时作为补充检查手段，可以识别包块来源于腺内还是邻近组织。

CT 以及 MRI 可以评估咽旁浸润、颈深淋巴结病变以及颅底浸润。在某些炎症情况下，如涎腺炎、导管结石或梗阻、舌下囊肿以及脓肿，CT 可用于术前评估。另外，还可用于肿瘤病变的骨浸润。术前了解导管中是否存在结石很重要，若未能切除导管直至口腔底部会导致病变残留，从而发生慢性炎症或反复感染。

尽管具有辐射，但是与 MRI 相比，CT 检查具有方便快捷的优点。但在怀疑肿瘤及咽旁间隙病变时，为提高软组织成像清晰度，仍首选 MRI 平扫加增强。另外，去水成像也有助于识别血管畸形。最新磁共振技术可以使用动态增强或弥散加权方法来区分良性和恶性病变。唾液腺造影可以显示由于瘢痕引起的导管变窄，以及腺体本身的继发性导管扩张。

虽然细针穿刺活检（FNAB）在颌下腺可疑肿瘤的诊断中意义重大，但其阴性并不能用于排除，术者仍应继续进行腺体切除以进行最终诊断。若为恶性肿瘤，还需要进行淋巴结清扫。

10.3　手术入路

经颈入路为颌下腺切除术的传统入路。其他方式包括经口以及内镜切除。

10.3.1　经颈入路

手术需在全麻气管插管下进行。气管导管需固定于手术对侧。术中避免使用局麻药物以利于面神经下颌缘支检测。患者取仰卧位，使用肩垫以使颈部伸展，头部转向对侧增加下颌下三角暴露。手术区域用透明布覆盖并显露嘴角。如果颌下腺较小或者回缩，可压住口底，以有助于辨认。

在局麻药物充分显效后，沿皮肤纹路，于下颌缘下两指略高于舌骨水平做切口。切口需深入皮下组织和颈阔肌到达颈深筋膜鞘，此时提起皮瓣使暴露充分。解剖始于下颌腺下侧，并始终位于深筋膜以下。将面静脉分离、结扎并提起，以保护面神经下颌缘支。提起颈部筋膜时，应注意不要超过下颌骨边界，这样会减少位于颌下腺筋膜中走行于颈阔肌下的下颌缘神经损伤风险。

一旦腺体侧面与筋膜分离，可切开二腹肌筋膜并向后牵拉，从而将颌下腺从二腹肌前腹周围的筋膜中游离。这样可以显示下颌舌骨肌。后者可因其表面筋膜从后向前的延伸方向加以辨认。暴露下颌舌骨肌可确保走行其深面的舌下神经和舌神经保护。然后沿舌骨肌后界进行解剖。结扎穿通血管以游离颌下腺表面部分。并使用直角牵开器将颏舌肌从腺体深层分离。在腺体前部，导管紧密黏附于舌下腺，舌神经伸入肌肉。舌神经从深部向上延伸至下颌骨后部，并在腺体前部成环，汇入颌下腺神经节的神经根。舌神经向前向上延伸支配舌前及口底肌肉。游离神经并切开神经根。然后，识别导管并向前追踪。若患者导管中含有结石，术者需于远端结扎导管并取出结石。沿导管走行的大静脉应单独结扎。导管离开腺体后仍具有唾液腺组织并不罕见。但这可使导管部分模糊，增加舌下神经损伤的风险。结扎颌下神经节及 Wharton 导管之前必须充分暴露舌神经和舌下神经。

舌下神经走行于颌下三角底部，于二腹肌后腹背面显露。所以在颌下腺三角底部进行解剖时，必须谨慎，避免损伤。

一旦将腺体前部与舌神经及颌下腺导管分离，其剩余部分便很容易从颌下腺三角底部的筋膜平面分离。然后通过对腺体上方的软组织反向牵引将腺体回缩至下颌骨下方。必须再次注意避免损伤可能位于腺体侧面或上方的面神经下颌缘支。准确定位神经或将始终保持在腺体表面进行剥离均有助于避免损伤。

将腺体向下牵引，可看到面动脉压迫腺体后上表面。离开腺体表面及向下进入腺体时产生分支。多数情况下面动脉从腺体中穿出，需分离并结扎其分支。一旦面动脉被分离，便可直接分离腺体，并检查整个手术区域是否有出血。然后冲洗伤口，使用 Hemovac 吸引器进行吸引，置入 Penrose 引流管，用可吸收缝线从颈阔肌开始逐层缝合伤口，接着皮下缝合。

有慢性炎症的腺体，解剖将更为复杂，出血概率也会增加。术者还需在内镜下操作，以避免神经损伤。

上述手术方式的另外一种替代方式是一旦腺体侧面从筋膜中游离，在面动脉从二腹肌后腹深部进入下颌下三角时将其结扎，从而整体剥离颌下腺浅表部分。随后舌骨肌回缩，颌下腺在舌神经和 Wharton 导管上形成蒂。接着切除腺体深叶及导管。这种方式在某些情况下可更充分暴露舌神经及 Wharton 导管。

10.3.2　经口入路

所有患者应尽可能考虑运用经颈入路。

充分暴露术野十分重要。使用经鼻气管插管可使术野充分暴露，其次可选择再手术对侧经口插管。术者佩戴头灯立于术野对侧，并使用咬合器打开口腔。助手持 Weider 牵引器使舌居中，以及 Minnesota 牵引器使面颊和下唇偏向一侧，从而改善口底视野。用唾液导管探查 Wharton 导管，并用缝线固定于乳头附近。接着使用利多卡因及肾上腺素浸润从乳头区至磨牙后区的口底黏膜。用手术刀或者射频刀切开口腔浅表黏膜，环绕同侧乳头并线性延伸至磨牙后区。使用 Peanut 器钝性分离并提起黏膜，向内朝舌侧，向外朝牙龈，并去掉舌周间隙。然后使用钝性分离结合双极烧灼切除舌下腺。注意保留舌下神经和 Wharton 导管，在进入颌下腺之前走行分开。一旦舌下腺被切除，Wharton 导管在舌下神经下方穿出，并与颌下腺深叶相连。颌下腺神经节与深叶分离，此时舌下神经可从术野中回缩。运用钝性与双极解剖分离颌下腺深叶和周围结构。舌骨肌前缘向前外侧收缩，暴露颌下腺浅表部分，并将其钝性分离。助手可通过颌下三角施加外力将颌下腺推入术野。这样可以从口底抬高腺体加强暴露。继续通过钝性分离颌下腺。由于术野狭窄，颌下腺的解剖与追踪具有难度。视野和光源十分重要。在本步骤中，于口腔中置入内镜或光纤牵开器可以增加可视性。牵引需将面动脉与腺体分开，使小血管及其分支暴露。为避免术中出血和术后血肿，需注意结扎和电凝。术者应随时准备控制面动脉出血，甚至可以转换为开放式手术入路。

腺体被切除后，需对手术区域进行冲洗，并用双手触诊检查腺体是否残留并及时止血。舌神经和舌下神经可以在手术区域底部识别。口内切口运用 3-0 缝线进行缝合。Patton 或者 Veronique 敷料包扎切口，可较大程度减轻肿痛。多数患者需清淡饮食并使用一个疗程的康生苏后出院。

10.3.3　经内镜入路

内镜通过经口切口引入，并使术野清晰。手术过程如经口入路手术方式所述。

内镜下经颈入路曾在解剖模型中运用，通过在颈部下方的小切口，为手术器械提供通道。皮下解剖时需在充入二氧化碳之前进行球囊扩张。

机器人内镜入路已在多个中心开展。该方式在减少手术时间方面具有相当优势。

10.3.4　并发症

经颈入路颌下腺切除术最主要的两大并发症为切口部位瘢痕形成以及面神经下颌缘支损伤。后者是经颈入路最常损伤的神经，发生率为 1%~7%。这可导致下唇降肌的损伤。由于术中神经牵拉或其他操作也可发生永久性面神经下颌缘支麻痹。

舌下神经损伤可发生于颌下腺神经节分离、神经慢性炎症以及与导管同时被切除。这会导致同侧舌前 2/3 的感觉丢失。

舌下神经损伤可发生在慢性炎症的腺体，腺体内侧有黏附神经，或在邻近舌静脉止血时以外损伤。这可导致同侧舌麻痹。如果舌下神经意外离断，应立即进行修复。

其他潜在的并发症包括术中面部动脉出血、术后伤口血肿继发气道阻塞、感染、脓肿形成、结石残留、口干、舌下导管损伤继发舌下囊肿（图 10.5）以及慢性炎症。

经口入路可消除颈部增生性瘢痕形成的风险，减少面神经下颌缘支神经损伤，利于完全切除导管。缺点在于遗留暂时性症状，包括疼痛、麻木、舌运动减少和口底水肿。

术后出血使口底肿胀及舌部肌肉肿胀，从而引起严重气道梗阻。

10.4　术后管理

术后应对出血以及肿胀引起的气道梗阻进行连续监测。在颌下腺切除术后的 24~48h 应放置 Penrose 或其他引流管。

避免术中并发症

1. 所有在下颌骨下界的操作都应轻柔，以避免损伤面神经下颌缘支（MMN）。后者可通过直接识别或者覆盖腺体的颈深筋膜的包膜下切除进行保护。另外一种策略运用 Hayes–Martin 方式，即通过结扎前部的面静脉以及下颌骨下缘的包膜向上反折对其进行保护。

2. 面神经监测仪或者神经刺激器的运用可对炎症期腺体切除有所帮助。

3. 双手沿 Wharton 导管走行进行触诊以及进行涎腺内镜检查以确保去除所有结石。

4. 当腺体向后剥离时，舌下神经可被识别，向下延伸至血管并与颌下腺导管平行。同时还可在二腹肌后腹下方从后向前穿过颌下三角。通常位于舌骨肌内侧筋膜内。

5. 一旦下颌舌骨肌向前收缩，则可见舌神经以及颌下腺神经节，需结扎后者及其毗邻静脉。Wharton 导管位于神经下方，从腺体前面穿出。当舌神经及舌下神经被清晰定位和保护后，应尽可能从远端结扎导管。

6. 腺体切除后，关闭术野前应再次评估是否存在出血。面动脉近端残端应进行双结扎。

10.5　要点

a. 适应证：
- 难治性反复发作的涎腺炎。
- 不适用于涎腺内镜或碎石术的涎石症。

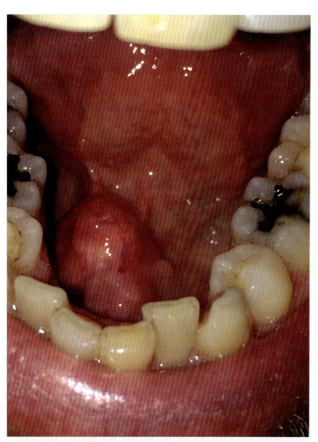

图 10.5　右侧继发性舌下囊肿形成，需行颌下腺切除

– 涎腺肿瘤。

– 衰弱性流涎。

b. 禁忌证：

– 颌下腺阙如。

– 严重出血性疾病。

– 对于单纯导管性涎石症应尽量使用涎腺内镜而不是腺体切除，除非必须进行腺体切除的慢性涎腺炎。

c. 并发症：

– 切口区瘢痕、增生性瘢痕或瘢痕瘤。

– 面神经下颌缘支损伤。

– 舌神经损伤（同侧舌前 2/3 感觉丧失）。

– 舌下神经损伤。

– 术中出血。

– 术后血肿继发气道梗阻。

– 感染及脓肿形成。

– 结石残留。

– 口干。

– 舌下导管损伤继发舌下囊肿。

– 慢性炎症。

d. 术前特殊注意事项：

– 经颈入路需常规经口气管插管。

– 经口入路需经鼻插管；所有患者优先考虑经颈入路。

– 抗菌治疗。

– 尽量避免适应肌松剂，以便于面神经下颌缘支监测。

– 面神经监测仪或神经刺激器可有助于术中面神经保护。

– 若条件允许，对于孤立性导管结石应考虑涎腺内镜而不是腺体切除。

– 对于颌下腺恶性病变应进行选择性淋巴结清扫。

– 术前影像学检查十分重要：超声对于超过 2mm 的结石检出率高达 90%。CT 及 MRI 用于评估咽旁病变、颈深部淋巴结病以及颅底病变。CT 有助于识别肿瘤骨浸润。

e. 术中特殊注意事项：

– 绝大多数需选择经颈入路。经口及内镜入路越来越受到关注。

– 小颌下腺或腺体收缩时，需压低口底，以有助于识别。

– 清晰定位二腹肌及下颌舌骨肌。

– 注意面神经下颌缘支、舌下神经和舌神经。

– 避免面神经下颌缘支的策略包括平行于下颌骨下 2 指处做切口，或者略高于舌骨水平。

– 另外一个方法是结扎面静脉并将其向头侧回缩，以使 MMN 位于上方皮瓣中受到保护。

– 注意面动脉走行，并将其分支从腺体中游离。

– 若患者导管内有结石，确保从远端结扎导管并去除结石。

f. 术后特殊注意事项：

– 住院观察至少 1 天。

– 经颈入路术后需进行吸引器或引流管置入。

参考文献

[1] Mizrachi A, Bachar G, Unger Y, Hilly O, Fliss DM, Shpitzer T. Submandibular salivary gland tumors: Clinical course and outcome of a 20-year multicenter study. Ear Nose Throat J 2017;96(3):E17–E20.

[2] Sam J. Daniel AK. Salivary Gland Disease in Children. In: Marci Lesperance PF, ed. Cummings Pediatric Otolaryngology: Elsevier; 2015:293–308.

[3] Daniel SJ. Pediatric sialorrhea: Medical and Surgical Options. In: Hartnick CJ, ed. Sataloff's Comprehensive Textbook of Otolaryngology Head & Neck Surgery. 6: Jaypee; 2016:807–814.

[4] Stern Y, Feinmesser R, Collins M, Shott SR, Cotton RT. Bilateral submandibular gland excision with parotid duct ligation for treatment of sialorrhea in children: long-term results. Arch Otolaryngol Head Neck Surg 2002;128(7):801–803.

[5] Jäger L, Menauer F, Holzknecht N, Scholz V, Grevers G, Reiser M. Sialolithiasis: MR sialography of the submandibular duct—an alternative to conventional sialography and US? Radiology 2000;216(3):665–671.

[6] Gritzmann N. Sonography of the salivary glands. AJR Am J Roentgenol 1989;153(1):161–166.

[7] Lee JC, Kao CH, Chang YN, Hsu CH, Lin YS. Intraoral excision of the submandibular gland: how we do it. Clin Otolaryngol 2010;35(5):434–438.

[8] Terris DJ, Haus BM, Gourin CG. Endoscopic neck surgery: resection of the submandibular gland in a cadaver model. Laryngoscope 2004;114(3):407–410.

[9] Hong KH, Kim YK. Intraoral removal of the submandibular gland: a new surgical approach. Otolaryngol Head Neck Surg 2000;122(6):798–802.

第 11 章 小儿涎腺内镜手术

Oded Nahlieli

摘要

本章将详细论述小儿涎腺炎症病理学和微创治疗方法。

我们将对此类疾病从解剖学、临床和影像学评估、内镜和微创手术治疗方面进行概述。本章包括小儿涎石症、青少年复发性腮腺炎的手术方法、作者对各种病例的处理方法以及影响儿童的罕见病例。

关键词

小儿涎腺，病理，涎石症，阻塞性涎腺炎，青少年复发性腮腺炎，涎腺内镜检查

11.1 引言

涎腺炎症疾病占儿童期唾液腺病例的 1/3 以上。由于涎腺疾病在儿童中发病较少，因此处理这些问题的文章相对较少。在本章中，我们讨论了儿童涎腺炎症和涎腺结石的诊断和治疗方法。

11.2 解剖因素

在胚胎末期涎腺已经发育良好，准备在第一次母乳喂养时产生唾液。虽然涎腺本身的解剖结构在儿童和成人中是相似的，但儿童涎腺走行和形态具有特殊性（图 11.1a）。

在胚胎中，腮腺最先出现，是最大的唾液腺，在新生儿期重 2~3g，青少年期重约 30g。腮腺位于下颌支后面和颞骨乳突前面。腮腺导管和 Stensen 导管，由腺体内数个小叶间导管形成。腮腺导管乳头位于平对上颌第二磨牙相对处的颊黏膜。第二上磨牙是大龄儿童和青少年的标志。从开口到腺体，导管穿过颊肌，在咬肌边缘以直角转向内侧，沿咬肌外侧向后走行。在此过程中，Stensen 导管被颊脂垫包围。

在儿科病例中应考虑颊脂垫，该深部解剖位于颧大肌的后部和外侧，以多个脑叶或小叶的形式存在。它负责婴儿和幼儿面颊的丰满，并帮助缓冲和吮吸功能。该脂肪垫在新生儿和婴儿中很突出，通常被称为"吮吸垫"。它代表一种特殊类型的组织，与皮下脂肪不同，用于排列咀嚼间隙，将咀嚼肌彼此分开，于颧骨弓和下颌骨分支分开，Stensen 导管走行根据平均直径分为 4 个不同节段，平均直径在幼儿期为 0.4~0.8mm，在青少年期为 0.5~1.2mm。在导管的中间部分有一个狭窄处，导管最窄的位置在开口。因此，对于 Stensen 导管，1~1.2mm 的直径应被认为是导管内镜的上限。在婴幼儿中，因为没有第二磨牙可用于腮腺导管的定位，而在颊间隙

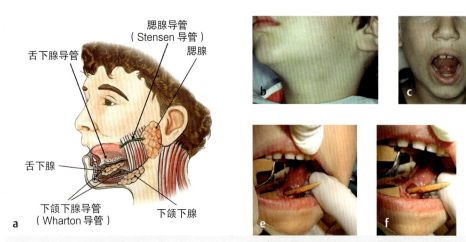

图 11.1 a. 小儿涎腺解剖。b. 一名 7 岁儿童的涎石在他的左下颌下 Wharton 导管，注意下颌缘的肿胀。c. 同一儿童的口内视图，可见 Wharton 导管前部的小涎石。d. 一名 5 岁儿童在 Wharton 导管前部有小涎石。e~g. 从一名 4 岁儿童身上取出 3cm 的巨大下颌下结石

有一个离散的脂肪叶，即颊脂肪的下叶，可以预测腮腺导管的位置。

Stensen 导管位于颊脂垫后叶。除了颊脂垫外，面神经紧挨着这些厚厚的脂肪垫。神经实际上同导管一样穿过了颊脂垫。所以通过对颊脂垫的正确解剖认识，手术操作可以更安全。脂肪下叶是操作的安全区域，因为腮腺导管在脂肪后叶的上方，位于后叶和中叶之间。通过识别脂肪垫的位置，可以知道 Stensen 导管的位置在脂肪垫上方。这是除了通过第二磨牙的路径，另一种能确定腮腺导管位置的方法。在儿童中，唾液从腮腺流出是在双侧导管的外侧。

下颌下腺位于颈前区域的颌下三角，Wharton 导管在下颌舌骨肌、舌骨舌肌和颏舌肌之间。舌系带一侧的小乳头顶端有一个狭窄的开口。相对于身体比例来说，孩子的舌头很大。当舌被抬高时，可以很明显看到开口在它下方中线的两侧。Wharton 导管通过此孔之间的肌肉空隙进入腺体。Wharton 导管大部分被来源于下颌骨的腺体组织包围，小部分被来源于舌下腺的腺体组织包围。从孔口开始，导管可以几乎水平向后，或以略微弯曲的半圆形，或斜向下向后进入腺体。通常，它在舌骨肌周围弯曲。这就是为什么当它从入口进入口腔更深的时候，它会弯曲，在儿童中，这条曲线的角度在 20°~170° 之间变化。

在儿童中，Wharton 导管根据年龄的不同其长度为 1~4cm，其直径为 0.4~1.2mm 之间。导管直径最窄的地方在开口处。这些解剖特点有助于内镜的使用。为了诊断和治疗，带镊子的涎腺内镜和气囊导管应尽可能符合生理导管的宽度。虽然新式涎腺内镜的直径可能小于 1mm，但 1.2mm 的直径应该被认为是儿科导管器械的上限。对于 10 岁及以上的儿童，当石头或石头碎片的最大尺寸不超过 1.2mm 时，使用涎腺内镜可达到最佳效果。

舌下腺的病理在儿童中极为罕见。通常舌下腺导管，即 Bartholin 导管，与下颌下腺导管相连，通过舌下阜引流，舌下阜是舌系带两侧口腔底中线附近的一个小乳头。但是当 Bartholin 导管在靠近 Wharton 导管孔口处独立打开时，就会出现变化。舌下腺导管系统的先天性解剖变异可能是单纯性或下垂性舌下囊肿的原因之一，尤其是在儿童患者中。

11.3　术前评估及麻醉

临床评估

准确的病史和体格检查对术前评估至关重要。儿童通常会在饭后几分钟到几小时诉说疼痛和肿胀。随着时间的推移，肿胀通常会慢慢消退，且父母和孩子通常认为按摩腺体和 / 或使用冷敷可以缓解症状。患儿可能有多次发作的病史，接受过抗生素治疗，并对抗生素治疗有效。

观察下颌下、耳前和耳后区域是评估红肿的第一步（图 11.1a）。下一步是口腔内检查。口腔内检查包括牙关紧闭的程度（如果有的话）、唾液乳头（Stensen 导管和 Wharton 导管）的状态、舌乳头的颜色、黏膜脱水的程度、咽后壁分泌物情况、扁桃体的大小和颜色以及扁桃体上是否有渗出物。压舌板可在齿槽上、下周围移动，允许对黏膜、唾液管、牙龈和牙列进行舒适和完整的评估。手术放大环（×2.5~3.5）对 Wharton 导管和 Stensen 导管孔口的可视化非常有用。孔口可能是红色和水肿的，可能出现乳头状。从导管流出的斑块或白色分泌物可能代表急性感染。有时可在孔内发现小结石，偶尔可透过半透明的黏膜看到黄白色的结石（图 11.1b~e）。

在检查下颌下腺和导管时，双手触诊尤为重要。它有助于区分腺体与邻近淋巴结，并在腺体下方确定从腺体到 Wharton 导管是否有坚硬的肿块。对于腮腺，外科医生可以用手触诊来确定腮腺的均质性，也可以按摩腺体来挤出乳状物和检查唾液。检查时用手指从腮腺和下颌下腺挤出乳状物。

11.4　唾液腺显像

目前有多种可用的成像方法来检测涎腺结石和炎症性疾病。在本节中，我们将重点介绍最适合儿童使用的技术。一般而言，超声检查可能是儿童涎腺病变的初步影像学检查方法。唾液腺病变大多数是良性的，超声能很好地检测到。超声可以鉴别腺内和腺外病变，但有时也需要结合其他的检查，如彩色多普勒超声、计算机断层扫描（CT）、锥形束计算机断层扫描（CBCT）、涎腺造影（如果可能的话）或磁共振成像（MRI）。评估病变最好的方法是唾液内镜检查。

11.4.1 下颌下腺

在婴儿病例的情况下，父母往往能够帮助孩子完成图像的拍摄（图 11.2a~d）。

涎腺造影术

唾液造影在儿童中往往是不可能的，若确实需要行这个检查的儿童比较配合可提前预约。在过去没有其他选择的时候，这种技术是在手术室完成的。通过局部麻醉 Wharton 导管乳头和 / 或在注射水溶性

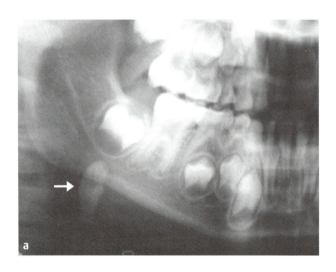
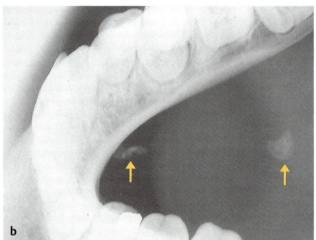
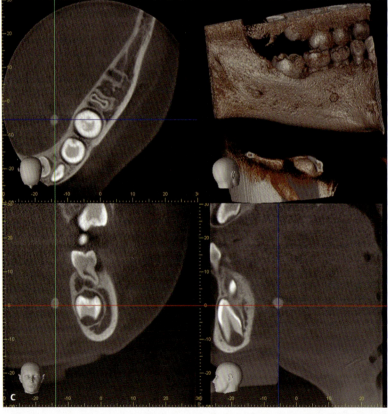
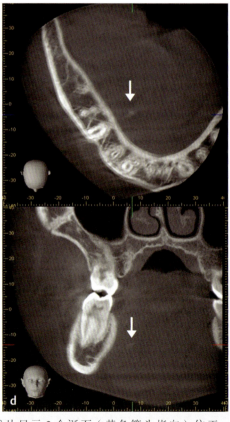

图 11.2　a. X 线片显示（箭头）10 岁儿童大结石。b. 10 岁男孩的咬合 X 线片显示 2 个涎石（黄色箭头指向）位于 Wharton 导管前部和中部 1/3 处。c. CBCT 显示右侧 Wharton 导管前部有结石。d. CBCT 示 11 岁儿童右侧下颌下腺导管中部 2mm 的小涎石（箭头指向）。CBCT：锥形束计算机断层扫描

造影剂前用 2% 利多卡因从口冲洗腺体，可减少涎相学检查时的不适。涎腺造影术提供了导管系统的形态学图像，并协助诊断狭窄、扩张和充盈缺陷。这项技术也提供了腺体功能的信息。

超声

高分辨率超声（＞10MHz）是检查儿童下颌下腺的良好成像方法。它是无创的，也没有相关的不适。可用于区分下颌下腺和周围淋巴结以及结石的定位。但 Wharton 导管从腺门通向口腔底的部分，在渗透到下颌舌骨肌后，是很难识别的。

计算机断层扫描

CT 扫描对于评估下颌下腺的炎症情况非常有用。涎石在 CT 上易于识别（图 11.2c）。标准的图像应该是 1mm 的断层扫描和三维重建。通过这种方法，所有平面的腺体和导管都可以被看到，结石也不太可能被遗漏。

11.4.2 腮腺

大多数腮腺的炎症不是涎石症的结果。因此，成像技术是为了记录 Stensen 导管形态和大小的改变以及腺体实质的改变。对于儿童腮腺炎最有效的成像方法是涎腺造影、超声和涎腺内镜。

涎腺造影

这是一种很好的成像技术，显示实质的改变（涎腺扩张）、小的狭窄，主要和次要导管的扩张。正如前面提到的下颌下腺，注射染色剂引起的不适是一个限制因素。涎腺造影术可采用局部麻醉和 2% 利多卡因灌洗，但对于幼儿需要全麻（图 11.3）。

超声

超声对显示实质改变如涎腺扩张和腮腺导管的形态学改变是有用的。超声在下颌下腺的优势同样适用于腮腺（图 11.4）。腮腺及导管也可通过 CT 成像。

11.4.3 磁共振涎腺造影

MRI 检查通常用于术前进行，以排除肿瘤和肿块效应，但也可用于寻找其他并发症。MRI 有助于提高软组织的分辨率，这在评估软的涎腺组织方面很重要。MRI 虽然具有提高涎腺组织结构分辨率的优点，但其缺点是在儿科人群中需要全麻，成本较高，图像获取时间较长。没有辐射是 MRI 在儿科病例中的主要优势。

特别是对于腮腺，遇到与面神经症状相关的肿块应该用 MRI 评估，因为它是唯一可以一致显示面神经形态的方法。MRI 检查可确定腮腺病变的位置

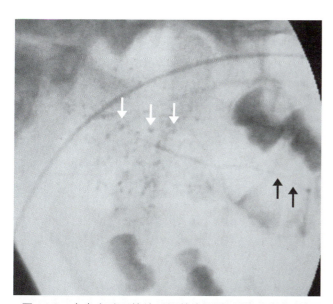

图 11.3 全身麻醉下持续透视技术涎腺造影显示了一名 7 岁复发性腮腺炎儿童的右侧腮腺，可以看到 Stensen 导管中部的狭窄（黑色箭头）和多发性涎腺扩张（白色箭头）。JRP：青少年复发性腮腺炎

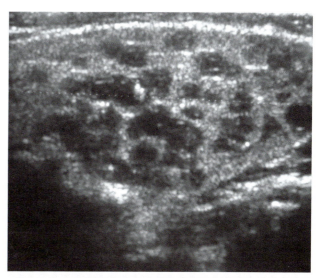

图 11.4 JRP 腮腺超声。注意多发性涎腺扩张。JRP：青少年复发性腮腺炎

并提示具体病因。对腮腺功能的评估也可以通过在 1.5T 和 3T 使用内在磁敏感加权 MRI 方法（血氧水平依赖，BOLD-MRI）。这种模式可以检测在味觉刺激时腮腺的变化，与唾液生成过程中氧气消耗的增加相一致。据报道，磁共振涎腺造影可以方便地评估干燥综合征的年轻患者的腮腺损害。它可以评估青少年干燥综合征 Ⅱ ~ Ⅲ 期的腮腺损害。然而，磁共振涎腺造影在发现导管的细微变化时可能存在困难。

11.5 涎腺铊扫描技术

虽然这种方法没有被广泛使用，但可能有助于儿童病例。通过静脉注射铊，它集中在功能正常的唾液腺组织中，随唾液排出口腔。这可以用来量化随时间吸入的口腔分泌物。用伽马相机获得标记分泌物的图像。在正常研究中，该标记存在于唾液腺和胃中，口腔、咽和食管中含量较低。吸出口腔分泌物的儿童，整个肺组织中也可见标记。

11.6 实验室检查

实验室检查有助于诊断病毒和细菌感染以及非感染性炎症性疾病。全血计数和不同白细胞计数有助于区分病毒感染和细菌感染。前者常出现淋巴细胞增多，而后者则出现白细胞增多。血清淀粉酶和血清抗体滴度对急性期腮腺炎诊断有帮助。唾液管分泌物或引流物应予以革兰染色，并进行厌氧、有氧菌培养和敏感性试验。这在涎腺炎的急性阶段尤其有用。在免疫功能低下的系统性疾病儿童中常见的需氧微生物是链球菌和葡萄球菌。常见的厌氧菌包括：厌氧革兰阴性杆菌（如色素普氏菌和卟啉单胞菌）；梭菌属；消化链球菌属。此外，链球菌（包括肺炎链球菌）和兼性革兰阴性杆菌（包括大肠埃希菌）也有报道。住院患者常可见需氧和兼性革兰阴性杆菌。不常见的微生物有流感嗜血杆菌、梅毒螺旋体、Bartonella 菌和腐蚀 Eikenella 菌。腮腺是最常受炎症影响的唾液腺。

11.7 涎腺内镜技术

21 世纪技术的快速发展指导颌面外科医生通过非侵入性、微创性和低侵入性的干预手段开发新的治疗方法。涎腺内镜和内镜辅助技术、导管拉伸，以及其他一些口内方法也可以应用于儿童病例。

专为涎腺导管设计的内镜，涎腺内镜，由不同的制造商生产（Ploydiagnostics GmbH，Germany；Karl Storz，Germany）。这些涎腺内镜分为诊断设备和治疗设备。并非所有的内镜都适合儿童病例，但外径 0.65~0.9mm 的内镜适合观察和冲洗。半硬性光学规格为 3000~30 000 像素。

我们认为，一个好的涎腺内镜应该包含镜身，至少 6000 像素的照明纤维，2~15mm 的焦距和 70° 的视野。然而，最好的效果可以获得 10 000 像素的光学 120° 的视野。这种微型内镜可以改变视野从 0~70°，进一步到 120°。镜身的直径通常为 0.5~0.9mm。内镜既可以设计为固定外径，也可以设计为各种直径的一次性套筒（Ploydiagnostics GmbH，Germany）（图 11.5）。

外径 0.9~1.2mm 的内镜可用于年龄较大的儿童和青少年。有用的工具是钳，篮，抓手和气球样的 Fogarty 或 Sialoballo 导管（AD-TECH-MED Ltd Lublin，Poland），带体内电动液压探针、Er-YAG 和 Holmium-YAG 激光探针的活检钳。涎腺内镜最好在直视下工作，但由于导管的大小限制，偶尔对儿童有必要以半盲的方式工作。在这种情况下，通过内镜确定阻塞，然后移除望远镜，为工作器械腾出空间。

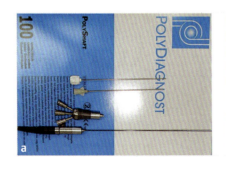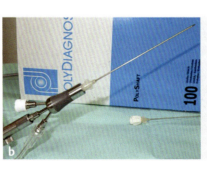

图 11.5 a. 涎腺内镜（望远镜 0.9mm 10 000 像素，手柄和一次性套管）（Polydiagnostics GmbH，Germany）。b. 为手术准备好的涎腺内镜

11.8 小儿麻醉

儿童涎腺内镜手术是在全身麻醉下进行的。值得注意的是，由于婴儿较差的呼吸储备，任何其他系统的病变都可能导致呼吸衰竭这一常见的后果。择期手术不应在患者有急性并发疾病时进行。如果有呼吸道感染的恢复期症状，如喉炎，或急性皮疹消退时，涎腺内镜检查应推迟约一个月后，因为相关不良事件可发生长达数周。婴儿需要具有低呼吸阻力（安静呼吸时小于每秒 $30cmH_2O/L$）和无效腔最小的专用设备。在这个问题上，年龄较大的儿童和青少年明显不那么脆弱。

11.9 罕见非手术疾病的鉴别诊断

以下情况虽然罕见，但可能导致儿童涎腺感染和肿胀或类似感染：腮腺气肿、非结核性杆菌、结核病、放线菌病和获得性免疫缺陷综合征（艾滋病）。这类疾病不需要手术干预，但在复杂的病例中，内镜观察和上述涎腺内镜检查可用于复杂病例的鉴别诊断。

腮腺气肿是腮腺的一种罕见情况，它是由于口腔内的空气压力大（高达 150mmHg）从而导致空气膨胀。体格检查发现腮腺肿大，通常为单侧，但也有双侧。触诊受累腺体可产生捻发音。最好的成像技术是 CT 扫描，它能显示腮腺和 Stensen 导管内的空气，偶尔也能显示周围组织的空气。在儿童时期，大多数是自发引起的，但也有少数是意外引起的，例如吹气球，用力擤鼻涕，不使用打气筒给自行车轮胎充气而自行吹气，或长期嚼口香糖。

非结核性杆菌感染已被确定为儿童头颈部感染的一个重要原因。感染后可影响腮腺、下颌下腺以及邻近的淋巴结。临床表现为受累腺体肿胀，有时伴有自发性流出液体。诊断依赖于培养、组织学、胸片和结核菌素试验（PPD）。

儿童涎腺结核可主要或继发于肺结核。腮腺比下颌下腺受影响更大，临床表现为硬肿，有时伴有引流瘘。疑似病例的诊断试验包括胸透、结核菌素皮肤试验、引流物和组织的抗酸染色。值得注意的是，在结核病中可以发现淋巴结钙化，有时也可以发现唾液组织，并可酷似涎石。

放线菌感染可影响唾液腺，10% 的放线菌口面部病例发生在唾液腺。感染可以是急性或慢性的，在大多数情况下，涎腺炎细菌培养是区别这种特异性感染与其他形式感染的唯一方法。

说到艾滋病，感染人类免疫缺陷病毒（HIV）的儿童有 18% 的病例出现唾液腺肿大。腮腺肿大是 HIV 阳性患者的典型早期表现，应提醒医护人员警惕感染 HIV 的可能性。确诊需行腮腺细针穿刺细胞学检查（FNAC）。良性淋巴上皮囊肿导致腮腺肿大的病例可能需要手术。涎腺肿大的患儿预后较差，仅 5.4 年。

11.10 手术方法

1. 有 3 种可能的技术将内镜引入导管腔。
2. 泪道探针扩张后引入自然口。
   导管切开包括手术剥离和使用环形撑开器暴露导管的前部。然后纵向切开导管，允许内镜在管腔内插入。如果在前部引入内镜有任何困难（例如，狭窄，管腔过窄），可能有必要更靠后暴露导管，以达到内镜直径可容纳的位置。
3. 涎石切除术开口的使用。内镜可以通过取出结石的同一开口插入涎腺导管。

11.10.1 灌洗

灌洗在每例内镜检查过程中都是至关重要的。腔内必须充满液体，以利于器械自由活动，该区域需要清洗，以保证良好的可视化。等渗盐水是首选的液体。将装有等渗盐水的静脉注射袋连接到冲洗口，在盐水缓慢流动的同时向前移动内镜。在成人中，2% 的利多卡因也通过这个孔注射，导致整个导管系统的麻醉在一些青少年病例中也可能。但通常在儿科病例中首选全身麻醉。

11.10.2 涎腺内镜下涎石切除术

取石方法有以下几种：
- 导管内入路。
- 导管外入路（内镜辅助手术）。

导管内入路

导管内入路是一种纯内镜技术。导管外入路涉及内镜辅助技术。

当遇到涎石时，估计其直径，从下面两种导管内涎石切除术中选择取出的方法：

1. 借助抓钳、金属丝网篮或结石后方的静水压将结石整块取出。

2. 体外冲击波碎石（ESWL）联合内镜取出。我们的主要目标是将结石整块取出。在选择导管外技术的情况下，有以下方法可用：

• 口腔内技术：该技术可用于下颌下腺、舌下腺和腮腺结石（图11.6a~f）。

• 口腔外技术：该技术专用于腮腺嵌顿结石。

导管外入路（内镜辅助手术）

有或无内镜辅助的经口／口内手术方法主要用于清除位于导管内的涎腺结石，包括巨大涎石。

该技术也可用于下颌下腺结石的清除。由于内镜成为一种常用的微创技术，外科医生意识到内镜手术无法克服与导管壁相连或位于涎腺导管后部的较大的涎石。Nahlieli 在2007年发表了他的导管拉伸技术（内镜辅助手术），通过解剖 Wharton 导管来安全、方便地探索和移除下颌下腺结石。

内镜辅助下口内手术的主要依据是结石的大小

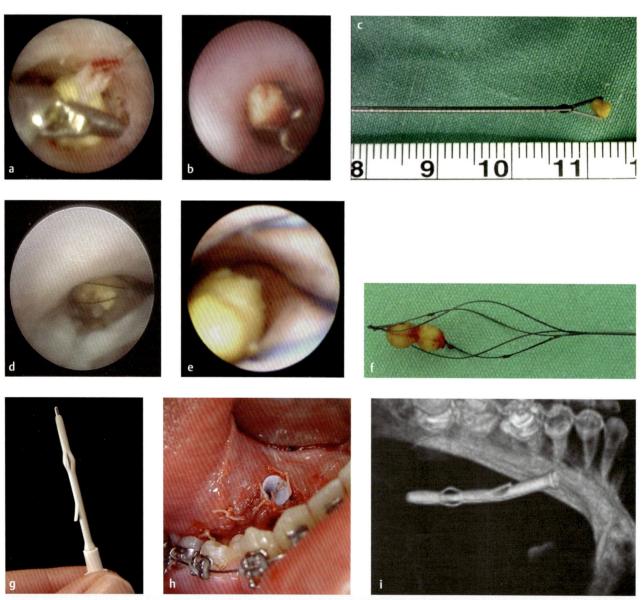

图11.6 a、b.显微抓钳从下颌下腺腺门取出结石。c.取出后，微型抓钳尖端的涎石。d、e.从 Stensen 导管中取回涎石的网篮。f.用4根金属丝网篮取出后的两个涎石。g.聚合涎腺支架。h.聚合涎腺支架在 Wharton 导管中。i.涎腺支架的锥形束计算机断层扫描（CBCT）。注意固定支架的翼片和网篮

和位置和/或是否存在与结石相关的狭窄。另一个重要因素是多发性结石的存在和导管的直径。因此，进行手术的外科医生应该选择他们的方法，不是因为首选技术的优缺点，而是应考虑涎石的大小和位置。解剖技术可在无内镜的情况下进行。当一个大的、可触及的涎石位于主导管时，这种精确定位技术可在不需要内镜的情况下进行。

然而，外科医生在手术过程中需要借助内镜来确定结石的确切位置，并在取出结石后直接观察和评估涎腺导管系统的病理变化（狭窄），以及发现其他结石。在每次内镜手术干预后，涎腺支架（AD-TECH-MED Ltd Lublin，波兰）对于防止受累腺体阻塞至关重要（图 11.6g~i）。

口腔外入路治疗腮腺结石

该入路专用于摘除腮腺导管中后段和门段的腮腺结石，因为这部分的结石不能通过导管内入路摘除。口腔外入路还可用于摘除实质内结石。结石的鉴别可采用涎腺内镜技术或超声技术。当有可能将内镜引入导管时，应采用内镜入路。

涎腺内镜技术：通过将涎腺内镜插入 Stensen 导管来定位结石，在内镜监视器上识别结石，并借助外表皮的透光作用定位结石。外科医生在皮肤上标出确切的位置。同样的技术也用于手术中确定结石的最终位置。

超声技术：当无法插入内镜时或在实质内结石病例中，唯一的诊断方法是使用高分辨率超声，并在活检标记物的辅助下定位结石。

探查和取出结石有两种选择：通过面部抬起入路和直接切开。作者更倾向于第一种选择，因为前者的美学效果更好。第二种方法可用于有明显皮肤褶皱的老年患者（图 11.7）。

体外冲击波碎石术

一般而言，ESWL 是一种可靠、有效和安全的技术。每例患者接受 3 次 1000 低能量体外冲击波（0.09mJ/mm²）治疗，每次治疗间隔 1 个月。无须镇静（图 11.8）。未检测到 ESWL 相关副作用。碎石过程中/碎石后断开结石的外皮层，对瘢痕组织的积极作用为唾液绕过结石掉到口腔提供了可能。

11.11 体外冲击波碎石联合涎腺内镜入路

ESWL+ 导管内或导管外内镜治疗涎石症是一种非常有效消除/清除涎腺结石的手术方法，尤其是深部结石和晚期涎石症病例。与单纯的体外冲击波碎石技术相比，该技术具有更广泛的应用前景，但要获得良好的效果，谨慎选择患者是很重要的。

下颌下腺结石患者的选择如下：

- 二级导管中小的（＜5mm）结石或实质内结石。
- 主导管或门段的小的（＜5mm）固定结石。
- 附着在周围组织上的中到大的（＞5mm）门段或腺体内结石不动或难以触及。

对于腮腺导管及腺体结石，凡位于导管中部 1/3 及后方的结石均为晚期及复杂病例。对于这种病例，ESWL 和涎腺内镜联合入路是特别需要的。治疗首先应用 ESWL（见上文）。通过 CBCT、CT 和超声对 ESWL 结果进行评估后，可以对患者进行进一步的处理。因此，ESWL 后可进行 3 种治疗：

- ESWL 作为单独治疗。
- ESWL+ 导管内内镜入路（单纯内镜）。
- ESWL+ 内镜辅助下导管外入路。

第三种方法是下颌下腺结石的伸展术或腮腺结石的口外入路。单纯碎石不能消除唾液腺结石的病例可采用第二、三种方法。

由于碎石与周围的导管组织断开，这似乎是 ESWL 的主要积极效果，所以在 ESWL 手术后，内镜下取出结石更容易、更简单。我们相信这种碎石 – 内镜联合手术可能有助于克服不同大小和位置的结石以及大多数梗阻病例，因为它涉及多种技巧和技术：单纯内镜、内镜辅助技术和体外冲击波碎石（ESWL）可联合应用于同一患者的治疗。这 3 种方法的实现主要依靠的不是每种方法的优点，而是依靠对涎石的大小、位置和数量进行仔细诊断评估。ESWL+ 导管内或导管外内镜治疗可有效治疗大部分涎腺阻塞和炎症。

11.12 作者处理各种病例的方法

在本节中，作者将主要介绍治疗涎腺涎石症的方法。

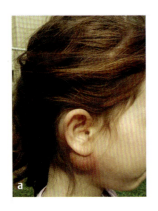
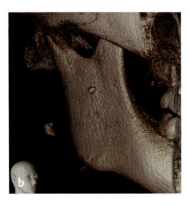
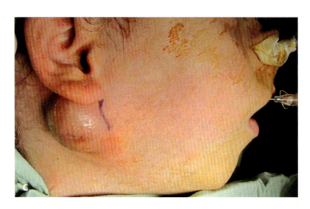
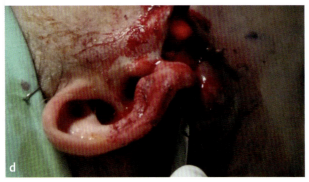
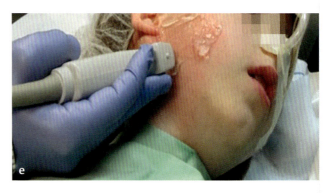
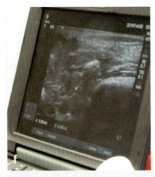
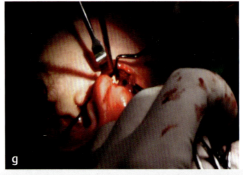
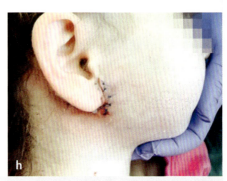

图 11.7　a.一名 8 岁女童，右侧腮腺肿胀 2 年。注意腮腺尾部的涎腺囊肿。b.同一女孩的 3D 锥形束 CT 显示腮腺导管和腮腺后部有 2 个结石。c.腮腺导管内的涎腺内镜取出第一个导管结石。d.透照器的作用有助于定位和取出第一个结石。e、f.用 US 术中定位第二个结石。g.经除皱术入路取石。h.术后 1 周

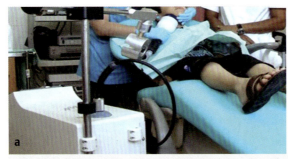
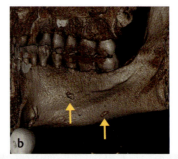
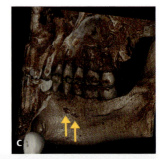

图 11.8　a.体外冲击波碎石术（低能量）治疗右侧下颌下腺结石（7 岁儿童）。b.3D 锥形束计算机断层扫描（CBCT）显示 2 个结石，第一个位于下颌下腺导管前部，第二个位于下颌下腺导管后部（黄色箭头）。c.3 次 ESWL 后的 3D CBCT 显示深部结石在前部结石附近移动（黄色箭头）

方法1：如果结石位于Wharton导管或Stensen导管的前1/3，手术将包括：

- 切开。
- 结石提取。
- 内镜探查。
- 唾液腺支架插入。

方法2：如果结石位于Wharton导管的中1/3部分，手术将包括：

- 导管切开和探查。
- 取石。
- 内镜探查。
- 唾液腺支架插入。

方法3：如果在Wharton导管门部发现可移动结石，则入路取决于结石直径。外科手术包括：

- 内镜下取出结石。
- 经导管外拉伸术清除结石。
- 内镜探查。
- 唾液腺支架插入。

所有晚期涎石症患者均应按照ESWL联合涎腺内镜入路的方案进行治疗。

11.12.1 青少年复发性腮腺炎的外科治疗

当确诊青少年复发性腮腺炎（Juvenile Recurrent Parotitis，JRP）时，可以通过内镜手段进行治疗（图11.9）。在诊断阶段，内镜技术可以确认病变腺体的组织病理学。这些检查显示淋巴细胞浸润，往往

形成淋巴滤泡和小的导管扩张。这些导管内囊肿样扩张可通过涎腺造影清楚地显示出来，称为涎腺扩张。涎腺扩张通常也出现在无症状的对侧腺体。这些涎腺变化在成年后仍未改变。超声检查显示多个小的低回声区和点状钙化，与涎腺造影显示的涎腺扩张相对应。

如果选择涎腺内镜作为主要治疗方法，应尽量先用内镜检查主导管和次导管（年龄限制）。根据患者的年龄，通过内镜用30~60mL生理盐水彻底冲洗腺体（图11.10）。

导管系统在压力下用生理盐水扩张，必要时用球囊扩张。灌洗和扩张后，可向导管系统注射氢化可的松，无论患者年龄，剂量应超过100mg。患者可使用阿莫西林克拉维酸、克林霉素或类似抗生素治疗1周，并经常按摩腺体。

在两次发作之间，建议采用按摩，加强液体摄入，应用热敷，使用口香糖、酸糖和催涎剂等疗法。还建议进行间断的导管探查和扩张以及过度填充的涎腺造影。文献中提到的其他治疗方法包括导管结扎、腮腺切除术和鼓索神经切除术。

腺体可能反复肿胀。在术后的前几个小时内，由于冲洗，可以观察到双侧腮腺肿胀。肿胀通常在术后12h内自行消退（图11.11和图11.12）。

阻塞性涎腺炎和涎石症

在儿童中，涎腺结石并不常见。然而，儿童人

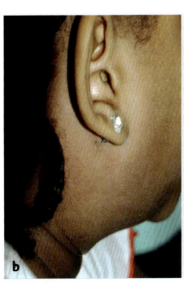

图11.9 a、b. 一名8岁女童，因青少年复发性腮腺炎导致右腮腺肿胀

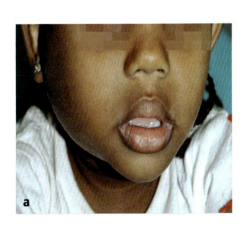

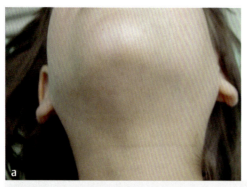
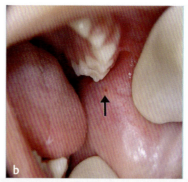
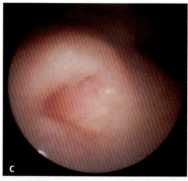

图 11.10 a. 一名患有 JRP 的 6 岁女童。注意双侧肿胀。这名女童在一年内肿胀发作 30 次。b. 6 岁女童 Stensen 导管的特写。注意孔口大开。c. JRP 患者 Stensen 导管开口较大的内镜图片。JRP：青少年复发性腮腺炎

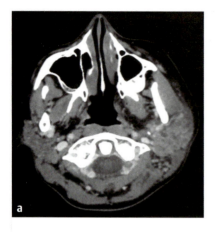
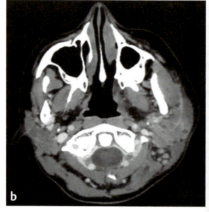

图 11.11 a~c. 一名患有 JRP 的 6 岁男童的增强 CT。注意左侧腮腺多发性涎腺扩张。d. 一名 9 岁男童的 3D CBCT 柱状图。CBCT：锥形束计算机断层扫描；JRP：青少年复发性腮腺炎

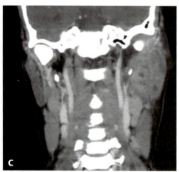
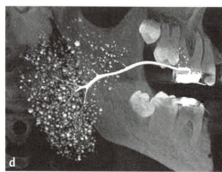
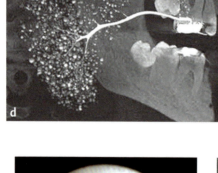

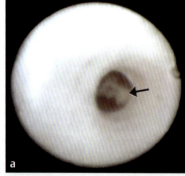
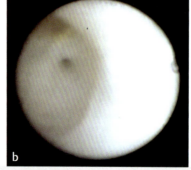
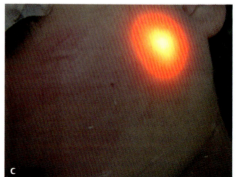

图 11.12 a. 一名诊断为 JRP 的 5 岁儿童的内镜外观。可见导管的白色无血管外观和一个混浊斑块（箭头）。b. 内镜下同一儿童在门部附近的外观。c. 术中显示腺体内内镜。注意透照效应。它有助于定位内镜尖端的位置。JRP：青少年复发性腮腺炎

群中的涎腺炎占所有唾液腺疾病的 10%。回顾英文文献，发现 3 周至 15 岁的儿童有散发的下颌下腺涎石症病例。根据文献推测，所有涎石症病例中 3% 为儿童。

11.12.2 不同位置涎石症的发病率

80%~81% 的结石位于下颌下腺导管系统（53% 位于门部 / 近端，37% 位于远端，10% 位于实质内）。

19%~20% 为腮腺结石（Stensen 导管 83%，实质内 17%）。

涎腺造影仅用于配合治疗的患者。年龄较小的儿童应进行全身麻醉，青少年可进行局部麻醉。腮腺涎石症的病例可以在 Stensen 导管中很好地发现。下颌下腺涎石症可伴有异物、毛囊和植物颗粒（植物粪石）（图 11.13）。在大多数病例中，结石在 X 线片上为不透射线的物体。如果由于患者年龄较小，无法进行精确的成像，则可在导管前部对结石进行临床诊断。预后良好，复发的机会很小。

涎石症是成人中一种相对常见的疾病，但很少在儿童中发现。尽管如此，它仍须被列入青少年面部肿胀和间歇性疼痛的鉴别诊断。主诉为单侧肿胀。历史上，作者认为先天畸形和异物是大多数涎石症的病因。内镜检查结果支持这一假设。最后，另一

个引人注目的现象是在一系列报道中涎石症发病以男性为主。目前对此没有任何解释。

无腺体阻塞的下颌下腺炎在儿童是一种非常罕见的情况。大多数儿童下颌下腺感染是由 Wharton 导管阻塞引起的。非阻塞性炎症性疾病是一种使用前面讨论的所有诊断方法进行排除的诊断。急性期的治疗方法是抗生素治疗。最常见的微生物是绿色链球菌。必须注意，不要将下颌下腺感染与颌下腺间隙感染或牙源性淋巴结炎混淆。

总之，小儿涎石症是一个众所周知但不常见的问题。涎腺内镜是一种很有前途的治疗方法。该手术是微创的，初步结果表明，在大多数情况下可以避免切除腺体。

11.12.3 急性化脓性腮腺炎

新生儿急性化脓性腮腺炎是一种特殊的疾病，也是一种非常罕见的情况。到目前为止文献报道仅有 138 例，已知的危险因素是早产、营养不良和脱水。体格检查显示压痛肿胀，涉及耳前区和后耳区，并延伸到下颌角。皮肤有红斑和压痛。Stensen 导管乳头通常增大，脓性物质常从导管自行或按摩腺体后流出。金黄色葡萄球菌是最常见的腺体培养出的微生物，但在极少数情况下，也可分离出大肠埃希

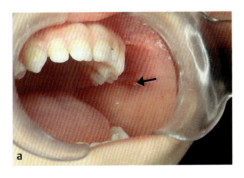
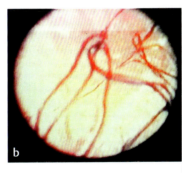
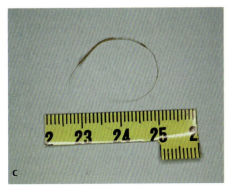
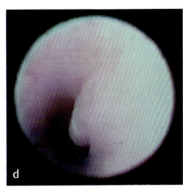

图 11.13 a. 一名 5 岁儿童，右侧 Stensen 导管有毛囊（黑色箭头）。b. 腮腺导管内毛囊的内镜视图。c. 摘除后的毛囊。注意毛囊周围的结石形成。d. 取出涎石后的内镜视图。注意导管内外翻的形成

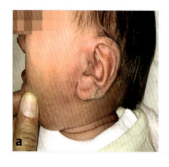
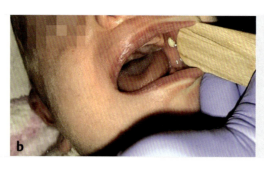

图 11.14 a、b. 一名 2 周大的急性化脓性腮腺炎患儿。注意左腮腺区的肿胀和左侧 Stensen 导管的脓液

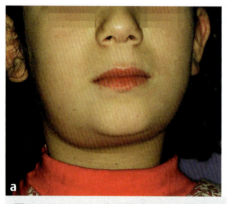
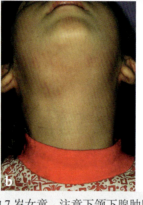
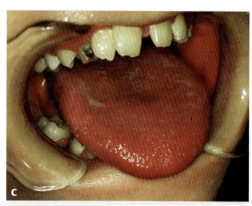

图 11.15 a~c. 一名患有青少年干燥综合征的 7 岁女童。注意下颌下腺肿胀、舌口的干燥

菌和假单胞菌（图 11.14）。

治疗包括积极处理相关疾病、补液和抗生素治疗。虽然不需要手术治疗，但在与其他涎腺疾病的鉴别诊断中必须考虑到这种疾病。如果恢复延迟，可通过内镜观察受累腺体。

11.13 干燥综合征

干燥综合征是一种外分泌腺的慢性炎性疾病，具有广泛的腺外表现。口干、口裂、干燥性角膜结膜炎和眼干是干燥综合征的常见症状。

在术前检查中，在腮腺挤压时分泌的唾液可伴有高胶质样黏度的斑块。很少能看到从腺体中流出脓液。超声检查可发现腺体实质有多个低回声区。在大多数病例中，涎腺造影显示实质性涎腺扩张和 Stensen 导管狭窄。除了严重狭窄外，涎腺造影和涎腺 CT 也可显示涎腺囊肿。干燥综合征合并结石是可能的，针对腺区的 X 线片可显示导管和 / 或腺门内的涎石。在这种情况下，可能需要进行涎石切除术（收回涎石）（图 11.15）。

对于大多数患者，治疗包括在涎腺内镜下彻底冲洗腮腺，并根据需要使用静水压和高压球囊扩张 Stensen 导管。氢化可的松 30~100mg（根据患者年龄而定）可直视下注入导管。腮腺涎腺内镜检查很少能发现 Stensen 导管突然止于其中 1/3 的盲囊内。对于这种情况，可以施加静水压，通过内镜将氢化可的松直接注入这种纤维化梗阻处。所有病例均应冲出斑块，使狭窄扩张。

术后处理

根据术后发生并发症的情况术后处理可分为一般术后处理和特殊处理。

一般术后处理

所有患者术后均给予抗生素治疗，抗生素的种类和剂量根据患者年龄选择，疗程为 7 天。受检腺体（全颌咬合和斜咬合）成像通常在手术当天进行。手术后需要补水，每天饮用 0.5~2L 的水（根据患者的年龄），不含涎剂或辛辣食物。手术后的随访时间通常为 1 个月、3 个月、6 个月、12 个月和 24 个月，但根据医生的偏好可能有所不同。

特殊处理

在涎腺内镜手术后有几种特定的并发症，即导管撕脱、狭窄、腺体肿胀、涎腺瘘和穿孔（假溃烂）、外伤性肉芽肿和舌神经感觉异常。其中，导管撕脱和穿孔常在外科手术中发现。其余应作为术后治疗的一部分进行管理。

手术结束时已经采取了一些措施。内镜检查后，可将导管内径内的临时聚合支架（涎液引流管，涎液支架）引入导管并保持在适当位置。

支架的插入有助于避免扭结。下一步是纠正不良的导管角度，这是形成涎石的主要原因之一。这种手术的目的是防止新结石的复发。理想情况下，最理想的留存期是2周。其目的是防止术后水肿造成的管腔阻塞，使结石颗粒被唾液冲出，并作为支架试图减少狭窄的可能性。导管造袋术包括将切开的导管边缘与覆盖的切开黏膜边缘缝合，可作为补充，提供保留导管开口的额外保险。

导管狭窄是涎腺内镜手术后的主要并发症。孔口区狭窄的治疗可采用扩张器和氢化可的松冲洗导管。导管系统其他部分狭窄的治疗方法与原发性狭窄相同，即主要采用高压涎腺球囊治疗，但对于较小的儿童需要极度谨慎。当达到微创手术的主要目标，即保留腺体时，可发生术后腺体肿胀。涎腺内镜检查后的过度肿胀通常是由于主导管阻塞、导管穿孔或过度冲洗所致。肿胀可通过插入涎液引流管、

术中及术后根据患者年龄给予地塞米松、按摩受累腺体和水合作用来预防或治疗。下颌下腺内镜检查后可能形成舌下囊肿。舌下囊肿的治疗相对简单，包括去顶或造袋术，用Vicryl缝线将囊肿内壁缝合到口腔黏膜上，置入碘仿纱布2周（图11.16）。在大多数情况下，上述方法即可解决舌下囊肿。但在某些情况下，可能需要二次尝试造袋术。如果舌神经受损，应在正确诊断后立即给予类固醇治疗；根据舌神经手术指南，必要时可选择手术治疗。

11.14 要点

a. 适应证：
- 青少年复发性腮腺炎。
- 涎石症（腺体内结石）。
- 阻塞性涎腺炎。
- 涎腺造影或超声检查显示导管扩张或狭窄。
- 反复发作的原因不明的涎腺肿胀。
- 异物（罕见）。

b. 禁忌证：
- 良恶性腺体肿瘤。

c. 并发症：
- 涎体导管撕脱。
- 继发性狭窄。
- 腺体肿胀。
- 涎腺瘘管和穿孔（假溃烂）。
- 创伤性舌下囊肿。
- 舌神经感觉异常。

d. 术前特殊注意事项：
- 微创内镜入路与标准手术。
- 检查管道自然孔的大小。
- 根据患者的年龄选择合适的内镜。
- 选择正确的器械：篮子、镊子。

e. 术中特殊注意事项：
- 冲洗在每个内镜检查过程中都是至关重要的。
- 估计导管的直径。
- 选择策略：导管内和导管外手术。

f. 术后特殊注意事项：
- 在导管内临时放置聚合支架。
- 慎重对腺体进行按摩。

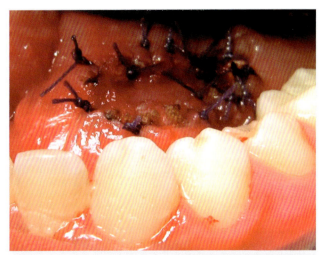

图11.16 造袋术和用4-0 Vicryl缝线将囊肿内壁缝合到口腔黏膜上

参考文献

[1] Welch KJ, Trump DS. The salivary glands. In: Mustard WT et al, eds. Pediatric Surgery. Chicago, IL: Year Book Medical; 2007.

[2] Kaban LB, Mulliken JB, Murray JE. Sialadenitis in childhood. Am J Surg 1978;135(4):570–576.

[3] Dudek RW. Embryology. 5th ed. Philadelphia, PA: Lippincott Williams & Wilkins; 2011: 30:150.

[4] Agur AMR, Dalley AF II. Grant's Atlas of Anatomy. 12th ed. Philadelphia, PA: Lippincott Williams & Wilkins; 2011: 662.

[5] Zhang HM, Yan YP, Qi KM, Wang JQ, Liu ZF. Anatomical structure of the buccal fat pad and its clinical adaptations. Plast Reconstr Surg 2002;109(7):2509–2518, discussion 2519–2520.

[6] Schmidlin J, Prüfer F, Gürtler N, Ritz N. Buccal fat pad herniation in an infant. J Pediatr 2016;173:263.

[7] Kim JT, Naidu S, Kim YH. The buccal fat: a convenient and effective autologous option to prevent Frey syndrome and for facial contouring following parotidectomy. Plast Reconstr Surg 2010;125(6):1706–1709.

[8] Bruch JM, Setlur J. Pediatric sialendoscopy. Adv Otorhinolaryngol 2012;73:149–152.

[9] Zhang B, Yang Z, Zhang RM, et al. Are the patients with anatomic variation of the sublingual/Wharton's duct system predisposed to ranula formation? Int J Pediatr Otorhinolaryngol 2016;83:69–73.

[10] Salerno S, Giordano J, La Tona G, De Grazia E, Barresi B, Lo Casto A. Pediatric sialolithiasis distinctive characteristic in radiological imaging. Minerva Stomatol 2011;60(9):435–441.

[11] Sodhi KS, Saxena AK, Khandelwal N. Pediatric salivary gland imaging: comments on pictorial essay by Boyd et al. Pediatr Radiol 2010;40(5):785–, author reply 786.

[12] Gadodia A, Seith A, Sharma R. Pediatric salivary gland imaging. Pediatr Radiol 2009;39(12):1380–1381, author reply 1382.

[13] Yepes JF, Booe MR, Sanders BJ, et al. Pediatric Phantom Dosimetry of Kodak 9000 Cone-beam Computed Tomography. Pediatr Dent 2017;39(3):229–232.

[14] Tomiita M, Ueda T, Nagata H, et al. Usefulness of magnetic resonance sialography in patients with juvenile Sjögren's syndrome. Clin Exp Rheumatol 2005;23(4):540–544.

[15] Kelly TG, Faulkes SV, Pierre SK, et al. Imaging submandibular pathology in the paediatric patient. Clin Radiol 2015;70(7):774–786.

[16] Rooks VJ, Cable BB. Head and neck ultrasound in the pediatric population. Otolaryngol Clin North Am 2010;43(6):1255–1266, vi–vii.

[17] Koch A, Schick B, Bozzato A. Today's importance of ultrasound in ENT Rev Laryngol Otol Rhinol (Bord) 2015;136(2):51–59.

[18] Brown RE, Harave S. Diagnostic imaging of benign and malignant neck masses in children: a pictorial review. Quant Imaging Med Surg 2016;6(5):591–604.

[19] Gungor G, Yurttutan N, Bilal N, et al. Evaluation of parotid glands with real-time ultrasound elastography in children. J Ultrasound Med 2016;35(3):611–615.

[20] Sodhi KS, Bartlett M, Prabhu NK. Role of high resolution ultrasound in parotid lesions in children. Int J Pediatr Otorhinolaryngol 2011;75(11):1353–1358.

[21] Boyd ZT, Goud AR, Lowe LH, Shao L. Pediatric salivary gland imaging. Pediatr Radiol 2009;39(7):710–722.

[22] Lowe LH, Stokes LS, Johnson JE, et al. Swelling at the angle of the mandible: imaging of the pediatric parotid gland and periparotid region. Radiographics 2001;21(5):1211–1227.

[23] Simon-Zoula SC, Boesch C, De Keyzer F, Thoeny HC. Functional imaging of the parotid glands using blood oxygenation level dependent (BOLD)-MRI at 1.5T and 3T. J Magn Reson Imaging 2008;27(1):43–48.

[24] Nagata S, Jin YF, Yoshizato K, et al. Early uptake and continuous accumulation of thallium-201 chloride in a benign mixed tumor of soft tissue: case report. Diagn Pathol 2010;5:34.

[25] Arbab AS, Koizumi K, Toyama K, et al. Various imaging modalities for the detection of salivary gland lesions: the advantages of 201Tl SPET. Nucl Med Commun 2000;21(3):277–284.

[26] Arbab AS, Koizumi K, Hiraike S, Toyama K, Arai T, Araki T. Will thallium-201 replace gallium-67 in salivary gland scintigraphy? J Nucl Med 1996;37(11):1819–1823.

[27] Brook I. The bacteriology of salivary gland infections. Oral Maxillofac Surg Clin North Am 2009;21(3):269–274.

[28] Komatsuzawa H, Ouhara K, Kawai T, et al. Susceptibility of periodontopathogenic and cariogenic bacteria to defensins and potential therapeutic use of defensins in oral diseases. Curr Pharm Des 2007;13(30):3084–3095.

[29] Beck G, Puchelle E, Laroche D, Mougel D, Sadoul P. Quantitative bacteriology of sputum collected by a simple technic limiting salivary contamination Bull Eur Physiopathol Respir 1982;18(6):885–892.

[30] Nahlieli O, Eliav E, Hasson O, Zagury A, Baruchin AM. Pediatric sialolithiasis. Oral Surg Oral Med Oral Pathol Oral Radiol Endod 2000;90(6):709–712.

[31] Faure F, Querin S, Dulguerov P, Froehlich P, Disant F, Marchal F. Pediatric salivary gland obstructive swelling: sialendoscopic approach. Laryngoscope 2007;117(8):1364–1367.

[32] Faure F, Froehlich P, Marchal F. Paediatric sialendoscopy. Curr Opin Otolaryngol Head Neck Surg 2008;16(1):60–63.

[33] Martins-Carvalho C, Plouin-Gaudon I, Quenin S, et al. Pediatric sialendoscopy: a 5-year experience at a single institution. Arch Otolaryngol Head Neck Surg 2010;136(1):33–36.

[34] Jabbour N, Tibesar R, Lander T, Sidman J. Sialendoscopy in children. Int J Pediatr Otorhinolaryngol 2010;74(4):347–350.

[35] Yamazaki H, Kojima R, Nakanishi Y, Kaneko A. A case of early pneumoparotid presenting with oral noises. J Oral Maxillofac Surg 2018;76(1):67–69.

[36] Cabello M, Macías E, Fernández-Flórez A, Martínez-Martínez M, Cobo J, de Carlos F. Pneumoparotid associated with a mandibular advancement device for obstructive sleep apnea. Sleep Med 2015;16(8):1011–1013.

[37] Bhat V, Kuppuswamy M, Santosh Kumar DG, Bhat V, Karthik GA. Pneumoparotid in "puffed cheek" computed tomography:incidence and relation to oropharyngeal conditions. Br J Oral Maxillofac Surg 2015;53(3):239–243.

[38] Jervis PN, Lee JA, Bull PD. Management of non-tuberculous mycobacterial peri-sialadenitis in children: the Sheffield

otolaryngology experience. Clin Otolaryngol Allied Sci 2001;26(3):243–248.

[39] Rice DH. Chronic inflammatory disorders of the salivary glands. Otolaryngol Clin North Am 1999;32(5):813–818.

[40] Mert A, Ozaras R, Bilir M, et al. Primary tuberculosis of the parotid gland. Int J Infect Dis 2000;4(4):229–230.

[41] Ebrahim S, Singh B, Ramklass SS. HIV-associated salivary gland enlargement:a clinical review. SADJ 2014;69(9):400–403.

[42] Pinto A, De Rossi SS. Salivary gland disease in pediatric HIV patients:an update. J Dent Child (Chic) 2004;71(1):33–37.

[43] Piyasatukit N, Awsakulsutthi S, Kintarak J. Benign lymphoepithelial cyst of parotid glands in HIV-positive patient. J Med Assoc Thai 2015;98(Suppl 3):S141–S145.

[44] Hackett AM, Baranano CF, Reed M, Duvvuri U, Smith RJ, Mehta D. Sialoendoscopy for the treatment of pediatric salivary gland disorders. Arch Otolaryngol Head Neck Surg 2012;138(10):912–915.

[45] Nguyen AM, Francis CL, Larsen CG. Salivary endoscopy in a pediatric patient with HLA-B27 seropositivity and recurrent submandibular sialadenitis. Int J Pediatr Otorhinolaryngol 2013;77(6):1045–1047.

[46] Semensohn R, Spektor Z, Kay DJ, Archilla AS, Mandell DL. Pediatric sialendoscopy: initial experience in a pediatric otolaryngology group practice. Laryngoscope 2015;125(2):480–484.

[47] Wu CB, Xi H, Zhang LM, Zhou Q. Sialendoscopy-assisted treatment of trauma to Stensen's duct: technical note. Br J Oral Maxillofac Surg 2015;53(1):102–103.

[48] Rosbe KW, Milev D, Chang JL. Effectiveness and costs of sialendoscopy in pediatric patients with salivary gland disorders. Laryngoscope 2015;125(12):2805–2809.

[49] Su CH, Lee KS, Hsu JH, et al. Pediatric sialendoscopy in Asians: a preliminary report. J Pediatr Surg 2016;51(10):1684–1687.

[50] Nahlieli O. Advanced sialoendoscopy techniques, rare findings, and complications. Otolaryngol Clin North Am 2009;42(6):1053–1072.

[51] Ramakrishna J, Strychowsky J, Gupta M, Sommer DD. Sialendoscopy for the management of juvenile recurrent parotitis:a systematic review and meta-analysis. Laryngoscope 2015;125(6):1472–1479.

[52] Canzi P, Occhini A, Pagella F, Marchal F, Benazzo M. Sialendoscopy in juvenile recurrent parotitis: a review of the literature. Acta Otorhinolaryngol Ital 2013;33(6):367–373.

[53] Capaccio P, Sigismund PE, Luca N, Marchisio P, Pignataro L. Modern management of juvenile recurrent parotitis. J Laryngol Otol 2012;126(12):1254–1260.

[54] Nahlieli O, Shacham R, Shlesinger M, Eliav E. Juvenile recurrent parotitis: a new method of diagnosis and treatment. Pediatrics 2004;114(1):9–12.

[55] Shacham R, Droma EB, London D, Bar T, Nahlieli O. Long-term experience with endoscopic diagnosis and treatment of juvenile recurrent parotitis. J Oral Maxillofac Surg 2009;67(1):162–167.

[56] Roby BB, Mattingly J, Jensen EL, Gao D, Chan KH. Treatment of juvenile recurrent parotitis of childhood: an analysis of effectiveness. JAMA Otolaryngol Head Neck Surg 2015;141(2):126–129.

[57] Francis CL, Larsen CG. Pediatric sialadenitis. Otolaryngol Clin North Am 2014;47(5):763–778.

[58] Myer C, Cotton RT. Salivary gland disease in children: a review. Part 1: Acquired non-neoplastic disease. Clin Pediatr (Phila) 1986;25(6):314–322.

[59] Bodner L, Fliss DM. Parotid and submandibular calculi in children. Int J Pediatr Otorhinolaryngol 1995;31(1):35–42.

[60] Steiner M, Gould AR, Kushner GM, Weber R, Pesto A. Sialolithiasis of the submandibular gland in an 8-year-old child. Oral Surg Oral Med Oral Pathol Oral Radiol Endod 1997;83(2):188.

[61] Sugiura N, Kubo I, Negoro M, et al. A case of sialolithiasis in a twoyear-old girl Shoni Shikagaku Zasshi 1990;28(3):741–746.

[62] Zou ZJ, Wang SL, Zhu JR, Wu QG, Yu SF. Chronic obstructive parotitis:report of ninety-two cases. Oral Surg Oral Med Oral Pathol 1992;73(4):434–440.

[63] McCullom C III, Lee CY, Blaustein DI. Sialolithiasis in an 8-year-old child: case report. Pediatr Dent 1991;13(4):231–233.

[64] Reuther J, Hausamen JE. Submaxillary salivary calculus in children (author's transl) Klin Padiatr 1976;188(3):285–288.

[65] Di Felice R, Lombardi T. Submandibular sialolithiasis with concurrent sialoadenitis in a child. J Clin Pediatr Dent 1995;20(1):57–59.

[66] Shinohara Y, Hiromatsu T, Nagata Y, Uchida A, Nakashima T, Kikuta T. Sialolithiasis in children: report of four cases. Dentomaxillofac Radiol 1996;25(1):48–50.

[67] Won SJ, Lee E, Kim HJ, Oh HK, Jeong HS. Pediatric sialolithiasis is not related to oral or oropharyngeal infection: a population-based case control study using the Korean National Health Insurance Database. Int J Pediatr Otorhinolaryngol 2017;97:150–153.

[68] Ogden MA, Rosbe KW, Chang JL. Pediatric sialendoscopy indications and outcomes. Curr Opin Otolaryngol Head Neck Surg 2016;24(6):529–535.

[69] Nahlieli O, Nakar LH, Nazarian Y, Turner MD. Sialoendoscopy: a new approach to salivary gland obstructive pathology. J Am Dent Assoc 2006;137(10):1394–1400.

[70] Sigismund PE, Zenk J, Koch M, Schapher M, Rudes M, Iro H. Nearly 3,000 salivary stones: some clinical and epidemiologic aspects. Laryngoscope 2015;125(8):1879–1882.

[71] Nahlieli O, Baruchin AM. Endoscopic technique for the diagnosis and treatment of obstructive salivary gland diseases. J Oral Maxillofac Surg 1999;57(12):1394–1401, discussion 1401–1402.

[72] Kaban LB. Salivary gland disease. In: Kaban LB, ed. Pediatric Oral and Maxillofacial Surgery. Philadelphia, PA: W.B. Saunders; 1990:34–52.

[73] Nahlieli O. Endoscopic surgery of the salivary glands. Alpha Omegan 2009;102(2):55–60.

[74] Isfaoun Z, Radouani MA, Azzaoui S, Knouni H, Aguenaou H, Barkat A. Acute neonatal suppurative parotiditis: about three clinical cases and review of the literature Pan Afr Med J 2016;24:286.

[75] Tian X, Eldadah M, Cheng W. Neonatal suppurative parotitis: two cases. Pediatr Infect Dis J 2016;35(7):823–824.

[76] Talal N. What is Sjögren's syndrome and why is it important? J Rheumatol Suppl 2000;61(suppl 61):1–3.

[77] Shacham R, Puterman MB, Ohana N, Nahlieli O. Endoscopic treatment of salivary glands affected by autoimmune diseases. J Oral Maxillofac Surg 2011;69(2):476–481.

推荐阅读

Gillespie MB, Walvekar RR, Schaitkin BM, Eisele DW, Eds. Gland-Preserving Salivary Surgery: A Problem-Based Approach. Berlin and New York: Springer; 2017.

Greer RO, Marx RE, Said S, Prok LD. Pediatric Head and Neck Pathology. Cambridge: Cambridge University Press; 2017.

Hunter JG, Spight DH. Atlas of Minimally Invasive Surgical Operations (Medical/Dentistry). New York: McGraw-Hill Education; 2018.

Nahlieli O. Minimally Invasive Oral and Maxillofacial Surgery. Springer-Verlag Berlin Heidelberg; 2018.

Nahlieli O, Iro H, McGurk M, Zenk J. Modern Management Preserving the Salivary Glands. Herzeliya: Isradon; 2006.

Tucker AS, Miletich I, Eds. Salivary Glands: Development, Adaptations and Disease: 14 (Frontiers of Oral Biology). Basel and London: Karger; 2010.

第 12 章　涎腺导管转移，肉毒毒素注射，以及涎腺导管结扎术

Sam J. Danie

摘要

　　涎腺导管转移或移位、涎腺导管结扎、涎腺内注射肉毒杆菌毒素（肉毒毒素）是治疗流涎或多涎的有效方法。后者主要是由于患者无法控制口腔分泌物而不是唾液分泌增加引起的。患者可出现前流涎、后流涎或两者兼有。前流涎的定义是唾液经口流出。这可能导致患者被社会排斥、孤立、卫生条件差，并增加家庭的护理负担。后流涎的患者，唾液通过口咽流到下咽部，具有潜在的严重医学并发症，包括慢性误吸和慢性肺病。有些人认为流涎是一个美容问题，但它可能会导致严重的并发症，如窒息、肺炎、进食问题、皮肤感染和语言问题。

　　流涎的保守治疗方案包括康复治疗（口腔运动和行为治疗）和药物治疗（抗胆碱能药物治疗），但对于保守治疗失败的中度或重度前流涎患者和后流涎患者，量身定制的手术方案可提供快速、持久的效果。许多患者也从不同治疗方式的组合中获益。

　　本章重点介绍手术解剖、术前准备、技术细节，以及避免下颌下腺导管移位或翻转、Wharton 和 Stensen 导管结扎和唾液腺肉毒杆菌毒素注射等术中并发症的要点。

关键词

　　涎腺导管转移，涎腺导管移位，涎腺导管结扎，肉毒杆菌毒素注射，下颌下腺，腮腺，流涎，技术，并发症

12.1　流涎的病理生理学与解剖学

　　腮腺和颌下腺是成对的主要唾液腺，负责口腔中的大部分唾液输出（图 12.1）。其余的唾液由舌下腺和主要位于腭和口腔黏膜的小腺体产生。儿童每天分泌 0.5~1.5L 的唾液。唾液主要由水（99%）组成，并含有电解质、蛋白质和酶。腮腺的分泌物本质上主要是浆液性的，具有高含水量和较低的黏蛋白含量，而下颌下腺的分泌物更黏稠，具有混合的黏液和浆液性唾液。下颌下腺负责分泌静息期的大部分唾液，而腮腺则负责受进食过程刺激的大部分唾液的分泌。如果正常发育的健康儿童在 4 岁后持续流涎，则认为是病理性流涎。它通常是由于患者无法控制口腔分泌物而不是唾液的产生增多，更常见于神经系统疾病患者。患者可能患有前流涎、后流涎

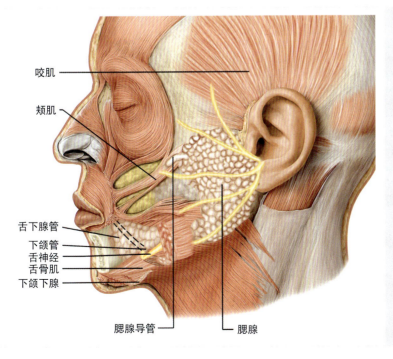

图 12.1　腮腺和下颌下腺的解剖。图片表明舌神经与下颌管的关系

咬肌

颊肌

舌下腺管
下颌管
舌神经
舌骨肌
下颌下腺

腮腺导管　　　腮腺

或两者兼有。前流涎被定义为唾液经口溢出。这可能导致患者被社会排斥、孤立、卫生条件差和家庭护理负担增加。在后流涎的患者中，唾液通过口咽流到下咽部，具有潜在的严重医学并发症，包括慢性误吸和进行性肺部疾病。

有或无流涎的儿童腮腺和颌下唾液腺大小并没有区别。腮腺是最大的主要唾液腺。它位于外耳道、下颌支和乳突尖之间，通过茎突下颌韧带与下颌下腺分开。根据面神经的分布，腮腺被人为地分为深叶和浅叶。下颌下腺由位于二腹肌前腹部和二腹肌腱之间的下颌下三角区的较大浅叶和较小的深叶组成，其钩住下颌舌骨肌后缘，通过舌骨肌外侧浅面的三角孔进入口腔。

下颌下腺和腮腺都是由腺泡和导管组成的多个分泌单位聚集而成的。由腺泡分泌细胞产生的唾液通过闰管、小叶内管和排泄管，然后在分别为腮腺和下颌下腺的主要排泄管的 Stensen 导管和 Wharton 导管中收集。Stensen 导管的长度为 4~7cm，直径为 0.5~1.4mm。它起源于腮腺的前缘，在咬肌表面平行于颧骨下方延伸，然后急转弯，穿过颊肌，进入第二颗上颌磨牙对面的口腔。一些患者的副腮腺位于沿导管距离主腮腺的不同距离处。Wharton 导管从下颌下腺的深叶发出，向前延伸，深入下颌舌骨肌，位于舌骨肌和颏舌肌的外侧。它在舌下腺的内侧延伸，然后在舌系带侧面的舌下乳头开口。Wharton 导管长 5cm，平均直径为 0.5~1.5mm。在下颌下腺导管移位或分流以及导管结扎过程中，外科医生必须认识到舌神经与导管的重要解剖关系（图 12.1）。舌神经从下颌下腺导管上方开始，然后向前下降，穿过导管的外侧，穿过导管的下方，环绕其下缘，然后向内侧穿过并上行至颏舌肌，向前内侧前进，终止于内侧分支，为舌头的前 2/3 提供一般的躯体传入神经支配。舌下神经从二腹肌后腹后出现，并沿着位于下颌下腺深处的下颌下三角底部走行。它向前进入内侧的舌骨肌和外侧的下颌舌骨肌之间的间隙，并为舌内肌和舌外肌提供神经支配。唾液流量由自主神经系统控制。腮腺接受副交感神经运动神经支配，其神经纤维来自下涎腺核。这些纤维与 Jacobson 神经（舌咽神经的分支）一起走行，穿过鼓室丛中的中耳空间，然后作为岩小神经离开颞骨。

后者经卵圆孔离开颅中窝，在卵圆孔处，岩小神经的节前纤维在耳神经节中形成突触，神经节后纤维则与耳颞神经一起支配腮腺。

下颌下腺和舌下腺接受来自上涎腺核节前纤维的神经支配。这些纤维离开脑干作为中间神经加入面神经，然后与面神经乳突段发出的鼓索支一起离开面神经，穿过中耳和岩鼓裂到达颞下窝。然后它们在颌下神经节形成突触之前由舌神经携带。神经节后纤维支配下颌下腺和舌下腺。这种副交感神经节后胆碱能神经支配导致大量低蛋白浆液性唾液的分泌。腺体的交感神经支配通过胸段 T1~T3 中的节前神经发生，这些神经在上颈神经节中形成突触。节后交感神经支配通过颈外神经丛，节后神经元释放去甲肾上腺素。交感神经刺激腺体分泌少量含有高蛋白的黏稠唾液。

12.2 肉毒杆菌毒素的作用机制

肉毒杆菌毒素可抑制神经腺连接处突触前乙酰胆碱的释放，导致唾液分泌减少。这种毒素有一条重链和一条轻链，前者附着在轴突末梢表面的蛋白质上，允许毒素通过胞吞作用摄入神经元。轻链具有蛋白酶活性。A 型肉毒杆菌毒素降解突触体相关蛋白（SNAP-25），阻止神经分泌小泡与神经突触质膜融合，并阻止其释放神经递质，从而导致腺体的化学副交感神经去神经。后者发生在注射后 48~72h，平均持续 3~6 个月。这解释了为什么患者需要重复注射来控制流涎。B 型肉毒杆菌毒素与另一种称为囊泡相关膜蛋白（VAMP）的突触前受体蛋白结合，具有类似的效果。肉毒杆菌毒素用于治疗流涎仍被视为超适应证用药。目前有 3 种 A 型肉毒杆菌毒素产品和一种 B 型肉毒杆菌毒素已在多个中心临床用于治疗流涎。它们是 A 型肉毒杆菌毒素（BOTOX，Allergan Inc ., Irvine，CA，USA）、A 型肉毒杆菌毒素（Xeomin，Merz Pharma Ltd，Germany）、A 型肉毒杆菌毒素（Dysport，Ipsen Ltd，UK）和 B 型肉毒杆菌毒素（Botulinum Toxin B，Myobloc，Solstice Neurosciences，San Francisco，CA）。由于它们在分子结构和 / 或制造工艺上存在差异，因此它们并不相同，也不可互换。某些文献报道一个单位的肉毒杆菌毒素相当于一个单位的

Xeomin 和 20~30U 的 Myobloc。这些转换率应谨慎使用，并根据文献和适应证而变化。

12.3　术前评估
12.3.1　临床评估

大多数 4 岁以下的前流涎患者可选择保守治疗，并随着时间的推移而改善。在提供手术治疗之前，了解潜在的病因和患者病情的进展或演变是至关重要的。审查患者的所有药物治疗非常重要，因为某些抗精神病药、镇静剂和胆碱能激动剂会增加唾液分泌。此外，在许多发育迟缓患者中，口腔运动功能的进展可能较慢，可持续到 6 岁。鉴于流涎的多种病因和依赖单一治疗模式方法的局限性，作者建立了一个多学科唾液管理诊所，另文详述。对流涎儿童采用跨学科方法，根据团队的一致建议为每位患者提供多种康复、药物和手术选择，确保患者获得最适合他们需求的选择。当评估推荐手术的患者时，有必要评估他们的流涎是前部的、后部的还是混合型的。这将指导外科医生对患者进行最佳治疗。例如，唾液腺（涎腺）导管移位不应该对后流涎者施行，因为这只会使病情恶化。后流涎的症状包括呼吸困难、咳嗽、窒息、声音嘶哑，有时会渗入气道导致吸入性肺炎。所有患者都应进行电子鼻咽喉镜检查，以检测腺样体肥大、气道阻塞、喉水肿和喉误吸情况。 这种评估还可以帮助预测插管困难。此外，还应检查口腔是否有牙龈炎、龋齿和咬合问题，检查面部是否有口周红斑，还应评估头部和身体姿势以及吞咽效率和整体营养状况；并应该听诊肺部。

流涎问题的严重程度及其对患者和家庭的影响程度也有助于医生选择最合适的治疗方法。对此进行量化的工具包括称重口腔卷或围兜、计算每天更换围兜的次数、教师流涎分级量表、流涎频率和严重程度量表、视觉模拟量表（VAS）和流涎影响量表。可以通过每隔 15s 确定 10min 内有无流涎来计算流涎商（DQ）。在进行 40 次观察中计算流涎事件，并以百分比计算流涎分数。传统上，这是在孩子休息的时候以及活动的时候各做一次测量。不合作患者的 DQ 可能很难测量。我们小组同意其他人的观点，即 DQ 计算了儿童参与活动的 5min，相当于 10min 的分数，作为前流涎的准确代表性测量。

应提出具体问题，以检测流涎对自尊、社会互动、生活质量和护理负担的任何影响。我们小组开发了一种工具，即 Daniel 流涎影响评分（DDIS）量表，帮助我们记录和量化流涎对患者及其家人的影响评分（表 12.1）。DDIS 是基于流涎的严重性以及医学和社会影响进行评分。这个评分可帮助我们根据影响的严重程度推荐治疗方案。术后评分还有助于我们评估手术对患者生活质量和健康的影响。

12.3.2　麻醉注意事项

交流能力障碍的患者可能会焦虑不安。根据我们的经验，父母在麻醉诱导时在场可大大降低这些儿童的焦虑程度和术前用药的需要。应事先发现潜在的插管困难，并相应地准备好足够的设备。麻醉必须考虑到并发症。这包括优化慢性吸入性肺病患者的肺部状况，在反流患者中使用快速序列诱导，在神经肌肉疾病患者中使用积极的加温措施，避免他们处于体温过低的风险中，注意癫痫疾病及其治疗的相互作用。许多手术候选者都有相关的神经系统疾病，例如脑瘫。对于使用丙戊酸治疗癫痫的患者，过去曾提出过对凝血功能和术后出血的潜在影响的担忧，但最近的一项研究未能表明当其维持在治疗范围内时会损害凝血功能。对于使用迷走神经刺激器的患者，应在手术前停用该装置。如果可能的话，避免使用会使分泌物减少的抗胆碱能药物，因为这会导致唾液腺导管的识别更加困难。

12.4　其他调查

放射性核素唾液图对于检测肺部唾液吸入具有敏感性和特异性。在一项对脑瘫儿童进行的研究中，比较了 3 种吸入成像模式，唾液图最常呈阳性，其次是钡剂视频透视，而乳汁扫描研究帮助最小。尽管唾液腺超声检查并非诊疗标准，作者仍建议在唾液腺手术或肉毒杆菌毒素注射前进行唾液腺超声检查，以检测个体解剖变异，因为一些患者可能有单侧腮腺和 / 或下颌下腺发育不全。

12.5　流涎的治疗方法

有几种治疗方案可用于治疗儿童流涎，包括康复治疗，如口腔运动和行为治疗、药物治疗、肉毒

表 12.1 Daniel 流涎影响评分（DDIS）量表。基于访问前 1 个月的时间

数量 30

1. 您的孩子流口水的次数多吗？

1	2	3	4	5
从不	偶尔	不是每天	一天几次	持续不断

2. 你的孩子流口水有多严重？

1	2	3	4	5
不流口水	嘴唇湿	下颌湿润	衣服湿（流到衣服上）	环境湿（流到周围环境中）

3. 由于流口水，您需要多久更换一次孩子的围兜和 / 或衣服？

1	2	3	4	5
无	每天一次	每天 2~3 次	每天 4~5 次	＞每天 6 次

4. 您需要多久给孩子擦一次嘴？

1	2	3	4	5
从不	每天 1~3 次	每天 4~6 次	每天 7~10 次	＞每天 10 次

5. 由于孩子流口水，您需要多久更换一次床单、枕套和家具套？

1	2	3	4	5
从不	偶尔	每周一次	每周几次	每天

6. 由于孩子流口水，物品（玩具 / 书籍 / 通信设备）多久需要清洁一次？

1	2	3	4	5
从不	偶尔	每周一次	每周几次	每天

对看护人 / 家庭的影响 /30

1. 您的孩子流口水困扰您吗？

1	2	3	4	5
没有	轻微	中等	较大	很大

2. 作为照顾者，您孩子的流口水会影响您吗？

1	2	3	4	5
没有影响	轻微	中等	较大	很大

3、孩子流口水会影响家人的生活吗？

1	2	3	4	5
没有	轻微	中等	较大	很大

4. 您是否为孩子口水的气味而烦恼？

1	2	3	4	5
没有	轻微	中等	较大	很大

5. 您孩子流口水会影响他与兄弟姐妹和大家庭的互动吗？

1	2	3	4	5
没有	轻微	中等	较大	很大

6. 您孩子的流口水对您的财务状况有影响吗？

1	2	3	4	5
没有	轻微	中等	较大	很大

（续表）

对儿童的影响 /40

1. 您孩子流口水会影响他的自尊吗？

1	2	3	4	5
没有	轻微	中等	较大	很大

2. 您孩子的流口水是否会影响他与朋友、同龄人、学校和/或整个社区的互动？

1	2	3	4	5
没有	轻微	中等	较大	很大

3. 您孩子的流口水是否限制了他参与家庭以外的活动（例如餐馆、公园、旅行）？

1	2	3	4	5
没有	轻微	中等	较大	很大

4. 唾液过多引起的皮肤刺激（面部/颈部）的程度如何？

1	2	3	4	5
无	有时红色	经常红色	总是红色	皮肤破损

5. 您的孩子多久被他的唾液噎住或吸入他的唾液？

1	2	3	4	5
从不	很少	有时	经常	总是

6. 唾液过多导致呼吸嘈杂或"咕噜咕噜"的频率如何？

1	2	3	4	5
从不	1周一至数次	一天一次	一天很多次	总是

7. 您的孩子多久出现口臭？

1	2	3	4	5
从不	很少	有时	经常	总是

8. 过去一年，您的孩子因分泌物过多/唾液吸入/误吸而住院的频率
肺炎

1	2	3	4	5
无	1次	2次	3次	4次及以上

总分 /100

（21~40：轻度影响；40~60：中度影响；60~80：严重影响；80~100极其严重影响/衰弱。）

杆菌毒素唾液腺注射和手术。对某些患者而言，联合治疗（如格隆溴铵与肉毒杆菌毒素注射）可能比单一疗法更有效。有助于减少流涎的辅助手术可在唾液腺手术之前或与之同时进行，包括扁桃体切除+/–腺样体切除术、鼻甲缩小术、舌缩小术、颅面或牙齿正畸手术。

12.6　手术选择

对于包括康复和药物治疗在内的保守治疗失败的患者、年龄超过6岁（DDIS超过60）的严重大量前流涎患者、后流涎患者以及需要长期频繁护理以控制分泌物的患者，通常需考虑手术。流涎的外科手术可分为将唾液转移到口咽部的手术和减少唾液量的手术。前者禁用于后流涎。双侧下颌下腺切除术和腮腺导管结扎术对肺部误吸和流涎严重的患者有益。

唾液分流手术包括下颌导管分流和腮腺导管分流。涎腺复位手术包括下颌下腺切除、导管结扎、

唾液腺注射肉毒杆菌毒素和鼓室神经切除术。考虑到流涎对儿童和家庭的影响，我们的做法是与患儿家庭讨论所有可能对患儿有帮助的治疗方法的利弊，并共同决定最佳的个性化治疗。对于所有接受流涎手术或肉毒杆菌毒素注射术的患者来说，确保有口腔科医生进行密切随访是很重要的，因为术后可能会增加龋齿的风险。

12.7　手术方法
12.7.1　唾液转移手术

下颌下腺导管移位伴舌下腺切除术（SDRSGE）参见图 12.2~图 12.6。

任何有误吸问题的患者都应避免使用此术式。该技术包括将下颌下腺导管从前面的乳头中释放出来，直到它们进入下颌下腺的水平，注意不要损伤穿过管的舌神经（图 12.1）。松动并切除舌下腺。从下颌下腺的浅表面到扁桃体窝形成一条黏膜下隧道。如果患者有扁桃体肥大，则进行扁桃体切除术。下颌下腺导管穿过这个隧道并在扁桃体窝内缝合。

戴上头灯和放大镜可以大大提高可视化效果。暴露是最重要的，可以通过放置一个维氏牵开器以保持嘴巴张开并将舌尖缝合到软腭来促进暴露。患者被置于反向趋势低卧位，外科医生坐在手术台的头部。在浸润下颌下乳头前后的口底后，在两个乳头周围做一个椭圆形切口，形成一个黏膜岛。通过

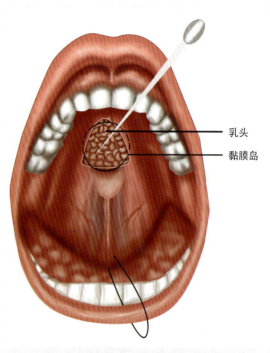

乳头

黏膜岛

图 12.2　将舌头与上颚缝合以充分暴露。将探针插入下颌导管口，探入口腔底部到下颌乳头前和后，在两个乳头周围做一个椭圆形切口，形成一个黏膜岛

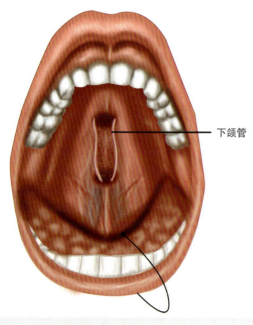

下颌管

图 12.3　沿口腔底切开。然后通过钝性剥离将导管从周围组织中剥离出来，直到到达下颌下腺的前方。前黏膜岛保持完整，并暂时缝合到舌上，以保护导管

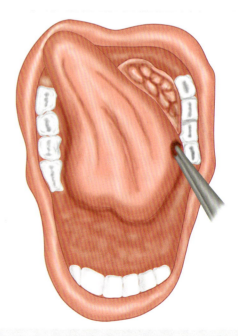

图 12.4　一旦通过钝性剥离将舌下腺从下颌舌骨肌和颏舌骨肌中剥离并切除，使用闭合的血管钳在切口和扁桃体窝之间建立一个黏膜下隧道

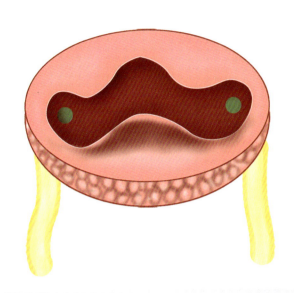

图 12.5　切断黏膜岛固定在舌上的缝合线，将岛从中间切开，将左右下颌下腺导管分开

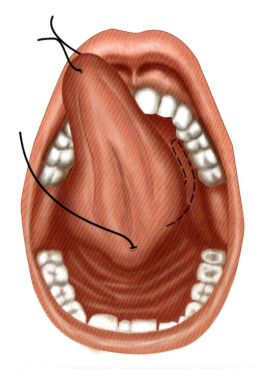

图 12.6　将导管从扁桃体窝进入术野。将分离的岛状体与导管缝合并拉入扁桃体窝。轨迹用虚线突出显示。每个导管用 2~3 根单股可吸收缝线缝合在扁桃体前柱的后部

抓住岛的后缘并将其拉向下牙列并从黏膜岛边界下的中线横向解剖来识别每个导管。然后通过钝性解剖将导管从周围组织中释放出来，直到到达下颌下腺的前缘。注意不要损伤舌神经，因为它穿过Wharton 导管。

沿口底切开一个切口，通过钝性剥离将前舌下腺从内下颌骨移开。将一个钳子放在舌下腺上，然后通过钝性解剖将其从下颌舌骨肌和颏舌肌上移开。双极电凝用于烧灼滋养血管。小心避开舌神经深处和靠近舌头的大静脉。一旦舌下腺移除，即用弯血管钳在切口和扁桃体窝之间建立一个黏膜下隧道。然后通过后者将红色橡胶或抽吸导管从扁桃体窝拉入手术区域。包含下颌下乳头的黏膜岛在中线被分开。分离的岛与导管缝合并拉入扁桃体窝。一旦导管被拉入扁桃体窝，即剪断导管上的缝线，并插入维氏牵开器。每个导管用 2~3 根单股可吸收缝线缝合到扁桃体前柱的后部。口底也使用单股可吸收缝线间断缝合封闭。

作者认为，在下颌下腺导管移位（SDR）的基础上加上舌下腺切除，可以降低舌下囊肿形成的可能性，从而提高对流涎的控制率。Crysdale 的一项大型研究发现，在 SDR 联合舌下腺切除的患者组中未出现任何唇疱疮，而单独 SDR 组中出现唇疱疮的发

生率超过 8%。因持续流涎行二次手术的发生率在单独 SDR 组中也较高。在一项对康复治疗无效的中重度脑瘫患儿进行的前瞻性研究中，86% 的患儿流涎的严重程度和频率在行双侧下颌导管转位和舌下腺切除术后得到改善。

为了术后的气道监护、出血监测以及疼痛管理，流涎手术患者术后需要住院观察。良好的静脉补液对于防止患者脱水很重要。建议预防性使用抗生素。该手术的优点包括没有面部瘢痕，口腔干燥症的风险较低。缺点包括误吸风险增加和住院时间延长。也有人质疑该手术的功效是否仅仅继发于导管在重新定位至扁桃体窝的过程中因扭转而引起的导管阻塞和腮腺导管移位。

一些诊疗中心采用腮腺导管分流术，主要是为了将腮腺导管分流术与 SDR 联合应用以控制流涎。虽然优点包括没有面部瘢痕，但由于存在导管阻塞、慢性腮腺炎、唾液腺形成和面神经麻痹的风险，腮腺导管分流术已不再受欢迎。

12.7.2　唾液减少术

双侧下颌下腺切除及腮腺导管结扎术

双侧下颌下腺切除联合双侧腮腺导管结扎术是治疗儿童慢性流涎的有效手术方式。该术式已被证明可以减少脑瘫儿童下呼吸道感染的概率、吸痰的需要和肺炎住院率。一项长期随访研究报告称，87% 的患者流涎有改善或停止。该手术没有严重的并发症，8% 的患者出现口干，2% 的患者出现龋齿增加。其他潜在并发症包括增生性瘢痕、下颌神经、舌神经和舌下神经损伤的风险、唾液腺囊肿和腮腺炎。下颌下腺切除术的手术方法请参阅第 10 章。

导管结扎

Wharton 和 / 或 Stensen 导管结扎术是一种公认的治疗流涎的方法。一项在兔模型中进行的研究表明，由于腺泡萎缩以及腺泡和导管细胞的凋亡，导管结扎术后腮腺的体积减小。研究报告了各种唾液腺导管结扎术组合的结果，包括仅下颌下腺导管、仅腮腺导管、两个下颌下腺导管和一个腮腺导管或全部 4 个导管。虽然有些研究报道术后流涎显著减少，但另一些研究的长期结果却不太乐观。本书作者倾向于四管结扎，因为在某些情况下，该术式对由于再插管导致严重流涎的患者来说具有更好的远期疗效。这种技术可能不适用于严重下颌后缩或有导管瘢痕的患者，例如，在 Stensen 导管水平处的慢性咬颊会导致在手术开始时无法进行导管插管。

戴上额灯和放大镜可以大大提高视觉效果。暴露也是至关重要的，可以通过将舌尖缝在软腭上，并放置一个维氏牵开器或咬合块来保持口腔处于张开状态。

腮腺导管结扎

先以涎腺探针或泪道探针进行导管插管。用局部麻醉剂和肾上腺素对导管开口前的组织进行黏膜浸润后，在导管开口前 5mm 处开一个椭圆形切口。在解剖并识别出靠近管口的导管后，在导管周围插入一个小弯血管钳或分离止血钳。然后移除导管探针，并用手术夹或不可吸收缝线进行结扎。用可吸收缝线间断缝合颊黏膜切口（图 12.7~ 图 12.10）。

12.7.3　下颌导管结扎术

首先用泪腺管或唾液探针插入 Wharton 导管。用局麻药和肾上腺素浸润黏膜后，在乳头后方约 1cm 处黏膜做一个小切口。将切口前缘向下牙列方向牵拉，用 Jack 钳从中线向外侧轻轻剥离，即可识别出导管。一旦确定导管，即用锋利的剪刀将导管从周围组织中剥离出来。在导管周围放置一个小弯血管钳或 Mixter 钳，在取出导管探针后应用夹子或不可吸收缝线进行缝合结扎。在口腔底部的切口用单股可吸收缝线间断缝合，以确保不会损伤导管，避免瘘管形成。

在大多数就诊病例中，导管结扎是在当天的门诊手术中完成的。术后可能很快出现腮腺或下颌下腺肿大。患者也可能因各种与并发症相关的原因而需要住院。

该技术的优点包括面部无瘢痕和手术速度快。并发症包括口干、唾液厚度或黏度增加、涎腺囊肿、舌下囊肿、唾液腺炎、短暂舌水肿和瘘管形成。术

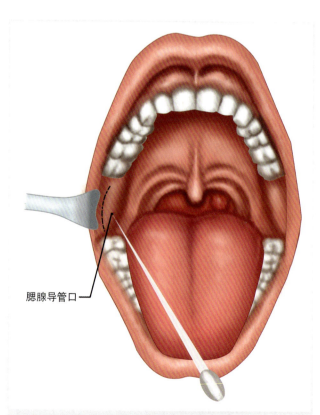

腮腺导管口

图 12.7　腮腺导管结扎首先用涎腺探头插入导管。在导管口前方 5mm 处切开形成椭圆形切口

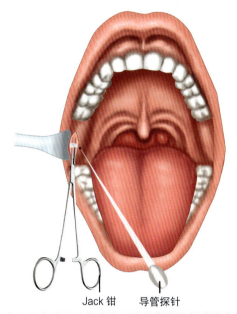

图 12.8　在靠近导管孔处解剖导管后，在导管周围插入一个小弯血管钳或 Jack 钳

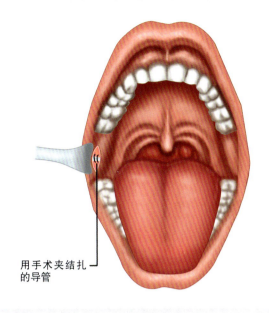

图 12.9　取出探针，在导管周围使用手术夹或不可吸收缝线进行结扎

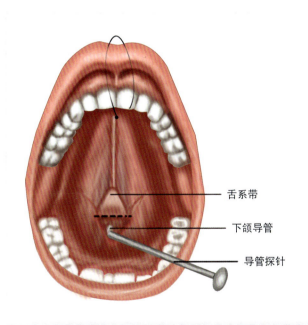

图 12.10　用小探针插入 Wharton 导管

后通常会有短暂的肿胀，一般在 1~2 周后消退。建议术后预防性使用抗生素（图 12.11~ 图 12.14）。

鼓室的神经切除术

鼓室神经丛切除伴（或不伴）鼓索神经切断术是治疗流涎的有效方法。手术采用耳道入路掀开鼓膜，切断或激光气化中耳圆窗龛前的鼓室丛。在某

些情况下，还会同时切断鼓索神经。该技术具有发病率相对较低等优点。然而，报告的成功率却不尽相同，为 25%~87%。并发症包括鼓膜穿孔、味觉障碍和长期随访复发。

12.8　涎腺肉毒毒素注射

在用于控制儿童流涎的各种类型的肉毒杆菌毒素中，A 型肉毒杆菌毒素（BOTOX）仍然是最常用的。冷冻的毒素用 0.9% 灭菌生理盐水配制，并稀释至所需剂量。迄今为止，对于剂量以及应该注射哪个唾液腺以最大限度减少流涎，还没有统一意见。文献综述揭示了在剂量和给药技术方面的多种变化。几项研究报道了单独注射成对的腮腺或下颌下腺，而大多数作者建议双侧注射下颌下腺和腮腺，因为导致口腔干燥的风险较低。一项研究报告称，仅在下颌下腺注射 BoNTs 时，其无效率较高。腮腺注射治疗时通常选择 2~3 个注射点，下颌下腺则选择 1~3 个注射点。Racette 发现，根据成人体重计算的折射剂量与唾液分泌减少之间仅有弱相关性，提示剂量反应与体重无关。

基于作者的实践，其中包括了一个世界上最大的肉毒杆菌毒素注射治疗流涎系列之一，建议为每个患者使用不同剂量，总剂量范围为 1~5.5U/kg 的

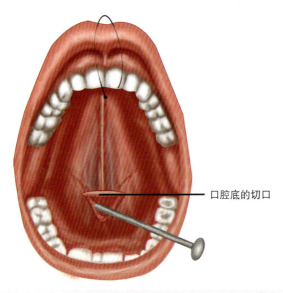

图 12.11　在乳头后方约 1cm 处黏膜做一个小切口

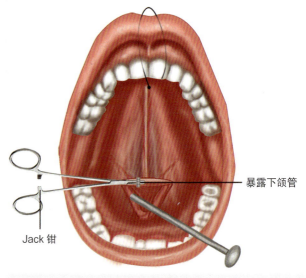

图 12.12　将导管从周围组织中取出后，在导管周围放置一个小弯血管钳或 Jack 钳

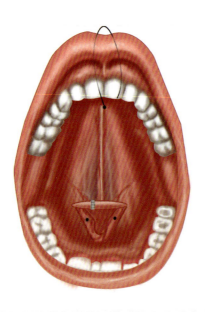

图 12.13　取出导管探针后用不可吸收缝线结扎

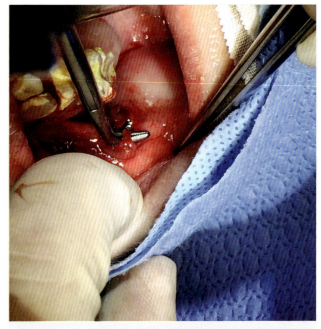

图 12.14　手术图片显示在关闭黏膜切口前，钳子被放置在导管上

A 型肉毒杆菌毒素分成 2~4 个腺体。对于第一次注射的患者，作者先用小剂量注射，然后根据反应情况逐渐增加剂量。不考虑体重在一个患者给予的最大剂量为 250U。当使用高剂量时，在一些虚弱的患者中，必须注意潜在的严重副作用，包括吞咽困难和吸入性肺炎。一项临床试验甚至因为这些副作用而失败。重要的是，不同的肉毒杆菌毒素制剂的效力是不同的。研究报道的 B 型肉毒杆菌毒素使用总剂量为 1500~5000U。少数患者在成功注射多年以后

再次注射可能无反应，根据我们的经验，10% 的儿童对注射 A 型肉毒杆菌毒素无反应。

尽管超声引导下唾液腺肉毒杆菌毒素注射普遍采用全身麻醉，我们的研究小组率先将这种治疗作为常规门诊手术，使用局部麻醉剂 4% 盐酸丁卡因凝胶或利丙双卡因乳膏（Eutectic Mixture of Local Analgesics 局部镇痛药的低共溶混合物，

Shaumburg，IL）进行表面麻醉。对于不配合或严重焦虑的患者，可能需要全身麻醉。

根据解剖标志触诊、超声引导和肌电图（EMG）引导是 3 种不同的肉毒杆菌毒素注射技术。对一种技术的偏好取决于治疗团队的专业知识和可用资源。

使用解剖学标志触诊

尽管操作简单，但作者并不推荐这种技术，因为它不能检测解剖变异，如腺体发育不全、静脉或淋巴异常。进行腮腺注射时，需提起耳屏下的皮肤，形成一个腔隙。插入 21 号针并向前推进，直到尖端到达咬肌前缘。在注射前进行回抽，以确保避开血管。确认位置后，缓慢注射，直到针接近下颌支后缘。进行下颌下腺注射时，患者采用卧位，头部转向对侧。将注射针放置在触诊的面部动脉水平前方 0.5cm 和下方 1~1.5cm 处，并在腺体实质内推进 1.5~2cm 深度。每次注射前均需回抽。腺体触诊困难时，可对麻醉患者或能配合的老年患者采用口腔内反压力帮助定位。

超声引导

笔者认为，在条件允许的情况下，超声引导比触诊更安全。它确保肉毒杆菌毒素注射至腺体实质中，同时避免注射到血管或肌肉中，因为这可能导致吞咽困难以及吞咽和咀嚼无力。超声可以很好地识别腮腺和下颌下腺。虽然注射针可能不总是可见的，但是可以清楚地观察到相邻组织的运动。正常腮腺在超声下显示为与甲状腺相似的均匀回声。虽然超声通常不能识别面神经，但下颌后静脉可以是一个有用的标志，因为该神经沿下颌后静脉外侧和下颌支后外侧呈弧线走行。由于下颌支的干扰，腮腺深叶仅部分可见。对于下颌下腺（SMG）的可视化，超声波通常放置为横断面视图，SMG 呈椭圆形至三角形。腺体的较大部分位于下颌舌骨肌的表面，一个较小且较深的叶包裹着肌肉的后缘。面动脉穿过腺体的后部，下颌下腺导管除非扩张，否则超声无法显示。将患者的头部转向与注射部位相反方向后，将针引入腺体深层，并进行回抽以确保针不在血管中。当注射肉毒杆菌毒素时，实时观察其扩散情况，缓慢抽出针头，在抽出过程中停止注射少量毒素。

当针接近表面时，针向前内侧（AM）倾斜并在浅叶内前进。可使用所述技术进行重复注射。注射腮腺通常采取 2~3 个注射点，下颌下腺则常采用 1~3 个注射点。

肌电图（EMG）引导

该技术不像超声引导那样应用广泛。但该技术有助于避免肌肉注射，由此防止了吞咽困难或误吸加重的潜在风险。肌电图针连接到充满肉毒杆菌毒素的注射器，接地电极和参考电极安装在颈部。运动单位电位的缺失能够证实注射针在腺体组织中的正确位置。

我们的经验证实了 EMG 引导下肉毒毒素注射治疗的安全性。对我们前瞻性收集的数据库中的 1200 例注射病例进行的回顾分析显示，在我们的临床实践中没有出现与 A 型肉毒杆菌毒素注射相关的死亡和重大并发症。我们认为这归功于引导注射、更小的注射液体积以及最小的有效剂量。与文献中的许多病例系列报道不同的是，我们的患者中没有 1 例因注射后吞咽困难而需要胃管。然而，即使在增加剂量后，仍有 10% 的患者对治疗没有反应。常见的副作用包括触痛、注射部位红斑和唾液厚度增加。文献中报告的并发症包括吞咽困难、头部活动受限和吸入性肺炎。这些不常见的副作用可能是由毒素扩散到周围的颈部肌肉或不慎注射到这些肌肉中引起的。其他报告的副作用包括面部神经或分支的局部损伤。许多报告的并发症是由手术过程中实施的全身麻醉引起的，而不是由注射本身引起的。患者于首次注射后 6 周至 2 个月复诊，随后的随访可间隔更长时间，因为重复注射可产生更长的持续效果。

12.9　结论

治疗流涎或流涎的有效方法包括唾液转移手术（如导管移位）和其他减少唾液量的技术（如唾液腺导管结扎、下颌下腺切除术和在唾液腺中注射肉毒杆菌毒素）。准确记录流涎对儿童和监护人的身心影响是至关重要的，以便据此选择适当的治疗策略，并建立一个基线，以监测术后长期改善情况。

12.10 要点

a. 适应证：

- 经康复和药物等保守治疗失败的患者。

- 6 岁以上严重大量前流涎患者。

- 有误吸风险的后流涎患者。

- 需要长期和频繁护理以控制分泌物的患者。

- 对流涎儿童采取跨学科管理，根据一致的建议为每位患者提供多种康复、药物和手术选择，这可能是有价值的。

b. 禁忌证：

- 4 岁以下前流涎且有可能自行改善的健康患者。

- 后流涎患者不能行涎腺导管移位手术，因为这只会使问题恶化。

c. 并发症：

- 口腔干燥。

- 龋齿增加。

- 下颌下腺切除术：增生性瘢痕，下颌神经、舌神经和舌下神经损伤的风险。

- 下颌下腺移位术：舌下囊肿，误吸风险。

- 导管结扎：涎腺囊肿，腮腺炎，涎腺炎，复发，面部颊支无力，舌神经损伤，舌下囊肿。

- 鼓室神经切除术：鼓膜穿孔、味觉障碍和复发。

- 肉毒杆菌毒素注射：吞咽困难，头部运动减弱，局部扩散。

d. 术前特殊注意事项：

- 放射性核素唾液图对检测唾液误吸入肺部有敏感性和特异性。

- 气管内全身麻醉：鼻插管在口腔内手术中是有帮助的。

- 改善慢性吸入性肺部疾病患者的肺部状况。

- 在反流患者中使用快速序列诱导。

- 使用有效的量表（如 DDIS）记录流涎对儿童和家庭的影响。

e. 术中特殊注意事项：

- 对患有神经肌肉疾病的患者采取主动保暖措施，因为他们面临体温过低的风险。

- 下颌下腺切除术中的面神经监测。

- 使用暴露良好、前照灯和放大镜，用于导管结扎和移位。

f. 术后特殊注意事项：

- 根据并发症住院治疗。

- 抗生素。

- 长期随访监测复发情况。

参考文献

[1] Daniel SJ. Multidisciplinary management of sialorrhea in children. Laryngoscope 2012;122(Suppl 4):S67–S68.

[2] Navazesh M, Kumar SK; University of Southern California School of Dentistry. Measuring salivary flow: challenges and opportunities. J Am Dent Assoc 2008;139(Suppl):35S–40S.

[3] Senner JE, Logemann J, Zecker S, Gaebler-Spira D. Drooling, saliva production, and swallowing in cerebral palsy. Dev Med Child Neurol 2004;46(12):801–806.

[4] Cardona I, Saint-Martin C, Daniel SJ. Salivary glands of healthy children versus sialorrhea children, is there an anatomical difference? An ultrasonographic biometry. Int J Pediatr Otorhinolaryngol 2015;79(5):644–647.

[5] Zenk J, Hosemann WG, Iro H. Diameters of the main excretory ducts of the adult human submandibular and parotid gland: a histologic study. Oral Surg Oral Med Oral Pathol Oral Radiol Endod 1998;85(5):576–580.

[6] Horsburgh A, Massoud TF. The salivary ducts of Wharton and Stenson: analysis of normal variant sialographic morphometry and a historical review. Ann Anat 2013;195(3):238–242.

[7] Benson J, Daugherty KK. Botulinum toxin A in the treatment of sialorrhea. Ann Pharmacother 2007;41(1):79–85.

[8] Lim M, Mace A, Nouraei SA, Sandhu G. Botulinum toxin in the management of sialorrhoea: a systematic review. Clin Otolaryngol 2006;31(4):267–272.

[9] Hay N, Penn C. Botox(®) to reduce drooling in a paediatric population with neurological impairments: a Phase I study. Int J Lang Commun Disord 2011;46(5):550–563.

[10] Khan WU, Campisi P, Nadarajah S, et al. Botulinum toxin A for treatment of sialorrhea in children: an effective, minimally invasive approach. Arch Otolaryngol Head Neck Surg 2011;137(4):339–344.

[11] Schroeder AS, Kling T, Huss K, et al. Botulinum toxin type A and B for the reduction of hypersalivation in children with neurological disorders: a focus on effectiveness and therapy adherence. Neuropediatrics 2012;43(1):27–36.

[12] Guntinas-Lichius O. Injection of botulinum toxin type B for the treatment of otolaryngology patients with secondary treatment failure of botulinum toxin type A. Laryngoscope 2003;113(4):743–745.

[13] Lakraj AA, Moghimi N, Jabbari B. Sialorrhea: anatomy, pathophysiology and treatment with emphasis on the role of botulinum toxins. Toxins (Basel) 2013;5(5):1010–1031.

[14] Heinen F, Molenaers G, Fairhurst C, et al. European consensus table 2006 on botulinum toxin for children with cerebral palsy. Eur J Paediatr Neurol 2006;10(5–6):215–225.

[15] Fuster Torres MA, Berini Aytés L, Gay Escoda C. Salivary gland application of botulinum toxin for the treatment of sialorrhea. Med Oral Patol Oral Cir Bucal 2007;12(7):E511–E517.

[16] Freudenreich O. Drug-induced sialorrhea. Drugs Today (Barc) 2005;41(6):411–418.

[17] Drug-induced sialorrhoea and excessive saliva accumulation. Prescrire Int 2009;18(101):119–121.

[18] Jongerius PH, van Hulst K, van den Hoogen FJ, Rotteveel JJ. The treatment of posterior drooling by botulinum toxin in a child with cerebral palsy. J Pediatr Gastroenterol Nutr 2005;41(3):351–353.

[19] Daniel SJ. Alternative to tracheotomy in a newborn with CHARGE association. Arch Otolaryngol Head Neck Surg 2008;134(3):322–323.

[20] George KS, Kiani H, Witherow H. Effectiveness of botulinum toxin B in the treatment of drooling. Br J Oral Maxillofac Surg 2013;51(8):783–785.

[21] Reid SM, Johnson HM, Reddihough DS. The Drooling Impact Scale:a measure of the impact of drooling in children with developmental disabilities. Dev Med Child Neurol 2010;52(2):e23–e28.

[22] Thomas-Stonell N, Greenberg J. Three treatment approaches and clinical factors in the reduction of drooling. Dysphagia 1988;3(2):73–78.

[23] Camp-Bruno JA, Winsberg BG, Green-Parsons AR, Abrams JP. Efficacy of benztropine therapy for drooling. Dev Med Child Neurol 1989;31(3):309–319.

[24] van Hulst K, Lindeboom R, van der Burg J, Jongerius P. Accurate assessment of drooling severity with the 5-minute drooling quotient in children with developmental disabilities. Dev Med Child Neurol 2012;54(12):1121–1126.

[25] Kofke WA. Anesthetic management of the patient with epilepsy or prior seizures. Curr Opin Anaesthesiol 2010;23(3):391–399.

[26] Zighetti ML, Fontana G, Lussana F, et al. Effects of chronic administration of valproic acid to epileptic patients on coagulation tests and primary hemostasis. Epilepsia 2015;56(5):e49–e52.

[27] Kang Y, Chun MH, Lee SJ. Evaluation of salivary aspiration in brain-injured patients with tracheostomy. Ann Rehabil Med 2013;37(1):96–102.

[28] Heyman S, Respondek M. Detection of pulmonary aspiration in children by radionuclide "salivagram". J Nucl Med 1989;30(5):697–699.

[29] Yan Z, Ding N, Liu X, Hua H. Congenital agenesis of all major salivary glands and absence of unilateral lacrimal puncta: a case report and review of the literature. Acta Otolaryngol 2012;132(6):671–675.

[30] Daniel SJ, Blaser S, Forte V. Unilateral agenesis of the parotid gland: an unusual entity. Int J Pediatr Otorhinolaryngol 2003;67(4):395–397.

[31] Daniel SJ. Controversies in the management of pediatric sialorrhea. Curr Otorhinolaryngol Rep 2015;3:1–8.

[32] Pitak-Arnnop P. Dental health care for drooling patients: personal comments. Clin Otolaryngol 2014;39(2):131–132.

[33] Ferraz Dos Santos B, Dabbagh B, Daniel SJ, Schwartz S. Association of onabotulinum toxin A treatment with salivary pH and dental caries of neurologically impaired children with sialorrhea. Int J Paediatr Dent 2015.

[34] Crysdale WS, White A. Submandibular duct relocation for drooling:a 10-year experience with 194 patients. Otolaryngol Head Neck Surg 1989;101(1):87–92.

[35] Chakravarti A, Gupta R, Garg S, Aneja S. Bilateral submandibular duct transposition with sublingual gland excision for cerebral palsy children with drooling. Indian J Pediatr 2014;81(6):623–624.

[36] Ozgenel GY, Ozcan M. Bilateral parotid-duct diversion using autologous vein grafts for the management of chronic drooling in cerebral palsy. Br J Plast Surg 2002;55(6):490–493.

[37] Manrique D, do Brasil OdeO, Ramos H. Drooling: analysis and evaluation of 31 children who underwent bilateral submandibular gland excision and parotid duct ligation. Rev Bras Otorrinolaringol (Engl Ed) 2007;73(1):40–44.

[38] Gallagher TQ, Hartnick CJ. Bilateral submandibular gland excision and parotid duct ligation. Adv Otorhinolaryngol 2012;73:70–75.

[39] Stern Y, Feinmesser R, Collins M, Shott SR, Cotton RT. Bilateral submandibular gland excision with parotid duct ligation for treatment of sialorrhea in children: long-term results. Arch Otolaryngol Head Neck Surg 2002;128(7):801–803.

[40] Maria OM, Maria SM, Redman RS, et al. Effects of double ligation of Stensen's duct on the rabbit parotid gland. Biotech Histochem 2014;89(3):181–198.

[41] Chanu NP, Sahni JK, Aneja S, Naglot S. Four-duct ligation in children with drooling. Am J Otolaryngol 2012;33(5):604–607.

[42] Klem C, Mair EA. Four-duct ligation: a simple and effective treatment for chronic aspiration from sialorrhea. Arch Otolaryngol Head Neck Surg 1999;125(7):796–800.

[43] Shirley WP, Hill JS, Woolley AL, Wiatrak BJ. Success and complications of four-duct ligation for sialorrhea. Int J Pediatr Otorhinolaryngol 2003;67(1):1–6.

[44] Heywood RL, Cochrane LA, Hartley BE. Parotid duct ligation for treatment of drooling in children with neurological impairment. J Laryngol Otol 2009;123(9):997–1001.

[45] Martin TJ, Conley SF. Long-term efficacy of intra-oral surgery for sialorrhea. Otolaryngol Head Neck Surg 2007;137(1):54–58.

[46] Scheffer AR, Bosch KJ, van Hulst K, van den Hoogen FJ. Salivary duct ligation for anterior and posterior drooling: our experience in twenty-one children. Clin Otolaryngol 2013;38(5):425–429.

[47] Thomas RL. Tympanic neurectomy and chorda tympani section. Aust N Z J Surg 1980;50(4):352–355.

[48] Daube D, et al. Management of chronic sialorrhea with argon laser chorda tympani and tympanic plexus neurectomy. Oper Tech Otolaryngol—Head Neck Surg 1995;6:241–244.

[49] Shott SR, Myer CM III, Cotton RT. Surgical management of sialorrhea. Otolaryngol Head Neck Surg 1989;101(1):47–50.

[50] Parisier SC, Blitzer A, Binder WJ, Friedman WF, Marovitz WF. Evaluation of tympanic neurectomy and chorda tympanectomy surgery. Otolaryngology 1978;86(2):ORL308–ORL321.

[51] Suskind DL, Tilton A. Clinical study of botulinum-A toxin in the treatment of sialorrhea in children with cerebral palsy. Laryngoscope 2002;112(1):73–81.

[52] Bhayani MK, Suskind DL. The use of botulinum toxin in patients with sialorrhea. Oper Tech Otolaryngol—Head Neck Surg 2008;19:243–247.

[53] Scully C, Limeres J, Gleeson M, Tomás I, Diz P. Drooling. J Oral Pathol Med 2009;38(4):321–327.

[54] Racette BA, Good L, Sagitto S, Perlmutter JS. Botulinum toxin B reduces sialorrhea in parkinsonism. Mov Disord 2003;18(9):1059–1061.

[55]Daniel SJ. Pediatric sialorrhea: medical and surgical options. In:Hartnick CJ, ed. Sataloff's Comprehensive Textbook of Otolaryngology Head & Neck Surgery. Jaypee; 2016:807–814.

[56]Nordgarden H, Østerhus I, Møystad A, et al. Drooling: are botulinum toxin injections into the major salivary glands a good treatment option? J Child Neurol 2012;27(4):458–464.

[57]Vashishta R, Nguyen SA, White DR, Gillespie MB. Botulinum toxin for the treatment of sialorrhea: a meta-analysis. Otolaryngol Head Neck Surg 2013;148(2):191–196.

[58]Schroeder AS, Berweck S, Lee SH, Heinen F. Botulinum toxin treatment of children with cerebral palsy: a short review of different injection techniques. Neurotox Res 2006;9(2–3):189–196.

[59]Orloff LA, Hwang HS, Jecker P. The role of ultrasound in the diagnosis and management of salivary disease. Oper Tech Otolaryngol— Head Neck Surg 2009;20:136–144.

[60]Gok G, Cox N, Bajwa J, Christodoulou D, Moody A, Howlett DC. Ultrasound-guided injection of botulinum toxin A into the submandibular gland in children and young adults with sialorrhoea. Br J Oral Maxillofac Surg 2013;51(3):231–233.

[61]Jackson CE, Gronseth G, Rosenfeld J, et al; Muscle Study Group. Randomized double-blind study of botulinum toxin type B for sialorrhea in ALS patients. Muscle Nerve 2009;39(2):137–143.

[62]Chan KH, Liang C, Wilson P, Higgins D, Allen GC. Long-term safety and efficacy data on botulinum toxin type A: an injection for sialorrhea. JAMA Otolaryngol Head Neck Surg 2013;139(2):134–138.

第 13 章　甲状舌管囊肿切除术

Oshri Wasserzug, Ari DeRowe, Dan M. Fliss

摘要

甲状舌管囊肿（TGDC）是最常见的颈部先天性畸形，多见于儿童。TGDC 通常表现为位于舌骨前方的无症状、无痛、可移动的颈部肿块。鉴别诊断包括皮样囊肿、鳃裂囊肿和淋巴结病。恶性 TGDC 在儿童中非常罕见。TGDC 的治疗方法为手术切除，包括囊肿、导管及舌骨中部的切除，以及舌肌组织的切除。手术前对颈部进行超声检查，以确认是否存在原位甲状腺。术后复发是最常见的并发症，其发生率为 5.2%~33%。

关键词

颈部肿块，中线，超声，Sistrunk 手术，舌骨，窦道，复发

13.1　引言

TGDC 是最常见的颈部先天性畸形，它通常在儿童中被诊断出来，但也可发生在任何年龄。TGDC 的形成是由于胚胎期甲状舌管未能消失所致。甲状腺发育通常在妊娠第 8 周结束时完成，甲状舌管在妊娠第 8~10 周之间退化。如果沿甲状舌管路径的某处仍存在存活上皮，则可能形成 TGDC。因此，TGDC 可出现在从舌盲孔到甲状腺水平的任何地方，最常见的是在舌骨前，但在多达 30% 的患者中可能位于舌骨后方。TGDC 通常表现为无症状、无痛、可移动的颈部肿块，吞咽时向上移动。TGDC 最常出现在中线。不到 1% 位于中线外。

Shah 和他的同事将 TGDC 的位置划分为 4 个部分：（1）舌内；（2）舌骨上 / 颏下；（3）甲状舌骨；（4）胸骨上。

通常位于舌骨的上方或下方，但多达 1/3 的病例中可能出现在下颈部或颏下空间。

鉴别诊断包括：皮样囊肿、鳃裂囊肿、淋巴结病、淋巴畸形、脂肪瘤、血管瘤、异位甲状腺和皮脂腺囊肿。恶性 TGDC 在儿童中非常罕见，据报道，成人中 TGDC 的发生率低于 1%。

虽然通常无症状，但 TGDC 可表现为急性化脓性感染、肿胀、皮肤红斑、疼痛和脓肿破溃。在这种情况下，手术会被推迟，应首先给予一个疗程的抗生素。手术应在感染消退后 6 周进行。舌型可引起上气道阻塞、吞咽困难、吞咽疼痛甚至喘鸣。

TGDC 与其他颈部中线肿块的影像学鉴别标准是是否存在囊性或瘘管结构，Choy 等报道了可以区分 TGDC 和皮样囊肿的其他特征。TGDC 明显比皮样囊肿外形不规则，边界不清，附着于舌骨，位于肌肉内，多房性，内部回声不均匀，并纵向延伸至舌根。

由于复发感染的风险高和恶性肿瘤的可能性（虽然罕见，接近 1%），TGDC 的治疗方法是手术切除。

传统上，TGDC 的切除包括囊肿和导管的简单切除。1893 年，Schlange 基于其胚胎学知识报告了囊肿、导管和舌骨中部的切除。在 1920 年，Sistrunk 报道了一种新技术，包括切除舌肌肉组织。该手术以他的名字命名为 Sistrunk 手术，由于其低复发率，仍然被认为是最有效的治疗 TGDC 的手术方式。一些作者报道了 Sistrunk 手术的变体，基本上建议更广泛的解剖，移除更多的舌体组织或颈部解剖。

虽然不常见，但当 TGDC 位于颈部较低位置时，需要采用至少两个独立的水平切口的阶梯入路，以便能够完成舌骨和舌深层肌肉组织的分离。

13.2　术前评估和麻醉

术前对颈部肿块进行超声检查有两个原因。首先，为了确认是否存在正常的原位甲状腺，这是至关重要的。其次，最近的研究报告显示，可能有助于区别 TGDC 和位于中线的皮样囊肿，无须进行颈部计算机断层扫描。如果没有原位甲状腺，应进行甲状腺功能检查，并将儿童转诊至内分泌科。缺乏原位甲状腺可能不会改变手术的决定，这一点非常重要，因为患儿可能需要在余生中服用甲状腺激素，在获得知情同意后，应与家长讨论此事。

13.3　手术方法

- 应使用肩垫来增加颈部肿块的暴露，并使手术更容易。
- 紧靠颈部肿块下方，于中线处做一个横向切口（图13.1）。
- 切口部位用利多卡因浸润麻醉。
- 切口穿过颈阔肌，注意不要破坏囊肿本身。如果破坏了囊肿，则应围绕其壁进行细致的解剖。
- 颈阔肌下皮瓣抬高，上至舌骨水平，下至环甲肌水平。
- 在中线分开带状肌，并进行深至囊肿下极剥离（图13.2）。
- 识别气管和甲状腺切迹有助于定位。
- 囊肿从周围组织剥离直到舌骨。不应该与舌骨分离。
- 沿舌骨上缘切开（图13.3）。用艾丽斯钳钳住舌骨，将舌骨后间隙的内容物与周围组织分离。在再次TGDC切除的病例中，更积极的中央颈部清扫是为了确保无窦道或囊肿残留。
- 将附着于舌骨中段的肌肉切除，使用组织剪或骨剪将舌骨中段切开（图13.4）。在二腹肌前腹内侧的小角水平横切舌骨可以避免对舌下神经的损伤。
- 如果该窦道继续向上延伸，则随舌肌群游离剥离。
- 将戴手套的手指插入口腔，触摸舌头和舌根，估计剥离的深度，以防止侵犯口咽（图13.5）。
- 囊肿被切除，同时切除窦道、舌骨中部和舌部肌肉

组织。
- 进行止血，并用无菌生理盐水冲洗伤口。
- 在术野中留下一个Penrose被动引流管，使用4-0可吸收缝线重新缝合带状肌（图13.6）。
- 皮肤分为两层封闭，真皮下使用4-0 Vicryl缝线，真皮使用5-0单线。

13.4　再次手术方法

- 既往皮肤切口及瘘管切除。
- 颈阔肌下皮瓣的提升。
- 切除TGDC残体，伴较宽正常组织。
- 一些外科医生进行中央颈部清扫。切除舌盲孔周围1cm的组织。

13.5　术后处理

　　不常规使用抗生素。然而，如果在手术期间发现了活动性感染，则在术后给予抗生素治疗。由于可能的术后并发症包括气道损伤和颈部血肿，患儿需要观察一夜。

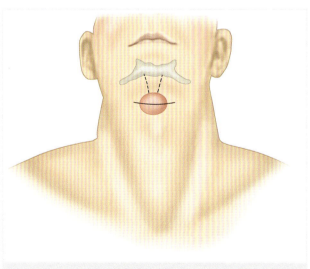

图13.1　Sistrunk手术切口部位

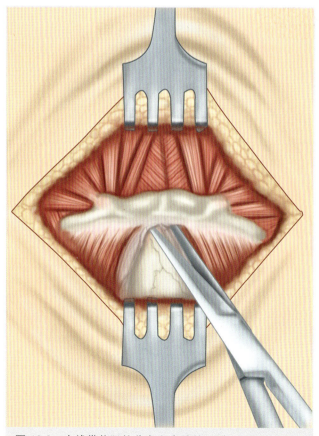

图13.2　中线带状肌的分离和囊肿的显露

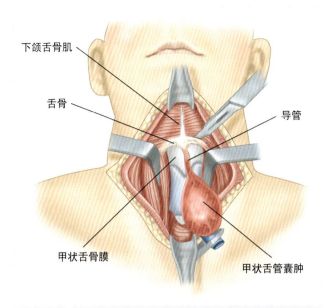

图 13.3　沿舌骨上缘做一个切口

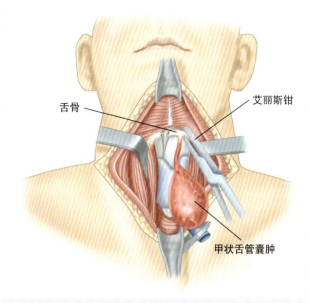

图 13.4　组织剪或骨剪用于切开舌骨的中部

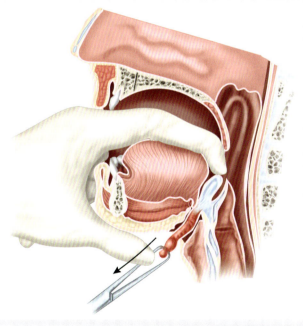

图 13.5　戴手套的手指插入口腔，触诊舌头和舌根

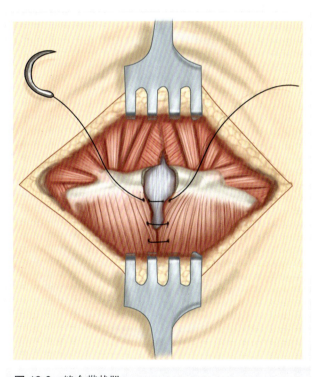

图 13.6　缝合带状肌

13.6　并发症

- 复发是最常见的术后并发症。
- 当使用 Sistrunk 手术或其改良方法之一时，复发率为 5.2%~33%。
- 血肿，如果舌动脉受损可能需要手术引流。
- 伤口感染。
- 血清肿。

- 缝线脓肿。
- 伤口裂开。
- 舌下神经麻痹。
- 如果气管或喉被错误地认为是舌骨，则会造成喉气管损伤和由此造成的气道损害。因此，作者认为在 Sistrunk 手术中，甲状腺切迹的识别是一个强制性步骤。

- 甲状腺功能减退，不存在正位甲状腺。

13.7　要点

- TGDC 有 1% 的恶性潜能，因此诊断为 TGDC 后必须手术切除。
- 应在手术前进行超声检查确认是否存在原位甲状腺。
- 复发率为 5%~33%。
- 如果不切除舌骨中部，复发率可能大于 50%。
- 如复发，应在舌根处进行更大范围的组织切除。

参考文献

[1] Santiago W, Rybak LP, Bass RM. Thyroglossal duct cyst of the tongue. J Otolaryngol 1985;14(4):261–264.

[2] Maddalozzo J, Venkatesan TK, Gupta P. Complications associated with the Sistrunk procedure. Laryngoscope 2001;111(1):119–123.

[3] Guarisco JL. Congenital head and neck masses in infants and children. Part I. Ear Nose Throat J 1991;70(1):40–47.

[4] Guarisco JL. Congenital head and neck masses in infants and children. Part II. Ear Nose Throat J 1991;70(2):75–82.

[5] Ellis PD, van Nostrand AW. The applied anatomy of thyroglossal tract remnants. Laryngoscope 1977;87(5 Pt 1):765–770.

[6] Chandra RK, Maddalozzo J, Kovarik P. Histological characterization of the thyroglossal tract: implications for surgical management. Laryngoscope 2001;111(6):1002–1005.

[7] Lin ST, Tseng FY, Hsu CJ, Yeh TH, Chen YS. Thyroglossal duct cyst:a comparison between children and adults. Am J Otolaryngol 2008;29(2):83–87.

[8] Prasad KC, Dannana NK, Prasad SC. Thyroglossal duct cyst: an unusual presentation. Ear Nose Throat J 2006;85(7):454–456.

[9] Shah R, Gow K, Sobol SE. Outcome of thyroglossal duct cyst excision is independent of presenting age or symptomatology. Int J Pediatr Otorhinolaryngol 2007;71(11):1731–1735.

[10] Motamed M, McGlashan JA. Thyroglossal duct carcinoma. Curr Opin Otolaryngol Head Neck Surg 2004;12(2):106–109.

[11] Torcivia A, Polliand C, Ziol M, Dufour F, Champault G, Barrat C. Papillary carcinoma of the thyroglossal duct cyst: report of two cases. Rom J Morphol Embryol 2010;51(4):775–777.

[12] Lee DH, Jung SH, Yoon TM, Lee JK, Joo YE, Lim SC. Preoperative computed tomography of suspected thyroglossal duct cysts in children under 10-years-of-age. Int J Pediatr Otorhinolaryngol 2013;77(1):45–48.

[13] Choi HI, Choi YH, Cheon JE, Kim WS, Kim IO. Ultrasonographic features differentiating thyroglossal duct cysts from dermoid cysts. Ultrasonography 2018;37(1):71–77.

[14] Schlange H. Ueber die fistula colli congenita. Arch Klin Chir 1893;46:390–392.

[15] Sistrunk WE. The surgical treatment of cysts of the thyroglossal tract. Ann Surg 1920;71(2):121–122, 2.

[16] Hewitt K, Pysher T, Park A. Management of thyroglossal duct cysts after failed Sistrunk procedure. Laryngoscope 2007;117(4):756–758.

[17] Oomen KP, Modi VK, Maddalozzo J. Thyroglossal duct cyst and ectopic thyroid: surgical management. Otolaryngol Clin North Am 2015;48(1):15–27.

[18] Oyewumi M, Inarejos E, Greer ML, et al. Ultrasound to differentiate thyroglossal duct cysts and dermoid cysts in children. Laryngoscope 2015;125(4):998–1003.

[19] Lin ST, Tseng FY, Hsu CJ, Yeh TH, Chen YS. Thyroglossal duct cyst:a comparison between children and adults. Am J Otolaryngol 2008;29(2):83–87.

[20] Davenport M. ABC of general surgery in children: lumps and swellings of the head and neck. BMJ 1996;312(7027):368–371.

[21] Swaid AI, Al-Ammar AY. Management of thyroglossal duct cyst. Open Otorhinolaryngol J 2008;2:26–28.

第 14 章　鳃裂畸形、瘘管、囊肿

Oshri Wasserzug, Ari DeRowe, Dan M. Fliss

摘要

鳃裂畸形是儿童最常见的先天性颈部病变。这些病变可以表现为窦道、瘘管或囊肿。第 1 鳃裂畸形占所有鳃裂畸形的 5%~25%，是外耳道的重复畸形。根据位置和组织学，可分为两种类型。

第 2 鳃裂畸形是最常见的，占所有鳃裂畸形的 40%~95%。它们通常表现为无痛性颈部肿块、上呼吸道感染后的急性肿大或破溃流脓。

梨状窝瘘（以前称为第 3 和第 4 鳃裂畸形）则相对罕见。第 3 鳃裂囊肿通常表现为复发性甲状腺感染或脓肿。

第 4 鳃裂畸形可以表现为新生儿颈部肿块或复发颈部深部感染或化脓性甲状腺炎。第四鳃裂畸形的治疗方法是内镜辅助下烧灼，而第 1、第 2、第 3 鳃裂畸形的治疗方法是外科手术切除。

关键词

鳃，窦道，瘘管，囊肿，管道，颈部肿块，感染，手术切除，内镜烧灼

14.1　引言

鳃裂畸形是儿童最常见的先天性颈部病变。这些病变可以窦道（于颈部将皮肤或咽部连接形成盲端）、瘘管（将皮肤和咽部连接起来的开放管道）或囊肿（没有连接皮肤或咽部）的形式出现。

鳃弓于妊娠第 4~7 周开始发育。它们位于胚胎的上外侧，由中胚层组成。鳃弓被外部裂缝和内部小袋隔开。每一个鳃弓发展成一条神经、一条血管和肌肉束。鳃弓之间的裂缝或凹槽不完全消失会导致各种畸形情况。

本章将重点介绍这些畸形的手术切除。对这些结构的正常和病理发展过程的完整解释超出了本章的范围，因此将不予讨论。

14.2　第 1 鳃裂畸形

第 1 鳃裂畸形占所有鳃裂畸形的 5%~25%。根据位置和组织学，Work 的研究将这些异常分为两种

类型（图 14.1a）。Ⅰ型第 1 鳃裂畸形较少见，被认为是重复性、膜性外耳道。它平行外耳道的路径，位于面神经的上外侧，终止于软骨–骨连接处或中耳腔，附着于鼓膜或锤骨（图 14.1）。一旦发生感染，它们会引流向耳前区、耳后区或耳垂下方。

Ⅱ型囊肿更常见。它们被认为是软骨和软骨的重复。该管道位于面神经的外侧或内侧（图 14.1b）。一旦出现感染，它会在外耳道或下颌角出现破溃流脓。值得注意的是，Ⅱ型囊肿可能表现为腮腺囊肿，类似于原发性腮腺肿块。

Work 认为Ⅰ型病变主要发生于幼儿，表现为阻塞外耳道的囊性病变、外耳道的窦道或反复感染。Ⅱ型病变主要是发生于年龄较大的儿童。它们的表现与Ⅰ型相似，但也可以表现为靠近下颌角的颈部窦道。

急性感染应使用覆盖金黄色葡萄球菌、耐甲氧西林金黄色葡萄球菌和上呼吸道厌氧菌的抗生素进行治疗，如果形成脓肿，可能需要切开引流。急性感染消退后，需要手术切除。

14.2.1　术前评估和麻醉

应在手术前进行增强计算机断层扫描（CT）。磁共振成像（MRI）通常显示低 T1 信号和高 T2 信号，有助于可视化腮腺及其与病变的关系。应与患者及其家人讨论面神经可能损伤的风险。

应告知麻醉师，在整个手术过程中不得使儿童完全肌肉松弛，以使外科医生能够识别和刺激面神经的分支。应使用神经监护仪。颈部伸展，头部向对面旋转。面部和颈部上部不应该用巾单覆盖，而是用布帘覆盖，这样可以看到嘴角和眼角。

14.2.2　手术方法

做耳前切口，该切口延伸至耳后，并与颈部的瘘管合并（图 14.2）。

掀起皮瓣暴露腮腺，从周围组织中识别并解剖瘘管。根据成人使用的相同标志识别面神经干

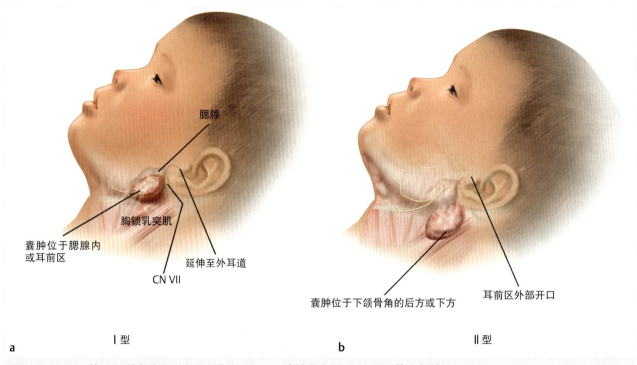

图 14.1　a、b.第 1 鳃裂囊肿 I 型和 II 型位置。SCM：胸锁乳突肌；CN VII：第七颅神经

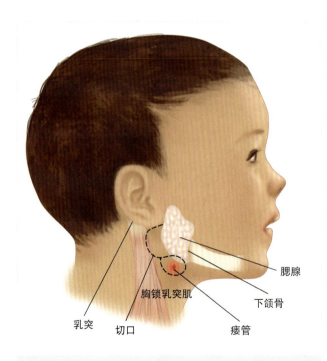

图 14.2　耳前切口，延伸至耳后并纳入颈部瘘管。胸锁乳突肌

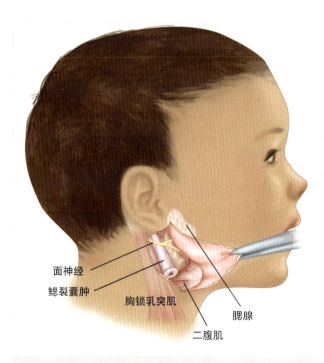

图 14.3　面神经的识别。SCM：胸锁乳突肌

（图 14.3）。

　　幼儿的神经位于更外侧，由于乳突尖未完全发育，神经可能比预期的更浅表。应继续沿瘘管区域进行解剖。可能形成含有真皮成分的软骨管，应全部切除。瘘管通常通过面神经干及其分支的内侧，直接终止于外耳道或邻近耳道的软骨结构。应解剖并切除该结构。值得注意的是，夹层可能会在外耳道中留下一个缺损，可以先闭合，也可以留待二次愈合。继续解剖深入面神经（图 14.4）。

应识别并结扎颞浅动脉的小分支。根据所进行的解剖量，在手术区域放置被动引流管或主动引流管。皮瓣缝合时，皮下组织采用4-0可吸收缝线，皮肤采用5-0单乔可吸收缝线。伤口加压包扎24h。值得注意的是，单纯切除病变而解剖面神经可能适用于切除未感染的Ⅰ型病变。在这些情况下，应使用神经监护仪。

14.2.3　术后处理

无须常规使用抗生素。如果术中发现活动性感染，术后给予抗生素。根据引流量的不同，引流管留置1~3天。由于术后可能出现的并发症包括面部或颈部血肿，因此需要对该儿童进行隔夜观察。

14.2.4　并发症

• 面神经麻痹或瘫痪。
• 伤口感染。
• 伤口裂开。

• 皮下积液（血清积液）。
• 血肿。
• 外耳道狭窄。

14.3　第2鳃裂畸形

第2鳃裂畸形是最常见的鳃裂畸形（40%~95%）。它们位于胸锁乳突肌的前缘。它们更常见于右侧，囊肿比窦或瘘更常见。第2鳃裂畸形可能是鳃裂－耳－肾（BOR）综合征的表现，因此，对于有类似病变家族史的儿童和双侧病变的儿童，应排除这类综合征。这些儿童应接受听力检查和肾脏超声检查。通常表现为无痛性颈部肿块、上呼吸道感染后的急性肿大或破溃流脓。影像学检查不是第2鳃裂窦必需的。增强CT将显示均匀囊肿伴边缘增强。第2鳃裂瘘管起始于胸锁乳突肌（SCM）前方，横贯颈外动脉和颈内动脉之间。囊肿通常位于颈阔肌和面神经的深处。与位于正中的舌咽神经（CN Ⅸ）（图14.5）关系密切。

病变延续至二腹肌后腹内侧，止于扁桃体窝。急性感染应使用可覆盖金黄色葡萄球菌、耐甲氧西林金黄色葡萄球菌和上呼吸道厌氧菌的抗生素治疗，如果形成脓肿，可能需要切开引流。根据经验，这

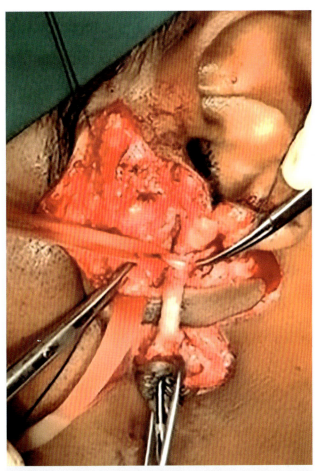

图14.4　面神经的识别。SCM，胸锁乳突肌

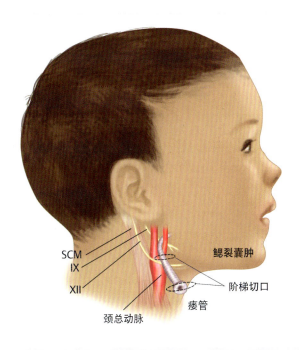

图14.5　第2鳃裂瘘管的解剖关系。SCM：胸锁乳突肌；Ⅸ：第9颅神经（舌咽神经）；Ⅻ：第12颅神经（舌下神经）

些病变最好在年龄小时切除，因为在年龄较大的儿童中，这些手术可能需要梯形切口才能将瘘管完全切除。

14.3.1　术前评估和麻醉

在整个手术过程中，儿童不应处于完全肌肉松弛状态。使用泪道探针和气囊导管插入瘘管，以便于对瘘管进行解剖时识别瘘管。亚甲蓝也可用于显示瘘管。

14.3.2　手术方法

泪道探针或气囊导管缓慢而轻柔地插入瘘管，而不是形成假瘘管。通过探针或导管注入稀释的亚甲蓝溶液。沿瘘管开口周围的皮肤张力线做椭圆形切口（图 14.6）。

识别瘘管并将其从相邻组织中剥离。在大多数情况下，充分回缩可使整个瘘管良好暴露。在某些情况下，瘘管太长，无法通过单个皮肤切口到达。在这种情况下，需要用阶梯切口才能到达瘘管的最深处（图 14.7）。

蚊式钳沿着瘘管找到其边缘，并在其上方做第二个皮肤切口。通过该皮肤切口牵拉瘘管，并继续进一步解剖（图 14.8），注意不要穿透咽黏膜。将一个夹子夹在瘘管的远端（残端），然后切除并送去做病理检查（图 14.9）。

根据夹层的广泛性和手术过程中的出血量，术区可留有 Penrose 引流管。Vicryl 缝线用于闭合皮下组织，Monocryl 缝线用于闭合皮肤切口。敷料压迫伤口 24h。

14.3.3　术后处理

如果没有感染的迹象，则无须使用抗生素。孩子第 2 天出院。

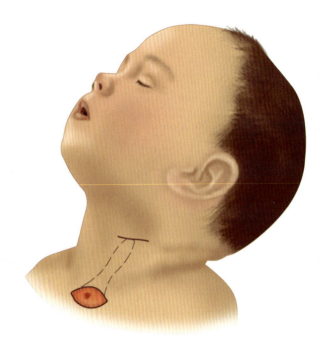

图 14.7　止血器沿解剖的瘘管穿出阶梯切口

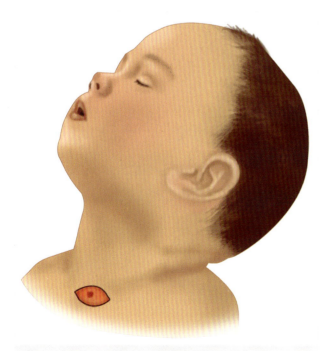

图 14.6　在瘘口周围做椭圆形切口

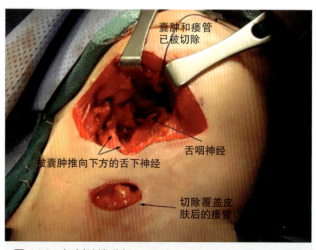

图 14.8　解剖继续进行

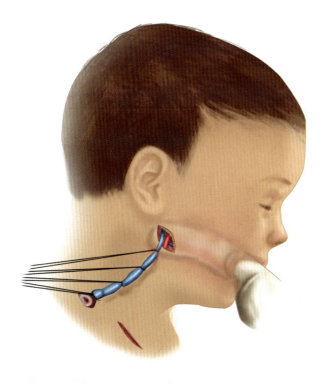

图 14.9 瘘管切除

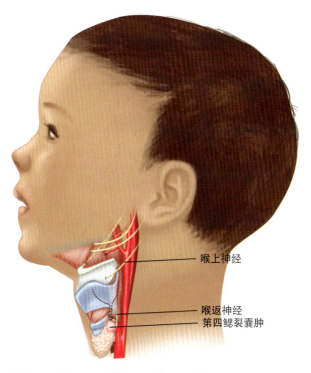

喉上神经

喉返神经
第四鳃裂囊肿

图 14.10 起源于梨状窝头端的第四鳃裂囊肿

14.3.4 并发症

- 下颌分支神经麻痹。
- 伤口感染。
- 皮下积液。
- 血肿。

14.4 梨状窝畸形（原第3和第4鳃裂畸形）

这些病变相对罕见，占鳃裂畸形的 2%~8%。这些病变大多为窦道，而非瘘管。只有通过手术确认解剖过程，才能区分第3和第4鳃裂窦。第3鳃裂窦通常表现为复发性甲状腺感染或脓肿。它起源于梨状窝的头端（在那里可以观察到），并穿过颅神经到达喉上神经（SLN）。然后在迷走神经和颈总动脉之间向下转弯，并在甲状腺外侧结束（图14.10）。第4鳃囊窦是所有鳃裂畸形中最不常见的，占所有鳃裂畸形的 1%~4%。

它有两个特征性临床表现：

- 新生儿颈部肿块：新生儿出现侧颈部囊肿或脓肿，与实际或即将发生的气道损害有关。肿块酷似囊性水瘤，在哭闹或深吸气后紧闭声门，在用力做呼气时可能含有空气或体积增大。

- 复发性颈深部感染或化脓性甲状腺炎：儿童、青少年或偶见成人尽管多次尝试引流或颈部探查，仍出现复发性颈深部脓肿或化脓性甲状腺炎。

这些病变起源于甲状腺翼后的下咽部，沿喉上神经（SLN）尾侧下行，颅侧至喉返神经（RLN），终止于甲状腺或气管旁区域。在 95%~97% 的病例中，它们发生在颈部左侧。

14.4.1 术前评估和麻醉

诊断可以通过钡餐、CT扫描、磁共振成像或直接喉镜检查来证实，如果颈部脓肿存在，切开引流是首选治疗方法。然而，这些病变有 89%~94% 会复发，因此应进行根治治疗。根治的外科治疗可以通过内镜或开放式手术进行，伴或不伴半甲状腺切除术。这些方法中的每一种都将单独讨论。

14.4.2 手术方法

第4鳃裂畸形的内镜烧灼可通过双极或单极透热电灼术、三氯乙酸化学烧灼术或应用硝酸银或纤维蛋白胶进行。应使用尽可能小的气管导管，以使梨状窝充分暴露。插入护齿器后，使用支撑喉镜，插入时应使喉向前上方抬高，以更好地暴露梨状窝。梨状窝尖窦道开口被识别出（图 14.11）。将绝缘喉部电刀浅插入导管开口处的黏膜层中，并以低功率烧灼窦道开口。沿同侧胸锁乳突肌前缘自甲状腺软骨上缘至环状软骨水平做皮肤切口（图 14.12）。甲状腺外侧软骨的后侧因胸锁乳突肌（SCM）肌肉的侧向回缩而暴露。当窦道从喉上神经（SLN）上方的甲状舌骨膜穿出时，无须识别梨状窝，因为它是第 3 鳃裂畸形的特征。该窦道以逆行方式捆绑和解剖。

如果靠近甲状舌骨膜处无明显管道，则确诊为第四鳃裂畸形，并暴露梨状窝：沿甲状腺外侧软骨和下角后缘垂直切开，向下并穿过软骨膜。非常贴近软骨向后切开咽下收缩肌，同时抬高后侧和内侧的软骨膜，分离咽下收缩肌。甲状腺翼后缘向前回缩，甲状腺下角与环状软骨之间的关节尽可能靠近下角分离，注意不要损伤喉返神经（RLN）。切除了一条甲状腺后翼，暴露出下面的梨状窝。在大多数情况下，1cm 的条带就足够了。然后，从其在梨状窝尖的起点开始连接导管。必须结扎咽连接，否则可能导致复发。逆行切除瘘管，包括皮肤处的瘘管开口（瘘管病例）。

14.4.3　术后处理

- 建议在内镜烧灼后 24h 内使用软饮食。
- 不需要抗生素治疗。
- 进行开放式手术时，应将被动引流管留在手术区域。

14.4.4　并发症

- 不仅在开放式手术中，而且在梨状窝内镜烧灼术中均可能损伤喉返神经（RLN），从而导致单侧声带麻痹。
- 伤口感染。
- 皮下积液。
- 血肿。

14.5　要点

鳃裂畸形是儿童最常见的先天性侧颈部病变。第 1 鳃裂畸形占所有鳃裂畸形的 5%~25%，是外耳道的重复畸形。第 2 鳃裂畸形是最常见的鳃裂畸形，占所有鳃裂畸形的 40%~95%。通常表现为无痛性颈部肿块、上呼吸道感染后的急性肿大或破溃流脓。第 2 鳃裂畸形可能是鳃裂 – 耳 – 肾（BOR）综合征的表现。这些病变最好在年龄小时切除，因为在年龄较大的儿童中，这些手术可能需要梯形切口。梨状窝畸形（原为第 3 和第 4 鳃裂畸形）相对罕见，占鳃裂异常的 2%~8%。第 3 鳃畸形裂通常表现为复发性甲状腺感染或脓肿。第 4 鳃裂畸形可表现为新

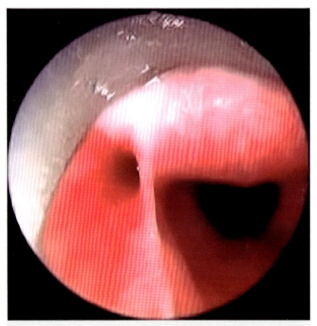

图 14.11　梨状窝尖窦道开口识别

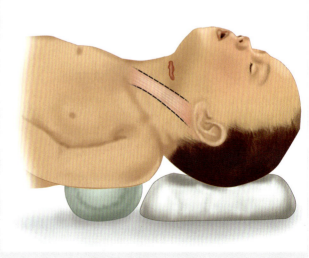

图 14.12　第 4 鳃囊窦皮肤切口

生儿颈部肿块、复发性颈深部感染或化脓性甲状腺炎。第1、第2和第3鳃裂畸形的治疗是手术切除，而第4鳃裂畸形的治疗是内镜烧灼。

参考文献

[1] Bajaj Y, Ifeacho S, Tweedie D, et al. Branchial anomalies in children. Int J Pediatr Otorhinolaryngol 2011;75(8):1020–1023.

[2] Liberman M, Kay S, Emil S, et al. Ten years of experience with third and fourth branchial remnants. J Pediatr Surg 2002;37(5):685–690.

[3] Work WP. Newer concepts of first branchial cleft defects. Laryngoscope 1972;82(9):1581–1593.

[4] Liu W, Chen M, Hao J, Yang Y, Zhang J, Ni X. The treatment for the first branchial cleft anomalies in children. Eur Arch Otorhinolaryngol 2017;274(9):3465–3470.

[5] Al-Mufarrej F, Stoddard D, Bite U. Branchial arch anomalies:Recurrence, malignant degeneration and operative complications. Int J Pediatr Otorhinolaryngol 2017;97:24–29.

[6] Ford GR, Balakrishnan A, Evans JN, Bailey CM. Branchial cleft and pouch anomalies. J Laryngol Otol 1992;106(2):137–143.

[7] James A, Stewart C, Warrick P, Tzifa C, Forte V. Branchial sinus of the pyriform fossa: reappraisal of third and fourth branchial anomalies. Laryngoscope 2007;117(11):1920–1924.

[8] Neff L, Kirse D, Pranikoff T. An unusual presentation of a fourth pharyngeal arch (branchial cleft) sinus. J Pediatr Surg 2009;44(3):626–629.

[9] Rosenfeld RM, Biller HF. Fourth branchial pouch sinus: diagnosis and treatment. Otolaryngol Head Neck Surg 1991;105(1):44–50.

[10] Watson GJ, Nichani JR, Rothera MP, Bruce IA. Case series: endoscopic management of fourth branchial arch anomalies. Int J Pediatr Otorhinolaryngol 2013;77(5):766–769.

[11] Takai SI, Miyauchi A, Matsuzuka F, Kuma K, Kosaki G. Internal fistula as a route of infection in acute suppurative thyroiditis. Lancet 1979;1(8119):751–752.

[12] Lee FP. Occult congenital pyriform sinus fistula causing recurrent left lower neck abscess. Head Neck 1999;21(7):671–676.

[13] Nicollas R, Ducroz V, Garabédian EN, Triglia JM. Fourth branchial pouch anomalies: a study of six cases and review of the literature. Int J Pediatr Otorhinolaryngol 1998;44(1):5–10.

[14] Taylor WE Jr, Myer CM III, Hays LL, Cotton RT. Acute suppurative thyroiditis in children. Laryngoscope 1982;92(11):1269–1273.

[15] Godin MS, Kearns DB, Pransky SM, Seid AB, Wilson DB. Fourth branchial pouch sinus: principles of diagnosis and management. Laryngoscope 1990;100(2 Pt 1):174–178.

[16] Shugar MA, Healy GB. The fourth branchial cleft anomaly. Head Neck Surg 1980;3(1):72–75.

[17] Garrel R, Jouzdani E, Gardiner Q, et al. Fourth branchial pouch sinus: from diagnosis to treatment. Otolaryngol Head Neck Surg 2006;134(1):157–163.

第 15 章　耳前瘘管

Lindsey Moses, Max M. April

摘要

耳郭瘘管是一种良性的先天性耳前软组织畸形，可伴有窦道或皮下囊肿。在少数病例中，耳前瘘管的存在可能与多发性先天性异常综合征相关。大多数耳前瘘管是无症状的，但是大约 25% 的患者会在某一时刻发生感染，感染后需要切除瘘管及相关的囊肿/窦道。最好在感染后静息期全身麻醉下进行手术切除。耳上入路切除相比单纯囊肿切除复发率较低，是首选的手术方式。沿着耳轮软骨进行解剖可以确保瘘管的完整，必要时可以将周边软骨及软组织一起切除。皮肤可以一期缝合，用组织胶涂抹来创造一个水密封层。术后，对乙酰氨基酚和布洛芬能有效缓解疼痛，无须使用抗生素。手术相关并发症的风险很低，主要为轻微的伤口并发症。

关键词

耳前瘘管，先天性畸形

15.1　引言

耳郭瘘管是一种良性先天性耳前软组织畸形，最早由 Heusinger 于 1864 年报道。最常在常规体检时发现，表现为靠近耳轮上升部分前缘的一个小孔（图 15.1）。瘘口可能代表畸形的全部范围或曲折瘘管的起始处，邻近组织可能存在皮下囊肿。耳前瘘管形成最被接受的理论是由于在妊娠第 6 周的外耳发育过程中，6 个耳丘融合不完全或有缺陷所致。耳前瘘管大多数是无症状的；然而，大约 25% 的患者可发生感染并伴有疼痛、肿胀、红斑、分泌物溢出或脓肿形成。手术切除应在症状感染发作后，在一段稳定期后进行。耳前瘘管的发病率因人群而异，据估计，在西方人群中为 0.1%~0.9%，在亚洲人群中为 4%~6%，在非洲一些地区高达 10%。超过 50% 的病例是单侧和散发的。双侧病例更可能由于低外显率的不完全常染色体显性遗传。

最初用于切除的手术方法是简单的瘘管切除术，在瘘口周围做一个椭圆形切口，接着切除瘘管。由于可能存在变异瘘管和小分支，这种方法的不完全切除导致了瘘管高复发率。1990 年，Prasad 报道了耳上入路，切口向耳后延伸，并将颞筋膜和耳轮软骨之间的所有皮下组织全部切除，而不单独剥离瘘管。他报告单纯瘘管切除术的复发率为 42%，耳上入路的复发率仅为 5%。进一步的研究也显示了类似的结果；Lam 等在 2001 年报道，单纯瘘管切除术的复发率为 32%，而耳上入路的复发率为 3.7%。El-Anwar 对 2001 年以来发表的所有耳前瘘管病例的 Meta 分析显示，单纯瘘管切除术的复发率为 8.1%，耳上入路的复发率为 1.2%，这是一个较小但具有统计学意义的差异。

15.2　术前评估及麻醉

耳前瘘管通常是一种孤立的先天性畸形，不需要进一步的检查。然而，像许多其他与耳朵有关的畸形一样，耳前瘘管患者的肾脏异常的发生率高于一般人群。Wang 等在 2001 年制定的指南中指出，患有孤立性耳前瘘管并伴有以下任何一种症状的患者应接受肾超声检查，以帮助诊断多发性先天性异常综合征：母亲有妊娠糖尿病史，家族耳聋病史，鳃裂瘘管或囊肿，面部、四肢、心脏或胃肠系统的其他畸形或畸形特征。在其他病例中，不推荐肾超声检查。

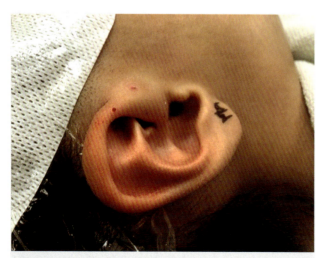

图 15.1　耳前瘘管局部麻醉

手术适用于有症状的感染患者，并应在感染完全消除或瘘管引流后进行。术前应通过儿科医生的评估。

手术可以在局部麻醉或全身麻醉下进行，但使用全身麻醉的结果较好，复发率较低。这可能是由于患者对局部麻醉不耐受和解剖区周围可能造成的组织扭曲所致。除非患者合并全麻禁忌证，我们建议所有病例在全身麻醉下进行手术。

15.3　手术方法

在外耳道内放置耳芯，并对患者进行消毒铺巾（图 15.2）。使用 15 号刀片，在瘘口周围做一个椭圆形切口，然后沿外耳向上向后延伸，完成耳上切口。

然后，用高频电刀沿耳上切口顶端切至软骨。确定耳轮软骨，在该水平内进行分离（图 15.3 和图 15.4）。切除时紧贴软骨，软骨作为瘘管的后界，可以避免遗留瘘管和复发的潜在风险（图 15.5 和图 15.6）。拉钩牵拉椭圆形切口皮肤，将标本与颞肌筋膜浅层皮下组织一起剥离（图 15.7）。必

要时可在瘘管附着处切除一部分软骨（图 15.8~ 图 15.10）。在剥离囊肿的前部分时要注意，不要在皮肤和瘘管间造成破孔，在皮肤和瘘管之间可能有很少的软组织存在。瘘管、窦道和囊肿连同邻近的软组织被整体切除后，冲洗术区并止血（图 15.11 和图 15.12）。在大多数情况下无须放置引流管。用

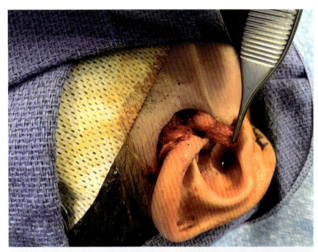

图 15.3　从后方开始，沿着耳轮软骨进行剥离至囊肿的后壁

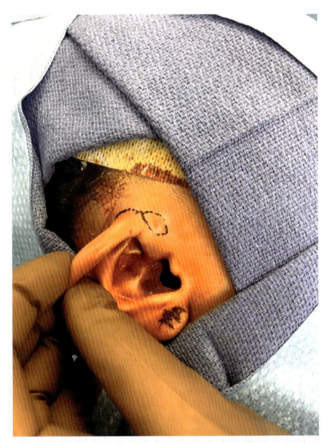

图 15.2　设计切口为瘘口周围椭圆形切口并向耳郭上延伸

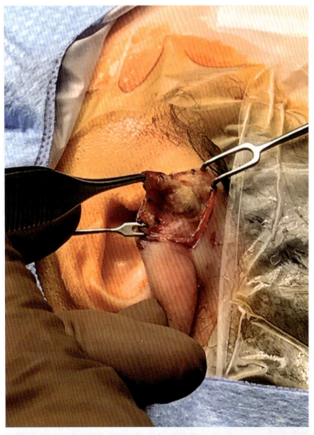

图 15.4　经耳上切口剥离至窦道后缘

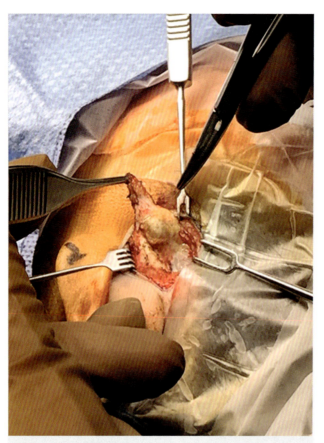

图 15.5　沿耳轮软骨继续剥离

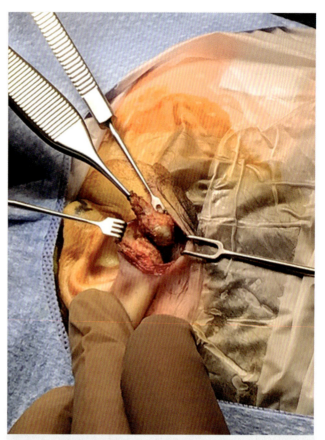

图 15.6　切除瘘管及窦道周围软组织，确保完全切除，降低复发风险

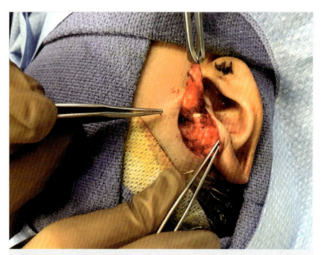

图 15.7　向前方继续剥离，使用鼠齿钳牵拉皮肤椭圆形皮岛

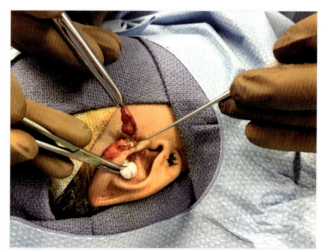

图 15.8　切除瘘口和窦道，并切除邻近的软组织和一部分耳轮软骨边缘

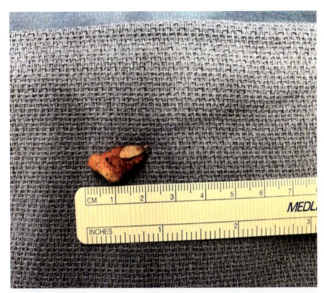

图 15.9 右耳耳前瘘管和窦道

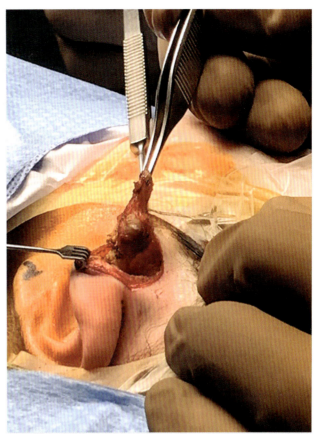

图 15.10 随瘘管切除的耳轮软骨边缘

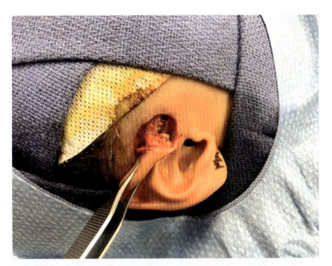

图 15.11 瘘管切除后的术腔

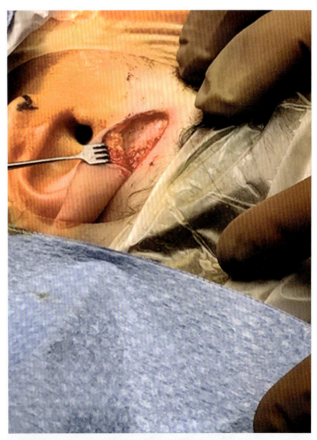

图 15.12 瘘管切除后的术腔

可吸收缝线闭合无效腔（图 15.13），皮肤可用快速可吸收小肠线连续皮下缝合或皮下间断缝合（图15.14）。在切口上方放置组织胶，形成水密封层（图15.15 和图 15.16）。

15.4 术后处理

要求患者保持手术部位的清洁，避免接触或摩擦。可以淋浴或清洗头发和脸部，因为组织胶提供了一个水密封屏障，但不应该沐浴或将头部浸入水中。对乙酰氨基酚和布洛芬通常能缓解疼痛。除非在手术中担心有残余感染或组织炎症，否则不使用

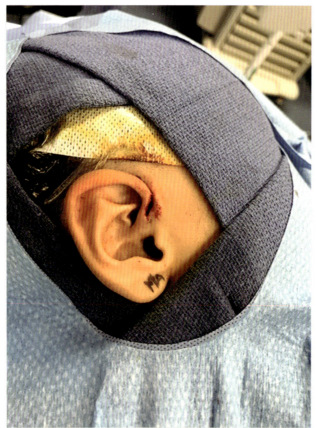

图 15.13 用 4-0 可吸收缝线缝合无效腔

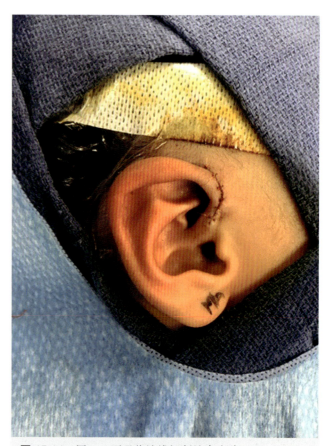

图 15.14 用 5-0 可吸收缝线间断缝合皮肤

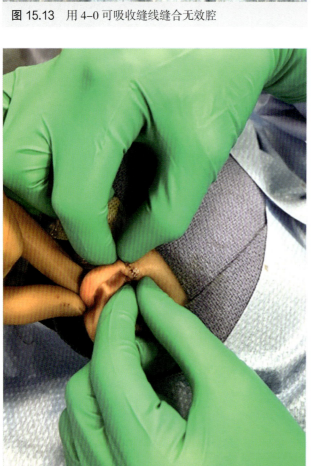

图 15.15 在切口上方放置组织胶,以形成水密封层

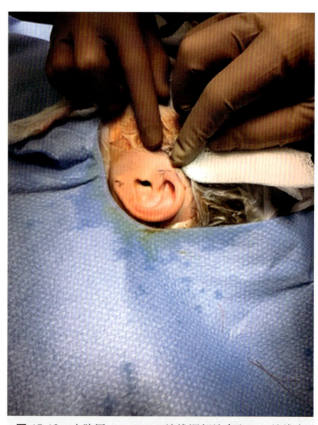

图 15.16 皮肤用 4-0 Vicry1 缝线深部缝合和 5-0 缝线皮下缝合

抗生素。

15.5 要点

a. 适应证：

 – 耳前瘘管有感染症状。

b. 禁忌证：

 – 耳前瘘管活动性感染。

c. 并发症：

 – 耳前瘘管复发。

 – 伤口感染。

 – 血肿、血清肿。

d. 术前特殊注意事项：

 – 存在面部、四肢、心脏或胃肠道系统的其他畸形或畸形特征，可能是一种多发性先天性异常综合征的表现，需要行包括肾脏超声在内的进一步检查。

e. 术中特殊注意事项：

 – 必须切除整个瘘管以防止复发，最好的方法是采用耳上入路，切除标本及一小部分耳轮软骨。

f. 术后特殊注意事项：

 – 术后应给予常规指导（如不要将切口浸入水中，使用对乙酰氨基酚或布洛芬止痛，限制剧烈活动直至随访）。

参考文献

[1] Kumar Chowdary KV, Sateesh Chandra N, Karthik Madesh R. Preauricular sinus: a novel approach. Indian J Otolaryngol Head Neck Surg 2013;65(3):234–236.

[2] Gan EC, Anicete R, Tan HKK, Balakrishnan A. Preauricular sinuses in the pediatric population: techniques and recurrence rates. Int J Pediatr Otorhinolaryngol 2013;77(3):372–378.

[3] El-Anwar MW, ElAassar AS. Supra-auricular versus sinusectomy approaches for preauricular sinuses. Int Arch Otorhinolaryngol 2016;20(4):390–393.

[4] Bruijnzeel H, van den Aardweg MT, Grolman W, Stegeman I, van der Veen EL. A systematic review on the surgical outcome of preauricular sinus excision techniques. Laryngoscope 2016; 126(7):1535–1544.

[5] Leopardi G, Chiarella G, Conti S, Cassandro E. Surgical treatment of recurring preauricular sinus: supra-auricular approach. Acta Otorhinolaryngol Ital 2008;28(6):302–305.

[6] Lam HC, Soo G, Wormald PJ, Van Hasselt CA. Excision of the preauricular sinus: a comparison of two surgical techniques. Laryngoscope 2001;111(2):317–319.

[7] Prasad S, Grundfast K, Milmoe G. Management of congenital preauricular pit and sinus tract in children. Laryngoscope 1990; 100(3):320–321.

[8] Wang RY, Earl DL, Ruder RO, Graham JM Jr. Syndromic ear anomalies and renal ultrasounds. Pediatrics 2001;108(2):E32.

第 16 章　淋巴管和血管畸形手术

Sonia Kumar, Ben Hartley

摘要

脉管异常类疾病是指包括血管瘤、脉管畸形在内的一大类疾病，是儿童常见疾病。脉管异常根据个体形态和生长速度进行分类，少部分病例为各种综合征的一部分。血管瘤主要通过药物治疗，药物治疗无效或严重影响功能者宜采用手术治疗。脉管畸形可通过硬化剂治疗或手术治疗，具体取决于其大小、解剖部位和形态。虽然内科和外科治疗都有其优点，但每个病例应权衡其对周围神经肌肉结构损伤的风险。从经验上来看，切除低风险区域的病变可以达到完整切除病灶、美容、恢复功能，以及对周围神经血管结构损伤小的效果。

关键词

血管畸形，血管瘤，囊性水瘤，静脉畸形，硬化治疗

16.1　引言

脉管异常是广泛分布于小儿头颈部的病变。Mulliken 和 Glowacki 将其分为两大类：脉管畸形和血管瘤（表 16.1）。

前者根据主导血管的形态和流速进行分类。低流量型病变包括毛细血管、淋巴管和静脉畸形。这些血管畸形通常是混合性的，如静脉淋巴畸形。高流量型病变包括动脉和动静脉畸形。与血管瘤不同，脉管畸形的特征是内皮细胞可以正常的生长与增殖，其随着儿童的生长发育不断扩张。血管瘤通常被称为"胎记"，在出生时呈扁平状或不存在。它们表现出 3 个发展阶段，出生后不久内皮细胞快速增殖，随后消退，最终完全消退。在本章中，我们意在描述头颈部脉管疾病的手术方法和术前注意事项，以便读者了解这个复杂和具有挑战性的疾病的治疗过程。

16.2　血管瘤

婴幼儿血管瘤是最常见的，在出生后不久就出现红色或蓝色斑点，6 周龄开始快速生长，其增殖期为 6~12 个月，随后退化。消退率约为每年 10%，最后可完全消退，但也可能局部残留色素沉着，纤维脂肪组织形成或局部毛细血管扩张。血管瘤的治疗取决于病变的部位和大小，例如皮肤病变小到仅引起轻微的外观缺陷，也可大到引起眼、耳或呼吸道的功能受限；大型血管瘤可导致充血性心力衰竭；声门下血管瘤则表现为喉喘鸣及呼吸困难逐渐加重。先天性血管瘤较少见，在出生时就已完全形成。它们要么在 12~18 个月内快速消退，要么不消退。

因此，血管瘤的治疗方式选择基于功能受影响的程度。在 2008 年之前，血管瘤治疗包括大剂量皮质类固醇治疗、激光、手术。普萘洛尔被偶然发现能够引起血管瘤消退而成为目前大多数血管瘤的主要治疗手段。虽然大多数儿童使用普萘洛尔不会出现副作用，但仍然有部分患儿可能会出现支气管痉挛、低血糖、心动过缓和低血压的监测。如果病变对普萘洛尔敏感，病变会很快消退，其治疗时间取决于病变的大小和部位。少数血管瘤对普萘洛尔有抗药性或导致严重的功能缺陷，需要激光、内镜或

表 16.1　脉管异常分类

脉管畸形	血管瘤
低流量型：	婴幼儿血管瘤
• 毛细血管畸形	
• 静脉畸形	
• 淋巴管畸形	
高流量型：	先天性血管瘤：
• 动脉畸形	• 快速消退型（RICH）
• 动静脉瘘	• 不消退型（NICH）
• 动静脉畸形	• 部分消退型（PICH）
复杂的混合血管畸形	卡波西样血管内皮瘤（伴或不伴 Kasabach–Merritt 综合征）
	梭形细胞血管内皮瘤（伴或不伴 Kasabach–Merritt 综合征）
	其他罕见血管内皮瘤，如：上皮样血管内皮瘤，混合性血管内皮瘤，网状血管内皮瘤，多形性血管内皮瘤
	皮肤获得性血管肿瘤，如：化脓性肉芽肿，靶样含铁血黄素沉积性血管瘤

开放切除以及皮质类固醇治疗。

16.3　脉管畸形

淋巴管畸形通常被称为囊性水瘤，由单层上皮排列的几个扩张的淋巴管组成，出生时发病率为1/5000。它们是由多个大小和结构各不相同的薄壁囊腔集合而成的。巨囊型病变，由一个或多个巨大囊腔构成，可能侵犯周围空间导致周围结构如咽部、气道或食管压迫或移位（图16.1和图16.2）。微囊型病变是由多个微小囊腔聚集而成的，在头颈部可侵犯其他结构（如腮腺）。淋巴管畸形也可归类为混合性病变，如静脉 – 淋巴管畸形。

淋巴管畸形可在出生时出现，也可在儿童时期因轻微创伤、炎症或感染而变得明显。大的畸形在产前扫描中可能很明显（图16.3），如果要确保正常分娩时气道通畅可能需要子宫外产时处理。淋巴管畸形通常累及C2~C4水平，但可向上延伸至口腔和舌底，或浸润到喉部影响声音和气道，累及舌的病变可导致舌突（图16.4），继而会引起溃疡和出血，影响进食和说话。

静脉畸形通常表现为皮肤和皮下组织的柔软蓝色肿块，可以被压缩，有时侵犯骨骼肌，它们随着儿童年龄增长而增长，在遭受创伤和青春期通常会迅速增大。手术切除具有挑战性，而且大出血的风险很高。毛细血管畸形俗称"葡萄酒色斑"，是由真皮浅层毛细血管异常扩张导致。从出生时出现，颜色在成年期加深，可能与Sturge – Weber综合征有

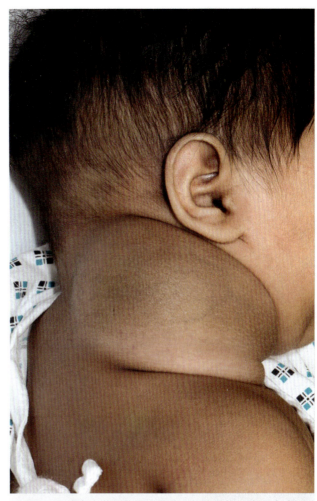

图 16.1　巨囊型淋巴管畸形导致 2 月龄婴儿上肢活动受限

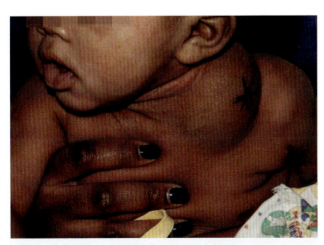

图 16.2　巨囊型淋巴管畸形导致 2 月龄婴儿上肢活动受限以及咽部压迫引起吞咽困难

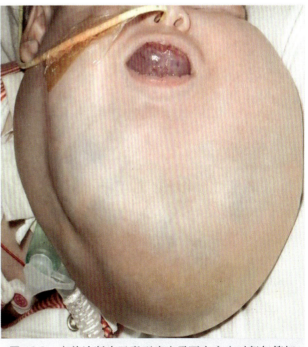

图 16.3　产前诊断为巨囊型病变需要在出生时行气管切开术

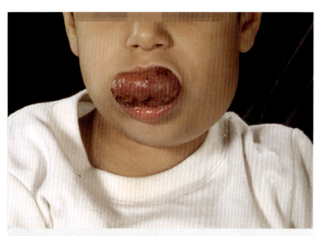

图 16.4　口腔和舌的淋巴管畸形导致巨舌

关。对于此类病变通常使用脉冲染料激光来减轻病变，很少进行手术切除和植皮。

16.4　颈部手术

如上所述，淋巴管畸形可表现出多种临床症状。例如，在子宫内检测到的较大的颈部病变可能构成分娩时的气道紧急情况，因此在分娩时要做好子宫外产时处理的准备。然而，较小的损伤可能只会导致外观缺陷。大多数头颈部的淋巴管畸形可能会引起气道、吞咽、声音和运动的不同程度的功能障碍，因此手术旨在解决这一问题。

16.5　术前检查

超声可检测病变是实性还是囊性，但横断面成像对诊断和手术计划是必要的。磁共振增强扫描能显示病变范围及病变特征，不仅能区分血管瘤、淋巴管或静脉疾病，也能区分微囊型和巨囊型淋巴管畸形。如果有气道问题，术前可能需要做喉镜和支气管镜检查。

16.6　术前注意事项

对于这些病变有 3 种选择：观察等待、硬化疗法和手术。虽然前者超出了本章的范围，但值得注意的是，这些都是非常可行的选择，同时可以在疾病自然史的不同阶段与手术结合使用。手术切除的优点是它有可能完全根除疾病达到治愈。然而，影响手术决定的因素是畸形的解剖部位和病变是微囊型还是巨囊型。在存在高风险部位时，例如位于腮

腺内或颈深间隙的畸形，我们应当对手术并发症、手术对神经和血管结构的暂时性或永久性损伤以及硬化治疗的风险进行权衡。对于经验丰富的外科医生，在低风险的部位（如颈部和口腔）出现永久损伤神经的可能性和手术并发症是很低的。一般来说，治疗方式选择可能会受到当地治疗经验和专业知识的影响，无论选择哪种治疗方式，巨囊型淋巴管疾病预后都是最好的。

是否手术需要根据个人情况而定。头颈部淋巴管畸形的两个极端包括单一颈部巨囊型病变的儿童（最常见的临床情况）和颈面部广泛的微囊型或混合型头颈部病变的儿童。前者通过手术可获得良好的预后，甚至达到痊愈。同时硬化疗法也可获得满意疗效，但可能需要多次治疗，而每次硬化治疗后通常会立即出现一定程度的肿胀，最终会消退。然而，弥漫性微囊型病变对硬化治疗的反应较差，而且手术切除在技术上往往具有挑战性。由于其广泛、微囊的性质，手术切除通常只能做部分或不完全切除，术后由于淋巴引流中断以及残留病灶排出的淋巴液，通常术区会出现肿胀。因此，对微囊型或混合型多采取综合治疗方法。

16.7　手术禁忌证和风险

手术的唯一绝对禁忌证是病情不稳定和不适合全身麻醉。对于年龄非常小、有急性感染的畸形，或有其他严重并发症的患者，手术可能会延迟，但这应该与肿块引起的症状相权衡。

根据肿块的位置，应充分告知患者和家属手术对颅神经和血管结构损伤的风险。还应提及术后淋巴水肿和肿胀，特别是微囊型病变可能需要加压包扎或在后期做进一步切除。

16.8　麻醉

需全身麻醉，同时避免神经肌肉阻滞以便术中进行神经监测（如面部神经监测）。切开前应用肾上腺素局部浸润可减少术区出血并实现水分离法。在处理微囊型病变时，应在诱导期使用抗生素。

16.9　手术方法

• 麻醉后应将相关的神经监测器连接到患者身上，通

常监测下颌边缘神经是必不可少的。

- 患者应仰卧位，头部倾斜远离手术侧，充分暴露手术部位（图 16.5）。
- 手术切口应以畸形为中心，并有足够的空间进入其上部和下部。手术切口视其病变的大小决定，理想情况下切口选择在当前或未来的皮纹处以确保美观（图 16.6）。
- 如果存在气道受压，患者可能已经做了气管切开术，如果没有做，应该在手术开始时进行气管切开术，术前应仔细思考手术切口位置以及绑结、尼龙搭扣带、气管切开的术后护理。
- 分别在病变的上方和下方牵拉颈阔肌下皮瓣，以暴露病灶。手术过程中应仔细识别下颌骨缘神经，避免造成损伤（图 16.7 和图 16.8）。
- 皮瓣可以通过缝合或有弹性的牵开器手动牵开（例如 Lone star 牵开器）。
- 找到囊性病变，在病变上方的平面上小心而温柔地剥离，剥离时必须注意识别周围可能与囊壁粘连的所有神经血管结构。血管吊索可用于保护神经并可以在解剖过程中操纵它们，还可用于控制大血管。术中神经监测还可用于识别各种神经（图 16.9 和图 16.10）。
- 在巨囊型病变中，正常组织和囊壁之间的界限清楚，可以用手术纱布在造成最小创伤的同时将组织和囊壁分开（图 16.11）。
- 理想情况下，囊肿应全部切除，但如果囊肿非常大，则可能需要在切除开始前或手术期间使用针头和注射器进行减压。
- 应从不同角度继续解剖直至囊肿游离。如果解剖有困难，手术医生应考虑不完全切除（图 16.12 和

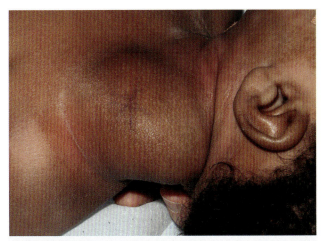

图 16.5　术前定位

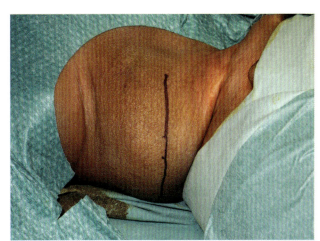

图 16.6　切口范围应超过囊性病变，以确保暴露充分

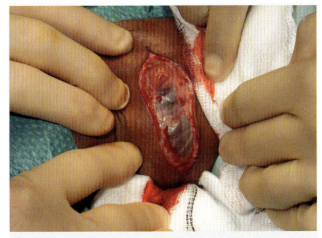

图 16.7　囊性病变表面切开时应小心避免伤及邻近的神经血管组织

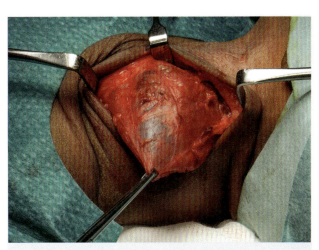

图 16.8　抬起并牵拉颈阔肌下皮瓣以暴露畸形

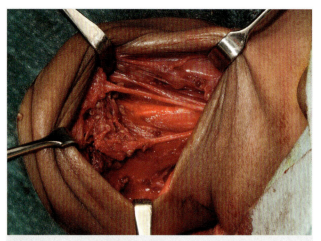

图 16.9 辨认和分离颈部神经

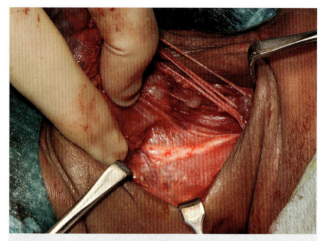

图 16.10 辨认畸形内侧的颈静脉

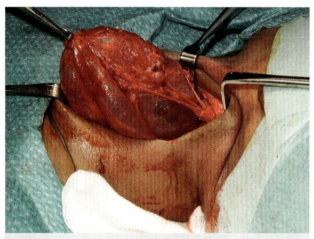

图 16.11 多角度分离和牵拉，以切除畸形

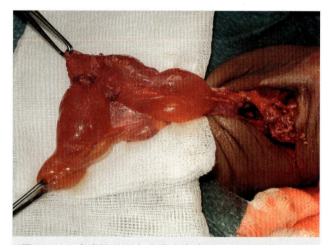

图 16.12 大囊性畸形包含多个大囊

图 16.13）。

- 手术的目的是恢复功能，不完全切除在大多数情况下能达到这一目的。永久性的医源性神经血管损伤可引起显著的症状，而残留的病灶往往是无症状的。

- 微血管病变因为不能从单个病变去寻觅踪迹，手术更具有挑战性。微囊型病变应从各个角度进行分离，注意避免神经血管损伤（图 16.14 和图 16.15）。

- 在关闭切口前应放置引流管，尤其是在切除了大量组织的情况下。如果微囊型病变已被减容，残余组织将会继续泄漏，因此也需要引流。

- 关闭切口通常很简单，但如果切除了大量病灶，可能需要切除多余的皮肤（图 16.16），注意不要缝合太紧（图 16.17）。

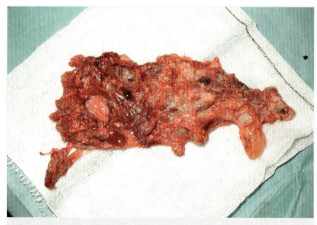

图 16.13 微血管标本

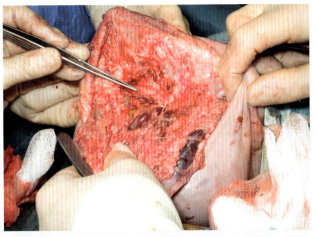

图 16.14 微血管病变。抬高颈阔肌下皮瓣并剥离至下颌骨，以扩大暴露视野

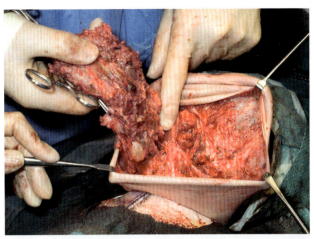

图 16.15 切除微血管畸形，多囊性病变标本

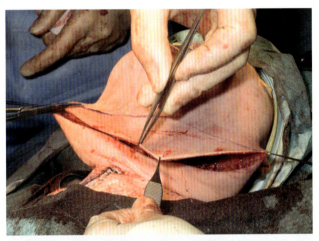

图 16.16 缝合时皮肤过多，切除多余皮肤

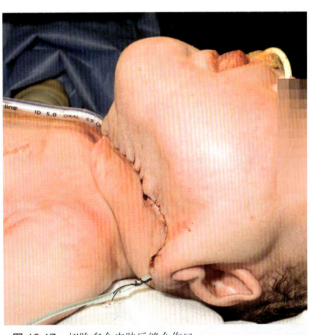

图 16.17 切除多余皮肤后缝合伤口

16.10 术后管理

手术引流管应保留 24~48h，如果引流出大量淋巴液或术后肿胀，则需要更长时间（图 16.18）。如果手术时有感染迹象或长时间使用引流管，则术后可能需要使用抗生素。术后应监测患者是否有明显的淋巴水肿，尤其是在微囊型病变或切除不完全的情况下。在多数情况下，水肿可自行吸收，有些可能需要加压包扎。如果症状明显，则可能需要空针抽吸液体。极少数情况下需手术引流，但应尽量避免，尽量自然吸收和再分布或淋巴回流。如果气道压迫已行气管切开术，应将其留在原位，待愈合后重新评估气道。

16.11 循证医学

一项由 Ben Hartley 博士报道的 118 例儿童面颈部淋巴管畸形治疗的回顾研究中，53 例儿童的主要治疗方式是手术切除，大约 50% 的儿童只需要一次手术。80% 的患者完全或接近完全治愈，其中大部分为巨囊型病变。在部分治愈的 20% 患者中，其中只有 1 例患有单纯的巨囊型疾病，4 例接受了硬化治疗，其余的进一步行手术或激光切除。病变仅局限于颈部的患者在初次手术后均完全或近乎完全缓解，97% 的单纯巨囊型病变患者完全或近乎完全缓

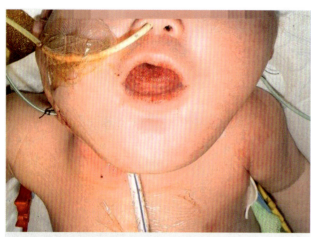

图 16.18　术后安置鼻胃管及术区引流。术后外观与图 16.3 比较显示病灶大面积切除，下颌骨轮廓及面部美容

解。本组仅出现轻微并发症，如感染和淋巴水肿，未出现永久性神经麻痹。

16.12　舌及口底淋巴管畸形

　　口腔的淋巴管畸形通常是微囊性的，最常累及舌前。在某些情况下，这可能延伸到口底，进一步入侵颈部并侵犯其他颈部结构。手术将再次基于临床症状如气道压迫，进食能力和外观。一些较大的畸形可引起舌突、溃疡和出血，并影响上颌骨、上颚和牙齿的生长。舌部病变可全部或部分切除，前部病变可楔形切除，表面溃疡病变可使用等离子暴露病变。涉及口腔底的病变也可以切除，但在手术开始时要小心分离下颌下腺导管并放回。

16.13　要点

a. 适应证：

 – 气道压迫。

 – 喂养困难 / 生长停滞。

 – 发音困难。

 – 颈部或上肢运动障碍。

b. 禁忌证：

 – 病情不稳定和不适合全身麻醉。

c. 并发症：

 – 术后淋巴水肿。

 – 微囊型病变再积聚及进一步手术。

 – 颅神经或血管结构损伤。

 – 颈间隙浅表或颈深间隙感染。

 – 外观畸形或瘢痕。

d. 术前特殊注意事项：

 – 术前 MRI 扫描了解病变大小、形态、范围以及与周围血管神经的毗邻情况。

 – 如果有气道压迫症状，术前应进行喉镜和支气管镜检查。

 – 术前考虑是否需要气管切开术。

 – 考虑病变是巨囊型和微囊型以及是否需硬化疗法。

e. 术中特殊注意事项：

 – 颅神经监测。

 – 术中抗生素应用。

 – 权衡完整切除对毗邻结构的风险。

f. 术后特殊注意事项：

 – 术后密切监护。

 – 术后引流。

 – 立即加压包扎或延长加压包扎时间。

第 17 章　儿童颈部淋巴结活检

Barak Ringel, Gadi Fishman

摘要

　　颈部淋巴结肿大是儿童十分常见的转诊原因之一，其主要病因是炎症及肿瘤。颈部淋巴结病变时，临床医生应该怀疑，但患者需要安全、及时、经济有效的方法进行评估。当其他诊疗方法都不能够确诊时，开放性颈部淋巴结活检可以建立准确的组织病理学诊断。

关键词

　　颈部淋巴结病，活检，儿童

17.1　引言

　　颈部淋巴结肿大在儿童中非常常见；因此，必须充分考虑手术活检的必要性及其并发症的相关风险。目前尚无针对儿童颈部肿块进行活检的循证指南。

　　淋巴系统是免疫系统的主要组成部分。它由淋巴液、淋巴管、淋巴结、脾脏、扁桃体、腺样体、派尔集合淋巴结和胸腺组成。这些通道中约有 600 个淋巴结，其中约 300 个位于颈部（图 17.1）。暴露于免疫介导的增殖过程导致淋巴结激活和肿大。

　　淋巴结病的定义是淋巴结在大小、数量或一致性上异常的一种疾病。淋巴结肿大是由于正常细胞的增殖或异常细胞的浸润。淋巴结肿大的病因有 5 种：①对感染因子的免疫反应（如细菌、病毒、真菌）；②淋巴结感染中的炎症细胞；③淋巴细胞或巨噬细胞的局部肿瘤性增生（如白血病、淋巴瘤）；④肿瘤细胞通过淋巴或血液循环浸润到淋巴结（转移）；⑤充满代谢产物的巨噬细胞浸润（例如，贮积症）。

　　肿块通常是由父母、看护人或儿科医生无意中

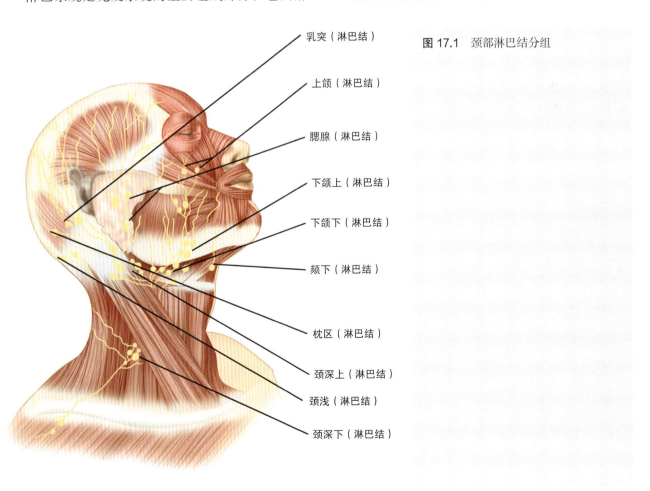

图 17.1　颈部淋巴结分组

乳突（淋巴结）

上颌（淋巴结）

腮腺（淋巴结）

下颌上（淋巴结）

下颌下（淋巴结）

颏下（淋巴结）

枕区（淋巴结）

颈深上（淋巴结）

颈浅（淋巴结）

颈深下（淋巴结）

表 17.1　小儿颈部肿块的鉴别诊断

先天性	鳃裂囊肿
	甲状舌管囊肿
	淋巴管畸形
	淋巴管瘤
	血管瘤
	畸胎瘤
	皮样囊肿
	喉囊肿
	胸腺囊肿
	血管畸形
获得性	病毒性淋巴结病（例如，EB 病毒、巨细胞病毒、风疹、麻疹）
	细菌淋巴结病（例如，葡萄球菌、链球菌、猫抓病、布鲁氏菌病、分枝杆菌感染）
	真菌感染
	寄生 / 原生动物
	非感染性炎症性疾病（如川崎病、窦组织细胞增生症、结节病、系统性红斑狼疮）
	涎腺炎 / 涎石症
	药物性淋巴结病
	超敏反应
	贮积症
良性肿瘤	脂肪瘤
	甲状腺腺瘤
	神经纤维瘤
	良性涎腺肿瘤
恶性肿瘤	淋巴瘤
	白血病
	横纹肌肉瘤
	甲状腺癌
	唾液腺恶性肿瘤
	鼻咽癌
	神经母细胞瘤

发现的。主要的挑战是区分良性和病理性的过程。小儿颈部肿块的鉴别诊断详见表 17.1。儿童淋巴结病的治疗方法与成人淋巴结病的治疗方法存在差异，因为前者是转诊的常见原因，而且大多是基于良性 / 炎性病因。临床医生应减轻父母和孩子对恶性肿瘤的恐惧，同时保持足够警惕，但仍然需要安全的、及时的和经济有效的方法明确诊断。在其他方法不确定的情况下，开放颈部淋巴结活检将能够建立准确的组织病理学诊断。

17.2　术前评估及麻醉

为了制订治疗计划，有助于确定可能的病因，并避免进行不必要的检查，必须采取彻底的循序渐进的方法，包括深入的病史获取、体格检查、实验室检查和术前影像学检查。然而，当诊断不确定或需要进一步定性时，尤其是当怀疑有潜在的恶性肿瘤时，切除活检是不可避免的。

17.2.1　病史

病史应关注症状的持续时间、全身症状的存在和性质（例如，发热、乏力、体重减轻、盗汗）、最近的感染情况、局部或邻近的疼痛、局部是否受创、动物接触史、免疫抑制和性行为（青少年）。回顾以前抗生素治疗的原因和类型。

17.2.2　体格检查

体格检查应彻底，重点检查肿大淋巴结。良性结节柔软、可移动、压痛且小于 1cm，可以与恶性结节相区别。恶性结节趋于无压痛、质硬和活动度差。其他值得注意的特征是炎症反应、皮肤受累和外伤的迹象。淋巴结的位置也很重要，局限性淋巴结病通常是由其引流路径的局部异常引起的，可能是炎症、感染或误导性的先天性颈部肿块。就恶性肿瘤而言，最令人担忧的区域淋巴结病发生在锁骨上区域。全身性淋巴结病更提示全身性疾病（病毒感染、恶性肿瘤、结核病、自身免疫性疾病和药物暴露）。

17.2.3　实验室检查

全血细胞计数且做差异比较、血液化验（包括血清乳酸脱氢酶水平）和特定的血清学检测（如 EB 病毒、巨细胞病毒、巴尔通体菌）有助于进一步确诊。

17.2.4　影像学检查

胸片可能有助于确定感染源，确定肺门和纵隔病，在某些情况下，为麻醉医生提供相关的术前评估。超声（US）检查是一种广泛使用的、无创的、快速进行的不暴露于辐射的放射检查。这有助于定义淋巴结结构和性质，以便于确定病因。在手术室中，超声也可以用来识别和标记淋巴结的确切位置，从而确定切口的位置。计算机断层扫描（CT）有助于确定深部淋巴结，以及描述其性质和恶性肿瘤的可能性。

由于放射暴露水平高，CT通常针对特定病例，不作为儿科患者的常规检查。18F-氟脱氧葡萄糖正电子发射断层扫描（18FFDG-PET）或集成PET-CT用于明确霍奇金淋巴瘤和非霍奇金淋巴瘤的分期。由于18FFDG-PET和PET-CT在炎症状态下假阳性率高以及辐射暴露水平高，故在未进行组织病理学诊断前不使用。

17.2.5 穿刺活检

细针穿刺（FNA）操作及诊断方法简便、快速、并发症发生率低、花费低、不需要特殊设备及全身麻醉，在成人颈部肿块方面应用非常广泛。由于大多数儿童患者通常需要镇静，细针穿刺很少应用于儿童。虽然它的特异性（92%~100%）很高，但敏感性（67%~100%）不确定，并不能排除做切除组织活检的需要。在超声或CT引导下的粗针穿刺活检（FNB）技术在保持其结构完整的同时可取样更多的组织，但因与FNA同样的原因在儿童中进行仍然存在争议。

17.2.6 术前准备

所有计划手术的儿童术前由儿童耳鼻喉科医生或头颈外科医生、儿童血液科医生和麻醉师进行评估。常规全血计数和凝血功能检查以评估出血倾向。

对年幼的儿童进行全身麻醉，对青少年可予以保留意识的镇静。不建议在全身麻醉时使用肌肉松弛剂（肌松剂），以便于对相关颅神经进行连续监测。清洁手术中常规不推荐预防性使用抗生素。

17.3 Ⅲ区淋巴结活检手术

以Ⅲ区淋巴结活检手术方法为例。图17.2显示的是颈部淋巴结分区。表17.2详细描述了每个区域的重要结构。

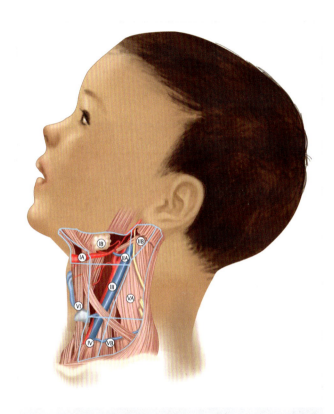

图17.2 颈部淋巴结分区

表17.2 颈部淋巴结区域的重要结构

颈部分区	神经	血管	其他
Ⅰ	面神经的下颌缘支、三叉神经的舌侧分支、舌下神经、下颌神经节	面动、静脉	
Ⅱ	迷走神经和副神经	颈内静脉、颈内+颈外动脉	
Ⅲ	迷走神经、颈交感神经干	颈内静脉、颈总动脉、甲状腺上血管	
Ⅳ	迷走神经、颈丛、臂丛、膈神经	颈内静脉、颈总动脉	胸导管/淋巴管导管
Ⅴ	副神经、臂丛、颈丛	颈横动脉、颈外静脉	
Ⅵ	喉返神经	颈总动脉、锁骨下血管、无名动脉、甲状腺下血管	甲状旁腺血液供应

17.3.1 皮肤切口

患者仰卧位置于手术台上。头部用一个柔软的环形支架固定，然后将手术台和头部向上抬高到一定的角度，以减少出血。用尽可能短的颈部横切口规划手术入路（图 17.3）。切口通常位于下颌骨下一指宽，从胸锁乳突肌前缘向前延伸 2cm，最好是沿颈横纹走行。如有必要的话，切口应计划可扩展暴露颈部其他解剖区域，而不用另做一个单独的切口。标记切口时颈部轻微弯曲，以识别松弛的皮肤张力线。当目标淋巴结不明显时，可以在皮肤上做一个超声引导下的标记。

标记好切口位置后，在患儿的肩膀下放置肩垫，以过伸颈部，并将头部向对侧淋巴结旋转。这种体位使颈部前内侧和头侧的淋巴内容物移动，便于解剖。然后用标准的手术方式为患者做术前准备和铺巾。

17.3.2 颈阔肌下皮瓣抬高

用 15 号刀片或科罗拉多单极电灼针（Stryker）切割皮肤，然后在最低有效设置下电灼剥离皮下组织和颈阔肌。将颈阔肌下皮瓣上下抬高，用皮肤钩或鱼钩式拉钩将皮瓣抬高。

触诊目标淋巴结的位置。

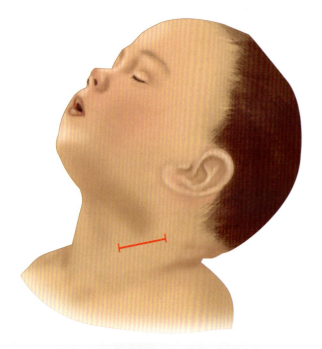

图 17.3 皮肤切口

17.3.3 Ⅲ区淋巴结清扫

用 Richardson 牵开器将胸锁乳突肌向后牵拉，使其与颈深筋膜浅层分离（图 17.4）。沿颈静脉触诊确认肿大的淋巴结，小心翼翼地将淋巴结与邻近软组织分离，保留颈外静脉和耳大神经。标本送病理实验室分析（图 17.5）。充分冲洗伤口并仔细检查，必要时止血。Valsalva 手法可以通过保持正压通气数秒来迫使出血者出血。外科手术用的或创伤凝块敷料可以留在手术区域上止血。当手术区域比较大时，安置一个 Hemovac 或 Polyvac 引流管，但如果手术区域比较小，则不需要引流管。颈阔肌用可吸收缝线缝合，皮肤用 5-0 合成可吸收性外科缝线（Monocryl）或皮肤胶（Dermabond）缝合。

17.4 术后处理

术后患者拔管并立即转移到术后护理病房，然后转移到病房。为了保持伤口的清洁，每天用生理盐水冲洗 3 次。引流管在手术后 3 天或在 24h 内收集的液体少于 20~30mL 时取出。术后无须预防性抗生素治疗。如果患者要求或护士认为有必要，为了控制疼痛，患者可接受非甾体抗炎药物治疗（口服布洛芬 10mg/kg 或对乙酰氨基酚 10mg/kg，每天 3 次）。术后 1 周予以拆线。

17.5 要点

a. 适应证：
  – 颈部淋巴结直径 > 2cm 且超过 4 周。
  – 锁骨上淋巴结肿大。
  – 行 FNA/FNB 后仍淋巴结性质不明，为了明确病变性质以及确定治疗方案。
  – 未确诊的颈部肿块。
b. 禁忌证：
  – 已知病因为良性自限性病程。
  – 有相关联结构的参与。
c. 并发症：
  – 出血。
  – 血肿。
  – 乳糜漏。
  – 伤口感染。

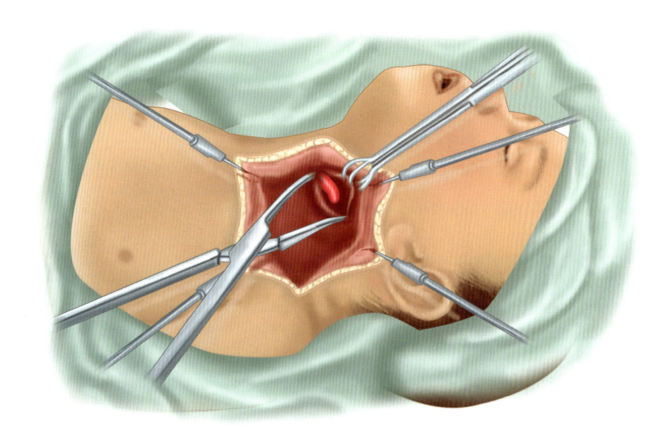

图 17.4　向后牵拉胸锁乳突肌以辨认肿大淋巴结

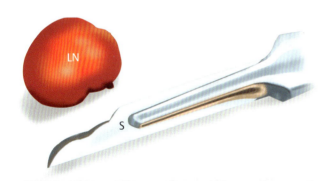

图 17.5　切除淋巴结

– 神经失用 / 轴索损伤 / 神经中断。

– 麻醉风险。

d. 术前特殊注意事项：

– 逐步综合评估。

– 超声引导下标记切口，减少瘢痕大小。

e. 术中特殊注意事项：

– 术中应时刻留意颅神经，可考虑行神经监测。

– 及早识别病变并保护相关神经和血管。

– 正确的手术技巧和术中及术后小心地止血可降低手术出血风险。

– Valsalva 手法可用于鉴别出血血管。

– 放置引流管。

– 仔细缝合，以达到美观的效果。

f. 术后特殊注意事项：

– 尽早发现并发症。

– 这个区域的出血可能导致气道梗阻。如发生气道阻塞，应立即在床旁打开伤口排出积血。

参考文献

[1] Herzog LW, Herzog MD. Prevalence of lymphadenopathy of the head and neck in infants and children. Clin Pediatr (Phila) 1983;22(7):485–487.

[2] Bamji M, Stone RK, Kaul A, Usmani G, Schachter FF, Wasserman E. Palpable lymph nodes in healthy newborns and infants. Pediatrics 1986;78(4):573–575.

[3] Trotter HA. The surgical anatomy of the lymphatics of the head and neck. Ann Otol Rhinol Laryngol 1930;39:384–397.

[4] H R. Lymphatic System of the Head and Neck. Ann Arbor, MI:Edwards Brother; 1938.

[5] Knight PJ, Mulne AF, Vassy LE. When is lymph node biopsy indicated in children with enlarged peripheral nodes? Pediatrics 1982;69(4):391–396.

[6] Segal GH, Perkins SL, Kjeldsberg CR. Benign lymphadenopathies in children and adolescents. Semin Diagn Pathol 1995;12(4):288–302.

[7] Ghirardelli ML, Jemos V, Gobbi PG. Diagnostic approach to lymph node enlargement. Haematologica 1999;84(3):242–247.

[8] Slap GB, Connor JL, Wigton RS, Schwartz JS. Validation of a model to identify young patients for lymph node biopsy. JAMA 1986;255(20):2768–2773.

[9] Torsiglieri AJ Jr, Tom LWC, Ross AJ III, Wetmore RF, Handler SD, Potsic WP. Pediatric neck masses: guidelines for evaluation. Int J Pediatr Otorhinolaryngol 1988;16(3):199–210.

[10] Moore SW, Schneider JW, Schaaf HS. Diagnostic aspects of cervical lymphadenopathy in children in the developing world: a study of 1,877 surgical specimens. Pediatr Surg Int 2003;19(4):240–244.

[11] Oguz A, Karadeniz C, Temel EA, Citak EC, Okur FV. Evaluation of peripheral lymphadenopathy in children. Pediatr Hematol Oncol 2006;23(7):549–561.

[12] Papadopouli E, Michailidi E, Papadopoulou E, Paspalaki P, Vlahakis I, Kalmanti M. Cervical lymphadenopathy in childhood epidemiology and management. Pediatr Hematol Oncol 2009;26(6):454–460.

[13] Soldes OS, Younger JG, Hirschl RB. Predictors of malignancy in childhood peripheral lymphadenopathy. J Pediatr Surg 1999;34(10):1447–1452.

[14] Leung AKC, Robson WLM. Childhood cervical lymphadenopathy. J Pediatr Health Care 2004;18(1):3–7.

[15] Locke R, Comfort R, Kubba H. When does an enlarged cervical lymph node in a child need excision? A systematic review. Int J Pediatr Otorhinolaryngol 2014;78(3):393–401.

[16] Papakonstantinou O, Bakantaki A, Paspalaki P, Charoulakis N, Gourtsoyiannis N. High-resolution and color Doppler ultrasonography of cervical lymphadenopathy in children. Acta Radiol 2001; 42(5):470–476.

[17] Restrepo R, Oneto J, Lopez K, Kukreja K. Head and neck lymph nodes in children: the spectrum from normal to abnormal. Pediatr Radiol 2009;39(8):836–846.

[18] Robson CD. Imaging of head and neck neoplasms in children. Pediatr Radiol 2010;40(4):499–509.

[19] Payabvash S, Meric K, Cayci Z. Differentiation of benign from malignant cervical lymph nodes in patients with head and neck cancer using PET/CT imaging. Clin Imaging 2016;40(1):101–105.

[20] Kardos TF, Maygarden SJ, Blumberg AK, Wakely PE Jr, Frable WJ. Fine needle aspiration biopsy in the management of children and young adults with peripheral lymphadenopathy. Cancer 1989;63(4):703–707.

[21] Sklair-Levy M, Amir G, Spectre G, et al. Image-guided cuttingedge-needle biopsy of peripheral lymph nodes and superficial masses for the diagnosis of lymphoma. J Comput Assist Tomogr 2005;29(3):369–372.

[22] Rapkiewicz A, Thuy Le B, Simsir A, Cangiarella J, Levine P. Spectrum of head and neck lesions diagnosed by fine-needle aspiration cytology in the pediatric population. Cancer 2007; 111(4):242–251.

[23] Anne S, Teot LA, Mandell DL. Fine needle aspiration biopsy: role in diagnosis of pediatric head and neck masses. Int J Pediatr Otorhinolaryngol 2008;72(10):1547–1553.

[24] Annam V, Kulkarni MH, Puranik RB. Clinicopathologic profile of significant cervical lymphadenopathy in children aged 1–12 years. Acta Cytol 2009;53(2):174–178.

第 18 章　小儿上颌骨切除术

Gilad Horowitz, Anton Warshavsky, Ahmad Safadi, Avraham Abergel, Dan M. Fliss

摘要

累及上颌窦的肿瘤在儿童人群中并不常见。由于外观和颅骨发育是儿童病例最关切的问题，因此手术通常倾向于采用内镜方法。但内镜入路有时可能难以完全切除肿瘤而需要采用开放式入路。本章将总结和回顾在儿童人群中进行上颌骨切除术的各种开放式方法。

关键词

儿科，上颌骨切除术，切口，入路

18.1　引言

小儿颌面骨肿瘤是一种具有广泛鉴别诊断的罕见临床实体肿瘤。肿瘤根据起源可分为牙源性肿瘤或非牙源性肿瘤或恶性肿瘤或良性肿瘤。牙源性肿瘤起源于颌及颌周内的成牙组织，最常见的位置是颌骨的骨骼（中央牙源性肿瘤），但偶尔也会发生在周围的软组织（周围牙源性肿瘤）中，这些肿瘤的病因尚不清楚，而且它们的侵袭程度差异很大。非牙源性肿瘤有多种病理表现，可能来自颌骨内的间充质或骨组织。无论颌骨肿瘤的起源如何，至关重要的是及时识别和治疗，因为有些肿瘤具有局部破坏性甚至为恶性。

在过去的几十年里，从开放式手术到以颜面美观为名的微创手术的发展非常缓慢。最初的进展是从开放式上颌切除术向面部脱套手术的转变，而随着内镜手术的进步，又向前迈出一大步。而内镜手术的进步继续推进了这一进展。由于许多肿瘤是良性的，非"整块"切除的概念是可行的和可接受的，而最近发表的关于颅底恶性肿瘤的几组数据表明，"分段"切除是一种可接受的肿瘤学解决方案，不影响生存结果。

本章旨在介绍和回顾当今各种上颌骨切除术。

18.2　小儿上颌骨切除术手术入路

在开放式上颌骨切除术中，鼻侧切开术（图18.1）是进入上颌窦的常用入路。

如果病变累及硬腭，此手术切口向唇延展，并切开上唇，被称为 Weber-Ferguson 切口（图 18.2）。如果暴露有任何困难，或者病变位于外侧或后方，则须扩大入路，以便更好地接近肿瘤。通过延长切口至下眼睑下方可获得更完整的上颌骨显露。眶下延展切口可以发生在睫状皱襞水平、睫状体中部水平或睫状体下水平，也称为 Diffenbach 切口。鼻侧切开术 /Weber-Ferguson 切口的另一个延伸是 Lynch 切口，该切口可开放进入筛窦。

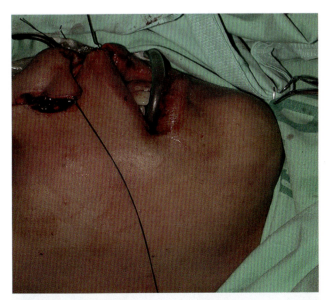

图 18.1　鼻侧切开术

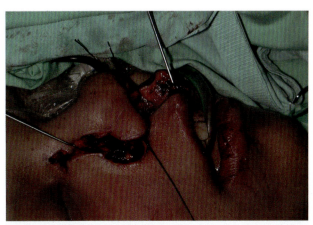

图 18.2　Weber-Ferguson 切口

鼻侧切开术切口沿鼻侧缘延伸，距鼻背约 0.5cm。它从头侧开始，位于内眦的内侧，向下延伸至鼻翼边缘的皮肤嵴，然后继续向中部延伸。皮肤切开后，继续切开到鼻骨和上颌骨内侧支柱水平。使用 Freer 剥离子、电刀将皮瓣向内侧和外侧面拉开暴露骨膜（图 18.3），注意不要损伤眶下神经。眶下神经从眶下缘下方约 1cm 处的上颌前壁穿出（图 18.4 和图 18.5）。皮瓣可延伸至上颌骨粗隆（外侧面）、上牙龈（下方）、额窦和眶下缘（上方）、梨状孔和鼻中隔（内侧）。鼻翼用钩子固定。

然后使用摆锯沿上颌骨前壁和内侧壁进行截骨术（图 18.6）。截骨线的下缘：牙根上方的尖牙窝；上缘：眼眶；外侧缘：颧骨隆起；内侧缘：鼻腔。由于儿童恒牙列还没有长出来，所以截骨线下缘适当抬高。上颌骨的内侧和部分前壁现在用 Babcock 钳向前缩回，用 Mayo 剪刀和 Freer 剥离子将肿瘤从附着物上分离。如有必要，用 Kerrison 咬骨钳拔除

剩余组织。用 50% 过氧化氢和 4cm×4cm 纱布海绵止血。用双极电刀检查腔体并完成止血。在大多数情况下，蝶腭动脉的分支可以在上颌骨的后壁、后鼻孔的外侧和上方找到，用中等尺寸的止血钳夹住，以防止进一步出血。

在上腭进行口腔内黏膜切开，剥离骨膜，用摆锯进行骨切割。切口应尽可能位于腭部后方，并与肿物切除方向相一致，同时尽量避免损伤前颌骨。前颌骨具有保存面部轮廓，增强假体的支撑和稳定性作用。若眼眶内容物未被侵犯，则眶缘可保留。根据肿瘤性质决定翼板和翼上颌间隙的软组织是切除还是保留，但也可以在扩大上颌骨切除术中切除。在骨缺损较大时，可用闭塞物、软组织游离皮瓣或骨瓣重建手术缺损。通常选择肩胛骨下角（尖端）为基础的肩胛骨游离皮瓣来重建上颌窦。

显然，如果病变的范围局限，按肿瘤学原则能完成切除的情况下，应尽量考虑口内手术。虽然术

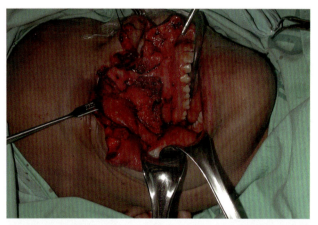

图 18.3　皮瓣翻起

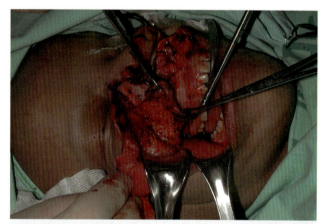

图 18.4　继续解剖

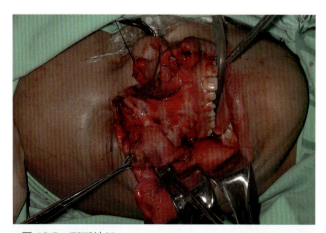

图 18.5　眶下神经

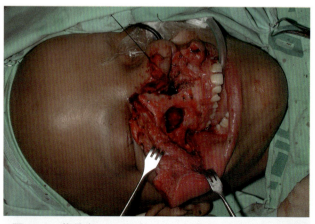

图 18.6　截骨术

后上颊瓣的愈合往往很好（图18.7），但增加了术后畸形以及减小了口腔开口度。当最初的切口是通过牙槽窝或纵裂进行时，应特别小心地去除受累的恒牙胚。

根据手术需要，开放性上颌窦入路可与颅下入路相结合。文献表明，使用常规手术方法切除颅底肿瘤在婴儿和儿童中是可行和安全的。颅下入路的远期外观影响可以忽略不计，对于肿瘤切除术后的前颅底重建的综合策略前文已经描述过。

18.2.1 面中部脱套术

Maniglia 等以及 Howard 和 Lund 先前描述了所使用的手术方法步骤。

手术步骤：首先将 1% 利多卡因和 1 ：200 000 肾上腺素浸润鼻中隔、软骨间和唇龈沟位置，以及上颌骨的前牙槽突。从第 1 磨牙至第 1 磨牙上方 4~6mm 的上颌牙槽突处做唇龈沟正中横切口，

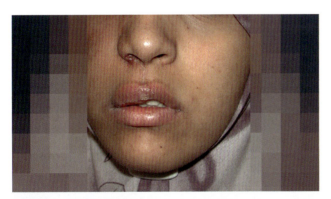

图 18.7 术后愈合

如果需要暴露更佳，切口可以延伸到第 3 磨牙处。然后在上下外侧软骨之间进行双侧软骨间切口，并在鼻中隔和鼻小柱之间完全贯通。这些切口延伸以穿过鼻底使鼻背软组织掀起。最后，进行双侧梨状孔切口，使面部中间 1/3 的皮肤和软组织完全脱离。整个面中部皮肤将从鼻背和上颌骨前壁剥离（图 18.8）。

掀起上颌骨膜和面颊部软组织，暴露并保护眶下神经（图 18.9），继续牵拉至眉间上水平和内眦外侧水平，骨性鼻锥体和附着的上外侧软骨完全暴露。用两个橡胶排水管（Penrose 型）穿过鼻部和上唇，用于将面中部皮瓣与上唇一起牵拉，然后根据手术计划进行截骨术。进行上颌骨内侧切除术时，首先切除上颌窦前壁（P.Mallur 和 G.Har El 描述），使用 Kerrison 咬骨钳去骨，最佳路径是从下内侧开始，然后从上内侧向筛窦气室，从上外侧向颧弓。手术过程中须注意保留并保护眶下神经，可在眶下孔周围留下一个狭窄的骨壁（图 18.10）。一旦完成上述操作后，鼻泪囊和鼻泪管也被一并切除。这种在眼眶边缘水平的简单横切使用或不使用支架均可完成。从梨状孔到眉间沿鼻骨切开，并与沿着或低于并平行额筛缝隙与后方切口相连。在额筛缝切口的后部做一斜切口，该斜切口终止于眶缘、眶下孔的内侧。沿鼻腔底部进行内侧截骨，分离外侧鼻壁。每次截骨术后都要切开软组织，逐步取出标本。最后使用弯曲截骨刀或重型弯曲剪刀将标本从鼻后外侧鼻壁和腭骨垂直突中分离出来。

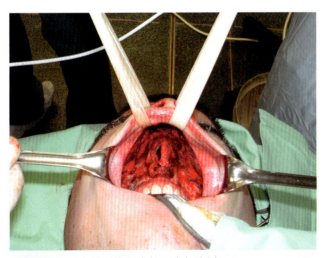

图 18.8 面中部脱套：牵拉面中部皮瓣

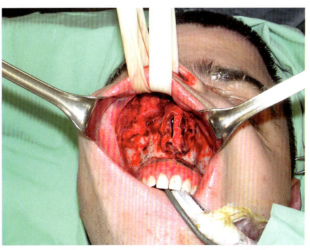

图 18.9 面中部脱套：保留眶下神经

蝶腭动脉暴露后出血可以直接结扎，或者在切除腭骨垂直突后结扎翼腭窝内的上颌内动脉。一旦上颌骨内侧切除术完成，可考虑进行其他部位解剖。若朝视神经孔外侧钻孔将暴露眶内容物，视神经也可能会暴露。切除上颌骨后壁和外侧壁可暴露翼腭窝、颞下窝和颅中窝颅底。蝶窦前壁切开术可暴露蝶鞍和颈动脉。前颅底可通过切除中鼻甲暴露，而传统文献认为需要经额部开颅术或经额下入路才能"整块"切除侵犯或累及前颅底的肿瘤。

面中部脱套术可以通过先进行筛窦切除术，然后分离内眦肌腱并牵拉软组织来克服暴露额窦的传统局限。这个操作从额窦流出道开始，从后向前移动额窦底部，使额窦完全暴露。还可以通过从下内侧到上外侧方向切除前额窦壁来获得额窦更好的暴露，但是很少需要进行这个操作。根治手术结束时，上颌骨切除腔用凡士林纱布条填塞。仔细注意前面提到的鼻内和唇龈沟切口。鼻内切口用细的可吸收缝线缝合，注意切口对齐、投影和旋转方向（图18.10）。唇龈沟切口可用3-0可吸收缝线缝合。

与开放式入路一样，颅底联合入路也是可行的。在典型的JNA病例中，面中部脱套（图18.11）可结合经颅入路有效治疗该肿瘤的颅内侵犯。

18.2.2　联合入路

依次见图18.12~图18.17。

18.2.3　半脱套术

依次见图18.18~图18.20。

18.3　内镜下上颌骨切除术

随着内镜技术的不断进步，大量的开放式手术已经被鼻内镜手术所取代。这些方法已经扩展应用到越来越大而复杂的病变。这种方式的转变在上颌窦手术入路中得到了明确的证明，开放式上颌骨内侧切除术已被内镜入路所取代。本文描述的技术包括整体切除整个鼻外侧壁以及肿瘤。采用全身及气管内麻醉。局部鼻内黏膜收缩可通2%羟甲唑啉浸泡的纱布条实现。1%利多卡因和1∶100 000肾上腺素沿下鼻道壁经鼻内注射，注入鼻甲，沿上颌嵴直至中鼻甲附着处。初始切口沿上切除缘（包括筛窦）进行，中鼻甲用背咬器切除，然后用双极电灼术。使用Freer剥离子，在筛凹下方进行解剖直至蝶窦。沿着这条路径识别筛窦动脉并进行烧灼，这样可以更好地分离标本。在下鼻道行下切口，在鼻外侧壁与鼻底交界处用单极电刀切开黏膜。下鼻道切开在下鼻道前端进行，使用直形截骨刀，将下鼻道壁截

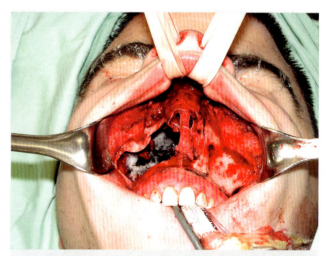

图18.10　面中部脱套：保留眶下神经的上颌窦前壁截骨术会留下骨突

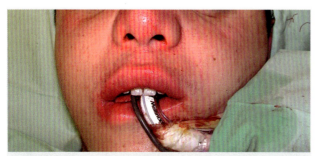

图18.11　面中部脱套：关闭皮瓣

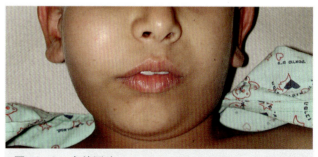

图18.12　术前图片

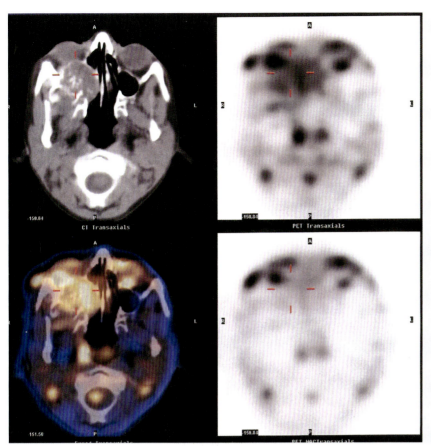

图 18.13　术前 PET-CT

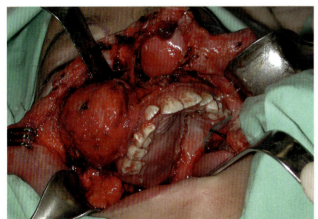

图 18.14　Weber–Ferguson 切口与腭切口

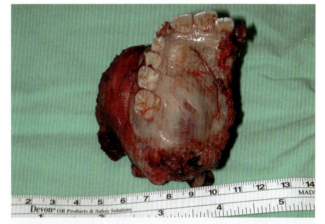

图 18.15　切除标本

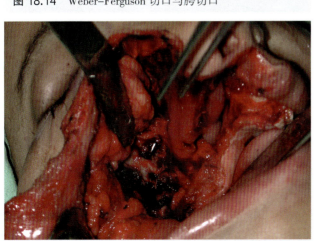

图 18.16　切除后的缺损

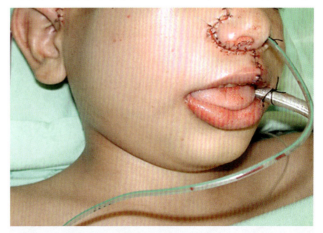

图 18.17　Weber-Ferguson+ 颞下联合入路后关闭皮瓣

骨至上颌窦后壁。切除的前边缘切口从中鼻甲前附着缘至鼻外侧壁，切口向下至钩突以及包含鼻泪管的上颌骨额突下缘。此切口继续下至下鼻甲头部前方，与下鼻道切开切口相连。牵拉软组织，沿上颌骨额突进行前部截骨进入上颌窦。此截骨位于鼻泪

管前方。截骨后用鼻内镜剪刀将从泪囊下降的鼻泪管分离并放入标本中。渐进性剥离使外侧壁向内侧移动，并进入上颌窦。同样，鼻窦中的任何肿瘤都会随着鼻腔外侧壁向内侧移动。如果肿瘤在窦内有明显的侧向延伸至暴露受限，则可能需要将其逐块切除以进行下一步工作。此时，解剖位于上颌窦内，用 Freer 剥离子在上颌窦口与眼眶交界处的后方穿过上颌窦做后切口。此时，整个标本悬挂在蝶腭动脉上。对蝶腭动脉进行夹闭、烧灼和切割。用弯曲的内镜剪刀切开下鼻甲的后附着物，此时肿瘤连同鼻外侧壁一并切除。切除筛窦上部和侧面的剩余黏膜以控制边缘。同样，切除上颌窦边缘。使用30°和70°内镜，可以看到上颌窦上、侧、下和前壁的整个衬里，并且可以切除黏膜以清除潜在的多中心病变。然而，如果没有上颌窦受累，这可能是不必要的。如有必要，可钻取上颌窦的骨壁。同样，也可以切除纸样板和邻近的眼眶内侧壁。如有必要，可以很

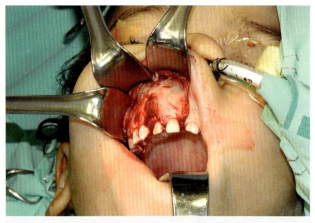

图 18.18　半脱套皮瓣翻起

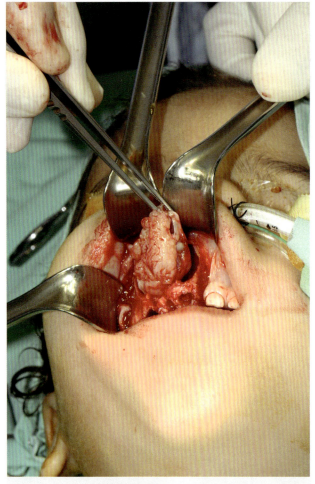

图 18.19　半脱套肿瘤的切除

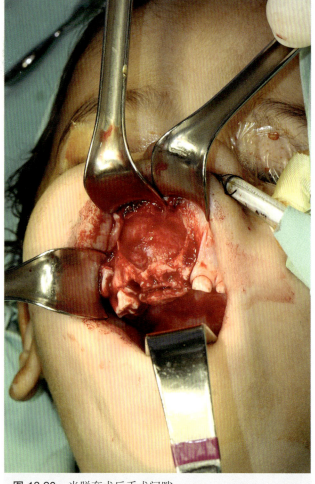

图 18.20　半脱套术后手术间隙

容易地切除蝶窦前壁。然后进行泪囊鼻腔造口术，放置泪道支架并保留 3 个月。

利用内镜方法的多功能性，"整块"切除术的改进可适用于肿瘤切除。对于局限于上颌内侧壁的肿瘤，需要切除下鼻甲和内侧壁，而鼻泪管可以根据需要保留或包括在切除范围内。对于侧位或前位延伸的病例，上颌骨内侧切除术可向前延伸至梨状孔或前内侧至眶下孔。这种手术被称为内镜 Denker 或 Sturmann–Canfield 手术。首先在下鼻甲前部头部的正前方用单极电灼法沿着梨状孔暴露上颌骨的额突。剥离骨膜向上牵拉上颌窦前壁的软组织，直到确定眶下孔。然后根据需要使用骨刀从侧面切割上颌骨的前壁，并向上切割至软组织下的眶下裂。这使得上颌窦的前壁、侧壁和下壁可以进行大角度的可视化和控制。同样，筛骨切除术和蝶骨切除术也可以根据肿瘤的范围进行。

18.4 要点

- 儿童上颌窦病变的外科切除术已从开放式发展到内镜手术。
- 开放式方法仍然是肿瘤切除术的金标准，尤其是在缺乏尖端技术和专业知识的发展中国家。
- 在此解剖位置进行手术的外科医生应掌握内镜和开放式入路。
- 所有手术入路必须考虑儿童颅面骨骼的发育。
- 上颌窦截骨术似乎对生长中的面部骨骼的美容和功能影响微乎其微。

参考文献

[1] Perry KS, Tkaczuk AT, Caccamese JF Jr, Ord RA, Pereira KD. Tumors of the pediatric maxillofacial skeleton: a 20-year clinical study. JAMA Otolaryngol Head Neck Surg 2015;141(1):40–44.

[2] Aregbesola SB, Ugboko VI, Akinwande JA, Arole GF, Fagade OO. Orofacial tumours in suburban Nigerian children and adolescents. Br J Oral Maxillofac Surg 2005;43(3):226–231.

[3] Sato M, Tanaka N, Sato T, Amagasa T. Oral and maxillofacial tumours in children: a review. Br J Oral Maxillofac Surg 1997;35(2):92–95.

[4] Mamabolo M, Noffke C, Raubenheimer E. Odontogenic tumours manifesting in the first two decades of life in a rural African population sample: a 26 year retrospective analysis. Dentomaxillofac Radiol 2011;40(6):331–337.

[5] McCarthy EF. Fibro-osseous lesions of the maxillofacial bones. Head Neck Pathol 2013;7(1):5–10.

[6] Zhang J, Gu Z, Jiang L, et al. Ameloblastoma in children and adolescents. Br J Oral Maxillofac Surg 2010;48(7):549–554.

[7] Lund V, Howard DJ, Wei WI. Endoscopic resection of malignant tumors of the nose and sinuses. Am J Rhinol 2007;21(1):89–94.

[8] Nicolai P, Battaglia P, Bignami M, et al. Endoscopic surgery for malignant tumors of the sinonasal tract and adjacent skull base:a 10-year experience. Am J Rhinol 2008;22(3):308–316.

[9] Snyderman CH, Carrau RL, Kassam AB, et al. Endoscopic skull base surgery: principles of endonasal oncological surgery. J Surg Oncol 2008;97(8):658–664.

[10] Hanna E, DeMonte F, Ibrahim S, Roberts D, Levine N, Kupferman M. Endoscopic resection of sinonasal cancers with and without craniotomy: oncologic results. Arch Otolaryngol Head Neck Surg 2009;135(12):1219–1224.

[11] Fliss DM, Gil Z. Atlas of surgical approaches to paranasal sinuses and the skull base. Springer; 2016:109–137.

[12] Fliss DM, Abergel A, Cavel O, Margalit N, Gil Z. Combined subcranial approaches for excision of complex anterior skull base tumors. Arch Otolaryngol Head Neck Surg 2007;133(9):888–896.

[13] Gil Z, Constantini S, Spektor S, et al. Skull base approaches in the pediatric population. Head Neck 2005;27(8):682–689.

[14] Shlomi B, Chaushu S, Gil Z, Chaushu G, Fliss DM. Effects of the subcranial approach on facial growth and development. Otolaryngol Head Neck Surg 2007;136(1):27–32.

[15] Gil Z, Abergel A, Leider-Trejo L, et al. A comprehensive algorithm for anterior skull base reconstruction after oncological resections. Skull Base 2007;17(1):25–37.

[16] Duek I, Pener-Tessler A, Yanko-Arzi R, et al. Skull base reconstruction in the pediatric patient. J Neurol Surg B Skull Base 2018;79(1):81–90.

[17] Maniglia AJ. Indications and techniques of midfacial degloving:a 15-year experience. Arch Otolaryngol Head Neck Surg 1986;112(7):750–752.

[18] Howard DJ, Lund VJ. The midfacial degloving approach to sinonasal disease. J Laryngol Otol 1992;106(12):1059–1062.

[19] de Souza C. Atlas of Head & Neck Surgery. JP Medical Ltd; 2013.

[20] Fliss DM, Zucker G, Amir A, Gatot A. The combined subcranial and midfacial degloving technique for tumor resection:report of three cases. J Oral Maxillofac Surg 2000;58(1):106–110.

[21] Margalit N, Wasserzug O, De-Row A, Abergel A, Fliss DM, Gil Z. Surgical treatment of juvenile nasopharyngeal angiofibroma with intracranial extension: clinical article. J Neurosurg Pediatr 2009;4(2):113–117.

[22] Lee JT, Suh JD, Carrau RL, Chu MW, Chiu AG. Endoscopic Denker's approach for resection of lesions involving the anteroinferior maxillary sinus and infratemporal fossa. Laryngoscope 2017;127(3):556–560.

第 19 章　迷走神经刺激术

Oded Ben-Ari, Gilad Horowitz, Itzhak Fried, Dan M. Fliss

摘要

迷走神经刺激（VNS）适用于对药物治疗无效的癫痫患者。在全身麻醉下，左颈部切口暴露迷走神经，然后将电极放置在神经上并连接安放在胸前部的刺激器。该手术安全、耐受性好且有效。

关键词

迷走神经刺激，癫痫，难治性癫痫，癫痫控制

19.1　引言

尽管进行了最佳的抗癫痫药物治疗，但大约 1/3 的癫痫患者仍遭受难治性癫痫发作，或者他们将经历药物的不可接受的副作用。1997 年 7 月，美国食品和药品监督管理局（FDA）批准使用间歇性刺激左侧迷走神经作为辅助治疗，以降低 12 岁以上成人和青少年的癫痫发作频率，这些发作对抗癫痫药物不敏感。自那时起，VNS 被用作治疗药物难治性癫痫的有效疗法。在过去 10 年中，针对 12 岁以下儿童的适应证的详细阐述越来越受欢迎，越来越多的证据表明该程序是安全有效的。Coykendall 等得出结论，VNS 治疗对幼儿是安全的，据报道，在减少发作频率方面的疗效超过 50%。该手术耐受性良好，据报道并发症发生率较低。目前尚未就 VNS 的作用机制达成共识，但它很可能在多个部位发挥作用。电活动的交替同步和去同步可能反映了 VNS 在实现癫痫控制方面的作用机制。

19.2　术前评估及麻醉

术前静脉注射抗生素（第一代头孢菌素）。术中使用短效肌肉松弛剂。进行全身气管内麻醉。将患者置于仰卧位，放置肩垫，以允许头部伸展。将患者的头部转向右侧，消毒并覆盖手术区域（图 19.1）。

19.3　手术方法

在胸锁乳突肌前缘上方乳突和锁骨之间的中间位置，做一个小的水平左颈部切口（图 19.2）。暴露左侧颈动脉鞘，迷走神经位于颈动脉鞘内。在颈心神经分支下方和喉返神经分支上方暴露一段迷走神经 3cm（图 19.3）。应小心处理暴露的神经，并用血管环提起（图 19.4）。然后在迷走神经暴露段放置 3 个电极。应力释放环允许导线移动，避免电极或刺激器的牵扯。使用不可吸收缝线制作两个硅橡胶系紧装置，以将应力释放环固定到颈部筋膜上（图 19.5）。在锁骨正下方的胸部做一锁骨下皮肤袋（图 19.6）。将刺激器插入该袋中，并使用不可吸收缝线将其固定到筋膜上（图 19.7）。连接刺激器和电极的导线穿过一个皮下隧道，将两者连接起来。

19.4　术后处理

通常需要短暂的夜间住院治疗，在此期间观察

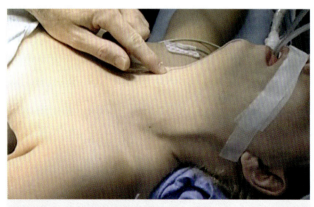

图 19.1　气管内麻醉，仰卧位头部伸展

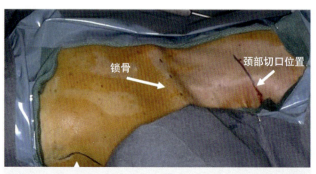

图 19.2　左侧颈部水平切口及锁骨下切口的位置及画线

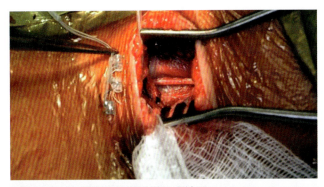

图 19.3　左侧颈动脉鞘暴露迷走神经 3cm

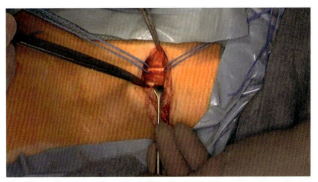

图 19.4　血管环抬起迷走神经

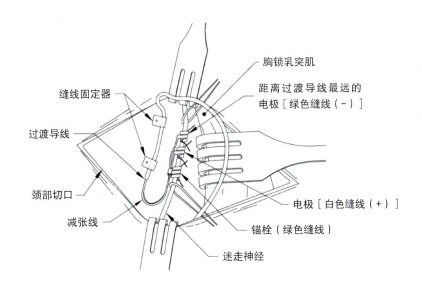

图 19.5　使用应力释放环和系紧缝线在迷走神经上放置电极

缝线固定器

过渡导线

颈部切口

减张线

胸锁乳突肌

距离过渡导线最远的电极［绿色缝线（－）］

电极［白色缝线（＋）］

锚栓（绿色缝线）

迷走神经

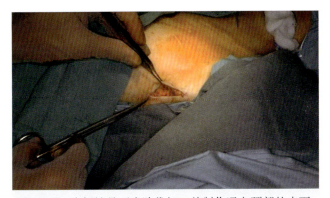

图 19.6　胸部锁骨下皮肤袋切口并制作通向颈部的皮下隧道

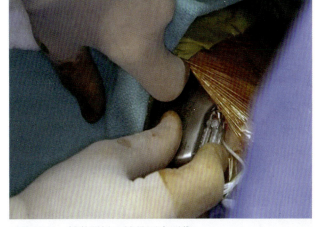

图 19.7　刺激器插入锁骨下皮下袋

患者的并发症。神经科医生仅在术后 2~4 周启动刺激器。

19.5　要点

a. 适应证：

　- 抗癫痫药物治疗难治性癫痫的辅助治疗。

　- 减少部分发作性癫痫的发作频率。

b. 禁忌证：

　- 一条迷走神经。

　- 声音嘶哑。

　- 心律失常。

　- 肺或呼吸紊乱。

　- 血管迷走神经性晕厥。

c. 并发症：

- 皮肤感染。
- 声音嘶哑或变声。
- 咳嗽。
- 喉痉挛。
- 声带麻痹。
- 恶心呕吐。
- 植入感染。
- 心率变化。

d. 术前特殊注意事项：

- 全身气管内麻醉。
- 抗生素和短效肌肉松弛剂。

e. 术中特殊注意事项：

- 颈部切口暴露迷走神经。
- 在神经上放置电极。
- 为刺激器创建锁骨下皮下囊袋。
- 为刺激器连接到电极的导线建立皮下隧道。

f. 术后特殊注意事项：

- 住院。
- 2~4 周后激活刺激器。

参考文献

[1] Milby AH, Halpern CH, Baltuch GH. Vagus nerve stimulation in the treatment of refractory epilepsy. Neurotherapeutics 2009;6(2):228–237.

[2] Patwardhan RV, Stong B, Bebin EM, Mathisen J, Grabb PA. Efficacy of vagal nerve stimulation in children with medically refractory epilepsy. Neurosurgery 2000;47(6):1353–1357, discussion 1357–1358.

[3] Saneto RP, Sotero de Menezes MA, Ojemann JG, et al. Vagus nerve stimulation for intractable seizures in children. Pediatr Neurol 2006;35(5):323–326.

[4] Alexopoulos AV, Kotagal P, Loddenkcmper T, Hammel J, Bingaman WE. Long-term results with vagus nerve stimulation in children with pharmacoresistant epilepsy. Seizure 2006;15(7):491–503.

[5] Helmers SL, Wheless JW, Frost M, et al. Vagus nerve stimulation therapy in pediatric patients with refractory epilepsy:a retrospective study. J Child Neurol 2001;16(11):843–848.

[6] Coykendall DS, Gauderer MW, Blouin RR, Morales A. Vagus nerve stimulation for the management of seizures in children: an 8-year experience. J Pediatr Surg 2010;45(7):1479–1483.

[7] Horowitz G, Amit M, Fried I, et al. Vagal nerve stimulation for refractory epilepsy: the surgical procedure and complications in 100 implantations by a single medical center. Eur Arch Otorhinolaryngol 2013;270(1):355–358.

[8] Mapstone TB Vagus nerve stimulation: current concepts Neurosurg Focus 2008;25:E9.

[9] Koo B. EEG changes with vagus nerve stimulation. J Clin Neurophysiol 2001;18(5):434–441.

第 20 章　小儿舌下神经刺激

Gillian R. Diercks,Christopher Hartnick

摘要

　　舌下神经刺激术是一种用于治疗难治性阻塞性睡眠呼吸暂停综合征（OSA）成人患者的新技术。虽然目前在儿童患者中的应用仅限于研究调查，但初步研究表明，对于扁桃体、腺样体切除术后仍有持续 OSA 的患有唐氏综合征的青少年和年轻成人来说，这项技术有可能减轻上气道阻塞。因此，本章将概述了舌下神经刺激器植入的一般原则和注意事项，并讨论用于儿童患者植入时的手术改进。

关键词

　　舌下神经刺激器，阻塞性睡眠呼吸暂停综合征，唐氏综合征

20.1　引言

　　舌下神经刺激器植入术是治疗 OSA 的一项新兴技术。刺激器是一种可植入的装置，它能感知呼吸的变化，并在吸气时向舌下神经的前支传递电脉冲。刺激颏舌肌和颏舌骨肌可导致伸舌，从而减轻对治疗有反应的患者夜间的上呼吸道阻塞（图 20.1）。

　　2011 年发表的初步研究表明，神经刺激疗法可以使患有重度 OSA 的成人在快速动眼期（REM）和非快速动眼期睡眠中的睡眠呼吸暂停指数（AHI）降低 50% 以上，并降低血氧饱和度。进一步实验在对刺激有反应的患者中进行了随机的、对照的治疗，发现在不使用神经电刺激治疗的情况下，AHI 显著增加，血氧饱和度也显著下降。有研究通过 36 个月的随访数据表明，81% 的患者每天使用，对神经刺激的耐受性良好。此外与基线测量值相比，随访 36 个月的多导睡眠监测图数据显示 AHI 显著降低（> 50%）。舌下神经刺激器（Inspire Medical Systems）目前已获得美国食品和药品监督管理局（FDA）的批准，可用于无法进行气道正压通气治疗或气道正压通气治疗失败，且无软腭水平的环状气道塌陷的 22 岁及以上的中重度 OSA 成人患者（15 ≤ AHI ≤ 65 事件 /h）。此外，符合条件的受试者在多导睡眠描记仪上的中枢呼吸暂停指数还应 ≤ AHI 总量的 25%。

　　虽然该器械仅被批准用于成人患者的商业使用，但 FDA 授予该器械的研究免责权，以便在 10~22 岁患有唐氏综合征（DS）和难治性重度 OSA 的青少年

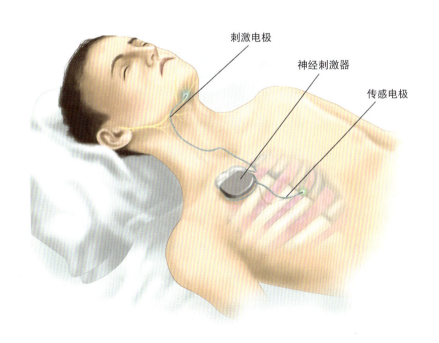

图 20.1　舌下神经刺激器是一种带有起搏器样脉冲发生器的植入式器械，可从放置在肋间肌之间的胸膜传感电极导线接收关于呼吸变化的输入。然后电脉冲刺激舌下神经的内侧支，导致颏舌肌激活和伸舌

和年轻成人中使用，这些患者在扁桃体、腺样体切除术（T&A）后对气道正压通气治疗无反应或无法长期坚持。与普通儿童相比，DS患者的OSA风险增加（30%~80% VS 2%~5.7%），部分原因是其独特的解剖和生理差异，包括肌张力降低、巨舌症、上颌骨发育不全和舌扁桃体肥大。高达67%的DS和OSA儿童在T&A后持续存在上呼吸道阻塞。对DS儿童中的舌下神经刺激器最初试点研究显示，在6~12个月随访跟踪中DS儿童的器械依从性和耐受性良好，生活质量改善，AHI显著降低（＞50%）。通过进一步研究，我们预期该器械将获批用于患有唐氏综合征的青少年和年轻成人，以及可能的其他特殊人群。

本章概述了必要的术前检查，并就如何在儿童中植入舌下神经刺激器提供了逐步指导。我们还强调了对手术技术的几项修改，有助于在更小的患者中放置刺激器。

20.2 术前评估及麻醉

与成人患者一样，舌下神经刺激器的成功植入首先要选择合适的患者。对于成人患者，在植入前不需要进行扁桃体、腺样体切除手术，舌扁桃体切除术，悬雍垂腭咽成形术，舌根消融术和其他减少疾病负担的外科手术。但患者不能忍受或不能对气道正压治疗反应时需要记录。在儿童和青少年中，由于扁桃体、腺样体切除术是治疗OSA的一线治疗，因此在考虑舌下神经刺激器植入前，应先手术切除腺样体和双侧扁桃体。对于扁桃体、腺样体切除术后持续严重OSA（$10 \leq AHI \leq 50$事件/h）的儿童，应尝试采用无创气道正压治疗残余病变。神经刺激器植入可能被考虑用于对无创气道正压治疗无反应或不能忍受治疗的儿童。所有考虑植入的儿童都应该在计划植入手术后6个月内，采用AASM儿科标准进行整夜诊断性多导睡眠监测评分。基线测量允许纳入中枢呼吸暂停或混合事件在总AHI中≤25%的重度OSA儿童。还需要测量身高和体重，以便排除严重肥胖的儿童，这可能是导致其持续疾病的一个重要因素。成年患者的体重指数（BMI）＞$32kg/m^2$与治疗无效相关,但儿童的这一指标尚未确定。在儿童中，通过疾病控制中心（CDC）BMI年龄增长图表计算

出的BMI百分比经常被儿科团体使用。我们将18岁以下儿童的第95百分位作为纳入我们研究试验的界限值。

所有受试者都应该进行面部骨骼、鼻腔、口腔和口咽的检查，以评估可能导致气道阻塞并易于纠正的解剖因素。所有儿童也应进行基础的舌部检查，以记录舌大小、静息位置和舌下神经功能。还应筛选所有受试者是否存在妨碍参与治疗的行为和沟通问题。在我们的研究中，儿童应能够与其护理人员沟通和定位任何不适来源。

对成人患者舌下神经刺激器的研究表明，在腭咽水平有环状气道塌陷的患者对治疗不太可能有反应。因此，需要药物诱导睡眠内镜（DISE）来评估包括软腭、口咽、下咽和喉部水平的阻塞模式。DISE的技术超出了本章的范围，但是团队的协作对于这个评估的成功是至关重要的。在手术过程中，患儿使用丙泊酚和/或右美托咪定镇静，直到达到足够的镇静来引发阻塞事件，且麻醉师应在评估期间保持该镇静状态持续存在。外科医生应该熟练内镜操作，并对上呼吸道塌陷的模式进行评估和分类。颌骨推挤动作前后都应进行塌陷评估。我们发现利用VOTE分类方案以一种系统的方式记录和交流气道检查结果是有用的。软腭无环状塌陷的患者可考虑植入。

除解剖和行为考虑外，还必须考虑患者的病史，以优化患者选择。例如，患儿有活动性心肺疾病，手术应推迟，因为他们需要进一步胸外科手术，这可能破坏脉冲发生器或相关的电极。随着MRI兼容的用于头部、腹部和四肢成像的新一代器械的出现，可能需要连续MRI的胆脂瘤等疾病过程不再是植入的绝对禁忌证。然而，需要考虑未来的成像，尤其是胸部成像，因为当前器械与胸部MRI不兼容。

在植入前，应对植入的风险和受益进行全面讨论。患者应了解手术风险，包括器械挤压的长期风险或需要取出器械的风险。还必须告知患者及其家属，大约10年后需要更换脉冲发生器电池，并且需要进一步手术。尤其是对于儿科人群，需要明确的是，缺乏长期数据来确定器械设置是否会随时间保持稳定。需要强调的是，为了使设备有效，患者和/或家属将需要每晚用遥控设备激活它。最后，患者

及其家属应了解，至少需要每年随访一次，以评估手术伤口和器械功能。

一旦决定进行手术植入，手术团队和设备就应该组装起来。舌下神经刺激器的每一个组成部分，包括传感电极导线、刺激器电极导线和脉冲发生器，必须具备两个，以便在需要时使用备用硬件。在我们的机构，在舌下神经刺激器的病例中，使用单独的神经监测团队进行神经剥离和袖套放置过程中对舌下神经进行肌电图（EMG）监测，并在植入完成后进行系统确认。

由于在神经剥离和袖套放置过程中进行了颏舌肌和舌骨舌肌的肌电图监测，因此不应限制患者的舌运动。因此，经鼻气管插管更优于经口气管插管。应避免长期使用麻痹药，以促进神经刺激。特别是对于患有唐氏综合征的儿童，应注意其体位，避免不必要的颈部操作，并尽量减少由于寰枢椎不稳定导致的颈部伸展。

20.3　手术方法

20.3.1　切口放置和准备

通常，刺激器通过右侧颈部和胸部的 3 个切口放置：一个在颏下前部，一个在胸大肌上方的锁骨下方，一个在第 4~6 肋间区。4cm 的横向颏下切口应比典型的下颌下入路切口更靠前，在舌骨水平或略高于舌骨（距离中线约 0.5cm）。第二个切口长4~5cm，应在胸大肌上、锁骨下 3 指宽处标记出脉冲发生器的大致轮廓，从该切口往下延伸，以确定

囊袋剥离的范围。最后，应在第 4~6 肋间标记一个5cm 切口，以便放置胸膜感应导联。我们发现，最好将肋间切口放置在乳头连线下面的前方，以帮助识别肋软骨连接处，在那里最好识别肋间内外缘，以便于分离平面。在胸腔较小的年幼儿童中，我们已经描述了通过单切口而不是两个单独的切口植入脉冲发生器和胸膜感应导联，以降低脉冲发生器挤压的风险。在这些较小的儿童中，我们还描述了胸膜感应导联的定位应位于一侧而不是中间，以降低心脏干扰的风险（图 20.2）。

切口应局部注射麻醉剂。

20.3.2　EMG 监测

我们倾向于在标记颈部切口后放置电极对舌肌肉组织进行 EMG 监测，以最大限度地减少患者移动可能导致监测电极移位的情况。使用 Prass 配对的18mm 电极。用纱布抓住舌头，向前外侧牵拉，暴露腹外侧表面和口底。第一个是传出通道，位于舌尖后 5cm 处，沿右舌腹外侧进入舌骨茎突舌肌，注意使电极针保持在黏膜下；第二个是传入通道，通过将电极倾斜到舌系带右侧的口底，在舌前后方约5cm 处，将通道放入颏舌肌（图 20.3 和图 20.4）。应注意避免损伤下颌下导管。在使用 tegaderm 固定电极导线之前，应创建冗余电极导线长度，以允许舌在没有电极移位的情况下移动。可以在磨牙之间放置牙卷，以保持张口位，防止电极移位，也有利于刺激过程中舌的活动（图 20.4）。还可以考虑监

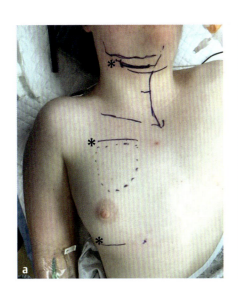
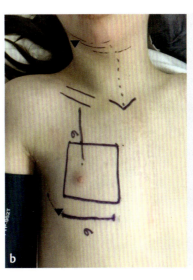

图 20.2　三切口入路（a）和两切口入路（b）。在三切口入路中，使用颏下、锁骨下和肋间切口（用 * 分界）。在两切口入路中（每个切口通过箭头识别），使用颏下切口放置刺激器电极导线，并通过相同的肋下切口放置脉冲发生器和胸膜传感电极导线

测面神经的下颌缘支，但这并不重要，因为下颌下腺解剖是在神经的上方和前方进行的。

20.3.3　备皮

使用碘伏消毒皮肤，然后使用无菌毛巾覆盖术野，随后在下颌骨下方用 Ioban 手术薄膜覆盖。然后在上方放置透亮无菌铺巾，以便舌部和电极的可视化。使用额外的无菌铺巾。切开皮肤前静脉注射抗生素。

20.3.4　传感电极导线放置

然后进行舌下神经解剖和传感电极导线的放置。用 15 号刀片切开皮肤、皮下组织和颈阔肌。由切口向上、向下于颈阔肌深面分离形成颈阔肌瓣。确定二腹肌的前腹，然后向下进行剥离，直至确定二腹肌肌腱并去除多于组织。在肌腱周围放置两个血管

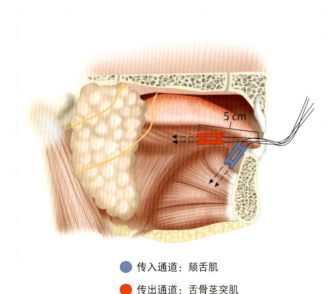

● 传入通道：颏舌肌

● 传出通道：舌骨茎突肌

图 20.3　肌电图（EMG）电位监测引线放置显示电极针插入舌腹外侧（舌骨茎突肌）和口底（颏舌肌）

阻断带，以便向前下回拉。在下颌下腺前下方切开筋膜束，以改善下颌下腺的收缩。Richardson 牵开器特别适用于牵开。下颌舌骨肌的后缘也被骨骼化，这样便于在剥离时将肌肉向前回拉，以暴露口底和舌下神经的前支（图 20.5）。然后使用精细的解剖器和双极电凝向前分离并剥离覆盖在舌下神经上的筋膜。应识别和仔细地分离细小的静脉，以防止术野出血。随着向前解剖，可以确定支配茎突舌肌和舌骨舌肌的舌下神经外侧支，并排除于导线袖套外。随着向前解剖，也可以确定支配颏舌肌和颏舌骨肌的舌下神经内侧支，并纳入作为电刺激的神经纤维（图 20.6）。应注意发出外侧和内侧分支的主要分叉点，并应使用肌电图监测来确定源自末期分叉点的外支神经纤维被排除。一旦排除了末期外侧分支，就可以使用直角解剖法围绕神经内支周围进行解剖，以在其下方创建一个隧道，使用另外的血管阻断带通过该隧道，用以帮助确认和回拉需纳入的分支（图 20.7）。然后位于分叉点前约 1cm 处环形剥离筋膜带，以便将刺激器电极硅胶袖套无阻力地放置在神经周围。

用成角镊展开和暴露刺激器电极袖套的外部硅胶瓣的前角。然后将直角解剖器穿过需纳入的神经分支下方并移除血管阻断带。用该直角解剖器抓住袖套的外露角，将其外侧翼小心地推进到神经下方。随着外翼片的推进，用成角镊小心地抬起电极袖套的较短内翼片的后部，以便将袖套放置在神经腹侧和下侧。然后释放外翼片并将其定位在较短的内翼片上。注意确保所包夹的所有分支与袖套接触良好。用血管导管在神经和袖套内侧翼之间注入无菌生理盐水（图 20.8）。然后电极在二腹肌下通过，用不可吸收缝线固定在肌腱的腹侧。

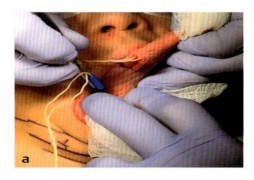

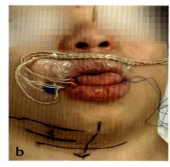

图 20.4　术中放置 EMG 导联的例子。注意左前外侧位于黏膜下表面（a）。导联应该有一些冗余，以允许在置入过程中舌头的活动（b）

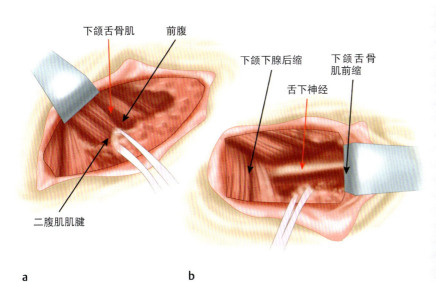

下颌舌骨肌　　前腹

下颌下腺后缩　　下颌舌骨肌前缩

舌下神经

二腹肌肌腱

a　　　　b

图 20.5　解剖标志，包括下颌舌骨肌、二腹肌前腹和下颌下腺。a.确认各标志。b.回拉各解剖标志以暴露舌下神经主干

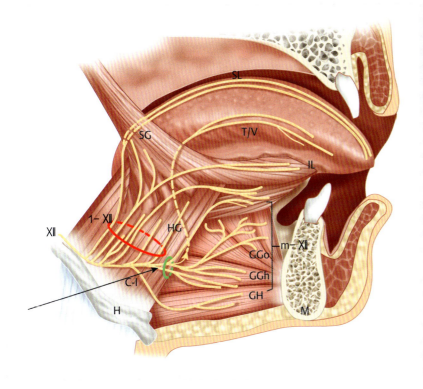

图 20.6　随着向前解剖舌下神经，支配茎突舌骨肌的外侧支应该被确认和排除。支配颏舌肌的大部分内侧支应该被包夹在刺激器电极袖套内。如果确认出支配颏舌肌的 C-1 分支，也可以被包夹在袖套中

用无菌生理盐水和杆菌肽溶液冲洗伤口。确切止血，然后将多余的电极导线放入下颌下腺囊袋中，使用无菌纱布保护电极导线并保持伤口清洁。

20.3.5　脉冲发生器囊袋放置

使用 15 号刀片切开锁骨下的皮肤和真皮层。然后使用单极电凝通过皮下脂肪和软组织延伸切口，直至分离出胸大肌浅表筋膜。使用钝性剥离创建覆盖该筋膜的囊袋，注意保持囊袋足够小，以便只容纳脉冲发生器和多余的电极导线；囊袋过度扩大可能导致脉冲发生器移位。然后是检查伤口并确切止血。最后用抗菌溶液冲洗伤口并包扎。

20.3.6　传感电极导线放置

如上所述，我们发现更靠前的肋间切口，允许识别肋软骨交界处，有助于确定肋间内肌和肋间外肌的边界，以便于在它们之间的平面中放置电极导

线。用15号刀片切开预先标记的切口部位，分离皮下组织，直至确定第5肋间隙和肋骨。识别肋软骨交界处有助于识别解剖平面。我们发现，可使用小型延展性牵开器以无损伤方式显露肋间平面。在解剖平面时，应注意保持位置平行并沿肋骨上方，以避免损伤神经血管束。然后用解剖器抓住胸膜传感电极，传感组件朝向胸膜，并推进到肋间隧道中（图20.9）。通常，肋间肌之间的平面是确定的，胸膜

传感电极导线向内侧推进。但是，在体形较小的儿童中，传感电极导线的内侧放置可能导致继发于心脏运动的伪影。在这些情况下，肋间肌之间的平面可以扩大，电极导线可以向外侧推进。我们发现胸膜感知不会应侧位放置而受损（图20.10）。然后使用不可吸收缝线将固定的和可移动的导线锚固到胸壁，注意在两者之间留下少量多余的导线，以缓解胸壁运动造成的任何压力。确切止血，冲洗伤口。

20.3.7 电极导线隧道

去除伤口填塞物，然后使用隧道装置将刺激和传感电极导线皮下穿过胸大肌上为脉冲发生器创建的囊袋。尽管器械制造商提供了一次性隧道工具，但我们发现该工具难以进行穿过软组织的操作。我们发现，市售的皮下隧道和输送工具，例如用于血管外科手术的工具，能更准确和快速地实现隧道放置。创建皮下隧道时，应注意避开可能导致电极触发或挤压风险增加的浅表位置。此外，在建立隧道之前应注意并保护血管结构，如颈外静脉。

20.3.8 脉冲发生器放置

将脉冲发生器引入磁场，然后将刺激和传感电

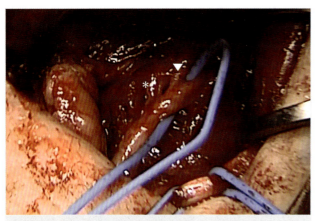

图20.7 舌下神经解剖显露神经主干、外侧支（*）、末期分叉点（箭头）和需在刺激电极袖套内的内侧支（被血管阻断带所套住）。在图像的下方还有另外两个血管阻断带在回拉二腹肌肌腱

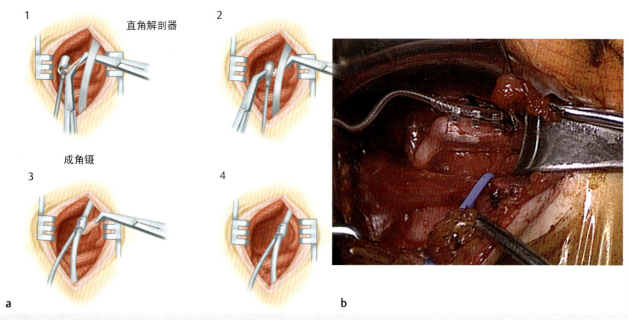

图20.8 a、b.舌下神经内侧支周围的袖套放置要求展开较长的外翼片并在神经下方穿过，较短袖套的内翼片需要小心地推进到神经的腹侧和下方。然后将外翼片小心地定位在内翼片上

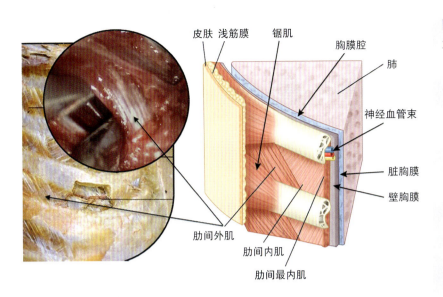

图 20.9　显示了内外肋间肌的方向和放置胸膜传感电极导线的解剖平面

皮肤　浅筋膜　锯肌　胸膜腔　肺　神经血管束　脏胸膜　壁胸膜

肋间外肌　肋间内肌　肋间最内肌

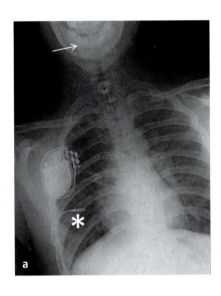

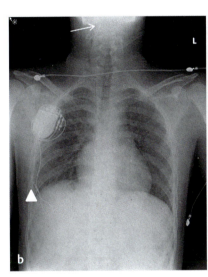

图 20.10　术后前后侧位片显示胸膜感应导联位于内侧（a，以＊指示），胸膜感应导联位于外侧（b，以三角形指示）。在这两张图中，刺激袖带在颏下区域可见，用箭头表示

极导线连接到脉冲发生器上各自的端口，并通过拧紧每个端口内的螺钉进行固定。应注意不要用手术器械抓住电极导线尖端。然后将多余的电极导线缠绕在器械背侧。一旦脉冲发生器和多余的电极导线被放入胸大肌上方的脉冲发生器囊袋内，这种定位将有助于保护电极导线免受损伤。然后使用穿过器械上缝合孔的不可吸收缝线将脉冲发生器悬挂在两个不同向量的胸大肌筋膜上。这是最大限度地降低脉冲发生器随时间发生迁移风险的必要操作（图20.11）。

20.3.9　设备测试

轻轻重新探查下颌下切口，以确认在电极导线

隧道和连接脉冲发生器的过程中，袖带没有从神经上脱落。然后将遥测装置穿过无菌套筒，并穿过手术区，放置在脉冲发生器上。逐渐增加电压，在肌电监测上验证伸舌和颏舌肌的激活，以及舌骨茎突肌的静止已被解除（图 20.12）。胸膜感知也得到了验证。将器械再次调回到 0.0V 并关闭。

20.3.10　切口闭合

取出所有伤口填塞。重新检查伤口、止血。然后以多层方式闭合每个切口。在儿童中，我们倾向于使用可吸收缝线进行表皮下缝合。不需要放置引流管。清洁皮肤，并将外科胶带贴在切口上。然后将加压敷料应用于每个切口部位。

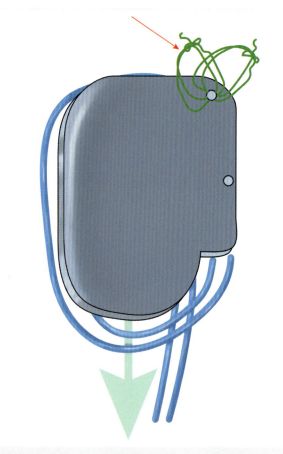

图 20.11 将脉冲发生器放入胸大肌筋膜浅部所形成的囊袋时，在脉冲发生器后面小心地绕圈。脉冲发生器悬挂在胸肌筋膜上，用两根永久性缝线固定

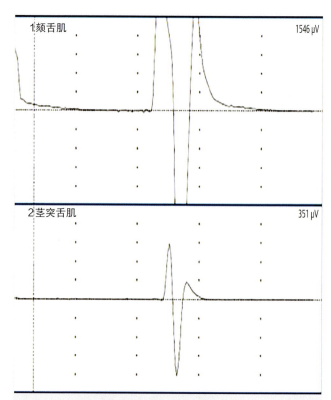

图 20.12 0.4V 刺激下的术中系统询问示例，显示了与包含分支激活（1546μV）相比的最小排除分支刺激（351μV）

20.3.11 术后处理

术后应立即进行便携式双位片（前后位和侧位）记录设备放置情况。这不仅有助于评估气胸，如果在肋间分离和传感电极导线放置过程中侵犯胸膜，气胸是一种潜在的术后并发症，而且还可以作为未来成像的参考，用于评估装置的移位（图 20.10）。术后将儿童置于悬吊带中，以防止手臂外展，在初始愈合阶段，可能导致脉冲发生器移位和胸壁血肿的发生。术后第一个月不建议手臂外展超过 45°。

所有患儿术后接受住院监护，特别是有重度 OSA 病史的患儿。应避免使用非甾体抗炎药，以降低术后出血的风险。根据我们的经验，手术耐受性良好，通常可以单独使用对乙酰氨基酚来治疗。大多数患儿在术后第 1 天出院。如果在手术期间保持无菌技术并且儿童术后不进行切口操作，则术后无

须使用抗生素。

计划术后 1~2 周进行术后随访，以评估手术部位的外观。

舌下神经刺激器在植入后 1 个月才能激活，以使伤口完全愈合。然后增加电压，测量装置。在我们最初的研究试验中，测量是在手术后 2 个月、6 个月和 12 个月的激活当天的夜间多导睡眠图中进行测量，并且向儿童提供在家使用的一系列电压设置。随着更多的儿童被植入，这个时间表可能会改变，可以探索电压范围，而不是固定电压。

20.4 要点

a. 适应证：
- 目前 FDA 尚未批准用于 < 22 岁的患者；儿童使用目前正在研究中。
- > 22 岁的成人。
- 中重度 OSA；15 ≤ AHI ≤ 65 事件 /h（成人标准），继发于中枢事件的 AHI ≤ 25%。
- 不能耐受气道正压通气治疗或依从性差。

– 软腭水平无环状气道塌陷。

b. 禁忌证：

– 目前 FDA 尚未批准用于 < 22 岁的患者；儿童使用目前正在研究中。

– 中枢性或混合性呼吸暂停占观察到的 AHI 的 25% 以上。

– 软腭水平环状气道塌陷。

– 神经功能障碍和上气道肌肉组织控制不佳的患者。

– 无法每晚操作遥控器来激活设备的患者。

– 预期寿命较短的患者。

– 已怀孕或计划怀孕的患者。

– 需要进行 MRI 检查的既存疾病的患者（允许使用新一代器械进行胸外包括四肢和颅脑 MRI）。

c. 并发症：

– 永久性或暂时性的下颌缘神经和舌下神经无力，舌头运动改变导致语言或吞咽改变。

– 气胸。

– 伤口相关：感染、瘢痕、出血、血肿或皮下积液形成、疼痛。

– 器械相关：对植入的器械或材料过敏或产生反应、植入物侵蚀周围组织或挤压、器械组件移动或断裂、无法刺激或需要逐渐增加电压、电池失效以及需要更换或取出器械、继发于 MRI 或外科手术的器械损坏。

d. 术前特殊注意事项：

– 仔细选择患者，包括对既存疾病和解剖结构的评价。

– 验证患者对 CPAP 不耐受或不依从。

– 术前多导睡眠监测，以验证患者符合 AHI 标准，以确定 OSA 质量和严重程度。

– 评估上呼吸道塌陷模式需要药物诱导的睡眠内镜检查。

– 患者能够以适当的沟通技巧参与治疗，患者或护理人员能够利用远程控制激活设备。

e. 术中特殊注意事项：

– 避免使用长效麻痹剂。

– 使用肌电图监测属颏舌肌和舌骨茎突肌，帮助识别刺激通路中包含的内侧神经分支。

– 验证是否排除舌骨茎突肌的任何晚期分支点。

– 在确定是否使用两切口与三切口入路以及胸膜传感电极导线的内侧与外侧推进时，考虑患者的体形。

– 轻柔操纵硬件，防止损坏脉冲发生器和电极导线组件。

– 固定每个组件，防止随时间发生移位。

f. 术后特殊注意事项：

– 获得术后影像学成像，以排除气胸并记录器械在颈部和胸部的初始位置。

– 加压包扎。

– 术后 1 个月避免右臂外展超过 45°。

参考文献

[1] Schwartz AR, Bennett ML, Smith PL, et al. Therapeutic electrical stimulation of the hypoglossal nerve in obstructive sleep apnea. Arch Otolaryngol Head Neck Surg 2001;127(10):1216–1223.

[2] Strollo PJ Jr, Soose RJ, Maurer JT, et al; STAR Trial Group. Upper-airway stimulation for obstructive sleep apnea. N Engl J Med 2014;370(2):139–149.

[3] Woodson BT, Soose RJ, Gillespie MB, et al; STAR Trial Investigators. Three-year outcomes of cranial nerve stimulation for obstructive sleep apnea: the STAR trial. Otolaryngol Head Neck Surg 2016;154(1):181–188.

[4] Diercks GR, Keamy D, Kinane TB, et al. Hypoglossal nerve stimulator implantation in an adolescent with Down syndrome and sleep apnea. Pediatrics 2016;137(5):e20153663.

[5] Diercks GR, Wentland C, Keamy D, et al. Hypoglossal nerve stimulation in adolescents with Down syndrome and sleep apnea. JAMA Otolaryngol Head Neck Surg 2017; In press.

[6] Holenhorst W, Ravesloot MJL, Kezirian EJ, DeVries N. Drug-induced sleep endoscopy in adults with sleep disordered breathing:technique and the VOTE classification system. Head Neck Surg 2012;23:11–18.

[7] Bowe SN, Diercks GR, Hartnick CJ. Modified surgical approach to hypoglossal nerve stimulator implantation in the pediatric population. Laryngoscope 2017;doi:10.1002/lary.26808.

第 21 章　舌扁桃体切除术

Sanjay R. Parikh, Craig Miller

摘要

对于伴有扁桃体肥大的阻塞性睡眠呼吸暂停综合征患者的一线治疗仍是腺样体扁桃体切除术。在腺样体扁桃体切除术后仍有持续性体征和症状的患者或临床上扁桃体较小的患者，可能需要处理其他阻塞部位。对于这部分患者，舌扁桃体切除术可以改善睡眠期间的舌根阻塞。本章概述了儿童患者舌扁桃体切除术的评估、适应证和技术。

关键词

舌扁桃体切除术，阻塞性睡眠呼吸暂停综合征，药物诱导睡眠内镜检查

21.1　引言

阻塞性睡眠呼吸暂停综合征（OSA）影响美国 1%~4% 的儿童。传统上，腺样体扁桃体切除术是治疗睡眠呼吸障碍或经多导睡眠监测证实的 OSA 的一线治疗方法。虽然有效，但研究表明，超过 20% 的儿童在腺样体扁桃体切除术后会有持续性阻塞性睡眠呼吸暂停。已经确定许多 T&A 术后持续性阻塞性睡眠呼吸暂停的患者合并有危险因素，如肥胖、颅面畸形、21- 三体综合征和其他伴随咽部肌张力降低的综合征。此外，已证实阻塞性睡眠呼吸暂停综合征儿童有很大可能引起颈部淋巴结肥大，较腺样体、扁桃体肥大更为明显。持续阻塞性睡眠呼吸暂停儿童的治疗具有挑战性，且不同医疗机构之间存在很大差异。最初的干预措施和管理策略包括减肥、CPAP、内科治疗（即鼻腔类固醇激素）和重建睡眠的手术治疗。

对于 T&A 术后仍伴有阻塞性睡眠呼吸暂停的儿童，二期手术的选择取决于采用多种方式评估阻塞部位。颈部侧位软组织 X 线片可用于评估腺样体复发。CT、MRI 和动态 MRI 已被用于评估舌扁桃体肥大或异常的腭部。清醒状态下鼻咽镜检查可能有助于发现有无舌扁桃体肥大或舌根后坠；然而，在儿科人群中可能无法获得准确的评估。药物诱导睡眠内镜检查（DISE）是一种新的诊断工具，用于评估药物诱导睡眠状态下的上呼吸道阻塞。DISE 使外科医生能够对梗阻部位进行实时评估，以便进行相应的指导性干预。研究表明，儿童在 DISE 期间气道阻塞的发生与呼吸暂停低通气指数（AHI）和血氧饱和度（SPO_2）降低有关。本机构使用一种经过验证的量表来评估，称为 Chan-Parikh 量表。该量表评估 5 个层面的梗阻，并对每个层面梗阻程度进行 4 分制的评分。这 5 个层面是腺样体、软腭、咽侧壁、舌根和声门上。

21.2　手术指征

对于在扁桃体、腺样体切除术后仍有阻塞性睡眠呼吸暂停症状的儿童，或扁桃体和腺样体无明显肥大的儿童，可采用 DISE 导向手术来确定梗阻部位并进行适当的干预。多项研究表明，舌扁桃体肥大是儿童腺样体腺样体扁桃体切除术后持续性阻塞性睡眠呼吸暂停的最常见解剖学原因。舌扁桃体肥大可以通过包括动态 MRI、CT 和 DISE 在内的多种方式证实。当 DISE 发现舌扁桃体肥大时，可以使用多种技术进行舌扁桃体切除术来治疗舌扁桃体肥大。下面将介绍我们的标准化手术技术，用于接受 DISE 导向手术的舌扁桃体肥大患者。

21.3　手术方法

在手术前，患者在他们的家庭或护理人员陪同下，进行全面病史询问和体格检查，寻找危险因素和可能的阻塞部位。大多数准备接受舌扁桃体切除术患者，以前都做过 T & A 或体检发现扁桃体无明显肥大。治疗方案应进行讨论，包括如上所述的观察，保守干预（减重，CPAP 等）和手术干预。如果术前没有影像学证明舌扁桃体肥大，就应该考虑药物诱导下睡眠内镜检查的作用，包括寻找阻塞部位和选择外科干预措施：腺样体再次切除术、舌扁桃体切除术或声门上成形术。舌扁桃体切除术的风险包括出血，舌血管和神经损伤，疼痛，瘢痕，再次手术，以及周围组织结构的损伤。签署知情同意书，并开

始执行术前准备。

患者被带到手术室,并且通常在吸入麻醉剂诱导麻醉后开放静脉通道。在我们的机构,采用静脉给予丙泊酚开始麻醉诱导。其他机构可能更倾向于使用右旋美托咪定。与麻醉师进行良好的沟通是至关重要的,这样双方就能了解纤维喉镜和支气管镜检查的目的和计划,以及根据可能发现的情况制订应急计划。

一旦达到稳定的麻醉水平,患者保留自主呼吸,

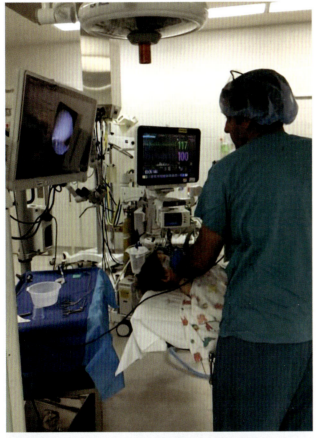

图21.1 手术室内行药物诱导下睡眠内镜检查技术

但不会对内镜操作通过的范围刺激做出反应,则开始评估评分系统中提到的5个层面,以及检查气管和近端支气管。图21.1演示了进行睡眠内镜检查的技术。患者确诊舌扁桃体肥大后,退出内镜,并对患者进行经鼻插管,以便充分暴露手术部位。图21.2显示了DISE过程中观察到的不同程度的舌扁桃体阻塞,可以通过一个经过验证的Chan-Parikh分级以0~3进行分级。

使用Lindholm喉镜或Mcivor开口器,暴露舌扁桃体,并使用30° Hopkins内镜进行可视化。可以使用Mcivor和Mayo支架,或者路易臂和悬浮台将患者置于悬浮操作台上,以进行喉镜检查(图21.3和图21.4)。在我们的机构中,设置切割凝血电极在消融状态,电极向下压迫舌扁桃体组织以消融深层的肌肉组织,注意不要损伤肌肉或舌骨会厌韧带,它位于会厌舌骨部分底部的中线。如果发现扁桃体组织在舌基底侧部比在中线处更少,就进行横向切除(图21.5和图21.6)。

确定消融所有淋巴组织并且确切止血。患儿解除悬浮体位,移除开口器及喉镜,患者交给麻醉团队并在复苏稳定时拔除气管插管。

21.4 避免并发症

舌扁桃体切除术是一个相当简单和安全的操作;但是,仍应采用一定预防措施以确保最佳的预后。为了安全,防止对面部皮肤和眼睛的伤害,术者使用手术巾和巾钳包头,就像有些传统的扁桃体切除手术那样。关于技术方面,仅消融扁桃体组织而不损伤肌肉组织非常重要。当仅切除扁桃体组织而对周围组织损伤最小时,患者可以快速恢复且相对无

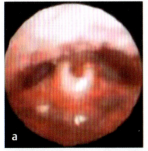
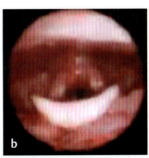
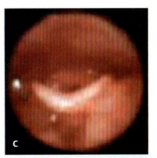
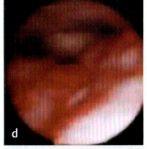

图21.2 不同阻塞程度的舌根部内镜图像。0级(a),1级(b),2级(c),3级(d),每张图片的分级都是经过验证的Chan-Parikh分级

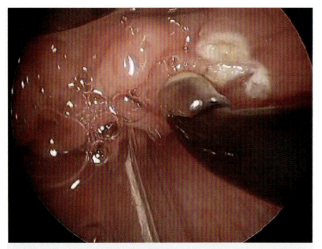

图21.3 开口器置入时舌扁桃体肥大患者的内镜图像

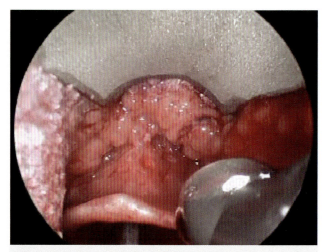

图21.4 喉镜下舌扁桃体肥大的内镜图像

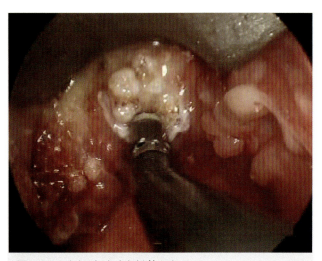

图21.5 电极消融舌扁桃体组织

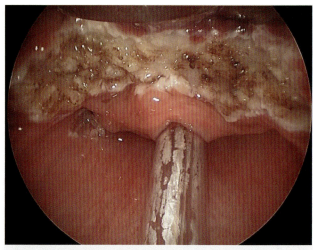

图21.6 电极消融后的扁桃体组织

痛。但是，如果舌体肌肉受损，那么患者对阿片类药物的需求会增加，对阻塞性睡眠呼吸暂停患者而言会延长恢复时间。当使用电极进行消融时，恰当的技术可以减少对舌扁桃体周围组织的损伤。使用电极可能是具有挑战性的，并且需要经历学习曲线以获得最佳运用。外科医生应确保充足的冲洗，以避免设备堵塞。为了避免对深部组织的损伤，电极应在组织的表面游离层中运动，而不是深入切割。电极在组织上均匀地运动，而非固定位置保持不动，也有助于防止管道阻塞。外科医生意识到手术持续时间以及患者保持悬浮的时间也很重要。术后舌的感觉异常和麻木会使恢复更加困难，也可能导致影响呼吸的舌组织肿胀。

围术期患者经气道给药使用类固醇激素，通常为0.5mg/kg的地塞米松，最大剂量为8mg。这不仅改善了可能的气道肿胀，而且有利于术后控制疼痛，术后早期进食，并预防恶心和呕吐。

21.5 术后护理

患者通常需要术后镇痛，以确保足够的经口进食。术后出血的风险低于传统的扁桃体切除术患者，因此鼓励术后使用酮咯酸和非甾体类抗炎药。为了确保足够的基础疼痛控制，患者交替使用对乙酰氨基酚和布洛芬，并且每3h使用一次羟考酮用于止痛。

大多数患者在术后第1天出院；然而有些患者可能需要延长住院时间，例如术后进食障碍。通常建议患者在手术后柔软、凉爽、清淡饮食，易于吞咽，痛苦更小。

21.6　要点

a. 适应证：

- 腺样体扁桃体切除术后难治性阻塞性睡眠呼吸障碍。
- 腭扁桃体及腺样体无明显肥大的阻塞性睡眠呼吸暂停儿童患者。
- 内镜明确舌扁桃体肥大或经药物诱导睡眠内镜、动态 MRI 或 CT 明确的阻塞。

b. 禁忌证：

- 显著的出血风险或这种病史（相对禁忌证）。
- 未经治疗的腺样体或腭扁桃体梗阻。

c. 并发症：

- 出血（术中和术后）。
- 舌血管和神经损伤。
- 疼痛。
- 瘢痕。
- 需要再次手术。
- 对周围组织结构的损伤（嘴唇、牙齿、牙龈或舌头）。

d. 术前特殊注意事项：

- 一般气管插管麻醉。
- 外科医生倾向性的预防性应用抗生素。
- 气道应用类固醇激素（0.5~1mg/kg，地塞米松静脉推注）。

e. 术中特殊注意事项：

- 包头用于保护面部和眼睛。
- 如果使用喉镜，注意保护牙齿。
- 注意避免损伤舌的血管和神经，以及舌会厌韧带。
- 电极的均匀、平滑运动，防止堵塞。

f. 术后特殊注意事项：

- 术后镇痛，鼓励早期经口进食。
- 低出血风险，因此鼓励适当使用非甾体抗炎药。
- 适量使用阿片类药物，以避免术后嗜睡和气道阻塞。
- 术后 24h 持续类固醇应用。
- 术后柔软、凉爽、清淡饮食。

参考文献

[1] Rivero A, Durr M. Lingual tonsillectomy for pediatric persistent obstructive sleep apnea: a systematic review and meta-analysis. Otolaryngol Head Neck Surg 2017;157(6):940–947.

[2] Parikh SR, Sadoughi B, Sin S, Willen S, Nandalike K, Arens R. Deep cervical lymph node hypertrophy: a new paradigm in the understanding of pediatric obstructive sleep apnea. Laryngoscope 2013;123(8):2043–2049.

[3] Dahl JP, Miller C, Purcell PL, et al. Airway obstruction during drug-induced sleep endoscopy correlates with apnea-hypopnea index and oxygen nadir in children. Otolaryngol Head Neck Surg 2016;155(4):676–680.

[4] Chan DK, Liming BJ, Horn DL, Parikh SR. A new scoring system for upper airway pediatric sleep endoscopy. JAMA Otolaryngol Head Neck Surg 2014;140(7):595–602.

[5] Miller C, Purcell PL, Dahl JP, et al. Clinically small tonsils are typically not obstructive in children during drug-induced sleep endoscopy. Laryngoscope 2017;127(8):1943–1949.

[6] Durr ML, Meyer AK, Kezirian EJ, Rosbe KW. Drug-induced sleep endoscopy in persistent pediatric sleep-disordered breathing after adenotonsillectomy. Arch Otolaryngol Head Neck Surg 2012;138(7):638–643.

[7] Steinhart H, Kuhn-Lohmann J, Gewalt K, Constantinidis J, Mertzlufft F, Iro H. Upper airway collapsibility in habitual snorers and sleep apneics: evaluation with drug-induced sleep endoscopy. Acta Otolaryngol 2000;120(8):990–994.

[8] Rabelo FA, Braga A, Küpper DS, et al. Propofol-induced sleep:polysomnographic evaluation of patients with obstructive sleep apnca and controls. Otolaryngol Head Neck Surg 2010;142(2):218–224.

[9] Abdel-Aziz M, Ibrahim N, Ahmed A, El-Hamamsy M, Abdel-Khalik MI, El-Hoshy H. Lingual tonsils hypertrophy; a cause of obstructive sleep apnea in children after adenotonsillectomy: operative problems and management. Int J Pediatr Otorhinolaryngol 2011;75(9):1127–1131.

[10] Prosser JD, Shott SR, Rodriguez O, Simakajornboon N, Meinzen-Derr J, Ishman SL. Polysomnographic outcomes following lingual tonsillectomy for persistent obstructive sleep apnea in Down syndrome. Laryngoscope 2017;127(2):520–524.

第 22 章　扁桃体切除术和腺样体切除术

Marisa Earley, Max M. April

摘要

　　本章旨在回顾扁桃体、腺样体解剖学特点，手术技术，围术期注意事项。

关键词

　　扁桃体切除术，扁桃体囊内切除术，腺样体切除术，阻塞性睡眠呼吸暂停综合征

22.1　引言

　　扁桃体切除术、腺样体切除术是小儿耳鼻咽喉手术中最常见的手术。两个手术操作可以单独进行也可以一并切除。腺样体切除术适用于鼻阻、复发性或慢性鼻窦炎、慢性分泌性中耳炎、闭塞性鼻炎、张口呼吸以及张口呼吸引起的腺样体面容。扁桃体联合腺样体切除术的常见病因，是反复发作性扁桃体炎及链球菌感染相关性扁桃体炎。但在 20 世纪 80 年代之后，随着抗生素的使用，扁桃体联合腺样体切除术越来越少。随着感染性因素造成的扁桃体联合腺样体切除术减少，阻塞性睡眠呼吸暂停综合征成了新的扁桃体联合腺样体切除术的手术指征。1987 年首次报道了由于扁桃体肥大合并腺样体肥大引起的阻塞性睡眠呼吸暂停综合征。扁桃体的手术方式不断改进，在过去 20 年中，扁桃体部分切除术、扁桃体剥离术、扁桃体挤切术是主要手术方式。

　　随着技术的进步，目前针对于扁桃体切除术、显微腺样体切除术有许多新的技术手段：腺样体切除可采用刮除、电凝吸切、显微电动吸切和低温消融术。扁桃体全切除术的手术方式有低温切除术、电刀切术、低温消融术、等离子消融术以及其他技术。通过使用显微电动吸切器、低温消融或激光等手段，扁桃体部分切除术已从"切除足够的扁桃体组织"发展到"切除更多扁桃体组织直至扁桃体柱（即囊内扁桃体切除术）"。

22.2　术前评估和麻醉

　　在术前通过填写外科术前出血风险调查表（图 22.1）来确定术前是否需要完善相关血液检查。如果调查表提示有出血的风险，则应完善全血细胞和血小板计数、凝血功能检查，反之，则不需要完善上述检查。

　　在评估儿童是否患有 OSA 时，结合病史以及相关体格检查是非常重要的。如果体格检查与既往病史相对应，则可不完善多导睡眠呼吸检测。多导睡眠呼吸检测可以用于肥胖患儿、腺样体面容患儿、唐氏综合征患儿、2 岁以下的 OSA 患儿以及病史体征不符的患儿。此外，有些情况下，父母希望在考虑手术之前进行正式的睡眠监测以确认诊断。

　　对于唐氏综合征患儿，在术前应该通过颈椎侧位片来评估寰枕区的情况降低手术的风险。

　　术前与麻醉师的沟通非常重要。睡眠呼吸暂停综合征手术术中和术后麻醉用药非常严谨。例如，术中若使用电刀，应在整个手术过程中将氧浓度控制在 29% 以下，以防术中气道着火。一旦开始静脉注射，就给予地塞米松 0.5~1mg/kg，最大剂量 10~12mg/kg。扁桃体及腺样体手术很少使用抗生素，除非是急性感染、扁桃体周围脓肿引起的扁桃体切除术或与链球菌感染相关的儿童自身免疫性疾病和神经精神疾病（Pediatric Autoimmune and Neuropsychiatric Disorders Associated with Streptococcal Infection，PANDAS）。

22.3　手术方法
22.3.1　腺样体切除术

- 腺样体切除手术方式有很多种，我们这里主要介绍的是腺样体射频消融术以及后来的利用有动力系统的电动吸切器进行腺样体切除术。

- 患者若进行腺样体切除合并扁桃体切除术，在手术行全身麻醉及插管后将气管插管（ETT）固定在中线至下唇（图 22.2）。

- 当单独行腺样体切除术或联合鼻甲手术时，可以使用喉罩（LMA）（图 22.3）。

- 在鼻腔放置红色橡胶导管之前使用羟甲唑林减充血剂，可以有效缓解橡胶管引起的鼻塞（图 22.4）。

患者姓名：_____　　　　出生日期：_____

母亲姓名：_____　　　　父亲姓名：_____

1. 个人史：

是　否　1. 患者是否进行过鼻腔手术、外伤、缝合？

是　否　2. 如果有相关上述病史，治疗中或者治疗后是否有过失血过多？

　　　　鼻腔经过了什么具体的操作？ _____

是　否　3. 与正常情况相比，是否容易出现瘀血、瘀斑？

是　否　4. 男性患者，在既往包皮手术之后是否有失血过多的情况发生？

是　否　5. 患者是否有过反复自出血病史？

是　否　6. 患者在拔牙、智齿手术或者学龄期乳牙脱落后，是否有失血过多情况发生？

是　否　7. 患者是否有以下用药史？　　　　　　　　　　A. 阿司匹林　　　是　　　否

　　　　　　　　　　　　　　　　　　　　　　　　　　B. 布洛芬制剂　　　是　　　否

　　　　　　　　　　　　　　　　　　　　　　　　　　　（如美林、止痛剂等）

　　　　　　　　　　　　　　　　　　　　　　　　　　C. 抗组胺药　　　　是　　　否

是　否　8. 是否有经期月经量过多？

2. 家族史：

是　否　1. 家族中的女性（妈妈、姐妹、奶奶、外婆），是否有经期月经量过多、补充铁剂或者输血史？

是　否　2. 家族中是否有反复出血已达重症或者需要输血治疗？

是　否　3. 家族中是否有拔牙、智齿手术或者学龄期乳牙脱落后，失血过多情况发生？

是　否　4. 家族中成员是否有过输血史？ 输血人：_____

　　　　输血的原因：_____

是　否　5. 家族中是否有被称为"易出血的"？

是　否　6. 家族中是否有过扁桃体切除手术、分娩或者其他手术之后出血过多的情形？

是　否　7. 家族中是否有血液系统疾病如：血友病、血管性血友病、血小板减低症、特发性血小板减低症？

　　　　患病者：_____　　　诊断：_____

是　否　8. 家族中是否有危险因素暴露史？

3.

1. 如果上述问题所有都是"否"，患者术前只需完善全血细胞检查及血小板计数检查。

2. 在个人史中，第 2 个问题回答"是"，其他所有问题都是"否"，患者术前只需完善全血细胞检查、血小板计数、凝血酶原时间、活化部分凝血活酶时间。*患者术前两周应停止使用阿司匹林、布洛芬制剂。

3. 在家族史中任何一个问题答案是"是"，完善血液相关检查前应该由血液科医生评估。

4. 如果上述任何一个问题都是"否"，但是血常规、血小板异常，应由血液科医生评估。

患者或者法定监护人签名：_____　　　日期：_____

医生已审阅患者记录病史资料。医生签名：_____　　　日期：_____

图 22.1　外科术前出血风险调查表

- 将患者置于垂头仰卧位，垫肩伸展颈部，用手术铺巾覆盖头部以保护面部和眼睛（图 22.5）。
- 用有角度的鼻内镜观察腺样体组织；明确腺样体组织的范围，避免损伤两侧的咽鼓管圆枕和上方犁骨（图 22.6）。

- 射频刀头的末端 2~3cm 可弯曲至 90°。
- 功率设定在 30~35W 之间。
- 将射频刀头埋在组织中并凝固，直到组织变白并消融。
- 从后鼻孔开始消融，直至腺样体最低处。

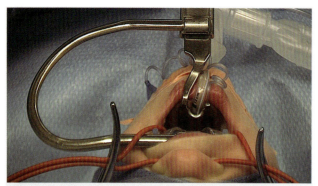

图 22.2　正确放入开口器充分暴露舌根部，气管导管固定在开口器的中线位置。红色的橡胶导管经鼻腔插入，在口腔外进行外固定

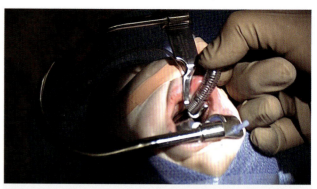

图 22.3　在腺样体切除术中，若使用喉罩（LMA）呼吸，在放置开口器之后需将喉罩轻轻地往回拉，以便于通气

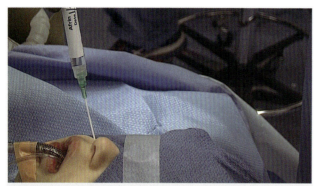

图 22.4　鼻腔局部使用羟甲唑林

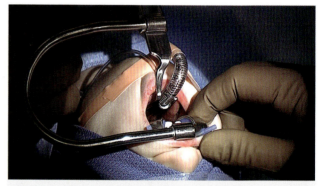

图 22.5　洞巾遮挡眼部和面部

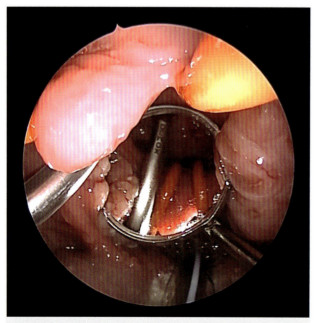

图 22.6　有角度的鼻内镜用于观察腺样体，红色的橡胶导管保护软腭

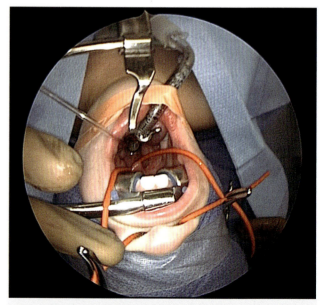

图 22.7　术中红色橡胶导管固定的软腭逐渐回缩，用无名指暂时固定弯钳，以便在术中更好地暴露

- 另外一种方法是用 RADenoid 40 吸切刀头刨除腺样体，在震荡模式下设置 1500r/min，术者用无名指轻压弯钳，进一步抬高软腭（图 22.7）。在使用吸切器时，一定要注意鼻咽部的角度，避免损伤（图 22.8）。
- 刨除腺样体下极时避免太深，特别是侧面咽鼓管圆枕刨除过深可能导致出血过多。使用吸切器进行腺样体手术的优势在于：可以保留腺样体下极边缘组织，以避免出现术后腭咽功能不全。在口腔中移动吸切器时使用内镜遮挡暴露的刀头，可以避免吸切器的吸力对悬雍垂及软腭的损伤（图 22.9）。在吸切器切除腺样体之后，用 1~2 块羟甲唑林浸润的可吸收海绵填塞鼻咽部。使用烧灼器以 20W 的低功率进行术后止血。腺样体吸切术后 1 年的病例见图 22.10。

22.3.2 扁桃体全切术

- 患儿全麻下手术，插管后将气管插管（ETT）固定

在中线至下唇处。
- 有多种术式可供选择，包括单极的烧灼技术（视频 22.1）、低温消融术、等离子消融术（视频 22.2）、超声刀手术和激光手术。
- 将患者置于罗氏卧位（垂头仰卧位），耸肩伸展颈部，用蓝色手术洞巾覆头部以保护面部和眼睛。
- 将开口器放置于口腔中，避免损伤嘴唇、牙齿、舌头和咽部，保持气管插管（ETT）位置居中。
- 将开口器放置于一次性无菌铺单上。
- 每个鼻孔内滴入 0.5mL 羟甲唑林，以保持鼻腔通畅，减少腺样术后出血的风险（图 22.4）。
- 观察悬雍垂，对黏膜下裂隙、腺样体肥大程度、咽后壁进行触诊。
  - 如果触诊有黏膜下裂隙、软腭短小（无法触及咽后壁），考虑腺样体切除术中，适当留下部分腺样体边缘组织，降低术后产生腭咽功能不全（VPI）的风险。
- 经鼻放置红色橡胶导管，在口外进行固定。红色橡胶导管不要固定太紧，避免造成软腭和悬雍垂水肿（图 22.5）。
- 用组织钳夹住扁桃体中上极，应用牵引中下极产生张力。
- 用高频电刀从扁桃体中部以曲线向上划切开扁桃体

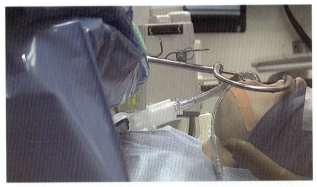

图 22.8 要一直观察患者的角度，确保吸切器的刀面在切除腺样体时避免将下极切除过深

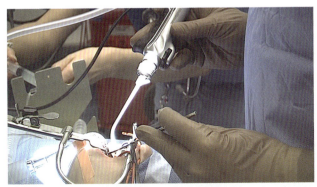

图 22.9 内镜用来遮挡吸切器刀面，以减少吸切器的吸引力对口腔结构的损伤，特别是悬雍垂

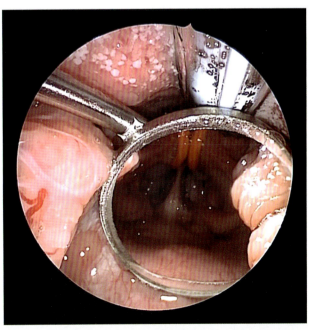

图 22.10 腺样体术后 1 年，可以观察到腺样体全部切除，鼻咽部愈合良好

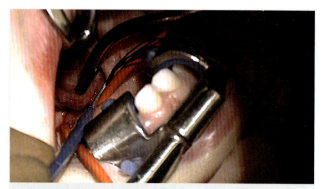

图 22.11　弯曲的吸切器刀头位于左侧扁桃体上极，用扁桃体剥离子将悬雍垂压向旁侧。手术要点是要从扁桃体最上极开始进行解剖

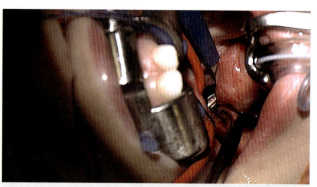

图 22.12　经验丰富的术者更善于先切除左侧扁桃体组织，将扁桃体剥离子放在左侧扁桃体后方更容易减少术中出血，这种向后牵拉的缺点是容易导致解剖深度过深

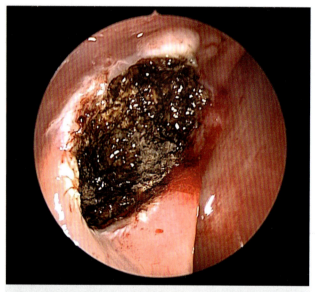

图 22.13　抽吸和烧灼是为了减少出血以及抚平手术创面。需要注意的是，在扁桃体上极进行烧灼时需取出红色橡胶导管，以便充分暴露，减少对扁桃体前、后柱的损伤

前柱，继续在扁桃体最上方内侧切开。

- 使用最低设置参数，减少热损伤（12~15W）。
- 用高频电刀进行解剖，划清扁桃体周围界限组织。
- 其他的手术器械包括手术刀、等离子刀和超声刀。
- 调整扁桃体牵引起来的位置，根据需要，可以重新抓取扁桃体，调整位置。充分暴露无血管的疏松网状组织，继续烧灼并剥离组织，烧灼过程中应适度，避免组织烧焦。
- 将扁桃体从扁桃体窝及后柱里分离出来。
- 在受控的方向向下横切，避免扁桃体最下方撕脱。
- 进行扁桃体窝内止血，用高频电刀烧灼大血管。用

脚踏控制尽量减少高频电刀对正常组织软腭和悬雍垂的热损伤。

- 对侧扁桃体用同样的方法。手术结束后取出开口器，再次提拉扁桃体窝，确认没有出血。

22.3.3　动力系统囊内扁桃体切除术及腺样体切除术

- 手术视频（视频 22.3a、b）。
- 患儿全麻下手术，插管后将气管插管（ETT）固定在中线至下唇处。
- 将患者置于罗氏卧位（垂头仰卧位），耸肩伸展颈部，用蓝色手术洞巾覆头部以保护面部和眼睛。
- 使用装有 RADenoid 刀头的吸切器，在震荡模式下设置 1500r/min。
- 用扁桃体拉钩牵拉扁桃体前柱。
- 起始位置为扁桃体窝顶端上极（图 22.11）。
- 用吸切器的钝端保护扁桃体后柱。
- 对于初学者和经验不足的术者，使用（与手术侧）同侧手持吸切器更加安全，以避免切割过深。
- 随着经验的增加，用对侧手切除扁桃体组织更容易（图 22.12）。
- 切除淋巴组织后，组织颜色会发生变化。在接近深面的扁桃体被膜时，需注意其深面的组织不再是淋巴组织。
- 止血的方法是通过高频电刀进行电烧灼（设置在15~25W），首先烧灼扁桃体窝下方的 3/4，保留扁桃体上窝的 1/4，直到红色橡胶管被移除。
- 如果在扁桃体切除前用吸切器进行腺样体切除并进

行填塞，此后需取出填塞物并对鼻咽部进行烧灼止血。

- 当鼻咽部无出血时，取出红色橡胶管，充分暴露扁桃体窝上极。
- 用脚踏控制烧灼器，使术者在扁桃体窝上方进行烧灼，不需要遮挡吸引口，减少对悬雍垂的热损伤。
- 对扁桃体窝及鼻咽部进行吸引烧灼，减少术后复发的可能性（图 22.13）。
- 用冰生理盐水冲洗鼻咽部和口咽部，减少术后并发症及术后不适感。
- 在手术室拔管前，可以清理胃肠道内容物，如果麻醉师需要，可以放置胃管。

22.4　术后处理

如果有严重睡眠呼吸暂停（呼吸暂停低通气指数＞10 或者血氧饱和度＜80%）、颅面畸形、出血、年龄＜2 岁或者有必要入院的基础疾病，需要留院观察。

根据是否进行扁桃体包膜内切除术或者扁桃体全切术，在 PACU 监测的时间长短可能有差异。

对乙酰氨基酚［15mg/（kg·d），最大剂量不超过 75mg/（kg·d）］和布洛芬［10mg/（kg·d），最大剂量不超过 400~600mg/ 次］术后交替使用。当疼痛严重时，许多外科医生也会使用麻醉药品，如羟考酮每次 0.1~0.15mg/kg，Q6h。

扁桃体全切术后 2 周流质饮食，避免剧烈运动。

如果是扁桃体包膜内切除术，饮食和运动都不受限制。术后要加强水分摄入，术后由于疼痛患儿可能会减少水的摄入，但足量水摄入利于术后恢复以及预防术后出血的风险。如果父母不能督促足量水分摄入，或者是疼痛剧烈，建议留院观察。

22.5　要点

a. 适应证：
- 阻塞性睡眠呼吸暂停综合征。
- 睡眠呼吸障碍。
- 慢性扁桃体炎、咽炎。
- 吞咽困难。
- 伴有口疮性口炎、咽炎、颈部炎症的周期性发热综合征。

- 链球菌感染。
- 除外恶性肿瘤。
- 淋巴组织增殖性疾病。
- 单侧扁桃体肥大。

内生性扁桃体可考虑扁桃体全切术，外生性扁桃体可考虑扁桃体包膜内切除术。

b. 禁忌证：
- 腭隐裂（黏膜下腭裂）。
- 未干预的出血性疾病。
- 牙关紧闭症。
- 相对禁忌证：近期上呼吸道感染。

c. 并发症：
- 出血（原发性出血或迟发性出血）。
- 脱水。
- 腭咽功能闭合不全。
- 口唇、牙齿、舌头、咽部损伤。
- 声音改变。
- 口咽部狭窄。
- 味觉改变。
- 术后肥胖。

如果患者术前有阻塞性睡眠呼吸暂停综合征或者睡眠呼吸障碍，术后可能因味觉改变以及呼吸热量消耗减少而导致肥胖。
- 非创伤性寰枢椎半脱位（Grisel 综合征）。
- 肺水肿。
- 气道灼伤。

d. 术前特殊注意事项：
- 根据问卷调查完善术前血液检查。
- 唐氏综合征和颈椎评估。

e. 术中特殊注意事项：
- 在腺样体手术中可以用带有柔性的 LMA 替代 ETT。
- 确保舒适的站位、仪器，参数设置。
- 气道灼伤风险：保持氧气浓度低于 29%。
- 手术过程中意外拔管。
- 开口器的位置，保证通气量。

f. 术后特殊注意事项：
- 疼痛控制。
- 减少肥胖患者和 OSA 患者的麻醉使用。
- 控制儿童腺样体、扁桃体术后镇痛药的使用。

参考文献

[1] Kakani RS, Callan ND, April MM. Superior adenoidectomy in children with palatal abnormalities. Ear Nose Throat J 2000;79(4):300–, 303–305.

[2] Shin JM, Byun JY, Baek BJ, Lee JY. Effect of cold-water cooling of tonsillar fossa and pharyngeal mucosa on post-tonsillectomy pain. Am J Otolaryngol 2014;35(3):353–356.

[3] Stucken EZ, Grunstein E, Haddad J Jr, et al. Factors contributing to cost in partial versus total tonsillectomy. Laryngoscope 2013;123(11):2868–2872.

[4] Tan GX, Tunkel DE. Control of pain after tonsillectomy in children:a review. JAMA Otolaryngol Head Neck Surg 2017;143(9):937–942.

推荐阅读

Chang DT, Zemek A, Koltai PJ. Comparison of treatment outcomes between intracapsular and total tonsillectomy for pediatric obstructive sleep apnea. Int J Pediatr Otorhinolaryngol 2016; 91:15–18.

Rubinstein BJ, Derkay CS. Rethinking surgical technique and priorities for pediatric tonsillectomy. Am J Otolaryngol 2017;38(2):233–236.

Vicini C, Eesa M, Hendawy E, et al. Powered intracapsular tonsillotomy vs. conventional extracapsular tonsillectomy for pediatric OSA: a retrospective study about efficacy, complications and quality of life. Int J Pediatr Otorhinolaryngol 2015;79(7):1106–1110.

Koshkareva YA, Cohen M, Gaughan JP, Callanan V, Szeremeta W. Utility of preoperative hematologic screening for pediatric adenotonsillectomy. Ear Nose Throat J 2012;91(8):346–356.

Mukhatiyar P, Nandalike K, Cohen HW, et al. Intracapsular and extracapsular tonsillectomy and adenoidectomy in pediatric obstructive sleep apnea. JAMA Otolaryngol Head Neck Surg 2016;142(1):25–31.

Kim JS, Kwon SH, Lee EJ, Yoon YJ. Can Intracapsular tonsillectomy be an alternative to classical Tonsillectomy? A meta-analysis. Otolaryngol Head Neck Surg 2017;157(2):178–189.

Walton J, Ebner Y, Stewart MG, April MM. Systematic review of randomized controlled trials comparing intracapsular tonsillectomy with total tonsillectomy in a pediatric population. Arch Otolaryngol Head Neck Surg 2012;138(3):243–249.

第 23 章 小儿经口机器人手术

Gabriel Gomez, Carlton J. Zdanski

摘要

如本章所述，与传统的内镜或开放式入路相比，小儿经口机器人手术具有优势。机器人手术可治疗多种呼吸道疾病，该技术的全部潜力有待未来的进展和经验证明。

关键词

经口机器人手术，小儿经口机器人手术，喉裂，喉成形术

23.1 引言

经口机器人手术（TORS）于 2005 年首次出现在耳鼻喉科文献中。早在 2007 年，儿科特定刊物就已经报道过。与其他技术相比，TORS 的潜在优势包括：改善了难以进入部位的 3D 可视化，提高了在狭窄解剖空间中的手术灵活性和精确度，通过避免外部切口降低了并发症，以及在某些情况下缩短了手术时间。如本章所述，TORS 还为指导医生提供了向手术外科医生进行实时屏幕指导的机会。它的主要潜在缺点与设备费用以及外科医生和手术人员所需的专业培训有关。对于在操作控制台工作的外科医生来说，缺乏触觉反馈和增加机器人定位时间也是潜在的缺点。根据作者的经验，缺乏触觉并不影响其他优势，随着熟练程度的提高，设置机器人的时间变得可以忽略不计。值得注意的是，尽管成人 TORS 通常用于恶性病变，但儿童病例最常针对气道的良性先天性或后天性病变。一些经常被应用的适应证包括喉裂修复术、喉成形术、舌根复位术、咽狭窄或其他良性病变，如囊性囊肿或淋巴管瘤。数位作者已报告了儿科 TORS 的安全性和疗效，同时也指出了转换为传统手术的情况非常少。这些经验使机器人技术在小儿头颈部手术中的应用成为一项创新，其全部潜力仍有待观察。本章旨在概述小儿经口机器人手术，不应替代某些机构要求的正式机器人培训和监督的病例。

23.2 术前评估与麻醉

机器人病例的术前评估与任何头颈部手术类似，重点是回顾既往手术报告，详细说明经口暴露的难易程度和不同亚位点的可视化情况。应仔细审阅影像学检查结果。在将患者带到机器人手术室之前，要与手术室工作人员和麻醉师进行沟通。患者采用仰卧位，手术台下方留有足够的空间，以便将机器人底座放置在手术台下方。根据手术台的不同，可能需要将患者的头部放在手术台的"脚侧"，或者只需将床的头部旋转 90° 即可（图 23.1）。

要求使用自然气道在自主呼吸下进行麻醉后开始手术。通常要求有经验的儿科麻醉师进行直接喉镜检查，并在喉部涂 2% 利多卡因，以便为外科医生进行计划内镜检查做准备。在评估气道并使其达

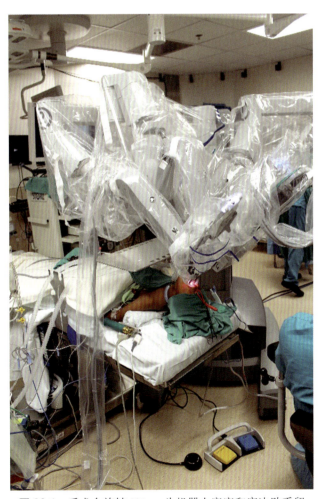

图 23.1 手术台旋转 90°，为机器人底座和床边助手留出空间

到团队满意后，必须根据机器人停靠在患者附近的时间长度对患者进行肌松处理。我们通常术中对于未做气管造口术的儿童给予地塞米松，以减少手术中出现的气道水肿。

23.3　暴露、设置和仪器

麻醉诱导后，将手术台向外科医生转动 90°，以优化进入气道的通路。外科医生执行可视直接喉镜和支气管镜检查并固定气道。我们使用定制的上颌牙齿防护装置，该装置可使用 Aquaplast（Medline，Mundelein，IL）为患者快速成型。暴露量根据儿童的气道和相关病变进行个体化。对于新生儿，可以放弃使用牵开器或采用简单的舌针缝合。在其他情况下，将带有扁平舌片的 McIvor 口咽牵开器悬挂在支架上，可提供与喉部和近端气管一样的足够暴露量（图 23.2）。

鉴于尺寸限制，常用的 FK 牵开器仅用于年龄较大的儿童。机器人底座在助手的帮助下停靠在患者头部下方，以确保患者始终受到保护。铰接臂采用 30° 前向内镜或 0° 内镜进行内部定位，这取决于内镜对机械臂影响最小的情况下提供最佳曝光度（图23.3）。

指定一名经过机器人培训的床边外科医生提供额外的器械（即抽吸、烧灼、协助缝合），并在手术过程中直接观察患者的气道和安全（图 23.4）。

对于儿科手术机器人病例，可通过多种方式固定气道。患者可以经鼻或经口插管。气管内导管可塞入舌片下方，以改善进入后喉的通道，如下所示。采用标准激光安全预防措施（包括激光安全气管导管和吸入氧气分数低于 40%）来降低气道火灾风险。预先存在的气管造口管自然简化了气道的管理；然而，对于激光病例，必须用激光安全管或金属气管造口管替换该管。如果通气导管或气管造口管周围发生漏气，我们常规用湿棉条填塞声门下区域。也可将硅胶导管放入咽部并连接至抽吸装置，以帮助防止镜雾。

除了拭子安全缝线外，还准备了光学镊子，以防拭子脱落进入下气道。尽管机器人烧灼臂也可用于切开止血，但对于需要激光治疗的病例，我们首选通过光纤传输二氧化碳（CO_2）激光。

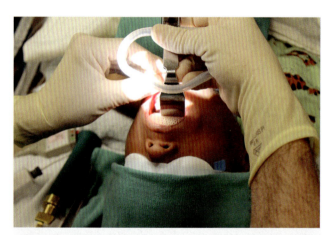

图 23.2　插入带有扁平舌片的 McIvor 口咽牵开器暴露。注意上颌牙齿防护装置的位置。为了安全起见，眼睛被蒙上了衬垫

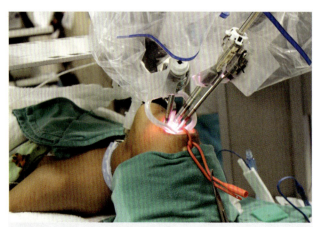

图 23.3　机械臂和内镜置于体内。在该病例中，使用了硅胶导管进行软腭回缩。也可将硅胶导管放入咽部并连接至抽吸装置，以帮助防止镜雾

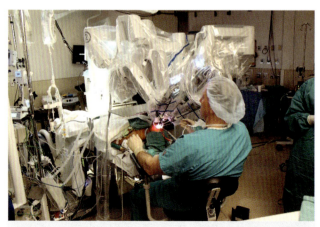

图 23.4　床边外科医生在机器人控制台（此处未显示）工作时，确保患者受到保护

23.4 小儿机器人手术精选病例
23.4.1 喉裂修补术

喉裂（LC）是喉后部的先天性缺陷，具有广泛的解剖表现。在严重病例中，由于误吸，患者可能从无症状变为口服喂养不耐受。Benjamin 和 Inglis 分级系统是最常用的评分方案。1 级和 2 级是传统上认为可以通过经口技术修复的缺陷（图 23.5）。

该技术包括应用缝线在小儿喉内狭窄的范围内闭合裂口。因此，我们发现在这些情况下，TORS 增加的敏捷性和可视化非常有用。患者的设置方式与前面所述类似，使用 McIvor 牵开器和激光安全管。我们用 CO_2 激光器切除裂口的两侧，形成新鲜创面，CO_2 激光器配合光纤护套使用，并使用机器人针驱动器进行操作。非激光机械臂上的机器人 Maryland 牵开器或针驱动器用于提供牵引以帮助解剖（图23.6）。

然后用可溶解缝线将裂口分 3 层闭合（图 23.7 和图 23.8）。

术后，对患者进行拔管，并在麻醉复苏后允许恢复常规口服。通常在门诊治疗 3~4 周后进行随访改良钡剂吞咽实验。通常在患者出院前在监测床上观察一晚。

23.4.2 声门上成形术：会厌固定术

虽然声门上成形术是一种主要在婴儿先天性喉软化症背景下进行的手术，但如前所述，作者发现其适用于在仔细选择的患者中治疗儿童阻塞性睡眠呼吸暂停综合征。我们还发现，当拔管前寻求气道优化时，该手术可用作多级阻塞的依赖气管造口术患者的辅助手术。

如先前对此类儿科病例的审查所示，固定术后吞咽困难和误吸很罕见。患者可从吞咽评估和治疗中获益，但几乎总是能适应口服饮食。检查室的柔

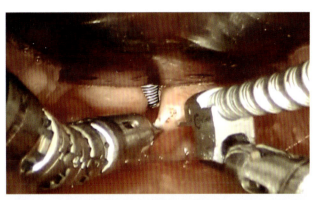
图 23.6 用针驱动器回缩（左）有利于 CO_2 激光切口。通过带有激光光纤附件的机器人针驱动器操纵激光光纤（右）。气管内导管放置在舌片下方，以改善后喉的可视化

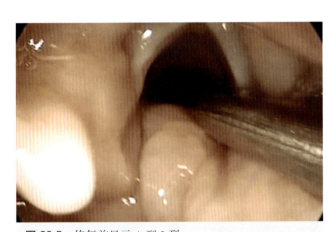
图 23.5 修复前显示 A 型 2 裂

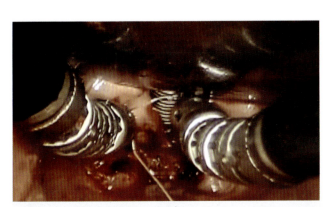
图 23.7 利用机械臂缝合喉裂缺损

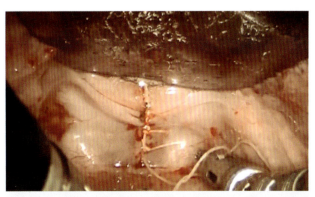
图 23.8 完成分层缝合

性气道内镜检查或药物诱导睡眠内镜检查（DISE）可用于识别气道阻塞部位。如前所述进行设置，特别注意暴露舌根和会厌。30°角度范围通常有助于可视化该区域。使用机器人电灼臂，在中线区域的黏膜下平面剥除舌根。这样做是为了创造一个用于上颚固定的原始创面，但也可同时进行舌扁桃体切除术。初始切开后，形成组织的自由边缘，供机器人 Maryland 牵开器或针驱动器抓握以进行牵开。类似地，会厌静脉表面上的黏膜可以被剥脱。这些工作也可以通过激光来完成。使用机器人针驱动器，用缝线将两个原始表面接合，以将会厌固定到舌根。对患者进行适当的拔管和监测（图23.9 和图23.10）

23.4.3 扩张型喉气管成形术伴后环状软骨移植

内镜下喉气管重建术伴后声门和声门下气道扩张是儿科耳鼻喉科医生医疗设备中治疗后声门狭窄和双侧声带麻痹的一种常用方法（图23.11）。

传统上，该手术包括采集肋软骨段，在外科医生进行内镜下后环状软骨分离后，将肋软骨段雕刻并插入后环状软骨板中。插入的移植物允许环状软骨扩张，并且通常通过无缝线的移植物锁定设计保持在适当位置，因为缝线的放置已被证明是一项困难的任务。如有必要，机器人可帮助在该区域放置缝线。机器人的使用充分利用了口腔的开口，而不是使用视野狭窄的手术喉镜和手动微咽器械。患者用 McIvor 牵开器悬吊，机械臂直接导入咽部。通常使用30°前向机器人内镜，但0°内镜可能提供足够或更好的可视化和工作空间。最初可使用声带扩张器，但如果无须缝合即可安装移植物，则应将其移除（图23.12）。

使用 CO_2 激光或冷刀切口在中线切开后环状软骨板，直至松解，注意避免损伤后面的食管（图23.13）。

在机械臂的帮助下，将先前采集和雕刻的肋软骨嵌入环状软骨裂口中（图23.14 和图23.15）。

如果需要，现在可以将移植物缝合到位。小锥形针上的可溶解缝线是理想的（图23.16）。

对于未行气管造口术的患者，术后可在末端放

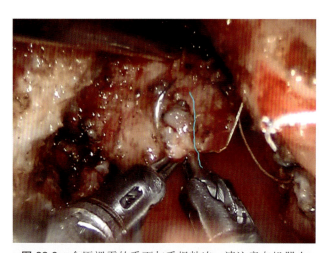

图23.9 会厌裸露的舌面与舌根粘连。请注意向机器人外科医生演示床边外科医生屏幕指示的蓝线

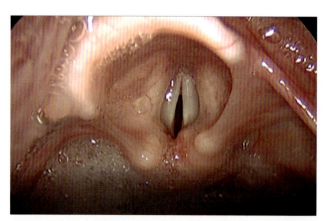

图23.11 经后环状软骨肋软骨移植物机器人喉气管重建术前双侧声带麻痹患者

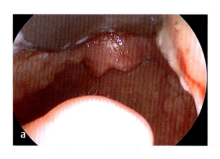

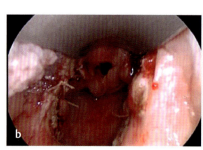

图23.10 图23.9同一患者前（a）、后（b）照片注意改善口咽和声门上气道

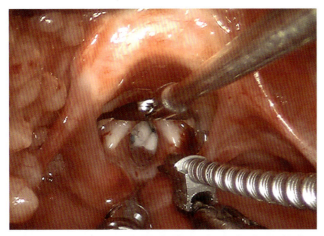

图 23.12　使用声带扩张器改善后环状软骨的可视化

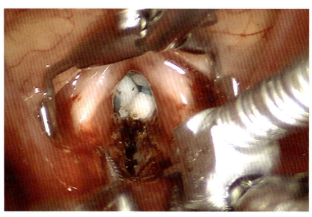

图 23.13　CO_2 激光劈开后环状软骨

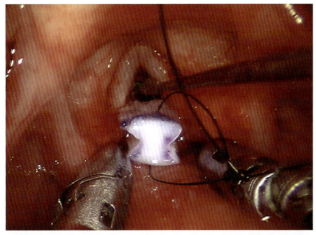

图 23.14　取出声带扩张器，将先前雕刻的肋骨移植物带入视野

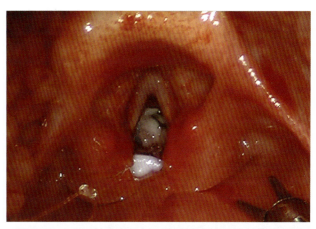

图 23.15　在机械臂协助下，将肋骨移植物推入并锁定到位。注意新加宽的喉后部

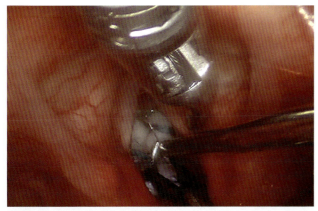

图 23.16　肋骨移植物可通过机械臂缝合。可以在气道的远端看到拭子，以填塞预先存在的气管造口管周围的空气泄漏

置经鼻气管导管 3~5 天。在接受气管造口术的患者中，可根据情况放置 T 形管或支架，或放置经鼻气管导管并拔管。如果移植物缝合到位，则可考虑术后使用无支架或气管导管的天然气道。我们发现，如果移植物未缝合到位，则在此手术中使用机器人可能只会为那些喉后部很难暴露的患儿提供帮助。在为那些喉后部很难暴露的患儿行此手术中使用机器人可能有优势。

23.4.4　喉囊肿切除术

　　球状囊肿和会厌囊肿是不常见的病变，可导致儿童明显的呼吸窘迫和喂养困难。

　　据报告，单纯内镜下抽吸术的复发率高。已经描述了其他手术方法，如造袋术、激光消融术和内镜或开放式切除术。机器人方法特别适合切除，因为它允许改善可视化和增加手术可操作性。通常可通过传统或内镜辅助经口气管插管技术固定气道。如有必要，也可在固定气道之前或切除之前对病变进行减压。对于新生儿来说，获得合适大小的激光安全气管导管可能是一项重大挑战。设置后，用机器人 Maryland 牵开器或针驱动器抓住病变。外科医生也可以促进病变的回缩。沿这些囊肿通常紧靠喉的内侧表面行激光切口。然后使用激光和钝器相结合的方法解剖病变并尽可能多地保留梨状窝黏膜。囊肿在解剖过程中对其液体内容物减压，使回缩更易控制，这种情况并不少见。尽可能整块切除囊肿。我们已成功利用 TORS 安全切除了年龄小至出生第 14 天、体重小至 2.8kg 的新生儿囊肿（图 23.17）。

23.4.5 咽淋巴管畸形切除术

淋巴管畸形是由扩张性淋巴通道组成的病变，常发生于出生时。头颈部的大型畸形可能会使气道和吞咽功能受损。较大并有症状的病变可以通过注射硬化剂或手术切除来治疗。病变通常与患者的生长情况相称，在得到充分治疗前，在某些情况下会妨碍气管造口术或胃造口管移除。我们发现机器人方法是解决病变中咽部和舌部成分的一种有价值的工具。这种方法已被证明是治疗大病灶的辅助方法。淋巴畸形儿童的手术目标是尽可能多地去除疾病，以缓解症状，改善美容，避免损伤重要的神经血管结构。实现这些目标不一定需要没有切缘的切除术。计划手术时，术前成像和明确、可行的手术目标很重要。

机器人设置成功后，在病变处做一个黏膜切口，形成一个可抓握的自由边缘（图 23.18 和图 23.19）。

激光允许在畸形内解剖时充分止血。也可以使用机器人电烙术。然后可用 Maryland 牵开器或助手抓住病变部位。然后，可以沿着咽收缩肌或舌肌肉组织的平面将抓住的节段从咽壁或舌基部剥离。由于这些病变通常使正常组织平面变得模糊或包含关

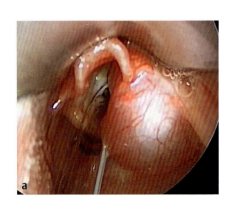

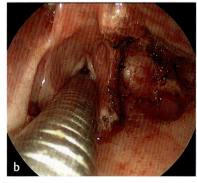

图 23.17 囊状囊肿切除前（a）和切除后（b）。激光安全管（b）

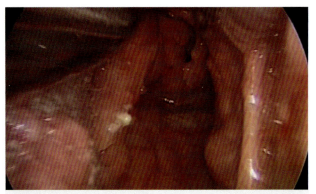

图 23.18 淋巴管畸形，累及左咽、喉。直接喉镜检查很难观察到真实的声带

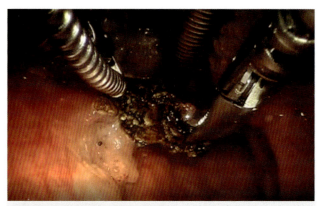

图 23.19 切开黏膜，形成用于牵开的自由边缘

键结构，因此不可避免地会对淋巴管畸形的某一节段进行解剖。术前影像学应特别注意大血管的位置。任何未受累的黏膜都应保留，应防止咽或喉的周围出现新的创伤，以防止狭窄（图23.20）。

23.4.6　瘢痕松解术及皮瓣

小儿呼吸消化道的咽狭窄是一个具有挑战性的问题，可能继发于先前的干预措施，如头颈部照射，扁桃体、腺样体切除术，其他咽手术或腐蚀性物质摄入（图23.21）。

先前的作者已经描述了通过放射状切口、扩张、皮肤移植、局部皮瓣和游离皮瓣来解决这些病例的技术。TORS可以显著提高进行这些手术的能力。与切除相比，我们尽可能使用局部皮瓣，以遵循黏膜保护原则。评估、固定气道并对接机器人后，我们通常会尽可能执行Z形成形术瘢痕释放技术。瘢痕是用CO_2激光切割或锐性切割。对于尖锐的解剖，

可采用机器人剪刀，或由外科医生协助。我们认为，这种尖锐的剥离减少了激光造成的附带损害，并减少了额外的瘢痕（图23.22~图23.24）。

23.5　术后处理

对于那些能够避免开放经颈外入路的患者，恢复可能会更快。根据经验，机器人的灵活性使得经口操作更快，节省了麻醉时间。尽管如此，机器人手术后的总体术后考虑因素与传统内镜和开放式手术方法相同。本文中的病例表明，在机器人辅助下可以进行各种各样的小儿头颈手术，这对患者有潜在的优势。

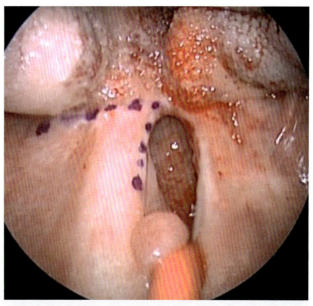

图23.21　计划皮瓣分界的口咽狭窄。硅胶管可使软腭收缩

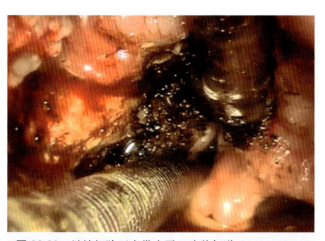

图23.20　继续切除至声带水平，改善气道

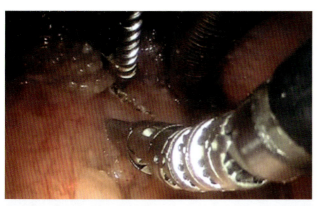

图23.22　激光黏膜切开术

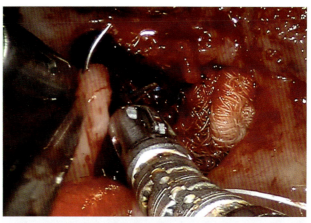

图23.23　机器人手臂缝合口咽瓣

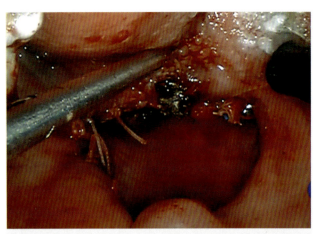

图 23.24　瘢痕松解皮瓣转位后口咽部狭窄。注意到口咽气道有所改善

23.6　要点

a. 适应证：
 – 气道的良性、先天性、恶性或获得性病变。
 – 需要在狭窄解剖空间内提高可视化和手术灵活性的经口口腔外科手术。

b. 禁忌证：
 – 经口暴露不足。

c. 并发症：
 – 考虑因素包括气道损失和气道火灾。

d. 术前特殊注意事项：
 – 在将患者送往机器人手术室之前，与手术室工作人员和麻醉师进行沟通。
 – 审查以前的手术报告，详细说明经口暴露的难易程度和不同亚位点的可视化情况。
 – 由外科医生和手术室工作人员进行适当的机器人培训。

e. 术中特殊注意事项：
 – 手术从气道内镜评估开始。
 – 机器人对接的患者和手术床的正确定位。
 – 第二位接受过机器人培训的外科医生，可在需要

时提供手术床旁帮助。
 – 激光安全气管导管和激光注意事项。
 – 计划可能转换为开放式方法。

f. 术后特殊注意事项：
 – 经口手术比开放式手术恢复更快。
 – 与传统经口部和颈部手术的考虑类似。

参考文献

[1] Rahbar RR. Archives of otolaryngology–head & neck surgery:robotic surgery in the pediatric airway: application and safety. American Medical Association; 2007;133:46.

[2] Ferrell JK, Roy S, Karni RJ, Yuksel S. Applications for transoral robotic surgery in the pediatric airway. Laryngoscope 2014;124(11):2630–2635.

[3] Zdanski CJ, Austin GK, Walsh JM, et al. Transoral robotic surgery for upper airway pathology in the pediatric population. Laryngoscope 2017;127(1):247–251.

[4] Benjamin B, Inglis A. Minor congenital laryngeal clefts: diagnosis and classification. Ann Otol Rhinol Laryngol 1989;98(6):417–420.

[5] Chan DK, Truong MT, Koltai PJ. Supraglottoplasty for occult laryngomalacia to improve obstructive sleep apnea syndrome. Arch Otolaryngol Head Neck Surg 2012;138(1):50–54.

[6] Revell SM, Clark WD. Late-onset laryngomalacia: a cause of pediatric obstructive sleep apnea. Int J Pediatr Otorhinolaryngol 2011;75(2):231–238.

[7] Werner JA, Lippert BM, Dünne AA, Ankermann T, Folz BJ, Seyberth H. Epiglottopexy for the treatment of severe laryngomalacia. Eur Arch Otorhinolaryngol 2002;259(9):459–464.

[8] Dahl JP, Purcell PL, Parikh SR, Inglis AF Jr. Endoscopic posterior cricoid split with costal cartilage graft: a fifteen-year experience. Laryngoscope 2017;127(1):252–257.

[9] Truong MT, Messner AH. Evaluation and Management of the Pediatric Airway: Cummings Pediatric Otolaryngology. Philadelphia, PA: Elsevier; 2015.

[10] Hoff SR, Rastatter JC, Richter GT. Head and neck vascular lesions. Otolaryngol Clin North Am 2015;48(1):29–45.

[11] McLaughlin KE, Jacobs IN, Todd NW, Gussack GS, Carlson G. Management of nasopharyngeal and oropharyngeal stenosis in children. Laryngoscope 1997;107(10):1322–1331.

[12] Prisman E, Miles BA, Genden EM. Prevention and management of treatment-induced pharyngo-oesophageal stricture. Lancet Oncol 2013;14(9):e380–e386.

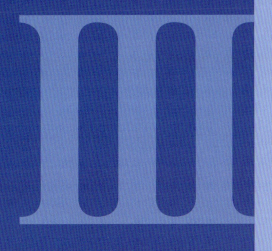

第三部分

颅底和颌面

第 24 章　眶周脓肿处理

Narin N. Carmel Neiderman, Dan M. Fliss, Oshri Wasserzug, Gadi Fishman, Avraham Abergel

摘要

眼眶并发症是儿童鼻窦炎最常见的并发症。临床严重程度可分为眶周蜂窝织炎、骨膜下脓肿和眶内脓肿，后者也可能进一步进展为颅内疾病。眼眶蜂窝织炎和脓肿的微生物学反映了潜在的鼻窦病变和病理学机制。治疗方法可以从保守的48~72h抗生素治疗到立即手术引流。应根据患者的眼科评估和全身炎症情况考虑手术治疗的指征。影像学检查对于确定眼眶炎症的程度和性质、确定适当的治疗方法和确定手术入路至关重要。长期以来，对比增强的计算机断层扫描（CT）一直是评估急性鼻窦炎和可疑眼眶受累患者的首选影像学检查方法。如果需要手术治疗，大多数病例可以通过内镜进行治疗，而内镜难以接近的病例，如侧方或上方脓肿应选择开放式入路。

关键词

眼眶蜂窝织炎，骨膜下脓肿，鼻窦炎眼眶并发症，眼眶脓肿

24.1　鼻窦炎的眶及眶周并发症的患病率及病理生理学特点

眶蜂窝织炎、骨膜下脓肿和眶脓肿是儿童鼻窦炎的常见并发症。后者还可能进一步进展为颅内疾病，如脑脓肿、硬膜下脓肿、脑膜炎、面部骨髓炎以及海绵窦和脑皮质静脉血栓形成。眼眶很容易受到来自鼻窦感染的连续传播，因为它的3个侧面都被鼻窦包围着。儿童特别容易感染扩散，因为他们的骨间隔和窦壁较薄，骨骼孔隙度较大，骨缝宽，血管孔较大。评估和诊断眼眶蜂窝织炎的主要解剖学标志是眶隔（图24.1），它是眶缘骨膜延伸到上下眼睑睑板的筋膜。

眶周蜂窝织炎（隔前蜂窝织炎）通常由眼睑外伤引起，例如昆虫叮咬或菌血症，通常不是由鼻窦炎引起的，并因眼眶并发症的后遗症而复杂化。眶蜂窝织炎（隔后蜂窝织炎）是一种侵袭性的隔后组织细菌感染。眶蜂窝织炎发展的最常见潜在因素是

严重的急性筛窦炎，高达76%的眼眶蜂窝织炎病例是急性鼻窦炎的并发症。

Bagheri等发现，鼻窦炎是眼眶（隔后）蜂窝织炎患者最常见的病因，约占53.8%，而在隔前蜂窝织炎患者中只有24.1%。因此，眶周蜂窝织炎的手术干预不太常见，仅14.8%的病例需要手术治疗，而眼眶蜂窝织炎需要手术治疗的比例为48.7%。有趣的是，另有报道称继发于鼻窦炎的眼眶感染为85%~95%的间隔前蜂窝织炎和5%~15%的隔后感染，如骨膜下脓肿（SPA）（15%）和眼眶脓肿（＜1%）。然而，这些比率在世界各地之间有所不同。例如，Kinis等提出，在部分复杂的鼻窦炎患者中，骨膜下脓肿的发生率为42.3%，隔前蜂窝织炎的发生率为50%。

根据症状的严重程度，眼部表现可能不同，从柔软的非压痛性眼睑水肿到明显的红斑、突出、水肿、眼肌麻痹和视力下降。有趣的是，虽然潜在的鼻窦炎可能是大多数眼眶蜂窝织炎的原因，但眼眶并发症可能是鼻窦疾病的第一个也是唯一的表现。眼眶周围肿胀的出现通常会被怀疑由感染引起，不仅由急性鼻窦炎引起，还由菌血症和面部感染、鼻异物、真菌感染、泪囊炎等引起。如果没有足够的脓毒症临床特征，鉴别诊断应包括其他感染源，如出血性囊肿、眶骨假性动脉瘤、颅眶脑脊液漏、朗格汉期细胞组织细胞增多症、眶骨出血性梗死、眶肌炎、动脉瘤性骨囊肿、骨化性纤维瘤创伤和医源性原因。在鼻窦肿瘤中，许多原发肿瘤（如横纹肌肉瘤或视网膜母细胞瘤）和转移瘤（如神经母细胞瘤）可能被误诊为感染。

就感染性传播的病理生理学而言，眼眶与筛窦和上颌窦之间由具有先天性骨裂的眶纸板隔开。感染可以通过穿透薄骨片或通过骨间裂隙直接传播。感染也可以通过横穿筛前和筛后直接蔓延。此外，眼静脉系统没有瓣膜，这意味着鼻窦和周围结构之间广泛的静脉和淋巴联系可导致逆行性血栓性静脉炎和感染进一步扩散。眼眶感染也可能通过异物污

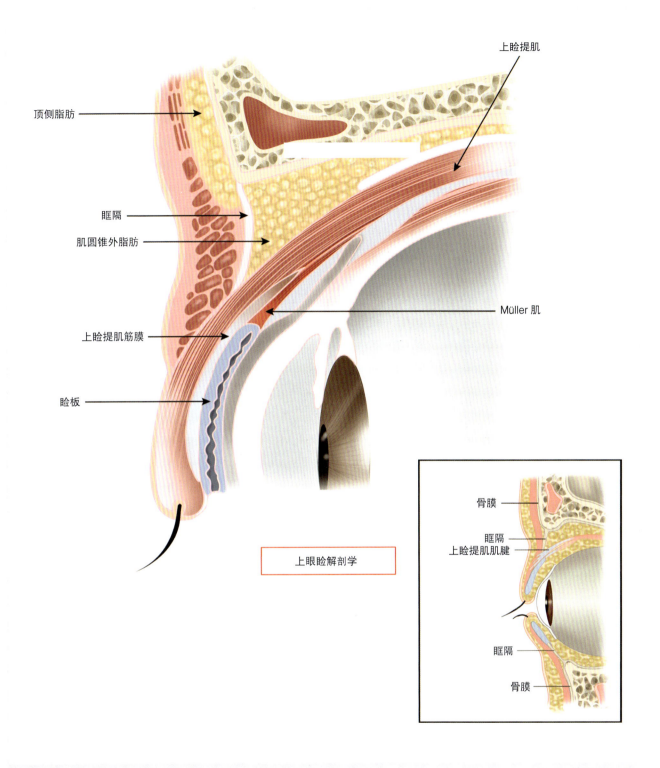

顶侧脂肪

眶隔

肌圆锥外脂肪

上睑提肌筋膜

睑板

上睑提肌

Müller 肌

上眼睑解剖学

骨膜

眶隔
上睑提肌肌腱

眶隔

骨膜

图 24.1 眼眶的解剖和主要的解剖标志

染或全身血源性播散而发生，尽管这些途径比局部直接传播要少见得多。

　　眼眶蜂窝织炎可能会进一步加重为眼眶骨膜下脓肿，这是一个脓液聚集在骨性眼眶框架和眶周之间的过程。骨膜下脓肿最常见的原因是急性鼻窦炎

的并发症，这是一种相对罕见的并发症，发病率为1%~6%。颅内侵犯更为罕见，并可能导致潜在的危及生命的情况，如脑脓肿、硬膜外脓肿和静脉窦血栓形成。它们可以通过额窦后壁的骨髓炎坏死区直接发生，或者通过连接颅内静脉系统和鼻窦黏膜血

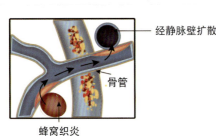

经静脉壁扩散

骨管

蜂窝织炎

逆行性血栓性静脉炎

图 24.2　扩散途径

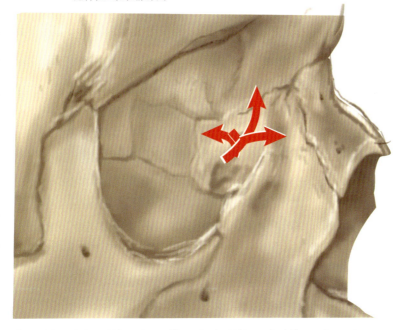

管系统的颅内无瓣静脉系统，通过逆行血栓性静脉炎发生。由于儿童蛛网膜未发育成熟，更容易发生中枢神经系统并发症（图 24.1 和图 24.2）。

24.2　分类

Hubert 是第一个根据眼眶解剖、感染进展、治疗反应和一般预后对鼻窦炎引起的眼眶并发症进行科学分类的人。Chandler 对这一分类系统进行了更新，他识别出了眶隔这一解剖标志，将眼眶分为隔前和隔后两个部位。眶隔是眶缘骨膜延伸至上下眼睑睑板的筋膜。Chandler 分类描述了眼眶不同区域受累的体征和症状，并不代表症状发生的顺序。

Chandler 把他的患者分成 5 类（表 24.1 和图 24.4）。

Schramm 进一步修改了 Chandler 分类，将隔前蜂窝织炎合并水肿的患者作为一个单独分类。Schramm 建议将这些患者作为单独分类来考虑，因

为他们使用抗生素并不能获得持续的改善，需要考虑手术。Moloney 还修改了 Chandler 的分类，将眼眶并发症分为隔前并发症和隔后并发症。此外，Le 等最近提出，在最初的 Chandler 标准中增加 CT 扫描特征，如存在骨质破坏和骨膜下脓肿大小（＞ 3.8mL）（图 24.3）。

24.3　鼻窦炎眶周并发症的微生物学分析

眼眶蜂窝织炎和脓肿的微生物学反映出潜在的鼻窦受累和病理学。常见的微生物有肺炎链球菌、卡他莫拉氏菌、嗜血杆菌、金黄色葡萄球菌、A 组链球菌和上呼吸道厌氧菌如消化链球菌、梭杆菌和类杆菌。历史上，流感嗜血杆菌的病例很常见，如脑膜炎和菌血症，但随着 1985 年乙型流感疫苗的引入，其发病率急剧下降。目前，葡萄球菌和链球菌是目前发现的最常见的病原体。

表 24.1 Chandler 分类

分组	病理生理学	体格检查 / 起病表现
第 I 组：隔前蜂窝织炎，由静脉引流受限引起	• 炎性水肿位于眶中隔前方，限制筛窦血管的静脉引流。炎症不累及后间隔结构 • 感染的传播被眶中隔和睑板限制在眼眶内	• 眼睑水肿和红斑，无压痛 • 无水肿、眼外肌活动受限和视力障碍 • 可能会出现轻微的上睑下垂症状 • 可能出现鼻窦炎的症状和体征
第 II 组：眼眶蜂窝织炎	• 水肿、脂肪组织的细菌浸润和眼眶内容物的炎症 • 隔后无脓肿形成	• 不同程度的突出 • 眼球活动度降低 • 通常会出现球结膜水肿 • 失明是非常罕见的
第 III 组：骨膜下脓肿（SPA）	• 在眼眶骨壁和眶周之间形成。可能发生在筛骨、额骨和上颌骨的骨膜。由于积脓的质量效应，眼眶内容物可能向下（额部起源）或侧向（筛窦起源）移位	• 通常会出现球结膜水肿和突出 • 眼睛活动能力下降和视力丧失罕见 • 视力通常是正常的，但可能会受损
第 IV 组：眶脓肿	• 由于眼眶蜂窝织炎的持续发展或眶脓肿的破裂，眼球后的眼眶软组织中可能会出现化脓性聚集 • 与炎性水肿、脓肿和脂肪坏死相关	常见情况： • 球结膜严重水肿 • 严重突出 • 完全性眼肌麻痹（累及颅神经 II ~ VI） • 失明（眼压升高导致视网膜动脉阻塞或视神经炎） • 眼球向前或向下和向外的移位
第 V 组：海绵窦血栓形成	• 累及海绵窦的逆行静脉炎 • 可能是因为眼眶静脉与海绵窦连通缺乏瓣膜 • 危及生命的并发症，临床上可能会随着脑膜炎、毒性和脓毒症的发展而恶化。失明和死亡率高达 20%	• 双眼体征：眼眶蜂窝织炎的扩散和对侧眼的视力丧失 • 眼外肌运动受限与球结膜水肿的快速进展 • 严重的视网膜静脉充血 • 发热 • 头痛 • 畏光 • 眼球突出 • 眼肌麻痹 • 视力丧失 • 眼眶疼痛 • 严重视力丧失 • 常见累及颅神经 III、IV、V1、V2 和 VI 导致麻痹

近年来，社区获得性耐甲氧西林金黄色葡萄球菌（MRSA）作为头颈部感染的病因日益受到关注。Bedwell 等报告说，在美国耐甲氧西林金黄色葡萄球菌的发病率为 23%~72%。McKinley 等报告说，在他们的研究中发现和分离的葡萄球菌中，实际上 MRSA 高达 73%，而后者是第二常见的病原体（占本研究获得的所有培养物的 36%）。

当鼻窦炎从上颌窦扩散到眼眶区域时，也可能与儿童人群中的牙源性感染有关。典型的病原体可能包括 α - 溶血性链球菌、嗜氧链球菌，更少见的是化脓性链球菌和金黄色葡萄球菌。在厌氧菌中发现革兰阴性杆菌、消化链球菌、梭杆菌和痤疮丙酸杆菌。

组织和脓液培养可以从不同的部位获得。比较不同部位培养的菌落产生情况，术中取眶内及鼻窦脓肿进行培养的菌落产生率最高，鼻窦抽吸和鼻拭子的菌落产生率分别为 81% 和 83%；血液培养菌落产生率很低，仅为 7%。

静脉抗生素治疗不仅要覆盖常见病原菌，而且要覆盖能够渗透到中枢神经系统的病原菌，以降低颅内并发症的风险。在获得微生物培养后，应根据培养结果进行适当的调整。文献中提供了几种经验

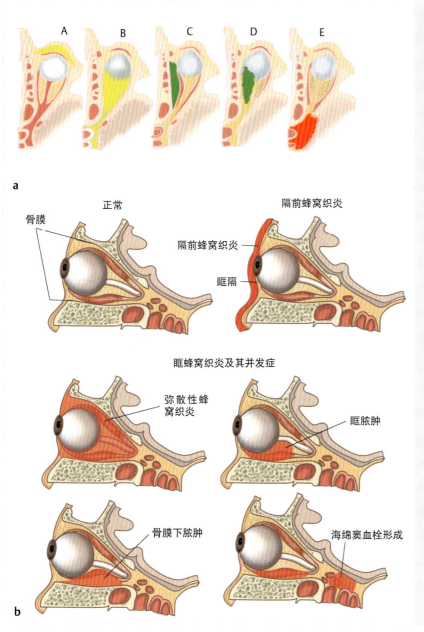

图 24.3 a、b. Chandler 分类、冠状面和矢状面

A B C D E

a

正常 隔前蜂窝织炎

骨膜

隔前蜂窝织炎

眶隔

眶蜂窝织炎及其并发症

弥散性蜂窝织炎

眶脓肿

骨膜下脓肿

海绵窦血栓形成

b

性治疗方案：Bedwell 等建议，为了好的中枢神经系统渗透性，将克林霉素与第三代头孢菌素联合使用，如头孢噻肟、头孢曲松或头孢呋辛。

当临床检查回到基础状态时，就转为口服抗生素治疗。在非手术病例中，阿莫西林克拉维酸或克林霉素治疗 14 天。在外科手术中，根据细菌培养结果指导使用抗生素。在某些报道中，阿莫西林口服治疗的比例高达 40%，而头孢呋辛的口服治疗比例仅为 13%。虽然手术患者切除的筛骨标本中有组织病理学特征、骨炎甚至骨髓炎征象，但通常不需要长期疗程。

Cannon 等提供了口服抗生素治疗间隔后蜂窝织炎的初步数据。然而，这种治疗仍处于实验阶段，并不能排除住院进行密切监测的需要。

至于其他辅助治疗，使用羟甲唑林收缩鼻腔血管虽然是一种有争议的治疗方法，但有时也会应用。皮质类固醇的使用，特别是在涉及中枢神经系统的情况下，也是不常见和有争议的。它们会延缓脓肿的包裹，增加坏死，减少抗生素对脓肿的渗透。然而，这些治疗也可能减轻脑水肿，从而起到积极作用，它们可能有助于邻近鼻窦炎的治疗，也被认为是为了抑制和控制强烈的炎症反应，防止进一步扩散到骨膜下间隙。Yen 等发现，与未接受类固醇治疗的患者相比，接受类固醇治疗的 SPA 患者需要手术的数量没有显著差异。

24.4 影像学在鼻窦炎眶周并发症诊治中的作用

影像学研究对于明确眼眶炎症的程度和性质以及确定适当的处理方法至关重要。对比增强计算机断层扫描（CT）长期以来一直是评估急性鼻窦炎和可疑眼眶受累患者的首选影像学检查方法，因为其具有清晰的解剖骨分辨率和快速扫描。SPA 的经典 ST 表现为眼眶内侧壁附近有一强化边缘的凸起低密度病变。该区域内出现低密度或空气提示脓肿形成。此外，CT 有助于利用术中图像引导系统，这在复发病例或解剖学异常的病例中特别有用。CT 扫描对明确诊断 SPA 可能有重要意义。例如，Fanella 等报告说，CT 扫描显示 31.5% 的眼眶蜂窝织炎患者发生骨膜下脓肿，其中 25% 的患者根据最初的 CT 扫描结果立即进行了手术。另外，36.4% 的接受 CT 检查的儿童在 ABX 方案开始后必须进行重复的 CT 检查。结果发现，后者这些儿童最终需要手术治疗，因此提出了一个问题，即在患者评估中，临床上何时进行 CT 扫描。然而，关于最佳时机的数据很少。

在儿科人群中，磁共振成像（MRI）作为 CT 扫描的低辐射替代品的作用正在被探索。MRI 传统上被用来了解包括海绵窦在内的眼眶蜂窝织炎的颅内并发症。在确定颅内并发症方面，它比 CT（97% VS 87%）更敏感，但在这项研究中没有验证它对脓肿和鼻窦疾病的识别能力。此外，目前的文献中还没有确定 MRI 对眼眶脓肿的识别价值，骨分辨率差是

磁共振作为一种诊断工具的一个主要缺陷。此外，年幼的儿童可能需要镇静。Bedwell 等建议，当担心颅内受累或当儿童的临床表现与 CT 发现不符时，应考虑 MRI 检查。利用弥散加权成像（DWI）的 MRI 也被认为是一种可能发现脓肿的工具，它无须对比剂和具有相对快速的采集时间。在 10 例眼眶蜂窝织炎或脓肿患者中发现，它提高了诊断的确定性（图 24.4）。

24.5 全身抗生素治疗与手术治疗——何时选择保守治疗？

患有轻度炎症性眼睑水肿或隔前蜂窝织炎（Chandler 1 级）的患者可以用口服抗生素和减充血剂进行试验治疗。然而，必须密切监督和随访，如果怀疑或已经发展为眶隔后侵犯（Chandler 2~5 级），必须使用静脉注射抗生素和住院治疗。

虽然外科治疗从外引流发展到内镜方法，但何时手术引流与保守的全身抗生素（ABX）治疗的决定仍然存在争议。在最初的几十年里，脓肿是手术治疗的绝对指征；然而，在最近 20 年里，儿童眼眶 SPA 并不被认为是立即手术干预的绝对指征，因此考虑静脉注射抗生素治疗是很常见的。

Garcia 和 Harris 是第一个（也是唯一一个）在放射学上可疑的 SPA 患者中定义内科与外科干预的前瞻性标准的人。他们的前瞻性研究发现，在选择的 9 岁以下的患者中，ABX 治疗有效率为 93%，这些患者是非牙源性的、中到小的 SPA，没有视神经损害，脓肿间隙中没有气体、额窦炎，或有慢性鼻窦炎的证据。然而，在回顾性研究中，例如 Rahbar 等的研究，当没有对患者进行预选时，一些研究数

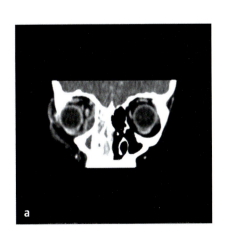
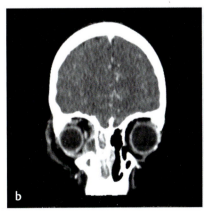

图 24.4 a、b. 1 例 SPA 患者 CT 扫描显示的冠状位图像

据显示只有 26% 的患者在没有任何手术干预的情况下单独使用 ABX 治疗。

目前的普遍做法是，出现脓毒症 / 中毒性外观和眼科晚期症状的患者，如视力受损、眼压升高、眼肌麻痹、眼球突出 > 5mm 或大脓肿（宽度 > 10mm），最好通过手术治疗。但是，多系列研究表明，表现不太剧烈的患者（例如，小到中度脓肿，轻到中度球结膜水肿，眼球突出和眼球运动受限）可以通过保守治疗（包括静脉注射抗生素，鼻腔生理盐水冲洗，局部减充血剂，并经常进行眼科监测）改善。

许多研究试图预测早期手术干预的必要性。然而，对于预测治疗的成功，什么是眼部标准，目前还没有达成共识。眼球突出程度、眼球受限程度、高眼压和视力下降已被单独或联合报道为医疗治疗成功的预测因子。表 24.2 列出了在我们的文献回顾

表 24.2　区别手术治疗和抗生素治疗成功的儿童 SPA 患者的重要临床特征的文献综述

重要特征（SX 与 ABX）	研究
脓肿大小 / 体积	Bedwell 和 Bauman 2011
	Rahbar 等 2001
	Ryan 等 2009
	Todman 和 Enzer 2011
	Oxford 和 McClay 2006
	Tabarino 等 2015
	Friling 等 2014
	Le 等 2014
年龄	Bedwell 和 Bauman 2011
	Ryan 等 2009
	Friling 等 2014
	Fanella 等 2011
突出度	Rahbar 等 2001
	Oxford 和 McClay 2006
	Tabarino 等 2015
	Friling 等 2014
体温	Ryan 等 2009
球结膜水肿	Oxford 和 McClay 2006
眼压升高	Oxford 和 McClay 2006
眼球外肌活动受限	Oxford 和 McClay 2006
眼球突出	Tabarino 等 2015
严重的眼痛	Friling 等 2014
CRP 水平	Friling 等 2014
CT 扫描中的骨质破坏	Le 等 2014

中共同发现的，抗生素和手术治疗患者之间显著不同的参数。

有一些证据表明，年龄较大的患者单独使用药物治疗的可能性较小。在一些研究中，年龄并不是 ABX 失败的单独预测因子，而在另一些研究中，年龄被显示为保守治疗成功的重要因素。后者的原因是年龄较大的儿童（> 9 岁）的细菌学特征不同，即多菌感染导致失败率较高。相比之下，较小的窦口和更发达的额窦被认为是与年龄相关的因素，增加了复杂厌氧感染和颅内扩张的风险。此外，在某些研究中，老年患者比年轻患者更可能接受手术治疗。然而，根据目前的文献，年龄不应该是保守治疗的禁忌证，在一些研究中，在 10~15 岁的儿童患者中，高达 2/3 的患者成功地进行了内科治疗。

额窦炎由于其独特的解剖结构导致颅内并发症的发生率增加，被认为是手术的适应证。高位脓肿更有可能来自额窦。在有高位脓肿的情况下，额骨的板障结构更容易受到感染的损害，使儿童面临因逆行血栓性静脉炎发生颅内扩散的风险。Taubenslag 等在 9 岁以下的研究中比较了患有同侧额窦炎和没有额窦炎的病例，发现额窦炎患者非内侧 SPA 的发生率比那些没有额窦受累的患者更高，但大多数 SPA 发生在内侧。所有 SPA 为高位或中位以上的患者均接受早期手术治疗。在额窦炎合并内侧 SPA 的研究中，93% 的儿童仅通过药物治疗就能成功治疗，而所有合并上或上内侧 SPA 的额窦炎儿童都接受了手术治疗。他们的研究表明，只有当额窦明确是 SPA 的来源时，才应该将额窦炎作为手术标准应用于年幼的儿童。

所有患者都必须通过一系列眼科检查进行密切监测，任何恶化都应选择及时手术引流。入院时出现发热或白细胞增多不能预测是否需要手术引流，但这些指标的恶化或在 ABX 治疗 48h 后未能好转，也表明需要重新进行影像学检查。48h 后没有好转很可能是治疗失败的表现，应该考虑手术干预。

24.6　内镜手术入路与开放式手术入路的比较

尽管描述了不同成像方式的敏感性，但手术过程也是探索性的。通常在入院 24h 内或在静脉注射

抗生素治疗失败后48h内进行手术。手术的主要目的是脓肿的引流和治疗潜在的鼻窦炎。根据脓肿的位置，外科手术可以是外部手术或内镜手术，也可以是联合手术。鼻窦切开术和眼眶切开术是较常见的手术，在不同的病例群体中其采用率分别为52%和39%。然而，根据疾病进展和范围不同，外科处理可能包括鼻窦冲洗、鼻窦切开和引流、眼眶切开，甚至开颅引流。

内侧骨膜下和眶内脓肿常用的开放式入路是Lynch切口，联合外筛窦切除术。

1993年，Manning报道了通过鼻内镜成功治疗的前5例病例，他提出了一种手术方法，包括筛窦切除和限制纸样板开放的上颌窦造口术，以允许脓性物质排出。这种方法非常常见，并因其对内侧SPA引流的有效性和安全性而被高度使用。

内镜鼻窦手术相对安全，但被认为可能导致颅内感染，而不是预防颅内感染。轻微的手术并发症包括症状性粘连到鼻泪管狭窄，而严重并发症可能包括出血、眼眶并发症（如血肿）、视力丧失和复视，以及颅底并发症（如脑脊液渗漏）。高达2%的患者可能会出现严重并发症。开放式入路的主要优点是提供了直接进入内侧骨膜下脓肿（SPOA）的途径。然而，皮肤切口垂直于松弛的皮肤紧张线可能会导致影响外观的并发症，如网状皮肤（Webbing）。最近的技术，包括经鼻内镜手术和经泪阜（Caruncular）入路，也提供了进入内侧脓肿的途径，而避免美容并发症。此外，内镜方法可能降低并发症发病率和缩短住院时间。

至于内镜手术的范围，Froehlich等描述了内镜治疗骨膜脓肿的最小损伤方法，指出仅行前筛窦切开并打开纸板的前部足以引流脓肿。然而，Sciarretta等表明，所描述的最小范围并不适用于所有病例，有些可能需要在筛管完全切开后打开筛骨纸板的后部以获得引流，因为筛骨纸板前部的开口引流不够充足。

尽管内镜手术日益普及，但开放式入路仍在有限使用，主要是在困难解剖和广泛感染的情况下，这使得内镜操作变得不可能。另一个可能的开放式入路指征是额骨骨髓炎。此外，虽然通过内镜方法改善了内侧脓肿的引流，但眶上和眶外侧脓肿通常需要外部入路。Kayhan等报道，10例患者中有6例

SPOA需要外引流，4例脓肿位于上方的病例中，有2例经鼻内镜治疗失败。Tanna进一步报道了相似的比例，在13例患者中，29%的患者接受联合手术入路，38%的患者仅接受了开放式手术。在8名接受开放式手术的患者中，脓肿向上外侧延伸，眼外肌受累更为广泛。然而，在体温、白细胞计数、年龄和症状持续时间方面没有发现差异（图24.5和图24.6）。

24.7　要点

a. 指征：
- 眶周蜂窝织炎、骨膜下脓肿和眶脓肿是儿童鼻窦炎的常见并发症。
- SPA可考虑24~48h静脉注射抗生素治疗。

b. 手术适应证：
- 败血症/中毒症状。
- 晚期眼科表现，如视力减退、眼压升高、眼肌麻痹、眼球突出＞5mm。
- 大脓肿（宽度＞10mm）最好手术治疗。
- 48~72h后静脉注射抗生素无改善。

c. 并发症：
- 海绵窦血栓形成。
- 失明。
- 颅神经麻痹（眼肌麻痹）。

d. 术前特殊注意事项：
- 年龄较小的患者对保守治疗的反应更好。
- 败血症儿童需要特殊的麻醉方案。
- 适用于较窄鼻腔的小直径内镜。
- 鼻窦急性细菌性感染的手术与出血情况有关。
- 应考虑导航系统。

e. 术中特殊注意事项：
- 内镜与开放式入路：开放式入路目前仍在有限使用；困难解剖，感染范围广，眼眶上方和外侧脓肿可能需要外入路；鼻内镜治疗失败；眼外肌受累。
- 多学科小组：颅内受累，眼科受累，麻醉团队，感染科。

f. 术后特殊注意事项：
- 颅内受累和骨质受累时应考虑延长抗生素治疗时间。

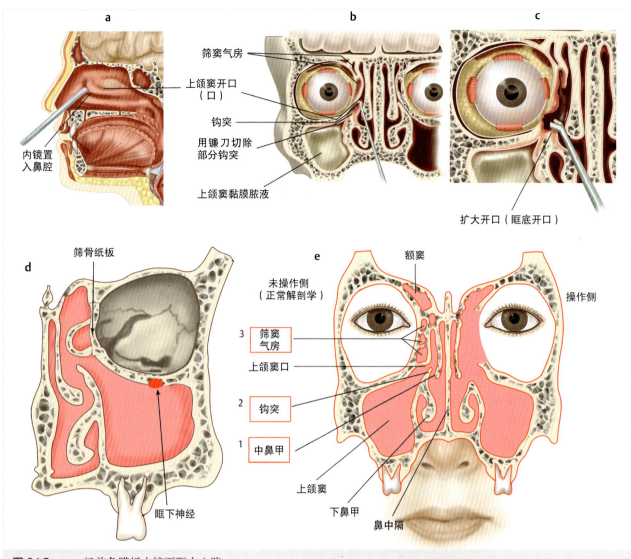

图 24.5 a~e. 经前角膜板内镜下眶内入路

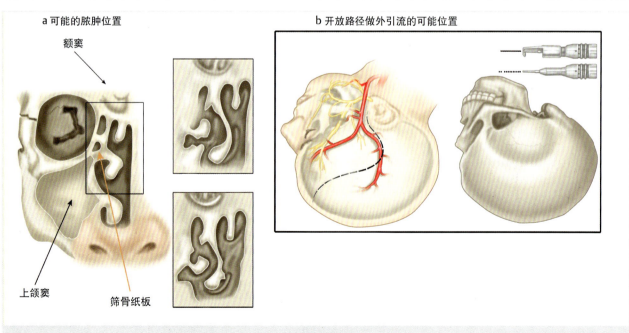

图 24.6 不同的手术方式。a. 内镜入路。b. 可能的开放路径做外引流

参考文献

[1] Brook I, Friedman EM, Rodriguez WJ, Controni G. Complications of sinusitis in children. Pediatrics 1980;66(4):568–572.

[2] Rubinstein JB, Handler SD. Orbital and periorbital cellulitis in children. Head Neck Surg 1982;5(1):15–21.

[3] Skedros DG, Haddad J Jr, Bluestone CD, Curtin HD. Subperiosteal orbital abscess in children: diagnosis, microbiology, and management. Laryngoscope 1993;103(1 Pt 1):28–32.

[4] Fanella S, Singer A, Embree J. Presentation and management of pediatric orbital cellulitis. Can J Infect Dis Med Microbiol 2011;22(3):97–100.

[5] Bedwell J, Bauman NM. Management of pediatric orbital cellulitis and abscess. Curr Opin Otolaryngol Head Neck Surg 2011;19(6):467–473.

[6] Israele V, Nelson JD. Periorbital and orbital cellulitis. Pediatr Infect Dis J 1987;6(4):404–410.

[7] Bagheri A, Tavakoli M, Aletaha M, Salour H, Ghaderpanah M. Orbital and preseptal cellulitis: a 10-year survey of hospitalized patients in a tertiary eye hospital in Iran. Int Ophthalmol 2012;32(4):361–367.

[8] Smith TF, O' Day D, Wright PF. Clinical implications of preseptal (periorbital) cellulitis in childhood. Pediatrics 1978;62(6):1006–1009.

[9] Ryan JT, Preciado DA, Bauman N, et al. Management of pediatric orbital cellulitis in patients with radiographic findings of subperiosteal abscess. Otolaryngol Head Neck Surg 2009;140(6):907–911.

[10] Brook I. Microbiology and antimicrobial treatment of orbital and intracranial complications of sinusitis in children and their management. Int J Pediatr Otorhinolaryngol 2009;73(9):1183–1186.

[11] Souliere CR Jr, Antoine GA, Martin MP, Blumberg AI, Isaacson G. Selective non-surgical management of subperiosteal abscess of the orbit: computerized tomography and clinical course as indication for surgical drainage. Int J Pediatr Otorhinolaryngol 1990;19(2):109–119.

[12] Hubert L. Orbital infections due to nasal sinusitis. NY State J Med 1937;37:1559–1564.

[13] Chandler JR, Langenbrunner DJ, Stevens ER. The pathogenesis of orbital complications in acute sinusitis. Laryngoscope 1970;80(9):1414–1428.

[14] Patt BS, Manning SC. Blindness resulting from orbital complications of sinusitis. Otolaryngol Head Neck Surg 1991;104(6):789–795.

[15] Schramm VL, Myers EN, Kennerdell JS. Orbital complications of acute sinusitis: evaluation, management, and outcome. Otolaryngology 1978;86(2):ORL221–ORL230.

[16] Moloney J, Badham N, McRae A. The acute orbit. Preseptal (periorbital) cellulitis, subperiosteal abscess and orbital cellulitis due to sinusitis. J Laryngol 1987.

[17] Le TD, Liu ES, Adatia FA, Buncic JR, Blaser S. The effect of adding orbital computed tomography findings to the Chandler criteria for classifying pediatric orbital cellulitis in predicting which patients will require surgical intervention. J AAPOS 2014;18(3):271–277.

[18] Donahue SP, Schwartz G. Preseptal and orbital cellulitis in childhood. A changing microbiologic spectrum. Ophthalmology 1998;105(10):1902–1905, discussion 1905–1906.

[19] Barone SR, Aiuto LT. Periorbital and orbital cellulitis in the Haemophilus influenzae vaccine era. J Pediatr Ophthalmol Strabismus 1997;34(5):293–296.

[20] Ambati BK, Ambati J, Azar N, Stratton L, Schmidt EV. Periorbital and orbital cellulitis before and after the advent of Haemophilus influenzae type B vaccination. Ophthalmology 2000;107(8):1450–1453.

[21] McKinley SH, Yen MT, Miller AM, Yen KG. Microbiology of pediatric orbital cellulitis. Am J Ophthalmol 2007;144(4):497–501.

[22] Liao S, Durand ML, Cunningham MJ. Sinogenic orbital and subperiosteal abscesses: microbiology and methicillin-resistant Staphylococcus aureus incidence. Otolaryngol Head Neck Surg 2010;143(3):392–396.

[23] Brook I. Microbiology of acute sinusitis of odontogenic origin presenting with periorbital cellulitis in children. Ann Otol Rhinol Laryngol 2007;116(5):386–388.

[24] Cannon PS, Mc Keag D, Radford R, Ataullah S, Leatherbarrow B. Our experience using primary oral antibiotics in the management of orbital cellulitis in a tertiary referral centre. Eye (Lond) 2009;23(3):612–615.

[25] Yen MT, Yen KG. Effect of corticosteroids in the acute management of pediatric orbital cellulitis with subperiosteal abscess. Ophthal Plast Reconstr Surg 2005;21(5):363–366, discussion 366–367.

[26] White JB, Parikh SR. Early experience with image guidance in endoscopic transnasal drainage of periorbital abscesses. J Otolaryngol 2005;34(1):63–65.

[27] Rahbar R, Robson CD, Petersen RA, et al. Management of orbital subperiosteal abscess in children. Arch Otolaryngol Head Neck Surg 2001;127(3):281–286.

[28] Younis RT, Anand VK, Davidson B. The role of computed tomography and magnetic resonance imaging in patients with sinusitis with complications. Laryngoscope 2002;112(2):224–229.

[29] Garcia GH, Harris GJ. Criteria for nonsurgical management of subperiosteal abscess of the orbit: analysis of outcomes 1988–1998. Ophthalmology 2000;107(8):1454–1456, discussion 1457–1458.

[30] Bedwell JR, Choi SS. Medical versus surgical management of pediatric orbital subperiosteal abscesses. Laryngoscope 2013;123(10):2337–2338.

[31] Oxford LE, McClay J. Medical and surgical management of subperiosteal orbital abscess secondary to acute sinusitis in children. Int J Pediatr Otorhinolaryngol 2006;70(11):1853–1861.

[32] Coenraad S, Buwalda J. Surgical or medical management of subperiosteal orbital abscess in children: a critical appraisal of the literature. Rhinology 2009;47(1):18–23.

[33] Brown CL, Graham SM, Griffin MC, et al. Pediatric medial subperiosteal orbital abscess: medical management where possible. Am J Rhinol 2004;18(5):321–327.

[34] Todman MS, Enzer YR. Medical management versus surgical intervention of pediatric orbital cellulitis: the importance of subperiosteal abscess volume as a new criterion. Ophthal Plast Reconstr Surg 2011;27(4):255–259.

[35] Tabarino F, Elmaleh-Bergès M, Quesnel S, Lorrot M, Van Den Abbeele T, Teissier N. Subperiosteal orbital abscess: volumetric criteria for surgical drainage. Int J Pediatr Otorhinolaryngol

2015;79(2):131–135.

[36] Friling R, Garty B-Z, Kornreich L, et al. Medical and Surgical Management of Orbital Cellulitis in Children. Folia Med (Plovdiv) 2014;56(4):253–258.

[37] Harris GJ. Age as a factor in the bacteriology and response to treatment of subperiosteal abscess of the orbit. Trans Am Ophthalmol Soc 1993;91:441–516.

[38] Siedek V, Kremer A, Betz CS, Tschiesner U, Berghaus A, Leunig A. Management of orbital complications due to rhinosinusitis. Eur Arch Otorhinolaryngol 2010;267(12):1881–1886.

[39] Hakim HE, Malik AC, Aronyk K, Ledi E, Bhargava R. The prevalence of intracranial complications in pediatric frontal sinusitis. Int J Pediatr Otorhinolaryngol 2006;70(8):1383–1387.

[40] Taubenslag KJ, Chelnis JG, Mawn LA. Management of frontal sinusitis-associated subperiosteal abscess in children less than 9 years of age. J AAPOS 2016;20(6):527–531.e1.

[41] Manning SC. Endoscopic management of medial subperiosteal orbital abscess. Arch Otolaryngol Head Neck Surg 1993;119(7):789–791.

[42] Arjmand EM, Lusk RP, Muntz HR. Pediatric sinusitis and subperiosteal orbital abscess formation: diagnosis and treatment. Otolaryngol Head Neck Surg 1993;109(5):886–894.

[43] Sciarretta V, Macrì G, Farneti P, Tenti G, Bordonaro C, Pasquini E. Endoscopic surgery for the treatment of pediatric subperiosteal orbital abscess: a report of 10 cases. Int J Pediatr Otorhinolaryngol 2009;73(12):1669–1672.

[44] Froehlich P, Pransky SM, Fontaine P, Stearns G, Morgon A. Minimal endoscopic approach to subperiosteal orbital abscess. Arch Otolaryngol Head Neck Surg 1997;123(3):280–282.

[45] Marshall AH, Jones NS. Osteomyelitis of the frontal bone secondary to frontal sinusitis. J Laryngol Otol 2000;114(12):944–946.

[46] Kayhan FT, Sayin I, Yazici ZM, Erdur O. Management of orbital subperiosteal abscess. J Craniofac Surg 2010;21(4):1114–1117.

[47] Tanna N, Preciado DA, Clary MS, Choi SS. Surgical treatment of subperiosteal orbital abscess. Arch Otolaryngol Head Neck Surg 2008;134(7):764–767.

第 25 章　眼眶肿瘤手术

Shay Keren, Igal Leibovitch

摘要

儿科患者眼眶中可发生多种肿瘤，良恶性的都有。本章详细阐述了不同肿瘤的诊断和治疗，以及可用于治疗这些肿瘤的各种不同的手术入路。

关键词

肿瘤，眼眶，手术，入路

25.1　引言

儿童眼眶肿瘤相当罕见。大多数肿瘤是良性的，主要是囊肿；然而，也可以发生恶性肿瘤和危及生命的肿瘤。在本章中，我们将讨论常见的眼眶肿瘤以及可能的手术治疗方案。

25.1.1　良性肿瘤

眼眶囊肿

眼眶囊肿是儿科人群中最常见的良性肿瘤。这种囊肿可以是原发性或继发性的，可以是先天性的，也可以是后天性的，可能有不同的病因，如手术后、创伤性、炎症性或特发性。

皮样和表皮样囊肿是眼眶内最常见的良性囊肿。颅骨在胚胎发育期间闭合，这些起源于异常的外胚层组织的脊索瘤，则位于颅缝之间。大约 50% 的累及头部的皮样瘤位于眼眶内或与眼眶相邻，或者在颞上，或者在少数情况下，在眼眶鼻侧面的上方。这些病变通常是浅表的，但也可能在眼眶深处。手术切除是首选的治疗方法，通常在 1 岁以后进行。在手术过程中，应注意完全切除囊肿，而不发生包膜破裂，可能导致局部炎症反应（图 25.1）。

泪道囊肿是起源于泪道上皮的囊性病变。它们表现为泪窝内的肿块。手术期间必须小心，以免损伤泪道。术中使用吲哚菁绿等皮内染料有助于完全切除囊肿及其包膜。

血管病变

眼眶血管病变根据发病机制、组织病理学和血流动力学特性进行分类。主要的分类是根据肿瘤内的血流情况。高血流量病变包括主动脉瘤、动静脉瘘和动静脉畸形（静脉曲张）。这些病变通常需要在放射引导下侵入性地使用弹簧圈栓塞或使用硬化剂进行栓塞治疗。低血流病变可进一步分为单纯性病变，包括静脉畸形（如海绵状血管瘤和毛细血管瘤）和淋巴管畸形（如淋巴管瘤），可为大囊性、微囊性或混合性。也有混合型病变，有的是静脉成分占优势，有的是淋巴成分占优势。

毛细血管瘤是儿科最常见的血管病变，通常在生命早期表现为视力下降、眼球运动受限、眼球突出或外观畸形。随着全身 β 受体阻滞剂的使用，毛细血管瘤的治疗发生了巨大的变化，使得今天在这些肿瘤中，手术治疗变得不那么常见，只适用于无反应的肿瘤，或有严重外观畸形的病例（图 25.2）。

淋巴管瘤是一种低血流量病变，很少是单纯淋巴管，在大多数情况下与静脉成分混合。大多数病例仅需随访即可。在有美容或医学适应证的情况下，应进行治疗。此类病变的治疗具有挑战性，包括切

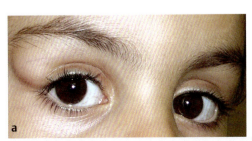
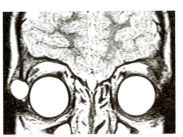
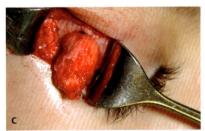

图 25.1　a. 右眼眶上外侧有皮样囊肿的 2 岁女童。b. 冠状位 CT 扫描显示一个独立的圆形囊肿。c. 通过眼睑外侧折痕切口暴露的皮样囊肿的术中所见

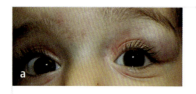

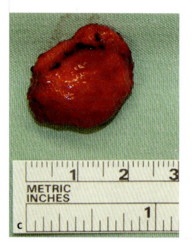

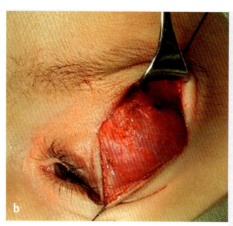

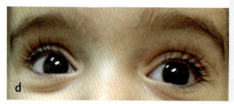

图 25.2 a. 一名 1.5 岁男童，左眼眶上外侧有毛细血管瘤。b. 术中通过外侧上褶皱切口观察血管瘤。c. 肿瘤及其周围包膜已完全切除。d. 术后外观

除和引流病变，并使用硬化剂止血。

在大多数情况下，仅能实现部分切除肿瘤，且常见复发。

神经源性肿瘤

儿童人群的视神经肿瘤在临床和组织病理学上都不同于成人。视神经胶质瘤是儿童最常见的视神经肿瘤（约占眼眶肿瘤的 4%），它通常发生于 4~5 岁儿童。超过一半的患者患有 1 型神经纤维瘤病（NF1）。由于肿瘤生长缓慢，通常不需要治疗。对于中枢神经系统或视神经交叉受累的病例，应开始放射治疗。如有位于前部肿瘤，导致视力损害或明显突出影响美容，可选择手术治疗。

神经源性的其他良性肿瘤也常见于儿科人群，如丛状神经纤维瘤。这种肿瘤在 NF1 患者中很常见，通常位于上眼睑的颞侧，导致 S 形眼睑。这些肿瘤可能导致 S 形上睑和上睑下垂，从而可能引起弱视。在这种情况下，需要及时手术治疗。结合上睑下垂修复、肿瘤剥除和上睑重建的手术方法可能会显著改善美容和功能，然而，肿瘤通常会复发。

神经鞘瘤是一种罕见的眼眶肿瘤，尤其是在儿童中，起源于产生髓鞘的雪旺细胞。它们主要累及 V1 和 V2 等感觉神经，但也可能累及运动神经和眼球本身。这类肿瘤的治疗通常是外科手术，最近的报道提倡邻近部位放射治疗。

骨性病变

儿科人群中也可能出现良性骨性病变。这些疾病包括纤维发育不良和青少年骨化性纤维瘤。这些病变可表现为伴有骨性扩张的肿块（如纤维异常增殖症）或溶骨性硬化性病变（如青少年骨化性纤维瘤）。纤维异常增殖症是骨髓中未成熟的纤维骨组织代替正常成骨细胞的异常生长。它生长缓慢，除非压迫视神经或导致严重的眼球突出，否则通常不需要治疗。青少年骨化性纤维瘤是一个充满囊腔的黄白色肿块，治疗上应选择手术切除。一些肿瘤可能继发累及眶骨，如皮样和表皮样囊肿和白血病。

骨瘤是一种良性的、生长缓慢的肿瘤，可起源于任何骨骼。它通常发生在鼻旁窦，通常是无症状的。它表现为硬化、致密、边界清楚的肿块。需要手术干预以减轻重要眼眶结构的压力或改善美容外观。

朗格汉斯细胞组织细胞增生症（LCH）是一组由骨髓来源的未成熟树突状细胞增殖的三联征。嗜酸性肉芽肿是这些综合征之一，在 4 岁以下的儿童中很常见，也是眼眶内 LCH 最常见的表现。它会引起眼睑突出、上睑下垂或眼睑裂隙扩大。它最常发生在颞上额骨，那里骨髓丰富。LCH 导致溶骨性、黄色、出血性病变。治疗包括手术切除，有时还包

括化疗。另外两种综合征，Lettere–Siwe 病和 Hand–Schuller–Christian 病很少影响眼眶（图 25.3）。

25.1.2　恶性病变

横纹肌肉瘤是儿童最常见的眼眶恶性肿瘤，约占所有肿瘤的 5%。它是一种间叶性软组织肿瘤，其眼眶发病约占头颈部横纹肌肉瘤的 25%~35%，约占所有横纹肌肉瘤的 10%。眼眶也可能由鼻咽、翼腭窝或鼻旁窦的间叶肿瘤扩散所累及。眼眶横纹肌肉瘤最常发生在眼外肌附近。它通常发生在眼眶上部，快速进行性突起，引起眼球移位和活动受限可能。眼眶横纹肌肉瘤约 85% 为胚胎型，5 年存活率约为

95%。其他类型包括肺泡型，这是一种更具侵袭性的类型，5 年存活率为 75%，常见于下眼眶，以及在眼眶中很少见的多形型和腺泡状型。

现在的治疗包括全身化疗和局部外照射治疗。外科干预主要用于组织病理学诊断和保守治疗失败后复发肿瘤的治疗。在某些情况下，可能需要进行眶内容物切除术（图 25.4）。

视网膜母细胞瘤是一种眼内恶性肿瘤，可通过视神经扩散至颅内视束和蛛网膜下腔。只有 2% 的人有眼外侵犯，包括巩膜、巩膜外和视神经。眼眶视网膜母细胞瘤的出现是疾病进入晚期的征兆，出现在 3 岁左右，通常伴有眼球突出（70%~85%）、

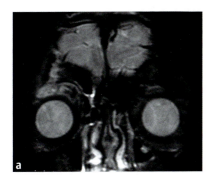
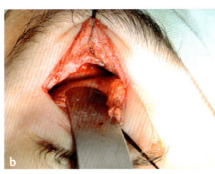

图 25.3　a. 15 岁男孩的右眼眶上嗜酸性肉芽肿冠状位 MRI。b. 上眼睑折痕切口，用于探查和切除肿瘤

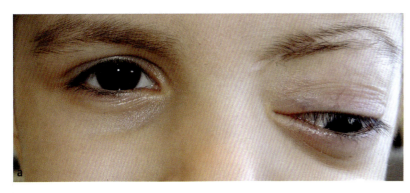
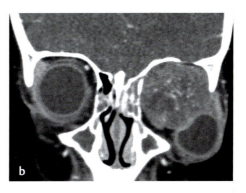
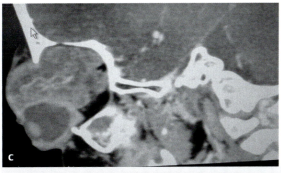
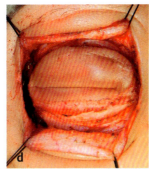
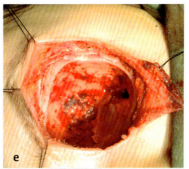

图 25.4　a. 一名 4 岁女童，眼球突出和下侧移位发展迅速。b. 冠状 CT 扫描显示移位的眼球和占据眼眶的肿瘤。c. 矢状位 CT 扫描，显示肿瘤与眼球的关系。d. 进行深层解剖的眶内容物切除手术，可将眼眶内容物与眶壁分离。e. 被切除后没有内容的眼眶

发红、肿胀和疼痛。诊断包括成像和全身转移扫描。随着遗传诊断在检测此类肿瘤方面的巨大变化，存活率已提高到88%~93%。目前的治疗方案，在对转移进行系统评估后，包括使用全身或局部化疗（包括动脉内左旋溶肉瘤素）和局部外照射。在眼眶严重受累的情况下，可能需要切除眼眶内容物。

儿童的骨恶性肿瘤包括骨肉瘤、软骨肉瘤和尤文氏肉瘤。骨肉瘤导致骨质破坏和类骨生成。治疗包括手术切除和化疗。尤文氏肉瘤是侵犯眼眶的第二常见的眶外肿瘤，它通常位于长骨，治疗方法是手术、化疗和放疗（图25.5）。

眼眶转移非常罕见，通常为身体其他部位的神经母细胞瘤。神经母细胞瘤有28%~33%的眼眶转移率。它通常累及软组织，可导致眼球突出，但主要受累部位是眶骨。在儿科人群中发现的其他眼眶恶性肿瘤是白血病，可能为眼内或眼外，以及较少见的淋巴瘤。

儿童眼眶病变可能涉及眼眶的任何部分，如下一节所述，临床检查结合完整的病史和恰当的影像学，决定了治疗这些病变的手术入路（表25.1）。

25.2　术前评估和麻醉

在儿童眼眶病变的诊断中，全面的病史是必不可少的。通过询问患者或其父母获得的信息可能对

表25.1　眼眶肿瘤的良恶性分类

	良性	恶性
囊性	皮样	
	表皮样	
	泪道上皮性囊肿	
血管性	毛细血管瘤	
	淋巴管畸形	
	静脉曲张（静脉畸形）	
	动静脉畸形	
	淋巴管静脉畸形	
神经源性	视神经胶质瘤	神经母细胞瘤
	视神经鞘脑膜瘤	视网膜母细胞瘤（眼外延伸）
	神经鞘瘤	
	丛状神经纤维瘤	
骨源性	骨纤维性发育不良	骨肉瘤
	青少年骨化性纤维瘤	软骨肉瘤
	骨瘤	尤文氏肉瘤
	朗格汉斯细胞组织细胞增生症	横纹肌肉瘤
	成骨细胞瘤	
血液源性		白血病
		淋巴瘤

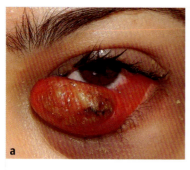
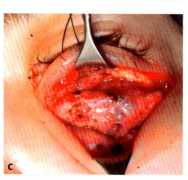
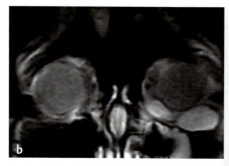
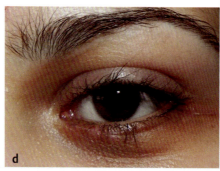

图25.5　a. 一名17岁女童，下结膜有肿块，怀疑为尤文氏肉瘤。b. 冠状位CT扫描显示眼球下高密度肿块。c. 睫状肌下入路可分离肿瘤。d. 术后几乎看不见瘢痕

确定正确诊断至关重要，并可能决定手术或药物治疗的时机。在已发生病变的情况下，了解病变的进展速度很重要，因为快速增长的病变可能提示恶性肿瘤（例如横纹肌肉瘤），并需要更早地进行干预。关于病变动态变化的信息采集可以支持诊断，例如Valsalva期间的变化（静脉病变）、上呼吸道感染后的变化（淋巴管瘤）等。

儿科医生的全面体格检查对于排除全身受累或找到可能导致转移的原发肿瘤至关重要。例如NF1中的视神经胶质瘤、白血病、淋巴瘤、神经母细胞瘤、尤文氏肉瘤等。

全面的眼科检查应包括：

- 评估最佳矫正视力是否有任何变化，如眼球向外受压时的远视移位。
- 外部评估是否存在明显肿块、突起、眼球突出、眼球移位和上睑下垂。使用温氏视角和上眼睑折痕对称性评估可以帮助检测到这种变化。使用Hertel或Naule眼球突出度计客观地测量眼球突出的程度，不仅有助于识别变化，而且还可以测算进展速度。
- 必须检查瞳孔对光反应和传入瞳孔反应，以确定有无视神经受累。还应检查眼球运动，以找出是否涉及一块或多块眼外肌。
- 使用裂隙灯对眼球前后段进行完整的眼科检查，可发现眼眶病变的相关征象，如与NF1和视神经胶质瘤相关的Lisch结节，可能已扩散至眼眶的视网膜母细胞瘤，视神经头水肿或苍白，脉络膜褶皱显示眼球受压，以及其他与原发病理有关的线索。

所有患者都必须进行影像学检查，以帮助诊断病变并评估其位置、大小、结构受累程度、颅内范围等。

- 对于大多数病变来说，CT是首选检查方法，而且价值很高，但要付出高辐射的代价。CT对骨性病变或评估非骨性肿瘤的骨重建或吸收以及钙化特别有效。
- MRI在显示软组织病变方面优于CT，尤其是在眶尖和颅内侵犯方面。它没有辐射，但不能良好地显示骨性病变和骨溶解或重塑。当怀疑血管病变时，应考虑MRI，因为它能显示血管、血流或缺血管，以及不同降解阶段的血液产物。
- 眼眶成像必须始终包括对比度、冠状面、轴面和矢

状面的使用，以便更好地定位病变和邻近组织的受累情况。
- 一位技术娴熟的医生所做的超声检查可能有助于进一步确定前部肿瘤的特征。

在许多儿童眼眶病变的病例中，可以通过完整的临床评估和影像学检查做出诊断。有两种病例需要手术干预：取材进行病理和细胞学检查，以及切除病变。几乎所有的儿童外科手术都是在全身麻醉下进行的。

25.3　手术入路

25.3.1　术前设计

眼眶是一个相当小（30mL）的空间，有许多重要的结构：眼球、肌肉、神经和血管。它可以分为不同的外科平面，每个平面都有其独特的入路、结构和风险。

包括影像学在内的术前评估对于确定病变的确切位置和大小以及评估邻近结构的受累程度至关重要，从而帮助外科医生决定要解剖的手术平面和采取的入路。术前评估还应包括为手术设定特定的目标，无论是治愈性的、诊断性的，还是仅限于美容的。以往对眼眶的手术或其他治疗在手术计划中也很重要，因为非初治眼眶可能会出现瘢痕组织和粘连，这可能会改变正常的解剖结构。

手术方法应该是有效的，但在美学上也需要可以接受。外科医生应该始终结合面部结构来计划尽可能小而隐蔽的切口。

25.3.2　眼眶手术平面

眼眶可分为5个手术平面：

（1）骨膜下间隙：眶骨与眶周之间的潜在间隙。

（2）肌锥外间隙：位于眶外周和内侧肌锥、肌间筋膜之间的外侧间隙。

（3）肌锥内间隙：位于外侧肌锥和内侧视神经之间的内侧间隙。

（4）筋膜下间隙（巩膜上间隙）：位于眼球和筋膜囊之间的内部间隙。

（5）蛛网膜下腔：位于视神经和视神经鞘之间的间隙。

除上述平面外，囊性病变（如皮样囊肿）可能

位于表面；因此，只需皮肤切开，而不是真正进入眼眶。

眼眶病变可能涉及多个平面；因此，需要通过同一切口或多个切口进行联合手术。

病变的轴向位置在手术计划中也很重要。前部病变，通常位于眼眶前半部，通常可以通过前入路，无论是上入路还是下入路，而不需要切除眼眶骨。对于后部病变，可能需要切除眼眶骨，但有时也可以使用前入路，这取决于肿瘤的大小、位置和其他结构的受累情况。

眶上部手术

眼眶上前部是眼眶血管瘤、骨瘤、黏液囊肿和皮样瘤等眼眶病变最好发部位。在上眼眶解剖中，应避开眶上血管、滑车上血管、上睑提肌和泪腺。在大多数上入路手术中，不会切除骨组织。在一些更深的病变中，可能会移除眶上缘，以便更好地暴露病变。通常可以在不进入颅内间隙的情况下切除上外侧缘。如果是内侧手术，可以进入额窦，但进行闭合时，应注意避免窦腔黏膜嵌顿。

上褶皱切口通常是可选择的方法。这个切口可以根据需要加宽，通常会留下一个可以接受的、隐藏得很好的瘢痕。根据肿瘤的位置，它可以有几种不同的形式，中央的、外侧的或内侧的，该入路可进入眶上缘及其骨膜。皮肤切开后，应剥离软组织，向后上方暴露眶缘。解剖应在眶隔前方进行，不能切开，直到达到眶隔在弓状缘处的眶缘固定点。适当暴露后，骨膜可能会隆起。该入路可通过显露上睑提肌腱膜或通过垂直切口进入肌锥外间隙或肌锥内间隙。上眼睑褶皱切口，如果在上直肌和内直肌之间更内侧，通过肌间筋膜，可以进入视神经进行活组织检查或开窗。位置更高、位于眉下的切口可以显露上方肿瘤，美容效果也可以接受（图25.6，图25.1c，图25.2b和图25.3b）。

可以通过完全隐藏在上眼睑下的上结膜切口进入更多的内部平面，如筋膜下、肌锥内或肌锥外间隙。在这种手术入路中，应该特别注意Muller和上睑提肌，以防止将来的上睑下垂（图25.6）。

垂直眼睑裂开入路用于进入与经结膜切口相同的平面，包括垂直裂开上睑提肌和其他结构。应小心关闭切口，以防止上睑下垂或后收。应特别注意封闭睑板和上睑提肌，以预防术后上睑下垂（图25.6）。

有两个更好的入路可以进入眶上，经眉下和经颅（冠状）入路。这些切口在美学上较难被接受，通常在其他方法不能使用的情况下使用。有时还可能需要切除骨组织（图25.6）。

眶下部手术

下入路可以很好地进入位于眼眶下半部的肿瘤。至于更好的入路，有经皮入路和经结膜入路。在这两种情况下，增加眼眶下缘骨切除可能有助于扩大暴露的手术范围，主要是到达深部下部病变。在这种情况下，应特别注意眶下神经血管束。

经皮入路包括一个睫状肌下切口，该切口瘢痕小，符合美容要求。切口通常在眼睑边缘（睫毛线）下2~3 mm折痕形成或应力线处，在眼轮匝肌水平以下（与上入路相似）进行软组织剥离，显露下眶隔在眼眶下缘的起始处。通过眶缘暴露，可以到达多个平面。通过向上牵拉骨膜可以进入骨膜下平面。

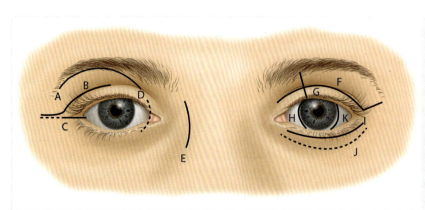

图25.6 上方手术。A.眉下切口。B.眼睑褶皱外侧切口。C.外眦切口（眦切开术和眦松解术）。D.经泪阜切口。E.额筛（林奇）切口。F.上眼睑褶皱。G.垂直眼睑裂开切口。H.球结膜内侧切口。I.睫状肌下切口。J.下方经结膜切口。K.球结膜外侧切口

可以通过打开眶隔进入椎外平面。由于结膜入路的明显优势，这种方法被忽视了。在眼部瘢痕性类天疱疮等严重结膜病变的情况下，可以采用这种方法。（图 25.6，图 25.7 和图 25.5c）。

经结膜入路是当今外科医生的首选入路，主要是因为它暴露良好，没有明显的瘢痕。它还避免了眼睑退缩或外侧眦角圆化，而这些情况在经皮肤入路中是可能发生的。在下结膜、睑板下方或结膜下穹隆切开，使用下眼睑撑开器，暴露出椎外平面。在较大或较外侧病变的情况下，外眦切开术和外眦松解术可能有助于显露和切除肿瘤。眼睑应该使用 DesMarres 牵引器牵引，以避免损伤眶隔和皮肤。眶缘处的撑开骨膜可以提供进入肌锥内平面的路径。（图 25.6 和图 25.8）。

另一种解剖至肌锥内间隙的方法是在眼球上方做结膜切开，牵开下直肌。在眼球上方，这种方法也可以提供通向筋膜下间隙的路径。

内侧入路

眶的内侧重要结构极其密集。在了解眼眶解剖的基础上，仔细操作可以防止内斜肌腱、泪器、滑车和上斜肌腱和肌肉、下斜肌以及神经和血管的损伤。

经结膜入路可进入筋膜下面或锥外平面。内直肌的分离和牵拉可以进入内侧锥内病变，也可以进入视神经前部进行活组织检查、开窗或邻近肿瘤切除。当进入锥内间隙准备视神经活检时，应注意分

离眼眶脂肪和外膜筋膜，后者与睫状动脉相邻。手术视野内，术者应寻找并避免损伤视网膜中央动脉，以防止即时的不可逆性失明。结膜切口可以位于泪阜附近，也可以位于角膜缘附近更内侧的位置。将结膜切口扩大到上穹隆或下穹隆可能有助于扩大暴露范围（图 25.6 和图 25.9）。

在泪阜后 1/3 处切开（经泪阜入路）可进入骨膜下平面。切口位于眶隔和霍纳肌（起始于泪后嵴

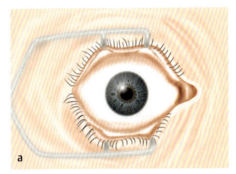
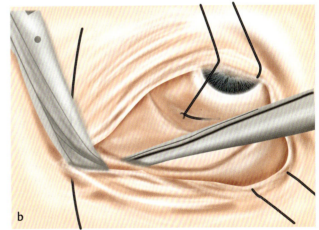
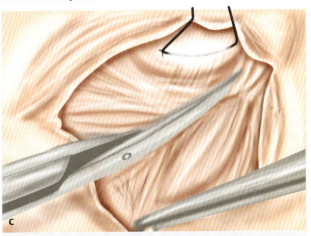

图 25.8　"移动眼睑"下眶切开术。a. 眼睑撑开，以暴露结膜。b. 外眦切开和松解，以松解下眼睑。c. 在睑板下方或结膜下穹隆切开结膜，进入下眼眶

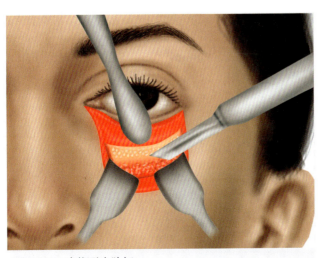

图 25.7　睫状下皮肤切口

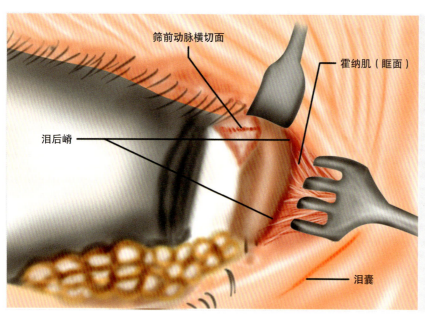

图 25.9 Transcaruncle Incision 泪阜切口

筛前动脉横切面

霍纳肌（眶面）

泪后嵴

泪囊

并与眼轮匝肌相连）的后方，从而避免了泪囊的损伤。这种方法在美观上更可取，但泪器损伤的风险更大。（图 25.6）。

侧向入路

儿童的侧方入路不同，主要是因为儿童的眼眶比成人浅，很少需要侧方去骨。此入路主要用于广泛泪腺肿瘤、视神经肿瘤或眶尖部肿瘤。它可以直接显示上外侧和下外侧的锥外间隙和整个锥内间隙（图 25.6）。

使用的主要切口是上眼睑折痕或下经结膜切口的组合，如位于更外侧的位置，可联合外眦切开和松解术。该入路可以进入眶缘，以及可以选择骨膜下平面的骨膜高度，或解剖眶隔，以到达锥内平面和视神经。如果切开骨膜下，则在后方继续呈 T 形切开。眼球和颞肌被牵拉开，在额颧骨缝和颧弓下方的眶缘被锯开。后续要锯的骨量由外科医生自行决定。这种入路有时可能需要分离和牵拉外直肌。眶骨切除在儿童中很少使用，但在极少数情况下可能会这样做。在手术结束时，可以使用预先钻好的孔将骨部缝合回去。也可以使用颅骨固定夹板（图 25.10）。

在此入路中，通常在进入锥内平面时，应特别注意避免损伤位于视神经颞侧的睫状神经节。

当不仅需要进入筋膜下平面，也需进入锥外平面的情况下，可以使用经结膜入路。

25.3.3 眶内容物去除术

对于侵犯整个眼球、无视力预后和恶性程度较高的肿瘤，这种手术入路是相当彻底和合适的。切除术包括去除所有眼眶内容物，包括眶周内容物。附件组织可能保留，也可能被切除，这取决于肿瘤的位置和受累情况。通常需要辅助治疗。如第一章所述，儿童最常见的切除原因是横纹肌肉瘤（图25.4e）。

25.4 术后治疗

儿童术后的治疗可分为两个部分：手术伤口的局部治疗和全身治疗。

25.4.1 局部治疗

在手术切除眼眶肿瘤后，伤口应该局部使用软膏，通常是皮质类固醇和抗生素的组合使用。每天涂抹 3~4 次通常就足以预防伤口感染。应抬高床头以减轻术后水肿。冰袋也可用于此目的。创面应在术后第 1 天、术后 1 周和 1 个月后检查。在局部感染的情况下，无论是否伴有全身发热，手术伤口都应进行再次处理，全身抗生素使用可由外科医生酌情决定，在极少数情况下应进行再次手术，行开放伤口、坏死组织清创、抗生素冲洗和闭合切口。

在特定的病例中，留置硅胶引流管，以确保手

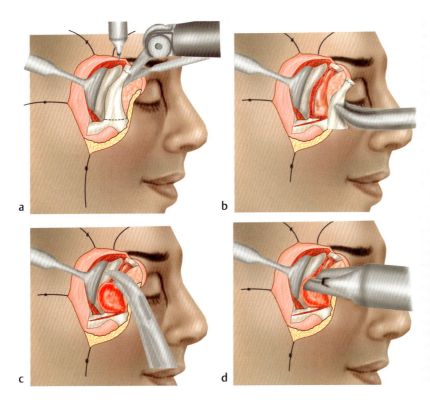

图 25.10 a. 暴露眼眶缘的外侧切口。在眶缘上下两个点上锯开做的两个切口。b. 移除眶缘。c. 在眶周切开,以便进入锥内间隙。d. 暴露好锥内间隙

术部位所有液体的充分引流,并防止局部水肿和对邻近结构的压迫。引流装置应至少每 8h 检查一次,应记录液体的数量和性质。

应定期记录视力和瞳孔对光反应,最好每隔12~24h 记录一次,以发现因水肿或出血以及眼眶间隙综合征的发展而导致的视神经压迫的早期迹象。

25.4.2　全身治疗

全身治疗应根据手术类型(切除或切取活检)、病变类型(良性或恶性)、手术结果(完全切除与不完全切除)以及其他临床检查和影像学结果来决定。

在标本的病理结果出来之前,有时应进行进一步治疗。对于恶性肿瘤,必须进行肿瘤学会诊,并进行全身影像学检查,以发现原发肿瘤(在眼眶转移的情况下)或远处转移。可能需要辅助化疗或放射治疗。

临床随访应记录眼眶状态,如 Hertel 测量、视力等,在有改善的情况下应延长间隔时间。定期眼眶影像学检查对于监测部分切除的病变或复发也是必不可少的。患者的定期眼眶影像学检查和与术前影像的对比有助于后续的改善。

25.4.3　并发症及处理

- 视力丧失是最严重的并发症。它可能是由于视神经的直接损伤,对供应视神经的动脉的损伤,组织水肿压迫神经或动脉,或者眼眶出血导致的眶高压。后者是一种紧急情况,需要立即进行外眦切开术和松解术以降低压力。
- 脑脊液漏非常罕见,可能出现在内侧或外侧眼眶切开术中。在轻微泄漏的情况下,建议保守治疗。在严重渗漏的情况下,用硬脑膜、脂肪、合成胶或骨膜封闭可能有帮助。
- 当眼外肌或供应肌肉的神经或动脉受损时,可能会发生复视。尽管大多数病例随着时间的推移有所改善,但一些病例可能不能改善的,需要进行斜视矫正手术。
- 手术可能会导致眼睑错位,如上睑下垂、后缩、外翻或内翻。如果是顽固性的,应该进行外科矫正。
- 泪器损伤可能导致泪流不止。在某些情况下,DCR 是必要的,而在其他情况下,则需要使用 Jones 管。

25.5　要点

a. 适应证:

- 病理诊断不明的眼眶包块。
- 疑似恶性肿瘤。
- 威胁视力的肿瘤。
- 压迫性视神经病变。
- 眼球突出伴角膜外露。
- 眼球运动功能障碍。
- 美容影响。

b. 并发症：
- 视神经受压、缺血或直接损伤所致的视力丧失。
- 眼外肌损伤导致复视。
- 泪器损伤。
- 鼻窦瘘。
- 脑脊液漏。
- 眼睑错位。

c. 术前特殊注意事项：
- 患者的年龄和一般情况。
- 肿瘤大小和位置。
- 全身受累和预后。
- 美容。

d. 术中特殊注意事项：
- 避免眼眶结构损伤，包括血管、神经和其他器官。
- 最佳暴露。
- 确切止血。
- 有需要时最大限度地切除肿瘤。
- 术后美容。

e. 术后特殊注意事项：
- 视力监测。
- 监测视神经功能。
- 眼球运动监测。

参考文献

[1] Shields JA, Shields CL. Orbital cysts of childhood: classification, clinical features, and management. Surv Ophthalmol 2004;49(3):281–299.

[2] Browning MB, Camitta BM. The surgeon's role in pediatric orbital malignancies: an oncologist's perspective. Ophthal Plast Reconstr Surg 2003;19(5):340-344.10.1097/01.IOP.0000087072. 85558.90.

[3] Keren S, Dotan G, Leibovitch L, Selva D, Leibovitch I. Indocyanine green assisted removal of orbital lacrimal duct cysts in children. J Ophthalmol 2015;2015:130215 10.1155/2015/130215.

[4] Rootman J, Heran MKS, Graeb DA. Vascular malformations of the orbit: classification and the role of imaging in diagnosis and treatment strategies. Ophthal Plast Reconstr Surg 2014;30(2):91–104 10.1097/IOP.0000000000000122.

[5] Bilaniuk LT. Vascular lesions of the orbit in children. Neuroimaging Clin N Am 2005;15(1):107–120 10.1016/j.nic.2005.03.001.

[6] Garza G, Fay A, Rubin PA. Treatment of pediatric vascular lesions of the eyelid and orbit. Int Ophthalmol Clin 2001;41(4):43–55 http://www.ncbi.nlm.nih.gov/pubmed/11698737.

[7] Chung EM, Smirniotopoulos JG, Specht CS, Schroeder JW, Cube R. From the archives of the AFIP: pediatric orbit tumors and tumorlike lesions: nonosseous lesions of the extraocular orbit. Radiographics 2007;27(6):1777–1799 10.1148/rg.276075138.

[8] Chung EM, Specht CS, Schroeder JW. From the archives of the AFIP: Pediatric orbit tumors and tumorlike lesions: neuroepithelial lesions of the ocular globe and optic nerve. Radiographics 2007;27(4):1159–1186 10.1148/rg.274075014.

[9] Keren S, Dotan G, Ben-Cnaan R, Leibovitch L, Leibovitch I. A combined one-stage surgical approach of orbital tumor debulking, lid reconstruction, and ptosis repair in children with orbitotemporal neurofibromatosis. J Plast Reconstr Aesthet Surg 2017;70(3):336–340 10.1016/j.bjps.2016.10.015.

[10] Sweeney AR, Gupta D, Keene CD, et al. Orbital peripheral nerve sheath tumors. Surv Ophthalmol 2017;62(1):43–57 10.1016/j.survophthal.2016.08.002

[11] Chung EM, Murphey MD, Specht CS, Cube R, Smirniotopoulos JG. From the Archives of the AFIP. Pediatric orbit tumors and tumorlike lesions: osseous lesions of the orbit. Radiographics 2008;28(4):1193–1214 10.1148/rg.284085013.

[12] Wei LA, Ramey NA, Durairaj VD, et al. Orbital osteoma: clinical features and management options. Ophthal Plast Reconstr Surg 2014;30(2):168–174 10.1097/IOP.0000000000000039.

[13] Boutroux H, Levy C, Mosseri V, et al. Long-term evaluation of orbital rhabdomyosarcoma in children. Clin Exp Ophthalmol 2015;43(1):12–19 10.1111/ceo.12370.

[14] Karcioglu ZA, Hadjistilianou D, Rozans M, DeFrancesco S. Orbital rhabdomyosarcoma. Cancer Contr 2004;11(5):328–333.

[15] Boutroux H, Cellier C, Mosseri V, et al. Orbital rhabdomyosarcoma in children: a favorable primary suitable for a less-invasive treatment strategy. J Pediatr Hematol Oncol 2014;36(8):605–612 10.1097/MPH.0000000000000245.

[16] Honavar SG, Manjandavida FP, Reddy VAP. Orbital retinoblastoma:An update. Indian J Ophthalmol 2017;65(6):435–442 10.4103/ijo. IJO_352_15.

[17] Harreld JH, Bratton EM, Federico SM, et al. Orbital metastasis is associated with decreased survival in stage M neuroblastoma. Pediatr Blood Cancer 2016;63(4):627–633 10.1002/pbc.25847.

[18] Gorospe L, Royo A, Berrocal T, García-Raya P, Moreno P, Abelairas J. Imaging of orbital disorders in pediatric patients. Eur Radiol 2003;13(8):2012–2026 10.1007/s00330-002-1738-y.

[19] Leibovitch I, Goldberg RA. The approach to orbital surgery. In: Principles and practice of ophthalmology, 3rd edition. Albert DM, Jakobiec FA (eds). Volume 3, section 12, chapter 227, pages: 2897–2901.

第 26 章　儿童良性病变的内镜鼻窦手术

Shahaf Shilo, Dan M. Fliss, Avraham Abergel

摘要

　　儿童的鼻窦和颅底病变是罕见的，病理类型广泛，包括间充质、神经、脊索、血管，少有上皮组织来源。虽然大多数是良性的，但这些病变可以产生肿块效应并引起明显的症状，因此在大多数情况下需要切除。小儿良性病变的手术应最大限度地保留正常解剖结构和神经、血管、内分泌腺等关键器官。因为具有微创性，内镜经鼻入路（EEA）是治疗儿童鼻窦和颅底病变的最佳方式。本章重点介绍儿童鼻窦和颅底良性病变的内镜治疗，并回顾儿童特有的注意事项、主要良性病变、术前结构的评估和手术技术。

关键词

　　鼻内镜手术，儿童患者，良性病变，中线病变

26.1　引言

　　鼻窦和颅底手术在任何年龄都是一项具有挑战性的任务。颅底和鼻窦的特点是解剖结构小而复杂，毗邻重要的神经和血管结构。在儿科患者中，在这些部位手术切除病变的挑战甚至更加明显。曾经仅开放式手术占据主导地位，现代鼻窦和颅底手术领域正在迅速结合内镜技术。在过去的几十年里，EEA 的作用不断扩大，涵盖了更广泛的疾病，在冠状面和矢状面突破了鼻内径路向更远处颅底位置的限制。虽然 EEA 最初被用于成人鼻窦和颅底手术，但随着时间的推移，它也被用于儿科患者，其在儿童中的可行性和安全性已经确立。此外，与开放式入路相比，EEA 的微创性使其在儿科患者中更具有优势，它提供了直接的入路和理想的可视化操作，而无须损伤神经或血管，从而降低了治疗美容畸形和功能缺陷的后遗症。

　　儿童鼻窦和颅底的病变是罕见的，包括广泛的病理类型：间充质、神经、脊索、血管，很少有上皮组织。虽然大多数是良性的，但这些病变可以产生肿块效应并引起显著的发病率，因此在大多数情况下需要切除。此外，儿童颅底病变通常发生在中线，EEA 是最佳的治疗方式。

　　本章重点介绍儿童鼻窦和颅底良性病变的内镜治疗，并回顾儿童特有的注意事项、主要良性病变、术前评估的结构和手术技术。

26.2　手术禁忌和注意事项

　　儿童鼻内镜手术的一般原则与成人相一致；然而，必须仔细考虑一些非常重要的差异。由于儿童的鼻窦和颅底解剖是动态变化的，根据患者的年龄不同，外科医生会遇到不同的发育阶段。此外，鼻窦和颅底病变，特别是那些先天性的，可能会改变发育的正常解剖结构。了解手术解剖对于安全的手术准备是必要的。

　　在儿童 EEA 中，依赖年龄的鼻窦发展和气化程度是需要考虑的关键问题。筛窦和上颌窦在出生时都有。上颌窦在 0~3 岁和 6~12 岁之间扩张，在 18 岁左右达到完全成人大小（图 26.1a）。大约 12 岁前，筛窦呈由前向后逐渐发展。额窦最后开始发育，在 3 岁时影像学上较明显。仅在 5 岁时达到额骨，并在整个成年期继续扩大（图 26.1b）。蝶窦在内镜颅底手术中是一个非常重要的结构。2 岁后蝶窦前下方开始气化，在前 10~15 年缓慢地向后方和上方推进，最后使蝶鞍气化（图 26.1c）。蝶骨前壁在 6~7 岁时完全气化，而斜坡在 10 岁后开始气化。

　　另一个潜在的限制因素是梨状孔的大小，与成年人相比，7 岁以下儿童要小得多。不过仅在最年轻的患者（即 2 岁以下）中被认为是一个解剖限制。颈动脉间距也是一个必须考虑的解剖参数，特别是在蝶窦没有气化的情况下。与成年人相比，6~7 岁的患者海绵窦平面明显狭窄，而在上斜坡平面上，儿童和成人之间没有显著差异。蝶窦气化的范围、梨状孔的大小和颈动脉间距离的限制并不构成儿童 EEA 的禁忌证，可以通过有经验的团队和使用术中导航系统安全地克服这些问题。

　　颅面部生长是儿童鼻窦和颅底手术的另一个特点。颅底骨化发生于生命的前 20 年，在 12~16 岁

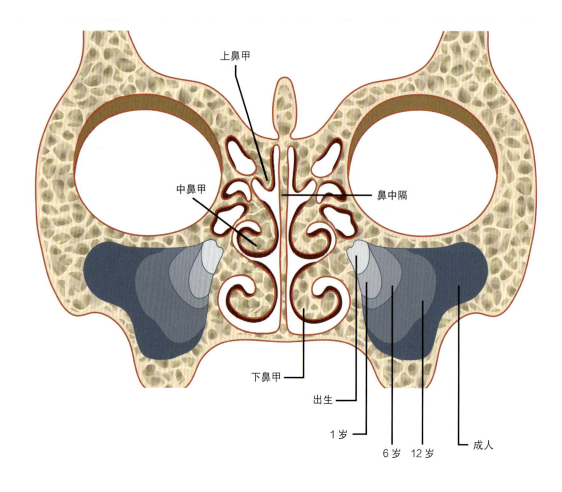

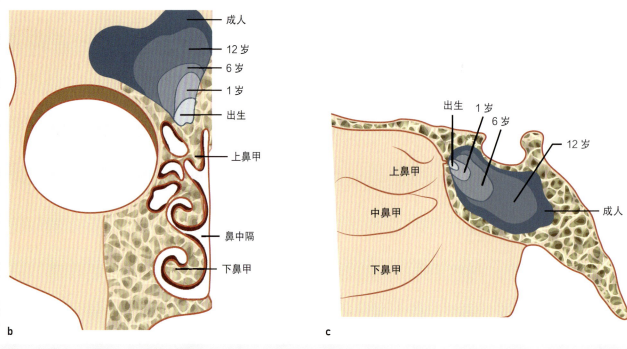

图 26.1 a. 上颌窦发育。b. 额窦发育。c. 蝶窦发育

之间，伴有蝶枕软骨融合，这是颅底的主要生长中心之一。颅面生长中心或牙蕾的破坏会对随后的发

育产生长期影响，并可能导致面部不对称和永久性牙列损伤。尽管目前仍缺乏长期数据，但 EEA 与传

统的外部入路相比被认为能将手术对面部生长的影响降到最低。因此，建议尽量保留正常的解剖结构，特别是在良性病变的病例中。

26.3　术前评估

需要一个由耳鼻喉科医生、颌面外科医生、神经外科医生、儿科医生和放射科医生组成的多学科协作团队，对儿童颅底任何类型的病变进行评估和制订治疗计划。当病灶靠近眼眶或视神经时，眼科评估也是必要的。不过，对于单纯的鼻内良性病变，一个较小的团队可能就足够胜任了。

鼻窦和颅底病变的临床表现各不相同，主要取决于其位置、范围和对相邻结构的压迫。一些病变可能在出生时出现，而其他的病变出现在儿童或青少年时期。鼻窦病变的临床表现包括鼻塞、呼吸窘迫、鼻漏或鼻出血。颅底及颅内病变可表现为明显的肿物或面部畸形、头痛、视觉障碍、颅神经麻痹、局灶性神经功能缺损、癫痫发作，如果累及鞍区则可表现为内分泌障碍。颅底缺损伴呼吸道黏膜与颅内交通可导致复发性脑膜炎。

涵盖症状的发作和进展的完整病史是至关重要的。体格检查应包括彻底的头颈部检查和神经功能评估，尽管对于幼儿来说，由于他们无法配合，这可能具有挑战性。鼻内镜检查是查体的重要组成部分，但在儿童中可能受到限制。

术前成像应包括计算机断层扫描（CT）和磁共振成像（MRI），能为诊断、评估病变范围和手术计划提供关键的补充信息。CT可显示骨解剖、鼻窦大小和气化程度，而MRI能更好地显示病变及其周围软组织的特征。儿科患者在进行MRI检查时通常需要镇静，以获得清楚的图像。薄层CT血管造影可以评估病变内部和邻近的血管分布，它通常与MRI联合用于术中手术导航。在较小的儿童中窦内气化不足掩盖了常用的术中解剖标志，增加了对导航系统的依赖。血管造影可用于血供丰富病变的评估和术前栓塞。

只有在对影像学表现进行全面评估后，才应考虑对病变进行活检，并且必须事先评估可能出现的风险，如血管病变出血、脑脊液漏和颅内交通导致颅内感染。有些病变不需要活检，可以通过影像学

和临床检查正确诊断。如果有组织诊断，手术应在手术室进行。

26.4　先天性中线病变

先天性中线病变是少见的良性肿物。约60%为皮样囊肿，其余为胶质瘤或脑膨出。脑膨出在第33章中讨论。

26.4.1　鼻皮样囊肿

鼻皮样囊肿是最常见的鼻中线先天性病变。它是一种由外胚层和中胚层组成的良性肿瘤，约占头颈部皮样囊肿的4%~12%。鼻皮样囊肿通常在出生时或儿童早期表现为中线肿块，可位于鼻小柱基部、沿鼻背至鼻唇区的任何位置（图26.2）。它可能导致鼻子的外观畸形，导致鼻宽，通常看起来类似于距离增加。

皮样囊肿是一种不可压缩、非搏动的肿块，不能透光。当患儿哭泣时它不会变大，并且表现为Furstenberg征阴性（压迫颈静脉时肿物无增大）。鼻皮样囊肿可表现为皮肤瘘口，分泌皮脂腺物质，间歇性感染（图26.3）。毛发经鼻背的瘘孔长出是鼻皮样囊肿的特异性症状。

据报道经前颅底的颅内扩张发生在5%~45%的病例中，通常位于盲孔或鸡冠。虽然大多数仍然是

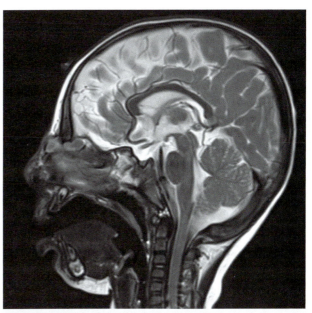

图26.2　一名1岁半女性患儿术前矢状位T2加权MRI显示皮样囊肿及窦道

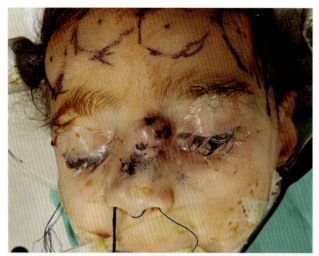

图 26.3　一名 1 岁半女性患儿术前照片显示皮样囊肿瘘口感染

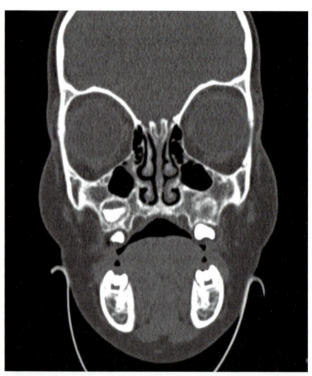

图 26.4　一名 2 岁半皮肤样囊肿女性患儿冠状位 CT 显示裂成两半的鸡冠

硬膜外、硬膜内扩张累及脑实质也有报道。

MRI 和 CT 研究提供互补信息，两者都有助于诊断，确定病变的范围和计划手术方案。由于皮样囊肿是一种无强化的病变，使用造影剂可以与增强的鼻黏膜及其他病变如畸胎瘤、血管瘤区分开来。CT 扫描显示裂成两半的鸡冠和增大的盲孔提示颅内受累（图 26.4）；然而，这些发现并不能确诊。MRI 在分辨软组织和确定颅内是否有扩张方面是首选。手术完全切除是必要的，因为据报道，当囊肿或其窦道没有完全切除时，复发率为 50%~100%。

26.4.2　鼻神经胶质瘤

鼻神经胶质瘤是由颅面区域异型成熟神经胶质组织组成的一种良性先天性病变。被认为是由于不伴颅内交通的鼻脑膨出，或由于颅底闭合后包埋神经的神经外胚层组织。鼻神经胶质瘤在出生时就存在，但可能要到生命后期才会被识别出来，这取决于它们的大小和位置。胶质瘤可表现为鼻外（60%）、鼻内（30%）或两者兼有（10%）。鼻外胶质瘤通常位于眉间区域，但它们也可以向下延伸到鼻尖。鼻内胶质瘤最常位于鼻腔，但也发现在其他位置，如鼻咽和翼腭窝。在鼻腔内，它们通常起于靠近中鼻甲的外侧壁，较少出现于鼻中隔。鼻内胶质瘤可表现为鼻塞和呼吸困难。鼻胶质瘤质硬，为不可压缩的肿块，与脑膨出相比，它们是非搏动性的，不会因哭闹或紧张而扩张，Furstenberg 实验阴性。

10%~25% 的鼻神经胶质瘤有向颅底延伸的纤维蒂，并伴有潜在的骨缺损。MRI 被用来评估是否存在是颅内交通。手术切除应尽早进行，尽可能减少鼻腔结构彻底扭曲等并发症的风险。包括蒂部的全切除是必须的，不仅可以降低复发率（4%~10%），还可以降低脑脊液漏和继发性脑膜炎的风险。鼻外胶质瘤通常采用外入路治疗，鼻内胶质瘤越来越多采用经鼻内镜入路治疗。

26.5　中颅底病变
26.5.1　垂体腺瘤

垂体腺瘤在儿童人群中较为罕见，占所有儿童颅内肿瘤的 3%。与成人相比，儿童垂体腺瘤的功能更重要，其中催乳素瘤是最常见的腺瘤亚型，其次是促肾上腺皮质激素（ACTH）和生长激素（GH）腺瘤。其他分泌性腺瘤亚型和无功能性腺瘤则少见得多，仅占儿童垂体肿瘤的 3%~6%。

临床表现多与功能性腺瘤分泌的激素有关。泌乳素瘤主要出现在青春期，并伴有闭经，较少出现生长障碍及青春期延迟，男性则有溢乳。促肾上腺皮质激素腺瘤通常出现在青春期，可能表现为生长停滞、库欣样面容、体重增加、高血压、高血糖和精神改变。生长激素腺瘤在青春期前的儿童和婴儿中经常出现快速发育，表现为肢端肥大症或头痛。也可能出现与肿块效应有关的症状，如视觉障碍和局灶性神经体征；不过更典型的无功能大腺瘤在成人中占据主导。

大多数垂体腺瘤都需要手术切除，手术的目标是全切除并保留内分泌和中枢神经系统功能。催乳素瘤可以通过药物控制。

26.5.2　颅咽管瘤

颅咽管瘤是儿童人群中最常见的鞍旁良性肿瘤，占儿童鞍旁肿瘤的50%（图26.5）。被认为是来自Rathke囊肿上皮残余，儿童患者最常见釉质细胞型。颅咽管瘤包含囊性和实性成分，通常生长缓慢，表现为隐匿性增大。虽然它们在组织学上是良性的，但它们的位置毗邻关键的神经血管和内分泌结构，可导致严重的并发症。症状和体征通常与肿块效应有关，包括神经功能障碍，如头痛和视野缺损（典型的双颞侧偏盲），以及内分泌障碍的表现，如尿崩症、生长迟缓、青春期早熟、学习成绩差和肥胖。

治疗的目标是在保留神经和内分泌功能的前提下，尽可能地进行完全切除。对于累及下丘脑的大

病变，替代疗法可行肿瘤减压以减少肿块效应，然后行放射治疗。颅咽管瘤根据病变和患者的特点，以及手术团队的经验和偏好，可以通过开放、内镜或联合开放内镜的方法进行切除。根据病变相对于垂体的位置（前／后／后漏斗）选择合适的内镜入路。

颅咽管瘤治疗后需要长期连续成像随访。即使在全切除后，复发率约为20%，大多数发生在术后3~4年。

26.5.3　Rathke囊肿

Rathke囊肿是鞍区和鞍上区域内含上皮的良性非肿瘤性囊肿，认为是Rathke囊的残余。它通常无症状，多是偶然发现。Rathke囊肿必须与颅咽管瘤、囊性垂体腺瘤进行鉴别，尽管影像学表现难以鉴别。影像学上发现的一个小的无强化的囊内结节被认为是其特异性表现。

对偶然发现的Rathke囊肿的处理通常是保守治疗，连续影像学观察。如果证实间歇性生长或患者有症状就需要治疗。儿科患者的典型症状是头痛、视力下降和内分泌障碍。治疗包括囊底开窗引流，最大限度保留垂体。

26.6　其他鼻窦和颅底病变
26.6.1　神经鞘瘤

良性周围神经鞘肿瘤一般包括神经鞘瘤和神经纤维瘤。这些肿瘤的25%~45%发生在头颈部，只有4%发生在鼻腔鼻窦内。鼻腔和鼻窦的神经鞘瘤被认为是由三叉神经的眼支或上颌支产生的，或来自鼻黏膜内的自主神经。神经鞘瘤边界清楚，呈圆形或分叶状，生长缓慢，与其他解剖部位的神经鞘瘤不同，位于鼻窦部位的神经鞘瘤经常缺乏神经鞘髓。大多数神经鞘瘤是单发的，而多发性肿瘤可能与2型神经纤维瘤病有关。

最常见的受累部位是筛窦和鼻腔，其次是其他鼻窦和鼻中隔。神经鞘瘤较小可能累及前颅底，当它们起源于颅内隔间时，通常被称为额叶下神经鞘瘤、嗅觉神经鞘瘤或嗅沟神经鞘瘤。由于嗅神经没有髓鞘，这些肿瘤的起源仍有争议。全部切除可治愈，复发率低。然而，由于神经鞘瘤是良性病变，生长速度为每年1mm，积极观察可能是一种谨慎的治疗

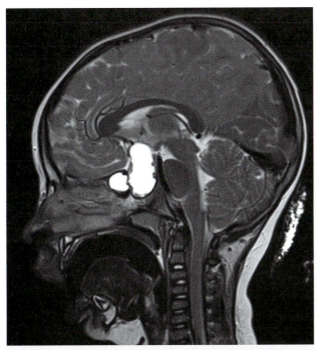

图26.5　4岁男童颅咽管瘤矢状位术前MRI扫描T2加权像

选择。

26.6.2　神经纤维瘤

神经纤维瘤在鼻腔鼻窦中非常罕见，文献中仅有少数病例报道。它由施万细胞和神经周细胞发展而来，并与成纤维细胞混合。孤立性鼻窦神经纤维瘤通常是散发的；然而，多发性肿瘤或鼻窦丛状神经纤维瘤可能与 1 型神经纤维瘤病有关。这类肿瘤质硬，反光，呈灰褐色，黏膜下表面上皮完整（图 26.6）。

26.6.3　血管瘤

血管瘤是婴儿最常见的肿瘤，最常累及头颈部。虽然大多数血管瘤出现在皮肤和皮下组织，它们也可以发现在鼻腔鼻窦。症状包括单侧鼻塞和鼻出血，以及在鼻腔检查时出现蓝红色肿块。影像学检查包括磁共振成像，与其他可能的疾病相鉴别。血管瘤可以通过药物治疗，但对于难治性病变可内镜下手术切除，联合术前栓塞可以防止出血。

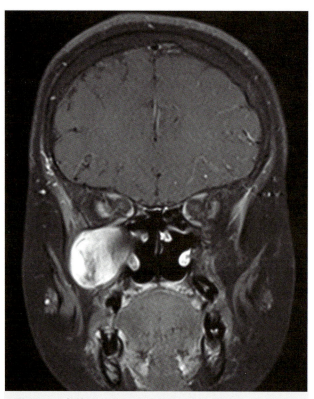

图 26.6　术前冠状位 MRI 扫描 T1 加权像显示右侧颞下窝神经纤维瘤

26.6.4　乳头状瘤

鼻腔鼻窦内翻性乳头状瘤是一种源自上皮组织（Schneiderian 上皮）的良性肿瘤。它是成人中一种相对常见的良性鼻腔鼻窦病变，但在儿童中极为罕见。内翻性乳头状瘤的病因仍有争议，但人类乳头状瘤病毒和 EB 病毒与其发展相关。内翻性乳头状瘤通常表现为孤立的、单侧的息肉样肿物，出现在中鼻道或鼻侧壁，或少见地出现在鼻中隔和鼻前庭。

在 5%~7% 病例中于内翻性乳头状瘤同一部位发生相关鳞状细胞癌。恶性病变在成人中更常见。

影像学检查应包括 CT 扫描，可显示与病变相关的骨质改变，并评估侵犯上颌窦和筛窦的程度。还应评估眼眶受累及颅内侵犯情况。MRI 可以区分病变与黏膜增厚、分泌物和黏液囊肿。

鼻内镜手术已成为治疗内翻性乳头状瘤的标准方案。病灶完全剥离，并用金刚砂钻磨骨以清除深层浸润。内镜手术的复发率为 12%~14%。

26.6.5　青少年鼻咽血管纤维瘤

青少年鼻咽血管纤维瘤在第 27 章单独讨论。

26.7　手术方法

手术采取全身麻醉，患者仰卧于手术台上，头部靠在填充垫料的支架上，使用小儿 Mayfield 头架，轻微向右旋转，保持中立位。两位外科医生都站在患者的右侧，显示器位于患者头部的左侧。安置神经导航系统和内镜多普勒超声探头。

围术期使用第二代头孢菌素在内的抗生素。垂体手术的患者围术期给予单剂量氢化可的松（100mg）。用 1% 利多卡因和肾上腺素（1∶100 000）溶液浸透棉条局部填塞双侧鼻孔，然后用 2% 利多卡因和肾上腺素（1∶100 000）溶液浸润来收缩鼻腔。用 4% 的碘溶液消毒鼻子、上唇和两个鼻孔。如预期需要获取阔筋膜或脐周脂肪重建，则在左大腿或脐周区域消毒铺巾。累及第三脑室的病例行腰椎引流。

根据病灶的位置和范围，可以通过一个或两个鼻孔切除病灶。单鼻孔入路可以更好地保留正常的解剖结构，但它限制了操作和同时使用的器械的数量。因此，该入路一般用于小的鼻窦和前颅底病变。双鼻孔入路允许使用四手操作技术，适用于更广泛的病变，以及需要经蝶窦或经斜坡入路的病变，特别是鼻腔狭窄的儿童患者。如前所述，较小的梨状孔可能是幼儿解剖学上的限制因素，在手术的最初阶段使用小儿 2.7mm 内镜可以克服这个问题。

儿科患者大多数良性病变的治疗目标通常是彻底切除，以降低肿瘤复发率，改善预后。根据病变的位置和来源选择合适的内镜入路。图 26.7 显示了内镜下颅底中线入路。成功接近病变后并充分暴露，逐步清除肿块，在病变起始处周围达到最小程度残余。接下来，切除剩余的小边缘肿瘤。良性病变的手术应尽量做到微创，可以最大限度地保留正常的解剖结构，而恶性病变的手术则必须在明确的肿瘤边缘下接近每一个累及的腔室并切除。此外，保留关键的神经、神经血管和内分泌结构的功能是最重要的，必要时可减少切除的范围。

26.8　手术入路
26.8.1　传统经鼻入路

传统经鼻入路没有穿过任何鼻窦，基本上保持以鼻中隔和中鼻甲为边界。它用于单纯的鼻内病变，也可以作为一个通道直接到筛板和嗅觉沟的上方，并通过后鼻孔到斜坡和齿状突的下方。

26.8.2　矢状面
内镜下经鼻中隔入路治疗皮样囊肿

在手术中将亚甲基蓝注入皮样囊肿的瘘口，以显示囊肿的瘘管。切开并分离左鼻孔前鼻中隔黏膜，在 0° 内镜下进行软骨膜下剥离，建立从鼻腔底部通向前上鼻中隔的隧道（图 26.8）。将鼻中隔软骨与垂直板轻轻断开并向右推，切除鼻中隔前上部，以扩大手术空间。辨别囊肿，清空其内容物，同时保持囊壁的完整性。将囊肿壁从周围的骨组织和盲孔中剥离。在累及颅内的病例中，剥离在其颅内延伸部分后继续向上进行，直到其在大脑镰侵入处被辨别并清除。如果囊肿紧紧附着在硬脑膜上，可能有脑脊液漏的风险，有必要时使用显微剪刀或其他切割工具。侵入区域的残余用双极凝血烧灼以减少复发的风险。

接下来，使用角度内镜（70°）逆行观察皮样囊肿瘘管。沿着鼻中隔用一个小的反向咬切钳切断瘘管，并从鼻骨和眉间骨膜剥离。瘘管被切除至皮下部分。为了指引主刀并标记出管道的皮下部分，通过瘘口置入较长的静脉导管，内镜可看到其尖端，从而指示内镜切除的前边界。

下一步是移除鼻背上的瘘管口，如果存在，连同残留的瘘管一起切除。在瘘口周围行一个最小的中线垂直切口，并在内镜下切除残余瘘管，以确保完全切除。

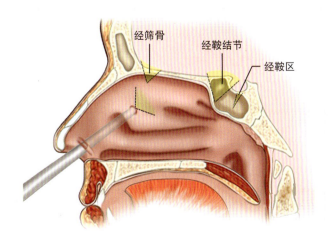

图 26.7　内镜下入路到达颅底中线

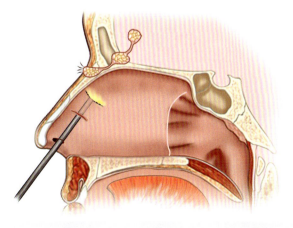

图 26.8　经鼻中隔内镜入路治疗鼻皮样囊肿。进行软骨膜下剥离，从鼻腔底部向上鼻中隔形成隧道

如果出现脑脊液漏，则用 Tacho-Sil 补片覆盖缺损，并将切除的部分鼻中隔黏骨膜放置在暴露的骨和硬脑膜表面，以填补脑脊液漏封闭缺损。鼻腔填塞要保持 2~3 天。

经蝶窦入路

蝶窦是进入颅底最常用的内镜通道。经蝶窦入路可到达鞍后上、鞍结节和蝶平面上、海绵窦外侧及斜坡后下 1/3 处。

在经蝶窦入路中，经鼻入 0° 内镜，并于鼻阀下方 12 点钟位置放置。使左右中鼻甲外移，以扩大鼻道。虽然在儿童人群中，最初的方法是尽可能保留正常的鼻解剖结构，但为了更广泛地暴露后鼻中隔、犁骨和蝶窦口，几乎总是需要切除右中鼻甲甚至双中鼻甲。右蝶窦口位于上鼻甲的内侧，使用 Kerrison 咬骨钳扩大窦口，行右蝶窦切开术。在钻孔入骨时，需要考虑年龄相关的蝶窦气化变量。此外，在未成熟的带血管的骨头上钻孔可能需要小心地止血。右侧后筛窦切除术是为了创造一个宽阔的手术空间。

接下来，按照以下步骤从左鼻中隔游离一个鼻中隔皮瓣。首先，通过左鼻孔确定左蝶窦口。在左侧蝶窦口附近，从后向前方纵向切开鼻中隔黏膜，直到下鼻甲的前端。从这一点开始，切口垂直向下，一直到鼻底。使用双头剥离子将皮瓣游离至下外侧，皮瓣沿鼻腔底放置。使用神经外科的脑棉保护皮瓣。鼻中隔瓣准备好后行左侧蝶窦切开术。

切除右侧鼻中隔后黏膜，并通过右鼻孔切除犁骨后 1~2cm。切除的犁骨部分可以保留以备后期重建。此时，可以采用双鼻孔技术，通过右鼻孔引入内镜并吸引，通过左鼻孔引入解剖器械。

钻削蝶嘴，并将蝶窦切开的外侧缘延伸至内侧翼板水平完成完整的蝶窦切开术。钻取蝶窦内的隔膜，小心地游离与平面、视神经突起和颈动脉突起的附着。切除鼻中隔黏膜止血，为便于识别手术标志，如果可能的话，尽力重建后使鼻中隔皮瓣与裸骨的黏附。最终，蝶窦腔从颈动脉突起的后外侧、眶尖的前外侧和斜坡的上平面暴露出来。辨认颈内侧和外侧隐窝。但由于年龄较小的儿童蝶窦尚未气化，手术标志的识别可能不可行，解剖定位主要依靠导航系统。

经鞍入路

经蝶窦通道，鞍内入路最适合鞍内小病变或没有鞍上侵犯。该部位常见的儿童病变包括垂体腺瘤、鞍内颅咽管瘤和 Rathke 囊肿。按照前面描述的步骤，将蝶窦底磨至斜坡水平，以增加蝶嘴进入鞍上和鞍后间隙的头尾端通道。根据具体的手术，用咬骨钳或微型钻去除鞍底，切开硬脑膜（图 26.9）。在切开硬脑膜时，海绵间窦的下、上段可能会出血，需要止血。用刮匙或双吸引器去除肿瘤，并进行鞍区重建，防止脑脊液漏。

经蝶鞍结节入路

该入路采用经蝶入路到达鞍上池而不侵犯鞍区。通过外侧切除后筛窦间隔直至眶纸板，可以充分显露蝶骨平台的前部。蝶骨平台从前方向磨骨。如果需要联合经鞍入路，也可以打开鞍区的头侧部分。

经筛板入路

经筛板入路可治疗累及前颅底的鼻窦病变，如脑膨出/脑膜膨出、嗅沟脑膜瘤和嗅神经鞘瘤。在该入路中，能将经蝶鞍结节入路的前界延伸至鸡冠水平，如有必要，还可延伸至额窦。嗅觉几乎普遍受损。

第一步是进行双侧中鼻甲切除至颅底水平，然

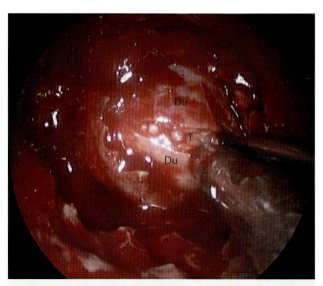

图 26.9　经鞍入路切除颅咽管瘤，切开并掀起硬脑膜（Du），切除肿瘤（T）

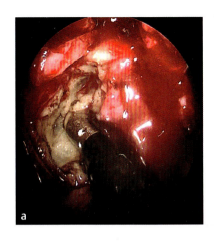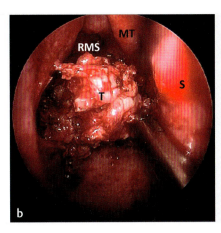

图26.10 a.下颌入路照片显示沿上颌窦右后壁钻孔到达颞下窝。b.颞下窝照片显示从上颌后间隙（RMS）取出肿瘤（T）。MT：中鼻甲；S：鼻中隔

后完成双侧筛窦切除和蝶窦开放术，从而使眶内侧壁和颅底大面积暴露。由于良性病变对肿瘤边缘不要求，除非需要进一步外侧暴露，应保留纸样板。通常需要行额窦切开术才能进入额窦后壁，但其范围和偏侧因疾病的程度和需要暴露的范围而异。额窦的大小不同也需要考虑，其取决于患者的年龄。可选择的手术方式是 Draf III 或鼻内镜 Lothrop、Draf II A 或 Draf II B。对于需要大范围硬脑膜切除术的病例，切除鸡冠需行 Draf III 手术，这有利于切除和重建。切除前鼻中隔与前颅底的连接，辨别并凝固筛前和筛后动脉，并在纸样板内侧横切，有利于截断肿瘤血管。磨骨前用双极电灼烧灼并移除覆盖筛板上的软组织，暴露骨质。辨认额筛隐窝，由前向后在颅底磨孔，在去除双侧筛板后，将鸡冠钻磨至蛋壳薄破开。最终，暴露的边界是前面的额窦，后界为蝶骨平台和外界为纸样板。在硬脑膜内受累的情况下，凝固暴露的硬脑膜并在大脑镰两侧分别切开，同时保留中线部分。双侧切除肿瘤，暴露两侧大脑镰游离边缘，然后电凝大脑镰及其来自镰动脉的供血血管。肿瘤切除术横切大脑镰，形成单一硬膜内空腔。

26.8.3 冠状面
经上颌骨入路

该方法可切除上颌内侧壁病变，暴露上颌窦，并为上颌后间隙、翼腭窝和颞下窝建立通道。在儿童人群中常见的病变包括青少年鼻咽血管纤维瘤和神经鞘瘤。青少年鼻咽血管纤维瘤的手术入路将在第28章单独讨论。

第一步是用显微手术剪或切割刀切除病变侧的中鼻甲，最好事先不做双极鼻甲消融术，因为这会损害嗅神经并导致嗅觉丧失。去除钩突，反向咬骨钳扩大上颌窦口。使用剥离子将下鼻甲折断。在施行窦口开放时，应注意不要损伤后方蝶腭动脉和前方鼻泪管。上颌窦现在可以完整观察了。

当手术入路为上颌窦底和咀嚼空间时需行完整的上颌切除术。采用单极电凝在鼻腔底黏膜做长切口，以划定切除的下界。用剥离子游离鼻底黏膜以暴露下鼻道。上颌内侧壁下段行截骨术切除下鼻甲。

当入路为上颌后间隙或颞下窝时，首先需行较大的蝶窦切开以划定切除的边界，特别地注意内侧的后鼻孔和蝶窦，外侧上颌窦和眼眶。上颌窦后壁为翼腭窝前壁，翼腭窝包含神经和动脉，翼腭神经节及其分支（眶下神经和腭神经）和上颌神经和动脉及其分支（腭降动脉和蝶腭动脉）。

从上颌窦后壁磨骨进入上颌后间隙和翼腭窝（图26.10）。如果不希望重建鼻中隔皮瓣，则在上颌窦的内侧边界确定蝶腭动脉，并用内镜下银夹子夹住蝶腭孔的出口。扩大蝶腭孔，使用高速钻沿上颌窦后壁从腭骨垂直突中分至上颌窦侧壁的外侧磨除的腭骨眶突，以暴露翼腭窝。

可沿后侧壁和外侧壁通过翼上颌骨裂进入颞下窝。通过对侧鼻孔和中隔软骨的垂直切口放入内镜和器械，可以进一步从侧方进入上颌骨后间隙（图26.11）。由于美学和发育的影响，在儿科患者中我们不推荐 Denker 入路。

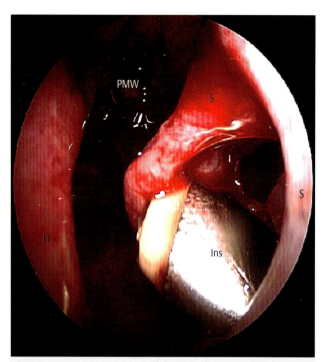

图26.11 器械(Ins)介绍通过对侧鼻孔和垂直鼻中隔(S)切口引入器械,允许更外侧的入路进入上颌骨后间隙。IT,下鼻甲;PMW,上颌壁后壁

26.9 要点

a. 术前特殊注意事项:

– 鼻窦发育和气化为年龄依赖性。

– 颈动脉间的距离。

– 梨状孔的大小。

– 多学科协作团队。

– 根据病变部位进行神经、眼科和内分泌功能评估。

b. 术中特殊注意事项:

– 经验丰富的内镜鼻内颅底团队。

– 术中导航系统。

– 根据病变的解剖位置选择手术入路,矢状面用于中线病变,冠状面用于上颌及上颌后病变。

– 肿瘤应该切除至起源位置。

– 良性病变的手术应尽可能少破坏,最大限度地保留正常的解剖学结构。

– 避免破坏颅面生长中心和牙蕾。

– 保留关键的神经系统、神经血管、内分泌结构功能很重要,必要时减少切除的范围。

c. 术后特殊注意事项:

– 随访包括临床检查和周期性的影像学检查。

– 复发的治疗取决于大小、生长率、位置和患者症状。

26.10 致谢

感谢医学和科学编辑 Esther Eshkol 的编辑协助。

参考文献

[1] Gil Z, Constantini S, Spektor S, et al. Skull base approaches in the pediatric population. Head Neck 2005;27(8):682–689.

[2] Horowitz G, Amit M, Ben-Ari O, et al. Cranialization of the frontal sinus for secondary mucocele prevention following open surgery for benign frontal lesions. PLoS One 2013; 8(12):e83820.

[3] Kassam A, Thomas AJ, Snyderman C, et al. Fully endoscopic expanded endonasal approach treating skull base lesions in pediatric patients. J Neurosurg 2007;106(2, Suppl):75–86.

[4] Chivukula S, Koutourousiou M, Snyderman CH, Fernandez-Miranda JC, Gardner PA, Tyler-Kabara EC. Endoscopic endonasal skull base surgery in the pediatric population. J Neurosurg Pediatr 2013;11(3):227–241.

[5] Locatelli D, Rampa F, Acchiardi I, Bignami M, Pistochini A, Castelnuovo P. Endoscopic endonasal approaches to anterior skull base defects in pediatric patients. Childs Nerv Syst 2006; 22(11):1411–1418.

[6] Rastatter JC, Snyderman CH, Gardner PA, Alden TD, Tyler-Kabara E. Endoscopic endonasal surgery for sinonasal and skull base lesions in the pediatric population. Otolaryngol Clin North Am 2015;48(1):79–99.

[7] Tatreau JR, Patel MR, Shah RN, et al. Anatomical considerations for endoscopic endonasal skull base surgery in pediatric patients. Laryngoscope 2010;120(9):1730–1737.

[8] Shlomi B, Chaushu S, Gil Z, Chaushu G, Fliss DM. Effects of the subcranial approach on facial growth and development. Otolaryngol Head Neck Surg 2007;136(1):27–32.

[9] Gruber DP, Brockmeyer D. Pediatric skull base surgery. 1. Embryology and developmental anatomy. Pediatr Neurosurg 2003;38(1):2–8.

[10] Sessions RB. Nasal dermal sinuses—new concepts and explanations. Laryngoscope 1982;92(8 Pt 2, Suppl 29):1–28.

[11] Rahbar R, Shah P, Mulliken JB, et al. The presentation and management of nasal dermoid: a 30-year experience. Arch Otolaryngol Head Neck Surg 2003;129(4):464–471.

[12] Zapata S, Kearns DB. Nasal dermoids. Curr Opin Otolaryngol Head Neck Surg 2006;14(6):406–411.

[13] Bloom DC, Carvalho DS, Dory C, Brewster DF, Wickersham JK, Kearns DB. Imaging and surgical approach of nasal dermoids. Int J Pediatr Otorhinolaryngol 2002;62(2):111–122.

[14] Penner CR, Thompson L. Nasal glial heterotopia: a clinicopathologic and immunophenotypic analysis of 10 cases with a review of the literature. Ann Diagn Pathol 2003;7(6):354–359.

[15]Rahbar R, Resto VA, Robson CD, et al. Nasal glioma and encephalocele: diagnosis and management. Laryngoscope 2003;113(12):2069–2077.

[16]Ajose-Popoola O, Lin HW, Silvera VM, et al. Nasal glioma: prenatal diagnosis and multidisciplinary surgical approach. Skull Base Rep 2011;1(2):83–88.

[17]Mindermann T, Wilson CB. Pediatric pituitary adenomas. Neurosurgery 1995;36(2):259–268, discussion 269.

[18]Perry A, Graffeo CS, Marcellino C, Pollock BE, Wetjen NM, Meyer FB. Pediatric pituitary adenoma: case series, review of the literature, and a skull base treatment paradigm. J Neurol Surg B Skull Base 2018;79(1):91–114.

[19]Fernandez-Miranda JC, Gardner PA, Snyderman CH, et al. Craniopharyngioma:a pathologic, clinical, and surgical review. Head Neck 2012;34(7):1036–1044.

[20]Kassam AB, Gardner PA, Snyderman CH, Carrau RL, Mintz AH, Prevedello DM. Expanded endonasal approach, a fully endoscopic transnasal approach for the resection of midline suprasellar craniopharyngiomas:a new classification based on the infundibulum. J Neurosurg 2008;108(4):715–728.

[21]Elliott RE, Hsieh K, Hochm T, Belitskaya-Levy I, Wisoff J, Wisoff JH. Efficacy and safety of radical resection of primary and recurrent craniopharyngiomas in 86 children. J Neurosurg Pediatr 2010;5(1):30–48.

[22]Byun WM, Kim OL, Kim D. MR imaging findings of Rathke's cleft cysts: significance of intracystic nodules. AJNR Am J Neuroradiol 2000;21(3):485–488.

[23]Hillstrom RP, Zarbo RJ, Jacobs JR. Nerve sheath tumors of the paranasal sinuses: electron microscopy and histopathologic diagnosis. Otolaryngol Head Neck Surg 1990;102(3):257–263.

[24]Sunaryo PL, Svider PF, Husain Q, Choudhry OJ, Eloy JA, Liu JK. Schwannomas of the sinonasal tract and anterior skull base: a systematic review of 94 cases. Am J Rhinol Allergy 2014;28(1):39–49.

[25]Azani AB, Bishop JA, Thompson LD. Sinonasal tract neurofibroma:a clinicopathologic series of 12 cases with a review of the literature. Head Neck Pathol 2015;9(3):323–333.

[26]Buchwald C, Franzmann MB, Jacobsen GK, Lindeberg H. Human papillomavirus (HPV) in sinonasal papillomas: a study of 78 cases using in situ hybridization and polymerase chain reaction. Laryngoscope 1995;105(1):66–71.

[27]Macdonald MR, Le KT, Freeman J, Hui MF, Cheung RK, Dosch HM. A majority of inverted sinonasal papillomas carries Epstein-Barr virus genomes. Cancer 1995;75(9):2307–2312.

[28]Busquets JM, Hwang PH. Endoscopic resection of sinonasal inverted papilloma: a meta-analysis. Otolaryngol Head Neck Surg 2006;134(3):476–482.

[29]Goudakos JK, Blioskas S, Nikolaou A, Vlachtsis K, Karkos P, Markou KD. Endoscopic resection of sinonasal inverted papilloma:systematic review and meta-analysis. Am J Rhinol Allergy 2018;32(3):167–174.

第27章 青少年血管纤维瘤的鼻内镜手术

Ahmad Safadi, Alberto Schreiber, Dan M. Fliss, Piero Nicola

摘要

内镜下切除幼年型血管纤维瘤（JA）已成为治疗该病变的主要方法，目前采用纯内镜方法治疗更晚期的病变。在本章中，我们将逐步介绍用于幼年型纤维血管瘤的鼻内镜入路。

关键词

青少年血管纤维瘤，内镜，颅底，手术技巧

27.1 引言

JA 是一种罕见的鼻咽和鼻腔的血管病变。它主要发生于 9~19 岁的年轻男性青少年。JA 是一种高度血管性肿瘤，由纤维间质内增殖的不规则血管成分组成。JA 起源于蝶腭孔上部，在此处腭骨的蝶骨突与蝶骨和犁骨相遇（图 27.1）。

JA 虽然为良性病变，但具有局部侵袭和破坏行为，不仅有通过较小阻力区扩散的趋势，还可能有通过裂隙和缝线传播的倾向，甚至直接侵入松质骨扩散。JA 遵循一种特殊的扩散模式，这使其有别于小儿颅底的其他血管病变。JA 起源于蝶腭孔，在黏膜下和骨膜下平面扩散至鼻腔和鼻咽。在侧面，它通常在翼骨板前部扩散，在 70% 以上的病例中累及翼腭窝（PPF）。填充翼腭窝（PPF），病变向前移动后上颌窦壁，在极端情况下上颌窦被侵蚀。之后，肿瘤重塑并侵蚀翼骨板，并可能到达翼窝。横向上，肿瘤通过翼上腭裂扩散至颞下窝（ITF）。上方 JA 经眶下裂（IOF）累及眼眶，经眶上裂（SOF）和圆形孔到达海绵窦。肿瘤可从鼻咽黏膜下扩散并通过翼管侵蚀和扩张累及蝶窦。后外侧延伸路径不太常见，包括肿瘤从鼻咽扩散至咽隐窝，并在翼内板后方横向扩散至翼外窝或通过翼内板侵蚀扩散至翼外窝。JA 可从翼腭窝侧向进展至咽旁间隙，而上延部累及破裂孔和颈动脉管。JA 累及骨可有 3 种模式之一：侵蚀、重塑和直接松质骨浸润。JA 通过受累骨的扩张、变薄和重塑而通过裂隙和孔扩散，并有侵蚀和累及松质骨的趋势，最典型的发生在斜坡和翼基。具有广泛颞下扩散的大肿瘤也可能破坏蝶骨大翼。10%~20% 的病例出现颅内延伸，而硬膜内延伸非常罕见（框 27.1）。

> **框 27.1 幼年型血管纤维瘤的扩散模式**
> - JA 起源于蝶腭孔
> - 其中 70% 以上涉及翼腭窝（PPF）
> - 翼管和松质骨浸润是典型表现
> - 10%~20% IC 延展期，硬膜外

由于患者年龄小、颅底解剖结构复杂以及病变血管丰富，JA 的手术治疗具有挑战性。许多外部入路已用于 JA 的手术切除，包括经腭入路、LeFortI 截骨术、鼻侧切开术、面中部脱套术、面部移位术、颅面前入路和颞下/颞下外侧入路。

根据肿瘤的范围，每种方法都有其自身的优势。面中部脱套术因避免了面部瘢痕而被广泛采用。然而，外部入路通常涉及与失血增加相关的广泛截骨术，这可能干扰青少年患者的正常面部生长。自 Kamel 首次采用鼻内镜入路切除 JA 以来，该入路越来越受欢迎，最近在大型晚期肿瘤中心得到采用。内镜入路与经外部入路相比有许多优势，包括避免

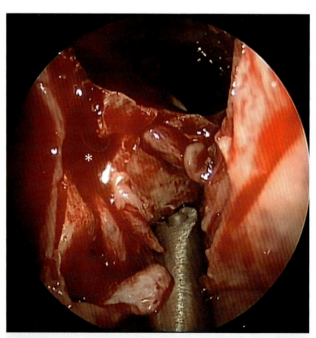

图 27.1 右侧鼻窝术中内镜下视图，显示腭骨蝶突（由吸引端指示）与蝶窦前壁交界处。*：蝶腭孔

了面部切口、截骨和接骨板，不会使年轻患者面临颅面改变的风险。此外，"拐角后"的放大视野和倾斜视野可能与切除腔的更完整检查和更短的住院时间相关。在本章，我们将介绍逐步进行的 JA 鼻内镜入路。

27.2　诊断和术前管理

当一名年轻男孩出现鼻塞和鼻出血时，常怀疑为 JA。鼻内镜检查通常显示高血管化分叶状肿块，表面光滑，通常在中鼻甲尾部后膨出，阻塞后鼻孔或完全填满鼻窝（图 27.2）。根据典型的临床和影像学表现做出诊断，而无须组织活检，其可能导致活动性出血。在成像时，在对比增强计算机断层扫描（CT）和钆增强磁共振成像（MRI）中，JA 均表现为以 PPF 为中心的高度血管化和扩张性病变。CT 和 MRI 在 JA 诊断中是互补的，因为 CT 强调颅底骨质受累，而 MRI 在显示颅内、眼眶和海绵窦侵犯方面更胜一筹。在 T1 加权和 T2 加权的非增强 MRI 上，由于血管增大，病变显示出流空点状信号。JA 的典型扩散模式与该病变相关的典型骨变化及其丰富的血管使该病变与可能累及颅底的其他病变区分开，并避免了组织取样的风险（图 27.3）。

分期最常见的是根据 Andrews 或 Radkowski 的分期系统。最近，Snyderman 等提出了 UPMC 分期系统，强调栓塞后 ICA 残留肿瘤血管化和颅内延伸（ICA 和海绵窦内侧或外侧）路径是确定内镜下

切除可行性和残留或复发肿瘤风险的最重要因素。表 27.1 显示了文献中最常强调的分期系统。除非常小的病变外，通常考虑对所有 JA 病例进行术前栓塞。栓塞通过经动脉入路进行（TAE）。该技术使用小颗粒材料（PVA 聚乙烯醇、微球等），通过对供养血管进行超选择性导管插入术引入。在晚期 JA 病变中，应寻求 ICA 分支的血液供应，不鼓励在这些分支血管中进行栓塞，因为其可能会因颗粒移位至中枢神经系统而导致神经系统并发症。栓塞应在接近预定手术时进行，通常在手术前 24~72h 内进行，因为可能形成侧支血供并降低栓塞疗效（框 27.2）。

框 27.2　术前栓塞

- 应在手术干预前 24~72h 进行经动脉栓塞
- 对于 ICA 供血显著的病例，不建议进行栓塞治疗

27.3　鼻内镜入路的适应证和禁忌证

鼻内镜下治疗晚期 JA 伴广泛颅底和 ITF 受累应仅在高度专业化的中心进行，外科医生应具有丰富的鼻内镜下入路的经验，并有足够的专用设备以及介入放射学、神经外科和重症监护室的支持。对于颅底大面积侵犯、ICA 广泛血管供血或 ICA 严重包裹的 JA，应考虑外部入路。还应考虑内镜和外路联合入路的可能性。晚期 JA，尤其是栓塞后 ICA 残留血管的患者，可表现为术中大出血，手术风险和术中需求显著增加输血。在这种情况下，考虑多阶段治疗是明智的，这种可能性应在术前与患者讨论。对于有严重颅内延伸和不可接受的手术危险的非常晚期 JA，另一种策略是内镜下切除颅外部分，故意留下残留疾病，然后根据放射学证明的生长速度评估"等着瞧"监测或手术治疗。应始终仔细讨论涉及关键区域或神经血管结构（即 ICA、视神经、海绵窦、硬脑膜、脑动脉）的残留肿瘤的处理，考虑到粘连可能对进行安全解剖的可能性产生影响，因此需要外部入路（框 27.3）。

框 27.3　晚期青少年血管纤维瘤的治疗

- 晚期 JA 应仅在高度专业化的中心进行管理
- 由于神经血管结构的高风险，可对关键区域的残留肿瘤进行随访
- 可能出现自发消退

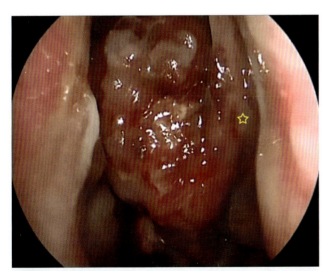

图 27.2　幼年型血管纤维瘤充盈左鼻腔，侧推中鼻甲（黄色星）

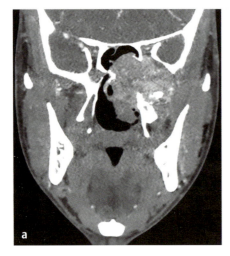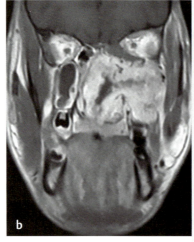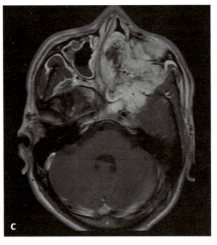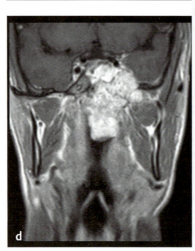

图 27.3 一例 15 岁男性青少年血管纤维瘤患者。a. 冠状位对比增强 CT 显示翼腭窝和颞下窝受累，伴 IOF 重塑和翼骨板破坏。b. 冠状位 Gad 增强 T1 加权 MRI，显示广泛颞下窝受累；注意由于延伸通过翼上腭裂的肿瘤的沙漏样外观。c. T2 加权轴位 MRI 显示蝶骨大翼受累；肿瘤与斜坡颈内动脉并置。请注意出现信号空洞的暗点。d. 冠状位 Gad 增强 T1 加权 MRI 显示颅内硬膜外受累

表 27.1 文献中最常采用的分级系统

Andrews 等	
I	仅限于鼻咽和鼻腔。骨质破坏可忽略或仅限于蝶腭孔
II	侵犯翼腭窝或上颌窦、筛窦或蝶窦并伴有骨质破坏
III	• 侵犯颞下窝或眼眶区域，但不累及颅内 • 侵犯颞下窝或眼眶，累及颅内硬膜外（鞍旁）
IV	• 颅内硬膜内，未浸润海绵窦、垂体窝或视交叉 • 颅内硬膜下浸润海绵窦、垂体窝或视交叉
Radkowski 等	
I	• 限于后鼻孔和 / 或鼻咽穹隆 • 累及后鼻孔和 / 或鼻咽穹隆，至少累及一个鼻旁窦 • 最低限度的向翼腭窝延伸
II	• 翼腭窝完全占据，伴或不伴上眼眶骨侵蚀 • 延伸至颞下窝或翼板后方
III	• 颅底侵蚀（颅中窝 / 翼骨基底）——颅内延伸少 • 广泛的颅内延伸，可延伸或不延伸至海绵窦
Snyderman 等	
I	没有明显延伸到起点以外，并保持在翼腭骨中点的内侧
II	延伸至鼻窦和翼腭骨中点的外侧
III	局部进展，颅底侵蚀或扩展至额外颅外间隙，包括眼眶和颞下窝，栓塞后无残留血管
IV	颅底侵蚀，眼眶，颞下窝 残余血管分布 颅内延伸，残余血管
V	M：内侧伸展 L：横向延伸

27.4 术前准备

手术在全身麻醉下进行，经口气管插管，通气管固定在口的左侧并与患者左侧分开。由于手术可能会持续很长时间，建议使用动脉导管和导尿管监测患者的血压、脉搏和尿量。全静脉麻醉（TIVA）采用持续输注丙泊酚，优于气体麻醉，如异氟醚和七氟醚，因为TIVA引起的血管舒张较少。除丙泊酚外，还可使用β受体阻滞剂和可乐定来维持低而稳定的平均血压和脉搏率。应为儿童加温，并使用直肠温度计监测温度。患者设为仰卧位，头部处于中间位置（既不弯曲也不伸展），稍微向左倾斜，然后向右旋转。手术台倾斜至30°反Trendelenburg角。建议这样做，以促进静脉回流，减少失血。一个易于操作且无须头部固定的电磁导航系统也用于提供术中定位。然后用浸泡在肾上腺素–紫萝甲素溶液（1mL肾上腺素1∶1000，9mL紫萝甲素2%）中的神经外科棉制垫片制备鼻，用透明敷料闭合眼部，术前给予抗生素，通常是第二代头孢菌素。外科医生和器械护士站在患者的右侧，助理外科医生站在患者的头部附近或左侧。监护仪与患者头部左侧对齐（图27.4）。

27.5 手术器械

手术室应提供以下手术设备用于JA的内镜

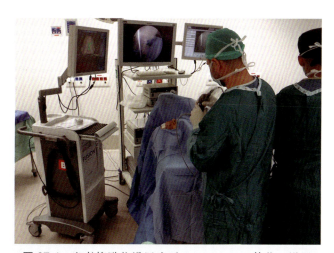

图27.4 患者仰卧位设置为反Trendelenburg体位。设置电磁导航系统。外科医生和护士站在患者的右侧，助理外科医生（未显示）靠近患者的头部或站在患者的左侧。监护仪与患者头部的左侧对齐

治疗：

- 内镜颅底套件，包括有角度的和小型化的仪器。
- 电动内镜角度刀片和磨钻。
- 带高清摄像头的有角度的内镜。
- 激光或可塑性尖端的单极电灼术。
- 止血剂（可吸收性明胶粉末、海绵氧化纤维素、微纤丝胶原或纤维蛋白或合成密封剂）。
- 导航系统。
- 内镜超声多普勒探头。
- 内镜双极烧灼。

27.6 手术方法

大病变的切除很少能在单个阻滞中实现，最好以逐段方式拆卸JA（视频27.1）。通常，粗大的JA可分为鼻–鼻咽部、蝶筛窦和颞下–PPF部分，它们在翼基底上连接在一起。在切除鼻–鼻咽部之前，建议首先完成筛窦切除术、蝶窦切开术、中鼻甲切除术和向后延伸以暴露蝶腭孔的中窦造口术从而实现良好的手术视野暴露。在需要时，可通过切除下鼻甲后2/3处和上颌窦内侧壁（就在下鼻道Hasner瓣膜开口的远端）进行上颌骨内侧切除术。这可以通过在泪囊下缘切开泪管或通过D型内镜上颌骨内侧切除术切除上颌前壁的内侧部分而向前延伸。通过完成筛窦切除术和使用抽吸剥离器械对病变进行轻柔的骨膜下剥离，暴露出筛窦、蝶骨平面和纸样板。通过随后进行骨膜下剥离，通常可暴露视神经乳头隐窝，并将其作为重要的解剖标志。现在移除鼻中隔的后1/3，以暴露病变的鼻咽部分，助手能够保持手术区域清洁并拉动病变。现在使用单极电灼术或激光在蝶腭孔和腭咽水平上拆卸这3部分（图27.5）。此期出血多少主要取决于术前栓塞的成功与否；然而，使用单极或激光有助于减少失血。在手术过程中要保护软腭，方法是将两根橡胶导管穿过软腭和硬腭，并从外部系在上唇上方。这样，在扩大鼻咽部面积的同时，通过向下回缩保护软腭。第一次切口在上颌窦造口术的后端水平上进行，并弯曲至鼻后孔的上缘，直至病变深度，同时由助理外科医生保持向下和向后的牵引（朝向鼻咽）。在鼻咽顶水平，由于病变在黏膜下扩散并侵入蝶骨底，因此通常具有严格的黏附性，应强烈地从斜坡向下

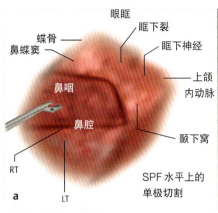

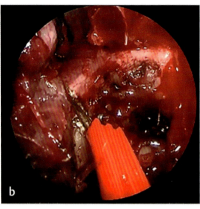

图 27.5 a.会聚在蝶腭孔和后鼻孔上的肿瘤逐块切除。鼻部分切除术。b.术中图像显示蝶腭孔水平上的单极切割。SPF,蝶腭孔

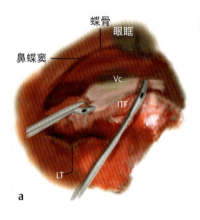

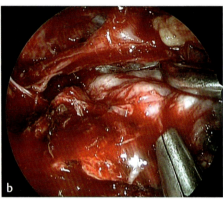

图 27.6 a.在蝶腭孔和后鼻孔水平的肿瘤分解。颞下窝部分切除术。b.术中图像显示从眶下神经中分离出肿瘤。ITF,颞下窝;Vc,翼管

牵引。如果鼻-鼻咽部太大,无法经鼻取出,可在口咽部向下推,经口拉出。通过首先切除鼻-鼻咽部分,外科医生获得了管理其他受累区域的空间。此时,建议进行 ITF 解剖,以便早期控制病变血供。这是通过在去除上颌后壁后切开骨膜来实现的。值得注意的是,上颌骨膜很容易与 JA 表面混淆,导致外科医生沿着错误的解剖手术平面进行操作。通过持续轻柔地牵引病变并从病变表面剥离 ITF 的软组织和脂肪,可实现仔细剥离(图 27.6)。其至延伸至颞下/颞窝的 JA 远侧投影通常也可在此处提取方式,因为病变从不侵入软组织。如果病变延伸至累及颊间隙,应在同步牵引的帮助下将该部分轻轻向后拉通过口腔的压力。此外,应注意识别并保留可因病变移位的眶下神经。在某些情况下,会从肿瘤表面清晰地解剖出神经(视频 27.2 和图 27.6)。进入 PPF 的解剖平面位于腭神经后面;因此,神经只能保存在具有小的侧向延伸的损伤中。上颌动脉在翼外肌的两个头之间从外侧延伸到内侧,通常在软组织剥离肿瘤时很容易识别。应尽早夹闭动脉,以减少术中出血,防止解剖时意外损伤。ITF 部分被带

到中间,并在翼基水平切割。此时,圆孔和视管已被识别。通过从蝶骨壁进行黏膜下剥离,将蝶筛窦部分带到下外侧,并在翼基水平切割。视神经和颈动脉管常裂开,故应注意保护视神经乳头隐窝和蝶骨侧壁(图 27.7)。

在切除这 3 个部分后,应处理病变的"根",其通常会侵入 Vidian 管,并可延伸至 IOF、斜坡和海绵窦。由于 JA 有侵及翼管和基蝶骨的倾向,因此对这些区域进行广泛钻探对于避免复发至关重要。视盘管通常因病变而扩张,应通过轻柔牵引和钻骨壁清空。神经通常无法保留;然而,很少患者抱怨干眼症。仅在翼管的外侧和上方,识别圆形孔,识别上颌神经并追踪至 IOF,该 IOF 应清除肿瘤侵袭(图 27.8)。

为了清理可能不可见的病变,至关重要的是钻挖基蝶骨(斜坡的蝶底和蝶骨部分)、翼管和翼根以及病变累及的所有骨区域。海绵窦可通过 IOF 受累,然后是眶尖和 SOF 受累,或沿上颌神经受累。JA 通常不表现出与邻近神经血管结构的紧密粘连,通常可安全地从海绵窦拔出。此步骤应持续至最后,

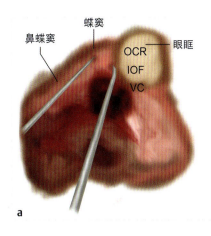

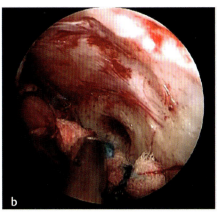

图27.7　a.蝶腭孔和腭咽水平肿瘤分解示意图。蝶骨部分切除术。b.术中图像显示骨膜下剥离和视神经乳头凹陷（OCR）。IOF：眶下裂；VC：翼管

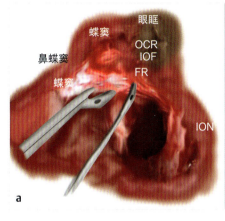

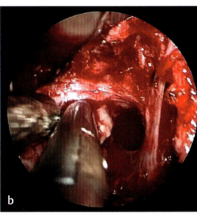

图27.8　a.蝶腭孔和腭咽水平肿瘤分解示意图。翼管、眶下裂和翼基夹层。b.术中图像显示肿瘤已从扩大的视盘管中切除。FR：圆形孔；IOF：眶下裂；OCR：视盘凹陷

因为其与海绵窦快速出血有关，可通过向海绵窦输注止血粉［如Surgiflo（EthiconUS，LLC）］并使用神经外科用肉饼按压3min来轻松控制。从ICA解剖JA时，应在小棉状物的帮助下谨慎进行，以避免对血管造成任何直接的创伤性压力。为了精确识别动脉并避免其损伤，必须使用术中导航和多普勒（图27.9）。

在手术完成之前，还应考虑另一项预防措施，即在医院内派驻一名能够控制ICA出血的介入放射科医师。可对海绵窦等关键区域的残留病变进行随访，而不是积极接近，因为它们可保持无症状甚至自发消退。如果ICA在切除过程中暴露，可被血管化组织如带蒂颊脂覆盖（图27.10）。

10%~20%的进展病变存在颅内延伸；然而，硬脑膜侵犯是非常罕见的。这一事实转化为需要将肿瘤牵引的轻柔运动与关键结构（即ICA、海绵窦、硬脑膜）的剥离相结合。手术结束前，应仔细检查所有可能的JA传播途径，以避免任何可能的残留。一种可能是翼突窝（翼内板和翼外板之间），其可能因蝶骨翼突的肿瘤侵蚀而受累。肿瘤也可能扩散至翼骨板后方，累及咽旁间隙上部。在这种情况下，应切除下鼻甲和上颌窦内侧壁至鼻腔底部，以优化暴露。将轻质填料置于鼻腔内24~48h，并给予第三代头孢菌素，直至拆除填料。在内镜控制下进行手术腔清洁，以去除血块和纤维蛋白，并指导患者每日用生理盐水冲洗鼻腔，以湿润分泌物并尽量减少结痂。

控制出血

这主要是通过术前栓塞实现的，栓塞在手术前24~48h完成。早期检测和控制上颌动脉与其他供血血管可减少术中出血。即使在ICA的供血血管不适合栓塞的情况下，这些支流也可能凝固。应遵循骨膜下剥离平面以尽量减少出血，且在肿瘤分解过程中必须使用单极电刀或二极管激光器以尽量减少出血。应使用止血材料控制海绵窦、翼丛和基底神经丛的静脉出血。止血也可通过用温水（40~45℃）持续冲洗来实现。对于大型JA的切除，当遇到大出血时，应考虑颅底部分延迟切除手术的分期，以使患者在处理病变残留部分之前恢复、平衡血容量并纠

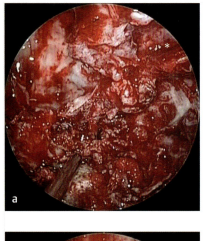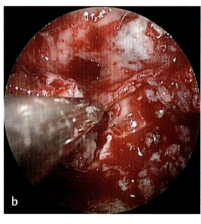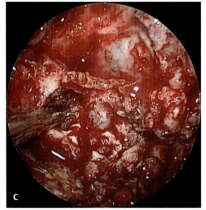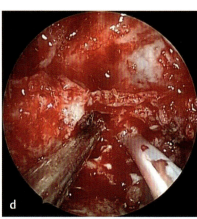

图 27.9　JA 广泛累及斜坡（a）。从松质骨中提取的肿瘤（T）（b）。肿瘤清除后暴露并保留颈内动脉斜坡部分（c）。这是通过跟随翼管神经（VN）完成的，并由多普勒探头（d）证实

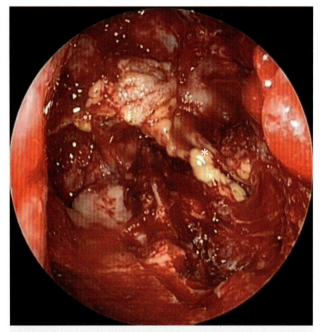

图 27.10　暴露的 ICA 被从颊脂垫中拉出的带蒂脂肪（*）覆盖

后影像学监测。此外，术后 72h 内的 MRI 显示可有效区分术后早期持续性血管化结节。术后应每 6~8 个月进行一次影像学检查，至少持续 3 年。持续性 JA，无论是由于不可接受的手术风险而故意未切除的，还是通过常规随访扫描检测到的，都需要通过对比增强 MRI 进行密切监测，以评估其可能的生长，然后确定是否需要治疗。

27.7　要点

- 通过对比增强成像进行诊断，显示典型扩散模式的血管病变。
- 除极小病例外，建议对所有 JA 病例进行术前栓塞。
- 晚期 JA 伴广泛颅底和 ITF 受累的内镜治疗应仅在高度专业化的中心进行。
- 对于栓塞后残留血管的晚期 JA，可考虑分期手术。
- 关键颅底部位的残留肿瘤可通过"观望"策略进行管理。
- 整体切除很少可行，PPF 周围的肿瘤分解是内镜手术的主要方法。

正出血诱导的凝血病。由于持续性或复发通常位于黏膜下，无法通过内镜进行评估，因此始终需要术

- 应始终钻出翼管孔和翼基，以防止复发。
- 栓塞、骨膜下剥离和早期血管控制对出血控制至关重要。

参考文献

[1] Lund VJ, Stammberger H, Nicolai P, et al; European Rhinologic Society Advisory Board on Endoscopic Techniques in the Management of Nose, Paranasal Sinus and Skull Base Tumours. European position paper on endoscopic management of tumours of the nose, paranasal sinuses and skull base. Rhinol Suppl 2010;22(22):1–143.

[2] Szymańska A, Szymański M, Czekajska-Chehab E, Szczerbo-Trojanowska M. Two types of lateral extension in juvenile nasopharyngeal angiofibroma: diagnostic and therapeutic management. Eur Arch Otorhinolaryngol 2015;272(1):159–166.

[3] Danesi G, Panciera DT, Harvey RJ, Agostinis C. Juvenile nasopharyngeal angiofibroma: evaluation and surgical management of advanced disease. Otolaryngol Head Neck Surg 2008; 138(5):581–586.

[4] Kamel RH. Transnasal endoscopic surgery in juvenile nasopharyngeal angiofibroma. J Laryngol Otol 1996;110(10):962–968.

[5] Onerci TM, Yücel OT, Oğretmenoğlu O. Endoscopic surgery in treatment of juvenile nasopharyngeal angiofibroma. Int J Pediatr Otorhinolaryngol 2003;67(11):1219–1225.

[6] Wormald PJ, Van Hasselt A. Endoscopic removal of juvenile angiofibromas. Otolaryngol Head Neck Surg 2003;129(6):684–691.

[7] Hackman T, Snyderman CH, Carrau R, Vescan A, Kassam A. Juvenile nasopharyngeal angiofibroma: the expanded endonasal approach. Am J Rhinol Allergy 2009;23(1):95–99.

[8] Nicolai P, Villaret AB, Farina D, et al. Endoscopic surgery for juvenile angiofibroma: a critical review of indications after 46 cases. Am J Rhinol Allergy 2010;24(2):e67–e72.

[9] Cloutier T, Pons Y, Blancal JP, et al. Juvenile nasopharyngeal angiofibroma:does the external approach still make sense? Otolaryngol Head Neck Surg 2012;147(5):958–963.

[10] Huang Y, Liu Z, Wang J, Sun X, Yang L, Wang D. Surgical management of juvenile nasopharyngeal angiofibroma: analysis of 162 cases from 1995 to 2012. Laryngoscope 2014;124(8):1942–1946.

[11] Langdon C, Herman P, Verillaud B, et al. Expanded endoscopic endonasal surgery for advanced stage juvenile angiofibromas: a retrospective multi-center study. Rhinology 2016;54(3):239–246.

[12] Andrews JC, Fisch U, Valavanis A, Aeppli U, Makek MS. The surgical management of extensive nasopharyngeal angiofibromas with the infratemporal fossa approach. Laryngoscope 1989;99(4):429–437.

[13] Radkowski D, McGill T, Healy GB, Ohlms L, Jones DT. Angiofibroma:changes in staging and treatment. Arch Otolaryngol Head Neck Surg 1996;122(2):122–129.

[14] Schreiber A, Ferrari M, Rampinelli V, et al. Modular endoscopic medial maxillectomies: quantitative analysis of surgical exposure in a preclinical setting. World Neurosurg 2017;100:44–55.

[15] Snyderman CH, Pant H, Carrau RL, Gardner P. A new endoscopic staging system for angiofibromas. Arch Otolaryngol Head Neck Surg 2010;136(6):588–594.

第28章 伴颅内侵犯的青少年血管纤维瘤

Philippe Lavigne, Carl H. Snyderman, Paul A. Gardner

摘要

晚期的青少年血管纤维瘤（Juvenile Angiofibromas，JA）由于涉及头盖骨基底结构及颅内循环的血管构成，手术处理非常棘手。翼状基底和翼管的肿瘤浸润允许来自颈内动脉分支的血液供应的发展。大体积肿瘤可能会包围颈内动脉的岩部和海绵体部分，并增加手术过程中血管损伤的风险。

通过适当的计划，伴颅内扩展的大体积青少年血管纤维瘤可以通过内镜技术控制，其中最大的挑战是来自颅内循环的肿瘤血管的出血问题。匹兹堡大学医学中心（UPMC）制定的分期系统对基于残余血管的程度和颅内扩展的途径而制订手术策略很有帮助。以切除肿瘤血管区域的分期方法允许以最小的发病率进行安全切除。伴有颅底受累的晚期青少年血管纤维瘤有较高的残留肿瘤风险，但并非所有患者都需要进一步手术，可以通过综合手术策略避免放射治疗。

关键词

青少年血管纤维瘤，颅底部手术，内镜鼻内手术，青少年血管纤维瘤晚期

28.1 引言

青少年血管纤维瘤因其血管分布和解剖位置，使手术切除肿瘤极具挑战。它们可能起源于第1鳃弓动脉的残余部分，并且一些作者认为它们是血管畸形。传统意义上讲，青少年血管纤维瘤被归类为具有局部侵袭性特征的良性肿瘤。它们起源于外侧基蝶骨并穿过孔和裂隙向外扩展：（1）蝶腭孔进入鼻咽和鼻旁窦；（2）翼上裂进入颞下窝；（3）眶下裂进入眼眶。青少年血管纤维瘤具有侵袭颅底和向颅内扩展的可能性，见于10%~20%的病例中。真正的硬脑膜浸润很少见，并且肿瘤通常具有界限清楚的可推动边界。向眶尖内侧延伸的肿瘤可侵蚀蝶骨平面，从而进入颅前窝。青少年血管纤维瘤还可通过眶下裂、眶尖和眶上裂延伸至颅中窝。

内镜鼻内手术的目前最新进展表明，医生可以通过内镜切除晚期的青少年血管纤维瘤。越来越多的证据支持纯内镜治疗和内镜辅助的方法。病例报道和系统综述均显示内镜鼻内手术治疗后肿瘤残余、复发率及病死率降低的有利数据（表28.1）。

28.2 术前评估与麻醉

肿瘤扩展和分期的评估是制订最佳手术方案的必要条件。计算机断层扫描（CT）和磁共振成像（MRI）都是评估肿瘤扩展的必要手段，可用于术中图像引导。图像应在血管造影栓塞术之前获得，因为栓塞的肿瘤节段更难以描绘。CT是识别骨性标

表 28.1　现有的关于内镜治疗青少年纤维血管瘤的多中心和系统评价

研究团队	年份	实验设计	研究群体	结论
Langdon 等	2016	多中心回顾性评价	内镜方法治疗ⅢA及ⅢB期患者	平均失血量：1279.7mL 肿瘤残余：33.3%（18/54）（16例监测处于稳定状态，1例辅助放疗，1例重复手术并放疗）
Khoueir 等	2013	系统性评价	821例均使用内镜的案例	平均失血量：564mL 并发症发生率：9.3% 肿瘤残余：7.7% 复发率：10%
Boghani 等	2013	系统性评价	单个病例资料：158例内镜治疗，15例内镜结合治疗，172例手术治疗	平均失血量：内镜治疗 544.0 mL（20~2000mL），而手术治疗1579.5（350~10 000mL） 当肿瘤分期被控制一致时，内镜组复发率最低可与手术组一样

志以及骨重塑和破坏的更优手段，其特征性发现包括上颌窦后壁前弓（Holman-Miller 征）和翼基底部肿瘤浸润。CT 血管造影可用于颈内动脉的术中导航。MRI 更适用于评估软组织和颅内扩展，在 MRI 图像上，青少年血管纤维瘤在 T1 和 T2 加权序列上表现出相似的等信号到高信号，可以看到与供应肿瘤的细小高流量血管相关的流动空隙，注射钆造影剂后图像明显增强。

血管造影用于识别肿瘤的血管分布，结合血管栓塞术，可减少术中失血量提高术野可见度，利于肿瘤切除。血管栓塞通常在手术前 24~48h 进行。在晚期青少年血管纤维瘤中，颈外动脉和颈内动脉同时为肿瘤提供血液供应。双侧血管供应也常见于晚期肿瘤。颈外动脉分支被栓塞后，颈内动脉来源的残余血管形成预示术中出血量会增加。虽然来自颈内动脉的血液供给可以栓塞处理，但该操作引起并发症（中风、视力丧失、面瘫、颈动脉剥离）的风险很大，不推荐常规使用。颈内动脉的术前球囊阻塞测试可考虑用于包裹颈内动脉的广泛肿瘤，尤其是在血管损伤风险较高的手术或放疗失败案例中。如有必要，这将用于评估侧支循环是否充足及颈动脉牺牲的可能性。

UPMC 分期系统（表 28.2 和图 28.1）说明了源自颅内循环的肿瘤血管分布和颅内扩展的途径。与以前的分期系统相比，UPMC 分期系统显示出与术中失血量、多次手术需求（分期）、残留或复发肿

表 28.2　UPMC 分期系统

等级	分级标准
I	侵袭鼻腔、内侧鼻腭窝，无残留血管
II	侵袭鼻旁窦、侧边鼻腭窝，无残留血管
III	侵袭颅底、眼眶、颞下窝，无残留血管
IV	侵袭颅底、眼眶、颞下窝，伴残留血管
V	颅内侧及侧边扩展，伴残留血管

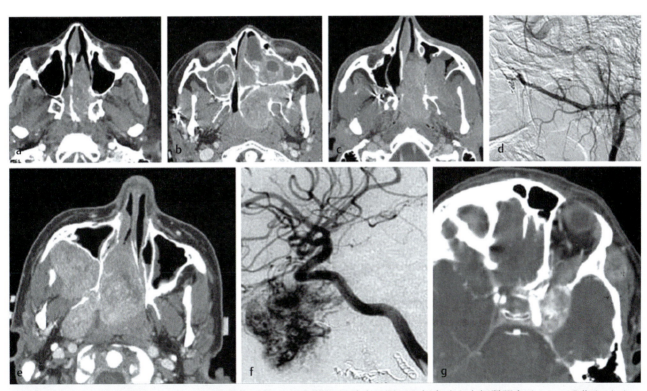

图 28.1　匹兹堡大学医学中心（UPMC）分期系统：CT 扫描显示肿瘤局限于左侧鼻腔和内侧翼腭窝（UPMC I 期）（a）和肿瘤累及左侧外侧翼腭窝（UPMC II 期）（b）。图 c 和 d 来自同一患者的 CT 扫描结果，其中图 c 显示肿瘤累及左侧颞下窝和图 d 显示血管造影，栓塞颈外动脉分支后无残余血管（UPMC III 期）。图 e 和 f 来自同一患者，（e）显示肿瘤侵袭颞下窝。血管造影显示，栓塞颈外动脉分支后肿瘤有颈内动脉残留血管分布（UPMC IV 期）（f）。CT 显示了海绵状颈内动脉外侧的肿瘤（UPMC V 期）（g）

瘤可能性更强的相关性。

晚期的血管纤维瘤需要特殊的麻醉考虑。先前的辅助放射治疗、血管造影栓塞术或咀嚼间隙的手术切除会引起因牙关紧闭而导致的插管困难。大体积肿瘤可能使软腭向下移位或延伸到口咽部。随着肿瘤的颅内扩展，患者可能存在颅内压升高。这种情况下要考虑的措施包括：顺利诱导麻醉，有创血压监测，并提倡中度过度换气。如有必要，有创性血流动力学监测将提供安全的低血压麻醉，并指导血管内置换策略。在晚期青少年血管纤维瘤的内镜鼻内手术中，平均失血量超过1000mL。在血管内容量低的患者群体中，失血过多伴凝血因子和血小板的消耗、稀释、功能障碍可能导致术中凝血功能障碍。血栓弹力图监测和凝血因子的早期替代是术前管理的一部分。已经提出限制性输血策略以降低输血相关并发症的可能性（血红蛋白为7~8g/dL）。但是，输血阈值由于取决于许多因素而很难去界定，例如并发症、手术中的变量。如果失血过多（总血容量的50%~100%），特别是如果仍然存在明显肿瘤的情况下，该晚期的纤维血管瘤的手术分期应认定为UPMC Ⅳ/Ⅴ期大肿瘤。

在存在颈内动脉损伤风险的患者中，皮质功能的神经电生理学监测（体感诱发电位）用以检测全脑缺血情况，肌电图监测具有运动功能的颅神经（Ⅲ、Ⅳ、Ⅵ和V3）。肌电图还有助于检测和保护解剖神经，并为恢复提供预后信息。

28.3　手术方法

手术的主要目标是完整切除肿瘤并保留主要神经血管结构，次要目标是在年轻患者群体中最大限度地减少病死率并避免放射治疗的需要。总的手术策略包括广泛的多通道进入肿瘤，识别解剖标志，围绕肿瘤外围进行解剖以定义其界限，并在必要时尽量减少对肿瘤的操作。在具有多个供血血管的晚期青少年血管纤维瘤中，肿瘤可划分为多个血管区域，每个部分都按顺序处理以更好地控制失血量，并在必要时进行手术分期，其中颅内部分肿瘤留到最后手术（视频28.1）。

- 患者以反Trendelenburg体位（头高脚低位）仰卧，仰角>15°，这会降低静脉压力，从而减少黏膜

和肿瘤出血。头部转向外科医生并用儿科Mayfield头部固定器固定到位，对于非常年轻的患者，头部同时也由缓冲环支撑。导航系统已注册，并放置好用于神经电生理学监测的针电极；用封闭胶带固定眼睛后，用10%聚维酮碘溶液进行面部术前消毒，用羟甲唑林（0.05%）浸泡过的棉签使鼻腔减少充血。在存在硬膜内暴露风险的情况下，围术期使用具有脑脊液渗透性的第三代头孢菌素进行抗生素预防；此外的其他情况，给予第二代头孢菌素。

- 一种多通道方法用于促进标志物的识别和包膜外肿瘤的解剖。单侧或双侧Caldwell-Luc方法（前颌切开术）可提供咀嚼肌间隙的侧向暴露和额外的器械空间；去除上颌后壁以暴露翼腭窝并为青少年血管纤维瘤建立侧向限制；沿上颌窦顶部识别眶下神经（图28.2）。

- 建立一条宽阔的鼻内通道以方便二次进行的组合手术：在不侵犯肿瘤的情况下进行双侧筛孔切除术、蝶窦切除术和鼻后间隔切除术。筛骨通道提供进入肿瘤上表面的通道，将肿瘤与前颅底分开，暴露眶内壁。

- 在肿瘤的优势侧，进行内镜下颌内侧切除术。结合前颌切开术，内镜内侧上颌切除术增加了翼腭窝和颞下窝肿瘤的侧向通路。解剖肿瘤通常从翼腭窝开始，从内侧到外侧方向从肿瘤包膜开始剖离软组织。对于大肿瘤，通常难以识别和保留肿瘤表面上颌神经的腭降支。从翼状肌切开肿瘤的侧

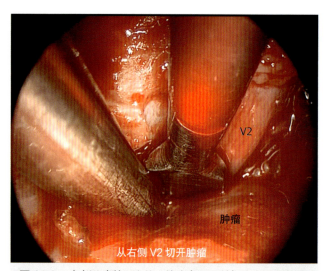

图28.2　右侧上颌切开观：从右侧眶下神经（V2）切开肿瘤

缘并横切栓塞后的上颌内动脉。向下延伸到上颌骨后面的部分肿瘤可以通过小心牵引来清理；这是可以通过对上颌结节后面的肿瘤进行经口手指触诊来促进完成的。

- 结合鼻内镜检查，通过上颌前壁的宽阔通道有助于使用刺刀式双极电烙钳和超声切割止血刀。在解剖肿瘤时，用超声止血刀横切肿瘤的大体并移除以创造更多操作空间并改善手术视野（图 28.3）。对于大的双侧肿瘤，在每一侧均要完成这种剖离操作。
- 然后将注意力转移到蝶窦，将肿瘤与蝶窦分离并确定关键标志：视神经管、视颈动脉隐窝、鞍旁颈内动脉和蝶鞍（图 28.4）。如果窦内充满肿瘤，

则从血管受累最少的一侧开始解剖。通常情况下，肿瘤解剖遵循从上到下、从内侧到外侧的顺序，仔细地将肿瘤自骨和硬脑膜进行胞膜外剖离（图 28.5）。首先识别视神经，然后识别颈内动脉的海绵体段和斜坡旁段（图 28.6）。静脉出血可以用可流动的明胶海绵（Surgifoam）或类似的止血剂来控制。

- 接下来解剖延伸到 Meckel 腔区和眶尖的肿瘤。翼状管是该区域识别颈内动脉岩部和破裂孔段的重要标志（图 28.7）。此外，翼状动脉通常是血管分布的主要来源，因为肿瘤浸润翼状基部，包围翼管。随着解剖的进行，肿瘤的动脉供给（包括翼管动脉）必须单独定位并用内镜双极电烙器烧灼处理。翼状基部必须钻孔去除所有残留的肿瘤以防止复发（图 28.8）。

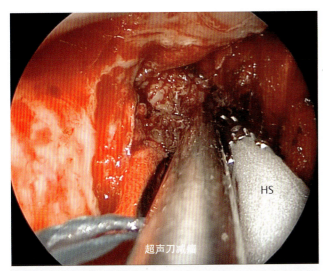

图 28.3　用超声刀减瘤（HS）横切肿瘤，用于初始肿瘤（T）减瘤

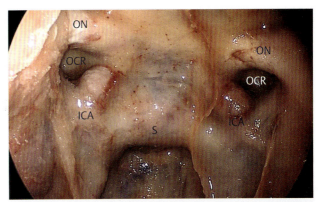

图 28.4　暴露关键解剖标志：视神经（ON），侧视颈动脉隐窝（OCR），鞍旁颈内动脉（ICA），蝶鞍（S）

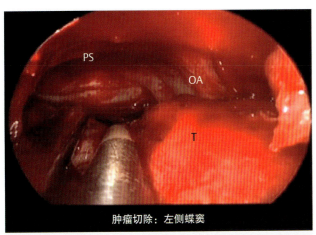

图 28.5　左侧蝶窦肿瘤（T）囊外切除：蝶骨平面（PS），眶尖（OA）

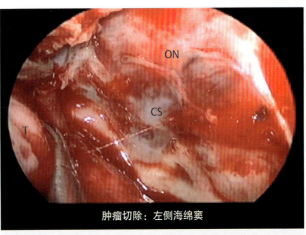

图 28.6　左侧蝶窦肿瘤（T）囊外切除：视神经（ON），海绵窦（CS）

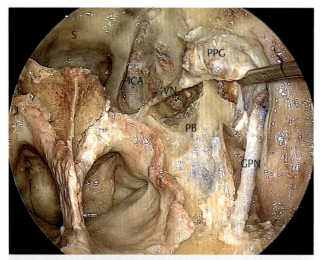

图 28.7　左侧解剖显示翼腭神经节（PPG）、腭大神经（GPN）、翼状神经（VN）、颈内动脉（ICA）、翼状底（PB）部分钻孔、蝶鞍（S）之间的关系

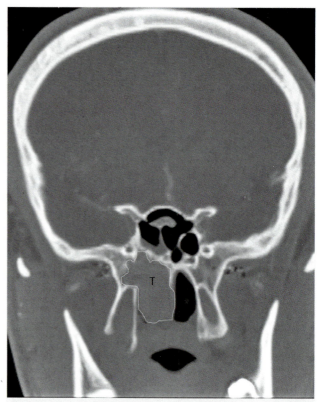

图 28.8　肿瘤（T）累及右翼基底部和翼管（肿瘤轮廓）

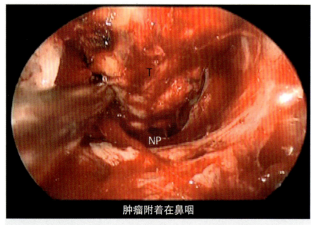

图 28.9　鼻咽（NP）的肿瘤（T）浸润

- 沿眶下裂和眶尖切除残留肿瘤，保留三叉神经第 2 支。鼻内和经上颌联合入路可提供最佳手术通道。通过眶下裂生长的肿瘤可以通过眶上裂进入颅中窝。沿眶尖外侧追踪肿瘤，从颅中窝硬脑膜和海绵窦外侧解剖肿瘤。

- 传送切除的肿瘤需要肿瘤与鼻咽黏膜分离。针尖电灼用于分离肿瘤下方的黏膜，并在肿瘤深处的斜坡面建立一个解剖平面（图 28.9）。

- 如果在肿瘤解剖过程中没有横断硬脑膜，则不需要重建手术缺损。脂肪组织移植物可用于填充暴露的颅中窝缺损或覆盖暴露的颈内动脉。手术区域涂有纤维蛋白胶和明胶海绵。放置鼻腔填塞物（Merocel 棉塞）可以进一步止血。如果预计需要带血管的皮

瓣，应在手术最初从对侧鼻中隔抬高鼻中隔皮瓣。

28.3.1　分期手术

伴颈内动脉血管分布供应的晚期青少年血管纤维瘤有明显术中失血的风险。当手术失血量超过患者的血管内容量时，凝血功能障碍的风险会增加。体温降低和血液 pH 低于 7.2 也是导致凝血功能障碍的主要因素。应与麻醉团队一起设定预定的失血量限制。一般建议在患者丢失一半的血管内容量后，外科医生应准备终止手术。不应低估通过烧灼出血部位达到完全止血的时间，这可能会导致大量额外失血；应使用带有 Merocel 棉塞或类似的填充物填充鼻腔。下一阶段的最佳手术时机取决于患者的恢复情况，该决策应由外科、麻醉和重症监护室团队共同制订。一些肿瘤需要分多个阶段才能实现完全切除。

28.3.2　转归

回顾之前我们在匹兹堡大学医学中心（UPMC）的经验，确定了 12 例颅内受累的晚期青少年血管纤

维瘤（UPMC Ⅳ期和Ⅴ期），其中6例曾接受过手术治疗。所有患者都进行了术前血管造影和对供给肿瘤血管系统的颈外动脉的栓塞。50%的病例进行了分期手术。7例患者（58%）的肿瘤被完全切除，其他病例实现了大部分肿瘤（＞90%）的切除。平均随访29个月，2例患者（17%）因残留病灶的生长需要进一步行内镜切除。6例患者发生了术后并发症：一过性外展神经麻痹4例，术后2天视网膜中央动脉闭塞继发单侧失明1例（可能与血管痉挛有关），术中因损伤颈内动脉而牺牲颈内动脉1例（无神经系统后遗症）。

最近发表的一项针对74例Radkowski ⅢA期（71.9%）和ⅢB期（28.1%）肿瘤的多中心回顾性研究发现了相似的结果。71例患者在术前接受了颈外动脉供支的栓塞术。手术平均失血量为1280 mL，并与受累亚部位的数量相关。在平均37.9个月的随访中，33%的病例发现残留病灶。3例患者接受了进一步治疗：其中1例接受了放疗加外科手术治疗，1例接受了放疗，1例接受了手术治疗。其他所有人接受术后监测，在平均35.6个月之后肿瘤没有增长。5例患者出现术后并发症：其中1例出血、2例三叉神经（V2）感觉异常、1例一过性外展神经麻痹和1例腭功能不全。

28.4　术后治疗

大多数研究人员建议术后进行至少5年的鼻内镜检查和MRI随访。肿瘤复发最有可能的原因是原发肿瘤切除不完全，通常发生在术后6~36个月内。肿瘤累及的亚单位数目越多，肿瘤复发率越高；蝶骨基底和翼状骨基部钻探治疗，可使肿瘤复发率降低。肿瘤复发的管理取决于肿瘤的大小、生长速度、位置和患者的症状。当手术完全切除肿瘤的可能性高、死亡可能性低的时候，内镜手术被推荐为第二选择。Ardehali等发现使用内镜方法进行初次手术（6/31）和再次手术（3/16）时复发率没有差异。当无法完全切除复发病灶或复发风险很高时（侵袭海绵窦、颈内动脉、颅内），可以采取观望政策。辅助立体定向放射外科手术或分次放射治疗均已在系列内容中进行了描述，但它们在年轻患者群体中的使用存在争议。

28.5　要点

a. 适应证：
– 早期的青少年血管纤维瘤。
– 晚期的青少年血管纤维瘤，伴侵袭颅前窝及颅中窝。
– 局部复发性疾病。

b. 禁忌证：
– 严重的医学并发症。
– 拒绝输注血液制品（相对禁忌证）。
– 具有挑战性的部位（海绵窦、颅内、眶尖）的残留病灶（相对禁忌证）。

c. 并发症：
– 血液丢失及血液输注。
– 血管损伤。
– 颅神经损伤。
– 脑组织操作。
– 脑脊液漏。

d. 术前特殊注意事项：
– 血管造影与血管栓塞。
– UPMC肿瘤评级系统。
– 眼科会诊。

e. 术中特殊注意事项：
– 神经电生理学监测。
– 经验丰富的鼻内颅底的内镜团队。
– 失血及凝血管理。
– 如果失血量超过血管内血容量一半时，则分阶段干预。

f. 术后特殊注意事项：
– 至少5年的鼻内镜检查及MRI随访。
– 复发肿瘤的治疗取决于肿瘤的大小、生长速度、位置和患者的症状。

参考文献

[1] Starlinger V, Wendler O, Gramann M, Schick B. Laminin expression in juvenile angiofibroma indicates vessel's early developmental stage. Acta Otolaryngol 2007;127(12):1310–1315.

[2] Schick B, Plinkert PK, Prescher A. Aetiology of angiofibromas: reflection on their specific vascular component. [article in German] Laryngorhinootologie 2002;81(4):280–284.

[3] Nicolai P, Berlucchi M, Tomenzoli D, et al. Endoscopic surgery for juvenile angiofibroma: when and how. Laryngoscope

2003;113(5):775–782.

[4] Langdon C, Herman P, Verillaud B, et al. Expanded endoscopic endonasal surgery for advanced stage juvenile angiofibromas:a retrospective multi-center study. Rhinology 2016;54(3):239–246.

[5] Leong SC. A systematic review of surgical outcomes for advanced juvenile nasopharyngeal angiofibroma with intracranial involvement. Laryngoscope 2013;123(5):1125–1131.

[6] Boghani Z, Husain Q, Kanumuri VV, et al. Juvenile nasopharyngeal angiofibroma: a systematic review and comparison of endoscopic, endoscopic-assisted, and open resection in 1047 cases. Laryngoscope 2013;123(4):859–869.

[7] López F, Triantafyllou A, Snyderman CH, et al. Nasal juvenile angiofibroma:current perspectives with emphasis on management. Head Neck 2017;39(5):1033–1045.

[8] Rodriguez DP, Orscheln ES, Koch BL. Masses of the nose, nasal cavity, and nasopharynx in children. Radiographics 2017;37(6):1704–1730.

[9] Overdevest JB, Amans MR, Zaki P, Pletcher SD, El-Sayed IH. Patterns of vascularization and surgical morbidity in juvenile nasopharyngeal angiofibroma: a case series, systematic review, and meta-analysis. Head Neck 2018;40(2):428–443.

[10] Snyderman CH, Pant H, Carrau RL, Gardner P. A new endoscopic staging system for angiofibromas. Arch Otolaryngol Head Neck Surg 2010;136(6):588–594.

[11] Borghei P, Baradaranfar MH, Borghei SH, Sokhandon F. Transnasal endoscopic resection of juvenile nasopharyngeal angiofibroma without preoperative embolization. Ear Nose Throat J 2006;85(11):740–743, 746.

[12] Janakiram N, Sharma SB, Panicker VB, Srinivas CV. A drastic aftermath of embolisation in juvenile nasopharyngeal angiofibroma. Indian J Otolaryngol Head Neck Surg 2016;68(4):540–543.

[13] Janakiram TN, Sharma SB, Panicker VB. Endoscopic excision of non-embolized juvenile nasopharyngeal angiofibroma: our technique. Indian J Otolaryngol Head Neck Surg 2016;68(3):263–269.

[14] Ramezani A, Haghighatkhah H, Moghadasi H, Taheri MS, Parsafar H. A case of central retinal artery occlusion following embolization procedure for juvenile nasopharyngeal angiofibroma. Indian J Ophthalmol 2010;58(5):419–421.

[15] Snyderman CH, Pant H. Endoscopic management of vascular sinonasal tumors, including angiofibroma. Otolaryngol Clin North Am 2016;49(3):791–807.

[16] Li JR, Qian J, Shan XZ, Wang L. Evaluation of the effectiveness of preoperative embolization in surgery for nasopharyngeal angiofibroma. Eur Arch Otorhinolaryngol 1998;255(8):430–432.

[17] Goma H. Anesthetic considerations of brain tumor surgery. In:Abujamra AL, ed. Diagnostic Techniques and Surgical Management of Brain Tumors. Rijeka, Croatia: In Tech; 2011.

[18] Vincent JL. Indications for blood transfusions: too complex to base on a single number? Ann Intern Med 2012;157(1):71–72.

[19] Schöchl H, Nienaber U, Hofer G, et al. Goal-directed coagulation management of major trauma patients using thromboelastometry (ROTEM)-guided administration of fibrinogen concentrate and prothrombin complex concentrate. Crit Care 2010;14(2):R55.

[20] Hébert PC, Wells G, Blajchman MA, et al. A multicenter, randomized, controlled clinical trial of transfusion requirements in critical care. Transfusion Requirements in Critical Care Investigators, Canadian Critical Care Trials Group. N Engl J Med 1999; 340(6):409–417.

[21] Domenick Sridharan N, Chaer RA, Thirumala PD, et al. Somatosensory evoked potentials and electroencephalography during carotid endarterectomy predict late stroke but not death. Ann Vasc Surg 2017;38:105–112.

[22] Dubey SP, Schick B, eds. Juvenile Angiofibroma. Cham, Switzerland: Springer; 2017.

[23] Vescan AD, Snyderman CH, Carrau RL, et al. Vidian canal: analysis and relationship to the internal carotid artery. Laryngoscope 2007;117(8):1338–1342.

[24] Howard DJ, Lloyd G, Lund V. Recurrence and its avoidance in juvenile angiofibroma. Laryngoscope 2001;111(9):1509–1511.

[25] Paluszkiewicz P, Mayzner-Zawadzka E, Baranowski W, et al; Association for Severe Bleeding Care. Recommendations for the management of trauma or surgery-related massive blood loss. Pol Przegl Chir 2011;83(8):465–476.

[26] Nicolai P, Villaret AB, Farina D, et al. Endoscopic surgery for juvenile angiofibroma: a critical review of indications after 46 cases. Am J Rhinol Allergy 2010;24(2):e67–e72.

[27] Lund VJ, Stammberger H, Nicolai P, et al; European Rhinologic Society Advisory Board on endoscopic techniques in the management of nose, paranasal sinus and skull base tumours. European Position Paper on endoscopic management of tumours of the nose, paranasal sinuses and skull base. Rhinol Suppl 2010;22:1–143.

[28] Hackman T, Snyderman CH, Carrau R, Vescan A, Kassam A. Juvenile nasopharyngeal angiofibroma: the expanded endonasal approach. Am J Rhinol Allergy 2009;23(1):95–99.

[29] Ardehali MM, Samimi Ardestani SH, Yazdani N, Goodarzi H, Bastaninejad S. Endoscopic approach for excision of juvenile nasopharyngeal angiofibroma: complications and outcomes. Am J Otolaryngol 2010;31(5):343–349.

[30] Onerci TM, Yücel OT, Oğretmenoğlu O. Endoscopic surgery in treatment of juvenile nasopharyngeal angiofibroma. Int J Pediatr Otorhinolaryngol 2003;67(11):1219–1225.

推荐阅读

Khoueir N, Nicolas N, Rohayem Z, Haddad A, Abou Hamad W. Exclusive endoscopic resection of juvenile nasopharyngeal angiofibroma:a systematic review of the literature. Otolaryngol Head Neck Surg. 2014;150:350–358 © 2021.

第 29 章　扩大经鼻入路治疗儿童恶性肿瘤

Meghan Wilson, Carl H. Snyderman, Paul A. Gardner, Elizabeth C. Tyler-Kabara

摘要

在儿童中，颅底恶性肿瘤比较罕见，横纹肌肉瘤、骨肉瘤、软骨肉瘤、尤文氏肉瘤、脊索瘤、淋巴瘤、嗅神经母细胞瘤和生殖细胞瘤都可于儿童发生。综合多学科评估对患儿的诊断和治疗至关重要，鼻内镜颅底手术提供了矢状面和冠状面的通路，并增强了外科治疗这些疾病的作用。涉及前颅底的鼻腔鼻窦的恶性肿瘤需经额/经筛板/经蝶骨平台入路进入颅前窝。重建可用鼻中隔瓣或颅外颅周骨膜瓣来完成。脊索瘤和软骨肉瘤等颅底肿瘤需经斜坡进入颅后窝。可用多层的，包括筋膜、脂肪和血管化的皮瓣进行重建。术后脑脊液引流降低了脑脊液漏的风险。当鼻内镜手术被纳入多学科治疗计划时，在可接受的发病率内可获得良好的肿瘤学结果。

关键词

鼻内镜手术，经筛径路，经斜坡径路，脊索瘤，软骨肉瘤，肉瘤，尤文氏肉瘤，嗅神经母细胞瘤

29.1　引言

颅底鼻内镜手术包括矢状面和冠状面的整个侧颅底。这些手术方式在成人患者中已经应用广泛，并且也被越来越多地应用于儿童患者。多项研究表明，这些方法在儿童患者中是安全有效的。儿童开放式颅面手术可能会破坏颅面骨骼的生长中心，导致面部不对称。因此，根据患者和肿瘤的特点，在可行的情况下，考虑鼻内镜手术入路是很重要的。

在矢状面上，鼻内镜入路从额窦延伸到颅颈交界处。进入前颅底的通道是经额、筛板和经蝶骨平台入路提供的。对于鼻腔鼻窦恶性肿瘤，它们可以联合起来实现前颅底的完全切除，相当于颅面切除术。经蝶鞍入路可与经斜坡入路和经齿状突入路相结合，为颅底和鼻咽恶性肿瘤提供进入颅后窝的通道。儿童鼻内镜手术的主要考虑因素是发育中的颅骨和面部骨骼的限制以及患儿体型较小。如本章所述，儿童患者的评估和治疗需要特殊考虑。

颅底鼻内镜手术既可用于良性肿瘤，也可用于恶性肿瘤，但本章重点讲述恶性肿瘤。儿童颅底恶性肿瘤并不常见，且包含多种病理类型。肉瘤（横纹肌肉瘤、骨肉瘤、软骨肉瘤、尤文氏肉瘤）、脊索瘤、淋巴瘤、嗅神经母细胞瘤和生殖细胞瘤都可见于儿童。综合多学科评估对于儿童患者的诊断和治疗是必不可少的。在大部分情况下，手术切除或减瘤手术是必要的。在某些情况下，化疗和/或放疗应作为初始治疗。每种肿瘤类型的简要描述如下。

29.1.1　脊索瘤

脊索瘤起源于胚胎脊索，位于中线斜坡区。它们是典型的生长缓慢的肿瘤，表现出局部侵袭性，尽管有些倾向于在儿童中更具侵袭性。虽然起源于斜坡，但也可能发生硬膜内扩展。治疗的主要方式是手术切除，然后是术后放疗。虽然完全切除是最好的，但肿瘤累及重要的神经血管结构可能会限制可切除性。颅颈交界处的脊索瘤通常更具侵袭性，并且更难实现全切除。

29.1.2　软骨肉瘤

软骨肉瘤表现出与脊索瘤相似的症状，因为它们通常也发生在斜坡区，尽管它们起源并生长在旁正中位置（岩斜软骨结合）。软骨肉瘤可细分为经典型、间充质型和去分化型，间充质型和去分化型生长更具侵袭性。预后与组织学分级密切相关。

29.1.3　肉瘤

横纹肌肉瘤是儿科人群中最常见的肉瘤，甚至可以发生在非常年轻的人身上。腺泡型和胚胎型横纹肌肉瘤在颅底最常见。肿瘤越小、分期越低以及发病年龄越小，其预后越好。脑膜旁横纹肌肉瘤最常见的治疗方法是开始积极的化疗，化疗方案完成后再进行手术治疗持续疾病状态。如果化疗后肿瘤仍不可切除或切除边缘呈阳性，则进行放射治疗。

骨肉瘤是间质细胞来源的侵袭性恶性肿瘤。大多数儿童骨肉瘤病例发生在四肢，但也有颅底颅面

骨肉瘤的报道。既往放射治疗是发展的危险因素。大多数但不是所有的骨肉瘤病例都与碱性磷酸酶水平升高有关。完全切除是首选的方式，尽管最初通常需要化疗来将肿瘤缩小到适合切除的大小。硬脑膜受累很常见，尽管在影像学上可能没有迹象。辐射诱发的肉瘤特别难以处理，外科手术在这些肿瘤的治疗中通常发挥更突出的作用。

29.1.4　尤文氏肉瘤

尤文氏肉瘤是一种起源于神经外胚层的原始肿瘤，可累及儿童颅底。尤文氏肉瘤对积极的化疗有反应。手术的作用仅限于切除化疗后的残留病灶。放疗仅可用于对化疗无反应或手术后有残留病灶的患者。

29.1.5　嗅神经母细胞瘤

嗅神经母细胞瘤是一种神经外胚层肿瘤，在儿童中的发病率远低于成人。它出现在嗅上皮的基底层，通常有鼻内和颅内成分。最常用的分期系统是改良的Kadish分期系统。A期是局限于鼻腔的肿瘤，B期定义为鼻腔和鼻窦内的肿瘤，C期是延伸到鼻腔外的肿瘤，D期包括疾病的远处扩散。虽然关于儿童嗅神经母细胞瘤预后的数据有限，但在成人研究中，治疗后5年疾病的特异性生存率从低级肿瘤（仅限于鼻腔和鼻窦）的92%降低到高级肿瘤（颅内和转移性疾病）的50%。一般来说，切缘阴性的手术切除是首选的治疗方法。在较大的肿瘤和具有不良组织学特征的肿瘤中，建议辅助放射治疗。在肿瘤已经扩展到脑实质或眼眶的情况下，可以考虑在手术或放疗后进行新辅助化疗，以改善预后并降低发病率。在年轻的儿童患者中，嗅神经母细胞瘤是侵袭性肿瘤，但对化疗反应良好。

29.1.6　生殖细胞瘤

生殖细胞瘤是影响儿童和年轻人的罕见肿瘤。它们来自颅内中线生殖细胞（全能细胞），通常位于鞍内和鞍上部位。原发性颅内生殖细胞瘤通过脑脊液（CSF）扩散很常见，通过脑室系统和蛛网膜下腔扩散。对整个大脑和脊柱进行成像以评估是否存在其他疾病至关重要。生殖细胞瘤对化疗和放疗敏

感；因此，完全切除不是必要的。组织学诊断是必要的，通常可以通过内镜下鼻内径路实现。

29.1.7　淋巴瘤

颅底原发性淋巴瘤非常罕见。在儿童患者中，报告了颅底的Burkitt淋巴瘤和非霍奇金淋巴瘤。在大多数病例报告中，表现症状与海绵窦受累有关。组织学是诊断所必需的，但治疗主要是化疗。

29.2　术前评估

对所有患者进行谨慎的全面的头颈检查和神经检查。对于幼儿来说，这可能是一个挑战，因为他们无法按照指令完成神经功能检查。但是，通过细致彻底的检查，往往是可以做到的。例如，眼球运动可以通过对玩具或有趣物体的视觉跟踪来评估。仔细关注对触觉的反应有助于确定感觉神经功能。如果患者在哭泣，面部运动是明显的。如果肿瘤靠近眼眶或视神经，需谨慎进行眼科评估。鼻内镜检查可以提供有用的信息，大多数患者，甚至婴儿，都能很好地忍受有限的检查。由于不适和出血风险，通常不在病房进行鼻腔活检。

计算机断层扫描（CT）和磁共振成像（MRI）在评估儿童颅底恶性肿瘤中是必不可少的。通常需要镇静来获得高质量的图像，尤其是磁共振成像。对这些需求的考虑（包括与儿科放射科医生和麻醉科医生的讨论）将有助于第一时间获得良好的图像。CT和MRI都应该配置为与术中图像引导系统配合使用。如果治疗将涉及主要的化疗和/或放疗，在治疗前获得高质量的影像以了解治疗前肿瘤的边界仍然很重要。如果肿瘤出现高度血管化，在手术前进行可能的栓塞血管造影术可以减少术中失血并改善可视化。对于包裹颈内动脉的肿瘤，应考虑术前球囊闭塞试验。

治疗计划包括仔细检查术前影像。鼻窦的发育和气化取决于患者的年龄。额窦是最后发育的，通常一侧发育障碍。蝶窦的不完全气化（甲介型或鞍前型）使关键的解剖标志（视神经和颈动脉）变得模糊不清，需要小心钻孔，并增加对基于图像导航的依赖。如果考虑任何辅助性经上颌骨入路，请仔细注意恒牙胚的位置；手术通道有限，有损伤恒牙

列的风险。

在恶性肿瘤的情况下，患者及其监护人不仅应与手术团队，还应与儿科血液学家、肿瘤学家充分讨论治疗方案，以考虑癌症诊断的所有医学含义和治疗。强烈建议以多学科肿瘤委员会的形式与医疗、外科、介入治疗以及儿科患者特定康复知识的提供者讨论病例。

29.3　围术期管理

所有患者至少都要进行分类和筛查。对于婴儿和幼儿来说，由于他们的总血容量较小，且出血时血液储备有限，所以血液应该是准备好的。同样，良好的静脉通道也是必要的。如果由于患者的体型，只能使用小口径静脉注射管，则应放置多根静脉注射管。在手术前和整个过程中，应与麻醉团队讨论预期的失血和复苏需求。

术前抗生素应在外科手术开始前使用。如果计划行硬膜内切除术，建议使用脑脊液渗透性良好的抗生素。儿童皮肤较薄，患压疮的风险较高；因此，所有压力点都应小心填充。儿童尤其是婴儿，很容易体温过低，应保持适当的温度。

将患者置于仰卧位，用儿科 Mayfield 头架固定头部，并使用带软垫的马蹄形附件对头部进行额外支撑。头部的固定有助于头部延伸和旋转到更符合人体工程学的手术位置，并防止手术解剖关键部分的任何移动。

当肿瘤接近神经血管结构和 / 或脑神经时，应使用神经监测。体感诱发电位监测大脑皮层功能，并提供全脑缺血的测量。可以对运动颅神经进行肌电图检查，以帮助识别和预防损伤，避免瘫痪。如果预期会发生明显的硬膜内剥离，则应讨论通过腰椎管引流转移脑脊液。脊柱引流管通常在手术完成时放置。

29.4　手术方法

29.4.1　颅前窝：经额 / 经筛板 / 经蝶骨平台入路

鼻腔鼻窦恶性肿瘤通常累及前颅底骨，并可能延伸至硬脑膜。手术的目标是去除肿瘤周围的所有骨骼，并去除肿瘤涉及的颅底层（图 29.1）。对于

典型的颅底恶性肿瘤，如嗅神经母细胞瘤，通常包括切除一侧或两侧的骨、硬脑膜、嗅球和嗅束。

- 如果肿瘤较大，则进行肿瘤减瘤以确定肿瘤的范围，并提供周围标志的可视化。肿瘤表面进行双极电灼可止血。

- 进行双侧完全筛骨切除术和蝶窦切除术，并从颅底剥离黏膜以暴露骨边缘。中鼻甲切除至颅底平面，勿损伤硬脑膜。

- 在肿瘤的一侧，将纸样板移至颅底平面，以建立侧缘（图 29.2）。如果有肿瘤侵犯骨质，眶周可切除，以获得额外的边缘。

- 筛前动脉和筛后动脉在骨的眼眶侧被识别，用双极电烙器烧灼，并横断。如果肿瘤沿颅底或硬脑膜横向延伸，眶骨膜从眶顶升起，以提供额外的暴露（图 29.3）。

- 在与肿瘤相对的一侧，切除的侧缘是筛窦的顶部，除非肿瘤越过中线。

- 鼻中隔从鼻腔到鼻中隔后缘横切于肿瘤下方。如果没有侵犯鼻中隔，可以在肿瘤对侧抬高鼻中隔皮瓣。对肿瘤一侧的鼻中隔黏膜边缘进行冷冻切片。

- Draf Ⅲ 额窦切开术是通过在中线钻孔鸡冠以暴露额窦后板来进行的（图 29.4）。

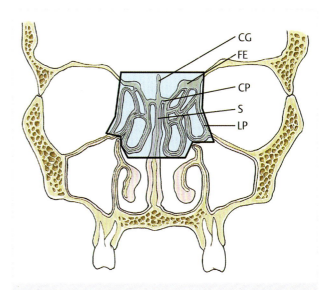

图 29.1　累及颅底的鼻腔鼻窦恶性肿瘤（如嗅神经母细胞瘤）的切除边缘包括筛窦、上鼻中隔（S）、眶内侧壁、筛窦顶部（FE）、筛状板（CP）、鸡冠（CG）、额窦后板、蝶骨平台、硬脑膜和嗅球及嗅束。如果涉及纸样板（LP），应切除眶周。颅底切除可以扩大到包括眶顶

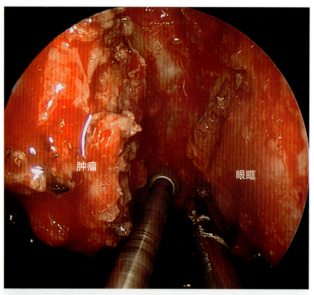

图 29.2 肿瘤减瘤后，切除肿瘤一侧的眼眶内侧壁（纸样板），并牺牲前、后筛窦动脉。筛窦中央凹（筛窦顶部）的骨头被钻孔以暴露肿瘤侧面的硬脑膜

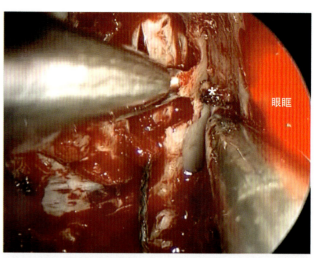

图 29.3 筛动脉（*）横断后，眶周从眶顶抬高，以提供进入筛骨以外颅底的通道

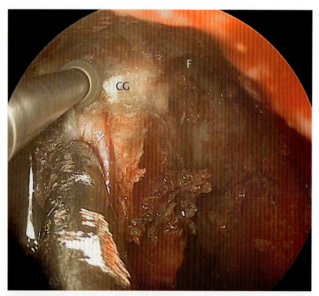

图 29.4 进行 Draf Ⅲ 额窦切开术，鸡冠和额窦（F）后壁被钻孔，露出肿瘤前的硬脑膜

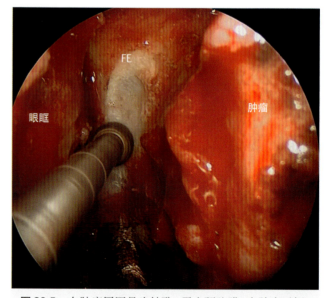

图 29.5 在肿瘤周围骨头钻孔，露出硬脑膜。在肿瘤对侧，如果肿瘤不穿过中线，外侧边缘可能是筛窦顶部（FE）

- 视神经管位于后方，视神经管前方的蝶骨平台的骨头用钻头（4mm 粗金刚石钻头）变薄。
- 筛窦的顶部用钻头变薄，露出切除边缘以外的硬脑膜（图 29.2 和图 29.5）。这可能包括肿瘤侧的眶顶。
- 骨膜是从鸡冠隆起的，鸡冠是从前向后钻的。没有必要把整个鸡冠去掉。在额窦后板的骨上钻孔，以在肿瘤和筛状板前建立一个边缘。
- 所有骨头从颅底抬高露出硬脑膜（图 29.6）。筛状板可在中线处断裂。
- 硬膜外剥离术是从骨周向进行的，以便于在手术后期切除硬膜边缘。
- 硬脑膜被横向切开（筛骨顶部或眼眶），切口用微切割器延伸，注意不要损伤下面的皮质血管（图 29.7）。
- 在前方，用微切割器从前向后烧灼并横切大脑镰至其自由边缘（图 29.8）。这会向前释放样本。

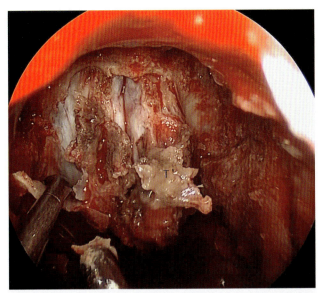

图 29.6　将骨从下面的硬脑膜上剥离，以完全暴露肿瘤（T）侵袭的边缘

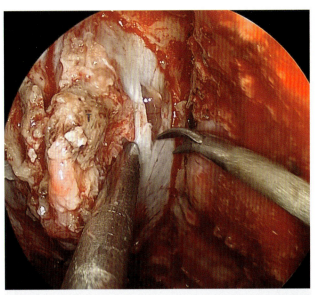

图 29.7　肿瘤被进一步减瘤和烧灼。硬膜被横向切开，切口向前和向后延伸，以避免损伤皮质血管

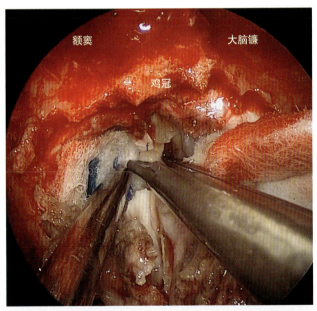

图 29.8　外侧硬脑膜切开后，在中线切断大脑镰的情况下进行硬脑膜前部切开

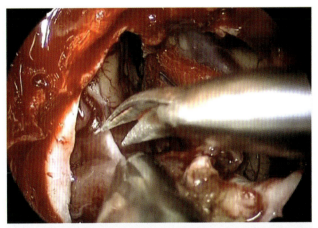

图 29.9　与嗅球和嗅束一起，从脑表面解剖肿瘤累及的硬脑膜。如有必要，可以进行皮下解剖

- 嗅球和嗅束从额叶分离，并保持与硬脑膜标本的相连。如果肿瘤粘连，则从脑表面进行肿瘤的皮下解剖（图 29.9）。
- 蝶骨平台处的后硬脑膜切口包括硬脑膜和嗅束。
- 将整个硬脑膜标本整体取出并进行病理定位。
- 切除周边硬脑膜边缘进行冷冻切片分析（图 29.10）。如有必要，可从眶顶移除额外的骨以扩大侧缘。额外的边缘取自嗅束（图 29.11）。

- 硬脑膜缺损（图 29.12）用嵌体筋膜移植物、包裹在硬脑膜平面内的嵌体筋膜移植物和血管化皮瓣（鼻中隔皮瓣或颅外颅周骨膜瓣）重建，覆盖硬脑膜缺损周围所有暴露的硬脑膜和骨（图 29.13）。筋膜移植物可以是尸体或自体阔筋膜。

29.4.2　颅后窝：经斜坡入路

累及鼻咽软组织的恶性肿瘤在不切除外皮质骨的情况下不能从斜坡表面解剖。如果涉及骨膜，则钻外层皮质骨。源自骨骼的恶性肿瘤（脊索瘤、软骨肉瘤）需要将骨骼移至下方的硬脑膜。如果有硬脑膜侵犯，则需切除硬脑膜。经斜坡入路的解剖如

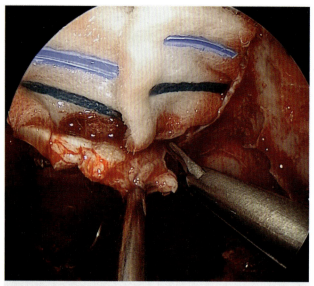

图 29.10 取出原始标本后，切除后硬脑膜边缘（此处显示）以确认显微镜下肿瘤完全切除

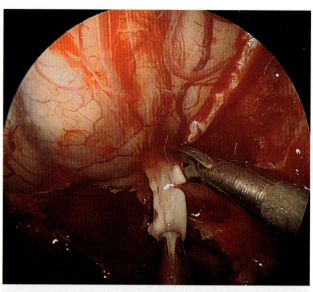

图 29.11 还评估了嗅束边缘的微小残留肿瘤

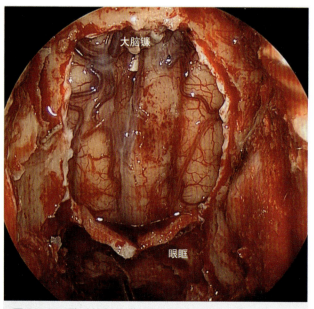

图 29.12 最后的硬脑膜缺损从额窦延伸到蝶骨平台，从眼眶延伸至眼眶

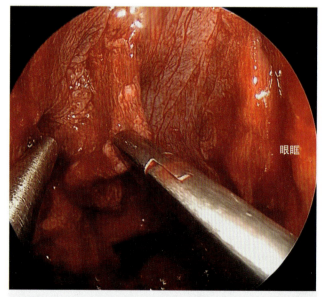

图 29.13 鼻中隔瓣或颅外颅周骨膜瓣（此处显示）与缺损的硬脑膜和骨边缘重叠。如果眶周被切除，颅周骨膜瓣也可以用来重建眼眶

图 29.14 所示。

- 如果没有肿瘤侵犯血管蒂，鼻中隔瓣会抬高。包括来自鼻底和下鼻道的黏膜，以产生更宽的水平方向的瓣。
- 双侧蝶骨切除术是在切除蝶骨突并完成蝶骨切除术的基础上进行的。
- 从蝶窦剥离黏膜，识别骨性标志（蝶鞍、视神经管、颈内动脉斜坡旁段）。

- 鼻咽黏膜和下面的长头肌用针尖电灼法切除，使下斜坡从蝶窦底部暴露到肿瘤的下缘。
- 在颈内动脉斜坡旁段之间的蝶窦和中斜坡的底部钻孔（4mm 粗的金刚石钻头）（图 29.15）。在较低的斜坡上钻孔，可以看到颈内动脉斜坡旁段。
- 肿瘤和肿瘤相关骨的切除一直持续到颅后窝上方斜坡的内侧皮层（图 29.16）。
- 磨除颈内动脉斜坡旁段深面的骨头（内侧岩尖部），

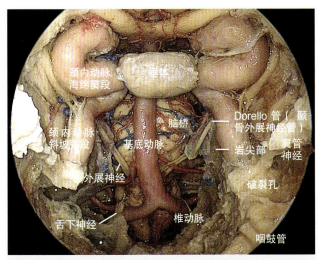

图 29.14　经斜坡入路至颅后窝的解剖关系

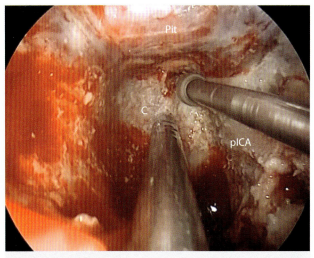

图 29.15　垂体（Pit）上的硬脑膜已经暴露。在颈内动脉斜坡旁段之间的斜坡（C）中部钻孔

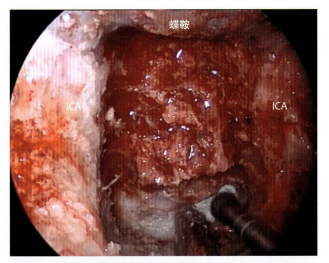

图 29.16　中、下斜坡的骨头被移至下面的硬脑膜。ICA：颈内动脉

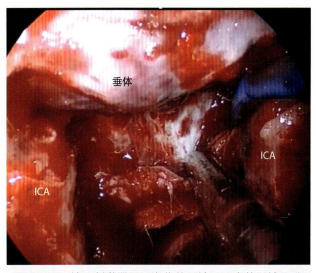

图 29.17　神经刺激器用于定位外展神经，当外展神经进入 Dorello 管时，外展神经位于硬膜间。Dorello 管通常位颈内动脉斜坡旁段的下 2/3 和上 1/3 的交界处

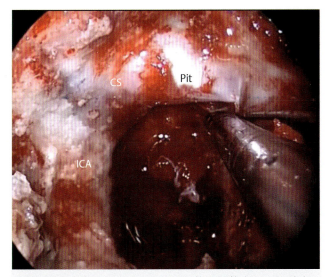

图 29.18　进入上斜坡需要转移垂体（垂体窝）。海绵窦（CS）的硬脑膜被切开，以释放腺体的附件，使其可以转位。在一侧或双侧牺牲颈内动脉（ICA）垂体下支

以建立切除的外侧界限（图 29.17）。进行神经电刺激（肌电图）和神经电生理学监测，以帮助识别 Dorello 管中的外展神经。

- 如果需要更多的侧向暴露，可以通过用钻头磨薄上面的骨，并用 Kerrison 咬骨钳的脚板抬起骨来使颈内动脉斜坡旁段移动。如果岩尖部有广泛的肿瘤侵犯，另一种方法是对侧经上颌入路。
- 如果肿瘤累及上斜坡，可通过开放两侧海绵窦进行垂体转位（图 29.18）。烧灼垂体下动脉，抬高垂体以提供进入后床突的通道（图 29.19）。上斜坡在中线处用咬骨钳分开，每个后床突分别切除，

以避免损伤鞍旁颈内动脉。

- 切除肿瘤骨和斜坡的内皮层，露出硬脑膜。
- 剥离硬膜外（骨膜）层，去除两层硬膜之间的肿瘤，露出内/脑膜层，控制基底静脉丛（图 29.20）。止血材料（Surgifoam，Floseal）在硬膜层之间注射到静脉丛中以实现止血。
- 硬脑膜内层如果被肿瘤侵犯就切除（图 29.21）。
- 缺损的重建包括嵌体筋膜移植物、覆盖周围骨的覆盖筋膜移植物、填充斜坡缺损的脂肪组织移植物以及覆盖筋膜和脂肪移植物的鼻中隔皮瓣（水平定向）的移位（图 29.22~ 图 29.24）。

29.5　术后管理

建议术后在重症监护室对患者进行监护。儿科重症监护室的专业医生为这些患者的管理提供支持和指导。理想情况下，除非对气道或患者依从性有所担心，否则患者应在转移前在手术室拔管。神经病学评估的可能范围将取决于儿童的年龄。如果太小而不能听从指令，在大多数情况下，应考虑在 24h 内行计划的术后成像。

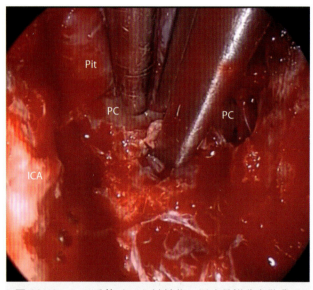

图 29.19　一旦垂体（Pit）被转位，用咬骨钳分离鞍背，切除后床突（PC）。注意避免损伤颈内动脉（ICA）

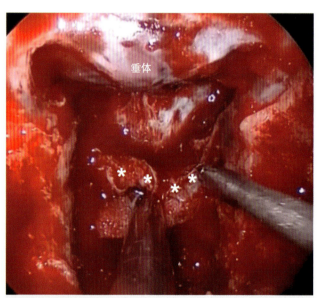

图 29.20　脊索瘤在硬膜内间隙扩散。硬脑膜的外层（骨膜）被剥去（*），露出硬膜内间隙

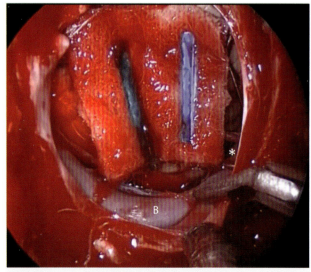

图 29.21　切除肿瘤累及的硬脑膜，暴露颅后窝的神经血管结构。B：基底动脉；*：展神经

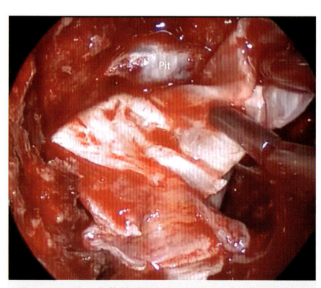

图 29.22　植入嵌体筋膜移植物后，硬脑膜缺损被阔筋膜移植物覆盖。Pit：垂体

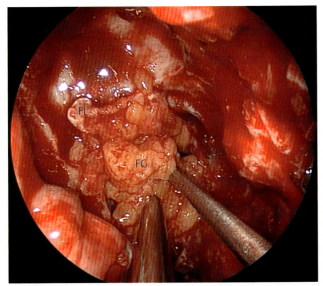

图29.23　为了防止脑干突出，脂肪移植物（FL）填充了阔筋膜移植物（FG）表面的斜坡凹陷

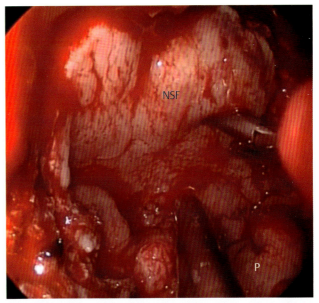

图29.24　血管化鼻中隔皮瓣（NSF）覆盖了整个缺损。P：皮瓣血管蒂

应对患者进行鼻出血监测，并对所有鼻出血进行仔细评估。如果使用任何鼻腔填塞物，也应进行监测。请记住，新生儿是用鼻呼吸，鼻腔填塞会导致呼吸困难。附在鼻腔填塞物上的细绳可以被修剪，以防止患者取出。

手术恢复后，辅助治疗和进一步成像的计划应该以多学科的方式进行讨论。关于成像，儿童的计算机断层扫描和其他形式的电离辐射值得特别考虑，特别是那些在未来几年需要多次监测扫描的患者。团队必须平衡监测所需的扫描顺序，防止儿童暴露在不必要的过量辐射下。

29.6　转归

由于这些肿瘤的罕见性质，儿科患者的转归数据非常有限。在匹兹堡大学报道了两个因颅底病变（良性和恶性）接受了颅底鼻内镜手术的儿童患者。手术在所有接近筛板、蝶骨平台、蝶鞍和斜坡肿瘤的病例中都是成功的。在10例脊索瘤患者中，50%的患者获得了全切除，其余患者获得了近全切除。那些近全切除的患者受限于肿瘤累及关键的神经血管结构，如颈内动脉或海绵窦。总切除率是成人文献中公布的最高值。伴有残余脊索瘤的病例随后进行辅助质子束照射。在这个小系列中，复发率为30%，与成人研究中的复发率非常一致。

29.7　术后并发症

在已发表的病例系列中，主要并发症并不常见。有脑膜炎风险的脑脊液漏是最常见的并发症，尤其是斜坡缺损的病例。由于症状报告减少，儿科患者很难诊断脑脊液漏。脑脊液引流到咽部可能会引起夜间咳嗽。建议通过放置腰椎引流管进行内镜修复，以最大限度地降低感染并发症的风险。脑干疝是一种罕见的与大的斜坡缺损相关的并发症，可通过4层重建来预防，包括嵌体筋膜、高嵌体筋膜、脂肪组织和血管化皮瓣。

脑神经麻痹非常罕见。前颅底切除与嗅觉丧失有关；展神经麻痹引起的复视最常见于经斜坡入路。经斜坡上入路操作垂体可导致尿崩症。鼻出血少见；严重出血通常与蝶腭动脉分支有关，但应始终考虑颈内动脉假性动脉瘤的可能性。

29.8　要点

a. 适应证：

－ 前颅底：鼻腔鼻窦恶性肿瘤（嗅神经母细胞瘤）。

－ 颅后窝（斜坡）：恶性骨肿瘤（脊索瘤、软骨肉瘤）。

b. 禁忌证：

－ 晚期肿瘤（脑、眼眶、颈内动脉、海绵窦）。

– 肉瘤：化疗和手术。

c. 术前特殊注意事项：

　– 肿瘤分期。

　– 多学科规划。

d. 术中特殊注意事项：

　– 神经电生理学监测。

　– 经验丰富的鼻内镜颅底团队。

e. 并发症：

　– 失血和输血。

　– 血管损伤。

　– 颅神经损伤。

　– 大脑操控。

　– 脑脊液漏。

f. 术后特殊注意事项：

　– 脑脊液漏的早期发现和处理。

参考文献

[1] Kassam A, Thomas AJ, Snyderman C, et al. Fully endoscopic expanded endonasal approach treating skull base lesions in pediatric patients. J Neurosurg 2007;106(2, Suppl):75–86.

[2] Chivukula S, Koutourousiou M, Snyderman CH, Fernandez-Miranda JC, Gardner PA, Tyler-Kabara EC. Endoscopic endonasal skull base surgery in the pediatric population. J Neurosurg Pediatr 2013;11(3):227–241.

[3] Quon JL, Hwang PH, Edwards MS. Transnasal endoscopic approach for pediatric skull base tumors: a case series. Neurosurgery 2016;63(Suppl 1):179.

[4] Munson PD, Moore EJ. Pediatric endoscopic skull base surgery. Curr Opin Otolaryngol Head Neck Surg 2010;18(6):571–576.

[5] Banu MA, Rathman A, Patel KS, et al. Corridor-based endonasal endoscopic surgery for pediatric skull base pathology with detailed radioanatomic measurements. Neurosurgery 2014;10(Suppl 2):273–293, discussion 293.

[6] LoPresti MA, Sellin JN, DeMonte F. Developmental considerations in pediatric skull base surgery. J Neurol Surg B Skull Base 2018;79(1):3–12.

[7] Gardner PA, Snyderman CH. Endonasal transcribriform approach to the anterior cranial fossa. In: Snyderman CH, Gardner PA, eds. Master Techniques in Otolaryngology—Head and Neck Surgery:Skull Base Surgery Volume. Philadelphia, PA: Wolters Kluwer; 2015:123–130.

[8] Casiano RR. Endonasal resection of the anterior cranial base. In: Snyderman CH, Gardner PA, eds. Master Techniques in Otolaryngology—Head and Neck Surgery: Skull Base Surgery Volume. Philadelphia, PA: Wolters Kluwer; 2015:173–183.

[9] Gardner PA, Snyderman CH. Transclival approach to the middle and lower clivus. In: Snyderman CH, Gardner PA, eds. Master Techniques in Otolaryngology—Head and Neck Surgery:Skull Base Surgery Volume. Philadelphia, PA:Wolters Kluwer; 2015:365–372.

[10] Snyderman CH, Gardner PA, Tormenti MJ, Fernandez-Miranda JC. Sella and beyond: approaches to the clivus and posterior fossa, petrous apex, and cavernous sinus. In: Georgalas C, Fokkens WJ, eds. Rhinology and Skull Base Surgery. Stuttgart, Germany:Thieme; 2013:758–771.

[11] Tsai EC, Santoreneos S, Rutka JT. Tumors of the skull base in children:review of tumor types and management strategies. Neurosurg Focus 2002;12(5):e1.

[12] Fernandez-Miranda JC, Gardner PA, Snyderman CH, et al. Clival chordomas: a pathological, surgical, and radiotherapeutic review. Head Neck 2014;36(6):892–906.

[13] Bohman LE, Koch M, Bailey RL, Alonso-Basanta M, Lee JY. Skull base chordoma and chondrosarcoma: influence of clinical and demographic factors on prognosis: a SEER analysis. World Neurosurg 2014;82(5):806–814.

[14] Unsal AA, Chung SY, Unsal AB, Baredes S, Eloy JA. A population-based analysis of survival for sinonasal rhabdomyosarcoma. Otolaryngol Head Neck Surg 2017;157(1):142–149.

[15] Deneuve S, Teissier N, Jouffroy T, et al. Skull base surgery for pediatric parameningeal sarcomas. Head Neck 2012;34(8):1057–1063.

[16] Hadley C, Gressot LV, Patel AJ, et al. Osteosarcoma of the cranial vault and skull base in pediatric patients. J Neurosurg Pediatr 2014;13(4):380–387.

[17] Iatrou I, Theologie-Lygidakis N, Schoinohoriti O, Tzermpos F, Mylonas AI. Ewing's sarcoma of the maxillofacial region in Greek children: report of 6 cases and literature review. J Craniomaxillofac Surg 2018;46(2):213–221.

[18] Kadish S, Goodman M, Wang CC. Olfactory neuroblastoma: a clinical analysis of 17 cases. Cancer 1976;37(3):1571–1576.

[19] Tajudeen BA, Arshi A, Suh JD, St John M, Wang MB. Importance of tumor grade in esthesioneuroblastoma survival: a population-based analysis. JAMA Otolaryngol Head Neck Surg 2014;140(12):1124–1129.

[20] El Kababri M, Habrand JL, Valteau-Couanet D, Gaspar N, Dufour C, Oberlin O. Esthesioneuroblastoma in children and adolescent:experience on 11 cases with literature review. J Pediatr Hematol Oncol 2014;36(2):91–95.

[21] Bisogno G, Soloni P, Conte M, et al. Esthesioneuroblastoma in pediatric and adolescent age. A report from the TREP project in cooperation with the Italian Neuroblastoma and Soft Tissue Sarcoma Committees. BMC Cancer 2012;12:117.

[22] Douglas-Akinwande AC, Mourad AA, Pradhan K, Hattab EM. Primary intracranial germinoma presenting as a central skull base lesion. AJNR Am J Neuroradiol 2006;27(2):270–273.

[23] Aronson PL, Reilly A, Paessler M, Kersun LS. Burkitt lymphoma involving the clivus. J Pediatr Hematol Oncol 2008;30(4):320–321.

[24] Ceyhan M, Erdem G, Kanra G, Kaya S, Onerci M. Lymphoma with bilateral cavernous sinus involvement in early childhood. Pediatr Neurol 1994;10(1):67–69.

[25] Choi HK, Cheon JE, Kim IO, et al. Central skull base lymphoma in children: MR and CT features. Pediatr Radiol 2008;38(8):863–867.

[26] Wilson M, Snyderman C. Endoscopic management of developmental

anomalies of the skull base. J Neurol Surg B Skull Base 2018;79(1):13–20.

[27] Rastatter JC, Snyderman CH, Gardner PA, Alden TD, Tyler-Kabara E. Endoscopic endonasal surgery for sinonasal and skull base lesions in the pediatric population. Otolaryngol Clin North Am 2015;48(1):79–99.

[28] Gump WC. Endoscopic endonasal repair of congenital defects of the anterior skull base: developmental considerations and surgical outcomes. J Neurol Surg B Skull Base 2015;76(4):291–295.

[29] Elangovan C, Singh SP, Gardner P, et al. Intraoperative neurophysiological monitoring during endoscopic endonasal surgery for pediatric skull base tumors. J Neurosurg Pediatr 2016;17(2):147–155.

[30] Patel CR, Wang EW, Fernandez-Miranda JC, Gardner PA, Snyderman CH. Contralateral transmaxillary corridor: an augmented endoscopic approach to the petrous apex. J Neurosurg 2017;1–9. Epub ahead of print.

[31] Gardner PA, Snyderman CH. Endoscopic endonasal pituitary transposition approach to the superior clivus. In: Snyderman CH, Gardner PA, eds. Master Techniques in Otolaryngology—Head and Neck Surgery: Skull Base Surgery Volume. Philadelphia, PA: Wolters Kluwer; 2015:357–364.

[32] Stapleton AL, Tyler-Kabara EC, Gardner PA, Snyderman CH, Wang EW. Risk factors for cerebrospinal fluid leak in pediatric patients undergoing endoscopic endonasal skull base surgery. Int J Pediatr Otorhinolaryngol 2017;93:163–166.

[33] Koutourousiou M, Filho FV, Costacou T, et al. Pontine encephalocele and abnormalities of the posterior fossa following transclival endoscopic endonasal surgery. J Neurosurg 2014;121(2):359–366.

推荐阅读

Pant H, Snyderman CH, Tyler-Kabara EC, et al. Pediatric skull base surgery. In: Bluestone CD, Simons JP, Healy GB, et al., eds. Bluestone and Stool's Pediatric Otolaryngology, 5th Edition. Shelton, CT: PMPH-USA; 2014:1919–1942.

Rastatter JC, Snyderman CH, Gardner PA, Alden TD, Tyler-Kabara E. Endoscopic endonasal surgery for sinonasal and skull base lesions in the pediatric population. Otolaryngol Clin North Am. 2015; 48:79–99.

第 30 章　儿童前颅底的开放式入路

Oshri Wasserzug, Ari DeRowe, Barak Ringel, Dan M. Fliss

摘要

儿童颅底病变种类繁多，性质多样，范围广泛，且具有罕见性，因此手术切除需要制定合适的手术方案。此外，与成年人相比，解剖差异、预期颅面生长和显著的整体心理社会影响给治疗带来更加巨大的挑战。

本章将回顾前颅底不同的开放式入路及其优缺点。

关键词

儿科，颅底外科，颅面外科，开放式径路

30.1　引言

儿童和青少年的颅底病变十分罕见，仅占所有颅底手术的 6.4%。它包括由神经、间充质、脊索和上皮来源引起的多种病理状况。前颅底病变占主导地位，占比超过 50%。

成人和儿童的颅底病变和肿瘤有几个不同之处。第一，成人和儿童之间的肿瘤类型、生物学行为和肿瘤管理各不相同；第二，儿童的解剖差异可能会影响手术方式的选择；第三，除了不同的解剖结构，外科医生还应以生长发育为中心，尽量避免对重要结构的损伤。

与成年人相比，儿童前颅底最常见的病变是先天性病变：脑膜脑膨出和纤维发育不良。然而，在恶性肿瘤中肉瘤是最常见的，在儿童中也并不少见。

虽然儿童内镜颅底手术在发达国家越来越受欢迎，但在许多情况下仍然需要开放式手术。此外，在占世界人口 80% 以上的发展中国家，获得昂贵设备的机会有限，阻碍了内镜手术的使用。

手术切除前颅底肿瘤最常用的开放式径路是经面部 / 经上颌、颅下和额下。前颅底缺损的重建将在本书的单独一章中讨论。

有了这一套庞大的外科手术方法，针对特定病变的性质、位置和范围制订最合适的方法至关重要。在这一章中，我们回顾了目前关于儿童前颅底开放式手术的相关文献。

以下是目前用于儿童前颅底肿瘤的手术切除的方法：（1）额下入路；（2）颅下入路；（3）经面部 / 经上颌入路；（4）经颅下 – 面部联合入路；（5）颅下 – 面中部联合脱套术；（6）经颅下 – 眶联合入路。

前颅底肿瘤手术切除最广泛使用的方法是经面部 / 经上颌、颅下和额下入路。

30.2　单侧 / 双侧额下入路

这种方法主要用于颅内侵犯的前颅底肿瘤。它的优点是由于颅前窝底部的暴露更广泛，具有尽量减少脑回缩的优势。

手术方法

- 患者仰卧，头部放在 Mayfiel 头架上。
- 从两侧颧骨之间前额发际线后方切开皮肤（图 30.1），头皮瓣和颅周瓣向前翻开（图 30.2）。
- 开颅手术涉及额窦的前部和后部（图 30.3）。如果进行额窦闭塞术，在仔细去除所有可见黏膜后，颅周瓣可被使用。
- 在进行颅骨手术的病例中，钻开额窦后壁，并将前壁截骨段重新定位在其原始位置。当肿瘤向下延伸到眼眶和筛状区域时，沿着鼻骨的中部和鼻泪

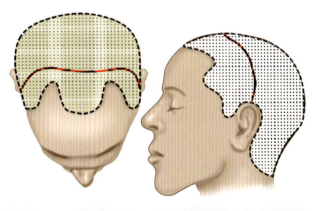

图 30.1　双冠状切口线。皮肤从两侧颧骨之间前额发际线后方切开

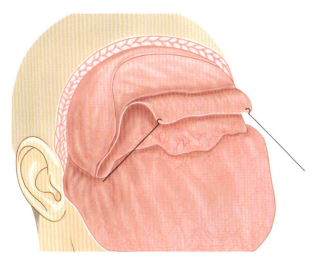

图 30.2　头皮瓣抬起并与头盖骨分离。头盖骨被切割成与眶周连续的带蒂瓣

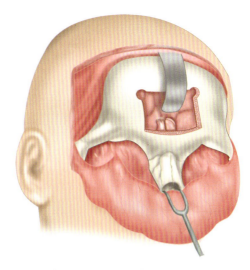

图 30.3　开颅手术涉及额窦的前部和后部

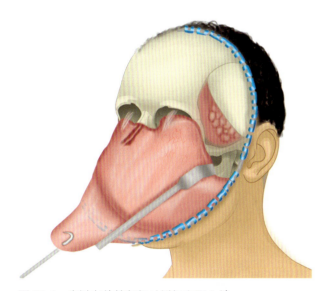

图 30.4　皮瓣向前抬起超过眉间和眶上嵴

管进行鼻截骨术。

- 将硬脑膜从骨头上切开，然后进行眼眶切开术，即去除每个眼眶的顶部和侧壁。此时，肿瘤可被广泛暴露和切除。

30.3　颅下入路

颅下入路是最广泛使用的前颅底手术入路。颅下入路的主要优点是前颅底从下方广泛暴露，提供了进入蝶筛窦、斜坡、鼻和眶区的绝佳途径。另一个优点是对额叶的操作最少，避免面部瘢痕。

手术方法

- 在发际线后 2cm 处做一个皮肤切口，其外侧边缘为耳上区域，并在骨膜上抬起双冠状皮瓣。
- 皮瓣向前抬起超过眉间和眶上嵴（图 30.4）。骨膜从鼻骨隆起，向内暴露鼻尖，向外暴露泪嵴（图 30.5）。

　　然后从颞浅筋膜外侧继续解剖，从眶上切口解剖眶上神经、静脉和动脉。

- 暴露两个眼眶的顶部和内侧壁，并夹住筛前动脉。解剖覆盖在鼻骨上的骨膜。然后双冠状瓣向前反射到面部，并用拉钩固定在适当的位置。
- 下一步是对额窦的前壁或前壁和后壁、鼻骨的近端部分和眼眶内侧壁的一部分进行截骨术（图 30.6）。Miniplates 用于在手术结束时精确地重新定位骨碎片。A 型截骨术（图 30.6）表示前额窦壁和鼻骨整体切除。B 型截骨术表示钻毛刺孔（图 30.7），之后切除额窦后壁。
- 提取鼻额眶段（图 30.8）并储存在盐水中。随后进行双侧蝶骨切除术和双侧筛窦切除术，到那时肿瘤完全暴露，可以进行肿瘤切除术。
- 重建从硬脑膜开始，硬脑膜可以主要用缝线或筋膜修复。筋膜分为两层——第一层夹在硬脑膜下，第二层对齐以覆盖筛窦顶的下表面和蝶骨区域（图 30.9）。

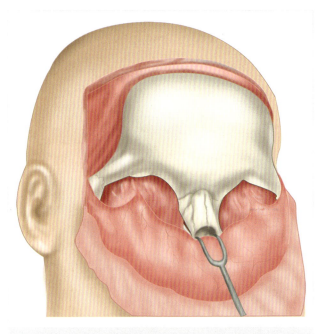

图 30.5　骨膜从鼻骨隆起，向内暴露鼻尖，向外暴露泪嵴

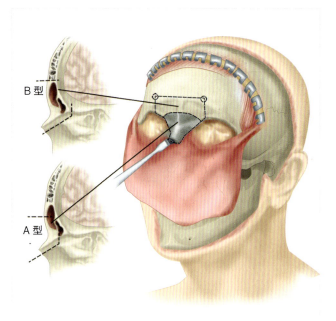

图 30.6　A 型截骨术保留额窦后壁完整，而 B 型截骨术包括切除额窦后壁

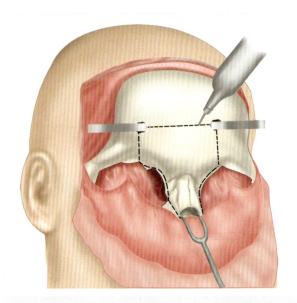

图 30.7　双钻孔标记了 B 型截骨术中鼻额眶段的外侧上限

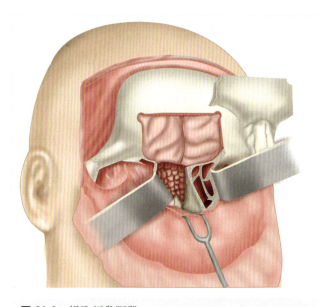

图 30.8　提取额鼻眶段

- 为了避免内眦距过宽，两根线被引导穿过内眦韧带，并在额鼻眶段下方被驱动到对侧前额窦壁，并被固定到钢板上。
- 然后将骨性额鼻眶段重新定位，并用钛制微型钢板固定在其原始解剖位置（图 30.10）。
- 图 30.11 描述了一名儿童肉瘤患者的颅内切除术后的颅内腔。鼻额眶段已经抬高。在右边，眼眶的

上壁、中壁和下壁已经用 3D 钛网重建。

30.4　经颅下 – 面部联合入路

累及上颌侧壁、前壁或后壁或牙槽骨的前颅底肿瘤可以通过联合的颅下 – 面部径路暴露和切除。经面部紧固包括 Weber–Fergusson 切口和上颌切除术（图 30.12）。这种方法能够广泛暴露肿瘤的上下边

缘，并完全整块切除，包括上颌骨和颅底。

手术的颅骨下部分的重建与颅骨下缺损的修复相同，而上颌可以用闭孔器或骨游离瓣（如肩胛骨或腓骨）重建。

图 30.12 描述了经颅下 – 面部联合入路。在这种情况下，进行了上颌骨切除术，用软组织游离瓣（腹直肌）和预制闭孔器重建了颅骨下和上颌骨缺损。

30.5　面中部入路

面中部切除入路适用于前颅底的小肿瘤，这些肿瘤不侵犯上颅面骨骼或颅底，而是延伸到面中部的下方和侧面。

它的主要优点是减少面部瘢痕形成。

手术方法

• 从双侧第一磨牙之间，在牙齿上方 0.5cm 的龈颊沟处做切口（图 30.13）。

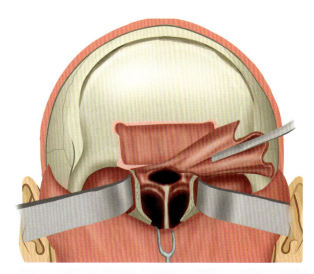

图 30.9　筋膜分为两层——第一层夹在硬脑膜下，第二层对齐以覆盖筛窦顶的下表面和蝶骨区域

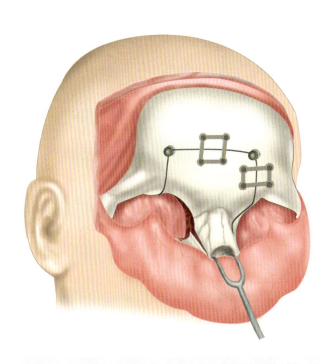

图 30.10　骨性额鼻眶节段随后被重新定位并用钛制微型板固定在其原始解剖位置

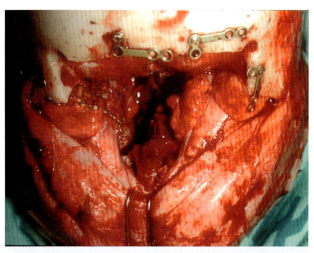

图 30.11　儿童肉瘤切除术后的颅内腔。鼻额眶段已经抬高。在右边，眼眶的上壁、中壁和下壁已经用 3D 钛网重建

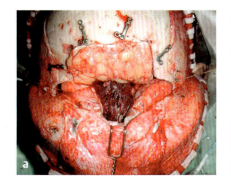

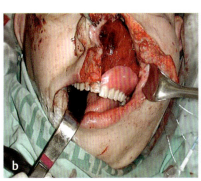

图 30.12　a、b. 双冠状切口和 Weber-Fergusson 切口能够充分暴露手术区域。颅底用阔筋膜重建。用腹直肌游离瓣修复软组织缺损，用闭孔器修复硬腭

- 做贯穿式切口（图 30.14），并在两侧连接一个完整的软骨间切口，将下外侧软骨与上外侧软骨分开，软骨间切口通过鼻底骨膜和梨状孔向尾内侧延续。
- 破坏鼻骨（图 30.15），覆盖在提起上颌骨的软组织，向上直到眶壁（"脱套"）（图 30.16）。应注意不要损伤眶下神经。
- 累及上颌骨壁在一侧或两侧被截骨，完成后肿瘤被切除（图 30.17）。

图 30.18 显示了面中部脱套，然后是前、中、侧上颌切除术。应小心避免损伤眶下神经。

30.6 颅下 – 面中部联合脱套入路

如果肿瘤位于前颅底，其尾部延伸至下颅面和后颅面，则颅下径路可能无法提供足够的暴露。在这种情况下，可能需要联合的颅下和面中部脱套术。

在完成切除肿瘤上部的颅下入路后，接下来是面中部脱套术。利多卡因渗透到牙龈颊沟、牙龈沟和软骨间区域。牙龈口切开向下延续到骨膜。覆盖在上颌骨上的软组织被抬高，保留了眶下神经和血管。在鼻前庭周围形成骨间贯穿式切口。软组织的外侧回缩进一步暴露上颌骨，可以进行窦切除术。此时，肿瘤应该可以从它的上部和下部完全进入。

30.7 经颅下 – 眶入路

经颅下 – 眶入路用于穿透骨眶并浸润眶内容物和前颅底的肿瘤。如前所述进行颅下入路，随后进行眼眶切除术。如果没有肿瘤受累，可以保留眼睑，这样可以获得更好的美容效果，并在将来植入眼眶植入物。如果肿瘤延伸到上颌骨，应采用联合的颅下 – 经眶 / 经面入路进行上颌骨全切除术。这种联合手术方法造成的缺损通常用游离皮瓣重建。

30.8 颅下 –Le Fort I 入路

这种方法用于切除源于斜坡的颅内大肿瘤。

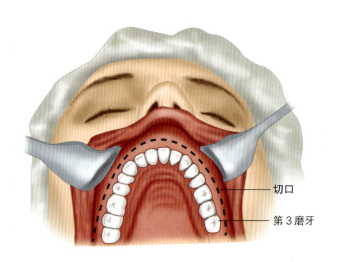

图 30.13 在龈颊沟处从双侧第 1 磨牙之间进行切开

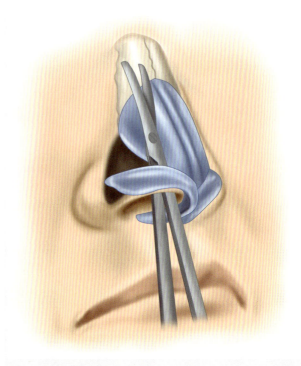

图 30.15 破坏鼻骨

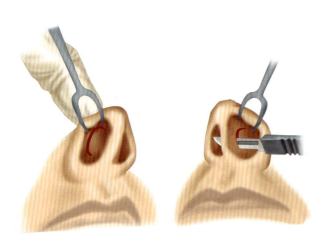

图 30.14 软骨间切口和完全贯穿式切口

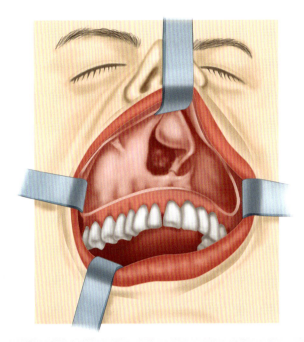

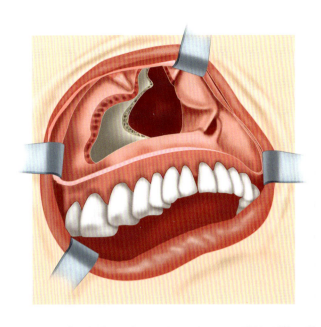

图 30.16　抬起覆盖在上颌骨的软组织，横向至结节，向上至眶壁

图 30.17　累及上颌骨壁在一侧或两侧被截骨，之后切除肿瘤

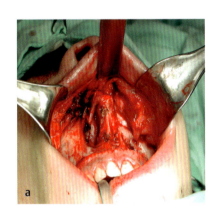

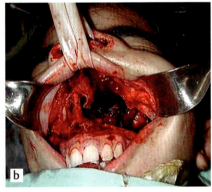

图 30.18　面中部脱套术（a），然后是上颌前部、中部和侧部切除术（b）

　　颅下 – Le Fort I 入路可广泛暴露从筛状板到斜坡下部的病灶。在完成颅下入路后，通过唇龈沟切口进行牙槽骨切开术和牙槽骨下裂术。随后进行了部分上颌骨切除术，使肿瘤的下部及其向鼻腔和斜坡区的延伸变得容易接近。具体来说，我们使用颅下径路，这为累及蝶骨斜坡的前颅底肿瘤提供了良好的肿瘤暴露及其周边暴露。当肿瘤从前颅底向下延伸到斜坡的下部时，大多数外科医生选择颅下径路和 Le Fort I 入路相结合行破骨切除。

重建

　　前颅底缺损需要重建，以便在颅内腔室和鼻腔及副鼻腔之间提供屏障。

　　重建的类型取决于缺损的位置、大小、范围和功能，这可以根据术前影像学研究进行估计，并最终由术中所见决定。

　　成人前颅底重建的一般原则也适用于儿童。然而，因为儿童比成人更容易患软组织肉瘤，所以手术缺损通常相对较大，并可引起明显的美学、心理和功能问题。此外，还应考虑对面部生长发育的影响。因此，最大限度地减少发育和外观相关的并发症至关重要。

　　只要有可能，应进行硬脑膜的一期闭合。当一期缝合不可行时，应使用局部皮瓣。当缺损较小时，手术区的颞肌筋膜可能就足够了。当缺损较大时，采用双层阔筋膜鞘修复硬膜。将筋膜插入硬脑膜下并缝合。为了防止脑脊液漏，在外层涂上纤维蛋白胶。

软组织游离皮瓣是治疗大型三维缺损或颅底多个区域缺损的主要方法。这种方法提供了可靠的、血管化良好的软组织，可以覆盖黏膜、皮肤和骨，并且可以消除无效腔。

对于术前放疗、放射性骨坏死、巨大正中缺损、前颅底重建失败或多次手术的病例，也应进行游离皮瓣重建。

由于可能影响面部骨骼生长，骨瓣仅用于达到骨骼成熟的青少年。

在必须完全切除眶壁或切除眶周的情况下，需要重建眶内壁。可以使用阔筋膜吊带、劈开颅骨移植物或覆盖颅周的钛网。

30.9　要点

a. 适应证：
- 颅下入路：累及颅内的前颅底肿瘤（最大限度地减少脑回缩）。
- 经颅下 – 面部联合入路：前颅底肿瘤，累及上颌侧壁、前壁或后壁（广泛暴露，整体切除，包括上颌和颅底）。
- 面中部入路：不侵犯上颅底的下颅底或侧前颅底小肿瘤（美容优势）。
- 颅下 – 面中部脱套入路：前颅底肿瘤，尾部延伸至下颅面和后颅面。
- 经颅下 – 眶入路：穿透骨性眼眶并浸润眼眶内容物和前颅底的肿瘤。
- 颅下 –Le Fort I 入路：源于斜坡的大肿瘤，颅内延伸。

b. 禁忌证：
- 当无法进行内镜检查时，根据具体病变（性质、位置和范围）制订最合适的方法。

c. 并发症：
- 伤口：感染、裂开、血肿、瘘管、骨坏死。
- 中枢神经系统：脑脊液漏、脑膜炎、脑膜血肿、出血、癫痫。
- 眼眶：眼球损伤、视神经损伤、肌肉损伤、睑外

翻、远视、上睑下垂、复视、溢泪、眼球内陷。

d. 术前特殊注意事项：
- 抗生素和短效松弛剂。
- 多学科团队努力。
- 肿瘤分期的影像学研究。
- 考虑血管造影。

e. 术中特殊注意事项：
- 考虑插入腰椎引流管。
- 避免剃光患者的头。
- 形成尽可能小的开颅段。
- 确保硬膜密封紧密，防止脑脊液漏。
- 考虑血管化的局部区域 / 游离皮瓣进行重建。

参考文献

[1] Gil Z, Patel SG, Cantu G, et al; International Collaborative Study Group. Outcome of craniofacial surgery in children and adolescents with malignant tumors involving the skull base: an international collaborative study. Head Neck 2009;31(3):308–317.

[2] Kassam A, Thomas AJ, Snyderman C, et al. Fully endoscopic expanded endonasal approach treating skull base lesions in pediatric patients. J Neurosurg 2007;106(2, Suppl):75–86.

[3] Mandonnet E, Kolb F, Tran Ba Huy P, George B. Spectrum of skull base tumors in children and adolescents: a series of 42 patients and review of the literature. Childs Nerv Syst 2008;24(6):699–706.

[4] Gil Z, Constantini S, Spektor S, et al. Skull base approaches in the pediatric population. Head Neck 2005;27(8):682–689.

[5] Brockmeyer D, Gruber DP, Haller J, Shelton C, Walker ML. Pediatric skull base surgery: experience and outcomes in 55 patients. Pediatr Neurosurg 2003;38(1):9–15.

[6] Stapleton AL, Tyler-Kabara EC, Gardner PA, Snyderman CH, Wang EW. Risk factors for cerebrospinal fluid leak in pediatric patients undergoing endoscopic endonasal skull base surgery. Int J Pediatr Otorhinolaryngol 2017;93:163–166.

[7] Shlomi B, Chaushu S, Gil Z, Chaushu G, Fliss DM. Effects of the subcranial approach on facial growth and development. Otolaryngol Head Neck Surg 2007;136(1):27–32.

[8] Youssef CA, Smotherman CR, Kraemer DF, Aldana PR. Predicting the limits of the endoscopic endonasal approach in children: a radiological anatomical study. J Neurosurg Pediatr 2016;17(4):510–515.

[9] Fliss DM, Zucker G, Amir A, Gatot A. The combined subcranial and midfacial degloving technique for tumor resection: report of three cases. J Oral Maxillofac Surg 2000;58(1):106–110.

[10] Rastatter JC, Snyderman CH, Gardner PA, Alden TD, Tyler-Kabara E. Endoscopic endonasal surgery for sinonasal and skull base lesions in the pediatric population. Otolaryngol Clin North Am 2015;48(1):79–99.

[11] Lewark TM, Allen GC, Chowdhury K, Chan KH. Le Fort I osteotomy and skull base tumors: a pediatric experience. Arch Otolaryngol Head

Neck Surg 2000;126(8):1004–1008.

[12] Fishman G, Fliss DM, Benjamin S, et al. Multidisciplinary surgical approach for cerebrospinal fluid leak in children with complex head trauma. Childs Nerv Syst 2009;25(8):915–923.

[13] Gao X, Zhang R, Mao Y, Wang Y. Childhood and juvenile meningiomas. Childs Nerv Syst 2009;25(12):1571–1580.

[14] Hassler W, Zentner J. Pterional approach for surgical treatment of olfactory groove meningiomas. Neurosurgery 1989;25(6):942–945, discussion 945–947.

[15] Wasserzug O, DeRowe A, Ringel B, Fishman G, Fliss DM. Open approaches to the anterior skull base in children: review of the literature. J Neurol Surg B Skull Base 2018;79(1):42–46.

[16] Fliss DM, Abergel A, Cavel O, Margalit N, Gil Z. Combined subcranial approaches for excision of complex anterior skull base tumors. Arch Otolaryngol Head Neck Surg 2007;133(9):888–896.

[17] Fliss DM, Zucker G, Amir A, Gatot A, Cohen JT, Spektor S. The subcranial approach for anterior skull base tumors. Oper Tech Otolaryngol—Head Neck Surg 2000;11:238–253.

[18] Li Z, Li H, Wang S, Zhao J, Cao Y. Pediatric SBM:. clinical features and surgical outcomes. J Child Neurol 2016;31(14):1523–1527.

[19] Turazzi S, Cristofori L, Gambin R, Bricolo A. The pterional approach for the microsurgical removal of olfactory groove meningiomas. Neurosurgery 1999;45(4):821–825, discussion 825–826.

第31章 侧颅底外科手术入路

Omer J. Ungar, Dan M. Fliss, Yahav Oron

概述

颞下窝 – 颅中窝入路提供了进入颅中窝底部的广阔通道。Ugo Fisch 于 1977 年首次提出了颞下窝径路，其是所有通向外侧和下外侧颅底通道的基础。本章描述的手术步骤在 Schramm 和 Sekhar 操作的基础上做了一些修改。本章主要考虑的是肿瘤，但需要侧颅底手术的患者会合并多种疾病。详尽的术前评估是手术成功的关键，手术主要包括以下步骤：术前准备；切口（前部或后部）；填塞外耳道；颈内动脉和颈内静脉暴露；颞肌暴露；颧骨切除术；下颌髁状突切除术；颞下肌暴露；耳暴露；颅骨切开术；颈动脉暴露和咽鼓管切除术；海绵窦切除术；硬脑膜和脑切除术；重建。

关键词

侧颅底外科，颞下窝，颅中窝，手术入路

31.1 引言

颞下窝 – 颅中窝入路是颅底外科手术中最难和复杂的路径，但也是最常用的。此入路不仅能进入从颧骨到鼻咽的颅中窝底，还能进入从蝶骨小翼到小脑幕的颅中窝内，包括岩嵴和海绵窦（图 31.1）。充分暴露斜坡，切除小脑幕后可暴露脑干。

Ugo Fisch 于 1977 年首次提出了颞下窝入路。它构成了自那时以来发展起来的所有侧颅底手术径路的基础。Victor Schramm 和 Laligam Sekhar 设计了第一个协调良好的颅内外入路进入该区域。他们对 Fisch 的设计进行了改进，通过一个小切口达到同时暴露颅内和颅外的效果。去除骨板提高了颅内和颅外腔室的可操作性。本章所描述的手术与 Victor Schramm 和 Laligam Sekhar 的设计非常相似，只是进行了一些修改。

需要从颅中窝底径路切除恶性肿瘤的患者通常要比从颅前窝底手术的患者病变更为广泛。他们通常在重症监护室待得时间更久，住院时间更长。海绵窦和颈内动脉（ICA）是引起手术并发症的主要结构，切除其中一个或两个结构可能会给患者留下严重的后遗症。若为恶性肿瘤，需切除整个鼻窦，可能造成患者眼球固定、感觉丧失及上睑下垂。角膜由此暴露，极容易发生损害，不仅是外伤，还有自主神经去神经继发的交感神经营养不良。若原发肿瘤是鼻窦病变的延伸，通常需切除眼眶，而上述后遗症一般不会发生。颈动脉的处理仍不确定，但若恶性肿瘤侵及颈动脉，即使是在球囊闭塞试验阴性（BTO）和单光子发射计算机断层扫描（SPECT）结果良好的情况下，仍需切除颈动脉。值得注意的是，在恶性肿瘤中尤其是鳞状细胞癌，颈内动脉和海绵窦的切除仍存在很大争议。

31.2 术前评估与麻醉

需要行侧颅底手术的患者疾病种类较多。本章主要考虑的是肿瘤。肿瘤可以是良性的，也可以是恶性的，既可以起源于颅内的硬脑膜或颅骨，也可以起源于颅外区域的软组织。最常见的颅内延伸至颅外的肿瘤有脑膜瘤、脊索瘤、软骨瘤和软骨肉瘤。颅外延伸到颅内的肿瘤包括神经鞘瘤（通常为三叉神经）、腮腺肿瘤（良性和恶性，尤其是深叶），以及鼻窦、鼻咽和颧骨的鳞状细胞癌。任何头颈部肿瘤淋巴结转移，特别是鼻咽或鼻窦肿瘤淋巴结的转移，都可能会侵蚀颅中窝底。很少有远处的转移表现为颅底的病理性结节。值得注意的是，Tolosa-

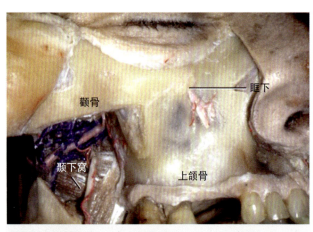

图 31.1 颞下窝 – 颅中窝解剖

（图中标注：颧骨、颞下窝、眶下、上颌骨）

Hunt 综合征的一种罕见的炎性病变，无论是在症状学上还是在影像学表现上都可能表现为颅底肿瘤。

该区域病变患者的症状通常比较隐匿。大部分患者诉颞下窝、耳朵或眼睛后部的疼痛，该症状通常称为肌筋膜功能障碍或"颞下颌关节"综合征（TMJ）。翼肌受侵犯或病变直接累及三叉神经下颌支导致牙关紧闭可能会被误诊。任何有鼻咽癌或口咽癌病史的患者，当出现颞下窝疼痛时，必须高度怀疑该区域病变。

当口咽癌患者在接受标准的复合切除和术后放射治疗后，出现颞下窝深处新的疼痛时，应特别关注。体检中除了偶尔出现牙关紧闭外，通常没有其他症状出现。在最初的手术中牺牲了下牙槽神经，而唯一剩下的感觉神经耳颞神经在手术中也可能受伤，该类患者应行磁共振成像（MRI）。由于既往手术和放疗造成解剖结构异常，即使使用钆对比剂，也很难将纤维化和水肿与肿瘤区分开。每6周到3个月进行一次 MRI 通常是唯一能够做出诊断的方法，但肿瘤也可能会继续生长和远处转移。通过正电子发射断层扫描进行分析可能会有很大的帮助。颞骨癌的症状可从轻微到明显，持续耳漏对局部治疗无效时高度怀疑肿瘤。

颞下窝的恶性肿瘤，尤其是腮腺癌，与颞骨癌一样可能伴有面神经麻痹。复发性癌或深叶肿瘤通常累及面神经。通常是整个面神经麻痹或完全瘫痪，表明主干受到侵犯。

肿瘤通过卵圆孔沿三叉神经 V3 分支的延伸会对其分布区域产生感觉麻木，并通过半月神经节扩散，引起三叉神经 V1 和 V2 分支的感觉迟钝。最初表现为下颌部麻木，然后发展为面颊部麻木，特别是由 V2 受累的眶下神经支配的区域和 V1 受累的前额和角膜。一旦肿瘤累及 Meckel 腔的半月神经节时，将会快速延伸到海绵窦，从而引起动眼神经、滑车神经和外展神经麻痹，导致上睑下垂和眼肌麻痹。

肿瘤通常直接从鼻咽部延伸至破裂孔。海绵窦受侵犯后通常会导致外展神经麻痹和外直肌麻痹。鼻窦外侧壁受累侵及颅神经Ⅲ、Ⅳ，最终向上延伸累及 V2、V3 和视神经。

颈动脉受侵犯通常没有症状。肿瘤很少导致血管完全闭塞，但若出现血管完全闭塞可能会导致脑卒中。在脑循环已经受累的患者中血流减少，也可能导致脑卒中发生。

颞侧硬脑膜受累通常会引起持续剧烈的头痛。因为颞叶的大部分是"沉默的"，颞叶受侵几乎没有典型的症状和体征。

当转移扩散到高位颈内、咽旁或咽后淋巴结时，后组颅神经可能会受到侵犯。扩散的囊外肿瘤可能侵蚀颅底骨质并侵入颈静脉孔区，从而导致颅神经Ⅸ~Ⅻ（后者扩散至邻近舌下神经管）支配区域疼痛的症状。颈交感神经可能累及，产生 Horner 综合征。对此类患者查体中，除需详细的头颈部及神经系统的查体外，还需进行全身评估。若肿瘤有手术指征，但存在以下两种情况则不建议行颞下窝-颅中窝手术：第一是肿瘤有远处转移，第二是全身情况较差有并发症患者，如老年患者、严重的心血管疾病、控制不佳的糖尿病或早期肾功能或肝功能衰竭，这些都是手术的禁忌证。当然缺乏患者的信任、无法接受手术风险、不愿签署手术同意书者也不建议手术。部分患者本人不愿意接受如此广泛的手术，患者有抗拒倾向，但患者家人或朋友有强烈手术意愿，术前也需仔细评估。

增强 MRI 应辅以计算机断层扫描（CT）对颅底进行薄层扫描，冠状位最有助于清晰地显示颈动脉和海绵窦受累情况。CT 有利于了解骨质受累情况，而 MRI 有利于显示软组织侵犯情况。增强扫描在区分肿瘤和邻近软组织方面非常有帮助，尤其是在复发性或持续性病例中。关于影像学检查有一个警告：有假阴性和假阳性情况，这些检查并不是总能准确地描绘肿瘤的范围，可能会缩小或夸大肿瘤的真实大小。

有多种方法可以评估 Willis 环的开放性，但更重要的是，若需切除肿瘤侧的颈内动脉，外科医生必须评估侧支循环的血流量。评估的金标准是 BTO 的独立成分分析，使用放射性氙来计算暂时闭塞前后的脑血流量。众所周知，由于气体浓度经常波动和测量设备的问题，氙研究很难进行。而采用锝-99m 六甲基丙胺肟造影剂测定脑血流的 SPECT 更为实用。

正电子发射断层扫描（PET）是最新纳入医疗设备的调查工具。由于肿瘤细胞对葡萄糖具有亲和力，给患者一种非代谢的、放射性的、氟化的类似物，然后进行 PET 扫描。与所有颅底肿瘤一样，患者需与头颈外科医生、神经外科医生和整形外科医生之间进行充分沟通。了解手术的难度、可能会丧失哪些功能、导致哪些美容畸形以及存在哪些其他治疗方案对患者来说是很重要的。颅底手术往往是切除恶性肿瘤的唯一机会。外科医生在与患者讨论选择方案时，必须现实，不能过分热情，但要鼓励。

麻醉期间使用麻醉剂应能正确监测脑神经。围术期应使用抗生素。

31.3　手术方法
31.3.1　术前准备

除非神经外科医生坚持使用固定针，Mayfield U 形头枕更便于外科手术。通常需监测中心静脉压和动脉压，并插入颅神经监测。脑电图电极被缝合或钉在头皮上，以监测可能出现缺血性脑病的情况下的脑电活动。

通常需要进行详细的手术准备，包括清洗整个面部、头部、颈部和前胸。若需用腹直肌皮瓣作为血管化游离组织移植进行重建，也需要准备腹部。双腿也需清洗，以获得大腿外侧游离皮瓣、游离皮肤、阔筋膜或隐静脉移植物。

31.3.2　手术切口

根据病变的位置，有两种标准类型的皮肤切口

（图 31.2）。腮腺切除术的切口以曲线方式从颅骨顶点延伸，至耳前再到耳垂下，然后在颈部向前弯曲，类似于改良的 Blair 切口（图 31.2a）。对于更靠前的病变，如腮腺深叶肿瘤、侵犯卵圆孔的病变或鼻咽癌，切口从耳后 2~4cm 处开始，类似于 Fisch 描述的切口，并向舌骨延伸至颈部（图 31.2b）。此类切口用于如颞骨癌、广泛颈静脉球瘤和斜坡脊索瘤等病变。如果计划在手术过程中进行颈部解剖，则在颈部做 S 形切口。

头皮切口延伸至颅周水平（图 31.3 和图 31.4）。皮瓣下方则为颞肌。颞浅筋膜和颞深筋膜以半月的方式切开，包括面神经的额支，额支在耳郭前方约 1.5cm 处出现，并进入前额上方 2~2.5cm 处的额肌。这种手法避免损伤神经。

切口的颈部在一个平面上延伸到颈阔肌和浅肌筋膜，这个平面与面部平面相似，从下颌角向前延伸至眼眶外侧缘。当使用这种前切口时，通常是基于暴露外耳道以决定是否需要切开外耳道。相比之下，后切口总是穿过外耳道，因为需暴露颈动脉。

31.3.3　封闭外耳道

在大多数情况下，无论是前切口还是后切口，都需要暴露颈内动脉的岩部。最好的办法是暴露咽鼓管，然后予以切除。如何消除中耳裂隙和外耳道或保留不通风的中耳裂并永久植入通气管，两者间通常很难抉择。为了术后管理和减少并发症，封闭

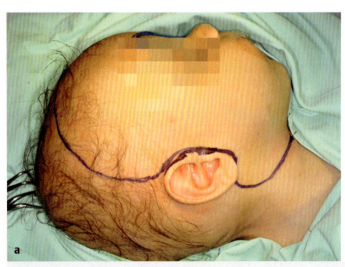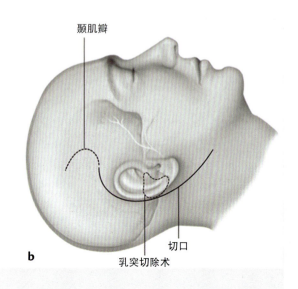

图 31.2　a. 前部切口。b. 后部切口

是最好的选择。保持中耳、外耳及咽鼓管的完整性对于那些需要保护听力的患者和年轻的患者是可取的。

如果要封闭外耳道，最好在这个时候做。Fisch描述的封闭技术操作简单，结果可预测。这是鼻咽癌患者或放射治疗失败患者的首选技术。

31.3.4 暴露颈内动脉和颈内静脉

颈内静脉（Internal Jugular Vein，IJV）和ICA应尽可能靠近颅底孔上方解剖。在解剖过程中，应注意避免损伤颅神经IX～XII。如有必要，可将软橡胶导管放置在IJV和ICA周围以控制出血。上方的解剖可能需要推迟，直至下颌髁状突切除术完成后。ICA最后暴露，以便观察纤维环和颈动脉孔处动脉进入颅骨的入口。同样，IJV需要解剖至颈静脉孔区。

31.3.5 游离颞肌

颞肌完全暴露在外（图31.5）。它可作为重建皮瓣，将颅中窝与上呼吸消化道分开。保持颞肌的活性至关重要，故需了解其血液供应。在游离颞肌过程中，将离断颞浅动脉和耳后动脉分支，但需保持颞深后动脉完整性。颞深后动脉起源于上颌内动脉，直接延伸至卵圆孔。上颌内动脉在下颌部下方分离出颞深后动脉，在翼上颌裂分离出颞深前动脉。该区域手术时若翼静脉丛大量出血需进行止血，建议使用双极电凝，不建议使用电刀，以免损伤颞深前动脉。

颞肌整体抬高，通常有一个2cm的颅周袖带（图31.6）。使用宽而平的升降梯（如Langenbeck装置）小心抬高，有助于保持肌肉的完整性。当肌肉从垂直平面向斜平面弯曲时，沿颅骨向上抬起。颧弓的存在阻碍了颞下窝深部的暴露。

在高度侵袭性肿瘤中，若颞肌受到浸润则必须切除。术前检查怀疑有肿瘤侵犯可能，但肿瘤形态学良好，可保留邻近肌肉的颅骨。

31.3.6 颧骨切除术

整体切除颧弓包括颧骨体的一部分和眶突，以完全暴露颞下窝（图31.7）。骨膜切开后，骨膜下隆起从关节突正前方至颧骨隆起的后部，位于眶外侧缘上方，紧邻眶外侧壁。小心避免眶周穿孔，并在随后的钻孔过程中使用可延展性牵引器轻轻保护它。在牙弓和眶缘处钻孔，以便放置微型板以备重建。

使用细刃电锯切开关节隆起前的后弓。然后矢状锯在颧额缝上方2~4mm处切割眶外侧缘，直至眶外侧壁。这个切口向下延伸到眶外侧壁边缘内侧，直达眶下裂。最后一个切口从颧骨隆起开始到眶下裂，穿过颧骨体的后部。切除颧骨附着处软组织，游离颧骨放置在生理盐水浸泡的海绵中，直到重建阶段。

31.3.7 下颌骨髁状突切除术

下颌骨髁状突切除术是清除颞下窝深部病变的最后一步。在这一手术中，对于髁状突和颞下颌关

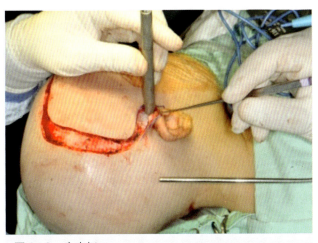

图31.3 头皮切口

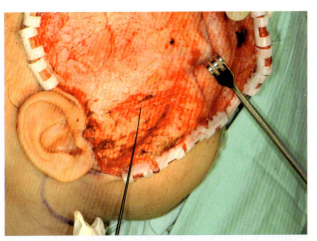

图31.4 头皮切口

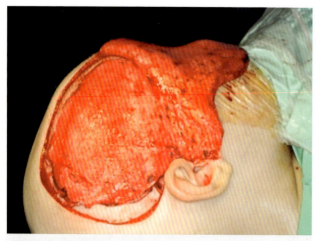

图 31.5 颞肌暴露

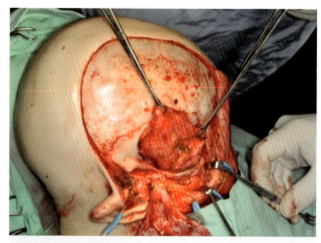

图 31.6 颞肌抬高

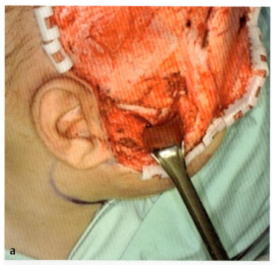
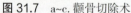
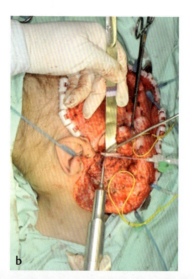
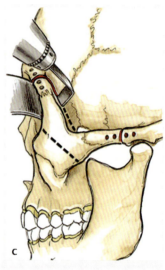

图 31.7 a~c. 颧骨切除术

节的处理存在争议。在一些外科医生看来，颞下颌关节切口和半月板及髁头的回缩可以提供足够的空间暴露病变组织并保持关节的完整。但有一些报道称，这种技术会导致僵硬、疼痛和颞下颌关节功能障碍。

切除髁状突的关键是避免切断进入髁状突颈部的上颌内动脉。因为上颌内动脉是颞肌主要供血动脉，保护上颌内动脉对保护颞肌血供至关重要，而骨膜下剥离有利于保护上颌内动脉。

通过烧灼将穿透颞下颌关节囊前表面的部分翼外肌切开。骨膜通过颞下颌韧带和颞下颌关节囊沿髁头的前侧和外侧切开。用升降装置（如 Obwegeser 设备）进行精细解剖，可以在下颌颈周围进行解剖。下颌颈深处可放置一个可延展的牵开器，用于切断

髁状突。通过解剖颞下颌关节深层和后表面上剩余的软组织附件来移除髁状突。切除了髁状突和半月板从而暴露了关节盂窝，并打开了颅中窝底部的解剖通道。

31.3.8 暴露颞肌

切除颧弓和髁状突后，可以将颞肌剥离至冠突和下颌支的前表面。随着解剖继续，肌肉将向下回缩，蝶骨和颞骨的下表面逐渐暴露。清除关节窝的残余软组织，以暴露关节窝的前内侧，从而暴露蝶骨。脑膜中动脉也随之暴露，位于蝶骨的前方。卵圆孔和颅神经Ⅲ位于脑膜中动脉前面几毫米处。剥离眶侧壁下部的软组织可暴露翼状板的起始部、翼状肌的上表面和翼状静脉丛。

连接关节隆起和内侧翼骨板的钩突，到枕骨髁至乳突，后回至关节隆起处，将形成一个梯形结构。所有与颅中窝底相关的重要神经血管都包含在这个结构中。当从关节窝的前内侧末端向前延伸一条直线时，可以看到开颅术的两个重要解剖标志，即棘孔和卵圆孔。

此时，若怀疑肿瘤沿三叉神经下颌支向颅内扩散，应取样进行活检。若发现颅内有肿瘤，则需将卵圆孔周围的骨头钻掉，并将神经暴露在 Meckel 洞底部的颅中窝硬膜水平。神经在此处被切断，送冰冻切片进行组织学分析。若结果为阳性，则肿瘤有扩散，需进行开颅手术。

31.3.9　中耳暴露

在骨–软骨交界处切断外耳道后，将耳郭向后牵起。通常有几毫米厚的耳道皮肤和一些残留的外耳软骨需切除到骨性外耳道中。若计划切除耳朵，那么在切除耳部皮肤时就不需要太注意了，因为剩余的外耳道皮肤和鼓膜都将被切除。使用显微镜，手术进入下一阶段。

当中耳需要保留时，则需构建外耳道–鼓膜瓣。沿着外耳道大约6点钟方向和12点钟方向切开外耳道皮肤，下切口延伸至鼓环，上切口距鼓切迹约2mm。将皮肤沿着外耳道向下分离至鼓室，分离鼓膜至前壁。皮肤在盾板上隆起，并向后分离有利于皮瓣的活动。沿鼓环将其分离出来，前下鼓室和整个前鼓室暴露出来。鼓膜瓣向后分离，以充分暴露咽鼓管的鼓室部分及其上方的鼓膜张肌半管。

外耳道上有两个骨性切口。上方沿外耳道12点钟方向的颞骨鳞部开始。切口穿过骨质，直到颞骨处硬脑膜暴露几毫米，到达颅中窝底部。沿切口磨

除周围骨质，暴露上鼓室前部的锤骨头。更好的方法是将这个切口倾斜，使其穿过后颧根，完全略过锤骨。切断显露的锤骨上韧带，磨钻头在鼓室张肌半管上方，注意将其保持在耳蜗的前面，从而避开面神经。切断的鼓室张肌半管在前鼓室的上壁形成深沟。

下方切口在外耳骨上形成一个粗大切口，穿过鼓室骨质进入关节窝。切口沿外耳道内侧向下，在7点钟方向进入前鼓室的下侧面。鼓室在此处被横向切开，在鼓室中再次形成一个裂隙但比上鼓室浅，以避免损伤颈内动脉。随后的开颅切口将与颞骨上的切口合并。

31.3.10　开颅术

暴露颅中窝及其紧邻的颅底结构的关键是做一个 L 形切口，该切口由蝶骨大翼和颞骨鳞部组成垂直部分，止于卵圆孔和棘孔的水平部分组成（图31.8）。通常开颅手术可以暴露中等大小的肿瘤，切口大小通常由颅内肿瘤的范围决定。

开始建议行开颅手术的下部，只暴露部分硬脑膜。从耳科圆形钻头到 Midas Rex B5 附着体的转换可以提高骨切割的速度。通过外耳道做一贯穿切口穿过关节窝，完整的全层切口止于鼓膜水平。这个骨性切口从鼓环延伸到下鼓室，深度为 2~3mm。在关节窝中做同一深度的相似切口，从关节环延伸到棘孔。切口太深可能会损伤颈内动脉。用双极电凝烧灼夹住或凝固脑膜中动脉。棘孔与卵圆孔的后部相连。硬脑膜由前方棘孔的切口显露出来。海绵窦的静脉延伸可供应部分 V3 椎间孔。在磨除骨质或分离软组织过程中，可能导致这些血管损伤，通常使用双极电凝止血。在前方，切口水平延伸至翼状骨

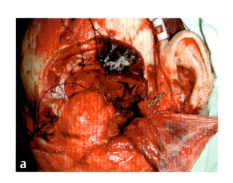
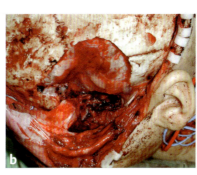

图 31.8　a、b. 开颅术

板上方，此处标志着开颅手术垂直部分开始，将进一步在颞下窝的前部向上延伸。

随着开颅术下半部分的完成，蝶骨大翼和颞骨鳞部的上半部分开始。开颅的范围主要取决于颞叶硬脑膜受侵犯的程度。通常只涉及颅中窝底部的硬脑膜，因此只需局限的开颅手术。

用 Midas Rex 的 M5 磨钻或标准的开颅器在翼点处或低于翼点处钻孔。硬脊膜抬高允许引入手持件，开颅术在后上方进行，在外耳道上方做切口以暴露顶部硬脑膜。将手持件取出，重新插入钻孔，并指向翼状骨板上方原切口的下方。

在骨切面周围小心地抬高硬脑膜，特别注意老年人硬脑膜的脆性。用一宽的提升器切开从上颅切口到颅中窝底的硬脑膜。通过先在颞骨中钻出断层，轻轻撬动使颅骨板断裂。骨折将穿过骨性咽鼓管的侧壁，这是一个至关重要的策略。开放的咽鼓管暴露出颈内动脉管内侧壁的隆起。骨壁有时裂开，通过咽鼓管黏膜可以看到颈内动脉的搏动。这种关系是安全解剖颈内动脉的关键。此处颈内动脉垂直部分弯曲成水平部分。

穿过卵圆孔的切口显示了三叉神经的下颌支，因其接近覆盖它的硬脑膜。

31.3.11　颈内动脉剥离及咽鼓管切除术

两个重要结构使颅中窝手术复杂化：颈内动脉和海绵窦。为了完整切除肿瘤，需将颈内动脉完全暴露。在骨性咽鼓管内侧壁发现局部隆起，即为颈内动脉从颈动脉孔处的纤维环分出的垂直部分，并位于咽鼓管上方。需先从外侧取出咽鼓管骨质，然后从前方、后方，甚至在内侧移除骨头，颈内动脉逐渐暴露出来。

用钻头取出骨性咽鼓管，逐渐暴露颈内动脉。颈内动脉通常与咽鼓管平行一小段距离，但咽鼓管逐渐向下倾斜并远离血管。咽鼓管软骨段很快接替骨段，因为软骨段占其长度的 2/3。软骨段磨除稍困难，但为了更好地暴露颈内动脉，需切除软骨段。在鼻咽癌和其他咽鼓管的肿瘤中，需切除整个咽鼓管，连同肿瘤侵犯的周围骨质一并切除。此种方法特别适用于鼻咽癌患者，因为整个咽鼓管、腭肌的附着源和所有邻近的骨都可以广泛切除，这一点在

其他鼻咽部恶性肿瘤的手术中是不可能的。这是治疗该疾病最直接、最安全的手术方法。颈内动脉位于颅中窝底一层薄的骨板下，骨板在此处出现裂隙。颈内动脉向后延伸位于半月神经节下方，如果肿瘤累及颈内动脉远端，可能需要切除半月神经节。

在显微镜下切除骨质至破裂孔。随访颈内动脉垂直段通过颅中窝底进入海绵窦。当肿瘤累及颈内动脉时，纤维环可完全游离至破裂孔。被肿瘤侵犯的颅中窝底部骨质均应切除。颈内动脉管有坚硬的骨膜，即使是最具侵袭性的肿瘤，骨膜也提供了坚固的屏障。

关于颈内动脉处理仍有争议，主要围绕以下两个点进行讨论：第一是肿瘤的生物学特性，第二是肿瘤侵犯的解剖学位置。在大多数情况下，良性肿瘤和低度恶性肿瘤往往是推挤周围组织而不是向周围边界浸润。腺泡细胞癌和腺样囊性癌颅外浸润性强，但在颅内是一种压迫型、侵袭性较弱的肿瘤。另外，鳞状细胞癌和恶性黑色素瘤的局部浸润性更强。颈动脉的解剖位置也决定了切除的范围。颈内动脉颅底入口处的纤维环非常致密，为鳞状细胞癌的浸润提供了保护屏障。有时可以将纤维环剥离至动脉中层，并包围肿瘤。颈动脉的硬化过程也具有抵抗肿瘤浸润的结构。动脉管内表面衬有骨膜。含有少量营养血管的疏松结缔组织将骨膜与密度较大的胶原组织连接起来，这些胶原组织包括动脉外膜、动脉中膜和内膜。血管悬挂在管腔内，肿瘤在侵入血管前有 3 个屏障需要突破。

海绵样颈内动脉壁上有一层很薄的结缔组织。内侧壁紧贴在海绵窦硬脑膜上，与蝶窦外侧壁关系密切。肿瘤扩散到海绵窦的主体通常会导致颈内动脉受侵犯。动脉管壁较薄，容易被肿瘤细胞穿透。在不放置移植物的情况下，在开颅手术过程中切除颈内动脉的安全性是非常值得商榷的。如果必须切除颈内动脉，目前较科学的方法是使用介入移植物。尽管可以使用人工血管，但隐静脉可能是最好的移植材料。一旦切除颈内动脉，当患者处于巴比妥酸盐昏迷状态时，移植物需迅速放置。在植入移植物时对患者进行肝素化，然后在所有漏口被密封后用鱼精蛋白逆转，夹钳时间保持在最低限度。

在显微镜下进行颈内动脉的切除和移植。在夹

闭血管之前，必须做好所有的准备步骤，如血管缝合、器械和替代移植材料。还必须暴露好动脉的远端和近端，留出夹钳空间，然后切除足够的袖带血管并进行缝合。从颈内动脉到海绵状动脉完全游离出来有利于这一过程的完成。一旦两个血管断端吻合完成，移除钳夹，缝合漏口，并在缝线周围放置浸过凝血酶的明胶海绵棉片。

31.3.12　海绵窦切除术

海绵窦切除通常先于颈内动脉切除。经颈内动脉从骨管中分离出来，若发现肿瘤浸润超过岩部，则需切除海绵窦。当进入三叉神经孔时，海绵窦沿着三叉神经的3个分支突出。此外，还有许多其他静脉和海绵窦相连。这些部位的最小侵犯可以减少切除海绵窦的数量。冰冻切片检查这些边缘至关重要。

海绵窦受到严重侵犯往往会压迫窦内的静脉结构，但手术中容易剥离，直到侵犯的边缘，在剥离的过程中容易出血。海绵窦周围的软组织和邻近骨质都必须切除。

由于其复杂的解剖结构，海绵窦解剖需在显微镜下缓慢而有条不紊地进行。由于海绵窦易出血，必须逐层切除。一旦切除了肿瘤相对无血管区域，仍需在显微镜下对微小残留海绵窦进行切除。海绵窦往往出血量较大。切除一小块海绵窦后，将凝血酶浸泡的明胶海绵放置在该区域，并用棉片固定，然后切除邻近区域。使用双极电灼术和止血纱布有助于控制出血。每一块被切除的大体正常的组织都要进行冷冻切片检查。这样，整个海绵窦慢慢被切除下来。切除颈内动脉仍有较大争议。如果决定切除颈内动脉，蝶窦的外侧壁、颅中窝底部的一部分、岩尖的一部分，以及眶上裂周围骨质都需要切除。基底神经丛、岩上窦、岩下窦、眼静脉都需要止血。此外，两条或多条脑静脉也汇入海绵窦，也需要控制出血。

31.3.13　硬脑膜和脑组织切除术

硬脑膜受侵犯的范围从通过进入颅内的神经和血管孔的最小侵犯到全程放射治疗后复发性肿瘤的广泛侵犯。硬脑膜有时几乎完全被肿瘤组织所浸润。切除5~10mm的大体健康的硬脑膜，并通过冷冻切片分析。若大体正常的硬脑膜有肿瘤扩展，则需根据病理结果进一步切除。

大脑中央重要结构和重建选择的限制对硬脑膜切除造成了一定的难度。在颅中窝，限制硬脑膜切除的两个主要结构是Labbé静脉和上矢状窦。Labbé静脉，即吻合的大脑下静脉，以不同的距离从乙状窦汇入侧窦。如果Trolard的上吻合静脉不通畅或者口径偏小，Labbé静脉将成为引流整个同侧大脑半球的唯一静脉，切除后会导致大面积梗死，甚至死亡。脑静脉造影术可以为Labbé静脉处于危险状态的患者建立静脉引流模式。

上矢状窦通常可以在颅前窝底部向上到冠状缝的位置被安全地封堵。颅中窝部分不能结扎，因为结扎后会导致四肢瘫痪和死亡。幸运的是，一般很少有颅底肿瘤浸润这么远。

第二个硬脑膜切除的难点在于硬脑膜的重建和提供防水密封性。随着沿斜坡和脑干的硬脑膜切除，获得完整闭合的硬脑膜的难度逐渐增加。该处脑脊液（CSF）漏的瘘口在鼻咽部，而鼻咽是整个上呼吸道中致病菌浓度最高的部位之一。组织胶对封闭瘘口有一定的作用，但大多数纤维蛋白胶的黏合强度在1周左右就会消失。缝合线在强度和持续时间上都更有优势。

脑组织切除尚存在争议。由于原发性脑肿瘤需要丰富的手术经验，很多神经外科医生不愿意行脑组织切除术。这些病变大多是多灶性的，有一个大的原发部位和多个分散的卫星病变。在不引起严重的神经系统副作用的前提下，只是切除健康、未受累、完全没有肿瘤累及的脑组织边缘通常是不可行的。上呼吸道消化道肿瘤具有较强的挤压型边缘，可以切除更窄的边缘。

大脑的沉默区域，如额叶和颞叶的前部，若肿瘤累及，可以切除而不影响患者功能。而颞叶的后部，尤其是在优势侧，言语功能可能有受损的风险。在大多数的患者中，通过脑组织切除术可以实现肿瘤的局部控制。脑膜癌是一种非常罕见的疾病。

31.3.14　重建

重建的关键步骤是尽可能用防水密封的材质将颅内与上呼吸道消化道隔开。感染不仅会导致脑膜炎，甚至会导致脓肿，还可能导致颈内动脉自发性破裂。动脉移植物特别容易受到这种暴露。阔筋膜移植物、颞筋膜移植物或同种异体移植物用于修补切除的硬脑膜。仔细缝合，尤其是在斜坡上方的下侧，此处是至关重要的。缝合处可以用组织胶加固。

下一层是肌肉。如果保留颞肌，将其放置在开颅部位的下方和上方。颅周袖带缝合到鼻咽部的下咽筋膜上。这样就可以消除蝶骨下切除软组织留下的潜在无效腔。在此步骤之前，要仔细确保肌肉的完整性。

如果颞肌瓣的生存能力有问题，可以使用其他肌源性或肌皮瓣。由于胸锁乳突肌离鼻咽近，所以在手术未切除离卵圆孔内侧太远的情况下，可以使用胸锁乳突肌。必须小心保存枕骨动脉的血液供应。锁骨骨膜的袖口有助于固定缝线。

大腿外侧游离皮瓣是常用的皮瓣。它的优点包括可容忍的供体病变，能够在肿瘤切除的同时获得供体。它还提供了合适的皮肤、组织体积和血管蒂的长度。另一种有用的皮瓣是腹直肌肌源性游离皮瓣，它可以提供新鲜的带蒂血管，可以促进愈合。面部不对称通常是由肌肉肥大造成的，但日后矫正可以到达良好的美容效果。腹直肌瓣通常以腹壁下动、静脉为蒂，缝合入颈外动脉和颈内静脉。当供体部位低于弧形线时，用 Marlex 网片加固。前直肌鞘残留尽可能接近皮肤缝合以达到闭合。插入皮瓣，使肌肉延伸到切除的鼻咽部，并尽可能将其固定在咽基底筋膜上。最重要的是要确保在硬脑膜修补、暴露的颈内动脉和上呼吸道之间有足够的软组织间隙。当咽部被大面积切除时，有时需要用游离皮片来覆盖咽腔。在可能的情况下，肌肉被向上抬至颞下窝，以补偿因颞肌缺失或萎缩而引起的美容缺损。

在术后 36h 内需经常检查皮肤的活性，并用多普勒超声监测皮瓣蒂。这是一种很有活力的皮瓣，通常有较粗血管供应，皮瓣失效是很少见的。

用微型钢板固定复位颧骨和开颅骨瓣（图 31.9）。由于肿瘤骨质侵蚀和随后切除受累骨以确保无肿瘤残留，L 形开颅瓣的下侧经常有部分缺失。肌肉瓣填充无效腔，增加支撑。

然后缝合皮肤，安置封闭的抽吸引流系统。在缝合伤口前，注意仔细清除所有咽鼓管残余物。如

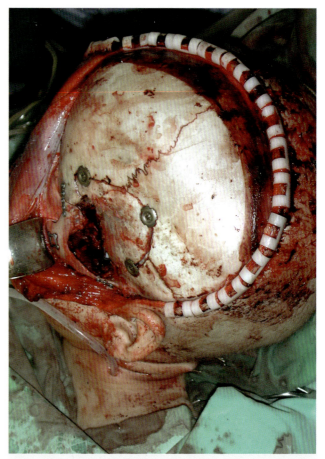

图 31.9　重建

果计划保留中耳腔，则放置通风管。若要切除耳朵，所有中耳黏膜和听小骨都要切除，鼓膜和残留的外耳道皮肤也要切除。进行乳突切除术，采取常用预防措施来保护面神经。

31.4　术后治疗

手术后患者拔管转入重症监护室。在颅内切除的情况下需行计算机断层扫描，以排除颅内气肿或出血。对伤口进行冲洗，每次冲洗后涂抹抗生素软膏，持续 10 天。术后 24h 或 3 天内，当引流量少于 20mL 时，可以拔除引流管。广谱抗生素应在术前开始使用，并持续使用到拆除外固定装置后。气管切开术和鼻胃管一旦不再危害气道，可立即经口服进食。为了减少颅内压增高，可给予大便软化剂。疼痛应得到充分控制。

31.5　要点

• 在颅底外科手术中，可能最困难和复杂的路径是颞

下窝 – 颅中窝径路。

- 它是最通用的，不仅能进入所有位于颅中窝底部的颅下组织，还能进入从蝶骨小翼到小脑幕的颅中窝，包括岩脊和海绵窦。
- 需要侧颅底手术的患者可能会出现多种并发症。
- 暴露颅中窝及其紧邻的颅下结构的关键是一个 L 形手术切口开颅术。
- 重建的关键步骤是尽可能用防水密封材质将颅内与上呼吸道消化道隔开。

参考文献

[1] Fisch U, Pillsbury HC. Infratemporal fossa approach to lesions in the temporal bone and base of the skull. Arch Otolaryngol 1979;105(2):99–107.

[2] Duek I, Pener-Tessler A, Yanko-Arzi R, et al. Skull base reconstruction in the pediatric patient. J Neurol Surg B Skull Base 2018;79(1):81–90.

[3] Fliss DM, Gill Z. Atlas of Surgical Approaches to Paranasal Sinuses and the Skull Base. Berlin: Springer; 2016.

[4] Fliss DM, Gill Z. Atlas of Head and Neck Surgery. New Delhi:Jaypee; 2016.

[5] Sekhar LN, Schramm VL Jr, Jones NF. Subtemporal-preauricular infratemporal fossa approach to large lateral and posterior cranial base neoplasms. J Neurosurg 1987;67(4):488–499.

[6] Samii M, Draf W. Surgery of the Skull Base: An Interdisciplinary Approach. Springer Science & Business Media; 2012.

[7] Lang J. Skull Base and Related Structures: Atlas of Clinical Anatomy. Schattauer Verlag; 2001.

[8] Han DY, Cousins VC, Wang GJ, et al. Lateral Skull Base Surgery. In Stereo Operative Atlas of Micro Ear Surgery. Singapore: Springer; 2017:223–281.

[9] Krespi YP. Lateral skull base surgery for cancer. Laryngoscope 1989;99(5):514–524.

[10] Fisch U. Infratemporal fossa approach to tumours of the temporal bone and base of the skull. J Laryngol Otol 1978;92(11):949–967.

第 32 章　小儿侧颅底手术

Golda Grinblat, Abdelkader Taibah, Alessandra Russo, Mario Sanna, Gianluca Piras

摘要

　　小儿侧颅底（Lateral Skull Base，LSB）手术和操作是罕见的，既往的文献中只有少数涉及这一主题。涉及 LSB 深部的病变不仅会导致儿童的相关功能障碍，而且这种肿瘤的切除手术对医生来说是一种挑战。作为治疗 LSB 病变的最有经验的中心之一，我们介绍了以英文发表的文献之中最大的系列之一，讨论治疗这类疾病的解剖和手术治疗方案。

关键词

　　侧颅底手术，小儿外科手术

32.1　引言

　　涉及 LSB 深部的病变，如耳蜗 – 视听系统、面神经（FN）、内耳道、颈内动脉和颈静脉球，不仅会引起对儿童来说毁灭性的功能障碍，而且也使切除这类肿瘤成为一种挑战。考虑到患者年龄较小，治疗者总是面临着两难的选择，既要清除病变，还要保护功能（听力和面神经功能）。幸运的是，在过去的几十年里，由于神经放射学和神经麻醉学的快速发展，合理的手术方法和更好的仪器设备的发展，LSB 手术的目标已经从单纯的肿瘤切除转向颅神经功能的保护。

　　小儿 LSB 手术的病理学和手术资料都比较少见，讨论这个问题的系列文献也非常少。在 Gruppo Otologico，我们拥有英文中发表的最大的小儿 LSB 手术文献系列之一。在本章中，我们将讨论处理儿童 LSB 病变的特殊考虑。

　　在儿童群体中进行 LSB 手术是一个具有挑战性的提议，因为在决策过程中必须充分考虑到听力和面神经的保护。在现有的文献中，大多数关于 LSB 病变的系列报道都是针对成人的，很少有关于儿童的数据。我们这个系列有 65 个病例，大大增加了现有文献的数据量。

32.1.1　小儿解剖学特点

　　已经证实，颅底的大部分生长发生在出生后的头 5 年，并在出生后至少持续 10 年。众所周知，乳突在出生时是没有的，直到 3 岁时才发育完全。这就使得更浅层和下层的面神经容易受到手术的影响。不过，内耳的解剖结构一旦形成，在整个生命过程中到成年时，其结构和生长变化不大。大面积的骨质切除、骨化中心和未融合的骨缝可能对周围结构的生长产生不利的影响，因此有必要对此进行进一步的研究。在我们的文献中，年龄为 1~18 岁（表 32.1），这在其他文献中也可以看到。尽管在一些报道中男性略占优势，但由于数量少，这一观察并不确定。

32.1.2　人群特征

　　颅底肿瘤的发生是沿着从出生到青春期结束的整个生长阶段扩展的。在我们的系列文献中，年龄为 1~18 岁（表 32.1），这在其他系列文献中也可以看到。尽管在一些系列中男性略占优势，但由于数量少，这一观察并不确定。

32.1.3　临床特征

　　颅底病变的诊断总是有延迟，尤其是在年幼的儿童中。这是由于多种因素造成的，如儿童不能充分表达他们的症状，由于这种性质的病变很少见而造成误诊，或者由于患者年龄小，治疗者不愿意进行根治性干预。这一点反映在我们中心的部分病例在进行手术之前，出现了完全失聪的情况。有 35.4% 的病例出现了听力下降，其余的病例出现了高等级的听力下降（表 32.2）。诊断后，32.3% 的病例在转到我们中心之前，在其他地方接受了范围较小的手术治疗。幸运的是，面神经功能表现较好，83.1% 的病例表现为 HB I 级或 II 级。9.2% 的病例出现了下颅神经功能障碍。

　　最常见的主诉是听力下降、耳痛、头痛、面部疼痛、面部无力、上颈部肿胀、鼻衄 / 鼻塞、视觉障碍、恶心和呕吐。最常见的临床症状是耳朵流脓、外耳道肿块、听力下降、面部无力、面部感觉下降、

表 32.1　研究人群的患者特征和症状

人口特征	
患者	63
手术	65
平均年龄	13 岁（范围 1.5~18）
男性，女性	37，26
左侧，右侧	38，29
平均症状持续时间（范围）	25.6 天（范围 2~360）
平均随访时间	42.8 个月（范围 12~125）
症状	
听力下降	29（44.6%）
慢性耳鸣	28（43.1%）
头晕 / 眩晕	17（26.2%）
耳鸣	9（13.8%）
面神经麻痹	7（10.8%）
三叉神经麻痹	3（4.6%）
下颅神经麻痹	6（9.2%）
头痛	4（6.2%）
复发性脑膜炎	2（3.1%）
治疗细节患者以前在其他地方手术	21（32.3%）
本系列手术中复查	2（3.1%）

表 32.2　随访 1 年结束时的术前和术后面神经和听力状况（63 名患者）

状况	术前；无（%）	术后；无（%）
面神经状况		
HB Ⅰ	52（80.0%）	44（67.7%）
HB Ⅱ	2（3.1%）	3（4.6%）
HB Ⅲ	3（4.6%）	11（16.9%）
HB Ⅳ	4（6.2%）	4（6.2%）
HB Ⅴ	0（0%）	0（0%）
HB Ⅵ	4（6.2%）	3（4.6%）
听力状况		
全聋	22（33.8%）	38（58.5%）
平均 PTA AC	56.3 dB ± 26.4[a]	56.3 dB ± 32.4[b]
平均 PTA BC	33.6 dB ± 16.4[a]	26.7 dB ± 16.0[b]
平均 ABG	22.7 dB ± 16.5[a]	29.5 dB ± 18.0[b]
言语识别率	88.9% ± 13.2[a]	94.6% ± 46.1[b]

缩写：PTA，纯音听力图
a：在 43 例有听力的病例中，都有可测量的结果
b：只包括 27 例有听力保存程序的病例

视力下降、声音嘶哑 / 吞咽困难。几乎所有颅神经（Ⅰ ~ Ⅻ）都可以单独或与其他神经一起参与颅底病变。听神经瘤和其他涉及小脑角（CPA）的病变通常涉及位听、面神经束（颅神经Ⅶ、Ⅷ）。涉及颈椎孔的病变，如副神经瘤、神经鞘瘤、脑膜瘤和软骨肉瘤，通常涉及下颅神经（Ⅸ ~ Ⅻ）。涉及颞骨的病变，如岩骨胆脂瘤（PBC）、胆固醇、肉芽肿、脊索瘤等，可涉及三叉神经和海绵窦的神经。

32.1.4　病理学

在当前的英文文献中，涉及儿童颅底病变的数据很少。不过，儿童的疾病谱与成人大致相同。然而，据报道有些肿瘤在儿童中更常见，如脑囊肿、纤维发育不良、雌性神经母细胞瘤、星形细胞瘤、垂体腺瘤、颅咽管瘤、血管瘤、巨细胞瘤、恶性纤维组织细胞瘤、视神经胶质瘤、成骨细胞瘤、横纹肌肉瘤、青少年鼻咽血管纤维瘤和尤文氏肉瘤。在本章中，我们重点讨论困扰颅后窝和颅中窝的病变。

儿童颅后窝和颞骨最常见的肿瘤是胆脂瘤、软骨肉瘤、横纹肌肉瘤、脊索瘤、前庭分裂瘤（VS）和脑膜瘤。在我们的系列文献中，非肿瘤性病变（n=40）超过了肿瘤性病变（n=25）。PBC 是我们系列中最常见的病例，其次是 VS。

表 32.3 列出了我们所见到的病变，以及手术方法。Jackson CG 等报告了他们的系列文献中 53.3% 的鼓室旁腺瘤（TJP），这与我们的观察相反。

32.1.5　术前检查

所有患者都必须接受完整的术前耳神经学评估，然后进行听力检查。面神经功能是根据 House-Brackmann（HB）分级系统进行分级的。为了精确评估面神经功能的术前和术后情况，要在 4 个位置拍摄面部的彩色照片：面部肌肉静止状态、紧闭眼睛的笑脸、扬起的眉毛和噘起的嘴唇。在我们中心，修改后的 Sanna 听力评分分类被用于记录和分析听力数据，其中听力研究包括 4 种频率（500Hz、

表 32.3 各种病例情况和已进行的手术方法的特点 [a]

病例情况		编号（%）	手术方法
肿瘤（n=25）			
前庭分裂瘤	散发性	5（7.7%）	TLA（3），TLA（5），TOA（2）
	NF Ⅱ	5（7.7%）	
面神经肿瘤	施万瘤	4（6.2%）	TO（1），TO-TPA（1），TC（1），STP（1）
	NF	1（1.5%）	TM-ILA
	由多形性腺瘤累及	1（1.5%）	STP-TPA
耳咽旁神经节瘤		3（4.6%）	ITF-A（1），ITF-A（1），ITF-A+SN 移植（1）
耳蜗神经脂肪瘤		1（1.5%）	TLA
脊索瘤		1（1.5%）	ITF-D+OZ+TC
成骨细胞瘤		1（1.5%）	STP
脑膜瘤		1（1.5%）	TO-TC
淋巴囊内肿瘤		1（1.5%）	TLA
青少年鼻咽血管瘤（Ⅲ B）		1（1.5%）	IFT-D+OZ+SFC
非肿瘤性病变（n=31）			
石骨胆脂瘤	IL	14（21.5%）	STP（17），TLA（1），TOA（8）
	SL	5（7.7%）	
	巨型	7（10.8%）	
中耳和乳突胆脂瘤		1（1.5%）	STP+CI
胆固醇肉芽肿		3（4.6%）	TM-ILA（3）
嗜酸性肉芽肿		1（1.5%）	TOA
炎症和感染性病变（n=4）			
颞骨结核		1（1.5%）	TOA
炎症性假瘤		1（1.5%）	TOA
脑膜疝		1（1.5%）	STP
肉芽组织		1（1.5%）	TM-ILA
听力相关病变（n=5）			
脑膜炎后耳聋		1（1.5%）	TLA+ABI
双侧耳蜗发育不良		1（1.5%）	TLA+ABI
先天性耳聋伴 COM		1（1.5%）	STP+CIMondini 畸形
复发性脑膜炎		1（1.5%）	TOA
外伤性小枕骨骨折		1（1.5%）	TOA
总计		65	
疾病总切除率 [b]		55（91.7%）	
3 年末无病生存率		63（96.9%）	
手术时间（h）（平均范围）		4.2（1.5~12）	
术后时间（天）（平均范围）		5.5（4~14）	

缩写：STP, 颞骨次全切除术；TLA, 平移耳道法；TOA, 经耳道入路法；TPA, 经腮腺入路法；TM, 经乳突入路法；TC, 经颈部入路法；ILA, 经迷路入路法；OZ, 眶颧；SFC, 额叶下开颅术；SN, 硬神经；NF, 神经纤维瘤；ABI, 听觉脑干植入物；COM, 慢性中耳炎；CI, 人工耳蜗植入物；ITF-A, 颞下窝 A 型方法；ITF-D, 颞下窝 D 型方法

a：根据修改后的 Sanna 分类法

b：不包括与听力有关的病症

1000Hz、2000Hz 和 4000Hz）的纯音平均值（PTA），用于骨导（BC）、气导（AC）和语音辨别分数（SDS）。

颞骨的高分辨率计算机断层扫描（CT）和磁共振成像（MRI）是诊断的一部分，是必需的。血管造影或血管成像在肿瘤与重要血管密切相关的情况下是有意义的。

在我们中心，PBC 根据 Sanna 分类法进行分类。

32.1.6　手术注意事项

患者的寿命很长，使得保守的方法，如等待和扫描以及放疗在治疗大多数颅底良性病变时不适用。颅顶胆固醇肉芽肿可能是一个例外，因为它可以通过等待和影像学进行跟踪。由于担心恶性转化和干扰颅骨生长中心，因此不建议进行放疗，因为在漫长的生命过程中可能会出现这种情况。尽管由于我们所遇到的病变性质较早，本系列手术中没有使用听力保护手术，但在可行的情况下必须考虑。掌握 LSB 手术可以完全清除病灶，并获得最佳的功能效果。在我们的系列中，LSB 手术使 91.7% 的病例能够完全切除肿瘤。

32.1.7　手术方法

可以采用多种手术方法来切除颅底的肿瘤。虽然在年幼时最好采用较小创伤的方法以减少手术后遗症，但这并不总是可行的，因为更重要的是实现病灶的完全清除，以避免在很长的随访期内进行复发手术。在此，我们将介绍几个常规用于侧颅底手术的重要方法的手术步骤。

颞骨次全切除术

颞骨次全切除术（STP）可以被认为是中耳和侧颅底手术的交界，因为它可以比常规中耳手术更广泛地钻出颞骨。事实证明，在以前被认为是禁忌的情况下，STP 也能使听力 CI 和主动中耳植入成为可能。STP 与其他颅底手术的本质区别在于，与其他侧向颅底手术相比，STP 的方法本身更为保守。在 STP 手术中，虽然乳突和中耳的大部分气室道完全被外部化，但颅中窝、颅后窝和乙状窦上的皮质骨板、耳囊和半规管被保留下来。只有在疾病需要时才会钻出。另外，其他明确的颅底外侧手术，如经蝶窦入路和经口入路，总是涉及钻出颅中窝和颅后窝的皮质骨板和破坏迷路，作为清除位于颞骨深部疾病的方法之一。

图 32.1 逐步说明了 STP 的步骤。平移耳道法（TLA）是一种侧向方法，用于切除 CPA 的各种肿瘤，最常见的是 VS。为了克服 TLA 的这一局限性，该方法的支持者通过在颅中窝和颅后窝增加骨质切除和增加经心尖的延伸（在 IAC 周围不同程度地钻出骨质）来扩大手术范围，从而获得更广阔的手术视野，更好地控制肿瘤和周围结构。这有利于切除具有前部和中部延伸的非常大的肿瘤（图 32.3~图 32.19）。

咽鼓管用骨膜包裹，用脂肪封闭空腔。皮肤被分层封闭（图 32.2）。腔内的脂肪被抹去，皮肤被分层封闭。

这种方法是经耳道入路法的前部延伸，牺牲了耳蜗，保留了内耳道内的面神经。与 TLA 相比，这种方法可以提供更好的前部延伸（图 32.20）。

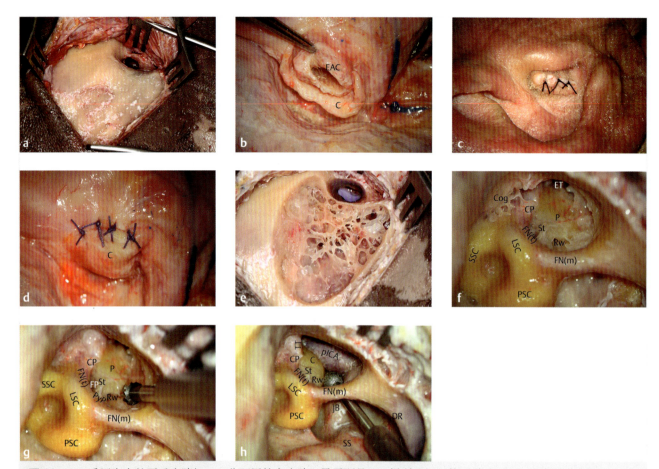

图 32.1　a. 采用宽大的耳后皮肤切口，分两层抬高皮肤以暴露颞骨。b. 锐利地切开外耳道（EAC），将皮肤与软骨（C）层分开。c. 将皮肤层转到外面，仔细缝合。d. 前面的软骨（C）被缝合到皮肤的后方，以达到第二层外耳道的封闭。e. 开始进行乳突皮层切除术。f. 进行管壁下乳突切除术。面神经（m），面神经乳突段；面神经（t），面神经鼓室段；LSC，侧半规管；PSC，后半规管；SSC，上半规管；Rw，圆窗；St，镫骨；CP，耳蜗状突；Cog，齿突；P，岬角。g. 如有必要，可将下颌骨钻出。面神经（m），面神经乳突段；面神经（t），面神经鼓室段；LSC，侧半规管；PSC，后半规管；SSC，上半规管；Rw，圆窗；St，镫骨；FP，镫骨脚板；CP，耳蜗状突；P，岬角。h. 钻出面孔后的细胞，注意保留颈球上方的骨质（JB）。面神经（m），面神经乳突段；面神经（t），面神经鼓室段；LSC，侧半规管；PSC，后半规管；Rw，圆窗；St，镫骨；CP，耳蜗状突；TT，鼓室张肌；C，耳蜗；DR，地宫脊；pICA，颈内动脉瓣；SS，乙状窦

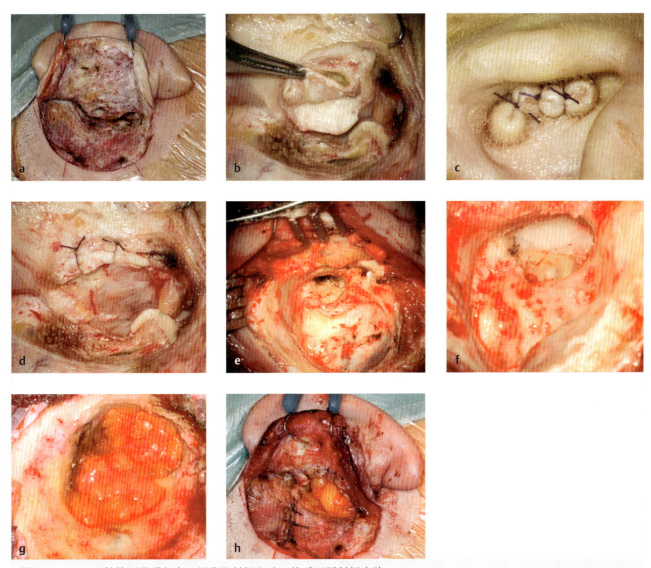

图 32.2　a~h. 咽鼓管用骨膜包裹，用脂肪封闭空腔，然后逐层封闭皮肤

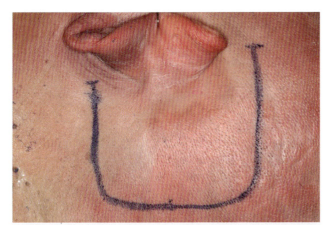

图 32.3　采用耳后切口，从乳突尖端开始，在耳郭螺旋线的上缘结束，在耳郭后方有 3 根手指宽的宽度，在其上方有 2 根手指宽的宽度

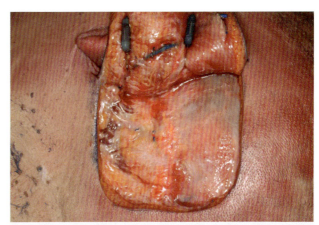

图 32.4　在皮下组织和颞顶层之间取一皮瓣

315

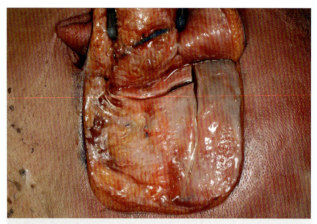

图 32.5 在骨上做一个 T 形切口, 以及制作一个 T 形皮瓣

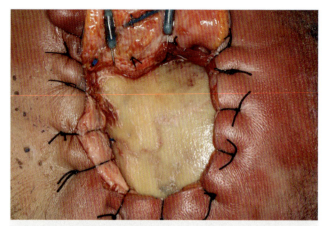

图 32.6 将颞骨彻底暴露

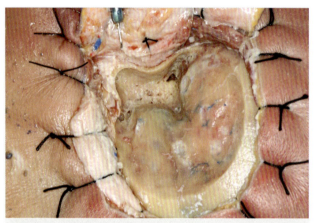

图 32.7 进行完整的管壁乳突切除术, 广泛暴露颅中窝、乙状结肠和颅后窝硬膜

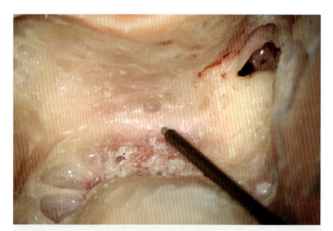

图 32.8 识别面神经

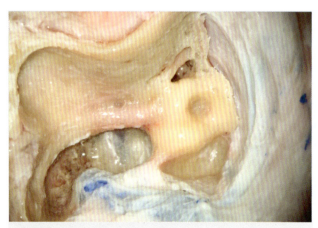

图 32.9 颅中窝硬脑膜、乙状窦和颅后窝硬脑膜 (包括乙状窦前和后硬膜) 被完全减压

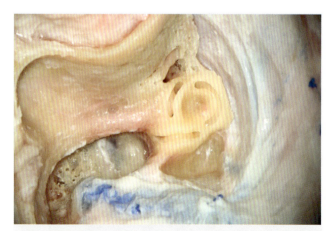

图 32.10 开始进行迷路切除术

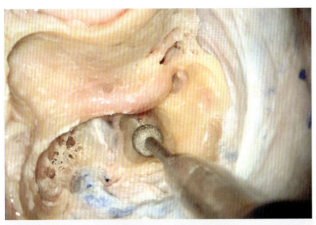

图 32.11 颈部球部被识别，内耳道被镂空

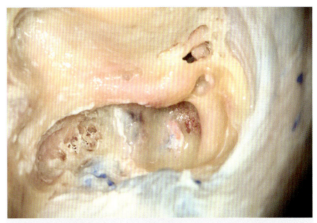

图 32.12 识别并打开耳蜗导水管，使脑脊液（CSF）流出，从而降低颅后窝的压力

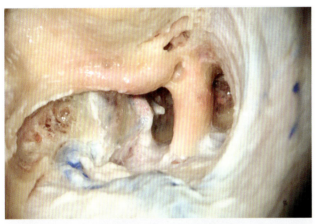

图 32.13 通过在耳道和颈部球体之间以及耳道和颅中窝硬膜之间钻孔，进行经心尖扩展（围绕内耳道）

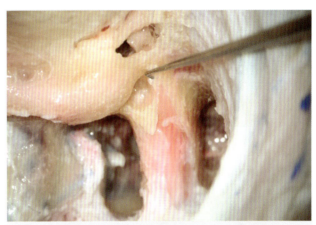

图 32.14 在暴露了内耳道的硬膜后，在其管内发现了上咽喉神经，并与上前庭神经一起被取下来

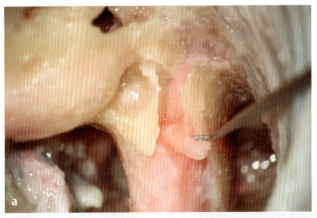
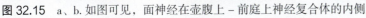
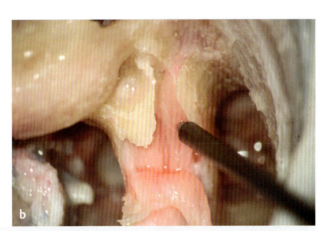

图 32.15 a、b. 如图可见，面神经在壶腹上 – 前庭上神经复合体的内侧

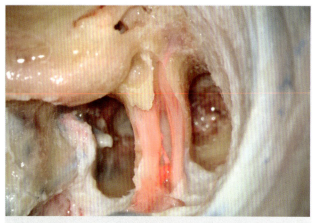

图 32.16　前庭上、下神经被取下，露出面神经和耳蜗神经

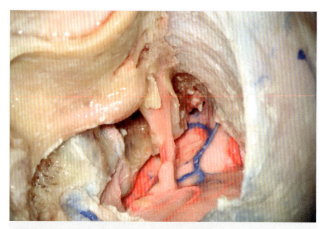

图 32.17　打开硬脑膜，暴露小脑角

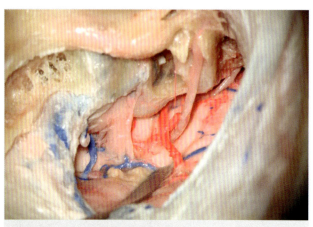

图 32.18　可以看到面神经、下颌神经和外展神经

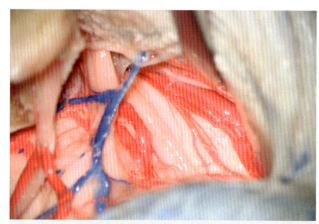

图 32.19　上方可见三叉神经

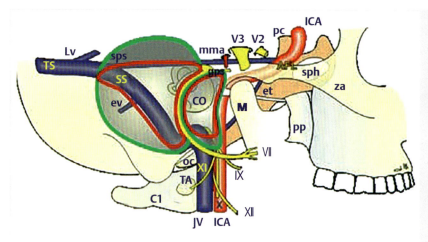

图 32.20　经颅方法。CO，耳蜗；C1，寰枢椎；ev，导静脉；ICA，颈内动脉；JV，颈静脉；Lv，Labbé 静脉；M，下颌骨；oc，枕骨髁；pc，翼状突；PP，翼状板；sph，蝶窦；sps，上腭窦；TA，寰枢椎横突；TS，横窦；Ⅶ，面神经；Ⅸ，舌咽神经；Ⅺ，脊柱附属神经；Ⅻ，舌下神经；V2，三叉神经的上颌支；V3，三叉神经的下颌支；za，颧弓；TOA，经耳道入路法

经耳道入路法　　■经耳道入路法（Fisch）

图 32.21~ 图 32.28 逐步说明了跨越耳部方法的
步骤。

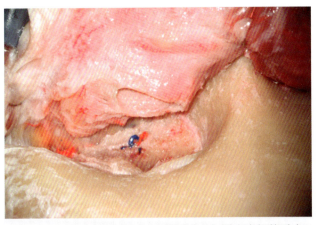

图 32.21 将皮瓣抬高，切开外耳道，如同在半规管手术
中一样

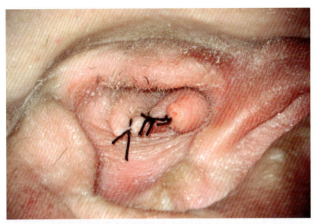

图 32.22 外耳道分两层进行缝合

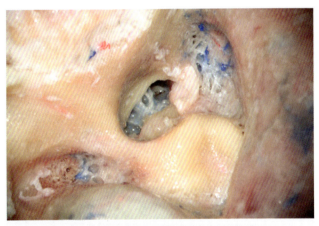

图 32.23 进行管壁下乳突切除术，中耳被根除

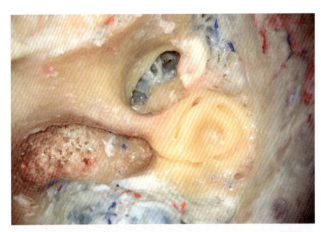

图 32.24 已行迷路切除

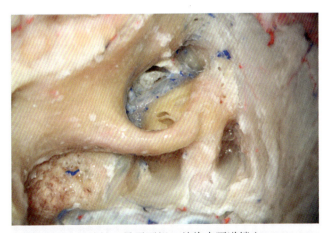

图 32.25 继续钻，暴露耳蜗，并将内耳道镂空

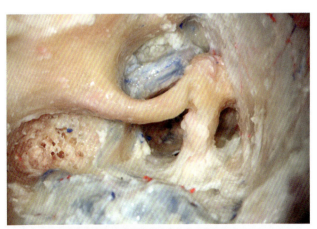

图 32.26 将颈内动脉镂空。进行经根尖的扩展，继续钻
探，直到到达岩尖，保留喇叭管内的面神经

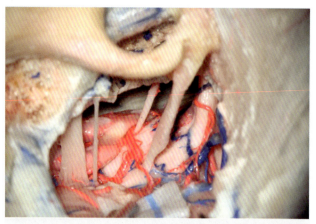

图 32.27 打开硬脑膜，暴露小脑角。在桥小脑角可识别面神经、三叉神经、外展神经和下颅神经

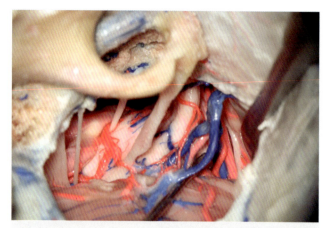

图 32.28 抬高小脑幕，可见滑车神经和岩上静脉

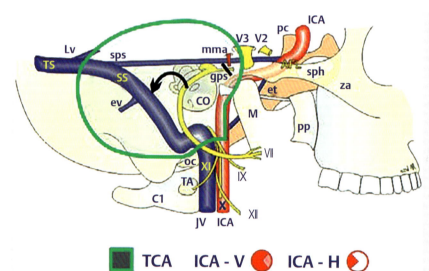

图 32.29 经耳蜗方法。CO，耳蜗；C1，寰枢椎；ev，导静脉；ICA，颈内动脉；JV，颈静脉；Lv，Labbé 静脉；M，下颌骨；oc，枕骨髁；pc，翼状突；PP，翼状板；sph，蝶窦；sps，上腭窦；TA，寰枢椎横突；TS，横窦；Ⅷ，面神经；Ⅸ，舌咽神经；Ⅺ，脊柱附属神经；Ⅻ，舌下神经；V2，三叉神经的上颌支；V3，三叉神经的下颌支；za，颧弓

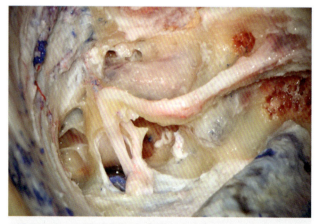

图 32.30 面神经被完全减压，直至小脑角

House 和 Hitselberger（1976）描述的原始经耳道方法包括识别内耳道，面神经的后方改道，切除耳蜗和瓣膜顶，保留中耳和外耳道。

另外，改良的经耳道方法将切除外耳道和中耳与面神经的后方改道结合起来，从而消除了该方法向前方扩展的主要障碍。这样可以更好地控制垂直和水平的颈内动脉，并有利于完全切除岩部的顶端。广泛的前部骨骼切除提供了对脑干腹侧表面的良好控制，而不会出现小脑和脑干回缩。它还可以切除侵入的硬脑膜和骨头，并对颈内动脉提供良好的控制。修改后的经耳道方法 A 型代表基本方法。B、C 和 D 型基本上分别是前部、上部和下部的延伸（图 32.29）。

图 32.30~ 图 32.35 逐步说明了经耳蜗 A 型的步骤。第一个步骤类似于跨越耳式方法。

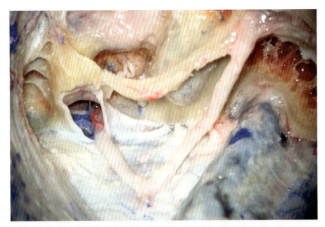

图 32.31　面神经向后方改道，面神经管被完全钻出

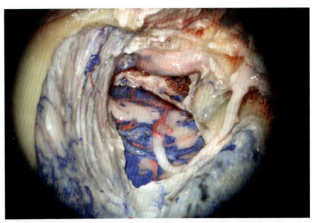

图 32.32　在钻出所有剩余的骨质直至齿状突后，硬膜被打开，小脑角被广泛暴露出来

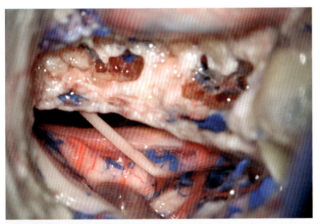

图 32.33　在大脑前部的蓄水池中可以看到外展神经。基底动脉位于神经内侧

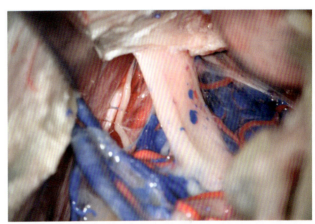

图 32.34　可以看到三叉神经。通过反射幕，可以在其内侧识别出滑车神经

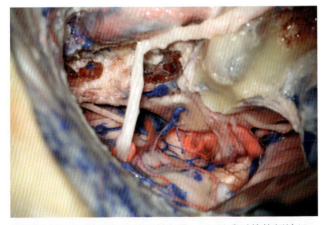

图 32.35　面神经位于其原始部位，也可看到其他颅神经

A 型颞窝入路

自 Fisch 和 Pillsbury 在 1979 年描述以来，A 型颞窝入路一直是 TJP 手术的主要方式。该方法主要用于治疗涉及这些区域的广泛硬膜外病变。

该方法的关键点是面神经的前移，以提供对目标区域的最佳控制（图 32.1b）。妨碍侧向进入这些区域的其他结构见图 32.1c。除了面神经外，它们还包括鼓骨、二腹肌和茎突。这些结构被切除，以允许无障碍的侧向通道。典型的 A 型颞下窝入路的发病率包括：传导性听力损失，由于神经的永久性前向改道而造成的暂时或永久性面神经功能障碍，以及暂时的咀嚼困难（图 32.36）。

图 32.37～图 32.57。

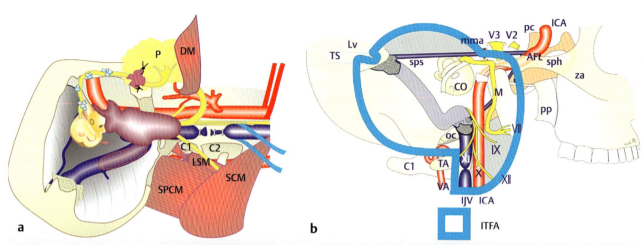

图 32.36 颞下窝入路（ITFA）A 型的图示。a. ITFA 的手术视野图。b. ITFA 的手术极限图。ICA，颈内动脉；sph，蝶窦；za，颧弓；pc，舌骨突；V2，三叉神经的上颌支；V3，三叉神经的下颌支；pp，翼板；M，下颌骨；CO，耳蜗；sps，上颌窦；Lv，Labbé 静脉；TS，横窦；oc，枕骨髁；TA，寰枢椎横突；C1，寰枢椎；C2，轴；VA，椎动脉；Ⅶ，面神经；Ⅸ，舌咽神经；Ⅺ，脊柱附属神经；Ⅻ，舌下神经；IJV，颈内静脉；DM，二腹肌后腹；SCM，胸锁乳突肌；SPCM，头夹肌；LSM，肩胛提肌；P，腮腺

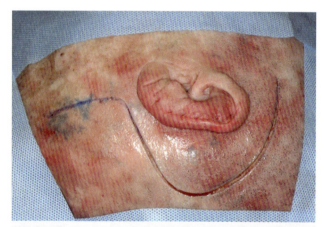

图 32.37 耳后切口为颅骨 – 颞骨切口

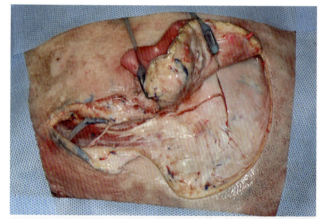

图 32.38 在皮下平面将皮瓣翻起

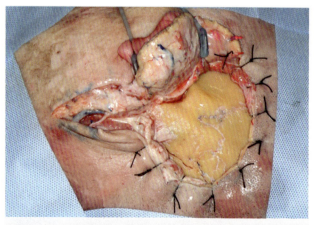

图 32.39 暴露颞骨和颈部

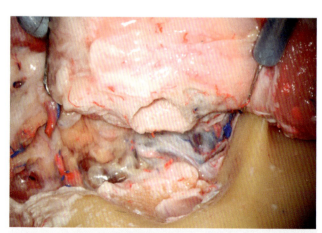

图 32.40 切开外耳道

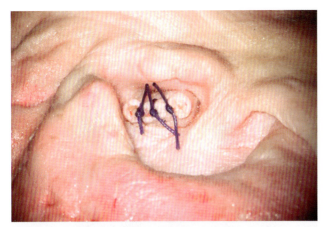

图 32.41 将外耳道分两层封闭

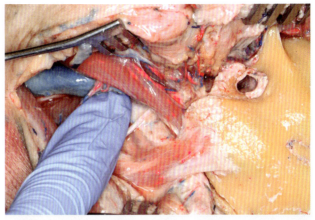

图 32.42 确定 C1 的横突,在横突的正前方解剖出颈内静脉

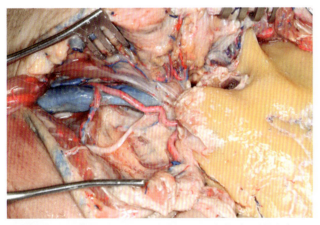

图 32.43 切除并转位二腹肌,暴露颈内静脉、枕动脉和脊柱附属神经

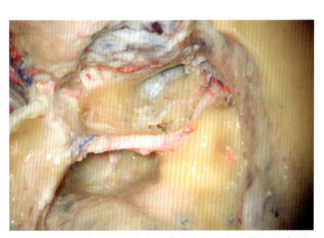

图 32.44 进行管壁下乳突切除术,沿乳突和鼓室段将面神经镂空

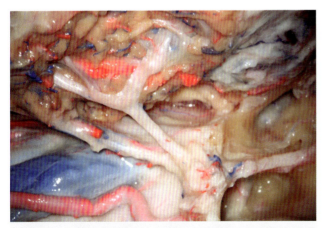

图 32.45 识别面神经,并在腮腺后部和腮腺段进行解剖,直至分叉处

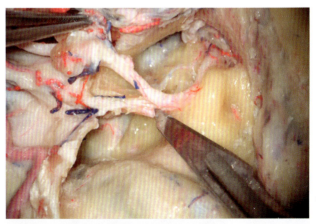

图 32.46 然后解剖面神经,并将其移至前方

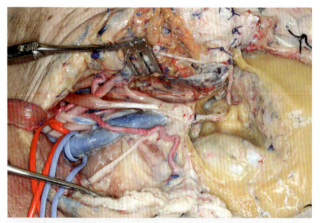

图 32.47　将面神经向前移位，暴露出一个完整的、无障碍的颈部球部区域

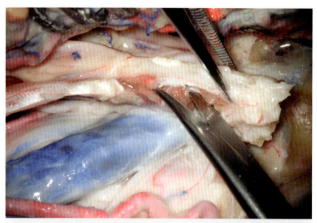

图 32.48　将肩胛骨与附着在其上的肌肉一起切除，以暴露颈动脉管

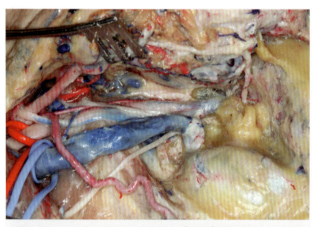

图 32.49　茎突切除后暴露了咽旁段的颈动脉管，直到岩段

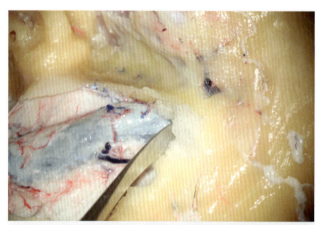

图 32.50　用骨粉填充乙状窦的近端（在骨头和乙状窦之间）

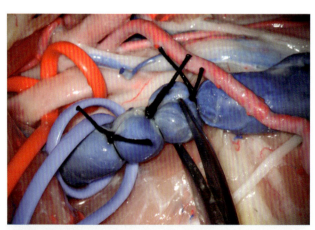

图 32.51　结扎颈内静脉，关闭颈乙状窦复合体的远端部分

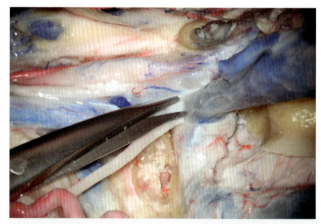

图 32.52　乙状窦被解剖出来，一直到颈静脉孔

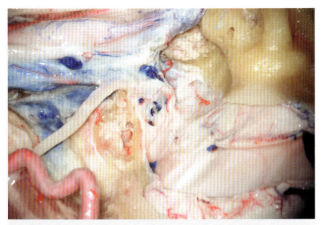

图 32.53　整个颈 – 乙状窦被切除，保留了颈静脉球的内侧壁，这样可以保护下颅神经

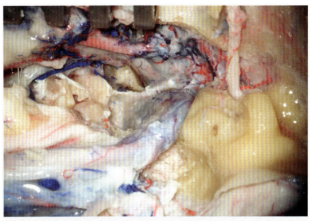

图 32.54　通过钻出颈动脉管的骨壁，直到颈内动脉瓣的水平部分来暴露颈动脉

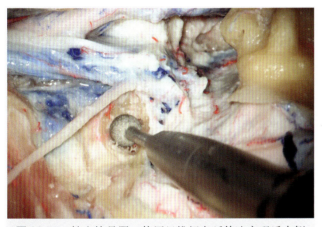

图 32.55　钻出枕骨髁，使用经椎间盘延伸法实现后内侧暴露

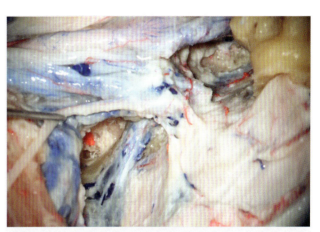

图 32.56　可以看到舌下神经穿过枕骨髁

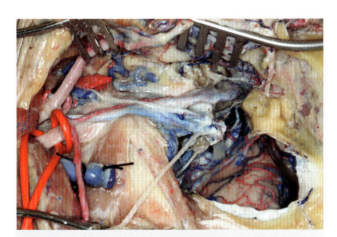

图 32.57　如果有硬膜内延伸至颅后窝，则要转化为远侧方法打开硬膜

32.1.8　功能保留

过去几十年，随着小儿侧颅底手术的发展，听力保存和面神经的结果有了很大的改善。对文献的回顾表明，虽然许多系列研究没有对听力结果进行充分的分析，但在那些分析中，听力保留率因病理和手术方法的不同而不同。

在前庭分裂瘤的听力保留手术中，手术后的实际残余听力率为 20%~71.4%。在我们的系列中，我们没有对前庭分裂瘤进行任何听力保留手术，因为肿瘤不适合进行这种手术。然而，在所有其他手术中，有 41.5% 的病例保留了听力。虽然术后平均气道和气骨导间距（ABG）恶化了，但平均骨导和言语识别率却有改善。

在大多数文献系列中，面神经功能在术前和术后都得到了很好的保留。术后，文献回顾显示面神经 HB I 级和 II 级 79.4%~100%。

当排除面神经肿瘤后，我们的面神经保存率提高到 79.6%。

在文献中，术后下颅神经缺损率为 4.3%~40%。然而，最高的缺损与 TJP 有关，考虑到它们与神经的距离很近，这是很值得期待的。相反，在我们的系列中，我们没有任何病例出现术后下颅神经功能障碍。这可能是由于 Jackson 等的系列研究主要是处理副神经节瘤，而我们的研究则有不同的病理特征。

32.1.9　术后并发症

小儿侧颅底手术的主要术后并发症包括死亡率、脑血管意外、脑膜炎和脑脊液耳漏，在文献中占 6.9%~43%。轻微并发症包括伤口破裂、感染和腹部血肿，其范围在 0.8%~13.3% 之间。在我们的系列中，在最后一次随访中，65 例患者中有 62 例存活，在 55 例疾病大体清除的病例中，只有 1 例复发。唯一的复发病例是 1 例上耳道岩骨胆脂瘤，5 年后复发，随后接受颞骨次全切除术。Teo 等在他们的以肿瘤为主要病因的系列报道中，2 年无瘤生存率为 81%。在我们的系列中，可以计算出 27 例的 3 年无病生存率为 97.6%。

小儿侧颅底手术是一种高风险的手术。然而，由于语音外科、面神经再植手术和听力植入学等亚专业的发展，这类手术术后的生活质量已得到改善。另外，根据文献记载，颅骨手术似乎不会给儿童带来任何长期的形态学后遗症。

32.2　结论

在儿童群体中进行小儿侧颅底手术是一项手术挑战。然而，有经验的中心经常进行这种手术，在疾病清除和功能结果方面取得了良好的效果。放射学的进步有助于早期诊断，但颅底病变的无声性和儿童不能表达自己的特点，必须使治疗者对这种罕见的病变保持高度怀疑。

32.3　要点

a. 适应证：

– 侧面颅底的肿瘤。

b. 禁忌证：

– 妨碍全身麻醉的并发症。

c. 并发症：

– 面部麻痹。

– 听力损失。

– 下颅神经麻痹。

– 脑脊液漏。

d. 术前特殊注意事项：

– 颅神经的状态。

– 听力状况。

– 颈内动脉的受累情况。

e. 术中特殊注意事项：

– 取决于手术方式。

f. 术后特殊注意事项：

– 术后 24h ICU 监测。

– 在最初的 8~10 天，头部要加压包扎。

参考文献

[1] Grinblat G, Prasad SC, Fulcheri A, Laus M, Russo A, Sanna M. Lateral skull base surgery in a pediatric population: a 25-year experience in a referral skull base center. Int J Pediatr Otorhinolaryngol 2017;94:70–75.

[2] Jackson CG, Pappas DG Jr, Manolidis S, et al. Pediatric neurotologic skull base surgery. Laryngoscope 1996;106(10):1205–1209.

[3] Teo C, Dornhoffer J, Hanna E, Bower C. Application of skull base techniques to pediatric neurosurgery. Childs Nerv Syst 1999;15(2–3):103–109.

[4] Pothula VB, Lesser T, Mallucci C, May P, Foy P. Vestibular schwannomas in children. Otol Neurotol 2001;22(6):903–907.

[5] Brockmeyer D, Gruber DP, Haller J, Shelton C, Walker ML. Pediatric skull base surgery. 2. Experience and outcomes in 55 patients. Pediatr Neurosurg 2003;38(1):9–15.

[6] Cunningham CD III, Friedman RA, Brackmann DE, Hitselberger WE, Lin HW. Neurotologic skull base surgery in pediatric patients. Otol Neurotol 2005;26(2):231–236.

[7] Mazzoni A, Dubey SP, Poletti AM, Colombo G. Sporadic acoustic neuroma in pediatric patients. Int J Pediatr Otorhinolaryngol 2007;71(10):1569–1572.

[8] Slattery WH III, Fisher LM, Hitselberger W, Friedman RA, Brackmann DE. Hearing preservation surgery for neurofibromatosis Type 2-related vestibular schwannoma in pediatric patients. J Neurosurg 2007;106(4, Suppl):255–260.

[9] Walcott BP, Sivarajan G, Bashinskaya B, Anderson DE, Leonetti JP, Origitano TC. Sporadic unilateral vestibular schwannoma in the pediatric population. Clinical article. J Neurosurg Pediatr 2009;4(2):125–129.

[10] Sgouros S, Natarajan K, Hockley AD, Goldin JH, Wake M. Skull base growth in childhood. Pediatr Neurosurg 1999;31(5):259–268.

[11] Gruber DP, Brockmeyer D. Pediatric skull base surgery. 1. Embryology and developmental anatomy. Pediatr Neurosurg 2003;38(1):2–8.

[12] Hanbali F, Tabrizi P, Lang FF, DeMonte F. Tumors of the skull base in children and adolescents. J Neurosurg 2004;100(2, Suppl Pediatrics):169–178.

[13] Tsai EC, Santoreneos S, Rutka JT. Tumors of the skull base in children: review of tumor types and management strategies. Neurosurg Focus 2002;12(5):e1.

[14] Sanna M, Khrais T, Mancini F, Russo A, Taibah A. Facial nerve management in middle ear and external auditory canal carcinoma: the facial nerve in the temporal bone and lateral skull base microsurgery. Stuttgart: Georg Thieme Verlag; 2006:270–271.

[15] Sanna M, Karmarkar S, Landolfi M. Hearing preservation in vestibular schwannoma surgery: fact or fantasy? J Laryngol Otol 1995;109(5):374–380.

[16] Kanzaki J, Tos M, Sanna M, Moffat DA, Monsell EM, Berliner KI. New and modified reporting systems from the consensus meeting on systems for reporting results in vestibular schwannoma. Otol Neurotol 2003;24(4):642–648, discussion 648–649.

[17] Pandya Y, Piccirillo E, Mancini F, Sanna M. Management of complex cases of petrous bone cholesteatoma. Ann Otol Rhinol Laryngol 2010;119(8):514–525.

[18] Sanna M, Pandya Y, Mancini F, Sequino G, Piccirillo E. Petrous bone cholesteatoma: classification, management and review of the literature. Audiol Neurotol 2011;16(2):124–136.

[19] Hardy DG, Macfarlane R, Baguley D, Moffat DA. Surgery for acoustic neuroma: an analysis of 100 translabyrinthine operations. J Neurosurg 1989;71(6):799–804.

[20] Ben Ammar M, Piccirillo E, Topsakal V, Taibah A, Sanna M. Surgical results and technical refinements in translabyrinthine excision of vestibular schwannomas: the Gruppo Otologico experience. Neurosurgery 2012;70(6):1481–1491, discussion 1491.

[21] Angeli RD, Piccirillo E, Di Trapani G, Sequino G, Taibah A, Sanna M. Enlarged translabyrinthine approach with transapical extension in the management of giant vestibular schwannomas: personal experience and review of literature. Otol Neurotol 2011;32:125–131.

[22] Sanna M, Russo A, Taibah A, Falcioni M, Agarwal M. Enlarged translabyrinthine approach for the management of large and giant acoustic neuromas: a report of 175 consecutive cases. Ann Otol Rhinol Laryngol 2004;113(4):319–328.

[23] Falcioni M, Russo A, Mancini F, et al. Enlarged translabyrinthine approach in large acoustic neurinomas. Acta Otorhinolaryngol Ital 2001;21:226–236.

[24] Naguib MB, Saleh E, Cokkeser Y, et al. The enlarged translabyrinthine approach for removal of large vestibular schwannomas. J Laryngol Otol 1994;108(7):545–550.

[25] Fisch U, Pillsbury HC. Infratemporal fossa approach to lesions in the temporal bone and base of the skull. Arch Otolaryngol 1979;105(2):99–107.

第 33 章　颅底脑膜脑膨出

Paolo Castelnuovo, Stefania Gallo, Jacopo Zocchi, Jessica Ruggiero, Davide Locatelli

摘要

先天性脑膜脑膨出是一种罕见的神经管缺陷，是由于颅骨发育不全导致颅内容物疝出所致。特别是鼻部脑膜脑膨出是发生在前颅底（包括额筛窦），包括囟门型和基底型。虽然其发病病因不清，但其发病机制理论主要围绕以下问题。在胚胎发育第 4 周，神经外胚层未能从表面外胚叶分离，导致大脑和脑膜疝出薄弱区域。大多数鼻部脑膜脑膨出是孤立存在的，只有一小部分与其他颅面畸形相关。其潜在并发症可能危及生命，包括脑膜炎和中枢神经系统感染，故需要早期诊断。手术切除是主要的治疗方法，大多数患者预后良好。内镜下经鼻入路是一种安全有效的手术方式，不会对颅面生长发育造成较大的影响。

关键词

先天性脑膜脑膨出，神经增生，额筛窦型脑膜脑膨出，基底型脑膜脑膨出，脑膜脑膨出，颅裂，颅面畸形，头部疾病，小儿经鼻内镜手术，儿童颅底重建

33.1　定义和历史记载

脑膜脑膨出（Encephaloceles，EC）的定义是，由于颅骨的缺陷，导致颅骨内容物疝出正常颅骨范围。

脑膜脑膨出约占所有颅骨闭合不全的 10%~20%，活产儿的发病率为 1/10 000~1/3000，但实际发病率可能要高得多，因为约 70% 的脑膜脑膨出导致妊娠流产。

第一个记录在案的病例是在 16 世纪描述的一名新生儿，他在严重的临床症状中出现了脑膜脑膨出，今天被称为 Robert 综合征。此后，关于这种情况可以找到许多参考文献，例如 Le Dran（1740）介绍了术语脑疝，Richter（1813）描述了鼻型脑膜脑膨出的病例，Spring（1854）写了关于这一专题的第一部专著。为了解释其发病机制，几种学说交替出现。1827 年，Saint-Hilaire 认为子宫内压力的增加可能

导致大脑和脑膜之间粘连，阻碍前颅的发育，并导致大脑通过这个裂口疝出。随后的其他学说指出，器官体积增大、心室扩张、佝偻病、脑积水和嗅球残留是脑膜脑膨出形成的假定原因。在分类方面也有许多尝试，如 Heinecke（1882）、Browder（1932）、Blumenfeld（1965）的分类，直到 Suwanwela 在 1972 年最后一次更全面的分类，这种分类至今仍在使用，很少进行重新分类。

33.2　分类和分布

脑膜脑膨出根据不同的特征分为以下几个亚型。

与发病时间有关，EC 分为先天性和获得性。先天性（原发性）EC 是胚胎发育过程中颅骨发育缺陷的结果，尤其是神经管闭合缺陷。活产婴儿患病率为 0.4/10 000~8/10 000。获得性（继发性）EC 通常是头部创伤的结果，但在儿童中较罕见，因为该年龄的儿童颅骨具有高度可塑性，创伤后脑脊液（CSF）漏发生率为 0.2%~0.3%。

根据疝出的内容物及组织学，EC 可分为脑膜膨出（脑膜和脑脊液疝出）、脑膜脑膨出（脑组织和脑膜疝出）和脑室脑膨出（部分脑室、脑组织和脑膜疝出）。这些分类的治疗方法是相同的，在临床文献中通常没有区分。

最后，根据颅骨缺损的位置和类型对 EC 进行分类。它可以发生在穹隆和颅底。普遍接受的 EC 分为①额筛型（也称为枕筛）；②基底型；③颅穹隆型；④枕型（表 33.1）。

种族和地理因素也影响其发病率。事实上，季节或社会经济地位的差异也是造成分布差异的原因。

约 80% 的 EC 发生在枕部。在东南亚、俄罗斯部分地区和中非，顶部缺陷比枕部缺陷更常见，发生率为 1/3500。相反，在北美洲、欧洲和澳大利亚的白种人中，枕部缺陷是主要类型，约占所有 EC 的85%。

本章将主要关注的先天性额筛型和基底型 EC，统称为鼻型脑膜脑膨出，其中额筛型是最常见的鼻

表 33.1 脑膜脑膨出分类

额筛部 EC	鼻额型
	鼻筛型
	鼻眶型
基底部 EC	经筛型
	经蝶窦型
	蝶筛型
	蝶颌型
	颌蝶型 / 蝶眶型
颅穹隆部 EC	额间型
	前穹隆型
	顶部型
	后穹隆型
	颞部型
枕部 EC	

缩写：EC，脑膜脑膨出

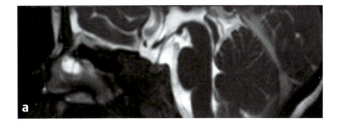

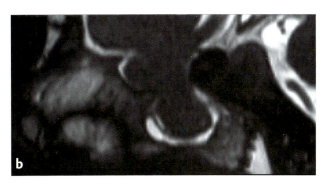

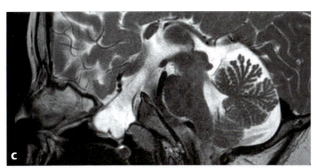

图 33.1 头颅中线 MRI 矢状面。a. 5 个月大的婴儿鼻筛型脑膨出。b. 4 个月大的婴儿的经蝶窦脑膜脑膨出，受复杂颅面畸形的影响，患儿合并唇腭裂、小眼畸形、远视、双侧视神经发育不良及严重双侧耳聋。c. 12 岁经蝶窦脑膜脑膨出的口面部指综合征的儿童

EC 类型，尤其是在鼻额部。总体而言，基底型 EC 在所有种族群体中都比较罕见（占所有报告病例的 2%~10%）。

这些分类及其亚型是根据相应颅骨缺损的具体位置来定义的。

额筛型 EC 与鸡冠处的颅骨缺损相关，位于筛板前方，由前额和鼻部软组织疝出形成，并通过额骨和筛骨缺损进入眼眶，可以是鼻额型、鼻筛型、鼻眶型。

相反，基底型 EC 向盲孔后方突出，与外部肿块不同，位于鼻腔内。基底型 EC 包括经筛骨型（通过筛骨板突出）、蝶筛型（在蝶筛骨连接处突出）、经蝶骨型（通过蝶骨体突出到蝶窦或鼻咽）、额蝶型 / 蝶眶型（通过眶上裂突出）、蝶颌型（通过蝶骨体和翼的连接处突出到翼腭窝）。

另外，由于颞骨形成过程中的任何故障而引起的先天性颞部 EC 更为罕见。其大多数出现在鼓室天盖和乳突区域，尤其是颞骨岩部和鳞部相接部位。更罕见的部位是岩骨后板和岩尖。岩尖部 EC 被描述为脑膜膨出或蛛网膜囊肿，显示与 Meckel 腔相连，并可能继发性侵及岩部和颈内动脉管。

最后，多种类型的 EC 可能共存，使临床情况更为复杂化。

33.3 病因学和胚胎学

到目前为止，EC 的病因仍不清楚，妊娠期的遗传性因素和后天获得性因素的多因素理论是最为可信的。据报告，许多环境因素与 EC 有关，包括产妇营养不良、接触各种致畸物质（如黄曲霉毒素）、高龄、怀孕间隔时间长。已有研究其他因素可能与之相关，如高热、病毒感染、维生素过多、缺氧、辐射和叶酸不足，但它们的具体作用尚未得到证实。

为了更好地理解一个复杂的尚未完全阐明的系统发育异常，有必要初步了解一些胚胎学内容。

总之，神经系统的发育是出生后最早开始、最后完成的系统之一。当脊索诱导覆盖其上的外胚层

发展为神经外胚层并发育成神经板时，神经系统（Nervous System，NS）开始发育。神经板沿其中心轴折叠，形成神经沟，神经沟的每一侧都有一条神经折叠线。两个神经折叠融合在一起形成神经管，最初在两端（头侧和尾侧神经孔）打开，两者在第4周结束前闭合（神经形成过程）。实际上，原始外胚层细胞分为3组：（1）位于内部的神经管，将形成大脑和脊髓；（2）位于外部的表皮（表面外胚层）；（3）连接神经管和表皮的区域中的神经嵴（Neural Crest，NC）（图33.2）。在神经折叠完全融合形成神经管之前，NC细胞的尖端群体迁移到胚胎，形成5对足弓，每对足弓包含外胚层、内胚层和间充质。前两对足弓的NC细胞形成颅骨和相关的结缔组织。在胚胎发育的第4周，源于近轴中胚层和胚囊的NC细胞形成脑膜囊的基底。这一过程发生在原始大脑、脑神经、眼睛和主要脑内血管开始分化之后。颅骨的进一步发育源于原始颅骨间充质内的骨化中心，包括膜状神经颅（将形成颅骨的扁平骨）、软骨神经颅或软骨颅（将形成大部分颅底）和视皮质骨（将

形成面部骨骼），每一个都以特定的骨化机制为特征。

目前提出了两个假说来解释EC的形成。

1. 神经形成障碍：先天性EC有一个共同特征，即正中颅骨缺损对应着相应神经管沿中线闭合的部位。这种水平的干扰会导致神经外胚层（大脑）和表面外胚层（皮肤的表皮层）之间的持续联系。Hoving假设神经外胚层和表面外胚层的分离通过凋亡机制集中发生在中线，而不是以拉链状的方式发生。由于不平衡的分离过程可能发生在神经管闭合的任何部位，因此可能导致各种类型的EC。

最近发现的几个基因如SHH（Sonic Hedgehog），可能参与EC发病机制。SHH是由脊索产生的一种形态发生分子，代表了细胞生长和分化的诱导信号，特别是在大脑和脊髓中。在发育过程中，SHH的腹杆梯度引导神经管建模，并通过与其受体结合，防止凋亡。

2. 神经形成后障碍：由于EC总是包含皮肤、黏膜或至少覆盖一层上皮，神经管在EC形成之前已经形成。事实上，Marin-Padilla认为中胚层功能不全

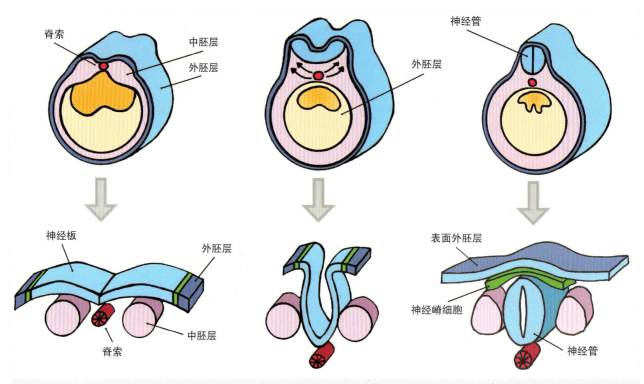

图33.2　神经形成和神经嵴迁移。脊索在原始胚层形成不久后由中胚层细胞形成。脊索发出的信号引起神经板处的外胚层向内折叠。神经板的两端融合并断开，形成一个自主神经管。神经管闭合时，神经嵴细胞从上皮细胞向间充质细胞过渡，并从神经褶皱或背神经管分层，沿确定的路径迁移。它们会分化形成大部分的外周神经系统以及软骨、骨骼、肌肉和结缔组织

可能是导致颅骨生长障碍和膜性神经关闭延迟的主要原因。随后神经干细胞快速生长的速度可能会超过颅神经的调节能力，然后神经组织可能通过间充质疝出颅外。

33.4　临床表现

鼻型 EC 的临床表现多样，从不易察觉的面中部、鼻内或咽内肿块到严重的颅面畸形，通常在出生时就很明显。然而，患者有时可能没有任何临床症状。

具体来说，大多数额筛型 EC 表现为皮肤包块或面部、鼻部、眉间或前额上的突起。因其与蛛网膜下腔相连，压迫双侧颈内静脉或使用 Valsalva 手法可使肿块增大，表现为 Furstenberg 征阳性。额筛型 EC 也可表现为鼻内靠近鼻梁的透亮、可回缩性肿块，常伴有高血压。

另外，由于基底型 EC 位于鼻腔内，临床上比较罕见，可能表现为上气道梗阻症状。其他症状包括打鼾、张口呼吸、喂养困难和脑脊液鼻漏。由于这些症状在儿童中很常见，可能会延误诊断，增加并发症的风险。脑膜炎或脑炎的发生是由于中枢神经系统与外部环境的直接相通，导致病原微生物侵入颅内所致。最常见的致病菌是肺炎链球菌，其次是金黄色葡萄球菌和脑膜炎奈瑟菌。值得注意的是，反复发作的脑膜炎，即使没有脑脊液漏出，也应高度怀疑脑脊液鼻漏的可能。

此外，经蝶窦型 EC 还可能导致内分泌功能障碍或视神经功能障碍。下丘脑 - 垂体功能障碍主要影响生长激素（Growth Hormone，GH）和抗利尿激素（Antidiuretic Hormone，ADH）水平，其次是促性腺激素、促甲状腺激素（Thyroid Stimulating Hormone，TSH）和催乳素。其可能与垂体柄和下丘脑的伸展相关，其机制类似于空蝶鞍综合征，以及其他未知的先天性疾病。

大多数鼻型 EC 是孤立性的，但也有一小部分与其他颅面畸形有关（图 33.3）。约 1/3 患者伴有中线缺陷，如唇腭裂。已有其他颅内异常的报告，主要是额筛型 EC，最常见的是脑积水和胼胝体发育不全。

EC 也可能是某些临床综合征的一部分，其中最常见的综合征在此简要阐述。

- 视神经发育不良（或称 DeMorsier 综合征）是一种罕见的先天性异质性很强的综合征，据报道发病率约 1/10 000。当视神经发育不全、垂体激素异常和脑中线缺陷（包括透明隔和 / 或胼胝体发育不全）的经典三联征的两个或多个特征存在时，就可做出诊断。
- 牵牛花综合征是一种罕见的先天性视盘畸形。其特征是视盘增大呈漏斗状，视盘周围组织纤维环色素升高，常伴有颅面异常、视神经萎缩或缺损和巨大瞳孔。
- 烟雾病是一种累及颈内动脉末端及其分支的进行性闭塞性动脉疾病，可导致儿童反复中风。这是一种罕见的疾病，估计年发病率为 0.35/100 000~0.94/100 000，通常与眼部畸形和颅骨中线缺损有关。

此外，文献报道了其他与鼻型 EC 相关的更罕见的综合征，如颅缝早闭、Dandy–Walker 综合征、Hunter 综合征、Aicardi 综合征、Goldenhar 综合征，还有心血管和肾脏畸形。

33.5　诊断

虽然只有通过进一步的检查才能确诊，但对鼻型 EC 诊断可以从详细的临床评估中得出。

鼻内镜检查，无论是使用硬性还是纤维内镜，

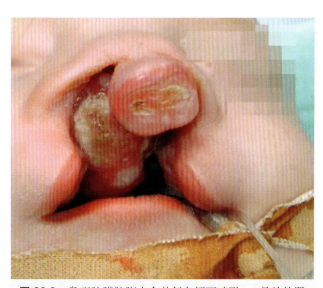

图 33.3　鼻型脑膜脑膨出合并复杂颅面畸形。4 月龄的婴儿出现了完全性唇腭裂和鼻部畸形。巨大肿块占据鼻腔，造成了鼻和颅底解剖结构的畸形，并突出口腔

都可以很好地显示鼻内肿块，EC 通常是半透明波动性肿块，偶尔伴有明显的脑脊液鼻漏。即使在没有发现鼻腔肿物的情况下，鼻分泌物中 β2- 转铁蛋白或 β- 微量蛋白的剂量是一种无创的、准确度较高的用于确认脑脊液漏的检测方法。然而，这种测试的局限性在于，必须要有持续的脑脊液漏出，并且收集鼻溢样本并不总是那么容易，尤其是在儿童患者中。

为了更好地显示软组织肿块及其内容和边界，考虑到所提供信息的互补性，所有情况下都推荐使用高分辨率计算机断层扫描（CT）或锥形束 CT 与磁共振成像（MRI）相结合。薄层 CT 扫描能显示颅面骨骼细节，并通常可以显示骨质缺损的位置。此外，它还可以为外科医生的手术操作提供指导。磁共振可以显示软组织细节，在判断脑疝和脑脊液漏方面以及排除其他共存的颅内畸形方面更准确。特别是 T2 加权序列、T2-Flair 序列和 CISS 序列有利于区别脑脊液和其他颅内结构，并对区分脑脊液和鼻腔鼻窦内的炎症信号是必不可少的；钆序列可以排除肿瘤。此外，上述两种放射学检查必须检查整个颅底（包括乳突天盖和乳突、颅中窝和颅后窝），以检测任何多发性颅底缺损（图 33.4）。

在完成放射学评估和提出诊断假设之前，活检是绝对禁忌的，因为它会引起严重的并发症，如脑脊液漏和颅内感染，这是因为肿块和颅内容物之间

相连通。术前鞘内荧光素试验不是必要检查。

组织学上，EC 包含神经胶质细胞、脑组织、非功能性神经组织、脉络丛和室管膜细胞。与胶质瘤相比，室管膜细胞囊性结构是 EC 的一个显著特征。胶质组织可以通过 GFAP、S-100 蛋白和神经元特异性烯醇化酶的免疫组化来观察。EC 也可能存在神经和鼻中隔软骨。

鉴别诊断主要包括鼻息肉、鼻胶质细胞瘤和皮样囊肿。需特别提及后两种疾病，因为其与额颞部 EC 具有相同的发病机制。如上所述，颅底和面部骨骼的发育是细胞增殖和退化相互作用的复杂结果，包括 NC 细胞通过外胚层和中胚层来源的结构迁移。由于额骨、鼻骨和筛骨以及鼻包膜融合在一起，存在潜在的空间，这些空间通常会在出生时退化完全。这些间隙包括鼻额囟（额骨和鼻骨之间的区域）、鼻前间隙（鼻骨和鼻包膜之间的区域）和盲孔（额骨和筛骨之间的区域）的持续存在可能导致颅内内容物或胶质组织疝出，形成 EC 或胶质瘤。或者，外胚层和中胚层组织可能潴留在这些间隙中，导致皮样瘤的形成。在临床上，皮样瘤是最常见的先天性中线鼻部肿块，可表现为外鼻上的非搏动性囊肿、窦或瘘管（30% 的皮样瘤可与硬脑膜连通）。胶质瘤是指沿颅底和面部骨骼融合疝出的胶质组织，但与脑脊液没有任何联系。临床表现为鼻外的非搏动性肿块，但也可表现为鼻内或鼻内外合并（高达

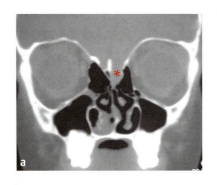
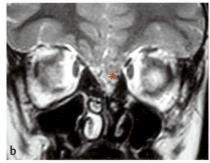
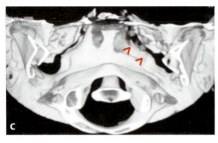
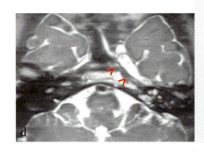

图 33.4　一名 9 岁儿童，经颅入路手术治疗左侧 EC，表现为反复发作的脑膜炎和持续的脑脊液鼻漏。放射学证据持续性 / 复发性经蝶窦疝出（红色 *）。CT（a）和 MRI（b）。3D CT 重建（c）和 MRI（d）显示左岩斜坡畸形（岩骨发育不全和岩斜坡缝分离）伴脑脊液漏（红色箭头）

15% 的胶质瘤附着于硬脑膜）。

33.6 治疗

直接手术修复是目前治疗鼻型 EC 的主要方法。正确切除和重建颅面需要多学科合作，包括神经外科、耳鼻喉科、颌面外科、放射科和麻醉科。

根据缺损的部位，治疗方案有几种，包括颅内或颅外入路。

在某些病例中，将不同手术的方案相结合才是最合适的方案。事实上，由于 EC 导致严重的颌面部畸形（如鼻额型或鼻眶型），可能需要同时矫正面部畸形，以及后期矫正其他相关的颅面畸形（如唇裂或腭裂）（图 33.5）。

在许多研究中，额筛型 EC 的手术方法需要冠状位切开头皮瓣膜，以暴露颅面骨骼。切断任何神经或疝出脑膜，然后关闭并修复硬脑膜。

基底型 EC 有 3 种不同的手术入路，经颅入路、经鼻内镜入路和经腭入路。然而，儿童经鼻内镜入路受到鼻孔大小的限制，更适合经蝶入路，随着技术的改进，经蝶入路也逐渐被淘汰。

以前基底型 EC 通过开放性技术（双冠状切口和额部开颅术）治疗，颅底缺损通常用颅周皮瓣重建。然而，这种手术方法可能会有出血、大脑回缩和眶上 / 滑车上神经血管复合体损伤的风险。此外，还可能导致生长中心的破坏，从而导致面部不对称。

另外，经鼻内镜入路在大部分鼻型 EC 病例中都是适用的。由于其微创、可靠，所以快速推广普及，许多儿童病例研究中也证明了这一点。此外，鼻内镜技术的局限性也较小。最近多项解剖学研究表明，经鼻内镜入路在儿童患者中受到的限制较成人小。

儿童的鼻孔几乎足够容纳儿科内镜和器械。然而，经鼻内镜入路也适用于特定亚型的鼻型 EC（基底型 EC、鼻筛窦型 EC）。

33.7 经鼻内镜入路的步骤

背景：手术在全身麻醉下进行，并监控动脉血压。术中鞘内注射 5% 荧光素，剂量为 0.05~0.1mL/10kg，有助于确定缺损位置，并在手术结束时验证闭合性。患者仰卧，头部轻轻向后伸展，稍微转向主刀医生侧。使用直径 3mm（或 4mm）的硬性 0° 和 45° 内镜。用带有局麻药的棉片，或者用卡钳将血管收缩药插入两个鼻孔，维持 5~10min，以收缩鼻腔黏膜。四手技术通常是可行的（图 33.6）。

方位和空间：在开始经鼻内镜进入颅底之前，识别并暴露主要标志（取决于入路、上颌窦、蝶窦），并获得良好的鼻内空间，以便舒适地进行手术操作。

说明：为了尽可能地保留解剖和功能，识别 EC 及其来源，界定和显示缺损边缘是进行颅底重建的首要关键。根据其大小和位置，可以在颅腔内烧灼并缩小 EC，或者直接切除，因为其通常包含的是发育不良的无功能脑组织。唯一例外的是经蝶窦的 EC 病例，其中疝出的大脑可能包含垂体柄、垂体（或一些残留物）和下丘脑。切除时应始终保留这些组织，尤其是在保留内分泌功能的情况下。仔细解剖、术中识别异位垂体残体，并在颅腔内进行精细的重新定位（用鼻中隔或鼻甲软骨碎片），有助于避免术后内分泌失衡。

边缘正常化：一旦暴露并划分好界限，需将缺损周围的边缘修整规则、平滑，并切除周围黏膜，以便后期进行移植或皮瓣重建。这可以通过切割工

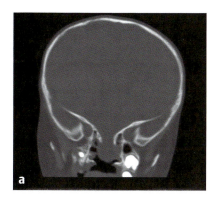
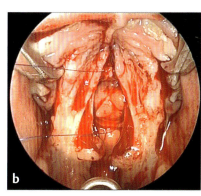

图 33.5 a、b. 一例 2 岁 DeMorsier 综合征患儿。该病例的处理联合经鼻内镜重建颅底缺损和经口矫正腭裂

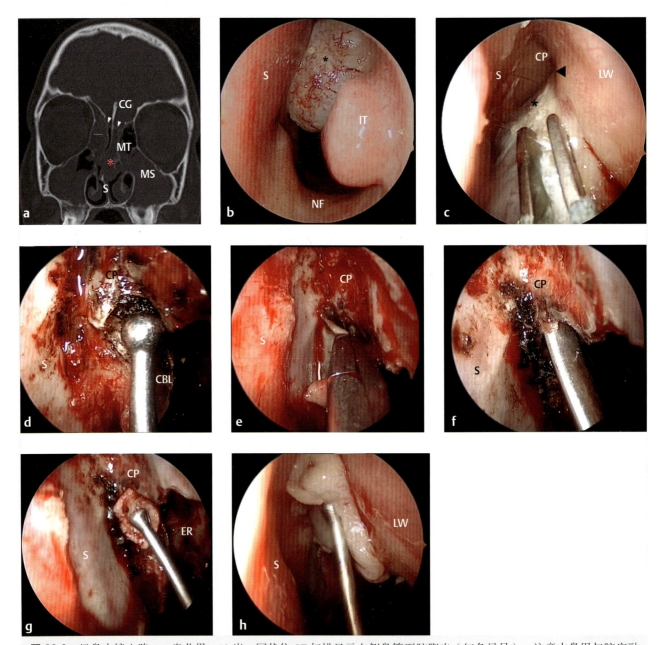

图 33.6 经鼻内镜入路。a.患儿男，12 岁，冠状位 CT 扫描显示左侧鼻筛型脑膨出（红色星号）。注意中鼻甲与脑疝融合和前颅底不对称（白色箭头）。b.脑膜脑膨出占据左侧鼻腔的内镜图（黑色星号）。c.鉴别疝的来源（黑色星号）和电凝烧灼的肿块。d.对位于中鼻甲基板水平部的骨性颅底缺损进行鉴别。e.对缺损附近区域进行黏膜剥离。f.剥离子行硬膜外剥离。g.采用 Qasket-Seal 技术放置阔筋膜（颅内层）和间隔软骨（硬膜外层）。h.放置覆盖的黏骨膜移植物并固定。CG，鸡冠；CP，筛板；ER，筛顶；MT，中鼻甲；IT，下鼻甲；S，鼻中隔；LW，鼻腔外侧壁

具来完成，例如直的和有角度的 Blakesley 穿透切割钳和 Kerrison 咬骨钳或金刚磨钻。尽可能在硬膜外进行精细剥离，以便后期重建。

重建：无论缺损的类型如何，都应遵守上述原则，重建技术有多种选择，从单层到多层成形术、移植物或局部带血管蒂皮瓣、自体或异体材料。原则上，硬脑膜重建术的理想材料应满足以下标准：

①自体，避免异体移植物的潜在风险，如挤压和感染；②没有生物危害，以避免传染病；③能够促进成纤维细胞迁移和结缔组织沉积；④良好的成本效益比。事实上，鉴于 EC 的罕见性和特殊性以及儿童患者颅底的快速生长，在科学文献中没有发现统一的治疗方案，手术方案的选择往往与个人的经验有关。

一些医生根据缺损的大小来进行修复，特别是直径小于或大于1cm。如果缺陷较小，适用于游离的筋膜移植物（覆盖和/或覆盖硬脑膜）、脂肪、肌肉、黏膜、软骨、骨或这些材料的组合，而带血管蒂皮瓣更适合于较大的颅底缺陷或中至高流量CSF渗漏。此外，局部带蒂皮瓣可以作为重建的最后一层，以获得更大的成形稳定性。

一般来说，选择手术方案的基本原理应该根据缺损的部位和大小，与周围解剖结构的关系，以及缺损所承受的不同脑脊液压力而定。

药物治疗和随访：重建结束后需用钛片和纤维蛋白胶稳定颅底；在鼻腔中放置膨胀海绵和硅胶片（在某些病例中）。严格卧床休息至少48h，然后再逐步恢复活动，尽可能避免长时间活动。腰大池引流的适应证目前尚无共识，建议主要适用于高流量脑脊液缺损修复的病例。经鼻内镜复查可以在手术后3~4周进行，可能在镇静（全身麻醉）下进行，这取决于患者的年龄和依从性，并结合磁共振检查。鼻内镜下操作的优点包括详细检查手术部位，清除结痂、血凝块、肉芽组织或粘连。计划定期（前5年每年1次）进行内镜和放射学检查，直至颅面完全发育。

33.8　经鼻内镜手术入路

了解颅底缺损的确切位置至关重要，因为不同的缺损位置可以利用不同的方法，并可以相结合。

- 对于鼻筛型和小的经筛骨的EC，直接经鼻中隔入路至嗅裂，通常可以较好地暴露手术区域，甚至保留中鼻甲。若手术需要，为了获得空间和方向，需采用跨筛骨的方法。在此区域，不建议将硬脑膜边缘从颅底缺损骨质边缘剥离，因为硬脑膜非常脆弱，硬脑膜的撕裂可能导致缺损进一步扩大。位于脊孔周围的缺损或直径＞0.5cm的筛板缺损通常以多层方式修复（详见下文），而直径＜0.5cm的筛板缺损通常用简单的覆盖移植物（黏软骨膜或黏骨膜）修复。

- 对于经筛窦和蝶筛窦型EC，手术步骤需切除中鼻甲以更好地显露筛顶（经筛窦入路）。在这种情况下，根据重建组织屏障的基本原则，最好采用多层重建。该技术通常涉及3层。第一层是由放置在颅内和硬膜内的筋膜（阔筋膜或颞筋膜）或硬脑膜替代物组成，作为成纤维细胞迁移的向导。一般来说，这一层应该比硬脑膜缺损大30%，因为要考虑到后期愈合过程中的回缩，以防止复发。第二层是颅内和硬膜外层（底层），必须将其嵌入之前剥离的硬膜外间隙，以保证成形术的稳定性。若筋膜边缘难于嵌入硬膜外间隙，可以从鼻腔或耳甲腔中取出适当形状的骨碎片或自体软骨来嵌顿。第三层是颅外鼻内层（覆盖层），通过鼻黏膜的修复机制来促进成形术的密封能力。这一层可以由游离的筋膜、鼻中隔黏膜、鼻中隔软骨膜、鼻甲黏膜构成。值得注意的是，当黏膜作为第三层时，其愈合和再上皮化比筋膜要快得多，筋膜有时在1~2个月后可能会坏死。"垫圈－密封闭合"技术是另一种多层重建，主要用于由于邻近神经血管结构而存在硬膜破坏风险较大的地方。蝶骨平面就是其中之一，因为它与视神经、视交叉和垂体上动脉非常接近。该技术允许在硬膜内固定移植物边缘，而不损害这些重要的神经血管。为了实现这一点，将移植物放置在硬脑膜缺损上，在鼻中隔或外耳软骨的成形碎片的帮助下将其中心部分推入缺损内，将鼻中隔或外耳软骨的成形碎片固定在硬脑膜边缘之外以密封闭合，同时保持筋膜的边缘在颅底之外。与其他闭合技术一样，该技术不建议将鼻或鼻窦黏膜"掩埋"在任何移植物或皮瓣下，以避免黏液囊肿的形成。

- 对于经蝶窦型EC，采用标准的双侧直接蝶窦旁入路治疗鞍区病变。该手术最初需要切除部分犁骨（并最终切除中鼻甲）。蝶腭动脉的鼻中隔分支需保留下来，以便后期取鼻中隔皮瓣。切除大部分蝶骨及蝶窦间隔。在这种情况下，为了避免硬膜外剥离过程中可能对颅神经Ⅵ造成的损伤，引起颅中窝和颅后窝的颅内压增高，可以结合鼻中隔瓣采用垫片密封闭合技术。

- 当处理蝶颌型EC时，通过经筛骨－翼骨－蝶骨入路扩大暴露范围：这是标准经蝶窦入路的横向延伸。首先，使用0°内镜切除钩突，然后开放筛窦向后延伸至翼突。然后，以标准方式进行筛骨切除术和蝶骨切除术。中鼻甲部分切除后，烧灼蝶腭动脉止血。切除翼腭窝壁，部分剥离上颌窦后壁。最后，在翼状突底部钻孔，以完全暴露蝶窦的外侧隐窝。最后的步骤是在 45° 内镜、双角度器械和角度钻的帮助下完成的。

- 当必须到达岩斜区或枕后区时（经筛骨 – 翼骨 – 蝶骨 – 岩斜入路），进行该入路的下外侧延伸。在这种情况下，通过钻取翼板和蝶骨底部，沿 Vidian 管，可以接近岩斜区，通过向下外侧移动也可以到达枕后裂。在后两种方法中，通常通过多层技术进行颅底重建。值得注意的是，对于复杂的岩骨缺损，内镜经鼻入路即使显露较好，也难以完全暴露缺损，需要联合颅外入路来实现密封重建。要考虑的主要颅外入路是枕后乙状窦入路、颅中窝经岩骨入路、颞下窝入路（A、B、C 和 D 型）和改良的经耳蜗入路。

33.9　儿童内镜经鼻手术的注意事项

有必要对小儿鼻内镜手术做一些澄清。

33.9.1　修复时机

先天性 EC 修复的确切时间还没有统一的标准。在过去，时机取决于保证面部发育足够时间（至少 3 岁）与颅内感染或脑脊液漏风险之间的平衡。现在，其基本上是由 EC 的类型及其缺损的方式决定的。如果出现危及生命的并发症，则需早期手术。除了上述情况，手术时机的延迟有利于保证婴儿能够耐受手术和失血情况，通常是在 3~4 个月。此外，鉴于内镜手术的最低发病率和文献报道的低并发症发生率，建议尽早进行修复。更罕见的情况下，当出现下丘脑和垂体疝时，手术时机可能取决于是否要达到足够的激素水平。

33.9.2　解剖特点

儿童鼻腔鼻窦较小可能会限制经鼻内达到颅底。在 6~7 岁之前，儿童鼻孔明显比成人狭窄，限制了许多需要通过梨状孔的器械。这就需要更合适的手术器械。此外，经鼻内镜入路长期以来一直受到儿童鼻窦气化不足的挑战，因为气化不全会造成较小的手术空间，在鼻内镜下经鼻窦进入颅底的过程会更加复杂。尤其是经蝶窦入路来说，与蝶窦气化程度有关。传统上认为，3 岁以下儿童的蝶窦气化不

全不建议使用经蝶窦入路；然而，Tatreau 的一项研究表明，虽然在手术过程中需要较多的钻孔，但对于儿童患者来说，蝶窦的大小并不是绝对禁忌。

33.9.3　术中图像引导

据报道，术中图像引导系统是一种安全有效的工具，有助于儿童颅底微创手术。在儿科手术中建议使用与成人相同。事实上，其特殊的适应证是由先天性病变导致解剖和手术标志的变异。

33.9.4　鼻中隔皮瓣

以蝶腭动脉的后间隔分支为蒂的鼻中隔皮瓣，可用于小儿颅底重建,成功率较高,但文献报道较少。然而，鼻中隔皮瓣的最大尺寸取决于鼻子的大小和生长水平。Shah 的一项研究分析了基于 CT 扫描测量的颅面生长趋势,研究表明,婴儿出生后的头几年,颅骨发育迅速（随后趋于稳定），而颅底会在出生后 10 年内持续增长。相比之下，面中部早期并没有显示出显著的生长，但在生命后期会加速增长。因此，一些作者假设鼻中隔皮瓣的长度可能不足以覆盖儿童时期一些较大的颅底缺损，从而定义了这种技术的年龄限制：6~7 岁为经蝶鞍平面的缺损，9~10 岁为跨筛板的缺损，在任何年龄儿童中，皮瓣似乎都不足以修复斜坡缺损。然而，有几个案例描述了成功地将皮瓣用于 4 岁患者经蝶鞍平面的缺损。值得注意的是，鼻中隔皮瓣可能会引起一些局部并发症，如鼻中隔穿孔或持续结痂；因此，鼻中隔皮瓣应用于更复杂的病例，而对于较简单的缺损，微创移植仍然是一种可靠的技术。

鼻中隔皮瓣以筛前动脉的鼻中隔分支为蒂，在 Draf Ⅲ 手术中用于鼻中隔穿孔修复和额窦后壁覆盖，可能是重建位于盲孔或额窦漏斗后壁缺损的一种有利选择（图 33.7）。

33.10　并发症和远期预后

一般来说，经鼻内镜手术并发症与患者的年龄、治疗疾病的性质（大小、类型）、手术干预的程度和重建方法的选择有关。并发症包括鼻腔鼻窦功能损害、神经血管损伤（出血、颅神经功能障碍）、脑脊液漏、中枢神经系统感染（脑膜炎、脑炎、脑

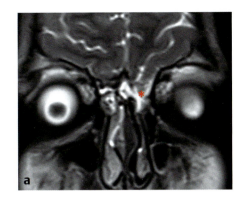

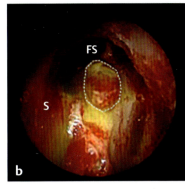

图 33.7　以筛前动脉隔支为蒂改良隔骨瓣重建前颅底 1 例（14 岁患者）。a. T2 MRI 显示位于额部漏斗左侧后壁水平的前颅底缺损（红色＊）。b. 术中见缺损（白色虚线）经荧光素增强。c. 改良鼻中隔瓣修复缺损（白色虚线）。d. 磁共振随访 4 个月，显示重建体稳定性良好（黄色＊）。FS，额窦；S，隔膜

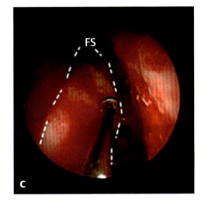

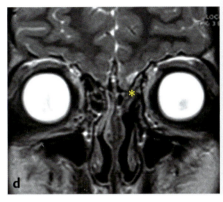

脓肿）和中枢神经系统损伤（内分泌疾病、运动或感觉功能障碍）。一篇报道对鼻内镜手术并发症进行了最彻底的讨论，该报告涵盖了 133 名患儿因各种前颅底病变进行的 171 项手术，"颅底缺损"组（21/133）的并发症发生率远低于"颅底肿瘤"。

EC 总体预后良好，死亡率较低，手术相关死亡率约为 3%。鼻型 EC 患儿比枕型 EC 患儿有更好的神经认知发育。位置并不是预测预后的一个重要因子，但是孤立鼻 EC 比其他相关缺陷预后更好。

儿童患者需要考虑的一个重要因素是颅底手术对颅面生长的潜在影响。根据颅底开放手术和鼻窦手术治疗炎性疾病的不同经验，经鼻内镜手术安全，对颅面生长的影响很小，但需要进一步的纵向研究才能明确了解其长期影响。

33.11　要点

a. 临床表现：
- 无症状的。
- 孤立的或与畸形综合征相关的。
- 额筛型 EC：皮肤肿块或突出物，Furstenberg 征阳性。

- 基底型 EC：打鼾、口呼吸、喂养困难、脑脊液鼻漏、脑膜炎或脑炎。

b. 适应证：
- 任何经 β 2- 转铁蛋白或 β - 微量检测和 / 或 CT 和 MRI 检查确诊的 EC 或 MEC 细胞。
- 早期修复。
- 单纯的基底型和鼻筛型 EC 可经鼻内镜入路。

c. 复杂或综合征的病例需要多学科治疗：
- 禁止在门诊进行活检。

d. 并发症：
- 鼻内或颅内出血。
- 中枢神经系统感染。
- 脑脊液漏。
- 内分泌疾病。
- 运动或感觉神经功能障碍。
- 鼻腔鼻窦粘连和狭窄。

e. 术前特殊注意事项：
- 气管内全身麻醉。
- 透过血脑屏障抗生素。
- 特定病例中鞘内注射 5% 荧光素。

f. 术中特殊注意事项：

– 定位：暴露鼻内标志。

–EC 和颅底缺损边缘的识别和暴露。

–EC 缩小或切除。

– 修整边缘。

– 通过单层或多层成形术进行颅底重建。

g. 术后特殊注意事项：

– 卧床休息 48h。

–2~4 周后进行第二次内镜检查。

参考文献

[1] Sever LE, Sanders M, Monsen R. An epidemiologic study of neural tube defects in Los Angeles County I. Prevalence at birth based on multiple sources of case ascertainment. Teratology 1982;25(3):315–321.

[2] Emery JL, Kalhan SC. The pathology of exencephalus. Dev Med Child Neurol Suppl 1970;22(Suppl 22):22–51.

[3] Singh AK, Upadhyaya DN. Sincipital encephaloceles. J Craniofac Surg 2009;20(Suppl 2):1851–1855.

[4] Albright AL, Pollack IF, Adelson PD. Principles and Practice of Pediatric Neurosurgery. Thieme; 2014.

[5] Winn HR, Youmans JR. Youmans Neurological Surgery. Saunders; 2004.

[6] Locatelli D, Rampa F, Acchiardi I, Bignami M, Pistochini A, Castelnuovo P. Endoscopic endonasal approaches to anterior skull base defects in pediatric patients. Childs Nerv Syst 2006;22(11):1411–1418.

[7] Warf BC, Stagno V, Mugamba J. Encephalocele in Uganda: ethnic distinctions in lesion location, endoscopic management of hydrocephalus, and survival in 110 consecutive children. J Neurosurg Pediatr 2011;7(1):88–93.

[8] Barnes L. Surgical Pathology of the Head and Neck. M. Dekker, 2001.

[9] Gump WC. Endoscopic endonasal repair of congenital defects of the anterior skull base: developmental considerations and surgical outcomes. J Neurol Surg B Skull Base 2015;76(4):291–295.

[10] Morina A, Kelmendi F, Morina Q, Dragusha S, Ahmeti F, Morina D. Treatment of anterior encephaloceles over 24 years in Kosova. Med Arh 2011;65(2):122–124.

[11] Wang IJ, Lin SL, Tsou KI, et al. Congenital midline nasal mass: cases series and review of the literature. Turk J Pediatr 2010;52(5):520–524.

[12] Suwanwela C, Suwanwela N. A morphological classification of sincipital encephalomeningoceles. J Neurosurg 1972;36(2):201–211.

[13] Tirumandas M, Sharma A, Gbenimacho I, et al. Nasal encephaloceles:a review of etiology, pathophysiology, clinical presentations, diagnosis, treatment, and complications. Childs Nerv Syst 2013;29(5):739–744.

[14] Sdano MT, Pensak ML. Temporal bone encephaloceles. Curr Opin Otolaryngol Head Neck Surg 2005;13(5):287–289.

[15] Nadaraja GS, Monfared A, Jackler RK. Spontaneous cerebrospinal fluid leak through the posterior aspect of the petrous bone. J Neurol Surg B Skull Base 2012;73(1):71–75.

[16] Jamjoom DZ, Alorainy IA. The association between petrous apex cephalocele and empty sella. Surg Radiol Anat 2015;37(10):1179–1182.

[17] Connor SE, Leung R, Natas S. Imaging of the petrous apex: a pictorial review. Br J Radiol 2008;81(965):427–435.

[18] Alexiou GA, Sfakianos G, Prodromou N. Diagnosis and management of cephaloceles. J Craniofac Surg 2010;21(5):1581–1582.

[19] Gilbert SF, Singer SR, Kozlowski RN. Developmental Biology. Sinauer Associates; 2000.

[20] Di Ieva A, Bruner E, Haider T, et al. Skull base embryology: a multidisciplinary review. Childs Nerv Syst 2014;30(6):991–1000.

[21] Rastatter JC, Snyderman CH, Gardner PA, Alden TD, Tyler-Kabara E. Endoscopic endonasal surgery for sinonasal and skull base lesions in the pediatric population. Otolaryngol Clin North Am 2015;48(1):79–99.

[22] Hoving EW. Nasal encephaloceles. Childs Nerv Syst 2000; 16(10–11):702–706.

[23] Broekman ML, Hoving EW, Kho KH, Speleman L, Han KS, Hanlo PW. Nasal encephalocele in a child with Beckwith-Wiedemann syndrome. J Neurosurg Pediatr 2008;1(6):485–487.

[24] Bear KA, Solomon BD, Roessler E, et al. Evidence for SHH as a candidate gene for encephalocele. Clin Dysmorphol 2012;21(3):148–151.

[25] McLone DG. Neurosurgeons, A.S.O.P., & Neurosurgery, A.A.O.N.S.S.O.P. Pediatric Neurosurgery: Surgery of the Developing Nervous System. Saunders; 2001.

[26] Marin-Padilla M, Marin-Padilla TM. Morphogenesis of experimentally induced Arnold-Chiari malformation. J Neurol Sci 1981;50(1):29–55.

[27] Policeni BA, Smoker WR. Imaging of the skull base: anatomy and pathology. Radiol Clin North Am 2015;53(1):1–14.

[28] Chen CS, David D, Hanieh A. Morning glory syndrome and basal encephalocele. Childs Nerv Syst 2004;20(2):87–90.

[29] Bakri SJ, Siker D, Masaryk T, Luciano MG, Traboulsi EI. Ocular malformations, moyamoya disease, and midline cranial defects: a distinct syndrome. Am J Ophthalmol 1999;127(3):356–357.

[30] Fadakar K, Dadkhahfar S, Esmaeili A, Keyhanidoust Z. A case of schizencephaly and septo-optic dysplasia presenting with anterior encephalocele. Iran J Child Neurol 2012;6(4):47–50.

[31] Periakaruppan A, Pendharkar HS, Gupta AK, Thomas B, Kesavdas C. Septo-optic dysplasia with encephalocele. J Clin Neurosci 2009;16(12):1665–1667.

[32] Lee S, Rivkin MJ, Kirton A, deVeber G, Elbers J; International Pediatric Stroke Study. Moyamoya disease in children: results from the International Pediatric Stroke Study. J Child Neurol 2017;32(11):924–929.

[33] Teng E, Heller J, Lazareff J, et al. Caution in treating transsphenoidal encephalocele with concomitant moyamoya disease. J Craniofac Surg 2006;17(5):1004–1009.

[34] Joy HM, Barker CS, Small JH, Armitage M. Trans-sphenoidal encephalocele in association with Dandy-Walker complex and cardiovascular anomalies. Neuroradiology 2001;43(1):45–48.

[35]Manara R, Priante E, Grimaldi M, et al; Italian MPS Neuroimaging Study Group. Closed meningo(encephalo)cele: a new feature in Hunter syndrome. AJNR Am J Neuroradiol 2012;33(5):873–877.

[36]Melbourne-Chambers R, Singh Minott I, Mowatt L, Johnson P, Thame M. Aicardi syndrome associated with anterior cephalocele in a female infant. Dev Med Child Neurol 2007; 49(6):464–466.

[37]Bogusiak K, Puch A, Arkuszewski P. Goldenhar syndrome: current perspectives. World J Pediatr 2017;13(5):405–415.

[38]Castelnuovo P, Bignami M, Pistochini A, Battaglia P, Locatelli D, Dallan I. Endoscopic endonasal management of encephaloceles in children: an eight-year experience. Int J Pediatr Otorhinolaryngol 2009;73(8):1132–1136.

[39]Steven RA, Rothera MP, Tang V, Bruce IA. An unusual cause of nasal airway obstruction in a neonate: trans-sellar, trans-sphenoidal cephalocele. J Laryngol Otol 2011;125(10):1075–1078.

[40]Hedlund G. Congenital frontonasal masses: developmental anatomy, malformations, and MR imaging. Pediatr Radiol 2006; 36(7):647–662, quiz 726–727.

[41]Saettele M, Alexander A, Markovich B, Morelli J, Lowe LH. Congenital midline nasofrontal masses. Pediatr Radiol 2012;42(9):1119–1125.

[42]Baradaran N, Nejat F, Baradaran N, El Khashab M. Cephalocele:report of 55 cases over 8 years. Pediatr Neurosurg 2009;45(6):461–466.

[43]Abdel-Aziz M, El-Bosraty H, Qotb M, et al. Nasal encephalocele:endoscopic excision with anesthetic consideration. Int J Pediatr Otorhinolaryngol 2010;74(8):869–873.

[44]Chivukula S, Koutourousiou M, Snyderman CH, Fernandez-Miranda JC, Gardner PA, Tyler-Kabara EC. Endoscopic endonasal skull base surgery in the pediatric population. J Neurosurg Pediatr 2013;11(3):227–241.

[45]Kassam A, Thomas AJ, Snyderman C, et al. Fully endoscopic expanded endonasal approach treating skull base lesions in pediatric patients. J Neurosurg 2007;106(2, Suppl):75–86.

[46]Banu MA, Rathman A, Patel KS, et al. Corridor-based endonasal endoscopic surgery for pediatric skull base pathology with detailed radioanatomic measurements. Neurosurgery 2014;10(Suppl 2):273–293, discussion 293.

[47]Wolf G, Greistorfer K, Stammberger H. Endoscopic detection of cerebrospinal fluid fistulas with a fluorescence technique. Report of experiences with over 925 cases Laryngorhinootologie 1997;76(10):588–594.

[48]Castelnuovo P, Pistochini A, Locatelli D. Different surgical approaches to the sellar region: focusing on the "two nostrils four hands technique". Rhinology 2006;44(1):2–7.

[49]Schick B, Wolf G, Romeike BF, Mestres P, Praetorius M, Plinkert PK. Dural cell culture. A new approach to study duraplasty. Cells Tissues Organs 2003;173(3):129–137.

[50]Chang PH, Lee LA, Huang CC, Lai CH, Lee TJ. Functional endoscopic sinus surgery in children using a limited approach. Arch Otolaryngol Head Neck Surg 2004;130(9):1033–1036.

[51]Draf W, Carrau RL, Bockmuehl U. Endonasal endoscopic surgery of skull base tumors: an interdisciplinary approach. Thieme; 2015.

[52]Castelnuovo P, Dallan I, Pistochini A, Battaglia P, Locatelli D, Bignami M. Endonasal endoscopic repair of Sternberg's canal cerebrospinal fluid leaks. Laryngoscope 2007;117(2):345–349.

[53]Castelnuovo P, Dallan I, Bignami M, Pistochini A, Battaglia P, Tschabitscher M. Endoscopic endonasal management of petroclival cerebrospinal fluid leaks: anatomical study and preliminary clinical experience. Minim Invasive Neurosurg 2008;51(6):336–339.

[54]Sanna M, De Donato G, Russo A, Taibah AK, Falcioni M, Mancini F. Lateral approaches to the clivus and surrounding areas. Otol Jpn 1999;9(2):116–134.

[55]Woodworth BA, Schlosser RJ, Faust RA, Bolger WE. Evolutions in the management of congenital intranasal skull base defects. Arch Otolaryngol Head Neck Surg 2004;130(11):1283–1288.

[56]Tatreau JR, Patel MR, Shah RN, et al. Anatomical considerations for endoscopic endonasal skull base surgery in pediatric patients. Laryngoscope 2010;120(9):1730–1737.

[57]Benoit MM, Silvera VM, Nichollas R, Jones D, McGill T, Rahbar R. Image guidance systems for minimally invasive sinus and skull base surgery in children. Int J Pediatr Otorhinolaryngol 2009;73(10):1452–1457.

[58]Shah RN, Surowitz JB, Patel MR, et al. Endoscopic pedicled nasoseptal flap reconstruction for pediatric skull base defects. Laryngoscope 2009;119(6):1067–1075.

[59]Soudry E, Psaltis AJ, Lee KH, Vaezafshar R, Nayak JV, Hwang PH. Complications associated with the pedicled nasoseptal flap for skull base reconstruction. Laryngoscope 2015;125(1):80–85.

[60]Castelnuovo P, Ferreli F, Khodaei I, Palma P. Anterior ethmoidal artery septal flap for the management of septal perforation. Arch Facial Plast Surg 2011;13(6):411–414.

[61]AlQahtani A, Bignami M, Terranova P, et al. Newly designed double-vascularized nasoseptal flap to prevent restenosis after endoscopic modified Lothrop procedure (Draf III): laboratory investigation. Eur Arch Otorhinolaryngol 2014;271(11):2951–2955.

[62]Bothwell MR, Piccirillo JF, Lusk RP, Ridenour BD. Long-term outcome of facial growth after functional endoscopic sinus surgery. Otolaryngol Head Neck Surg 2002;126(6):628–634.

第 34 章　听觉脑干植入

Baishakhi Choudhury, David R. Friedmann, J. Thomas Roland Jr

摘要

听觉脑干植入（Auditory Brainstem Implantation，ABI）最初用于神经纤维瘤病 2 型患者的听力重建，现也可用于不适宜行人工耳蜗植入的耳聋患儿。我们回顾了 ABI 术中设备和手术技术的发展历史。

我们对近期发表的 ABI 术后转归相关的文献资料进行了综述。

关键词

听觉脑干植入，听力损失，听神经功能障碍，神经纤维瘤病 2 型

34.1　引言

听力重建的方式取决于听力损失的性质和病因。患者如果缺乏有功能性的听神经将耳蜗连接到脑干中的耳蜗核，则无法通过人工耳蜗植入获得受益，因为缺乏将听觉信息传递至中枢的途径。ABI 就是为了绕过外周听觉系统而设计的。本章将回顾 ABI 技术及其在儿童群体中的潜在应用。

34.1.1　发展历史

1979 年，加利福尼亚州的 House 耳科研究所首次将 ABI 技术成功应用于长期听觉康复。患者是一名 51 岁女性，诊断神经纤维瘤病 2 型（Neurofibromatosis Type 2，NF2），唯一听力耳因肿瘤生长及继发轻度脑积水而做了前庭神经鞘瘤切除术。医生最初在脑干中耳蜗核区域为她植入了一对直径 0.5mm 的球形铂电极（两电极之间间隔 1.5mm）。ABI 术后患者唇语阅读及对环境声的感知增强，但仅持续 2 个月左右即出现下降。随后 House 团队再次为患者植入了新设计的电极系统。该系统由安装在涤纶网上的两个 1.7mm×2.0mm 铂垫组成，两者间距 3mm，这一新设计是为了减少电极迁移问题，即导致初次植入失败。1981 年进行第二次植入，术中将电极垫放置于耳蜗核表面。术后，患者再次获得了与初次植入相似的益处，并且根据最新发表的报告，患者目前在日常生活中仍在继续使用该植入

设备。基于 ABI 手术经验、安全性及潜在疗效的进一步书面证实，2000 年，美国食品和药品监督管理局（Food and Drug Administration，FDA）批准多通道 ABI 可用于 12 岁及以上的 NF2 患者。2013 年，FDA 通过了 ABI 研究器械豁免权，ABI 可用于先天性听神经阙如、耳蜗未发育或其他不适宜行人工耳蜗植入的患者。目前，全球已有超过 1000 例患者接受 ABI 手术，情况好坏参半，但 ABI 终究是为原本无法进入听觉世界的患者群体带来了希望。这对于改善生活质量来说非常重要，对环境声音的感知可提高患者的安全性，同时还可作为唇语阅读的辅助手段而增强患者的整体交流能力。ABI 的设计、植入和语音处理策略仍是需重点关注的研究方向，以促进这类植入设备发挥最大作用。

34.1.2　解剖

听觉神经传入纤维将信息从耳蜗传递到位于脑干表面附近的耳蜗核（CN）。CN 位于脑桥和延髓交界的外侧，分为耳蜗腹侧核（VCN）和耳蜗背侧核（DCN）。VCN 进一步细分为耳蜗前腹侧核（AVCN）和耳蜗后腹侧核（PVCN）。这些核团位于第 4 脑室的侧凹附近。每个亚单位都有独特的结构；但每个 CN 均沿背腹侧延伸约 8mm，中外侧约 10mm，头尾侧则小于 3mm。蜗核的各个亚单位由不同的神经元组成，每种神经元编码特定的声音信息。人类的 VCN 形态及其与脑干表面的距离是有个体差异的。低频信号经听神经投射到 VCN，而高频信号投射到 DCN。但 DCN 更为复杂，因为 DCN 还负责整合来自不同途径的听觉和多感觉输入信息，并且研究表明神经调节剂可在增强某一途径传入信息的同时抑制另一途径的传入。进一步解析耳蜗核中的兴奋性和抑制性途径，才能确定 ABI 的最佳刺激模式。

一项关于 CN 形态及功能发育的研究表明，CN 在妊娠中期开始发育并持续到足月。ABI 术中通过 Luschka 孔进入 CN。Luschka 孔在桥延沟的外侧边界处伸入桥小脑角三角区（Cerebellopontine Angle，

CPA）。舌咽和迷走神经与脑干的交界处正好位于该孔的腹侧，面神经和前庭蜗神经与脑干的交界处位于该孔的前下方，副神经和舌下神经与脑干的交界处则在该孔的下方。小脑绒球直接位于该孔上方。小脑前下动脉（AICA）和小脑后下动脉（PICA）走行可变且与 Luschka 孔紧密相关。小脑延髓裂的静脉可以在小脑绒球与 Luschka 孔之间穿行。

34.1.3　听觉脑干植入装置

ABI 装置与人工耳蜗类似，其组件包括麦克风、言语处理器、接收刺激器和电极阵列。与人工耳蜗的主要区别在于电极阵列的配置，因为 ABI 的电极阵列是为了放置于耳蜗核表面而设计的。科利耳（澳大利亚，悉尼）是唯一获得 FDA 批准的 ABI 制造商。2016 年，该公司推出了最新的 ABI 模型——耳蜗核轮廓听觉脑干植入物（ABI541）。它的垫板由 21 个 8.5mm×3.0mm 的铂电极组成，可与 Nucleus 声音处理器协同工作。

MED-EL 公司（澳大利亚，因斯布鲁克）也生产可供其他国家（除美国外）和地区使用的 ABI，其外部音频处理器可选择 OPUS2 或 OPUS1。植入体本身由接收刺激器和带有 12 触点电极阵列的可植入软硅胶基质组成。电极阵列的尺寸为 5.5mm×3.0mm。该植入体还额外设计了一个参考电极，以适应不同的刺激模式。

Oticon Medical 是 ABI 装置第三大制造商，其生产的 Digisonic SP ABI 脑干植入体的设计是将 15 个表面电极排列在耳蜗核上。Digisonic SP ABI 需与 Saphyrneo 系列声音处理器搭配使用。

34.2　术前评估与麻醉

ABI 旨在直接向耳蜗核提供听觉刺激；因此，可以在任何耳蜗核完整但没有功能性听觉神经的患者中或双侧耳蜗发育不全不能进行人工耳蜗植入的患者中考虑使用 ABI。

传统的 ABI 植入对象是双侧听觉较差、肿瘤较大且无法保留耳蜗神经的 NF2 患者。这些患者在进行一侧肿瘤切除时就可放置 ABI。现在，很多非 NF2 的先天性耳聋患儿（如双侧耳蜗发育不全或影像学提示耳蜗神经缺失的患儿）都可考虑 ABI。

在某些情况下，只要高分辨率 MRI 检查提示耳蜗存在，且有可支配耳蜗的蜗神经结构，那么即使怀疑有蜗神经发育不良，我们目前的方案仍是在一侧进行人工耳蜗植入，因为其中一些患儿可能获得比 ABI 预期更多的听觉获益。对于人工耳蜗植入术后未获益或获益很小者，才考虑人工耳蜗植入后行 ABI。这就提出了一个重要的临床思考。当有其他听力设备可供选择时，我们应该思考何种情况下适宜选择植入 ABI。需要考虑的因素可能包括蜗神经畸形程度以及是否存在有功能性的蜗神经。植入时一般首选第四脑室侧隐窝发育更好的一侧。发育更好的侧隐窝可以使得到达侧隐窝的入路更容易，或可以使萎缩程度最小化。此外，还应考虑选择神经元较发达的一侧进行植入，因为这可能会影响中枢听觉途径中其他固有结构的发育程度。

基于上述考虑，我们的儿童 ABI 研究队列中，有部分患儿 ABI 植入后对侧耳继续使用（此前植入的）人工耳蜗，另一些患儿则在植入 ABI 后选择将对侧植入的人工耳蜗取出。

术前评估必须考虑到患者是否合并其他缺陷，尤其是视觉和神经认知功能障碍。对 ABI 候选患儿的植入条件评估应包括儿科神经病学、神经外科、听力学、言语治疗和神经心理学等多学科评估。候选患儿在 ABI 植入后需能够进行听觉和言语康复训练，以便从植入设备中获得最大的收益。此外，还应该向接受 ABI 治疗的患儿及其父母提供期望值咨询。

34.3　手术方法

手术入路包括经迷路入路和乙状窦后入路。对于需同时进行肿瘤切除的 NF2 患者，经迷路入路通常是首选。对于非 NF2 患儿，我们的方案是选择乙状窦后入路，因为不涉及肿瘤切除的问题。术中选择非长时间肌松的全身麻醉方式，以便进行神经监测。一个经验丰富的神经麻醉团队和电生理监测团队对于所有颅底手术来说都是至关重要的。小儿 ABI 手术应仅在同时具备成人 ABI 经验和小儿神经外科专业技术的中心进行。

围术期使用抗生素和地塞米松（0.5mg/kg，最大剂量 10mg/kg）。一旦开颅手术开始，需给予甘露醇减压。患者取仰卧位，头转向对侧。连续面神经肌电监测电极应用于术侧的口轮匝肌和眼轮匝肌，并配备了用于主动刺激的 Prass 探针。同时在头部放置皮下电极，一旦植入物放置就位，皮下电极可立即用于测量电刺激听性脑干诱发电位（EABR）。这些电极分别放置于颅顶部、C7 和枕骨发际上。为了监测颅神经 X，术中还使用带有喉返神经监测电极的气管导管进行插管（图 34.1）。

患者按乙状窦后入路摆好体位及消毒铺巾。如有肿瘤，应根据肿瘤大小和位置选择合适的入路。腹部术区消毒铺巾，以备术中取腹壁脂肪组织。

皮肤切开至颞肌筋膜并各向前后翻折。然后将切口延伸至骨膜，将骨膜瓣向后上方掀起，暴露出拟磨骨槽的颅骨部位。使用与接收器 / 刺激器外形一致的硅胶模具，在设备通过开颅部位进入硬脑膜之前，为植入体及电极线分别磨出骨床和骨槽（图 34.2）。使用不可吸收缝线来缝合接收器植入口软组织以固定植入装置。术中按照标准入路进入桥小脑角三角区，并识别后组颅神经Ⅶ和Ⅷ（如果存在）（图 34.3）。术中采用神经刺激确认颅神经Ⅶ和 X 的解剖定位。第四脑室侧孔（Luschka 孔）位于

颅神经Ⅶ和Ⅸ根之间，此处也是识别脉络丛的区域。如果术中能发现颅神经Ⅷ的残余，则可以追踪到脑干并于此找出脉络丛。然后，可以轻轻推开脉络膜，以扩大通向 Luschka 孔的开口，通常需将蛛网膜打开以便顺利进入 Luschka 孔。此外，还需剥离 Luschka 孔上方的静脉。为了验证是否准确找到第四脑室侧孔，可进行 Valsalva 实验，如见脑脊液流出，则可确认。

至此，植入设备可以放入骨床中并用不可吸收缝线缝合固定（图 34.4）。缝线和骨槽都是为了防止接收器 / 刺激器移动。将导线放入骨槽中，地线则放置于颞肌骨膜的内侧，类似于人工耳蜗植入的操作。我们发现 Nucleus ABI 植入装置的正确定位需要在不损坏电极的情况下修剪电极板背面的网翼。然后，我们将电极朝上和朝前的浆状电极插入第四脑室的侧隐窝中（图 34.5）。为了获得最佳位置和最少的非听觉刺激，我们的听力学同事通过向双极电极发送电刺激来测试设备上的电极，并确定是否诱发了 EABR 或是否引起非听觉刺激，例如面部神经

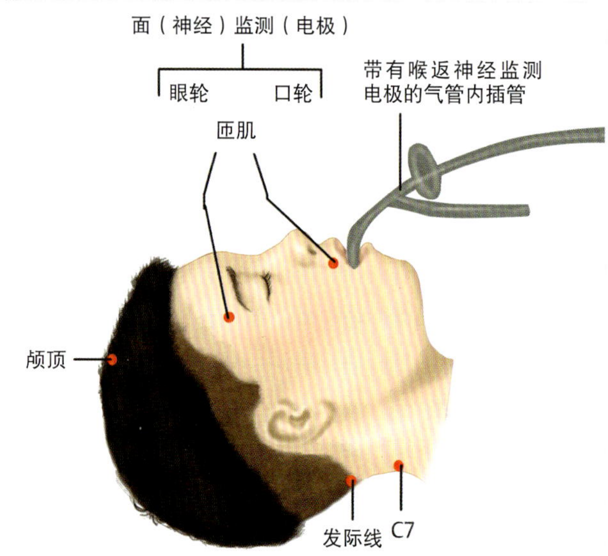

图 34.1　术中电生理监测电极定位示意图。患者取仰卧位，头转向对侧。连续面神经肌电（EMG）监测电极应用于手术侧的口轮匝肌和眼轮匝肌。皮下电极置于颅顶、C7 和枕骨发际线，用于测量植入体植入后的电刺激听性脑干诱发电位（EABR）。术中还使用带有喉返神经监测电极的气管导管进行插管，以监测颅神经 X

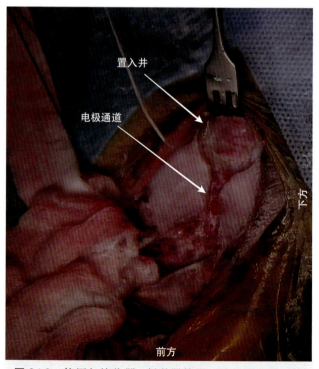

图 34.2　使用与接收器 / 刺激器外形一致的硅胶模具作为引导，在设备通过开颅部位进入硬脑膜之前，为接收器 / 刺激器及电极线分别磨出骨床和骨槽。开颅部位位于置入井的前方和下方

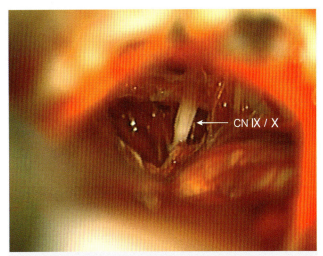

图 34.3　硬脑膜切开和小脑回缩后的颅后窝视图。可识别出后组颅神经

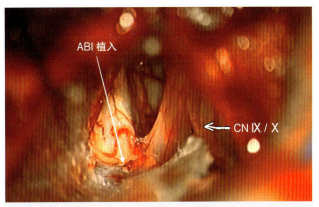

图 34.5　桨状电极板插入第 4 脑室侧隐窝后。插入桨状电极板时，电极面向上方和前方

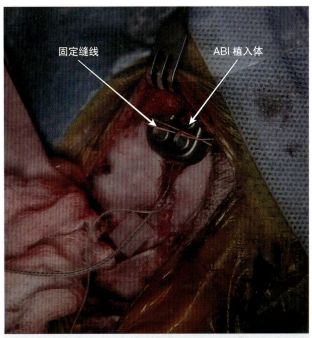

图 34.4　植入体的放置。找到第 4 脑室侧隐窝后，将植入体放入视野中，放置于先前制作的骨槽中，并用不可吸收缝线缝合固定

刺激、肌源性反应、脉搏或血流动力学的变化。如果术中 EABR 测试表明一行或一列电极不会引起与听觉刺激一致的其他电生理反应，则可以移动电极板。通过这种术中反馈可获得桨状电极在耳蜗核上最佳植入位置。我们的听力学团队制作了框架示意图来详细说明听觉刺激和非听觉刺激（图 34.6）。这有助于团队在术后对设备进行初始刺激。

电极桨后面的 Teflon 层可用于稳定侧面凹槽中的桨。电极桨上的涤纶网基质为纤维组织的向内生长提供了支架，从而进一步稳定电极位置。

如采用乙状窦后入路，电极导线通过硬脑膜瓣的下侧引出，硬脑膜用 4-0 不可吸收缝线水密缝合。用一块肌肉包裹电极横跨硬脑膜的部分，以防止脑脊液从电极周围通过硬脑膜渗漏。在进入硬脑膜的

电极入口和硬脑膜缝合线处涂上密封组织胶。骨板用微型板和螺钉固定，根据术中需要，可采用腹部脂肪填充颅骨切除部位和封闭乳突空腔，然后用标准乳突敷料进行手术部位的标准闭合（图 34.7）。

34.4　术后处理

术后监护：在儿科重症监护室（PICU）进行术后 24h 检测，并进行神经系统检查。一天后患者转入普通病房并可开始活动。术后第 2 天继续监测患儿病情变化，术后第 3 天拆除乳突加压包扎敷料后，大多数患者可顺利出院。围术期常规给予糖皮质激素。

34.4.1　ABI 开机

ABI 植入约 4 周后进行设备激活。因为 ABI 产品制造商建议患者在初次开机时需连接监护仪，故需在手术室麻醉镇静（儿童常用右美托咪定）状态下进行激活。初始测试评估包括 EABR 和非听觉刺激反应如肌源性反应、面部刺激、咽反射 / 声带刺激或心动过缓。开机时的电生理监测设置与 ABI 植入术中的监测设置类似，不同的是还利用了声带或

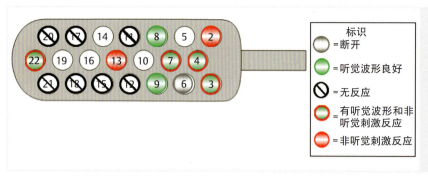

图34.6 术中EABR测试结果示意图。各个标识的含义如图所示。"Good Response"表示听觉波形良好，"NASE"表示非听觉刺激反应。该图主要在植入后的初次刺激期使用

标识
○ = 断开
● = 听觉波形良好
⊘ = 无反应
● = 有听觉波形和非听觉刺激反应
● = 非听觉刺激反应

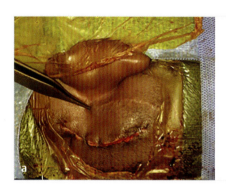
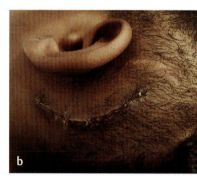

图34.7 手术部位的标准闭合。术中（a）和术后约2周（b）照片

软腭运动的直接可视化显示功能。监测过程中还可采用一些减少或消除非听觉刺激的方法，例如改变参考接地电极或增加刺激脉冲持续时间。如果初始测试显示没有不良刺激反应，则可进一步确定每个电极上的阈值和舒适度，并在第二天患者清醒时继续激活。如果患者能够报告听觉和非听觉反应，则针对每个电极和刺激水平记录这些反应。如果患者通过不同的电极刺激注意到音高感知的任何差异，也记录下这些差异。音高感知能力可影响语音识别。如果患者能够感知音高差异，则该信息可用于语音处理器编程。ABI植入设备例行测试的最理想时间是术后1年内。经典的植入后测评方案是在植入后4~6周进行初始激活，然后分别在1个月、6个月和1年进行评估。此后应每年对患者进行评估。

对于幼儿期行ABI植入者，语音处理器的编程更为困难，因患儿无法提供关于听觉和非听觉刺激的口头反馈。需要经验丰富的儿科植入团队来确定植入物的最佳编程方案。通常以ABI植入术中的EABR监测结果来作为调试的起点，初步确定哪些电极能在安全可控的前提下提供听觉和非听觉刺激。然后需要由训练有素且经验丰富的听力学家进行仔细的行为测试，并进行医学监测，以确保给予安全

且最佳的刺激。与大龄儿童和成人一样，幼儿ABI植入者在初始阶段也需要重新测试，因为设置参数可能会发生显著变化。

34.4.2 手术并发症

儿童和成人患者一样，最常见的术后并发症是脑脊液漏、植入体移位和非听觉刺激。脑脊液漏可通过放置腰椎引流管减少脑脊液分流来治疗，很少需要再次手术行脑脊液漏修补。据报道，脑脊液漏发生率为3.3%~11%，与其他乙状窦后入路和经迷路开颅术相当。

采用涤纶衬里的桨状电极板和非弹性电极线有效减少了植入体移位发生。Kuchta等研究发现，随着随访时间延长，61例患者中有1例"失去"了数个电极的信号。

文献报告最常见的术后并发症是非听觉刺激，发生率高达42%。其中最常见的感觉是头晕和同侧"刺痛"，主观描述的异常感觉如视觉"颤动"，主要由颅神经Ⅶ和Ⅸ引起的同侧肌肉痉挛及对侧"刺痛"。据患者形容，此类非听觉刺激一般比较细微，并且通常可以通过调节刺激持续时间或选择不同的接地电极来"描记"。调试设备时通常需要移除导

致持续非听觉刺激的电极。在某些情况下，降低刺激频率也有所帮助。此外，大多数非听觉感觉通常会随着时间的推移而减少，9%的患者会出现持续的非听觉感觉。非听觉刺激的发生似乎与ABI植入电极位置偏移有关，植入电极在第4脑室侧隐窝处突起，使电流得以从脑干表面扩散到耳蜗核之外。研究表明，植入电极出现约2mm的移位就可能会引起非听觉刺激。非听觉刺激通常是由最内侧和外侧电极的刺激引起的。

少数患者还出现了其他更罕见的并发症，如小脑挫伤、永久性面瘫、脑膜炎、下颌神经损伤、脑积水、假性脑膜膨出、头痛和耳鸣。根据文献报告，非肿瘤患者的并发症明显少于NF2患者。

34.4.3　植入效果

美国的一项多中心研究报告称，总体而言（成人和儿童），81%的ABI植入者获得了听觉。迄今为止，ABI最大的益处在于提高唇语阅读能力、环境声音感知及分辨能力。当与唇语阅读相结合时，93%的患者在植入后3~6个月表现出对句子的理解能力提高，但重要的开放式单词识别能力很少有改善。随着时间的推移，患者的听觉功能似乎确实随着ABI的使用而逐渐改善，一项研究随访ABI植入长达8年后发现患者的表现有所改善。有趣的是，患者对ABI的主观评价通常高于客观听力数据测评结果。在对ABI植入候选者进行术前咨询时，个人动机、合理期望和家庭支持尤为重要。咨询应强调以下几点：①部分患者术后并不能获得听觉感知能力；②ABI并不能提供正常的声音质量；③大多数ABI患者不能实现开放式语音识别；④为优化ABI的效果，需要定期随访；⑤需要长时间坚持使用才有可能最大限度地从ABI植入设备中获益。

对ABI疗效的研究似乎表明，非NF2患者比NF2患者获益更多。鉴于这些发现，目前有研究正在将ABI适应证扩大到非耳蜗植入候选人的儿童和婴儿。Vittorio Coletti于2001年首次为一位听神经发育不全的患儿进行了ABI植入，其课题组回顾分析了接受ABI植入的26例儿童患者（14个月至16岁）的听觉言语发育情况，这些儿童因各种原因（内耳畸形/耳蜗神经发育不全、NF2、耳蜗不完全分隔缺损、听神经病、脑膜炎相关骨化和颞骨骨折伴神经损伤）而导致听力损失，每个儿童都使用了植入装置，并实现了环境声音识别和语言发展，包括简单的单词和句子。该课题组共在5例患者中观察到对双音节单词识别和对简单命令的理解，但只有1例患者实现了开放式单词识别。

土耳其的Sennaroglu小组发表了一项对64例行ABI植入的耳聋患儿进行了随访时间长达12年的前瞻性分析。该研究中所有儿童的听觉感知能力都有所提高，11%的儿童能够通过电话进行交谈，31.3%的儿童实现了开放式语音识别。该组的研究表明，尽管听觉诱发电位显示这些患者有一定程度的听觉获益，但其他缺陷如注意缺陷多动障碍等似乎限制了听力的改善，故应在术前评估和咨询中对此类情况予以考量。

对2009年61例儿童和非NF2患者行ABI植入后的病例进行回顾性分析，产生一项共识声明。该共识提出，ABI对以下两大类患者而言是一种可行的听觉康复策略：第一类是内耳畸形和耳蜗神经发育不全/未发育的语前患者；第二类是因脑膜炎伴耳蜗骨化、颞骨骨折伴耳蜗神经撕脱、耳硬化症伴耳蜗严重破坏而导致语后聋的患者，或人工耳蜗术后有无法控制的面神经刺激者。影像学适应证分为3组：明确的先天性适应证、可能的先天性适应证和获得性适应证。明确的先天性适应证包括完全性迷路未发育、耳蜗未发育、耳蜗神经未发育和耳蜗孔未发育。可能的先天性适应证有：①耳蜗发育不全伴耳蜗孔发育不全；②伴有蜗神经未发育的共同腔畸形、伴有蜗神经未发育的不完全分隔Ⅰ型；③有耳蜗神经存在的共同腔畸形或不完全分隔Ⅰ型，且人工耳蜗手术失败者；④耳蜗–前庭神经未分支且人工耳蜗手术失败者；⑤蜗神经发育不良，直径小于正常50%或小于面神经直径。影像学指征包括脑膜炎引起的耳聋伴耳蜗严重骨化、双侧颞骨横行骨折伴蜗神经撕脱，以及耳蜗严重破坏的耳蜗耳硬化症。该共识小组建议语前聋患者的最佳ABI植入年龄在18~24个月之间；但如果有一个非常有经验的团队，ABI最早可以提前至1岁。

美国儿童ABI植入的研究始于2012年，现在评价这些患者的开放性语音识别能力获益程度还为时过早。早期研究结果显示是有利的。研究表明，一些患者能达到 25~35dB 的语音检测阈值，所有患者都获得了环境声音识别能力。哈佛小组报告了 4 例植入患者的早期随访结果，其中 3 例患者在使用 6~12 个月的情况下表现出听觉发展到跟随和模仿。

House 研究团队报告了一个由 5 例 ABI 患儿组成的队列，其中 4 例患儿在一年的随访中表现出 30~35dB 的语音检测阈值。在 IT-MAIS/MAIS（总分 40 分）的测试中，得分为 8~31 分，所有的孩子都表现出了一定的模式感知能力（区分不同音节数的封闭词的能力）。我们对植入 ABI 的孩子（13 例）进行的系列测试显示，植入效果最好的是耳蜗神经缺陷、一侧已行耳蜗植入效果不佳而选择对侧行 ABI 植入者。

34.5 总结

ABI 为不适合人工耳蜗植入或未能从人工耳蜗植入中获益的患者提供了一种安全有效的方式来提供一定程度的听觉康复。然而，听觉康复的程度可能有很大的个体差异，患者术前应该就手术的现实期望和手术风险进行咨询。考虑到检查、手术安置以及术后规划和康复的复杂性，建议对这些患者采用多学科干预。应当为所有正在考虑 ABI 安置的儿童提供多种语言康复机会，特别是在康复初期。

34.6 要点

a. 适应证：

– 12 岁及以上的 NF2 患者；目前正在研究将适应证扩大：包括 1 岁及以上耳蜗发育不良或耳蜗神经发育不良的儿童，或不适合人工耳蜗植入的儿童。

b. 禁忌证：

– 任何有可能受益于人工耳蜗植入的患者；术前咨询十分重要，有助于患者设定期望值，并应考虑伴发疾病的影响。

c. 并发症：

– 最常见的是脑脊液漏、植入物移位和非听觉刺激。

d. 术前特殊注意事项：

– 通过多学科评估仔细选择患者，考虑伴发疾病的影响，了解患者及家长的期望值。

e. 术中特殊注意事项：

– 需要经验丰富的神经麻醉团队和电生理监测团队，术中正确识别 Luschka 孔，用 EABR 测试电极以确定耳蜗核上最合适的植入位置。

f. 术后特殊注意事项：

– 术后 24h 在 PICU 监护，进行频繁的神经检查。术后 4 次激活植入电极，监测后组颅神经，至少术后第一年需常规复诊进行设备重新编程。

参考文献

[1] Hitselberger WE, House WF, Edgerton BJ, Whitaker S. Cochlear nucleus implants. Otolaryngol Head Neck Surg 1984;92(1):52–54.

[2] House WF, Hitselberger WE. Twenty-year report of the first auditory brain stem nucleus implant. Ann Otol Rhinol Laryngol 2001;110(2):103–104.

[3] House Research Institute. FDA approves clinical trial of auditory brainstem implant procedure for children in US. Science Daily, 22 January 2013; www.sciencedaily.com/releases/2013/01/130122101334.htm.

[4] Lundin K, Stillesjö F, Nyberg G, Rask-Andersen H. Self-reported benefit, sound perception, and quality-of-life in patients with auditory brainstem implants (ABIs). Acta Otolaryngol 2016;136(1):62–67.

[5] Fernandes NF, Goffi-Gomez MV, Magalhães AT, Tsuji RK, De Brito RV, Bento RF. Satisfaction and quality of life in users of auditory brainstem implant. CoDAS 2017;29(2):e20160059.

[6] Weber PCKS. Anatomy and physiology of hearing. In: Johnson JT RC, ed. Bailey's Head and Neck Surgery Otolaryngology. Vol. 2. Baltimore, MD: Lippincott Williams & Wilkins; 2014:2253–2273.

[7] Otto SR, Brackmann DE, Hitselberger WE, Shannon RV, Syms MJ. Auditory brainstem implant. In: Jackler RK, Brackmann DE, eds. Neurotology. 2nd ed. Philadelphia, PA: Mosby; 2005:1323–1330.

[8] Mishra S, Roy TS, Wadhwa S. Morphological and morphometrical maturation of ventral cochlear nucleus in human foetus. J Chem Neuroanat 2017.

[9] Moore JK. The human auditory brain stem: a comparative view. Hear Res 1987;29(1):1–32.

[10] Kandler K, Friauf E. Pre- and postnatal development of efferent connections of the cochlear nucleus in the rat. J Comp Neurol 1993;328(2):161–184.

[11] Moore JK, Perazzo LM, Braun A. Time course of axonal myelination in the human brainstem auditory pathway. Hear Res 1995;87(1–2):21–31.

[12] Tang ZQ, Trussell LO. Serotonergic modulation of sensory representation in a central multisensory circuit is pathway specific. Cell Reports 2017;20(8):1844–1854.

[13] Johal J, Paulk PB, Oakes PC, Oskouian RJ, Loukas M, Tubbs RS. A comprehensive review of the foramina of Luschka: history, anatomy, embryology, and surgery. Childs Nerv Syst 2017;33(9):1459–1462.

[14] Sharifi M, Ungier E, Ciszek B, Krajewski P. Microsurgical anatomy of the foramen of Luschka in the cerebellopontine angle, and its

vascular supply. Surg Radiol Anat 2009;31(6):431–437.

[15]Peris-Celda M, Martinez-Soriano F, Rhoton AL. Rhoton's Atlas of head, neck, and brain: 2D and 3D images. New York, NY: Thieme Medical Publishers, Inc.; 2018.

[16]Cochlear Corporation. 2016.

[17]Corporation MEDEL. 2017; http://www.medel.com/maestro-components-abi/. Accessed September 2017.

[18]Oticon Medical. 2017; https://www.oticonmedical.com/cochlearimplants/solutions/systems/digisonic-sp-abi. Accessed September 2017.

[19]Otto S, Staller S. Multichannel auditory brain stem implant: case studies comparing fitting strategies and results. Ann Otol Rhinol Laryngol Suppl 1995;166:36–39.

[20]Colletti V, Carner M, Miorelli V, Guida M, Colletti L, Fiorino F. Auditory brainstem implant (ABI): new frontiers in adults and children. Otolaryngol Head Neck Surg 2005;133(1):126–138.

[21]Otto SR, Brackmann DE, Hitselberger WE, Shannon RV, Kuchta J. Multichannel auditory brainstem implant: update on performance in 61 patients. J Neurosurg 2002;96(6):1063–1071.

[22]Kanowitz SJ, Shapiro WH, Golfinos JG, Cohen NL, Roland JT Jr. Auditory brainstem implantation in patients with neurofibromatosis type 2. Laryngoscope 2004;114(12):2135–2146.

[23]Kuchta J. Neuroprosthetic hearing with auditory brainstem implants. Biomed Tech (Berl) 2004;49(4):83–87.

[24]Otto SR, Shannon RV, Brackmann DE, Hitselberger WE, Staller S, Menapace C. The multichannel auditory brain stem implant:performance in twenty patients. Otolaryngol Head Neck Surg 1998;118(3 Pt 1):291–303.

[25]Otto SR, Brackman DE, Hitselberger WE, Shannon RV. Brainstem electronic implants for bilateral anacusis following surgical removal of cerebello pontine angle lesions. Otolaryngol Clin North Am 2001;34(2):485–499.

[26]Colletti V, Carner M, Fiorino F, et al. Hearing restoration with auditory brainstem implant in three children with cochlear nerve aplasia. Otol Neurotol 2002;23(5):682–693.

[27]Otto SR, Brackmann DE, Hitselberger W. Auditory brainstem implantation in 12- to 18-year-olds. Arch Otolaryngol Head Neck Surg 2004;130(5):656–659.

[28]Shannon RV, Fayad J, Moore J, et al. Auditory brainstem implant: II. Postsurgical issues and performance. Otolaryngol Head Neck Surg 1993;108(6):634–642.

[29]Toh EH, Luxford WM. Cochlear and brainstem implantation. Otolaryngol Clin North Am 2002;35(2):325–342.

[30]Colletti V, Shannon RV, Carner M, Veronese S, Colletti L. Complications in auditory brainstem implant surgery in adults and children. Otol Neurotol 2010;31(4):558–564.

[31]Brackmann DE, Hitselberger WE, Nelson RA, et al. Auditory brainstem implant: I. Issues in surgical implantation. Otolaryngol Head Neck Surg 1993;108(6):624–633.

[32]Lenarz M, Matthies C, Lesinski-Schiedat A, et al. Auditory brainstem implant part II: subjective assessment of functional outcome. Otol Neurotol 2002;23(5):694–697.

[33]Colletti V, Shannon RV. Open set speech perception with auditory brainstem implant? Laryngoscope 2005;115(11):1974–1978.

[34]Colletti V, Shannon R, Carner M, Veronese S, Colletti L. Outcomes in nontumor adults fitted with the auditory brainstem implant:10 years' experience. Otol Neurotol 2009;30(5):614–618.

[35]Colletti L, Shannon RV, Colletti V. The development of auditory perception in children after auditory brainstem implantation. Audiol Neurotol 2014;19(6):386–394.

[36]Colletti L, Zoccante L. Nonverbal cognitive abilities and auditory performance in children fitted with auditory brainstem implants:preliminary report. Laryngoscope 2008;118(8):1443–1448.

[37]Puram SV, Barber SR, Kozin ED, et al. Outcomes following pediatric auditory brainstem implant surgery: early experiences in a North American Center. Otolaryngol Head Neck Surg 2016; 155(1):133–138.

[38]Wilkinson EP, Eisenberg LS, Krieger MD, et al; Los Angeles Pediatric ABI Team. Initial results of a safety and feasibility study of auditory brainstem implantation in congenitally deaf children. Otol Neurotol 2017;38(2):212–220.

推荐阅读

Colletti V, Shannon RV, Carner M, Veronese S, Colletti L. Complications in auditory brainstem implant surgery in adults and children. Otol Neurotol 2010;31(4):558–564.

Fernandes NF, Goffi-Gomez MV, Magalhães AT, Tsuji RK, De Brito RV, Bento RF. Satisfaction and quality of life in users of auditory brainstem implant. CoDAS 2017;29(2):e20160059.

Lundin K, Stillesjö F, Nyberg G, Rask-Andersen H. Self-reported benefit, sound perception, and quality-of-life in patients with auditory brainstem implants (ABIs). Acta Otolaryngol 2016;136(1):62–67.

第 35 章　颅面部骨纤维骨性病变切除

Shahaf Shilo, Dan M. Fliss, Avraham Abergel

摘要

颌骨和颅面骨纤维骨性病变是一组骨和结缔组织增生性病变，其中一些常见于儿童。本章着重于这组的 3 个主要实体：纤维结构不良、骨化纤维瘤和骨瘤。考虑到儿童这类人群的独特性，本章回顾了对这些病变必要的评估、临床特征和管理。

关键词

纤维骨性病变，颅面骨，儿童患者，纤维结构不良，骨化纤维瘤，骨瘤

35.1　引言

颌骨和颅面骨纤维骨性病变在儿童和青少年时期非常常见，它代表了不同类型的骨骼和结缔组织增生过程，可导致矿质产物和胶原蛋白的异常增殖。纤维结构不良、骨化纤维瘤和骨瘤是这组骨肿瘤的 3 个主要实体。它们通过不同的临床、放射学和组织学特征来区分，从而有助于诊断。虽然常常不是很明显，但准确的诊断是必需的，因为每个实体都有不同的治疗适应证。手术是治疗这些病变的主要手段，一旦需要干预，通常是由于病变生长引起的功能或审美损害。治疗过程应根据临床表现、病变类型和部位、自然病程、患者年龄等，有计划、个体化地进行。

35.2　患者评估

完整的病史是术前评估的重要组成部分，应包括病变生长或任何动态变化的时间线，并仔细评估任何症状。有些症状可能不是很明显，因为这些病变往往生长缓慢。纤维骨性病变最常见的临床表现是面部肿胀和不对称。其他体征和症状包括头痛、鼻塞、视觉障碍和神经系统改变。然而，这些病变通常是无症状的，多数因为其他原因进行影像学检查时偶然发现。

体格检查应包括完整的头颈部检查，包括软性内镜检查颅神经功能评估。进一步的评估取决于病变的位置，可能还需要多学科的评估。颞骨损害需

要听力评估。当涉及下颌骨或上颌骨时，牙医或颌面外科医生也应参与治疗。涉及眶骨或蝶骨的病变需要全面的眼科评估，包括最佳矫正视力、视野、色觉和眼底检查，所有这些都是为了早期发现最细微的变化。当病变涉及颅底时，需要神经外科医生参与治疗计划和手术。

对于放射学评估，计算机断层扫描（CT）是骨骼病变最合适的成像方式。CT 也可用于术中图像引导导航系统，但它可能会使儿童暴露于大量的辐射中，特别是周期性重复的辐射。磁共振成像（MRI）可避免辐射，且对软组织的特征和显示病变与重要结构的关系也有用。每种病变的具体特征将分别讨论。三维（3D）颅面分析和虚拟手术模拟最近已经融入颅面外科设备，为外科医生提供更精确的手术和重建计划。

如果受累部位需要活检，则可进行活检。然而，在某些情况下，活检可能是不可能的或没必要的。纤维骨性病变由具有相似组织学表现的多种物质组成。因此，若仅凭组织学检查通常不能做出明确的诊断，则需要将临床和放射学关联。外科医生必须记住，这些病变可能是富含血管，并有出血的倾向，因此要为这种可能性做好准备。

35.3　骨纤维异常增殖症

纤维异常增殖症（FD）是一种非肿瘤性骨病，其特征是髓内纤维组织堆积和未成熟的编织骨。它可以影响整个骨骼的单个骨（单骨）或多个骨（多骨）。单骨 FD 约占 80%，其中 10%~20% 发生在头颈部。多骨 FD 出现的年龄往往早于单骨 FD。该病约占病例的 20%，涉及颅面骨的约占 50%，严重者可达 100%。当局限于头部和颈部，并出现在几个相邻骨（如上颌骨、颧骨、额鼻和颞骨）内时，称为颅面部骨纤维结构不良（CFD），不构成多骨性疾病。多骨性 FD 可与 McCune Albright 综合征相关，该综合征还以内分泌功能亢进（如性早熟、甲状腺功能亢进、库欣综合征、肢端肥大症）和皮肤色素沉积

（牛奶咖啡斑）为特征，且通常发生于女性。

上颌骨和下颌骨是颅面骨 FD 病变最常见的部位，其次是蝶骨、筛骨、额骨和颞骨。通常在骨骼快速生长的时期发病，通常出现在青少年和青春期，严重的可能出现在婴儿期。在大多数 CFD 病例中，表现为缓慢增长的无痛性肿块和颅面畸形（图35.1）。其他症状包括面部疼痛和头痛、鼻塞和鼻窦炎、面部麻木、病理性骨折、眼眶畸形、复视、突眼、失明、上睑下垂、面部瘫痪、听力丧失和耳鸣。同时，这些病变通常是无症状的，当因其他原因进行影像学检查时而被偶然发现。很少有儿童和青春期前青少年在临床病程中出现突然改变，表现为快速生长、皮质骨扩张和相邻结构移位，导致功能缺损。在一些患者中，这种生长行为的突然改变可能与继发性病理有关，如黏液囊肿、动脉瘤样骨囊肿，或更罕见的与恶性转化有关。恶性转化典型的为肉瘤病变，估计发生在 0.5% 的单发 FD 病例和 4% 的 McCune Albright 综合征病例中。目前，没有生物标志物来预测这些病变的行为，其组织学也不能提供可靠的预后或预测信息。

35.4　影像学

对于确定单个病变的解剖结构和确定疾病的严重程度，推荐使用无对比的 CT 成像。CFD 最常见的影像学特征是磨玻璃样外观，皮质薄且边界不明显（图 35.2）。虽然可以观察到不同的类型，一些主要是硬化，一些主要是囊性或溶骨性，但最常见的是两种类型的结合，这种 CFD 影像学表现的变化取决于患者的年龄。在青春期前的患者中，病灶通常表现为均匀的致密影。当这些患者进入 20 岁时，

病变进展为混合性致密 / 透明外观，在成年期稳定。FD 的自然进展应与继发性疾病（如动脉瘤样骨囊肿、恶性转化）的发展相区别，继发性疾病与发展过程中的突变有关。MRI 可用于监测生长情况，从而避免反复 CT 成像导致儿童暴露在电离辐射下。MRI 也能准确分析病变与重要神经血管结构的空间关系。

如果临床病程提示多骨性疾病，可在最初表现时考虑放射性核素骨显像。增加的组织摄取是非特异性的，并且不能区分病变与恶性肿瘤。

35.5　骨纤维异常增殖症的治疗

FD 的临床和生物学行为以及进展是可变并不可预测的，由于目前发表的证据有限，只有很少的临床指南，所以对这种疾病的管理较困难。因此，FD 的适当治疗往往是非常个性化的，需基于患者特异性的临床表现。治疗计划必须考虑几个因素，包括病变的位置及其与重要解剖结构的关系，病变的临床表现，症状的特点，评估再激活或再生的潜力，以及患者的年龄和选择。治疗方案可分为 3 类：预

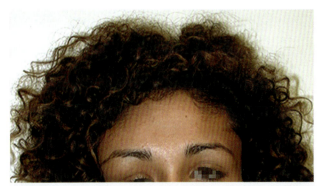

图 35.1　一名青少年女性，纤维发育不良，涉及右额骨，导致颅面肿胀和畸形

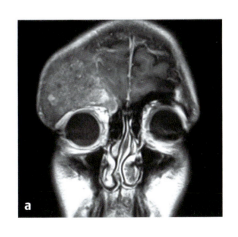
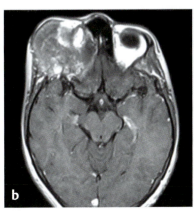

图 35.2　骨纤维发育不良。冠状位（a）和轴位（b）对比 T1W MRI 分别显示右侧眶上低信号肿块，特征性磨玻璃样外观。不均匀区域可能代表纤维组织、囊肿形成或出血

期治疗、药物治疗和手术。手术是 FD 的主要治疗手段，其主要目的是缓解症状、功能恢复或保留以及美观。然而，时间、技术，以及在某些情况下，适应证仍然存在争议。

小的、偶然诊断的、似乎没有进展或造成重大功能或外观损害的病变，采用观察和等待的方法处理普遍是可接受的，其中应包括定期的临床和影像学评估，以评估疾病进展和排除潜在的并发症。对于无症状的患者，如果病变涉及眼眶、视神经管、颅底或颞骨，多学科小组应更警惕，密切随访，并应分别进行定期眼科、神经学或听力的评估。

目前，没有治疗方法可以治愈或完全停止 FD 的进展。近年来，采用双膦酸盐药物治疗，试图控制疼痛和稳定病变。然而，其长期影响仍有争议。在减少痛苦和减缓 CFD 的增长速度方面，有成功也有失败。医学治疗在非颅面 FD 中发挥了更大的作用，其中骨折和慢性疼痛更常见。考虑到双膦酸盐相关的骨坏死风险增加，双膦酸盐治疗 CFD 的疗效尚不确定，以及双膦酸盐治疗儿童的长期疗效未知，因此，在推荐这些药物之前，需要进一步的研究。

放疗必须避免，因为它是无效的，并可增加向恶性转化的发生率，约 400 倍。

一旦病变具有侵袭性或有症状，引起功能障碍，如鼻窦阻塞、视觉障碍、颅内并发症和颅神经麻痹，建议进行手术治疗。然而，当患者仅出现与功能症状无关的外观改变时，手术干预的适应证和时机不太清楚，尤其是儿童。CFD 的手术治疗可大致分为两种不同的方法。一种是保守治疗，包括对发育不良的骨组织进行缩减和轮廓塑造，通常需要长期重复手术。另一种是根治性方法，包括完全切除病变骨组织并用自体骨移植重建。在过去，保守的骨外形修整是治疗 CFD 的首选方法。然而，这种方法的再生率高达 25%~50%。随着外科技术的进步，具有良好的美学和功能结局的根治性手术和立刻重建变为可能，并且复发率显著降低。但是，对于儿科患者，每个病例都必须仔细评估，当需要手术时，手术治疗计划应尽可能保守，并权衡干预的发病率和潜在的好处。

目前仅公布了一些 CFD 的治疗方法，而且仍然缺乏明确和完善的治疗指南，特别是对于儿科患者。

1990 年，Chen 和 Noordhoff 将颅面骨划分为 4 个解剖区域，并从美学、功能和外科考虑，提出了每个区域的手术方法，为 CFD 的手术治疗提供了一些实用的一般原则。1 区为额眶区、颧区和上颌区；2 区对应有毛发的头盖骨；3 区是指颅底中央区、岩骨区、乳突区、翼状骨区、蝶骨区，病变可包裹该处的主要血管和神经；4 区包括颅骨、上颌骨和下颌骨的含齿部分。这些作者建议对 1 区病变进行根治性切除和重建，对 2 区和 4 区病变进行保守性重塑和骨修复，只有在 3 区出现症状时才进行手术治疗，这种分类依然有效。然而，它并没有对儿童 CFD 的治疗进行特别的考虑。最近提出了基于解剖部位、临床表现和症状的额外详细的 CFD 治疗指南，它们还包括了在儿科人群中应用的特殊考虑。

以下是针对小儿 CFD 的治疗和手术方法的建议。一般来说，我们提倡对青春期前的患者进行保守治疗，并在可能的情况下将手术干预推迟到青春期后。我们的 CFD 手术方法的一个关键原则是确保不会发生比病灶本身更严重的畸形或功能丧失，特别是在儿童中。

35.5.1 面部骨骼

CFD 最常见的表现是无痛的面部肿胀和不对称性，没有相关的功能症状。在这些稳定的非侵袭性病变导致面部畸形的病例中，何时手术是一个问题。美容适应证的手术治疗通常推迟到青春期之后，当患者骨骼发育成熟，病变生长消退时。因为早期干预可能需要更早的修复手术。对于外观畸形无法忍受的患者，早期干预的好处是可以部分抵消这一缺点。因此，为患者及其看护人提供咨询是必要的，并且必须提供与病变可能再生需要进一步手术的相关信息。患者和看护人也应该知道，即使在青春期后进行保守手术，尤其是在多骨性疾病中，也存在一些再生的风险。如果在这种情况下选择手术干预，保守的手术重塑通常比根治性切除和重建更可取。通过简单的手术干预，即可实现外观和功能的改善，避免了对颅面生长中心的破坏。

对于具有侵袭性和快速生长病变的患者，短期内的手术干预更加明确。相关症状可能包括新发疼痛或感觉异常、复视、眼球突出、溢泪、鼻塞或错颌畸形。表现出侵袭性行为的病变通常与潜在内分泌疾病背景下的过度激素驱动有关，或者在原发病变中出现继发性疾病，包括相关的膨胀性病变，如动脉瘤样骨囊肿或黏液囊肿，恶性转化，或骨髓炎。多学科小组应及时评估这种行为改变的病因，患者应在手术干预前进行影像学检查、组织活检和生长激素过量评估。未经治疗的内分泌疾病应积极治疗。对于侵袭性、快速生长的病变，最好的治疗方法似乎是根治性手术切除和一期重建，因为普遍认为根治性切除可治愈且极少复发（图35.3）。然而，儿科患者的治疗方案应该是量身定制的，手术入路应该根据病变的大小和位置、预期的残留缺损和潜在的病因来确定。大部分切除可能造成严重的并发症和破坏颅面生长中心，导致严重的功能和外观缺陷以及面部不对称。此外，儿童的游离皮瓣重建常常需要在大量面部骨病变切除后进行，这比成人更复杂，并涉及特殊的功能和美容问题，如供体部位的发病率、不同的颅面部生长和吻合血管的预期生长。因此，尽管轮廓化手术的复发率较高，但重复减容手术的发病率可能低于单个的大手术。我们区分两种情况：一种是当残余缺损预计很大时，在这种情况下，儿科患者应首先考虑保守去除骨膨大和骨重塑，从而推迟到青春期后进行更积极的手术干预；另一种是当病变和预期的残余缺损较小时，可以考虑根治性切除，然后用局部皮瓣或骨移植重建，如自体肋骨移植下颌重建。后一种情况可能需要进一步的手术干预，一旦骨骼成熟就需要游离皮瓣重建。

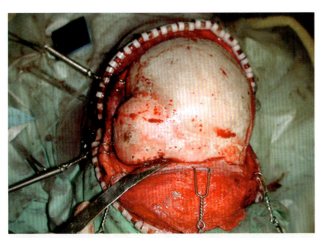

图 35.3 手术切除向外侵袭累及右侧额骨的骨纤维异常增殖症

在继发性疾病引起侵袭性表现的情况下，治疗取决于诊断。动脉瘤样骨囊肿可以通过刮除病灶和底层 FD 轮廓来处理。恶性转化，通常为肉瘤病变，则需要整块切除并保留足够的肿瘤边缘。

35.5.2 鼻窦

邻近鼻窦或累及鼻窦的病变可生长并完全阻塞鼻窦流出道，导致鼻塞、头痛、低鼻音、复发性或慢性鼻窦炎、黏液囊肿或泪道阻塞。令人惊讶的是，FD 患者鼻窦炎的发生率并不比一般人群高。治疗方案包括药物治疗和与手术结合。如果经保守治疗症状得到控制，手术最好推迟到十八九岁。然而，对于有症状且无法药物治疗的病例，如慢性或复发性感染，手术治疗是必需的，不能拖延。

近几十年来，传统及更具侵入性的开放式手术，如颅面切除术、Caldwell 术和鼻侧切开术加筛窦外切除术治疗鼻窦病变，已经在很大程度上被与图像引导导航工具相结合的微创经鼻内镜方法所取代。与开放性技术相比，内镜技术对颅面骨骼生长的干扰更少，尤其是对年轻患者。鼻内镜下鼻窦手术是治疗累及鼻窦病变的首选方法，其目的是纠正引起阻塞或相关病变（如黏液囊肿）的解剖改变。切除的范围应根据病变骨的位置及其与重要鼻窦结构的接近程度来确定，因为根治或完全切除可能没有必要或不可能。内镜手术可能会与开放式手术相结合，例如在需要同时进行美容矫正的情况下。

35.5.3 视神经管

关于对视神经进行包裹和压迫的蝶骨 CFD 的处理一直存在很大的争议，特别是对于视力正常的患者。传统上，即使在没有视觉障碍的情况下，只要在影像学上证明有视神经包裹，就应进行预防性视神经减压。视神经受累的概率在影像学研究的情况下，发生在蝶骨的 FD 已报告高达 90%。然而，几项研究表明，尽管影像学证据显示视神经受累，但绝大多数患者无症状且眼科检查正常。最后，近年来已经确定对有症状的患者应行视神经减压术。影像学证据显示视神经被包裹的无症状患者应保守治疗，并需反复的眼科检查和长期的影像学随访，因为预防性减压会使他们的视神经处于危险之中。神经-眼科检查发现异常的有症状患者可分为两类：细微和渐进的视神经病变，以及伴有快速视力变化或视力丧失的急性神经病变。生长激素（GH）水平过高通常发生在内分泌疾病中，与视神经病变的风险增加有关，并被认为是一种逐渐出现的视力障碍。高 GH 水平继发的伴有颅骨骨扩张的视神经压迫或牵拉可能是某些患者视力逐渐丧失的机制。因此，对 GH 过量的早期评估和积极的管理是必要的，并假设控制 GH 过量可以预防长期视力损害。急性视力改变或视力丧失的病例被认为与 FD 病变的继发性疾病相关，如动脉瘤样骨囊肿、出血或黏液囊肿。急性表现为视觉障碍的患者应立即进行颅底 CT 和 MRI 检查，并由神经外科医生、耳鼻喉科医生和神经眼科医生进行及时评估。急性和逐渐恶化的视力都需要立即进行手术治疗。旨在部分减压视神经管的鼻内镜手术已成为广泛接受的处理方法。对于需要对前颅底骨进行额外重建的病例，应考虑采用开放式或开放式与内镜联合入路。

35.5.4　颞骨

颞骨受累是 FD 报道最少的类型，特别是在儿童中（图 35.4）。进行性传导性听力损失是小儿颞骨 FD 最常见的症状，通常继发于外耳道狭窄。外耳道

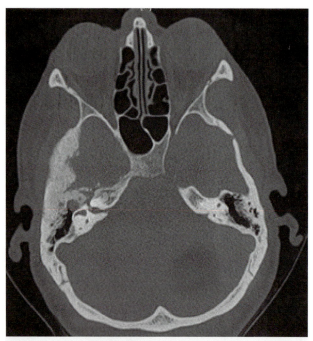

图 35.4　轴位骨窗 CT 扫描显示纤维发育不良累及右侧颞骨

狭窄也可能导致后天性胆脂瘤的形成以及颅内和颞内区域的更多的相关并发症。颞骨 FD 的其他可能的并发症有中耳炎、外耳炎、侵犯耳蜗引起感音神经性听力损失、眩晕或耳鸣、颅内并发症（如脑脊液耳漏和脑膜炎）和颅神经病变（如面神经麻痹）。颞骨受累的患者应在显微镜下进行全面的听力检查和耳评估，并定期随访评估。与儿童 FD 涉及的大多数其他解剖区域一样，当病变局限且进展缓慢时，观察是最常用的方法。考虑到 FD 在青春期后趋于稳定的趋势，对儿童的手术干预应该推迟到患者发展到青春期之后。相反，当疾病进展为侵袭性，FD 伴有明显的临床症状和并发症时，如胆脂瘤、进行性外耳道狭窄导致听力损失或难治性感染、主要的外观畸形、神经系统症状、颅神经病变和骨侵犯的放射学证据，手术干预是需要的。

应根据干预的适应证、病灶的位置、范围和侵袭性来选择手术入路。尽管再狭窄很常见，但对于外耳道狭窄的病例，耳道成形术也可能是一个合适的外科手术选择。对于病情进展严重且初期治疗效果不佳的病例，可以考虑采用根治性的方法，如乳突根治术或岩椎次全切除术，通常复发率较低。如果中耳受累，应尝试鼓室成形术。如遇面神经麻痹，需行高分辨率颅底或颞骨 CT 扫描，并考虑手术减压。

35.6　骨化纤维瘤

骨化纤维瘤（OF）是一种良性纤维骨性肿瘤，由纤维细胞组织和不同外观的矿物质组成。常规的 OF 是最常见的亚型，通常影响到年龄在 20~40 岁之间的成年女性。它通常是一种生长缓慢、有包膜、界限清晰的膨胀性肿瘤，起源于颌骨的含牙区域，主要位于后下颌骨（75%）和上颌骨（25%）。少年骨化纤维瘤（JOF）是一种不常见的亚型，与常规的不同，它出现在更年轻的患者中，无包膜，局部更具侵袭性，并有潜在的浸润性生长模式。JOF 进一步分为两种不同的变异型，小梁型和沙砾型。小梁型 JOF 通常见于儿童和青少年，平均年龄为 8.5~12 岁。主要倾向于上颌骨（50%）和下颌骨（44%）。沙砾型 JOF 也多见于儿童和青少年，然而，受影响的个体往往比患小梁型的人年龄大一些。此外，受沙砾型 JOF 影响的患者年龄范围更广，也可出现在老年

人中。最常见的骨是鼻旁窦（62%）、前颅底和眼眶，少见的是颌骨和颅骨。沙砾样病变往往具有更强的生物学行为。

JOF 的表现和症状取决于肿瘤的位置，包括牙齿移位和腭部肿胀，以及鼻塞和鼻窦突出。其他体征和症状有头痛、鼻出血和眼睛的障碍，如复视和溢泪。这些肿瘤也可能引起严重的并发症，如大量黏液囊肿的形成、视力丧失和颅内感染。JOF 与其他纤维骨性病变的区别主要在于其发病年龄较早，其临床表现以快速生长为特征，其潜在的侵袭行为可导致相当大的面部畸形。

虽然小梁型和沙砾型 JOF 常见多次复发，但两种肿瘤类型都没有发生恶性转化的报道。

35.7　影像学

JOF 的 CT 扫描通常表现为边界清楚、多房性肿块，表现为透明、磨玻璃样或完全透明。这些肿块通常有不规则增厚骨的边缘或外壳。

35.8　骨化纤维瘤的治疗

最明确的治疗方法是手术切除。对于局限于下颌骨的病变，传统的治疗是通过简单的刮除或切除来完成的，因为在特定的解剖位置，所以有较好的效果。类似于骨瘤或 FD 的建议，等待和观察策略，在成人无症状的常规 OF 典型诊断的病例中，已被提出作为一种选择，而不是在儿童中。然而，由于其更有侵袭性的生长行为和较高的复发率（部分或不完全切除肿瘤后的复发率在 30%~56% 之间），完全手术切除下颌骨是 JOF 的治疗选择。如果可能，最好在第一次尝试时就完全切除，因为这些病变的解剖结构和组织会留下瘢痕和变形，使重复手术更加困难。在重复性手术中，外科医生的定位和视觉，以及区分肿瘤和邻近正常组织的能力可能会受到损害。

手术入路应根据病变的位置和是否能完全切除来决定。然而，完全手术切除的目标应根据尝试完全切除时可能出现的风险而缓和。传统上，开放入路是治疗这些肿瘤的主要方法，因为开放入路可以看到整个肿块，从而可以完全切除。处理鼻窦肿瘤的各种开放入路已被报道，如柯陆氏术，鼻侧切开术，改良经唇龈沟入路。颅面切除术传统上是在

病变广泛或当肿瘤延伸到颅内时进行。然而，JOF 倾向于儿童，甚至会影响很小的婴儿。儿科人群在决定治疗时必须考虑到其特殊性和局限性。与高患病率相关的开放入路，儿童比成人更难以忍受，包括牙胚和面部生长中心的破坏、面部不对称发育和术后面部瘢痕的风险。开放颅面切除术和额部开颅手术需要对发育中的儿童的额叶进行回缩，这可能导致脑损伤、随之而来的脑软化和长期的认知改变。

随着鼻内镜鼻窦和颅底手术的出现，手术环境已经发展到现在包括鼻内镜入路来治疗 JOF。内镜仪器和图像导航的进步，以及外科技术的改进，使 OF 完全切除成为可能，并取得了良好的效果和可接受的发病率。当内镜入路受限或存在禁忌时，如累及额骨、上颌窦前壁、颅底侵犯视神经外侧或包裹视神经，仍需开放入路或内镜与开放入路联合。

在鼻内镜下切除 JOF 时需要考虑几个因素。术中图像导航系统的应用是必要的，它有助于提高外科医生的定位和识别重要结构位置的能力，从而使正常解剖得到更可靠的保留。这在儿童中尤其重要，因为一般的解剖标志可能被隐藏。此外，它有助于区分肿瘤的边界，并帮助实现更完整的切除。切除开始于肿瘤的减容，以减少肿瘤体积和识别解剖标志。在导航系统的帮助下，识别肿瘤的边界，逐步去除肿瘤的外壳。用金刚钻磨除病理性骨，直到达到光滑健康的骨，其硬度不那么脆弱。JOF 的大部分切除是手术成功的关键。其手术难度来源于肿瘤的侵袭性造成正常解剖标志的变形，肿瘤邻近和黏附于重要结构（如视神经和硬脑膜），以及因出血造成的手术视野模糊。在这种情况下，术中图像导航系统至关重要。

内镜技术的并发症包括出血、颅底损伤致脑脊液漏和感染，以及眶部结构损伤。JOF 可发生明显的出血，特别是在内镜下逐块切除时。儿童血容量低，对术中失血不太耐受，因此，血液制品应做到随时可用。止血技术包括用金刚钻清除出血骨，渗透各种止血剂，温盐水冲洗，包扎和压缩出血部位。减少大出血最有效的方法是尽快切除肿瘤直至肿瘤边缘。脑脊液漏和眼眶损伤通常发生在肿瘤浸润颅底或眼眶时。当肿瘤侵蚀颅前窝并压迫硬脑膜

时，应在保持硬脑膜完整的情况下轻轻将其移除。如不能防止脑脊液漏，则应随后使用封接材料如TachoSil、胶原基质或阔筋膜进行硬脑膜重建。第二层黏膜骨膜应用于大缺损的病例。

对视神经管、眼、颅神经或颈内动脉的损伤可能导致严重的并发症，在某些情况下，甚至死亡。因此，在邻近这些结构的解剖部位操作时应由经验丰富的人在术中图像导航系统、内镜多普勒探头和神经监测的协助下进行。必要时，应缩小切除范围，以保护这些重要的结构。

35.9 骨瘤

骨瘤是一种良性、生长缓慢的骨肿瘤，主要由分化良好的成熟骨、致密骨或松质骨组成。骨瘤多见于男性，其发病高峰在40~60岁，平均年龄为50岁。骨瘤是成人颅面骨中最常见的原发性骨肿瘤。然而，骨瘤在儿童人群中极为罕见，它们最常发生在额筛区，但也可发生在上颌骨、下颌骨、乳突窦、外耳道和颅顶。这些病变的3%是在鼻窦CT扫描中被发现的。

目前有3种理论解释骨瘤的生长机制。胚胎学理论认为骨瘤发生在胚胎期软骨性筛骨与膜性额骨的连接处。创伤理论将骨瘤的发展与之前的创伤病史联系起来。根据感染理论，局部炎症可激活邻近骨成骨。

骨瘤可与Gardner综合征相关，这是一种常染色体显性疾病，以结肠息肉、软组织肿瘤（包括皮肤囊肿和硬纤维瘤）和多发性骨瘤为特征，通常影响颌骨。Gardner综合征结肠息肉有高度的恶性转化倾向。因此，对这些患者及其家属进行早期胃肠病学评估是非常必要的。骨瘤其本身没有恶性潜能。

骨瘤通常无症状，常在影像学检查中偶然发现，但也可引起临床症状，头痛是最常见的症状。影响鼻窦引流可伴随鼻窦炎，更罕见的是形成继发性黏液囊肿。骨瘤在超出鼻窦范围时可导致面部畸形。颌骨肿瘤可引起咬合障碍和面部不对称，而眼眶肿瘤可引起上睑下垂、突出、复视和视力下降。延伸到颅前窝可能引起脑脊液鼻漏、脑膜炎、颅腔积气和脑脓肿。颞骨骨瘤很少引起传导性听力损失或耳部感染。

35.10 影像学

骨瘤在CT上表现为边界清晰、一致性不均的肿块，具有骨质（高信号）和海绵状（低信号）成分（图35.5）。低信号成分可能与相关黏液囊肿混淆。MRI对于评估肿瘤的范围以及是否有并发症（黏液囊肿、眼眶或颅内延伸）是有用的。静脉造影剂在CT或MRI扫描上没有增强。

35.11 骨瘤的治疗

骨瘤一般无症状，通常不需要手术治疗。在大多数小的、不复杂的骨瘤病例中，通常采用观察等待的方法，定期进行影像学检查。然而，一个生长快速或巨大的骨瘤，占额窦的50%以上时，可能需要手术切除。无症状骨瘤的进一步手术指征包括鼻额管部分或完全阻塞，筛窦受累者，眶内或颅内延伸。

当骨瘤有症状或伴有并发症时，包括除外其他原因的严重头痛、因肿瘤堵塞引起的慢性鼻窦炎、面部畸形、视觉症状、神经症状及并发症，如颅内感染和颅内积气，建议手术切除。

手术方法的选择取决于肿瘤的大小、位置、侵犯范围、是否存在并发症以及外科医生的经验。有

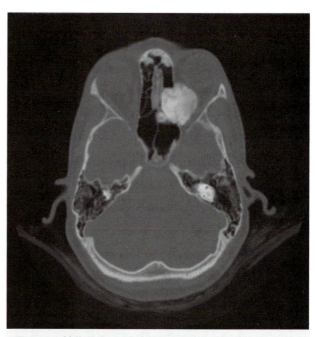

图35.5 轴位骨窗CT扫描显示骨瘤累及左侧筛窦、左侧蝶窦及左侧眼眶

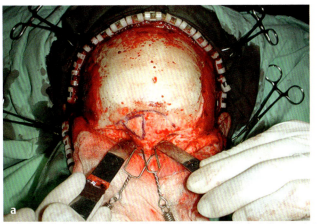
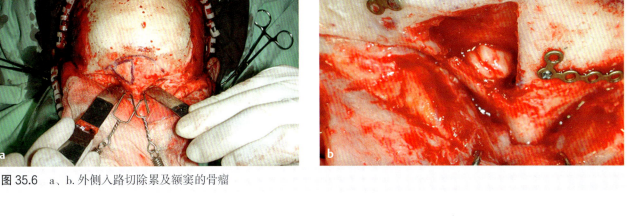

图 35.6　a、b. 外侧入路切除累及额窦的骨瘤

3 种手术方法：开放手术、内镜手术和联合手术。鼻窦骨瘤的开放手术包括 Lynch 手术、鼻外侧切开术、外筛窦切除术、冠状皮瓣、颅底入路和 Caldwell 术（图 35.6）。虽然外入路可以在直视下完全切除肿瘤，但它有几个缺点，特别是在儿童中，如外观畸形、面部生长中心破坏，较高的发病率，住院时间较长。在过去的几十年里，内镜鼻窦手术已经扩大了它的适用范围，现在它的适应证包括治疗鼻窦骨瘤。因此，大多数中小型骨瘤现在都采用内镜治疗，而在内镜下入路受限的特殊病例中，主要采用外入路。内镜入路的主要优点是能更好地保留眼眶和脑等重要结构，实现更好的美容效果，维持鼻内自然引流通道、出血少、术后发病率低，住院时间短。鼻内镜和开放手术相结合，可以拓宽鼻额通道的视野，并且与单纯的开放手术相比，巨大肿瘤可以很容易被切除，且外观影响更少。

当病灶位于通过纸样板和附着在额窦后壁下部的虚拟平面中间时，鼻内镜引导下切除额窦骨瘤是可行的。额叶肿瘤附着于前壁或窦内气化良好，有时可以使用改良的 Lothrop 手术切除。否则，可能需要开放或联合内镜外入路手术。筛窦骨瘤大多采用内镜治疗。涉及筛板或眼眶的肿瘤也可以在内镜下使用金刚钻轻轻地钻骨瘤。内镜入路受到向鼻泪管和皮下组织前伸的限制。在这种情况下，通常需要联合内镜外入路。上颌窦骨瘤通常位于上颌窦的外侧壁。对于位于上颌窦底部或外侧壁的骨瘤，内镜下入路是困难的，可能需要外入路。位于上颌窦上壁或内侧壁的骨瘤可以在内镜下切除。蝶窦骨瘤通常可以通过鼻内镜手术安全切除。

35.12　致谢

感谢 Esther Eshkol 机构的医学和科学编辑的协助。

35.13　要点

a. 术前特殊注意事项：

– 一个多学科协作的团队。

– 根据病变的类型和位置，对神经、眼科和内分泌功能进行评估。

– 基于发病年龄、临床表现、病变的生物学行为、影像学表现和组织学特征进行诊断。

– 由于不同的纤维骨性病变有相似的组织学表现，仅凭组织学检查通常不能做出明确的诊断。

– 手术计划的 3D 模拟。

– 病变的快速生长和侵袭性生物学行为可能与继发性疾病如动脉瘤样骨囊肿、黏液囊肿或恶性转化有关。

– 放射治疗增加了纤维结构不良恶性转化的发生率。

b. 适应证：

– 纤维异常增殖症：青春期前患者的保守治疗和尽可能将手术干预推迟到青春期后。侵袭行为、症状和功能缺陷应立即进行手术治疗。

– 少年骨化纤维瘤：需要完整手术切除。

– 骨瘤：无症状生长缓慢的病变观察。手术干预针对快速生长或大的病变、有症状的病变、即将出现功能缺陷，以及相关并发症的病变。

c. 术中特殊注意事项：

- 在可能的情况下，提倡儿童保守治疗。
- 根据病变的解剖位置和受累的颅面骨选择手术入路。
- 颅面纤维结构不良的手术治疗分为保守治疗（对发育不良骨组织进行缩减和轮廓塑造）和根治性治疗（完全切除病变骨组织并重建）。
- 在实施内镜鼻内入路时，需要使用术中导航系统。
- 保留重要的神经、神经血管和内分泌结构的功能是首要的。
- 避免破坏颅面生长中心和牙齿。

d. 术后特殊注意事项：

- 随访包括临床检查和定期影像学检查。
- 一些病变如 FD 可能需要再次手术。

参考文献

[1] Duek I, Pener-Tessler A, Yanko-Arzi R, et al. Skull base reconstruction in the pediatric patient. J Neurol Surg B Skull Base 2018;79(1):81–90.

[2] Lustig LR, Holliday MJ, McCarthy EF, Nager GT. Fibrous dysplasia involving the skull base and temporal bone. Arch Otolaryngol Head Neck Surg 2001;127(10):1239–1247.

[3] Hall G. Fibro-osseous lesions of the head and neck. Diagn Histopathol 2017;23(5):200–210.

[4] McCune D, Bruch H. Osteodystrophia fibrosa: report of a case in which the condition was combined with precocious puberty, multiple pigmentation of the skin and hyperthyroidism. Am J Dis Child 1937;52:745–748.

[5] Albright F, Butler M, Hamptom A, et al. Syndrome characterized by osteitis fibrosa disseminata, areas of pigmentation and endocrine dysfunction with precocious puberty in females. N Engl J Med 1937;216:727–746.

[6] Ruggieri P, Sim FH, Bond JR, Unni KK. Malignancies in fibrous dysplasia. Cancer 1994;73(5):1411–1424.

[7] Edgerton MT, Persing JA, Jane JA. The surgical treatment of fibrous dysplasia. With emphasis on recent contributions from cranio-maxillo-facial surgery. Ann Surg 1985;202(4):459–479.

[8] Park BY, Cheon YW, Kim YO, Pae NS, Lee WJ. Prognosis for craniofacial fibrous dysplasia after incomplete resection: age and serum alkaline phosphatase. Int J Oral Maxillofac Surg 2010;39(3):221–226.

[9] Chen YR, Noordhoff MS. Treatment of craniomaxillofacial fibrous dysplasia: how early and how extensive? Plast Reconstr Surg 1990;86(5):835–842, discussion 843–844.

[10] Lee JS, FitzGibbon EJ, Chen YR, et al. Clinical guidelines for the management of craniofacial fibrous dysplasia. Orphanet J Rare Dis 2012;7(Suppl 1):S2.

[11] Valentini V, Cassoni A, Terenzi V, et al. Our experience in the surgical management of craniofacial fibrous dysplasia: what has changed in the last 10 years? Acta Otorhinolaryngol Ital 2017;37(5):436–443.

[12] Fattah A, Khechoyan D, Phillips JH, Forrest CR. Paediatric craniofacial fibrous dysplasia: the Hospital for Sick Children experience and treatment philosophy. J Plast Reconstr Aesthet Surg 2013;66(10):1346–1355.

[13] Béquignon E, Cardinne C, Lachiver X, Wagner I, Chabolle F, Baujat B. Craniofacial fibrous dysplasia surgery: a functional approach. Eur Ann Otorhinolaryngol Head Neck Dis 2013;130(4):215–220.

[14] Kusano T, Hirabayashi S, Eguchi T, Sugawara Y. Treatment strategies for fibrous dysplasia. J Craniofac Surg 2009;20(3):768–770.

[15] Valentini V, Califano L, Cassoni A, et al. Maxillo-mandibular reconstruction in pediatric patients: how to do it? J Craniofac Surg 2018;29(3):761–766.

[16] Brodish BN, Morgan CE, Sillers MJ. Endoscopic resection of fibro-osseous lesions of the paranasal sinuses. Am J Rhinol 1999;13(2):111–116.

[17] Lee JS, FitzGibbon E, Butman JA, et al. Normal vision despite narrowing of the optic canal in fibrous dysplasia. N Engl J Med 2002;347(21):1670–1676.

[18] Cutler CM, Lee JS, Butman JA, et al. Long-term outcome of optic nerve encasement and optic nerve decompression in patients with fibrous dysplasia: risk factors for blindness and safety of observation. Neurosurgery 2006;59(5):1011–1017, discussion 1017–1018.

[19] Amit M, Fliss DM, Gil Z. Fibrous dysplasia of the sphenoid and skull base. Otolaryngol Clin North Am 2011;44(4):891–902, vii–viii.

[20] Ricalde P, Magliocca KR, Lee JS. Craniofacial fibrous dysplasia. Oral Maxillofac Surg Clin North Am 2012;24(3):427–441.

[21] Mierzwiński J, Kosowska J, Tyra J, et al. Different clinical presentation and management of temporal bone fibrous dysplasia in children. World J Surg Oncol 2018;16(1):5.

[22] Frisch CD, Carlson ML, Kahue CN, et al. Fibrous dysplasia of the temporal bone: a review of 66 cases. Laryngoscope 2015;125(6):1438–1443.

[23] Megerian CA, Sofferman RA, McKenna MJ, Eavey RD, Nadol JB Jr. Fibrous dysplasia of the temporal bone: ten new cases demonstrating the spectrum of otologic sequelae. Am J Otol 1995; 16(4):408–419.

[24] Kim YH, Song JJ, Choi HG, et al. Role of surgical management in temporal bone fibrous dysplasia. Acta Otolaryngol 2009;129(12):1374–1379.

[25] Slootweg PJ, El-Mofty SK. Ossifying fibroma. In: Barnes L, Everson JW, Reichart P, Sidransky D, eds. World Health Organization Classification of Tumours. Pathology and Genetics Head and Neck Tumors. Lyon, France: IARC;2005:319–320.

[26] Speight PM, Carlos R. Maxillofacial fibro-osseous lesions. Curr Diagn Pathol 2006;12(1):1–10.

[27] El-Mofty S. Psammomatoid and trabecular juvenile ossifying fibroma of the craniofacial skeleton: two distinct clinicopathologic entities. Oral Surg Oral Med Oral Pathol Oral Radiol Endod 2002;93(3):296–304.

[28] Manes RP, Ryan MW, Batra PS, Mendelsohn D, Fang YV, Marple

BF. Ossifying fibroma of the nose and paranasal sinuses. Int Forum Allergy Rhinol 2013;3(2):161–168.

[29] Ledderose GJ, Stelter K, Becker S, Leunig A. Paranasal ossifying fibroma: endoscopic resection or wait and scan? Eur Arch Otorhinolaryngol 2011;268(7):999–1004.

[30] Marvel JB, Marsh MA, Catlin FI. Ossifying fibroma of the mid-face and paranasal sinuses: diagnostic and therapeutic considerations. Otolaryngol Head Neck Surg 1991;104(6):803–808.

[31] Bhat KV, Naseeruddin K. Sublabial approach to sinonasal juvenile ossifying fibroma. Int J Pediatr Otorhinolaryngol 2002; 64(3):239–242.

[32] Mehta D, Clifton N, McClelland L, Jones NS. Paediatric fibroosseous lesions of the nose and paranasal sinuses. Int J Pediatr Otorhinolaryngol 2006;70(2):193–199.

[33] Wang H, Sun X, Liu Q, Wang J, Wang D. Endoscopic resection of sinonasal ossifying fibroma: 31 cases report at an institution. Eur Arch Otorhinolaryngol 2014;271(11):2975–2982.

[34] Wang M, Zhou B, Cui S, Li Y. Juvenile psammomatoid ossifying fibroma in paranasal sinus and skull base. Acta Otolaryngol 2017;137(7):743–749.

[35] Ye P, Huang Q, Zhou B. Endoscopic resection of ossifying fibroma involving paranasal sinuses and the skull base in a series of 15 cases. Acta Otolaryngol 2017;137(7):786–790.

[36] Larrea-Oyarbide N, Valmaseda-Castellón E, Berini-Aytés L, Gay-Escoda C. Osteomas of the craniofacial region. Review of 106 cases. J Oral Pathol Med 2008;37(1):38–42.

[37] Earwaker J. Paranasal sinus osteomas: a review of 46 cases. Skeletal Radiol 1993;22(6):417–423.

[38] Erdogan N, Demir U, Songu M, Ozenler NK, Uluç E, Dirim B. A prospective study of paranasal sinus osteomas in 1,889 cases: changing patterns of localization. Laryngoscope 2009;119(12):2355–2359.

[39] Halawi AM, Maley JE, Robinson RA, Swenson C, Graham SM. Craniofacial osteoma: clinical presentation and patterns of growth. Am J Rhinol Allergy 2013;27(2):128–133.

[40] Margalit N, Ezer H, Cavel O, Fliss D. Intracranial and orbital complications of bony lesions involving the anterior skull base and paranasal sinuses. Skull Base 2007;17:A173.

[41] Georgalas C, Goudakos J, Fokkens WJ. Osteoma of the skull base and sinuses. Otolaryngol Clin North Am 2011;44(4):875–890, vii.

[42] Smith ME, Calcaterra TC. Frontal sinus osteoma. Ann Otol Rhinol Laryngol 1989;98(11):896–900.

[43] Savić DLJ, Djerić DR. Indications for the surgical treatment of osteomas of the frontal and ethmoid sinuses. Clin Otolaryngol Allied Sci 1990;15(5):397–404.

[44] Gil-Carcedo LM, Gil-Carcedo ES, Vallejo LA, de Campos JM, Herrero D. Frontal osteomas: standardising therapeutic indications. J Laryngol Otol 2011;125(10):1020–1027.

第 36 章　梨状孔狭窄的修复

Robert F. Ward, Marisa Earley

摘要

先天性鼻梨状孔狭窄是一种先天性异常，是新生儿鼻塞的罕见原因。该病可通过 CT 确诊。如果呼吸系统症状严重，则需要手术干预。如果症状为轻度至中度，建议密切随访、密切等待。

关键词

鼻腔狭窄，呼吸窘迫，梨状孔，中切牙

36.1　引言

先天性鼻梨状孔狭窄（CNPAS）是一种造成新生儿鼻梗阻的罕见的先天性疾病。直到 1989 年，该病才被临床报道。新生儿鼻塞的其他常见原因包括后鼻孔闭锁、中鼻狭窄、鼻外伤、囊肿、颅底缺损（即脑膜脑膨出和脑膨出）、肿瘤（横纹肌肉瘤、血管瘤、神经胶质瘤、淋巴管瘤、畸胎瘤）、鼻咽肿块和鼻发育不全。导致鼻中隔移位、血肿或移位的鼻骨骨折的产伤也可导致新生儿鼻塞，应与 CNPAS 鉴别。

梨状孔（PA）为梨状骨入口，由上方的鼻骨、侧面的上颌骨鼻突和下方的水平突界定。PA 是鼻气道最窄最前面的骨性部分。CNPAS 最常发生在双侧，其典型特征是骨过度生长或上颌骨鼻突向中间移位。通常发生于胚胎发育的第 4 个月。

婴儿在出生后的头几个月被认为是专性鼻呼吸者；因此，鼻翼部位的任何变窄都会严重损害婴儿的呼吸能力，而鼻为鼻部最前和最窄的部分。典型的口呼吸出现在 3~6 月龄。

CNPAS 最常见的临床表现为间歇性呼吸暂停、周期性发绀以及突发全气道阻塞（可因哭闹、急促呼吸和短暂禁食而缓解）。体征和症状通常在出生后立即出现。狭窄的程度以及共患病决定其临床表现的严重程度，但也有一些患儿起病较晚。

CNPAS 可独立起病，也可能与其他中线发育异常有关，如中切牙发育异常（图 36.1）或前脑无裂畸形（HPE）。HPE 是一种大脑畸形，由前脑不完全分裂成左右半球引起。CNPAS 也可能与 40% 的颅面异常有关。其他共患病包括浅蝶鞍、颅咽管、黏膜下腭裂或发育不良的上颌窦。

Arlis 和 Ward 确定了 CNPAS 与单个上颌巨切牙（SMMI）的关联，并认为该病是一种沿 HPE 谱系的发育性场缺陷或与内分泌和中枢神经系统异常相关的面中部骨发育障碍。HPE 通常包括面部畸形，如眼球后凸、中线唇裂和 / 或平鼻、脑畸形、学习障碍、无脑畸形、胼胝体发育不全、垂体发育不全和单个上颌中切牙。当怀疑 HPE 异常时，需要进行染色体分析和磁共振成像（MRI）来评估下丘脑 – 垂体 – 甲状腺 – 肾上腺轴和大脑。内分泌学、电解质评估、颅面和遗传学检查也可能有用。

该病可通过临床表现以及 CT 进行确诊。狭窄的前鼻窝通常无法通过 5Fr 抽吸导管或 1.9mm 内镜。推荐的 CT 层面应包括从腭到眶顶的连续薄层扫描（1~3mm）。CT 扫描经常显示鼻前入口狭窄和上颌鼻突骨质增生。关于确切的诊断测量存在一些争议，但通常认为，足月儿下鼻道水平的 PA 宽度 < 11mm 则可诊断 CNPAS。Brown 等报道，当足月新生儿和早产儿的每个孔的最大横向直径不超过 3mm 时，应诊断 CNPAS。而 Chinwuba 等认为鼻气道 < 2mm 则可诊断。最近，3D 颅面 CT 扫描的诊断作用越来越大。3D CT 被一些人视为 CNPAS 的更好的诊断工具，因

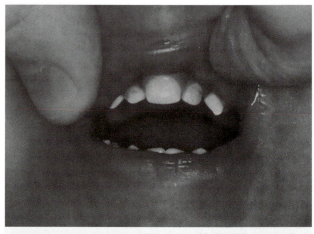

图 36.1　显示大的单个中切牙。有时被称为大门牙

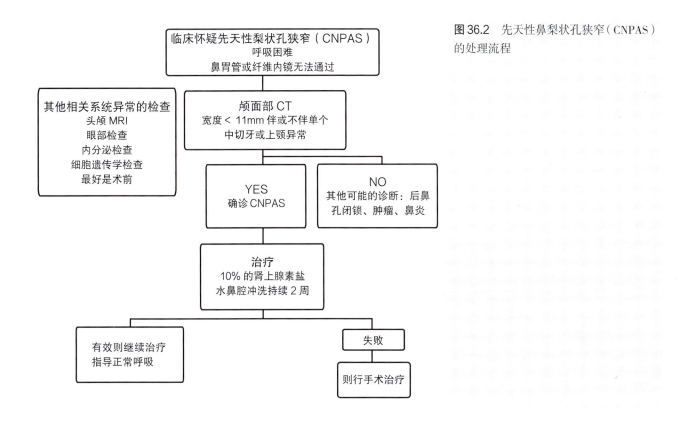

图 36.2 先天性鼻梨状孔狭窄（CNPAS）的处理流程

为它提供了比 2D CT 更多的空间信息和术前计划信息。使用 3D CT，更容易测量上颌骨两侧鼻突之间的距离，该距离可以定义为突间距离（IPD）。Lin 等通过 40 例患者进行回顾性分析，研究了 PA 的生长曲线。该曲线为 3 次曲线，在 42.9 个月和 70.9 个月时有两个拐点，并得出了一个公式来估算 IPD 的增长。他们发现需要手术和不需要手术的患者之间的初始 IPD 并没有差异。此外，当 IPD 未能随年龄逐渐增加时，可能需要考虑更积极的干预措施，治疗可能从观察随访到保守治疗或保守治疗到手术干预。

治疗将取决于症状的严重程度。大多数学者认为，在可能的情况下，应该尝试一线保守治疗。这包括在重症监护病房（ICU）中使用 McGovern 乳头或口腔气道并进行适当的监测。其他管理包括湿化、温和抽吸、使用局部类固醇和减充血剂，以及留置胃管。一些研究表明，如果患者能够耐受保守治疗，他们的鼻气道可能在 6 个月内会随着生长而改善。是否能通过 5 Fr 抽吸导管是非手术治疗预后的影响因素。理想情况下，手术应该尽可能推迟，直到满足"10 法则"，婴儿至少 10lb（1lb ≈ 0.45kg），

10 周大，血红蛋白 10g。Moreddu 等提出了一种针对 CNPAS 进行检查和治疗的方法（图 36.2）。

手术适应证包括药物治疗难治性梗阻、严重程度的梗阻、发育不良和严重的阻塞性睡眠呼吸暂停。禁忌证包括患者整体预后不良或不适宜手术。自 1989 年首次临床描述以来，外科手术已从简单的经鼻扩张发展到唇下和黏膜下入路。通常需要的特殊仪器是耳科仪器，例如小型金刚石毛刺钻和带 300mm F 透镜的显微镜。其他伴随的先天性气道手术、神经功能缺损和其他颅面异常会影响手术成功率并延长住院时间。

36.2 术前评估和麻醉

- 薄层 CT（在平行于硬腭的平面上至少有 1~3mm 的轴向切面）：
  - 评估尺寸和其他异常（后鼻孔闭锁或狭窄、HPE、上颌中切牙等）。
  - 如果发现 HPE 轴异常，建议进行内分泌相关血液检查并转诊内分泌科，以防止危及生命的并发症。
- 尽可能尝试至少 2 周的保守治疗。

- CNPAS 一经诊断，应排除其他涉及垂体、心脏和泌尿生殖系统的先天性发育异常。

36.3　手术方法

36.3.1　经鼻入路

由于婴儿暴露差，黏膜及邻近结构损伤风险增加，因此成人更常使用这种方法。

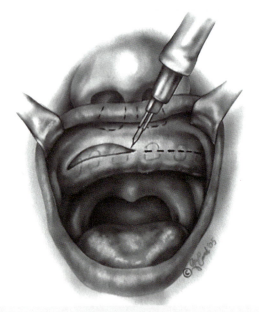

图 36.3　使用电刀做唇龈沟切口

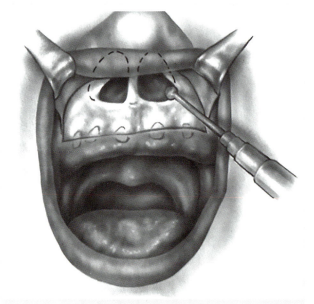

图 36.5　在梨状孔的下侧和外侧钻孔。始终保持在下鼻甲前方

36.3.2　唇下入路

Dr.Kim Baker 在她的文章中描述了以下几点（图 36.3~图 36.6）：

- 患者应接受经口插管全身麻醉。
- 可以用 300mm 透镜手术显微镜或放大镜放大。
- 使用耳科仪器和带有不同尺寸金刚石磨锥尖端的微

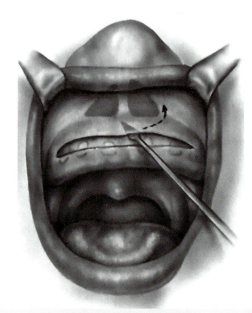

图 36.4　梨状孔的唇下入路。抬高软组织以暴露骨性前鼻孔，使鼻黏膜完好无损

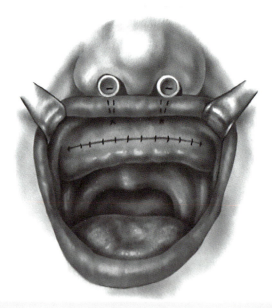

图 36.6　双侧鼻支架的放置

钻头。

- 头部应保持在环形头枕的中间位置，并保护眼部。
- 用盐酸去氧肾上腺素棉片减轻鼻塞。
- 上龈沟和 PA 黏膜注射 1% 利多卡因和 1：100 000 肾上腺素。
- 用电刀做唇下 1.5cm 切口并深入骨面。
- 进行骨膜下剥离以抬高软组织和黏膜，露出前鼻棘和每个鼻孔的底部。
- PA 需双侧可见，并游离骨性边界，尽量保留鼻底黏膜。
- 使用 2mm 或其他小的金刚石毛刺钻从 PA 的下边缘和侧边缘磨除骨质。
- 当 PA 提供 3.5mm 内径气管插管（ETT）支架通过时，可获得足够的气道。
- 保持下鼻甲前部正常解剖结构，以避免鼻泪管受损。
- 避免钻至鼻底以保护牙槽。
- 松解鼻底黏膜切口，使正常软组织恢复原位。
- 放置选择的支架，并用缝线固定，缝线从龈沟下方开始，穿过鼻底和支架，固定在龈沟内。缝线可穿过带有横管段的小柱，以防止压迫和压迫坏死。
    - 3.5mm 气管导管、软硅胶支架或莫米松鼻腔支架见上述内容。
- 支架固定时间尚不统一，但通常为 3~14 天。
- 用间断的可吸收缝线间断缝合唇下切口。
- 也可以使用放大镜放大倍率进行钻孔。

36.3.3 上颌快速扩张（Rapid Maxillary Expansion，RME）（Collares 等）

- RME 是正畸治疗中常见的治疗上颌横向狭窄的方法，其副作用是扩大鼻底。
- Collares 等制作了一个丙烯酸装置，连接到一个 6.5mm 的微型膨胀螺钉和两个外侧手术眶板。丙烯酸装置是由患者的牙齿上弓模具制成的。
- 在全身麻醉下将装置固定在腭上，并采用每天 0.36mm 扩张的快速扩张方案。
- 活动期为 15 天（根据临床标准停止），被动期为 45 天。

36.4 术后治疗

- 支架应放置 2 周（或 4 周）：
    - 必须注意通过频繁的盐水冲洗、轻柔的抽吸以及类固醇和 / 或减充血剂滴剂来保持支架畅通。
- 如果使用莫米松氟硼酸盐支架，需用 5–0 Proline 缝线固定在隔膜上 2 周，并且需要在麻醉或切开的情况下取出。
    - 该支架通常用于鼻窦手术，既往也用于后胆管狭窄修复术后。
    - 莫米松复合支架将持续的局部类固醇输送到黏膜，一些研究表明它也可能影响骨再生。
    - 以上均为超说明书用药。
- 在移除支架之前以及移除支架之后立即需要重症监护室的监控。
- 90% 患有先天性鼻塞的婴儿会出现进食困难，这种情况在术后会加重。
    - 可能暂时需要鼻饲饮食。
- 避免术后日间管理或保守治疗。

36.5 要点

a. 适应证：
- 生后不久即需插管。
- 无法拔管或脱离其他辅助通气手段。
- 至少 2 周的保守治疗无效。
- 重度生长发育迟缓。
- 重度 OSA。

b. 禁忌证：
- 总体预后不良。
- 不能耐受全麻。
- 相对禁忌证：不符合 10 法则（10lb，血红蛋白 10g，10 周）。

c. 并发症：
- 鼻黏膜、牙龈或鼻泪管损伤。
- 鼻翼坏死。
- 面部发育迟缓。
- 再狭窄。
- 气道塌陷。
- 肉芽增生。
- 支架堵塞。

- 瘢痕形成并狭窄。
- 可能需要再次手术或延长住院时间。

d. 术前特殊注意事项：

- 在诊断为梨状孔狭窄后，确定患者是否为孤立性鼻阻塞或存在其他中枢神经系统先天性发育缺陷。
- 如果有任何严重的中枢神经系统发育缺陷，在术前应充分评估。

e. 术后特殊注意事项：

- 支架堵塞。
- 瘢痕形成和再狭窄。
- 鼻翼损伤。
- 移除支架后可能需二次手术。

参考文献

[1] Arlis H, Ward RF. Congenital nasal pyriform aperture stenosis: isolated abnormality vs developmental field defect. Arch Otolaryngol Head Neck Surg 1992;118(9):989–991.

[2] Baker KA, Pereira KD. Congenital nasal pyriform aperture stenosis. Head Neck Surg 2009;20:178–182.

[3] Bharti G, Groves L, Sanger C, Argenta LC. Congenital pyriform aperture stenosis. J Craniofac Surg 2011;22(3):992–994.

[4] Brown OE, Myer CM III, Manning SC. Congenital nasal pyriform aperture stenosis. Laryngoscope 1989;99(1):86–91.

[5] Collares MVM, Tovo AHS, Duarte DW, Schweiger C, Fraga MM. Novel treatment of neonates with congenital nasal pyriform aperture stenosis. Laryngoscope 2015;125(12):2816–2819.

[6] Gonik NJ, Cheng J, Lesser M, Shikowitz MJ, Smith LP. Patient selection in congenital pyriform aperture stenosis repair: 14 year experience and systematic review of literature. Int J Pediatr Otorhinolaryngol 2015;79(2):235–239.

[7] Lee JC, Yang CC, Lee KS, Chen YC. The measurement of congenital nasal pyriform aperture stenosis in infant. Int J Pediatr Otorhinolaryngol 2006;70(7):1263–1267.

[8] Lee JJ, Bent JP, Ward RF. Congenital nasal pyriform aperture stenosis:non-surgical management and long-term analysis. Int J Pediatr Otorhinolaryngol 2001;60(2):167–171.

[9] Lee KS, Yang CC, Huang JK, Chen YC, Chang KC. Congenital pyriform aperture stenosis: surgery and evaluation with three-dimensional computed tomography. Laryngoscope 2002;112(5):918–921.

[10] Lin KL, Lee KS, Yang CC, Hsieh LC, Su CH, Sun FJ. The natural course of congenital nasal pyriform aperture stenosis. Laryngoscope 2016;126(10):2399–2402.

[11] Moreddu E, Le Treut-Gay C, Triglia JM, Nicollas R. Congenital nasal pyriform aperture stenosis: elaboration of a management algorithm from 25 years of experience. Int J Pediatr Otorhinolaryngol 2016;83:7–11.

[12] Shikowitz MJ. Congenital nasal pyriform aperture stenosis: diagnosis and treatment. Int J Pediatr Otorhinolaryngol 2003;67(6):635–639.

[13] Smith A, Kull A, Thottam P, Sheyn A. Pyriform aperture stenosis: a novel approach to stenting. Ann Otol Rhinol Laryngol 2017;126(6):451–454.

[14] Sultan B, Lefton-Greif MA, Brown DJ, Ishman SL. Congenital nasal pyriform aperture stenosis: feeding evaluation and management. Int J Pediatr Otorhinolaryngol 2009;73(8):1080–1084.

[15] Tate JR, Sykes J. Congenital nasal pyriform aperture stenosis. Otolaryngol Clin North Am 2009;42(3):521–525.

[16] Visvanathan V, Wynne DM. Congenital nasal pyriform aperture stenosis:a report of 10 cases and literature review. Int J Pediatr Otorhinolaryngol 2012;76(1):28–30 © 2021.

第 37 章　鼻整形术：唇裂继发鼻畸形

David Leshem, Sivan Zissman

摘要

对于唇裂继发鼻畸形的患者，鼻整形手术是一项具有挑战性的手术，需要有经验的外科医生来恢复正常的外观。唇裂面部畸形可能包括以下特征：鼻部畸形，骨骼畸形，牙齿畸形和唇畸形。鼻整形手术的最佳时机取决于患者的年龄、畸形的严重程度、对手术的认识以及手术意愿。

对于唇裂继发鼻畸形患者，开放性鼻整形术是首选的方法，可以更好地暴露手术野、重塑鼻部和支撑重建。一般将手术分为 3 个阶段：第一阶段：鼻部重塑；第二阶段：结构与轮廓修正；第三阶段：美观改善。唇裂鼻整形术最常见的并发症是鼻外观不对称。

关键词

鼻整形术，继发性唇裂畸形，开放性鼻整形术，唇裂面部畸形

37.1　引言

唇裂畸形患者的鼻整形手术是一项具有挑战性的手术，需要先由经验丰富的唇裂团队来恢复正常的外观。初次矫正后的生长相关畸形或医源性畸形的鼻裂畸形可能还需要进一步手术。研究表明，在唇裂患者中，内侧鼻突无法与上颌骨额突融合；此外，口轮匝肌的中断是鼻裂畸形的临床特征。口轮匝肌止于鼻小柱底部，形成鼻小柱畸形和鼻中隔偏曲。口轮匝肌止于鼻翼软骨导致外侧鼻软骨变平。

唇裂面部畸形可能包括以下特征：①鼻部畸形：鼻宽，鼻尖宽而塌陷，鼻小柱短。②唇裂侧：鼻孔变宽，内脚短、外脚长，向后外侧移位，鼻中隔向裂隙侧偏曲，非裂隙侧的下鼻甲肥大。③骨骼畸形：面中部后移，颧骨发育不全，下颌骨假性凸起，梨状孔不对称，鼻尖偏曲。④牙齿畸形：Ⅲ类错颌，上颌后缩，牙槽裂，牙槽瘘管。⑤唇畸形：唇短，薄唇，厚唇，隐裂。

一例鼻部畸形，术前术后观见图 37.1 和图 37.2。

37.2　鼻解剖学

鼻部解剖结构见图 37.3 和图 37.4。

鼻部解剖可分为 3 部分：①鼻翼：由外层皮肤和软组织组成，上 2/3 皮肤较薄可移动；②骨、软骨骨架；③内层黏膜。鼻的血供非常丰富，它主要由两条动脉组成：①眼动脉：包括筛前动脉、鼻背动脉、鼻外侧动脉，主要供应鼻腔外侧壁；②面动脉：包括唇上动脉和内眦动脉，主要供应鼻尖。

37.3　术前评估

术前评估应包括完整的病史，外科手术医生应该提前熟悉病情，并遵循系统标准的鼻面部分析。儿童患者对手术和术后护理的理解和接受是进行手术的必要条件。

在继发鼻整形手术中，我们需要遵循以下几个基本原则：

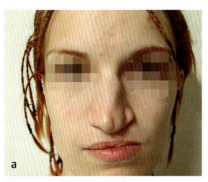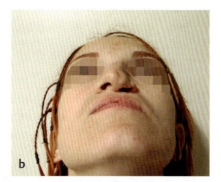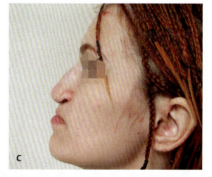

图 37.1　鼻部畸形术前影像。a. 正面观。b. 仰面观。c. 侧面观

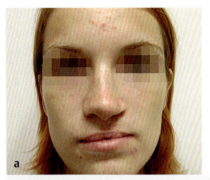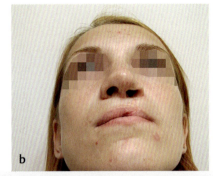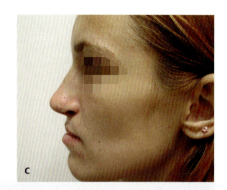

图 37.2 鼻部畸形后前影像。a. 正面观。b. 仰面观。c. 侧面观

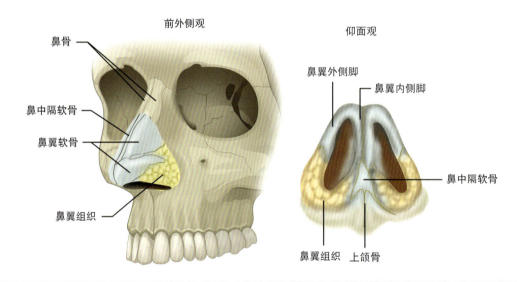

图 37.3 正常鼻部解剖

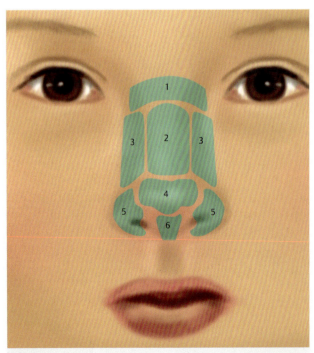

图 37.4 根据 Burget 和 Menick 分类鼻部亚单元：1. 鼻顶；2. 鼻背；3. 鼻外侧壁；4. 鼻尖；5. 鼻翼；6. 鼻小柱

- 鼻部亚单元美学（图 37.4）。
- 注意鼻整体外观，不要局限于某一点。
- 陈旧性手术瘢痕。
- 软骨移植，避免过度支撑，避免使用鼻小柱局部的皮瓣，避免切除鼻翼基底部以外的组织。

37.4 手术时机

行鼻整形手术的理想时机取决于患者的年龄、畸形的严重程度、对手术的了解以及手术意愿。手术时间的选择，女性患者通常在 14~16 岁，男性患者在 16~18 岁，即面部发育完成后进行。在极少数情况下，比如有严重的鼻部畸形和严重的心理障碍的患儿，可以适当放宽年龄限制。

37.5 手术方法

在唇裂患者中，开放式手术可以更好地暴露手术野、重塑鼻部和支撑重建，可以直接显示鼻部结构并解剖重建。使用软骨移植进行结构支撑重建是手术的重要组成部分。在唇腭裂患者中，典型的表现是上颌骨发育不全和牙槽裂。对于上颌骨发育不全的矫正，在鼻整形术之前，可以先使用LeFort型截骨上颌前移术。牙槽裂的桥接，通常采用骨移植，它对鼻翼亦具有支撑作用。如移植物支撑不足时，可能需要骨、软骨或异体移植物进行二次修复。

手术分为3个阶段：

（1）第一阶段：鼻重塑阶段，包括正畸手术矫正骨骼和牙齿关系，牙槽瘘管修复，牙槽骨移植。

（2）第二阶段：结构矫正和轮廓塑造，包括鼻中隔成形术、自体或异体移植颧骨和犁骨、下唇缩小术和上唇增厚术（图37.5）。移植物可选择聚乙烯、骨移植或软骨等材料。

（3）第三阶段：美学改善，包括上唇修复/丰唇，下唇缩小，鼻部修饰。

大多数患儿在唇裂修复同时进行了初级鼻整形术。鼻整形术的主要目标是：鼻小柱位于中线，重新定位鼻翼高度，平衡鼻孔大小，松解鼻翼软骨及周围组织，患侧鼻翼软骨向前内侧移位，下缘与上方的鼻外侧软骨重合。

根据鼻畸形的严重程度，可以采用不同的组合进行鼻整形，包括术前鼻牙槽骨整形、鼻翼松解、梨状孔松解、下鼻甲骨瓣、内侧鼻瓣折叠缝合、鼻翼缝合、鼻小柱鼻翼缝合和术后鼻支架置入。

37.6 手术要点

鼻整形术需全身麻醉，麻醉前需做好切口标记，用2%的利多卡因和1:100 000肾上腺素局部浸润麻醉，术前预防性使用抗生素。

切口：鼻小柱W切口（鼻前庭边缘切口）是最常用的切口，将皮肤和黏膜牵拉开，暴露鼻腔内结构。

鼻中隔：将上外侧软骨剥离后，暴露鼻中隔上方，一部分鼻中隔进行软骨膜下剥离（黏膜下切除术），用于移植和重塑鼻尖。

背部和尾部保持1cm的支撑，以避免鼻部塌陷。鼻中隔软骨通常是自体移植的首选部位，其他还可选择耳郭软骨和肋软骨。

鼻尖：通常是通过缝合修饰、切除和软骨移植相结合来完成的。

由几位整形外科医生开创的鼻尖缝合改良技术包括：经鼻翼软骨穹隆部/鼻翼软骨内脚缝合、外侧脚褥式缝合和鼻小柱缝合。鼻尖挺拔度和支撑，可根据鼻畸形的不同选择单独移植或联合移植。软骨移植法：将软骨雕刻成形后，缝在鼻顶部，抬高鼻尖；双侧鼻翼软骨内脚切除靠拢法；鼻翼基底楔形切除法，需要留4~6mm安全边界，避免鼻部塌陷。

鼻前庭：鼻前庭不对称在唇腭裂患者中常见，包括前鼻孔狭窄和外鼻畸形。重建包括：局部组织重组，切除多余的组织，放置骨软骨皮瓣支撑促进愈合。

鼻背：鼻背通常偏向裂侧，在背侧重建中，可根据损伤的严重程度采取不同的方法：切除多余的软骨，磨除部分额骨，必要时使用小块状软骨、锁骨、肋骨或髂骨进行鼻背侧重建。

截骨术：侧边截骨术（低至高或低至低）常用。内侧截骨术很少使用。

上外侧软骨的重塑可以通过扩张器实现软骨的修剪和复位。

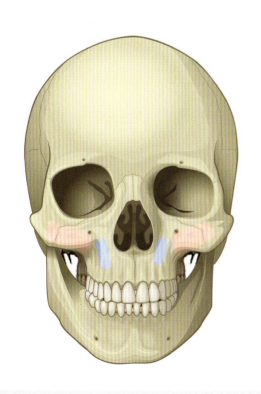

图37.5 鼻部骨性结构

软组织重塑包括减脂和鼻翼基底切除，通常是双侧手术。缝线选择：鼻中隔用 4-0 Vicryl 缝线缝合，鼻翼边缘用 5-0 快吸收 Vicryl 缝线缝合，鼻尖上用 5-0 Vicryl 缝线，贯穿用 3-0 Vicryl 缝线固定，鼻小柱用 5-0 尼龙缝线。

17 岁女性患者，进行了唇腭裂修复、牙槽骨移植和 Le Fort Ⅰ 型截骨术，图 37.6 展示了手术步骤。

37.7 并发症

唇裂鼻整形术最常见的并发症是鼻残留部分不对称，其他并发症包括鼻阻塞、鼻偏曲、鼻尖不挺拔、鼻孔不对称、鼻翼扁平、鼻小柱短、鞍鼻畸形和达不到患者预期目标。

37.8 要点

a. 适应证：
  - 鼻畸形。
b. 禁忌证：
  - 患者不能理解和接受手术过程及术后护理。
  - 不配合的患者。
  - 期望过高的患者。
c. 并发症：
  - 残留鼻部不对称。
  - 鼻塞。

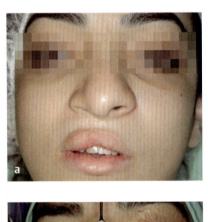 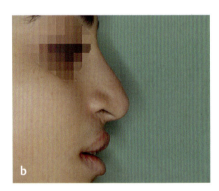 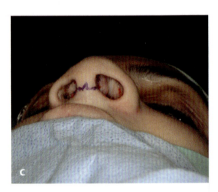
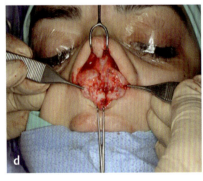 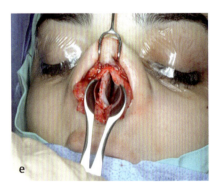 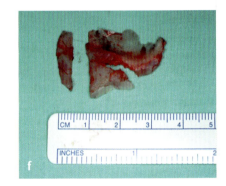
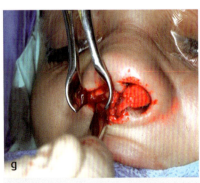 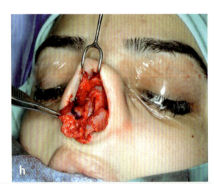 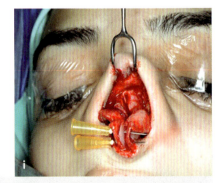

图 37.6　a. 术前正面观。b. 术前侧面观。c. 经鼻小柱切口。d. 暴露下外侧软骨。e. 暴露鼻中隔软骨。f. 鼻中隔软骨延长。g. 外侧软骨切开。h. 标记下外侧软骨的头侧修剪位置。i. 鼻小柱支柱固定

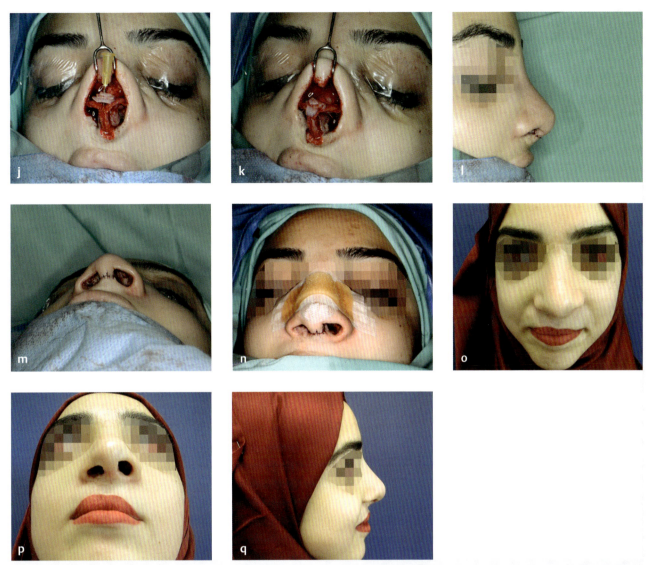

图 37.6（续）　j. 垫高鼻部软骨。k. 盾形软骨移植。l. 术后侧面观。m. 术后仰面观。n. 术后敷料固定。o. 术后 6 周正面观。p. 术后 6 周仰面观。q. 术后 6 周侧面观

- 鼻偏曲。
- 鼻尖不挺拔。
- 鼻孔不对称。
- 鼻翼畸形。
- 鼻小柱短。
- 鞍鼻畸形。
- 患者不满意。

d. 术前特殊注意事项：
  - 完整的病史，包括既往手术史。
  - 标准和系统的鼻面分析。
  - 患儿理解和接受手术的能力。

e. 术中特殊注意事项：

- 鼻部的基础。
- 结构修正和轮廓。
- 美观改善。

f. 术后特殊注意事项：
  - 需住院治疗。
  - 鼻部石膏固定 1 周。

参考文献

[1] Rifley W, Thaller SR. The residual cleft lip nasal deformity: an anatomic approach. Clin Plast Surg 1996;23(1):81–92.

[2] Johnston MC, Millicovsky G. Normal and abnormal development of the lip and palate. Clin Plast Surg 1985;12(4):521–532.

[3] Fisher DM, Sommerlad BC. Cleft lip, cleft palate, and velopharyngeal

insufficiency. Plast Reconstr Surg 2011;128(4):342e–360e.

[4] Rohrich RJ, Muzaffar AR, Gunter JP. Nasal tip blood supply: confirming the safety of the transcolumellar incision in rhinoplasty. Plast Reconstr Surg 2000;106(7):1640–1641.

[5] Woodard CR, Park SS. Nasal and facial analysis. Clin Plast Surg 2010;37(2):181–189.

[6] Kohout MP, Aljaro LM, Farkas LG, Mulliken JB. Photogrammetric comparison of two methods for synchronous repair of bilateral cleft lip and nasal deformity. Plast Reconstr Surg 1998;102(5):1339–1349.

[7] Mulliken JB, Burvin R, Farkas LG. Repair of bilateral complete cleft lip: intraoperative nasolabial anthropometry. Plast Reconstr Surg 2001;107(2):307–314.

[8] Fisher DM. Unilateral cleft lip repair: an anatomical subunit approximation technique. Plast Reconstr Surg 2005;116(1):61–71.

[9] Grayson BH, Santiago PE, Brecht LE, Cutting CB. Presurgical nasoalveolar molding in infants with cleft lip and palate. Cleft Palate Craniofac J 1999;36(6):486–498.

[10] Tebbetts JB. Shaping and positioning the nasal tip without structural disruption: a new, systematic approach. Plast Reconstr Surg 1994;94(1):61–77.

[11] Gruber RP, Friedman GD. Suture algorithm for the broad or bulbous nasal tip. Plast Reconstr Surg 2002;110(7):1752–1764, discussion 1765–1768.

[12] Sykes JM, Jang YJ. Cleft lip rhinoplasty. Facial Plast Surg Clin North Am 2009;17(1):133–144, vii.

[13] Madorsky SJ, Wang TD. Unilateral cleft rhinoplasty: a review. Otolaryngol Clin North Am 1999;32(4):669–682.

第38章 双侧后鼻孔闭锁修复术

Reema Padia, Sanjay R. Parikh

摘要

双侧后鼻孔闭锁修复术后常见的并发症是后鼻孔狭窄和肉芽组织形成。鼻内镜下采用双侧带血管蒂的鼻中隔皮瓣覆盖暴露的骨质可以减少这种风险的发生。

关键词

鼻中隔皮瓣，后鼻孔闭锁

38.1 引言

后鼻孔闭锁是最常见的先天性鼻畸形，其活产患病率为 8000~10 000，女性多见。新生儿短暂哭闹即出现发绀、呼吸窘迫时，需要怀疑双侧后鼻孔闭锁。6 号吸痰管无法通过后鼻孔和鼻内镜下可见闭锁板即可明确诊断后鼻孔闭锁。出现发绀和血氧饱和度降低时需要早期干预。后鼻孔的闭锁层可以是骨性的、膜性的，也可以是混合性的。计算机断层扫描（CT）发现混合性最为常见。CT 可作为鼻内镜干预治疗的辅助检查方法。后鼻孔修复术后的再次狭窄和肉芽组织增生是较为严重的并发症。既往使用了各种黏膜瓣以覆盖后鼻孔外露的骨质。其中一

些技术的缺点是皮瓣较小，可操作性不强，无法完全覆盖骨质。因此，提出了一种新的内镜治疗双侧后鼻孔闭锁的方法，利用鼻中隔皮瓣覆盖暴露的骨质，在新后鼻孔周围提供良好的血供和坚韧的组织。

38.2 手术方法

- 患者在全身麻醉下插管，仰头 130°，内镜仪器和手术器械都放在主刀医生的对侧。将羟甲唑林浸透的棉片放入患者鼻腔中。影像导航并不作为常规使用。术中使用 2.7mm 鼻内镜。
- 在鼻中隔和闭锁板黏膜及中鼻甲下方的蝶腭动脉处注射适量的 1% 利多卡因 + 肾上腺素（图 38.1）。
- 用镰状刀从鼻中隔后部以蝶腭动脉为蒂掀起鼻中隔皮瓣，并将皮瓣向后翻起，暴露闭锁骨板并进入膜性闭锁部分。对侧重复上述动作。如果是完全的骨性闭锁，则将皮瓣翻起至蝶腭孔，使用金刚钻从闭锁板的中间和下部穿透（图 38.2）。
- 暴露犁骨，将鼻中隔软骨自犁骨上骨折（图 38.3）。用切割器械切除鼻中隔后部约 1cm 的软骨隔。
- 使用高速金刚钻头磨开犁骨，以连接两侧后鼻孔口

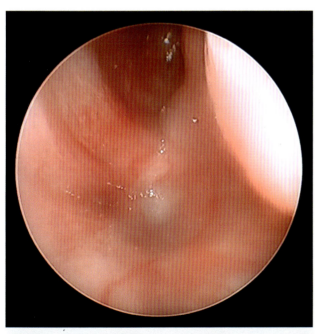

图 38.1 内镜下的闭锁层

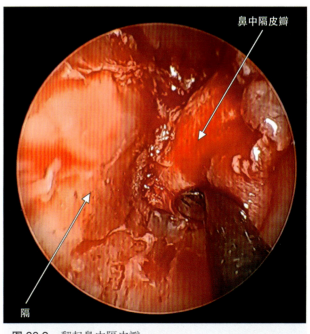

鼻中隔皮瓣

隔

图 38.2 翻起鼻中隔皮瓣

（图 38.4）。

- 后鼻孔足够大时，将左侧鼻中隔皮瓣覆盖鼻咽口的上侧面，再将右侧鼻中隔皮瓣覆盖鼻咽口的下侧面（图 38.5）。
- 当皮瓣处于最佳位置时即在皮瓣边缘涂上纤维蛋白黏合剂，以防止皮瓣塌陷（图 38.6）。
- 支架并不作为常规使用。然而，如果考虑到皮瓣塌陷或水肿可能造成狭窄，可以用 2.5 或 3.0 的气管

导管制作支架，沿鼻腔的一侧放置同时穿过鼻咽部，再固定在鼻中隔。支架需放 1 周后再取出。

　　术后护理包括向双侧鼻腔滴生理盐水，每天 2 次，连续 3 周。术后 2~3 周进行内镜检查，术后 1 年每 3 个月随访一次。

38.3　讨论

　　采用带血管蒂的双侧鼻中隔黏膜瓣覆盖暴露骨

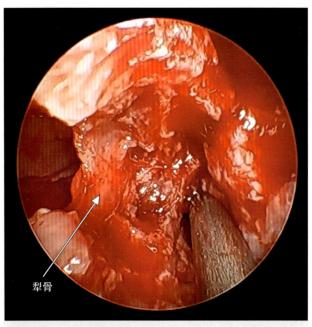

图 38.3　从后方鼻中隔软骨分离的犁骨

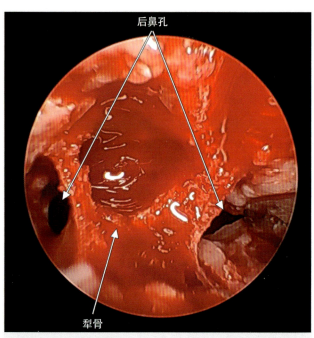

图 38.4　双侧后鼻孔开口间残留的犁骨需磨除

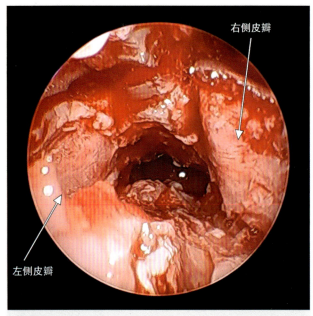

图 38.5　放置双侧鼻中隔皮瓣

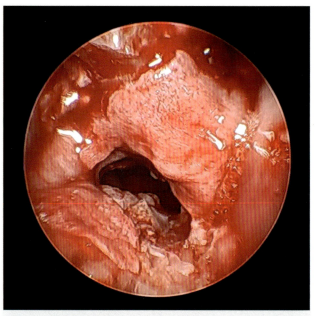

图 38.6　用纤维蛋白黏合剂固定皮瓣

质上的方法修复双侧后鼻孔闭锁。黏膜瓣覆盖骨质可减少结痂导致的肉芽组织增生和狭窄，但也有皮瓣塌陷致鼻咽腔闭锁的风险。因此，若患者术后鼻塞加重则应进行床旁内镜检查。若检查发现皮瓣有塌陷的迹象，则需带患者到手术室进行进一步内镜评估，需放置支架和/或皮瓣清创。与其他技术相比，该技术需更多的患者来确定是否减少了术后愈合时间和内镜干预次数。

38.4　要点

a. 适应证：

- 骨性、膜性或混合性后鼻孔闭锁。
- 促进修复后的愈合，防止再狭窄/肉芽组织增生。

b. 禁忌证：

- 鼻腔狭窄无法容纳内镜仪器。

c. 并发症：

- 皮瓣塌陷造成阻塞。
- 出血。
- 结痂需清创。
- 皮瓣血管蒂断裂，引起坏死和感染。

d. 术前特殊注意事项：

- CT与立体定向图像引导。
- 气管插管。

e. 术中特殊注意事项：

- 掀起双侧鼻中隔皮瓣并保留血管蒂。
- 完全穿透闭锁层。
- 钻除犁骨和去除后方鼻中隔软骨。
- 环绕放置皮瓣以覆盖暴露的骨质。
- 用纤维蛋白黏合剂固定皮瓣。

f. 术后特殊注意事项：

- 重症监护病房监护。
- 生理盐水滴鼻，每天2次，连续3周。

参考文献

[1] Lee LJ, Canfield MA, Hashmi SS, et al. Association between thyroxine levels at birth and choanal atresia or stenosis among infants in Texas, 2004–2007. Birth Defects Res A Clin Mol Teratol 2012;94(11):951–954.

[2] Eladl HM, Khafagy YW. Endoscopic bilateral congenital choanal atresia repair of 112 cases, evolving concept and technical experience. Int J Pediatr Otorhinolaryngol 2016;85:40–45.

[3] Benjamin B. Evaluation of choanal atresia. Ann Otol Rhinol Laryngol 1985;94(5 Pt 1):429–432.

[4] Ramsden JD, Campisi P, Forte V. Choanal atresia and choanal stenosis. Otolaryngol Clin North Am 2009;42(2):339–352.

[5] Nour YA, Foad H. Swinging door flap technique for endoscopic transeptal repair of bilateral choanal atresia. Eur Arch Otorhinolaryngol 2008;265(11):1341–1347.

第 39 章　唇腭裂

Yaniv Ebner

摘要

唇裂和腭裂从出生到成年都需要医疗的干预。唇腭裂患者的呼吸、进食、言语、听力、美学、牙齿矫正和监护人的负担、焦虑、压力等多方面问题应受到关注，这些问题都采用多学科团队来妥善解决。

唇裂可以是轻微的，几乎没有影响，也可以是完全双侧或伴有颅面畸形，后者可能需要早期和长期的医疗干预。

原发性腭裂主要有美观、牙齿和牙列畸形的影响。

继发性腭裂主要有喂养、言语、听力和牙列畸形的影响。

对于少部分唇腭裂患者来说，治疗过程的道路是漫长且曲折的，但适当和针对性的治疗能使绝大多数患者恢复正常的外观和功能。

关键词

腭裂，唇裂，颅面畸形

39.1　引言

唇腭裂是胚胎发育第 7~10 周期间上颚和唇的组成部分不完全融合造成的。根据胚胎起源，上颚分为原发性腭突（源自鼻额突），包括上唇（前颌骨和上唇中部）和继发性腭突（源自上颌骨），包括切牙孔后方的软硬腭。在胚胎发育过程中，原发性腭突从切牙孔前开始与上颌骨板融合，继发性腭突是由后侧切牙孔的双侧上颌骨架在中线融合而成的。如果原发性腭突和继发性腭突融合过程中断，则发生完全性或不完全性腭裂。

原发性腭裂（包括唇裂）主要与美容、牙齿和正畸有关。继发性腭裂主要与言语、进食、吞咽、听力有关，有时也与正畸问题相关。

唇腭裂患者的治疗从出生开始，通常持续到青春期后期。患儿和监护人在治疗过程中会由专业的多学科团队的指导和支持。这个多学科团队包括临床和辅助科室成员：耳鼻喉科、颌面外科、整形外科、正畸科、儿童牙科、遗传学、言语病理学、职业疗法、儿童营养师、听力学、护士、社工、患者和团队协调员。

原发性唇裂和继发性唇裂需要不同的手术和医疗护理。行手术和医疗干预大致时间表：

- 1 周：术前正畸 – 鼻牙槽矫治器（NAM）调整和固定（原发性腭裂）。
- 10~12 周龄：唇裂修复（原发性腭裂）。
- 10~12 月龄：腭裂修复和鼓膜切开置管（继发有 / 没有原发性腭裂）。
- 2~6 岁：50% 的继发性腭裂患者需行第二次鼓膜切开置管。
- 4 岁：咽瓣（如腭咽功能不全）（继发性腭裂）。
- 7~8 岁：正畸（原发性和 / 或继发性腭裂）。
- 9~10 岁：牙槽骨移植（原发性腭裂）。
- 17 岁：唇裂鼻畸形（CLND）（原发性腭裂）鼻整形术。
- 成年早期：正颌手术 – 双颌前移（主要是继发性腭裂）。

39.2　单侧唇裂修复术
39.2.1　介绍

唇裂包括一系列的畸形：①隐性唇裂：红唇部位轻微凹陷；②不完全性唇裂：唇裂的裂口超过唇红，但是没有到达鼻底；③完全性唇裂：由唇红开裂到鼻底。唇裂包括唇部皮肤、肌肉和黏膜的所有层。

唇裂修复需处理 3 个主要问题：唇的美观，口轮匝肌的连续性和功能，以及鼻畸形（CLND）。可通过分离和翻转周围邻近组织来修复裂口。

39.2.2　术前评估和麻醉

在出生后不久和手术前均采用矫形术。鼻牙槽矫治器（NAM）装置是为患者定制的，以改善鼻孔的对称性以及前颌骨和上颌骨的位置。

修复通常在出生后 3~4 月龄时进行。小儿麻醉师应对患儿进行评估，以确保婴儿体重达标和身体健康，从而使麻醉和手术在最安全的情况下进行，同时需考虑到手术是非必需的，手术主要是为了美观。

39.2.3　手术方法

手术是在全身吸入麻醉下进行的，用口腔气管内 RAE 管固定在下颌骨上，但不能扭曲下唇。患者仰卧垫肩，外科医生在床头前，可坐位或站立位。

标志

上唇标志使用一个特别精细的标记和卡尺仔细标记。

Millard 旋转推进技术被广泛应用，描绘如图 39.1 所示：

- 点 1：非裂隙缘（Non-Cleft Side，NCS）连合。
- 点 2：无裂侧唇峰点。
- 点 3：唇峰的最低点（中线）。
- 点 4：裂缘（Cleft Side，CS）内侧唇峰点（即健侧裂缘唇峰点）。
  - 点 2 至点 3 的距离等于点 3 至点 4 的距离。
- 点 5：鼻小柱的 CS 基部。
- 点 6：鼻小柱的 NCS 基部。
- 点 7：CS 鼻翼的基部。
- 点 8：CS 外侧唇峰点（即患侧裂缘唇峰点）。
- 点 9：CS 连合。
  - 点 1 至点 2 的距离等于点 8 至点 9 的距离。
- 点 10：旋转皮瓣底部不应越过鼻小柱中线。
  - 点 4 至点 10 的曲线长度等于点 7 至点 8 的曲线长度。

在点 4 和点 8，唇白线通常变弱，而唇红则开始变窄。

在 NCS 上标记标志点和弯曲的点 4 至点 10 旋转皮瓣线后，缓慢注射利多卡因与肾上腺素，并渗入周围组织，避免组织过于肿胀，可减少出血，使切口清晰准确。

切口

切口如图 39.2 所示：

- 从点 4 垂直于唇红至红线的黏膜。
- 从点 4 沿着唇红缘至点 5 鼻小柱。
- 从点 4 沿曲线至点 10，如有必要，可以在背部做一个小切口。
- 从点 8 垂直在唇红中。
- 从点 8 沿着唇红缘至点 7 的鼻翼。
- 从点 7 开始，在鼻翼基底周围做一个短的水平切口（绿色标记）。无张力释放 CS 唇所需的切口长度。

唇红的黏膜从后面剥离，去除多余的黏膜（图 39.3）。

将扭曲的口轮匝肌边缘暴露出来，然后将其插入鼻小柱基底和鼻翼基底（图 39.4）。用镊子或拉钩拉起鼻翼边缘，并将其放置在适当的位置，这样有利于判断鼻翼底部的肌肉是否得到了足够的松弛。

肌肉分离较好可充分填补红唇而不受鼻翼基底部的牵拉。将营养不良或多余的肌肉边缘切除，可将新鲜和大块游离的肌肉边缘。小的水平切口形成肌肉创缘便于交叉缝合。为了减少唇动脉出血，可上唇外侧做切口。

C 形皮瓣被抬起（紫色标记）。

在这一点上，标记应接近，以确保切口无张力且对合好：

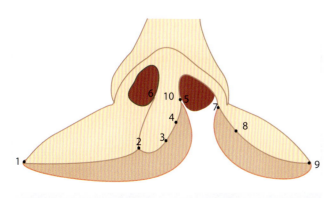

图 39.1　唇标记点用于改良 Millard 修复

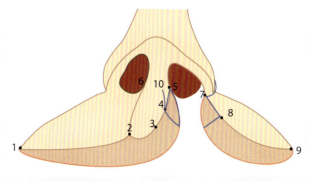

图 39.2　唇切口

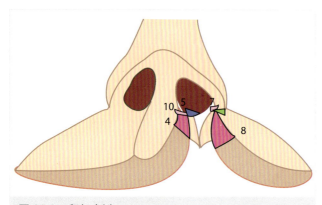

图 39.3　翻起皮瓣

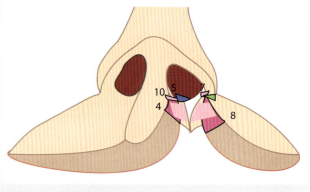

图 39.4　松解肌肉

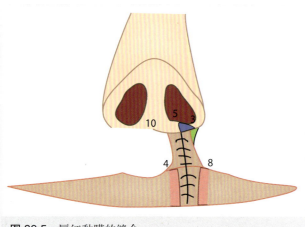

图 39.5　唇红黏膜的缝合

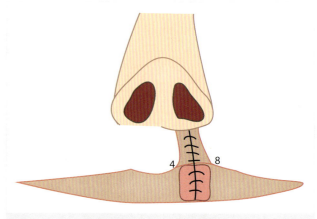

图 39.6　口轮匝肌边缘缝合

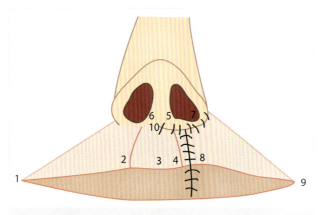

图 39.7　唇红和皮肤缝合。鼻梁是由 C 形瓣构成的

- 口轮匝肌边缘。
- 点 4 和点 8。
- C 形皮瓣拐角处和点 7。
- 翻起皮瓣和点 10 上角。

缝合

缝合从后部唇红黏膜开始（图 39.5），后是肌肉边缘（图 39.6），然后是唇皮肤，最后由 C 形皮瓣创建鼻基底（图 39.7）。黏膜可以用可吸收缝线缝合，如 Vicryl 缝线；肌肉可以用慢吸收缝线缝合；皮肤可以用需拆线的 7-0 不可吸收的单丝线，或 6-0 快速溶解缝线缝合。

鼻唇沟皮肤边缘无张力外翻可保证最好的美容效果。

39.2.4　术后护理

患者麻醉苏醒之前，为防止婴儿触摸手术伤口，要对患者的手臂加以束缚。用注射器接上软胶管喂食 2 周。术后可以继续母乳喂养，但需考虑到有些母乳喂养的婴儿在术后几天内吃母乳会感到不舒服，术后恢复期可能不愿意重新母乳喂养。

如果使用不可吸收缝线，患者需在全身麻醉或镇静下，术后1周回到手术室或镇静室拆线。

建议瘢痕需防晒，也推荐使用硅凝胶（如美国芭克或美德去疤）。

术后抗生素治疗不作为常规使用。

39.3 双侧唇裂修复术

39.3.1 引言

双侧唇裂畸形的特征是前颌骨的挤压，对称变形的鼻孔和短的鼻小柱。前颌骨前倾的程度对畸形的外观和修复的难易程度有显著影响，哺乳也可能会受到影响。约25%为双侧唇裂，男性多见。

39.3.2 术前评估和麻醉

在出生后不久和手术前，均采用术前矫形术。鼻牙槽矫治器（NAM）装置为改善鼻孔形状，以及前颌骨和上颌架位置而定制。

修复通常在出生后3~4月龄的时候进行。考虑到手术是可选择的，且主要是为了美观，小儿麻醉师应对患者进行评估，以确保婴儿体重达标和身体健康，从而使麻醉和手术在安全条件下进行。

39.3.3 手术方法

手术是在全身吸入麻醉下进行的，用口腔气管内RAE管固定在下颌骨上，但不能扭曲下唇。患者仰卧垫肩，外科医生在手术台前端，可以坐位或站立位。

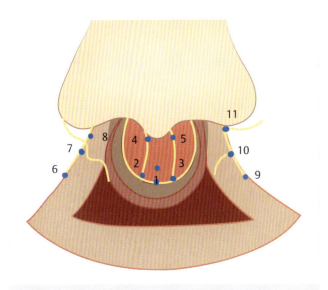

图 39.8 双侧唇裂修复的标记

标记

上唇标志用超细标记器和卡尺仔细标记（图39.8）。

前唇

- 点1：红白线交界的中点。
- 点2：在红白线交界处，点1向右侧移2~2.5mm。
- 点3：在红白线交界处，点1向左侧移2~2.5mm。
  - 点1到点2的距离等于点1到点3的距离（对于对称的唇弓）。
- 点4：右唇与鼻小柱交界处。
- 点5：左唇与鼻小柱交界处。
  - 点2到点4的距离等于点3到点5的距离（对于对称的人中嵴柱）。

唇侧段

- 点6：右侧唇红与皮肤交界处，唇白开始变弱，上方唇红开始变窄。
- 点7：右侧唇红与皮肤交界处，比点6高2~2.5mm。
- 点8：唇红与右鼻孔交界处。
- 点9：左侧唇红与皮肤交界处，唇白开始变弱，上方唇红开始变窄。
- 点10：左侧唇红与皮肤交界处，比点9高2~2.5mm。
- 点11：唇红与左鼻孔交界处。
- 点6到点7的距离和点9到点10的距离等于点1到点2和点1到点3的长度。
- 点6到点8的距离和点9到点11的距离等于点2到点4和点3到点5的长度。

标记完标志后，将利多卡因与肾上腺素混合液缓慢注射到唇部和前唇基部，并渗入周围组织，以免组织过于肿胀和扭曲，以减少出血，使切口清晰准确。

切口

切口如图39.8所示。
- 中央前唇上基皮瓣：
  - 点1到点2。
  - 点1到点3。
  - 点2到点4。

- 点 3 到点 5。
- 叉形上基皮瓣（作为鼻小柱和鼻底重建的组织库；如发现不需要，可能会切除）：
  - 点 2 沿红白线边缘外侧向上直到鼻孔。
  - 点 3 沿红白线边缘外侧向上直到鼻孔。
- 3 个皮肤皮瓣被破坏。
- 侧唇：
  - 点 6 到点 8 全厚度。
  - 从点 7 垂直全厚切口穿过红唇。唇红段点 7 到点 8 被切除。
  - 从点 8 侧面沿鼻翼切开。长度会根据需要进行修

改，以保证足够的范围。
  - 点 9 到点 11 全厚度。
  - 从点 10 垂直全厚切口穿过红唇。点 10 到点 11 段唇红被切除。
  - 从点 8 侧面沿鼻翼切开。长度会根据需要进行修改，以保证足够的范围。

唇龈沟的切口（"弹性皮瓣"）是为了向内侧充分分离。解剖残余肌肉插入鼻孔的软组织可以从上颌骨轻轻剥离，使其足够松弛。

缝合

缝合开始于后部湿的唇红黏膜，开始于上侧，继续向下（图 39.9）。然后将口轮匝肌边缘向前唇内侧推进，用 4-0 可吸收缝线间断缝合（图 39.10）。皮肤和唇红是封闭的，注意到唇红边界的连续性。皮肤用 7-0 不溶解单丝缝线缝合或 6-0 快速溶解缝线缝合。

用 5-0 可吸收缝线缝合唇红（图 39.11）。

39.3.4　术后护理

在患者从麻醉中苏醒之前，为防止婴儿触摸手术伤口，要对患者的手臂加以束缚。用注射器接上软胶管继续喂食 2 周。术后可以继续母乳喂养，但要考虑到有些母乳喂养的婴儿在术后几天内吃母乳会感到不舒服，术后恢复期后可能不愿意重新母乳喂养。

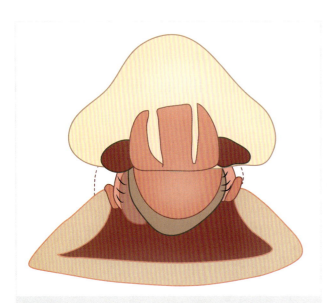

图 39.9　双侧唇裂后侧湿的唇红黏膜切口缝合

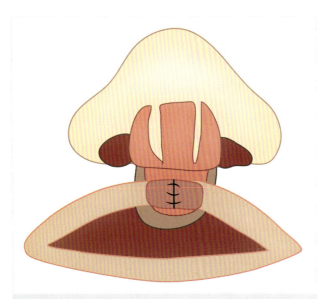

图 39.10　口轮匝肌边缘缝合

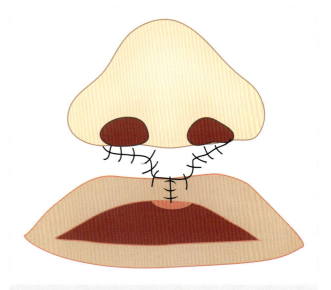

图 39.11　皮肤和唇红缝合

如果使用不可吸收缝线，患者在全身麻醉或镇静下，术后1周回到手术室或镇静室拆除皮肤缝线。

建议瘢痕需防晒，也推荐使用硅凝胶（如美国芭克或美德去疤）。

抗生素治疗不作为常规使用。

39.4 唇裂修复要点

- 适应证：单侧或双侧唇裂。
- 禁忌证：全身状况不适合全麻。
- 并发症：伤口感染、血肿、伤口裂开、吹口哨样畸形、瘢痕增生、其他不令人满意的外观、经口进食的疼痛。
- 术前特殊注意事项：全身气管内麻醉与RAE管、仰卧垫肩法。
- 术中特殊注意事项：准确的皮肤标记、皮肤和黏膜切口、皮瓣高度、口轮匝肌嵌入移位、黏膜缝合、肌肉缝合、皮肤缝合。
- 术后特殊注意事项：住院观察；母乳喂养可以继续，但对婴儿来说可能不太舒服；喂食可以用注射器或带吸管的特殊瓶子，最好是在未手术的一侧。

39.5 腭裂修复
39.5.1 引言

腭裂破坏了口腔和鼻腔的自然分隔，同时也分裂了软腭导致了腭帆提肌、腭帆张肌发育异常。主要症状包括吃母乳困难、腭咽反流、言语障碍，包括共振和发音问题。吞咽时，由于腭帆提肌在常规打开咽鼓管时的功能障碍，中耳（鼓室）的正常压力平衡受到影响，导致积液和传导性听力损失。在出生的第一年，主要关注的是适当的喂养。正常哺乳过程包括婴儿将舌头与上腭完全接触，然后将舌头从上腭缩回，重建口腔空间，这样可致真空，产生口腔负压，让奶从乳头移动到婴儿的嘴。这一过程受腭裂畸形的影响，应采取特殊的喂养方法。大多数腭裂婴儿采用特殊的奶瓶和奶嘴来喂养（如Haberman，Mid-Johnson）。喂食时要坐着，以减少腭咽反流。

在1岁左右的时候，婴儿的神经系统就具备了语言发展的能力。为保证正常的语言发育，腭裂修复和鼓膜切开置管应在10~12月龄进行。要记住

3个主要的观念：无张力缝合裂隙边缘，重新定位并接上腭帆提肌，尽可能延长软腭后部。小儿耳鼻喉外科医生在评估和涉及咽部气道方面有明显的优势。靠近软腭边缘会改变咽部气道的解剖结构，在腺样体肥大的情况下，可能会导致扁桃体向内侧移位或鼻咽腔狭窄。极少情况下，耳鼻喉外科医生可能会考虑缩小腺样体上部或做扁桃体部分切除术，以防止术后阻塞性睡眠呼吸暂停。

39.5.2 术前评估和麻醉

手术前，评估患者的裂缝宽度，以计划一个合适的手术。对耳和听力进行评估，以决定是否放置鼓膜切开置管。评估下颌骨的大小和舌头的位置，以排除舌后坠和潜在的困难气道气管插管或术后气道阻塞。

全身麻醉通常是通过放置在中线并固定在下颌上的RAE管给予吸入性麻醉。在手术过程中气管插管也会被开槽式压舌板固定。除了全身镇痛药外，还使用利多卡因与肾上腺素混合液局部麻醉来减轻疼痛。

39.5.3 手术方法（患者取仰卧位，垫肩头后仰）

外科医生可站位或坐立位。额灯和放大镜可提高能见度。插入Dingman开口器，将口牵引器槽滑动到RAE管上，打开口，将开口器固定在Mio桌上，使用Draffin两脚架固定位置，或用卷好的毛巾卷作为支撑。

上鄂注射利多卡因与肾上腺素混合液。等待几分钟可以减少出血，减轻局部肿胀。

以下介绍3种主要技术：后推腭成形术治疗继发性腭裂；两皮瓣腭成形术治疗原发性和继发性腭裂；双反向Z形腭成形术治疗软腭或黏膜下腭裂的狭窄部分。

后推法腭成形术
切口

沿着上颌骨架的裂隙内侧边缘在口腔黏膜上进行切开（图39.12）。切口不是在口腔和鼻黏膜的确切边界上形成，因口腔黏膜活动度更大，容易分离，而鼻腔黏膜活动度较小，故手术切口选择深入口腔

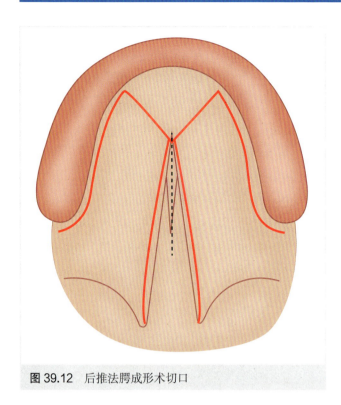

图 39.12 后推法腭成形术切口

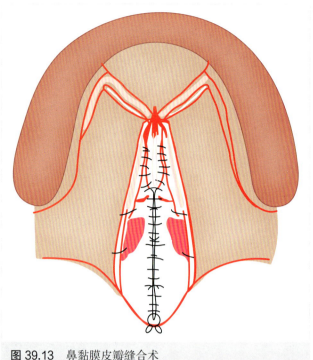

图 39.13 鼻黏膜皮瓣缝合术

黏膜几毫米。然后在牙槽嵴内侧做切口，形成一个斜角，当斜角越深入时越向外侧。该技术允许口腔黏膜瓣向内侧移动，尽量减少腭骨的暴露，这样可以促进愈合，并防止过度瘢痕增生导致的上颌骨狭窄。最后沿对角线做一个切口。

将口腔黏膜瓣从上颌骨骨膜下平面剥离。当到达后端时，要注意不要损伤神经血管束，同时保护好神经血管束以提高皮瓣的灵活性。

当到达软腭时，口腔黏膜和附着在硬腭两侧的腭帆提肌肌束在同一平面上继续分离。接下来，将肌肉与鼻黏膜分离，鼻黏膜比口腔黏膜更薄，所以应该避免撕裂。当附着在硬腭上的腭帆提肌完全暴露时，肌肉就从硬腭后缘分离。用镊子牵拉肌肉的前缘，以评估肌肉的活动度。肌肉附着点到硬腭、口腔或鼻黏膜，向后内侧将其分离出来。若需进一步分离，则通过切口暴露钩突，并将其切断或将腭帆张肌腱从钩突中松解。

对侧也是如此。

如果双侧唇裂，鼻中隔"漂浮"在上颌骨架之间，沿从唇裂可见的鼻中隔骨下缘做正中切口，在双侧前方抬高黏骨膜瓣直至上颌前缘。

如果是单侧唇裂，鼻中隔就会附着在"非唇裂"侧（NCS）的上颌骨架上，因此在这一侧就会一面

凸起犁骨黏骨膜瓣（犁瓣）。

缝合

从鼻黏膜皮瓣（鼻瓣）开始缝合，用 4–0 可吸收线缝合在一起（图 39.13）。结最好放在鼻腔一侧。鼻中隔后方的鼻黏膜瓣分别缝合在一起。对于双侧唇裂，当到达鼻中隔时，将两侧的鼻瓣与犁瓣缝合。如果是单侧唇裂，应将唇裂侧的鼻瓣与先前从 NCS 中凸起的犁瓣缝合在一起。

用 3–0 可吸收缝线缝合腭帆提肌的两个边缘（图 39.14）。肌肉应该尽可能向后推，尽可能拉紧。通常需要 3 次左右的垂直褥式缝合。

然后，用 4–0 可吸收缝线缝合口腔黏膜瓣，从悬雍垂开始向前面缝合（图 39.15）。垂直褥式缝合可以确保边缘的准确外翻。缝合切口应该是无张力的。这就形成了 V–Y 修复。

外侧切口和前切口缝合应松些，以避免增加正中缝合线的张力或将上颚向前拉。微纤维胶原可以粘在这些切口上以防止渗液。

双皮瓣腭成形术
切口

这种技术类似于后推法腭成形术对于继发性唇

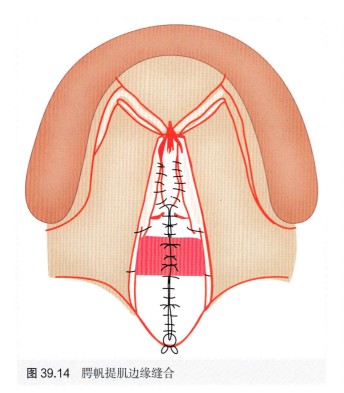

图39.14 腭帆提肌边缘缝合

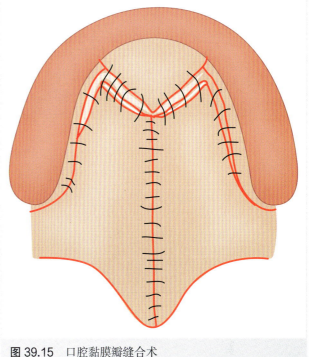

图39.15 口腔黏膜瓣缝合术

裂的修复。

切口在原腭裂上进行修改，并沿着裂隙向上延伸至牙槽嵴（图39.16）。

在口腔黏膜上沿腭裂的内侧边缘沿上颌骨架切开，并沿原腭裂一直延伸到牙槽嵴的后缘。切口不是在口腔和鼻腔黏膜的确切边界上，而是在这个边界下方几毫米，目的是避开活动度小的鼻腔黏膜，切口活动度更大的口腔黏膜瓣。然后在牙槽嵴内侧做切口，形成一个斜角，当斜角越深入时越向外侧。该技术允许口腔黏膜瓣向内侧滑动，尽量减少腭骨的暴露，这样可以促进愈合，并防止过度瘢痕增生导致上颌骨狭窄。

将口腔黏膜瓣从上颌骨骨膜下平面剥离。当到达后部时，要注意隔开神经血管束以在提高皮瓣灵活性的同时不要损伤神经血管束（图39.17）。

当到达软腭时，口腔黏膜和附着在硬腭两侧的腭帆提肌肌束在同一平面上继续分离。接下来，肌肉与浅蓝色的鼻黏膜分离，鼻黏膜比口腔黏膜更温和、更薄，所以应该避免撕裂。当腭帆提肌插入硬腭适当暴露时，肌肉从硬腭后缘分离。如果腭帆提肌沿着上颌骨架的内侧边缘继续向前，肌肉也会从那里分离。通过使用钳子抓住肌肉的前边缘，可以评估其移动性。从硬腭、口腔或鼻黏膜的任何附着

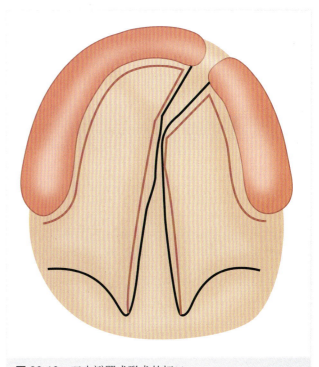

图39.16 双皮瓣腭成形术的切口

处继续剥离。肌肉向后内侧牵拉。如果需要进一步松解，则通过切口暴露钩突，使其断裂或将腭帆提肌从钩突松解。

对侧也是如此。

如果双侧唇裂，鼻中隔"漂浮"在上颌骨架之

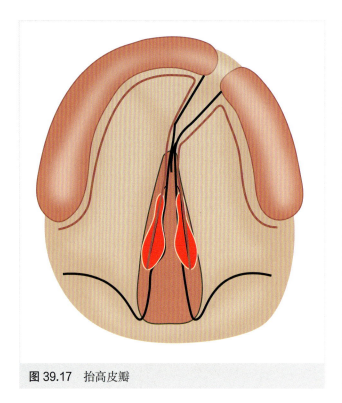

图 39.17　抬高皮瓣

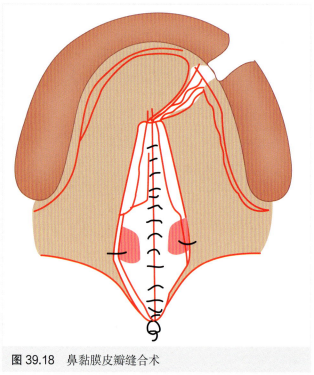

图 39.18　鼻黏膜皮瓣缝合术

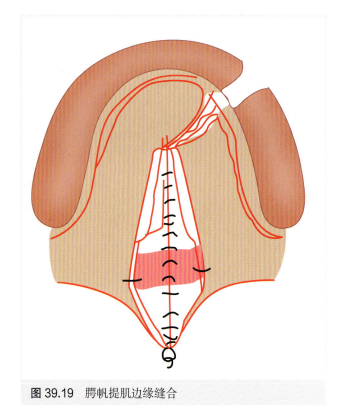

图 39.19　腭帆提肌边缘缝合

犁骨黏骨膜瓣被单侧抬高。

缝合

从鼻黏膜皮瓣开始缝合，用 4–0 可吸收缝线缝合（图 39.18）。结最好放在鼻腔一侧。裂口最前方是最难以到达的区域，所以缝合从最前方开始，向后缝合。对于双侧唇裂，当到达鼻中隔时，将两侧的鼻瓣与犁瓣缝合。如果是单侧唇裂，应将唇裂侧的鼻瓣与先前从 NCS 中凸起的犁瓣缝合在一起。鼻中隔后方的鼻黏膜瓣分别缝合在一起。

用 3–0 可吸收缝线缝合腭帆提肌的两个边缘（图 39.19）。这块肌肉应该尽量向后推挤并拉紧。通常需要 3 次左右的垂直褥式缝合。

然后，用 4–0 的可吸收缝线缝合口腔黏膜瓣，从悬雍垂开始，一直向前推进到牙槽嵴（图 39.20）。垂直褥式缝合可以确保边缘的正确外翻。缝线应该是无张力的。

外侧 – 前松弛切口缝合较松，以避免增加正中缝合线的张力或使上颚前拉。可以使用微纤维胶原粘在这些切口上以防止渗液。

间，沿从唇裂可见的鼻中隔骨下缘做正中切口，在双侧前方抬高犁骨黏骨膜瓣直至上颌前缘。

如果是单侧唇裂，将鼻中隔附着在"非唇裂"侧（NCS）与上颌骨架相连，因此在这一侧，一个

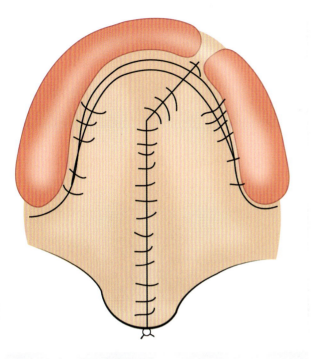

图 39.20　口腔黏膜瓣缝合术

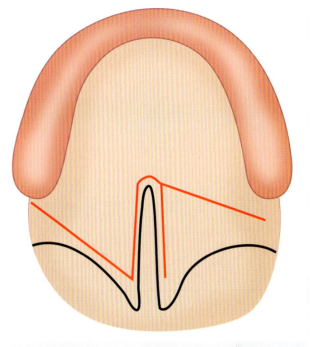

图 39.21　双反向 Z 形腭成形术切口

双反向 Z 形腭成形术
切口

在左侧做一个斜切口，尖端在前面（图 39.21）。如果是黏膜下裂，则只做一个中线切口，即口腔黏膜。如果是软腭裂的情况，在裂口正中边缘的口腔黏膜上做切口，距口鼻边缘几毫米远（解剖学上为下外侧）。

从鼻黏膜上翻起一个包含口腔黏膜的后基三角肌黏膜皮瓣，连接到口腔黏膜（图 39.22）。

在右侧，只在口腔黏膜上做一个对角线切口，鼻尖在后方，从肌肉上翻起一个前基三角的口腔黏膜瓣，包括小唾液腺的黏膜下层，使肌肉与鼻黏膜相连。

在左侧鼻黏膜上做一个对角线切口，鼻尖在后，形成一个前基三角鼻黏膜瓣。

在右侧，鼻尖前部在鼻黏膜上做一个对角线切口，形成一个后基三角黏膜瓣，其中包含附着在腭帆提肌的鼻黏膜。

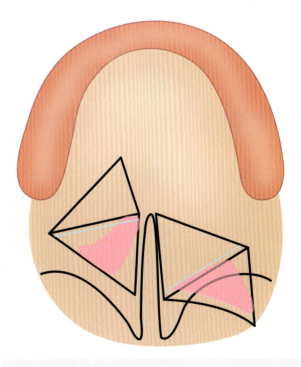

图 39.22　口腔黏膜瓣抬高

缝合

将左侧鼻黏膜瓣尖端缝合至右侧外角，将皮瓣前缘缝合至软腭鼻黏膜（图 39.23）。

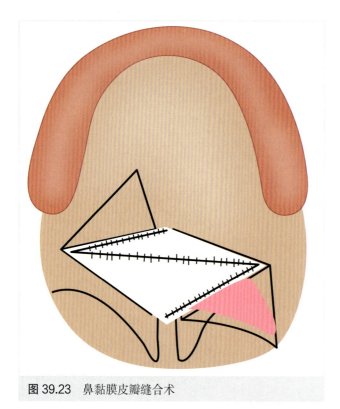

图 39.23　鼻黏膜皮瓣缝合术

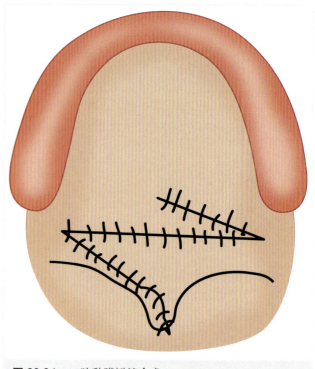

图 39.24　口腔黏膜瓣缝合术

将右侧肌肉黏膜瓣尖端缝合于左侧外侧角，将皮瓣的鼻黏膜后缘缝合于软腭的鼻黏膜。

将肌肉黏膜瓣前缘的鼻黏膜缝合到鼻黏膜瓣后缘。

将左侧肌肉黏膜瓣尖端缝合至右侧外侧角，将皮瓣口腔黏膜后缘缝合至软腭口腔黏膜（图 39.24）。

将口腔黏膜瓣的右端缝合到左侧的外侧角，将皮瓣的前缘缝合到软腭的口腔黏膜上。

将肌肉黏膜瓣前缘的口腔黏膜与黏膜瓣后缘缝合在一起。

39.5.4　术后护理

在患儿从麻醉中苏醒之前，为防止其触摸手术伤口，要对他的手臂加以束缚。手术后几小时开始进食，只用杯子喝液体持续 3 周。在此期间不要使用奶嘴和奶瓶。当患者获得足够的口服摄入量和充分控制口腔疼痛后，就可以出院。术后随访约 3 周。

39.6　腭裂修复要点

a. 适应证：
　– 单侧或双侧唇裂。
b. 禁忌证：

　– 存在麻醉禁忌。
c. 并发症：
　– 出血。
　– 水肿。
　– 裂开。
　– 经口进食疼痛明显。
　– 伤口感染。
d. 术前特殊注意事项：
　– 全身气管内麻醉与 RAE 管。
　– 仰卧垫肩位。
e. 术中特殊注意事项：
　– 黏膜切口。鼻、口腔黏膜瓣抬高，保留腭骨的神
　　经血管束。
　– 鼻黏膜皮瓣中线缝合。
　– 腭帆提肌分开插入、重新定位和回贴。
　　口腔黏膜瓣中线缝合；悬雍垂成形术。
f. 术后特殊注意事项：
　– 住院观察。
　– 镇痛药（静脉、栓剂或口服）。
　– 手臂约束。
　– 用注射器或软匙进食流食 2 周。

第 40 章　下颌骨牵引成骨术

Craig Senders, Mary Roz Timbang, Mohammad Abraham Kazemizadeh Gol

摘要

　　小颌畸形是 Pierre Robin 序列征的主要特征。当小颌畸形严重时，新生儿通常有严重的上呼吸道梗阻。根据传统治疗方法，需对这类患者行气管切开并放置气切导管。在过去的 20 年里，下颌骨牵引成骨术已被证明可替代气管切开术。本章介绍外科手术技巧。

关键词

　　小颌畸形，Pierre Robin 序列征，牵引成骨，手术方法

40.1　小颌畸形和 Pierre Robin 序列征

　　用最简单的术语来说，小颌畸形即小下颌骨。当出生即存在小颌畸形时，病因分为两大类——先天发育缺陷或子宫内下颌骨生长受限。Pierre Robin 序列征是一系列的发育畸形，小下颌是 Pierre Robin 序列征的一个主要特征。Pierre Robin 序列征始于小颌畸形，导致舌头向后移位，引起呼吸功能不全和喂养困难。舌头的异常位置可能会阻碍腭部正常融合（适当闭合），从而导致腭裂。尽管 Pierre Robin 序列征在 1923 年被正式命名，但此前许多人已经对此进行了描述。Lannnelongue 和 Menard 在 1891 年首次描述了具有 Pierre Robin 序列征的婴儿，Fiarbarn 在 1911 年首次将腭裂纳入 Pierre Robin 序列征。Pierre Robin 序列征可以是独立表现，也可以是先天性综合征（如 Goldenhar、Treacher-Collins 或 Stickler 综合征）的一部分。

　　Pierre Robin 序列征中气道阻塞的严重程度与下颌骨的大小和后移情况有关。由于上呼吸道阻塞影响吞咽，这些患者中的许多人也伴有喂养困难。通常需放置胃管来获得足够的营养。当保守治疗不能改善梗阻时，应考虑手术治疗。手术方案包括舌唇粘连术、口底骨膜下松解术、气管切开术或下颌骨牵引成骨术。前两种手术的成功率是不确定的。舌唇粘连术如果不能逆转情况，反而会加重吞咽困难问题，因为它限制了舌头的活动能力。虽然气管切开术是治疗严重气道阻塞的金标准，但它同时具有显著的长期发病率、死亡风险增高以及治疗总体成本高的特点。下颌骨牵引成骨术作为小颌畸形引起的气道阻塞的主要治疗方法正日益流行。

40.2　下颌骨牵引成骨术

　　下颌骨牵引成骨术是一种外科技术，包括离断下颌骨体、放置下颌骨牵引装置，然后通过逐渐分离各节段来延长下颌骨。张力 – 应力效应定律为下颌骨牵引提供理论依据。愈合骨段上持续但渐进的张力和应力促进组织的生长和再生，而机械负荷和血液供应则影响其形状。

　　在动物模型中证实了这一概念后，McCarthy 于 1992 年在临床治疗中推出了下颌截骨后牵引作为治疗小颌症的一种主要手术选择，自那以后，它已成为小颌症患者，特别是 Pierre Robin 序列征儿童患者的双侧下颌骨牵引成骨的主要手术选择。

　　在过去的 20 年里，下颌骨牵引成骨术已经取得了一些进展，包括内部或外部牵引器的选择、多向牵引器的开发、允许更精确和更可控的截骨手术的改进的手术工具、三维（3D）成像和规划技术的发展，以及关于远期结局更好的数据。最近的随访数据证实，下颌骨牵引成骨术对能接受并发症发生的颅面畸形患者来说，是长期受益的。这些研究还提供了更多关于患者术前特征的信息，这些特征可能会带来更好的手术效果。

40.3　术前评估与管理

　　小颌畸形患者的术前评估是多方面的。唇腭裂和颅面裂多学科团队成员在评估和管理这些患者时，在多方合作下提供高质量的治疗。基于治疗成功的可能性考虑手术是否可行。我们认为，下颌骨牵引成骨术对于治疗严重气道阻塞的儿童非常成功，它避免了气管切开术，以及气管切开术后拔管的相关风险。下颌骨牵引成骨术通常可改善小颌畸形相关的喂养困难。研究显示，术后结果的不同主要与患

者的年龄和并发症相关。因此，对新生儿的评估不同于年龄较大的儿童。

许多研究表明，年龄越小的患者，特别是小于3个月的患儿其手术预后更好。在新生儿中，如果小颌畸形的儿童在接受保守治疗后仍持续存在气道阻塞，通常会考虑下颌骨牵引。初步（基础）的气道管理包括以下内容：体位（侧位或俯卧位）摆放，鼻咽通气管置入，高流量氧气吸入，无创正压通气以及必要时气管插管治疗。额外的气道管理可以考虑抗反流药物的使用。通常情况下，其他异常可能会导致呼吸系统损害。一项研究发现，约20%的综合征患儿有小颌畸形、腭裂和舌根后坠情况。因此，治疗时需考虑更多的综合征和并发症。

多项研究表明，与孤立的Pierre Robin序列征患者相比，有其他症状和并发症的患者预后较差。对于Pierre Robin序列征作为Stickler或Goldenhar综合征一部分的患者，其下颌骨牵引成骨术术后拔管率降低，气管切开率增加。对患有相关神经、心脏和肺部疾病的儿童，也发现了类似的结果，这些患者的并发症发生率也有所增加。因此，这些患者实施下颌骨牵引成骨术并不那么简单，需要仔细考虑风险收益比。在睡眠条件下，可使用电子鼻咽喉镜评估气道其他部位阻塞。颌骨内推术可以显示下颌骨牵引成骨的潜在益处。但是，许多这类患者已行气管插管或梗阻太严重，无法行这一治疗过程。

在对治疗做出最终决定之前，医疗团队应监测患者的脉搏血氧饱和度，并记录血氧饱和的频率和程度。在新生儿中获得一项准确的睡眠研究可能具有挑战性，在这个年龄组中，治疗决策往往不需要正式的睡眠研究。如果梗阻情况轻微或中度，对患者进行睡眠研究以确定其他导致血氧饱和的原因是合理的（如中枢性睡眠呼吸暂停）。监测经皮二氧化碳水平还有助于确定初步干预措施的效果，或有助于确认是否需要进行更具侵入性的治疗。通常，血液中二氧化碳水平持续超过50毫当量单位/L，就需要额外的干预措施。然而，在患者患有心脏病或肺部疾病的情况下，二氧化碳干预的阈值可以更高。

如前所述，小颌畸形还有其他手术方案可供考虑。舌唇粘连术通过将舌缝合到前下唇来悬吊阻塞的舌根。舌唇粘连术是一种相对简单、手术风险低的手术方法，至于哪些患者从中受益，以及它对言语和吞咽的负面影响，目前还存在争议。此外，反对该手术方式的人认为，舌唇粘连术的优点也可以通过鼻咽通气管实现。在加州大学Davis分校，鼻咽通气管很少在门诊中使用。

虽然喂养困难不是进行下颌骨牵引成骨术的直接适应证，但如果新生儿存在上呼吸道阻塞，他们将无法被有效地喂养或获得相应的生长。与喂养和吞咽专家联合进行评估，监测喂食时的血氧饱和度，监测咳嗽、呛咳或喂食时是否受到惊吓，都可能是气道阻塞和喂养受限的证据。

在年长儿童中，进行下颌骨牵引成骨术的决定通常是基于小颌畸形的程度（通常至少10mm的上颌覆盖）和睡眠障碍的严重程度（严重阻塞性睡眠呼吸暂停伴呼吸暂停 – 低通气指数大于10，或频繁的血氧饱和度低于90%）。对于儿童而言，因上呼吸道阻塞而在生命早期进行气管切开，并随后接受下颌骨牵引成骨术以安全修复腭裂或试图充分改善气道以允许拔管的情况并不少见。

选择使用内置式还是外置式牵引设备（表40.1）仍存在争议。外置式设备有从下颌突出到皮肤的针脚。较新的内置式设备的主要优点是没有大型笨重的外部器件，并且针脚不会形成瘢痕。然而，内置式设备需要在手术室中取出，当设备尺寸随着牵引过程而增大时，不仅手术切口相应变大，而且筋膜平面在初次手术愈合后也会变形。从理论上讲，这会增加面神经下颌缘支损伤的风险。此外，内置式设备只有单向运动矢量，因此螺钉的放置误差很小。基于此，3D计算机化规划通常与内置式设备一起使用。患者的3D CT重建的副本被送往制作下颌骨模型的公司，外科医生与该公司的工程师合作以确定牵引、截骨和针脚位置的方向，该模型与牵引导向器一起创建，所有这些均需要进行手术。通常需要3周时间。因此，我们机构只为那些不需要即刻手术的患者提供内置式设备。例如，如果我们试图避免对婴儿行气管切开术，那么就会放置外置式设备。对于需要通过牵引以安全修复腭部或轻度/中度气道阻塞的儿童，我们就计划施行内置式牵引。

表 40.1　内置式设备与外置式设备

内置式设备	外置式设备
模型	

	内置式牵引器	外置式牵引器
放置和移除	●需要精确测量术区模型（增加成本） ●暴露困难 ●取出需要二次手术 ●放置和取出会破坏骨膜包膜两次	●术区无须测量模型 ●暴露方便 ●不需要二次手术，移除无环境要求 ●骨膜包膜仅破坏一次
牵引	●术前确定精确的牵引力量 ●调整具有局限性	●可以在牵引过程中调整向量 ●可多方向调整
其他风险	●牙齿损伤风险增加 ●瘢痕更少	●牙齿损伤风险降低 ●切口和针脚处瘢痕多

40.4　手术方法

　　以下是资深创始人（CS）使用的外科技术：
- 手术室准备：
  - 设备。
    - 牵引器、钢针 、螺丝。
    - 如果使用带有官方 3D 重建的内置式设备，则需要切割引导。
    - 锯：超声波骨锯；往复锯。
    - 直截骨术：3~6mm。
    - 可延展牵引器。
    - 软组织器械：15 号刀片；高频电刀针尖；分离钳和镊子；宽双尖回缩针。
    - 无菌铅笔。
    - 神经钩。
    - 骨膜剥离器（Molt#9，Freer，Cottle）。
    - 钻。
  - 讨论麻醉情况下的气管插管。

- 经鼻气管插管与经口气管插管：经鼻气管插管可以更好地监测牵引阶段的咬合情况和下颌对称性。
  - 将手术床翻转 180°。
  - 在切开后 30min 内使用抗生素。
  - 牵引期间无持续性神经肌肉麻痹。
  - 规划术后气道。
  - 在我们机构，如果用于气道阻塞，我们会给患者插管，直到实施下颌牵引（见术后部分）。
- 定位、备皮和悬垂：
  - 放置垫肩。
  - 碘剂消毒备皮。
  - 用手术洞巾覆盖以下内容：
    - 下唇（嘴上涂上一层透明的黏合剂）。
    - 耳垂。
    - 靠近斜方肌前缘的乳突和颈部皮肤。
    - 锁骨下方。
    - 麻醉回路可以通过外科区域上方的无菌回路

袋，从而便于观察回路和左右转动头部。

- 切口规划：
  - 下颌下切口。
    ○ 新生儿在面神经下颌缘支下方即下颌下缘下方2cm处，年长儿和成人为下颌下缘下方2指宽处。
    ○ 如需皮肤切开，切口长2~3cm。
    ○ 向后延伸约5mm至下颌角。
  - 注射局部麻醉剂和血管收缩剂（使用适当剂量的0.25%布比卡因和1∶200 000肾上腺素）。
  - 同时标出两个切口以有利于对称。
- 下颌骨手术入路：
  - 切开皮肤切口，将切口穿过皮下脂肪向下延伸至颈阔肌水平。
  - 用锐器或电刀切开颈阔肌皮肤全长。
  - 找到下颌下腺、面神经下颌缘支在下颌下腺上方的筋膜内走行。通常情况下，需分离出面静脉和面动脉以显出下颌下腺上的筋膜。深入血管层面进行操作可以保护神经。因此，为了保证神经的安全，不能无故过渡到更浅层面进行操作。
  - 在下颌下筋膜下平面识别翼咬肌悬带。
  - 采用高频电刀烧灼法或双极电灼法分离翼咬肌悬带下缘。沿着下缘分离而不是下颌外侧缘，可增加对面神经下颌缘支的保护。通常2cm的切口就足够了，因为在进行骨膜下剥离时，切口通常可以用牵引器安全地伸展。
  - 抬高骨膜下平面，暴露出下颌外角、下颌内角、乙状切迹、下颌骨髁状突、下颌体后1/3处，以及下颌骨内侧面。需要沿预设的截骨部位将骨膜从下颌骨周围抬高。对于外部牵引器，截骨术的两侧至少应能看到1.5cm的裸露骨。如果要使用切割模板或内置式牵引器，则需要更大切口。对于内置式牵引器，应该做足够的抬高，以允许整个脚板直接安置在下颌骨上。
  - 仔细观察下颌骨的内侧面，通常会发现下牙槽神经进入下颌的位置正好在舌的外侧。
- 设计截骨术，并用铅笔做记号。确认有足够的骨膜下剥离。截骨可以是成角度的，即反向L形的，也可以是垂直的。术前成像可用于指导切割或帮助确定理想的截骨位置。对于新生儿和儿童，资

深医生更喜欢从内角到外角正前方的成角度的皮质骨截骨术。当下颌骨较大时，贯穿式反转截骨术效果最好。当截骨术为愈合创造了较大的表面积时，牵张效果最好。新生儿和幼儿的分支相对较薄。

- 成角截骨术（图40.1）从下颌内角延伸。截骨术可以与后牙牙胚重叠，设计上大部分牙胚应保留在前段。在牵引的情况下，牙胚应该与前段一起移动。它允许多方向的牵引。截骨的最后部分是通过骨折来完成的，以防止损伤下牙槽神经。这种截骨术的缺点是，在牵引完成后，下颌角没有明确界定。
- 反向L形截骨术（图40.2）是贯通的，它从舌神经上方的水平段开始，向后延伸。然后在舌神经和牙胚通过后，向下转至垂直部分。转弯时的角度可以高达90°，但在年轻的患者中，可以采用不那么垂直的转弯（即30°）来帮助维持更好的后部骨骼储备。对于新生儿的L形截骨手术，技术要求更高，难度也更大。
- 资深医生并不进行垂直的截骨手术。
- 牵引器放置：在截骨完成前需要放置牵引器，以最佳地控制其方向。
  - 外部牵引器。
    ○ 钢针放置。
    i. 钢针位置的选择很重要（图40.3）。针距截骨部位至少0.5mm。理想情况下，钢针放置在下

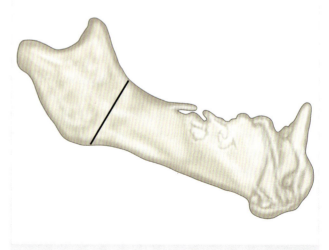

图40.1　成角截骨术

牙槽神经后面的下颌骨下方的致密骨中。当牵引时，钢针会随着牵引矢量的方向移动。后针向后移动，前针向前移动。然而，由于下颌骨的下边界是坚实的致密骨，钢针通常在牵引过程中不会移位。后针应放置在距下颌骨后缘约8mm的髁状突中V3（下颌神经）走行的后方。如果有术前成像，可以初步判断下牙槽神经的走行，以帮助确定术中或在撑开时钢针不会侵犯神经。

ⅱ. 先放置后钢针。钢针的理想方向是垂直于中矢状面。这种定位可能难以准确识别，因此我们发现将钢针放置在垂直于上升支平面的位置更为可靠。将钢针垂直于身体放置将产生

一个成角的矢量，并在钢针上产生束缚和张力（图40.4）。

ⅲ. 用小止血钳直接从内部穿过，并在皮肤上做一个小切口。打开止血钳就可以拉长路径。止血钳的尖置入套管针的孔中，引导套管针穿过软组织。

ⅳ. 使用套管针以保持正确的方向，用钻头在骨皮质做一个浅的开口。在没有皮质开口的情况下，自钻针常会造成小的微骨折。

ⅴ. 自钻针通过套管针双皮质放置，注意在上下平面和前后平面保持垂直方向。让另一个观察者确认正确的方向是有帮助的。在钢针放置期间，可在下颌骨处放置可塑材料以起到保护和触觉反馈作用。后针需穿10mm，前针需穿15mm左右。

○ 调整多向牵引器，然后将其按预期的方向和位置定位在钢针上。确保牵引驱动沿着牵引臂的位置，以允许足够的后续牵引（即牵引驱动可能无意中被放置在手臂的完成端，从而不留下任何额外的牵引空间）。

○ 将牵引器放置在预定的最后位置，用手术部位标记器标记引针。

○ 移除牵引器并完成截骨（见下面关于完成截骨的详细信息）。

– 内部牵引器。

○ 确定所需的牵引向量——通常选择与下颌骨下

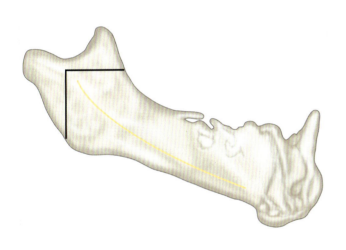

图40.2 反向L形截骨术

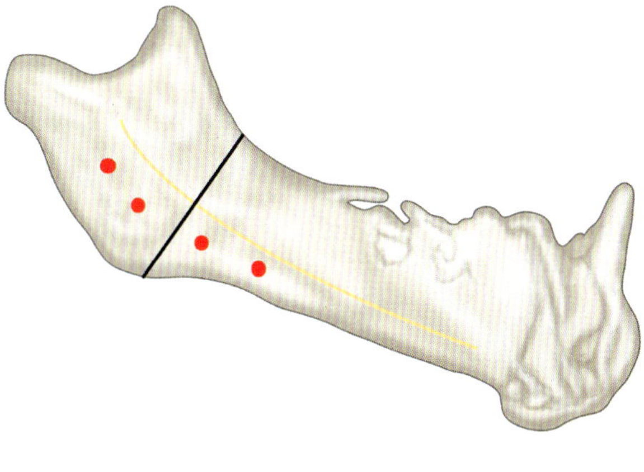

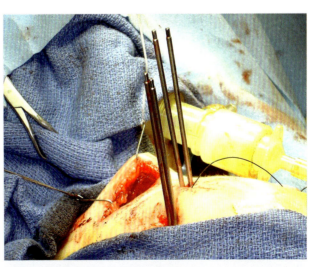

图40.3 外部牵引钢针放置点

图40.4 平行的外部钢针

缘平面平行或略低于下颌骨下缘平面的平面。

○ 在 3D 计算机规划过程中：

i. 确定牵引臂的方向。位于前部的牵引臂会留下一个更明显的前部瘢痕，但会远离面神经。除非载体和截骨术会刺激耳郭，否则最好选择后置牵引臂。

ii. 确定螺钉位置和长度。理想情况下，每个钢板上有 4 个螺钉位置，以防术中有一个位置不可用。

iii. 牵引钢针由外科医生定制。较差的一组螺钉孔通常被移除。使用 3D 模型，脚板被预先弯曲，以精确匹配下颌骨。

○ 确认下颌骨骨膜剥离范围足够用于放置牵引器脚板。

○ 导向器放置在下颌骨上，两个螺钉位置用单皮质钻孔标记。

• 预成形截骨。术前可以创建截骨引导，以术中避开下牙槽神经及牙胚，并确保内牵引器精确定位。

– 用超声刀或往复式锯进行皮质截骨：

○ 在下颌骨的上下边界，穿过两侧皮质。

○ 在牙胚和下牙槽神经上，它的外侧和内侧表面都是单皮质的。由于暴露原因，整个内侧皮质截骨术往往不可行（图 40.5 和图 40.6）。

– 直截骨刀楔入截骨部位，轻轻拧断松质骨。在扭转截骨器时，应注意不要造成皮质骨骨折。如果邻近皮质骨开始骨折，应确认皮质骨切除术已经完成。通常有额外的皮质骨沿着下颌骨的上和／或下边界多余的皮质骨需要切除。皮质截骨的最后一部分可以用压电电锯或锋利的削骨刀来完成。

– 下颌骨在截骨部位应能自由活动。重要的是要确保是完全性骨折，因为青枝骨折不能牵引。

– 直角神经钩可用于确认下牙槽神经的完整性。

– 偶在截骨线上可见牙胚。如果在扩大截骨时它们停留在分支段，可以将它们向前推进到颌骨体中，在牵引后保持在一个更合适的位置。

• 放置牵引器。

– 外部牵引器。

○ 牵引器放置在钢针上的标记线处。

○ 激活牵引器，确认沿截骨处有均匀牵张。

○ 将截骨间隙缩小至 1mm。

– 内部牵引器。

○ 通过松散放置之前标记的螺钉，将牵引器放置在截骨处。一般情况下，根据牙胚或下牙槽神经的邻近程度，使用 3~7mm 的六角头螺钉。

○ 理想情况下，每块底板用 3 枚螺钉固定。

○ 激活牵引器，确认截骨处有均匀的牵引。不均匀牵引说明是青枝骨折。

○ 将截骨间隙缩小至 1mm。

○ 放置一个多方向的牵引肘和牵引臂。牵引臂可以从切口穿出，但从单独的部位插入更好。理想情况下，牵引臂的位置应使牵引肘完全置于

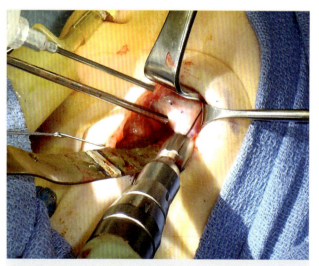

图 40.5　单皮质截骨术，侧面

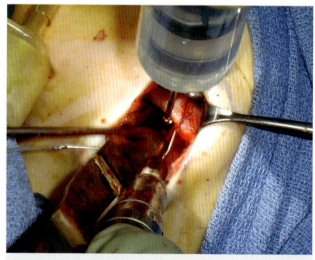

图 40.6　单皮质截骨术，内侧面

软组织之下，这样在牵张完成并移除牵引臂后，就不会暴露出其他的硬件。

　○调整导向针，确保非反向棘轮。

• 逐层缝合切口。

－翼咬肌悬带不一定要缝合。

－关闭颈阔肌层。

－用深层真皮缝线和表皮下缝线缝合皮肤，然后用皮肤胶黏合。

－外部牵引器通常不需要引流管。如果需要内部牵引器，首选 1/4in 的 Roger Penrose 引流管。

• 敷料

－抗生素软膏和纱布放置在针位或牵引臂周围，然后在牵引臂上放置干燥纱布（图 40.7）。

40.5　术后护理和牵引监测

术后护理因患者年龄和术前呼吸窘迫的严重程度而异。对于所有患者，针周围的皮肤用干燥纱布和杆菌肽软膏保护。术后不预防性使用抗生素。如果针位处有表面感染的迹象，如皮肤红肿或渗液，就开始使用复方新诺明片或头孢氨苄。

对于新生儿患儿，牵引可即刻开始。牵引通常每隔 8h 或 12h 进行一次，一天总共延长 1~2mm。如果新生儿在手术前需要插管，我们在尝试拔管前至少要进行 8mm 的牵引。类固醇激素视具体情况给药，这取决于预期的气道水肿程度。通常，使用 0.25~0.5mg/kg 的地塞米松，每 8h 给药一次。若安置了鼻饲管，当听到肠音时就可以开始喂食。拔管后，可以立即喂食。疼痛通常用布洛芬和对乙酰氨基酚来控制，但偶尔也会用麻醉剂来缓解暴发性疼痛。表 40.2 显示了术后牵引率。

年长儿童通常表现为严重的阻塞性睡眠呼吸暂停，伴或不伴有气管切开术后插管。如果进行患者插管手术，外科医生和麻醉师在手术结束时共同决

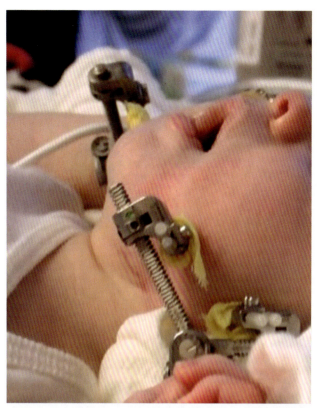

图 40.7　术后 13 天的早期结果

定是否在手术室拔管。如果预计气道轻微水肿，而且不是在晚上，这些患者可以在手术室拔管。然而，如果存在呼吸道问题，在雾化吸入类固醇激素治疗时，让患者至少当天插管。年长儿童通常在术后第 3~7 天才开始牵引，以便骨骼过渡到再生阶段（新生儿不需要这个过渡等待期）。

将伤口护理和牵引指导传授给照料患者的人员。在患者营养、呼吸和疼痛达到控制标准后即可出院，并在家完成所需的剩余牵引操作。

如果放置了外部牵引器，则可以在牵引过程中调整牵引向量，以纠正任何正在发展的反咬合或开合。牵引向量通常会在某种程度上交叉；因此，每隔几天定期调整多向外部牵引器上的横向铰链可以最大限度地减少这种咬合，并帮助减轻钢针上不必要的压力。牵引距离越长，咬合越紧密。

理想情况下，牵引需要达到轻微过度矫正的程度，因为牵引的下颌骨比儿童的其余面骨生长缓慢，小颌症可能会复发。牵引直到牙槽骨首尾相连，甚至到 2~3mm 的重合均是一个经典目标。通常情况下，由于牵引器和下颌骨平面的变化，以及钉和螺

表 40.2　术后牵引率

年龄	延迟天数（天）	牵引率（mm/d）
新生儿~3 个月	0	2
3 个月至 2 岁	0	1.5
2~6 岁	3~5	1.5
>6 岁	5~7	1.0

钉的迁移，牵引臂的伸长量与覆盖的校正比例不是1：1。例如，可能需要牵引 15mm 才能纠正 12mm 的覆盖。

使用外部牵引器时，在牵引过程中应该至少每隔几天监测一次针脚，以确保其没有松动。如果针脚开始松动，牵引就应该停止——根据我们的经验，这并没有显著影响结果。一旦下颌骨接近所需位置，或者如果下颌骨过度矫正，牵引臂在必要时可以在任意方向上调整几毫米，以纠正不对称。

在某些情况下，下颌高度和延长都是必需的。在这种情况下，理想的情况是首先完成垂直牵引，以防止在牵引时牙齿被束缚。

对于外部牵引器，在下颌达到既定位置后，要么放置巩固杆以保持牵引位置，要么简单地将牵引器装置停留在原位而不进行额外的调整。对于内部牵引器，牵引臂被移除，理想情况下允许软组织覆盖所有硬件。巩固通常需要 6~8 周的时间。外部牵引器可在病房进行拆卸，而内部牵引器需要在手术室通过重新打开先前的切口才能取出，有时，内部硬件的某些部分会有骨质过度生长，需要使用钻头才能移除。

40.6 并发症

下颌骨牵引成骨术是一项复杂而要求苛刻的手术，需要全面的训练和经验才能将并发症发生率降至最低。然而，即使是最有经验的医疗中心也会经历各种各样的并发症。根据 2015 年对下颌骨牵引成骨术治疗先天性畸形的系统回顾估计，约 34% 的病例存在不同程度的并发症。然而，其中大多数都是轻微的和可控的，或者是暂时的。经常提到的并发症包括牙齿损伤（例如牙齿脱落、含牙囊肿）、神经损伤（例如面神经麻痹、下牙槽神经感觉异常），影响美观（例如增生性瘢痕），开合畸形和需要再次手术。

根据我们的经验，下牙槽神经感觉异常在临床上通常表现不明显（例如流口水、偶尔咬嘴唇，或主观描述两侧感觉存在差异）。面神经下颌缘支受损导致肌肉无力通常会随时间消退。偶尔在牵引的过程中，面神经下颌缘支受损导致肌肉无力即已出现，这种情况下，必须对是否继续进行额外的牵引

做出判断。尽管颞下颌关节强直在文献中已有描述，但在我们施行牵引的患者中并不常见，可以通过尝试在向前方牵引而不是垂直的方向进行牵引来避免这种情况。手术瘢痕通常在术后一两年很明显，但通过按摩和常规伤口护理，它们通常愈合得很好，几年后不会毁容。磨牙的损伤常见于早期牵引（即6 月龄前）。针头松动也更常见于早期牵引。等到孩子年龄更大一点（至少 12 月龄），可以最大限度降低对磨牙的损害，并且有更坚固的骨柄去放置钉子或螺钉，但与此同时可能需要行气管切开术。

40.7 结论

双侧下颌骨牵引成骨术在手术操作上极具挑战，但可以取得良好的效果。它是治疗患者气道阻塞和喂养困难的相对安全有效的手段，尤其患有 Pierre Robin 序列征的婴儿。传统意义上讲，已经对最严重或难治性的上气道阻塞情况进行了气管切开术。然而，鉴于显著的与长期气管切开术相关的并发症、成本和护理人员负担，下颌骨牵引成骨术越来越多地被用作小颌畸形引起的严重气道阻塞的主要治疗方法。

40.8 要点

a. 小颌畸形：

  –Pierre Robin 序列征。

  – 气道阻塞。

b. 下颌骨牵引成骨术：

  – 牵引成骨的历史。

  – 下颌骨牵引成骨术。

c. 术前评估：

  – 新生儿。

  – 结局转归。

  – 术前检查。

  – 舌唇粘连术。

  – 内部牵引与外部牵引。

d. 手术技巧：

  – 设备。

  – 切口。

  – 术区暴露。

  – 截骨术设计。

– 牵引器的位置。

e. 术后护理：

– 牵引率和延迟时间。

– 伤口护理。

– 最终门牙的位置。

f. 并发症：

– 牙齿脱落。

– 下牙槽神经损伤。

– 面神经下颌缘支损伤。

参考文献

[1] Robin P. Glossoptosis due to atresia and hypotrophy of the mandible. Am J Dis Child 1934;48(3):541–547.

[2] Forrest H, Graham AG. The Pierre Robin syndrome. Scott Med J 1963;8:16–24.

[3] Bütow KW, Morkel JA, Naidoo S, Zwahlen RA. Pierre Robin sequence: subdivision, data, theories, and treatment. Part 2: syndromic and nonsyndromic Pierre Robin sequence. Ann Maxillofac Surg 2016;6(1):35–37.

[4] Hartnick CJ, Bissell C, Parsons SK. The impact of pediatric tracheotomy on parental caregiver burden and health status. Arch Otolaryngol Head Neck Surg 2003;129(10):1065–1069.

[5] Gianoli GJ, Miller RH, Guarisco JL. Tracheotomy in the first year of life. Ann Otol Rhinol Laryngol 1990;99(11):896–901.

[6] Natu SS, Ali I, Alam S, Giri KY, Agarwal A, Kulkarni VA. The biology of distraction osteogenesis for correction of mandibular and craniomaxillofacial defects: a review. Dent Res J (Isfahan) 2014;11(1):16–26.

[7] Karp NS, Thorne CH, McCarthy JG, Sissons HA. Bone lengthening in the craniofacial skeleton. Ann Plast Surg 1990;24(3):231–237.

[8] McCarthy JG, Schreiber J, Karp N, Thorne CH, Grayson BH. Lengthening the human mandible by gradual distraction. Plast Reconstr Surg 1992;89(1):1–8, discussion 9–10.

[9] Verlinden CR, van de Vijfeijken SE, Jansma EP, Becking AG, Swennen GR. Complications of mandibular distraction osteogenesis for congenital deformities: a systematic review of the literature and proposal of a new classification for complications. Int J Oral Maxillofac Surg 2015;44(1):37–43.

[10] Scott AR, Tibesar RJ, Lander TA, Sampson DE, Sidman JD. Mandibular distraction osteogenesis in infants younger than 3 months. Arch Facial Plast Surg 2011;13(3):173–179.

[11] Tibesar RJ, Scott AR, McNamara C, Sampson D, Lander TA, Sidman JD. Distraction osteogenesis of the mandible for airway obstruction in children: long-term results. Otolaryngol Head Neck Surg 2010;143(1):90–96.

[12] Lam DJ, Tabangin ME, Shikary TA, et al. Outcomes of mandibular distraction osteogenesis in the treatment of severe micrognathia. JAMA Otolaryngol Head Neck Surg 2014;140(4):338–345.

[13] Scott AR, Tibesar RJ, Sidman JD. Pierre Robin sequence: evaluation, management, indications for surgery, and pitfalls. Otolaryngol Clin North Am 2012;45(3):695–710, ix.

[14] Hong P, Bezuhly M. Mandibular distraction osteogenesis in the micrognathic neonate: a review for neonatologists and pediatricians. Pediatr Neonatol 2013;54(3):153–160.

[15] Ow AT, Cheung LK. Meta-analysis of mandibular distraction osteogenesis: clinical applications and functional outcomes. Plast Reconstr Surg 2008;121(3):54e–69e.

推荐阅读

Runyan CM, Uribe-Rivera A, Karlea A, et al. Cost analysis of mandibular distraction versus tracheostomy in neonates with Pierre Robin sequence. Otolaryngol Head Neck Surg 2014;151(5):811–818 10.1177/0194599814542759.

Saman M, Abramowitz JM, Buchbinder D. Mandibular osteotomies and distraction osteogenesis: evolution and current advances. JAMA Facial Plast Surg 2013;15(3):167–173– [Peer Reviewed Journal].

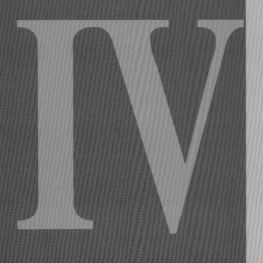

IV

第41章 腭咽闭合不全的手术治疗

Gadi Fishman

摘要

没有一种单一的外科技术可以纠正腭咽闭合不全。手术方法通常取决于腭咽闭合的模式、位置和大小，以及外科医生的手术经验。其目标是在不造成上呼吸道阻塞和睡眠呼吸暂停的情况下达到最佳效果。

关键词

腭咽闭合不全，咽瓣，括约肌咽成形术，Furlow腭裂成形术

41.1 引言

在腭咽闭合不全（VPI）的外科治疗中，要获得最佳效果和较低的长期并发症，需要外科医生能够根据儿童的特定缺陷进行手术矫正。根据VPI的病因学，可能需要进行各种手术。由于VPI闭合模式会影响矫正手术类型，因此识别腭咽基本闭合模式至关重要。

41.2 腭咽闭合模式

- 冠状位闭合是最常见的闭合模式，55%的瓣膜功能正常的患者存在。闭合的主要原因是软腭与咽后壁区域的广泛接触。咽外侧壁几乎没有向内侧的运动。冠状位闭合模式常伴有腺样体增大。
- 大约20%的正常闭合的患者存在环状闭合。它涉及软腭和咽侧壁的作用。这会导致类圆形闭合变得更小。
- 15%~20%的人群中会发生Passavant嵴的环状闭合。这是一种圆形模式，涉及咽后壁的前向运动（称为Passavant嵴）。
- 矢状位闭合是最不常见的模式，在10%~15%的人群中存在。腭部高度最小。主要作用来自咽外侧壁的内侧运动。这是腭裂修复后持续性腭咽功能障碍（VPD）患者最常见的模式（图41.1）。

41.3 腭咽发育评估

腭咽闭合功能的评估最好在由言语病理学家（SLP）、耳鼻喉科医生、口腔修复医生和整形外科医生组成的多专业团队评估中进行。应使用多种方式对患者进行全面评估。在回顾患者病史后，标准检查包括感知言语评估，然后行视频鼻内镜（VNE）和多视角言语视频荧光透视镜（SVF）检查。在使用影像学研究指导VPD治疗方面存在很大差异。不同机构将优先使用VNE或SVF或其他新型成像方式；其他机构利用这两项研究进行综合评估。Lipira等评估了荧光透视镜与鼻内镜的相关优势，并得出结论，两项研究最好同时使用，以使用最佳方法评估VPD患者。

41.4 手术治疗

有腭裂修复史和VPD解剖异常的患者通常需要手术治疗。一旦确定手术治疗，就必须选择最适合患者需求的手术方式。矫正VPD最常讨论的两种方法仍然是咽后瓣和括约肌咽成形术。这两种手术的目的都是减小残余腭咽腔的大小。最近，旨在改善腭闭合的手术越来越受欢迎。Furlow腭裂成形术和腭部再修复术是两种延长腭部或以其他方式收紧腭提肌的技术。一些作者也报道了咽后壁扩大术的成功。

如VNE和SVF研究所示，手术方式应根据患者的具体解剖结构进行定制。基于这些研究，可以确定闭合模式以及缺损的大小。咽部皮瓣的目的是将组织嵌入腭咽部的正中。因此，最适合用于纠正中央间隙（矢状或环状闭合模式），在这些间隙中，在AP维度的VNE或SVF上可以看到良好的咽壁外侧运动。另外，括约肌咽成形术使组织侧向中心，对于侧向缺损（冠状和蝶形缺损）似乎最有用，尤其是当侧壁运动不良时。腭裂成形术主要在较小的中央间隙中取得成功，尤其是在有证据表明提上咽肌分离的情况下（即VNE中线切口）。咽后壁扩大术同样适用于非常小的残余缺损。对于大型"黑洞"般畸形的治疗几乎没有共识，在尝试重建时，这些畸形往往效果最差。有人发现单独使用括约肌咽成形术或使用宽的咽瓣堵塞取得了成功。其他人则认

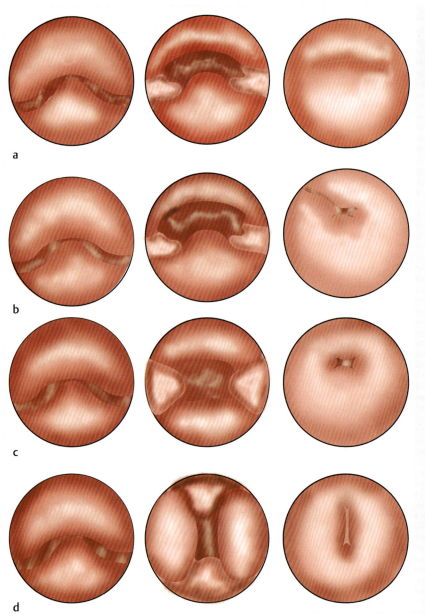

图 41.1 静止状态下以及部分和完全关闭时的鼻咽镜检查显示的腭咽瓣。咽后壁和腺样体组织位于环的顶部，软腭位于环的底部。冠状型（a），圆形型（b），带 Passavant 嵴的圆形型（c），矢状型（d）

为，当延长腭部长度手术（如 Furlow 腭裂成形术）与括约肌咽成形术同时进行时，效果最好。尽管上文提到了重建的理论和方向，但几乎没有证据表明咽瓣或括约肌咽成形术优于其他方法。相反，当由经验丰富的外科医生进行手术时，这两种手术似乎具有同等的效果。

41.5 手术方法
41.5.1 咽上皮瓣
适应证

中央间隙（矢状或圆形闭合模式），咽外侧壁运动良好。

术前准备和麻醉注意事项

- 腺样体肥大可能需要手术切除，以防止术后阻塞性呼吸暂停。两次手术之间应间隔 4~6 周愈合后再进行。

- 全身气管内插管麻醉。

- 在 VPI 患者中，Velo 综合征（染色体微缺失 22q11.2）的患病率很高。表型表现包括 VPI、黏膜下腭裂、学习障碍、心脏发育异常、下颌后缩、颧骨扁平、咽张力降低、手和手指纤细、身材矮小和颈动脉居中。术前应检查心脏发育及功能等情况。

- 抗生素预防通常是必要的，以防止亚急性细菌性心

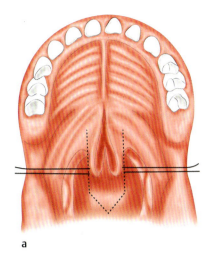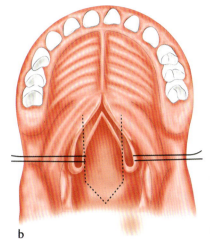

图 41.2　a、b.切开软腭并放置牵引缝线

内膜炎。

- 仰卧垫肩，避免颈部过伸。

手术步骤

- 置入开口器，将患者置于头后仰状态。
- 观察并触诊咽后壁，以确定手术区域内的任何重要血管。颈内动脉可能在 VCF 综合征患者中居中。这些血管将深入椎前筋膜，不会影响手术，但翻起皮瓣时需要小心。
- 建议咽后壁切口以及软腭用 1% 利多卡因和 1：100 000 肾上腺素浸润，以收缩血管，方便分离皮瓣。
- 经鼻置入支架至下咽，以确定侧口的大小。3.5 号的支架用于儿童，4.0 号的支架用于青少年。
- 沿中线做一垂直切口，将软腭从悬雍垂边缘分离至近硬腭交界处。这是暴露咽后壁、测量皮瓣长度并将其游离足够以实现腭咽闭合高度的重要步骤。软腭游离缘用缝线牵引方便暴露视野（图 41.2）。
- 标准皮瓣宽度应小于鼻支架之间的距离。
- 通过测量从咽后壁到软腭游离缘的距离，然后从腭咽闭合水平向下测量，可以检查皮瓣的长度。
- 通过切开至椎前筋膜而掀起咽上皮瓣。筋膜层是白色的，平面基本上无血管。
- 皮瓣需要向鼻咽部高度分离，达到腭咽闭合的自然水平。如果不能将皮瓣分离到足够的高度，将导致软腭游离边缘位置较低，进一步损害腭咽闭合功能。这也会导致皮瓣的位置无法参与腭咽闭合（图 41.3）。
- 用 4-0 可吸收缝线将口腔黏膜和皮瓣肌肉缝合到软

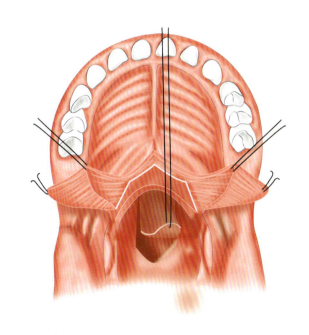

图 41.3　抬起咽上基皮瓣

腭黏膜上（图 41.4）。

- 供区用 3-0 Vicryl 可吸收缝线封闭（图 41.5）。
- 过度关闭供体部位会导致鼻咽狭窄。
- 使用镜子评估横向连接口。
- 手术结束时，口咽部不见咽瓣；在鼻咽的高处（图 41.6）。
- 上颚有 3 层封闭。为了尽量减少瘘管的形成，必须采用细致的技术。
- 鼻支架的远端位于口咽中部，然后用胶带固定在鼻部。

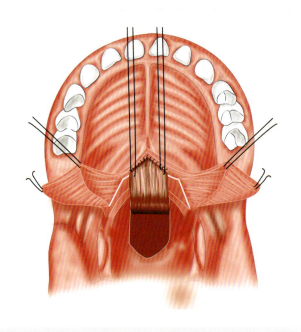

图 41.4　将口腔黏膜和皮瓣肌肉缝合到软腭前鼻咽黏膜上

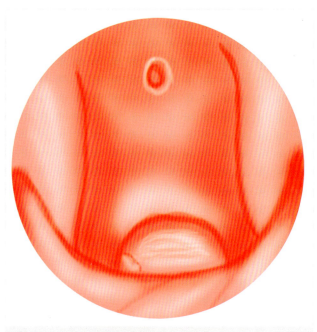

图 41.6　咽上部皮瓣在鼻咽部的高度

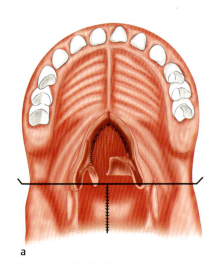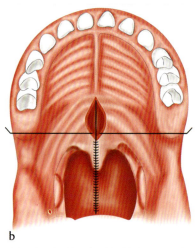

a　　　　　　b

图 41.5　a、b. 缝合供区

术后护理

患者术后应进行术后观察：

- 围术期口服抗生素 1 周。
- 鼻支架用生理盐水冲洗，必要时进行抽吸。如果夜间没有气道阻塞，第二天早上就移除鼻支架。患者在住院期间无鼻支架。
- 患者在 3 周后返回进行术后检查。
- 术后 1 个月开始言语康复训练。
- 3 个月时重复进行客观共振测试评估。如果发现持续的鼻音过重或鼻发射，则重复进行鼻咽镜检查。

并发症

- 阻塞性睡眠呼吸暂停（OSA）：在进行咽瓣手术以预防 OSA 之前，必须处理腺样体肥大问题。打鼾是意料之中的事，但阻塞性事件必须得到治疗。持续气道正压通气（CPAP）可以缓解问题，可使用直到术后水肿消退。
- 狭窄或侧孔过小可能会导致气道阻塞。翻修手术及有时切割和分离皮瓣是必要的。
- 皮瓣狭窄可能导致腭咽闭合不充分。在一些患者中，皮瓣二次愈合会导致皮瓣变窄。如果术前确定需要一个宽皮瓣，则根据软腭的游离缘，在此基础上，在皮瓣上衬上黏膜皮瓣，可以最大限度地减少皮瓣留下的不光滑表面，使其瘢痕化，更可预见性地保持皮瓣的宽度（图41.3）。

41.5.2　咽成形术
指征

中央间隙（冠状闭合模式），咽侧壁运动不良或缺失。

术前准备和麻醉注意事项

- 全身气管内麻醉。
- 应进行心脏发育及功能评估，因为这些患者中腭心面综合征的患病率很高。
- 抗生素预防通常是预防亚急性细菌性心内膜炎所必需的。
- 患者仰卧垫肩，以防止颈部的过度伸展。

手术步骤

- 置入开口器，将患者置于仰卧状态。

- 对咽后壁进行目测和触诊，以确定手术区域内的任何重要血管导管。
- 导管经鼻放置，并通过口腔拉出，以对称拉起软腭。
- 用1%利多卡因和1∶100 000肾上腺素浸润，以收缩血管。
- 切口包括扁桃体后柱的矩形皮瓣。在腭咽闭合水平处做一个水平切口，连接内侧切口（图41.7），软腭可在中线上分裂，以促进鼻咽部内的可视化。
- 黏膜在内侧切口向上至椎前筋膜。腭咽肌包裹在皮瓣中。外侧剥离仅限于扁桃体区域（图41.8）。
- 在腭咽闭合水平做一横向切口，将周围组织向上掀起，将皮瓣嵌入其中。避免下剥离，以防止皮瓣低于腭咽闭合水平。
- 当皮瓣向内侧旋转时，每个皮瓣的基部在上方和外侧被削弱，以有效地缩小腭咽壁外侧。
- 每个皮瓣的下缘向内侧旋转，并缝合到另侧水平切口的外侧界。一个皮瓣将位于另一个皮瓣之上（图41.9），供体部位用3-0可吸收缝线封闭。上颚有3层封闭。为了尽量减少瘘管的形成，必须采用细致的技术。

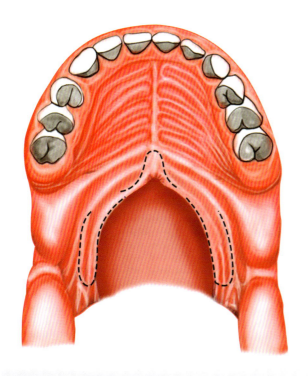

图41.7　括约肌咽成形术的切口线

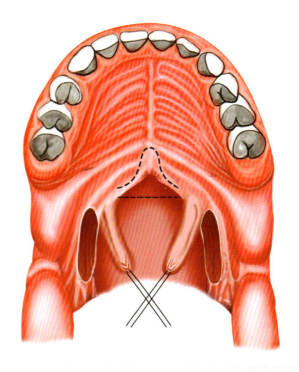

图41.8　将腭咽肌插入皮瓣中

397

术后护理

- 术后口服抗生素 1 周。
- 术后颈部疼痛是由于咽部前筋膜受到刺激。
- 患者在 3 周后返回进行术后检查。
- 术后 1 个月开始言语治疗。
- 3 个月时重复进行客观共振测试评估。如果发现持续的鼻音过重或鼻发射，则重复进行鼻咽镜检查。

并发症

- 鼻咽狭窄可能会发生并导致气道阻塞。
- 如果腭咽成形术不在腭咽闭合水平或鼻咽外侧狭窄不足，VPI 可能会持续存在。

41.5.3　咽后壁增强术

　　生物相容性组织或同源组织用于扩大咽后壁，并在最大限度关闭咽膜期间使该结构更靠近咽膜，从而辅助说话并防止空气和声能逸出。在 1879 年，Passavant 第一次尝试使用邻近软组织来扩大咽后壁后续尝试了许多产品来优化语音功能。其中包括凡士林、石蜡、软骨、脂肪和 / 或筋膜、硅胶、聚四氟乙烯和四氟乙烯均聚物。

适应证

- 咽后壁的小间隙（＜ 4mm）。
- 腭咽闭合机制无法承受口内压力增加。

术前准备和麻醉注意事项

- 需要全身气管内麻醉。
- 应进行心脏评估，因为这些患者中腭心面综合征的患病率很高。
- 抗生素预防通常是预防亚急性细菌性心内膜炎所必需的。
- 医学聚四氟乙烯有感染、肉芽肿形成、随时间发生下移的风险，或理论上有栓塞的风险。
- 制造商可提供商用胶原蛋白产品，但在咽后壁使用方面几乎没有经验，同源脂肪可以注射，也可以从腹部或臀部获取。吸收量和组织活力各不相同，应与患者和家属讨论是否需要重复治疗。
- 患者仰卧垫肩，以保持颈部的后仰。

手术步骤

- 置入开口器，将患者置于仰卧状态。
- 对咽后壁进行目测和触诊，以确定手术区域内的任何重要血管。腭心面综合征患者的颈内动脉可能居中。
- 导管经鼻放置，并通过口腔拉出，以对称拉起软腭。
- 注射器装有聚四氟乙烯或脂肪。
- 脊柱针用来注射胶原蛋白。
- 将针头插入缺陷的确切部位，至椎前筋膜水平。
- 与附着的黏膜和肌肉相比，筋膜阻力更强。每个注射部位的单针穿刺对于减少注射过程中外渗非常重要。

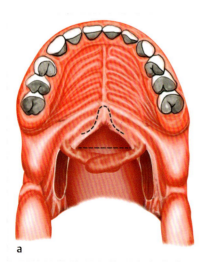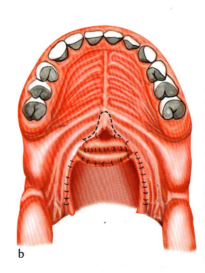

图 41.9　a、b. 括约肌瓣的旋转和缝合

- 金属舌片紧靠注射部位下方的咽后壁形成障碍，阻止注入材料向较低的方向移动。
- 将增强材料缓慢注射到椎前筋膜上。通常情况下，在每个位置注入 1~2mL 的材料。过度矫正是必要的。材料沉积后，1min 内不应取出针头，以在组织中的充分沉积，从而将通过注射穿刺部位排出的材料量降至最低，根据需要注入其他部位。
- 中央缺陷需要注射两次，一次在中缝两侧，防止材料穿过中线。

术后护理

- 围术期口服抗生素 1 周。
- 术后颈部疼痛是因为椎前筋膜受到刺激。
- 患者在 3 周后返回进行术后检查。
- 术后 1 个月开始言语治疗。
- 3 个月时重复进行客观共振测试评估。如果发现持续的鼻音过重或鼻发射，则重复进行鼻咽镜检查。

并发症

- 如果注射位置不在腭咽闭合水平，VPI 可能会持续存在。
- 如果注射材料的再吸收造成鼻漏，VPI 可能会重新发展。

41.5.4　Furlow 腭裂成形术

　　Furlow 反向双 Z 腭裂成形术最初被认为是一种用于先天性腭裂修复的外科技术。它通过将纤维重新定位到横向方向，将软腭延长和纠正异常的前路，并嵌入腭帆提肌。在言语产生过程中，延长腭部可以更有效地跨越和闭合腭咽间隙。

　　一般来说，Furlow 技术是首选的动态腭部手术，有证据表明提上肌纤维是前向的。与咽瓣或括约肌咽成形术相比，它的阻塞性睡眠呼吸暂停风险较低，口鼻瘘发生率较低。

适应证

- 小间隙（＜1cm），腭部运动良好。

术前准备及麻醉注意事项

- 全身气管内插管麻醉。

- 应进行心脏评估，因为这些患者中腭心面综合征的患病率很高。
- 抗生素预防通常是预防亚急性细菌性心内膜炎所必需的。
- 患者仰卧垫肩，以保持颈部的后仰。

手术步骤

- 置入开口器，将患者置于仰卧状态。
- 在注射局部麻醉剂之前，对上颚进行可视化和触诊，以识别软腭。
- 然后在中线分开（图 41.10a），通常沿着最初的唇裂修复前的瘢痕，一直到硬腭 / 软腭交界处，然后从上颚设计口腔 Z 形切口，将后基肌黏膜瓣拉至硬腭后缘，前基肌黏膜瓣向后延伸至分裂的悬雍垂（图 41.10b）。
- 然后小心地将腭帆提肌从硬腭后缘分离，并与鼻黏膜分离。在这个过程中，腭帆张肌附着体被自动分开并与腭帆提肌分离。
- 肌黏膜瓣抬高后，鼻黏膜瓣在同侧抬高。从悬雍垂的底部到暴露的腭帆提肌的外侧边缘切开。
- 转向另一侧，即口腔黏膜瓣从小舌基部抬高到悬雍垂部，小心避免肌肉抬高。随后，最终形成鼻肌黏膜瓣。小心地将肌肉从硬腭中分离出来，并将鼻黏膜分开，小心地沿着硬腭边缘留下一小段黏膜袖口，以便在闭合时缝合。一旦剥离完成，转位并缝合鼻腔 Z 形成形皮瓣。口腔皮瓣也有类似的转位（图 41.10c）。在这个过程中，腭帆提肌组织从斜向移动到横向，口腔和鼻腔各层的肌肉明显重叠。

术后护理

- 围术期口服抗生素 1 周。
- 患者在 3 周后返回进行术后检查。
- 术后 1 个月开始言语治疗。
- 3 个月时重复进行客观共振测试评估。如果发现持续的鼻音过重或鼻发射，则重复进行鼻咽镜检查。

并发症

- 口鼻瘘及 VPI 持续存在。

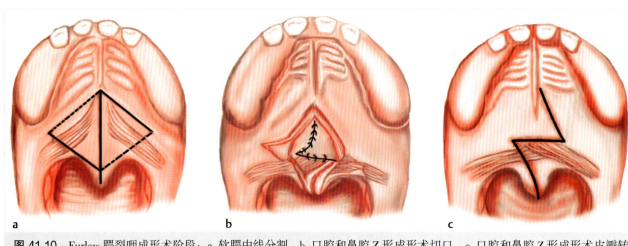

图 41.10　Furlow 腭裂咽成形术阶段：a. 软腭中线分割。b. 口腔和鼻腔 Z 形成形术切口。c. 口腔和鼻腔 Z 形成形术皮瓣转位和缝合

41.6　要点

a. 适应证：

－ 对保守治疗无效的食物和 / 或液体的慢性鼻腔反流。

－ 伴有鼻内镜下的 VPI 检查表现。

－ 严重的言语障碍伴鼻音过重和 VPI 表现。

b. 禁忌症：

－ 神经系统和其他严重基础疾病。

c. 并发症：

－ 阻塞性睡眠呼吸暂停综合征。

－ 皮瓣变窄可能导致腭咽缺损的封闭不足。

－ 口鼻瘘。

－VPI 持久性存在。

d. 术前特殊注意事项：

－ 全身气管内麻醉。

－ 腺样体扁桃体肥大可能需要在放置皮瓣之前进行腺样体扁桃体切除，以防止术后阻塞性呼吸暂停。两次手术之间应间隔 4~6 周。

－ 在 VPI 患者中，腭心面综合征（染色体微缺失 22q11.2）的患病率较高。应检查心脏状况。

－ 抗生素预防通常是预防亚急性细菌性心内膜炎所必需的。

e. 术中特殊注意事项：

－ 患者被放置垫肩上，以保持颈部后仰。

－ 观察并触诊咽后壁，以识别任何重要血管。

－ 鼻支架经鼻置入下咽，以确定侧口的大小。

f. 术后特殊注意事项：

－ 患者住院进行术后观察。

－ 围术期口服抗生素 1 周。

－ 鼻支架用生理盐水冲洗，必要时进行抽吸。

－ 如果夜间没有气道阻塞，则在第二天早上移除鼻支架。

－ 该患者在医院接受为期一晚的无鼻支架观察。

－ 患者在 3 周后返回进行术后检查。

－ 术后 1 个月开始言语治疗。

－ 客观共振测试的重复评估在 3 个月后进行。

－ 如果发现持续的鼻音过重或鼻发射，则重复进行鼻咽镜检查。

参考文献

[1] Bluestone CD, Simons J. Bluestone and Stool's pediatric otolaryngology. 5th ed. Volume 2: 1968.

[2] Witzel MA, Posnick JC. Patterns and location of velopharyngeal valving problems: atypical findings on video nasopharyngoscopy. Cleft Palate J 1989;26(1):63–67.

[3] Havstam C, Lohmander A, Persson C, Dotevall H, Lith A, Lilja J. Evaluation of VPI-assessment with videofluoroscopy and nasoendoscopy. Br J Plast Surg 2005;58(7):922–931.

[4] Sommerlad BC. Evaluation of VPI-assessment with videofluoroscopy and nasoendoscopy. Br J Plast Surg 2005;58(7):932–933.

[5] Lipira AB, Grames LM, Molter D, Govier D, Kane AA, Woo AS. Videofluoroscopic and nasendoscopic correlates of speech in velopharyngeal dysfunction. Cleft Palate Craniofac J 2011; 48(5):550–560.

[6] Argamaso RV, Shprintzen RJ, Strauch B, et al. The role of lateral

pharyngeal wall movement in pharyngeal flap surgery. Plast Reconstr Surg 1980;66(2):214–219.

[7] Marsh JL. The evaluation and management of velopharyngeal dysfunction. Clin Plast Surg 2004;31(2):261–269.

[8] Gosain AK, Arneja JS. Management of the black hole in velopharyngeal incompetence: combined use of a Furlow palatoplasty and sphincter pharyngoplasty. Plast Reconstr Surg 2007; 119(5):1538–1545.

[9] Ysunza A, Pamplona C, Ramírez E, Molina F, Mendoza M, Silva A. Velopharyngeal surgery: a prospective randomized study of pharyngeal flaps and sphincter pharyngoplasties. Plast Reconstr Surg 2002;110(6):1401–1407.

[10] Abyholm F, D'Antonio L, Davidson Ward SL, et al; VPI Surgical Group. Pharyngeal flap and sphincterplasty for velopharyngeal insufficiency have equal outcome at 1 year postoperatively: results of a randomized trial. Cleft Palate Craniofac J 2005;42(5):501–511.

[11] Shprintzen RJ, Goldberg RB, Lewin ML, et al. A new syndrome involving cleft palate, cardiac anomalies, typical facies, and learning disabilities: velo-cardio-facial syndrome. Cleft Palate J 1978;15(1):56–62.

[12] Passavant G. Über die Verbesserung der Sprache nach der Uranoplastik. Deutch Geselschaft Chirurgie. 1879;23:771–780.

[13] Gersuny R. Über eine subcutane Prosthese. Zeitschrift fur Heilkunde. 1900;21:199–204.

[14] Eckstein H. Hartparaffininjecktionen in der hintere Rachenwand bei angeborenen und etwarbenen Gaumendefekten. Deutsch med. Wochenschrift. 1922;1:1186–1187.

[15] Hollweg E, Perthes G. Tübingen: Pietzcker. Beitrag zur Behandlung von Gaumenspalten; 1912.

[16] Bentley FH, Watkins I. Speech after repair of cleft palate. Lancet 1947;2(6485):862–865.

[17] Denny AD, Marks SM, Oliff-Carneol S. Correction of velopharyngeal insufficiency by pharyngeal augmentation using autologous cartilage: a preliminary report. Cleft Palate Craniofac J 1993;30(1):46–54.

[18] Von Gaza WV. Transplanting of free fatty tissue in the retropharyngeal area in cases of cleft palate. Paper presented at German Surgical Society, April 9, 1926; Berlin, Germany.

[19] Halle H. Gaumennaht und gaumenplastik. Ztschr Hals, Nasen-U. Ohrenheilk. 1925;12:377–389.

[20] Blocksma R. Correction of velopharyngeal insufficiency by Silastic pharyngeal implant. Plast Reconstr Surg 1963;31:268–274.

[21] Blocksma R, Braley S. The silicones in plastic surgery. Plast Reconstr Surg 1965;35:366–370.

[22] Lewy R, Cole R, Wepman J. Teflon injection in the correction of velopharyngeal insufficiency. Ann Otol Rhinol Laryngol 1965;74(3):874–879.

[23] Wolford LM, Oelschlaeger M, Deal R. Proplast as a pharyngeal wall implant to correct velopharyngeal insufficiency Cleft Palate J 1989;262:119–126.

[24] Smith JK, McCabe BF. Teflon injection in the nasopharynx to improve velopharyngeal closure. Ann Otol Rhinol Laryngol 1977;86 (4 Pt 1):559–563.

[25] Borgatti R, Tettamanti A, Piccinelli P. Brain injury in a healthy child one year after periureteral injection of Teflon. Pediatrics 1996;98(2 Pt 1):290–291.

[26] Furlow LT Jr. Cleft palate repair by double opposing Z-plasty. Plast Reconstr Surg 1986;78(6):724–738.

第 42 章　儿童气管切开术

Blake Smith, Paul Krakovitz

摘要

尽管在过去几十年气道手术不断发展，儿童气管切开术仍然是气道外科医生的重要武器，主要适应证包括气道阻塞、辅助排痰和长期需要机械通气。了解儿童和成人喉气管解剖及相关变异是必不可少的。气管切开术有多种技术，每一种都旨在减少并发症。对于预计需要长期需要气管切开或拔管可能性低的患者，应考虑正规气管切开或星形成形气管切开术。气管切开术的早期并发症包括气管阻塞、漏气、出血、意外脱管和感染。晚期并发症包括肉芽肿、气管阻塞、意外脱管、气管糜烂、气道狭窄或塌陷。据报道，儿童患者气管切开术相关的死亡率约为 3%，最常见的原因是意外脱管。气管造口成形可以降低意外脱管的风险。气管切开术患儿家庭护理的成功很大程度依赖于出院前对护理者进行认真的气管切开术管理教育。此外，必要的医疗用品和监护人培训也是必不可少的。气管切开术后，继续进行多学科的气道监测，有利于患者日常管理、长远拔除气管导管规划和患者全面的健康管理。10%~30% 的患者在插管后会有气管表皮瘘的持续存在，可能需要手术修复。

关键词

儿童气管切开术，星形成形气管切开术，拔管，意外脱管，气管表皮瘘

42.1　引言

在考虑儿童气管切开术的时候，一定要记住这句话："儿童并不是缩小版的成人"。气管切开术，儿童比成人并发症更高，并且在解剖、病理生理和围术期处理上的差异，使手术更加复杂。多学科合作、与家长沟通对患者的健康至关重要。随着医疗的进步，适应证不断扩展，患者持续增加，人性化、个性化的气道管理办法是必要的。

42.2　适应证

小儿气管切开术的主要适应证是气道阻塞、辅助排痰、长期需要机械通气。气道阻塞可以是先天性的、后天性的或感染性的。在过去 50 年，随着嗜血杆菌、白喉疫苗广泛接种，以及气管内插管技术提高，因感染包括会厌炎、咽白喉、喉气管支气管炎而气管切开的患者大幅减少。但是，随着新生儿和有复杂医疗需求的儿童存活率的增加，由于需要长期医疗和机械通气，气管切开术的需求呈上升趋势。除气道阻塞外，在患有神经、神经肌肉系统疾病的儿童中，肌张力减退或无肌张力，无法清除肺部分泌物，可能需要长期气管切开术进行辅助排痰。同样，心肺相关疾病，比如支气管肺发育不良、呼吸窘迫综合征（RDS）和心肌病可能需要长期呼吸机支持，气管切开术也将是必要的。目前，还没有关于气管插管患儿气管切开术时机的指南。虽然气道的柔韧性使得儿童比成人更适合更长时间的插管，但需要密切注意气管插管的选择、套囊压力和位置，以防止包括喉水肿、肉芽组织、黏膜缺血、溃疡和气道狭窄在内的并发症发生。作者建议在插管 2 周或两次以上拔管失败时，应评估是否进行气管切开。然而，更长时间的插管，特别是在新生儿中，可能是必要的。

42.3　手术方法
42.3.1　解剖学

与成人相比，儿童喉气管软骨更小，也更柔韧。但触诊后压缩的特点，使触诊更加困难，并增加了损伤相邻结构的风险。另外，儿童喉位于颈部更上方，经常被舌骨软骨遮挡。环状软骨是触诊中最突出的结构，也是气道内最狭窄的点。需要注意的是，由于儿童气道的口径较小，仅黏膜水肿就可引起明显的梗阻，因此在所有的气道操作过程中都应尽量减少对气道黏膜的损伤。

42.3.2　传统气管切开术

患者躺在床上，垫肩使颈部伸展，从而使喉气管复合体更向前上。对于颈椎不稳或颈部无法活动

的患者，可能需要使用中立体位。在胸骨切迹与环状软骨之间标记一个垂直或水平切口，并用 1∶100 000 肾上腺素局部浸润（图 42.1）。皮肤切开后，用单极电凝切开皮下组织，将颈前静脉向外侧牵开或必要时结扎，在中线垂直分离带状肌，向外侧牵拉。然后确定环状软骨和甲状腺峡部，有些患者可将峡部向上移位，促进气管显露，或可在气管前平面进行剥离，以抬高峡部，用单极电凝或切开后缝合将其分开。在开放气道前应彻底止血，如果切开气道后需要电切，必须将 FiO_2 降到 30% 以下，否则为禁忌。

然后用 3.0 不可吸收缝线缝合原定的垂直切口的两侧，通过两个气管软骨环，一般选气管环 2、3 或 3、4，可根据暴露需要选择。它们被相应地标注为"左"和"右"，然后在气管中线前壁做一个垂直切口（图 42.2）。

行气管切开时，应避免损伤气管插管球囊，在气管切开前排空气囊或将气管插管向前插入穿过第 4 个气管环是常用的避免气囊破裂的方法。然后在直视下退出气管导管至气管切开口，插入新的气管导管，连接通气回路，确认呼末 CO_2 排出。

此时气管插管可以完全从口腔中抽出，气管导管用不可吸收缝线进行四点固定，缝合线被绑在胸部，然后将颈部皮肤环绕包扎，作者倾向于采用 Allevyn 或 Duoderm，以防止压迫性损伤，并在颈部放置泡沫或缎带，进一步固定气管切开术管。

42.3.3　Bjork 皮瓣

对于年龄较大、气管宽度足以容纳气管软骨瓣的儿童，上述技术可能需要修改。作为垂直气管切口的替代方法，在第 2、3 环或第 3、4 环之间做水平切口，使用弯曲的 More 剪，在气管切口下的软骨环上制作一个带气管软骨的皮瓣。然后将可吸收的缝线绕在气管环上，并与皮瓣结合，穿过真皮下中线并固定，该皮瓣的目的是换管更安全。这种方法普遍应用于成人气管切开术，但没有足够的证据将其作为成人气管切开术的护理标准。

42.3.4　Starplasty 气管切开术

Starplasty 气管切开术，最初由 Koltai 提出，是基于三维 Z 形成形术的几何形态。在胸骨切迹和环状

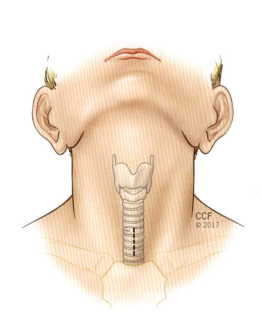

图 42.1　环状软骨和胸骨切迹之间的垂直切口

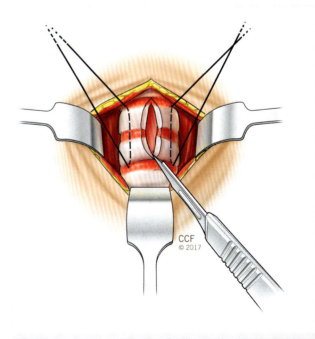

图 42.2　通过两个气管软骨中线垂直切口，两侧放置 3.0 不可吸收缝线，然后在气管前中线壁做一个垂直切口

软骨中间标记一个十字形或 X 形皮肤切口，并用 1% 利多卡因和 1∶100 000 肾上腺素浸润（图 42.3）。切开皮肤，用剪刀分离皮下组织制作三角形皮瓣（图 42.4），切除覆盖在带状肌组织上的皮下脂肪（图 42.5），并在中线中缝处垂直分割带状肌并将其外移。如果遇到甲状腺峡部，则需要分开甲状腺峡部。

然后将气管前结缔组织与气管直接分离，将 4 个气管环在气管前壁垂直切开，随后在垂直切口的中间做一个水平切口（上面 2 个气管环，下面 2 个气管环），形成一个十字形状（图 42.6）。再将三角形皮瓣和三角形气管软骨瓣，用 5.0 Vicryl 缝线缝合固定于皮瓣十字形切口顶点（图 42.7a），然后将皮瓣的顶点固定于相邻气管瓣的凹槽内（图 42.7 b）。然后以类似的方式处理其余皮瓣，直到形成完整的造瘘口（图 42.7c）。星形成形气管切开术用于预计需要长期插管或拔管可能性较低的患者。这种技术可以减少主要并发症，包括气胸，更重要的是可以减少因意外脱管而死亡的发生率。然而，当患者不再需要气管切开时，气管皮肤瘘几乎是普遍的。在形成标准造口的情况下，一些患者可能实现长期的无导管气管切开术。Eliachar 将此项技术扩展应用到

成人阻塞性睡眠呼吸暂停患者中，尽管也有用于儿童无管气管切开术的报道，但它离标准治疗还很远。星形成形气管切开术因其永久性气管皮肤瘘发生率高，已被作者用于特定患者不带管气管切开。

42.4 术中并发症

术中并发症主要是相邻结构损伤和出血。必须

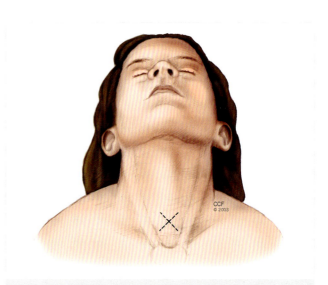

图 42.3 在胸骨切迹和环状软骨中间标记一个十字形或 X 形皮肤切口

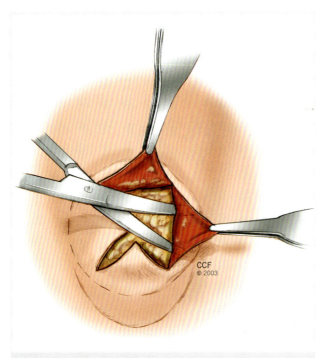

图 42.4 用剪刀分离皮下组织，制作三角形皮瓣

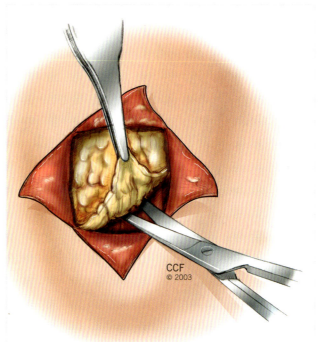

图 42.5 切除覆盖在带状肌上的皮下脂肪

仔细地确定喉气管复合体的标志，并反复在切开的中线触诊，以避免意外的损伤。高位气管切开术导致气道狭窄。喉软骨、喉返神经和食管损伤均有报道。过度分离筋膜层或损伤胸膜顶可导致气胸。避免不易察觉的高位无名动脉损伤和确切的止血技术至关重要。严格遵守手术步骤，这些并发症通常可以避免。

42.5　术后并发症

据报道，儿童气管切开术的并发症的发生率为15%~66%，一般可分为早期并发症（术后1周内）

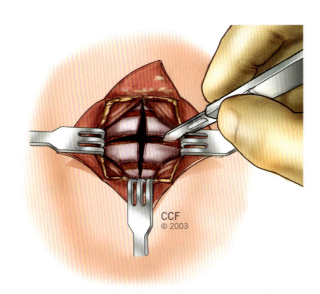

图42.6　在垂直切口的中间做一个水平切口（两个气管环在上面，两个气管环在下面），形成一个十字形

和晚期并发症。常见的早期并发症包括导管阻塞、漏气、出血、意外脱管和感染。晚期并发症包括肉芽肿、导管阻塞、意外脱管、气管糜烂、气道狭窄或塌陷。Wetmore对宾夕法尼亚州儿童医院患者进行回顾性分析，有19%的患者出现早期并发症，57%的患者出现晚期并发症。Crysdale发现总体并发症发生率为44%。

42.6　早期并发症

42.6.1　导管阻塞

导管阻塞是最常见的早期并发症，可以在任何时候发生。监护人必须学会对气管堵管情况进行处理，需掌握吸痰、湿化、生理盐水灌洗，以防止绝大多数黏液堵塞和结痂。

42.6.2　气肿

气胸、纵隔气肿和皮下气肿是气管切开术固有的风险，因为气管切开使颈部和气道面融合，空气可以进入周围的软组织、纵隔，甚至胸膜腔。这些是相对常见的早期并发症，发生率为3%~9%。漏气的预防包括尽量减少尤其是气管前和气管旁的解剖，无损伤插入导管，避免过度正压通气。术后应进行常规胸部X线检查。

42.6.3　出血

若术后即有气管切开术部位出血，最常见的原

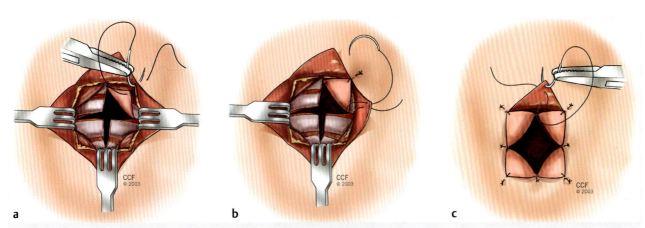

图42.7　a.将三角形皮瓣和三角形气管软骨皮瓣，用5.0 Vicryl缝线，缝合固定于皮瓣十字形切口顶点。b.然后将皮瓣的顶点固定于相邻气管瓣的凹槽内。c.以类似的方式处理其余皮瓣，直到形成完整的造瘘口

因是术中止血不充分或使用了抗凝剂。

在这种出血无法自止的情况下，可以使用止血药物或荷包缝合。然而，严重或持续出血，就必须回到手术室进行止血操作。

术后一段时间出血，常见原因包括肉芽肿、气管炎和气管损伤，这些通常可以保守治疗。可在气管造瘘口使用硝酸银、类固醇软膏治疗肉芽肿。气管损伤可以通过测量，选择合适的气管导管来限制插管深度。

气管切开术任何部位出血都需要使用软性内镜进行探查，进一步地评估有无凶险出血原因，比如无名动脉损伤引起前哨出血。

42.6.4　意外脱管

意外脱管，特别是在气管切开术后不久的脱管，可以造成灾难性后果，是气管切开术后死亡的重要因素。用缝线固定、气管置管固定带甚至束缚带固定，是防止意外脱管、形成异常窦道的第一道防线，异常窦道可能导致纵隔气肿。床旁备用相同或更小型号的气管导管、堵闭器是必要措施。手术伤口的深度、光照是否充足、护理人员的经验不同，都会影响换管成功率，建议采用软性内镜检查，以确保更换后的位置合适。随着皮肤窦道形成，脱管的风险降低，但是仍然需要密切观察。护理人员在出院后应该学会意外脱管时的紧急处理。无论出现何种情况，都应在直视下冷静、可控地更换气管造口管。

42.6.5　感染

气管切开术后局部感染并不常见，一般不推荐抗生素预防。然而，呼吸道与外界环境的直接交通和气管导管作为外源性异物存在，容易引起局部炎症和细菌重复感染。据报道，肺炎、气管炎和造口周蜂窝织炎是常见并发症，可通过常规气管切开术护理、局部或全身使用抗生素治疗加以预防。

42.7　晚期并发症
42.7.1　肉芽肿

肉芽肿是小儿气管切开术最常见的晚期并发症。Wetmore 和 Crysdale 在他们的系列研究中报告了超过 50% 的患者出现肉芽肿。造瘘口上方、造瘘口和

气管的肉芽肿通常是摩擦和慢性炎症的结果，通常可以采用减少吸引刺激、重新气管造口或局部应用抗生素、类固醇激素等保守治疗。在非手术状态下，气管导管内的肉芽肿组织可用硝酸银烧灼或局部类固醇；然而，梗阻性肉芽肿或保守治疗无效的肉芽肿，最好在手术室内镜下切除。

42.7.2　气道狭窄或塌陷

气道狭窄可发生在声门下或气管水平处，高位气管切开术可导致声门下狭窄，过多的切除气管软骨可导致气道塌陷。然而，无论采用何种技术手段，慢性长期持续的炎症环境，都会造成软骨狭窄和软化，长时间插管或胃酸反流也可引起炎症。声门下狭窄的患者通常进行类固醇注射和球囊扩张有效；然而，如果远端狭窄长度过长，可能需要气管环切除或自体软骨移植重建以达到足够的气管开放宽度。

42.7.3　气管造瘘口及气管损伤

气管导管太小或位置不恰当，周围软组织有损伤的危险。造瘘口皮肤与气管导管长时间接触，任何位点都可能发生压疮，因此需注意造瘘口周围组织情况，这是常规气管切开术护理的一部分。作者主张在术后立即进行气管导管周围皮肤敷料保护。在第一次气管切开术后，应密切监测，任何早期皮肤破损的迹象应立即干预。在早期组织损伤的情况下，可使用含有保护性物质的敷料，或可能需要更换或调整气管导管以减轻压力。在严重的组织损伤的情况下，湿的或干的敷料应该被用来辅助治疗。气管导管尖端位置不正或球囊过度膨胀可导致气管后壁损伤。气管后壁对食管前壁的损伤虽然少见，但一旦损伤，可导致气管食管瘘的形成，对组织中含有放射性物质、颈椎异常或留置胃管的患者风险会增加。气管前壁损伤的发生机制相同，但有更严重的并发症，如果无名动脉靠近前气管壁被损伤，可导致危及生命的出血，前哨出血可能预示着大出血。气管切开术后出现任何出血，应立即进行内镜检查，并评估气管前壁是否有侵蚀的迹象，可行CT、动脉造影检查明确。如果出现大出血，应立即填塞，加压，远端打气囊，胸外科紧急开胸手术修复。死亡率高。

42.8　死亡率

气管切开术患儿的全病因死亡率约为 20%（13%~25%）。然而，这些死亡的很大一部分原因为原发病、并发症。气管切开术相关的死亡率，最常见的是意外脱管，一般占死亡的 3%（0.5%~3.6%）。气管造口术的死亡率每年为 1%~2%。

42.9　家庭护理

出院前对护理人员的教育充分与否决定了患儿气管切开术后护理质量好坏，两名护理人员要学会气管切开术的常规护理和并发症的检测，在离开医院前应掌握必要的吸痰、消毒和导管更换技能，护理人员更换时需做好培训与交接。此外，在发生心脏骤停时，基本的心肺复苏被证明是无价的。根据家庭和患者疾病情况，护理人员需要熟练家庭保健或使用康复或护理设施，妥善放置家庭医疗用品。在患者出院时，需配备吸痰器和吸痰管，以便进行常规护理并防止梗阻。护理人员应配备一个备用的气管导管和闭孔器，以备紧急更换或日常清洁时使用。还应准备无菌生理盐水、Velcro 气管造口带和海绵或敷料。下呼吸道黏膜和分泌物的情况取决于空气的湿度，这可以通过使用热湿交换（HME）设备或人工鼻实现。另外，也可以进行房间空气加湿或补充氧气。在分泌物多或干燥结痂的情况下，等渗或高渗盐水雾化是一种有用的辅助治疗手段。

42.10　监测

气管切开术后，应进行包括儿科耳鼻喉科医生、呼吸科医生、消化科医生、言语治疗师、营养师在内的多学科门诊持续气道监测，这有助于日常管理和长期带管策略的制订。多学科门诊减少了患者的就诊时间，并有助于实现多学科管理，以解决患者的健康问题。我们建议患者在出院后 1 个月内首次就诊，然后根据并发症的程度调整随访时间。如果情况良好，应至少每两年对患者评估以进行监测。随着患儿的成长，气管切开术管的大小如有调整，需对后期并发症进行密切监测。我们建议每年在镇静状态下对造瘘口周围的肉芽肿进行检查，拔出气切导管评估声门下情况。

42.11　拔管

当患者对气管切开术的潜在需要消除后，可以考虑申请拔管。Crysdale 等报道，在有潜在神经肌肉疾病的患者中，拔管率为 41%，Gupta 等报道的拔管率约 28%。拔管的标准和技术差别很大。我们建议 3~6 个月的观察期，在此期间，若患者没有明显的气管切开术的需求，再考虑拔管。拔管前应进行内镜检查。对于合作的患者，可以进行内镜检查，然而，正式的气道评估可能需要在手术室进行充分的检查，同时配合内镜检查。大多数儿童患者在拔管后应留院观察 24~48h，持续血氧饱和度监测，一些机构比较小，可以用纱布和胶带包扎，必要时可以更换或加固。

42.12　气管皮肤窦道

若气管皮肤窦道在拔管后持续 6 个月无法自行恢复，需要手术修复。这常发生在传统气管切开术后，据报道发生率为 10%~30%，在造瘘处最常见。手术修复的方法多种多样，但都是切除窦道处多余的皮肤，封闭窦道。无论采用何种手段，都需要完全封闭窦口，以减少气体流出导致纵隔气肿的风险。

修复气管皮肤窦道技巧

窦口周围有一个梭形切口，用 1% 利多卡因和 1：100 000 肾上腺素浸润，切开皮肤和皮下组织，并确定窦道（图 42.8a），在不破坏气道本身的情况下剥离至气道表面（图 42.8b）。如果有足够的组织存在，可以用 Connell 缝合窦道（图 42.8c）或主要缝合气管壁（图 42.8d），随后逐层缝合带状肌、皮下组织，皮肤缝合时放置引流条允许气体漏出，第 2 天拔除（图 42.8e）。

42.13　要点

a.适应证：
– 气道阻塞、排痰障碍、长期需要机械辅助通气。
b.禁忌证：
– 凝血障碍（相对禁忌）、血流动力学不稳定。
c.并发症：
– 气道梗阻、漏气、出血、意外脱管、感染、气管

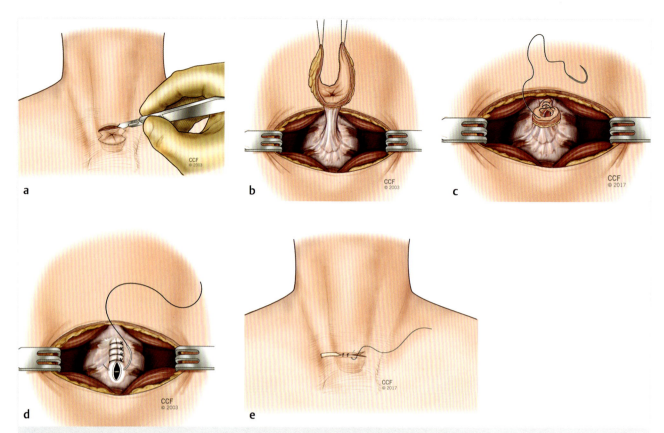

图 42.8　a. 梭形切口，切开皮肤和皮下组织。b. 在不破坏气道本身的情况下剥离至气道表面。c. 如果有足够的组织存在，窦道可以用 Connell 缝合。d. 主要缝合气管壁。e. 逐层缝合带状肌、皮下组织，皮肤缝合时放置引流条允许气体漏出，第 2 天拔除

或造瘘口损伤、无名动脉损伤、肉芽肿、气道狭窄。

d. 术前特殊注意事项：
– 全麻气管内麻醉、不需要抗生素预防。

e. 术中特殊注意事项：
– 垫肩以促进颈部伸展、气管切开时保护气管内气囊；气管切开术：经两个气管环垂直切开，Bjork 皮瓣或成形术，将导管退出气管，放置气管切开置管，确认呼吸末 CO_2 潮气量。

f. 术后特殊注意事项：
– 四点固定用缝线，气管切开固定带，保持缝合直到窦道形成。
– 配备可用的相同或更小口径的气管，在发生气管导管脱管时可立即使用。

参考文献

[1] Carron JD, Derkay CS, Strope GL, Nosonchuk JE, Darrow DH. Pediatric tracheotomies: changing indications and outcomes. Laryngoscope 2000;110(7):1099–1104.

[2] Wetmore RF, Handler SD, Potsic WP. Pediatric tracheostomy:experience during the past decade. Ann Otol Rhinol Laryngol 1982;91(6 Pt 1):628–632.

[3] Watters KF. Tracheostomy in infants and children. Respir Care 2017;62(6):799–825.

[4] Bjork VO. Partial resection of the only remaining lung with the aid of respirator treatment. J Thorac Cardiovasc Surg 1960;39:179–188.

[5] Au JK, Heineman TE, Schmalbach CE, St John MA. Should adult surgical tracheostomies include a Bjork flap? Laryngoscope 2017;127(3):535–536.

[6] Koltai PJ. Starplasty: a new technique of pediatric tracheotomy. Arch Otolaryngol Head Neck Surg 1998;124(10):1105–1111.

[7] Solares CA, Krakovitz P, Hirose K, Koltai PJ. Starplasty: revisiting a pediatric tracheostomy technique. Otolaryngol Head Neck Surg 2004;131(5):717–722.

[8] Gupta A, Stokken J, Krakovitz P, Malhotra P, Anne S. Tracheostomy in neurologically compromised paediatric patients: role of starplasty. J Laryngol Otol 2015;129(10):1009–1012.

[9] Eliachar I. Unaided speech in long-term tube-free tracheostomy. Laryngoscope 2000;110(5 Pt 1):749–760.

[10]Jackson C. High tracheostomy and other errors: the chief causes of chronic laryngeal stenosis. Surg Gynec Obster 1921.

[11]Kremer B, Botos-Kremer AI, Eckel HE, Schlöndorff G. Indications,

complications, and surgical techniques for pediatric tracheostomies: an update. J Pediatr Surg 2002;37(11):1556–1562.

[12]Wetmore RF, Marsh RR, Thompson ME, Tom LW. Pediatric tracheostomy:a changing procedure? Ann Otol Rhinol Laryngol 1999;108(7 Pt 1):695–699.

[13]Crysdale WS, Feldman RI, Naito K. Tracheotomies: a 10-year experience in 319 children. Ann Otol Rhinol Laryngol 1988;97(5 Pt 1):439–443.

[14]Mahida JB, Asti L, Boss EF, et al. Tracheostomy placement in children younger than 2 years: 30-day outcomes using the National Surgical Quality Improvement Program Pediatric. JAMA Otolaryngol Head Neck Surg 2016;142(3):241–246.

[15]McPherson ML, Shekerdemian L, Goldsworthy M, et al. A decade of pediatric tracheostomies: indications, outcomes, and long-term prognosis. Pediatr Pulmonol 2017;52(7):946–953.

第 43 章　气管皮肤瘘修补术

Christine Fordham, Anna H. Messner

摘要

气管皮肤瘘（Tracheocutaneous Fistula，TCF）修补术用于气管造口拔管后 3~6 个月持续 TCF 的患儿。手术修复可以一期完成，通过 4 层闭合，包括气管壁、带状肌、皮下组织和皮肤，也可以二期完成，切除 TCF 窦道二期延迟缝合。为了降低术后气胸 / 纵隔气肿的风险，二期修补术常被提倡，但一期修补与二期修补比较，两者在统计学上无显著差异。

关键词

瘘管，修补，气管造口术，原发性，继发性，皮下气肿，气胸，纵隔气肿

43.1　引言

TCF（图 43.1）是拔管后未愈合的气管造瘘口上皮化的结果。近年来，儿童气管切开术的适应证发生了变化。因感染而行气管切开术的比例有所下降，先天性畸形儿童行气管切开术的比例有所增加。目前，儿童患者气管切开行气管造口术的常见原因包括颅面畸形相关的上气道阻塞、声带麻痹、神经功能障碍和声门下狭窄。另一部分儿童由于心脏或肺部疾病需要长时间的机械通气，需要气管切开术协助通气。其结果是需要更长时间气管切开术的年幼儿童数量增加。如果儿科患者符合气管拔管的标准，

气管切开拔除后 TCF 的发生率为 13.1%~37.8%。如果对小于 6 个月的儿童实施气管切开术或气管切开术持续时间较长，TCF 的发生率会增加。Carron 等研究表明，气管切开插管时间超过 2 年的儿童 TCF 发生率为 70%，气管切开少于 2 年的儿童 TCF 发生率为 8.1%。

除了气管切开术的年龄、插管时间，气管切开术的类型也被认为影响拔管后 TCF 的发生率。引起 TCF 增加的手术包括气管缝合造口化脓、Bjork 软骨瓣和星形成形术。Colmen 等发现瘘口化脓对 TCF 形成的发生率没有影响。相反，Sautter 等报道了 28 例患者在星形成形气管切开术瘘口形成后进行了拔管，25/28 的患者有持续性 TCF。显然，文献中报道的拔管术后瘘口形成患者结果存在差异。对于潜在疾病需要行气管切开术的患者，应对 TCF 风险的增加谨慎使用包括星形成形气管切开术在内的瘘口形成技术。

对于不再需要的未愈合瘘管的儿科患者，应修补 TCF。持续性瘘管有几个潜在的负面并发症，包括：①反复吸入继发性呼吸道感染；②皮肤暴露于气管黏液引起的刺激；③咳嗽无力；④发声困难；⑤不能浸入水中；⑥美容和社会接受方面的担忧。一般不应在拔管后 3~6 个月前进行修复，因为很多 TCF 会在这段时间自行愈合。

43.2　TCF 修复的术前评估

拔管后数月，TCF 修复手术前，应评估患者是否存在上气道梗阻。上气道梗阻的潜在原因包括扁桃体 / 腺样体肥大、声带麻痹、喉软化、声门下狭窄、声门下囊肿 / 血管瘤和气管瘘口塌陷。过早关闭患者赖以通气的 TCF 可能导致急性气道梗阻，需要立即重新插管或气管插管。在 TCF 修复前，应进行显微直接喉镜检查和支气管镜检查。内镜评估可以在 TCF 修复手术中进行，以避免患者单独麻醉。此外，如果有阻塞性睡眠呼吸暂停病史，术前应堵塞瘘口，进行夜间睡眠呼吸暂停检查或睡眠内镜检查。Gallagher 和 Hartnick 建议，持续性咳嗽、解剖

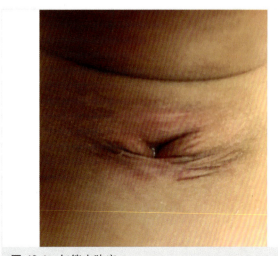

图 43.1　气管皮肤瘘

梗阻或牙关紧闭症可能再插管困难的患者不要进行封闭瘘口。

43.3　气管皮肤瘘修补术

TCF 修补术的几种方法已被描述。方法可分为两大类：一期封闭和二期封闭。一期封闭是典型的 4 层闭锁，包括气管壁、带状肌、皮下组织和皮肤。二期封闭是通过切除 TCF 窦道的皮肤，然后让瘘管在术后自行关闭。

43.3.1　二期缝合手术经过

患者被带入手术室，无论有无行睡眠内镜检查，需进行显微直接喉镜和支气管镜检查。假设没有证据表明气道阻塞会妨碍 TCF 的修复，患者可通过鼻或口用带套囊的气管插管。气管导管球囊置于 TCF 下方。将卷好的毛巾放在患者肩膀后面，以便更好地暴露颈部。在 TCF 周围及相关的瘢痕组织做一个椭圆形切口。为了改善止血和麻醉，计划切口注射 1% 利多卡因和 1∶100 000 肾上腺素。使用手术刀将组织切开至皮下组织水平（图 43.2）。由于气道烧灼的风险，尽可能减少和避免烧灼。环形钝性剥离，在接近气管前壁时暴露窦道（图 43.3）。然后在气管前壁水平截断窦道（图 43.4）。评估气管缺损的持久性上皮组织和任何其他已移除辨别的皮肤。止血并包扎伤口。患者被唤醒并拔管。患者被送进医院（通常是重症监护病房）过夜，接受连续脉搏血

氧仪监测。

43.3.2　二期缝合

一期封闭和二期封闭相同。在截断窦道之后对气管壁进行评估。然后缓慢地拔出气管内插管，使球囊紧靠 TCF 上方。用 3-0 或 4-0 可吸收缝线（Vicryl）闭合气管缺损。麻醉师冲洗伤口，将气道压力增加到 $30 \text{cmH}_2\text{O}$，以评估是否有空气泄漏。一旦没有漏气，在中线缝合带状肌。然后将皮下组织松散地缝合，并用可吸收缝线将皮肤缝合。由于理论上有助于预防皮下气肿和 / 或气胸，故提出常规放置引流管，但已被证明在预防术后空气相关并发症方面无效。一期闭合后，所有患者都被送入重症监护病房过夜进行监护。

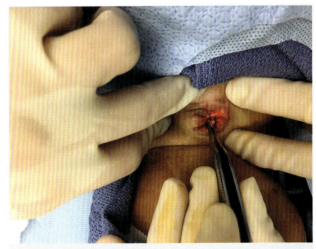

图 43.2　截断气管皮肤瘘窦道

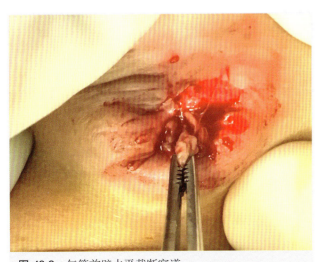

图 43.3　气管前壁水平截断窦道

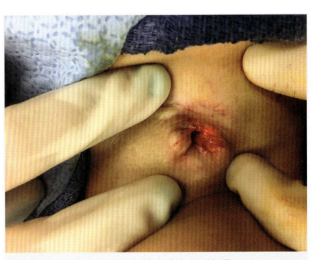

图 43.4　切除气管前壁气管皮肤瘘的颈部伤口

43.4　气管皮肤瘘修补术的并发症

气管皮肤瘘修补术的并发症很少，但仍有可能致命的风险。主要并发症包括皮下气肿、出血、纵隔气肿/气胸、需要紧急插管或重新插管，以及反复手术干预。次要并发症包括持续性TCF、不良瘢痕、伤口感染、肉芽肿、氧依赖和伤口裂开。由于潜在的主要并发症的高风险性质，经常讨论适当的手术技术以尽量减少并发症。

传统上，由于并发症发生率低、TCF封闭率增加、瘢痕改善和伤口护理需求减少，主张一期闭合。一些研究显示了一期闭合的有效性。引起关注的是与一期闭合相关的纵隔气肿/气胸的风险增加；因此，一些研究者主张二期闭合TCF。然而，最近的一些综述显示，在TCF封闭率和主要并发症方面，一期、二期方法没有显著差异。具体来说，在皮下气肿和紧急气道问题方面没有差异。值得注意的是，二期封闭与手术室时间的减少和住院时间的缩短有关。由于一期封闭时所观察到的并发症的严重程度，尽管两种手术的风险类似，但主流医院仍主张二期封闭。

43.5　要点

a. 适应证：

– 气管造口拔管后持续性气管皮肤瘘（TCF）。

b. 禁忌证：

– 考虑到患者需要进行TCF修补术以获得充分的通气。

– 严重的牙关紧闭症或其他解剖性阻塞使口腔插管困难者。

c. 术后并发症：

– 皮下气肿、气胸、纵隔气肿。

– 需要紧急插管或再插管。

– 氧气依赖。

– 伤口感染。

– 伤口裂开。

– 不良的瘢痕。

– 持久/TCF复发。

d. 术前特殊注意事项：

– 评估患儿是否有上呼吸道梗阻的诱因（如扁桃体/腺样体肥大、声带麻痹、喉软化等）。

– 考虑睡眠内镜检查和/或堵管时行多导睡眠图。

e. 术中特殊注意事项：

– TCF关闭前需行显微喉镜/支气管镜检查。

– 将气管内导管球囊置于TCF下方。

– 尽量减少或避免使用烧灼以避免气道灼伤。咨询麻醉师以确保尽可能低的氧气设置（以减少火灾风险）。

– 如果进行一起封闭，则采取气密闭锁气管导管。

f. 术后特殊注意事项：

– 在医院过夜并进行监护。

– 密切观察皮下气肿。

参考文献

[1] Mahadevan M, Barber C, Salkeld L, Douglas G, Mills N. Pediatric tracheotomy: 17 year review. Int J Pediatr Otorhinolaryngol 2007;71(12):1829–1835.

[2] Al-Samri M, Mitchell I, Drummond DS, Bjornson C. Tracheostomy in children: a population-based experience over 17 years. Pediatr Pulmonol 2010;45(5):487–493.

[3] Carron JD, Derkay CS, Strope GL, Nosonchuk JE, Darrow DH. Pediatric tracheotomies: changing indications and outcomes. Laryngoscope 2000;110(7):1099–1104.

[4] Tasca RA, Clarke RW. Tracheocutaneous fistula following paediatric tracheostomy: a 14-year experience at Alder Hey Children's Hospital. Int J Pediatr Otorhinolaryngol 2010;74(6):711–712.

[5] Colman KL, Mandell DL, Simons JP. Impact of stoma maturation on pediatric tracheostomy-related complications. Arch Otolaryngol Head Neck Surg 2010;136(5):471–474.

[6] Sautter NB, Krakovitz PR, Solares CA, Koltai PJ. Closure of persistent tracheocutaneous fistula following "starplasty" tracheostomy in children. Int J Pediatr Otorhinolaryngol 2006;70(1):99–105.

[7] Lewis S, Arjomandi H, Rosenfeld R. Systematic review of surgery for persistent pediatric tracheocutaneous fistula. Laryngoscope 2017;127(1):241–246.

[8] Geyer M, Kubba H, Hartley B. Experiences of tracheocutaneous fistula closure in children: how we do it. Clin Otolaryngol 2008;33(4):367–369.

[9] Gallagher TQ, Hartnick CJ. Tracheocutaneous fistula closure. Adv Otorhinolaryngol 2012;73:76–79.

[10] Osborn AJ, de Alarcón A, Hart CK, Cotton RT, Rutter MJ. Tracheocutaneous fistula closure in the pediatric population: should secondary closure be the standard of care? Otolaryngol Head Neck Surg 2013;149(5):766–771.

[11] Wine TM, Simons JP, Mehta DK. Comparison of 2 techniques of tracheocutaneous fistula closure: analysis of outcomes and health care use. JAMA Otolaryngol Head Neck Surg 2014;140(3):237–242.

[12] Cheng J, Setabutr D. Tracheocutaneous fistula closure in children. Int J Pediatr Otorhinolaryngol 2016;89:107–111.

第 44 章　儿童支气管镜检查

Annabelle Tay Sok Yan, Christine Barron, Tulio A. Valdez

摘要

硬性支气管镜能很好地显示气道，随着医疗技术的发展，其适应证和用途不断扩大，使气道手术方式得到转变。软性支气管镜的发展及时地解决了硬性支气管镜的一些局限性，例如在脊柱不稳定儿童中的应用能力和在远端气道中的处理能力。但是，每一项技术都有其自身的局限性，它们可以相互补充。

关键词

硬性支气管镜，软性支气管镜，困难气道，内镜，异物，气道狭窄

44.1　引言

Gustav Killian 在 1897 年发明了一种可以直接从患者的气道中取出异物的器械，因而被称为现代支气管镜之父。Chevalier Jackson 常被认为是内镜之父，他是开发安全有效的支气管镜和食管镜技术的核心人物。从那时起，许多内科医生开始大规模使用这项技术。1966 年，Shigeto Ikeda 发明了可弯曲纤维支气管镜，为成像和视频支气管镜的出现铺平了道路，从而彻底改变了这一领域。随后在 20 世纪 80 年代早期，发展出经支气管针吸术和使用激光凝固来治疗支气管内病变。今天，支气管镜已经成为众多分支专科诊断和治疗气道病理的重要组成部分。几十年来，硬性内镜一直是评估气道疾病的主要工具。然而，近年来，随着软性纤维内镜的引入，硬性内镜的作用更加明确，两种类型的内镜相互补充。传统上，硬性内镜被用于评估气道疾病、气道手术

表 44.1　气道器械目录

喉镜

- Benjamin
- Parsons
- Lindholm
- Miller

小下颌畸形

- 前联合喉镜

支气管镜

- 2.5~5 型号
- 咽部吸引器
- 喉部吸引器
- 气管吸引器

Hopkins 内镜

光源

光纤

喉显微器械

异物钳

牙垫

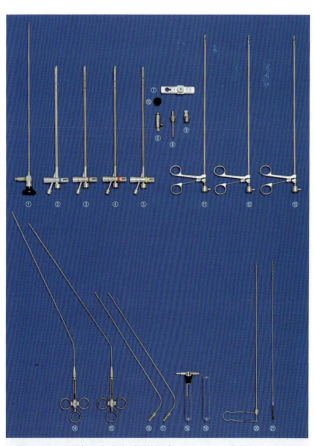

图 44.1　儿科基本支气管镜设备，Hopkins 内镜，分光镜，观察窗接口，吸引器，异物钳

径路暴露和取出异物。新技术进步和专门的内镜工具的发展开启了一个新的内镜气道手术时代。这一章我们将讨论硬性和软性支气管镜设备和技术在评估和管理儿童气道中的应用。

44.2　手术器械

推荐用于小儿内镜气道的常用喉镜和支气管镜，见表44.1，图44.1和图44.2。

44.2.1　喉镜

Parsons、Benjamin、Lindholm、Phillips或Miller叶片是儿科喉镜中最常用的喉镜，大多数儿童气道病例可以通过上述的喉镜治疗。然而，对于某些暴露困难的患者，如小颌畸形或Pierre Robin综合征患者，开槽式前联合镜或前联合C-Mac D刀片镜可能有用。McIntosh叶片通常不被耳鼻喉科医生使用，因为弯曲的叶片内镜或硬性支气管镜通过更困难。Parsons和Lindholm是支撑喉镜，且Parsons是一种开槽镜，可以使操作空间变大（图44.3）。当

使用支撑喉镜时，喉头可以用显微镜或硬性内镜（如Hopkins内镜）进行检查。当需要双手操作和手术时，推荐使用400mm透镜头的显微镜。在常规检查中，Hopkins内镜连接摄像头和视频显像系统可以提供更好的图像，提高检查声门下和气管远端的能力。

44.2.2　支气管镜

硬性支气管镜有各种直径和长度。表44.2列出了常用的尺寸和配件。无论使用哪种型号的器械，重要的是要记住器械的外径大于使用内镜。例如，尺寸为3.5的支气管镜，内径（ID）为5.0mm，外径（OD）为5.7mm（图44.4）。较短的长度18.5cm适用于新生儿和早产婴儿，30cm适用于大的儿童。一个常见且容易记住的分界线是6个月。适当大小的支气管镜对于确保安全通道和减少气道创伤至关重要。

当在手术室进行诊断性硬性支气管镜检查时，

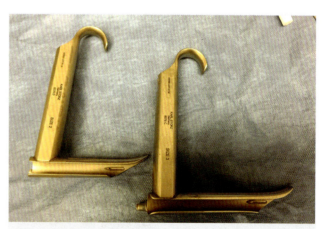

图44.3　Parsons镜带有一个用于麻醉气体和氧气供应的侧孔，一侧开槽方便器械通过

表44.2　支气管镜型号

年龄	支气管镜尺寸（外径）（mm）
早产儿	2.5（4.0）
足月新生儿	3.0（5.0）
6个月~1岁	3.0~3.5（5.0）
1~2岁	3.5（5.7）
2~3岁	3.5~4.0（5.7~6.7）
3~5岁	4.0（6.7）
10岁	5.0（7.8）
14岁	5.0（7.8）

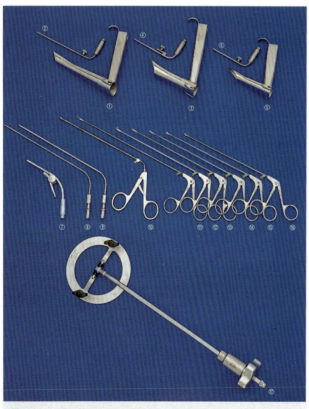

图44.2　儿童Lindholm喉镜，喉显微器械，光源和支撑架

有不同大小型号的支气管镜是很重要的。具体来说，需要准备一个适合患者年龄的支气管镜以及小两个型号的内镜。

44.2.3 辅助工具

辅助工具的清单，包括吸引器、光纤、防雾溶液、利多卡因外用喷雾剂、牙垫、盐水纱布海绵、气管插管（ETT）和显微外科器械。根据患者的诊断，可能需要 Vicryl 缝线、气道球囊、带光源的镊子和激光装置。

44.2.4 成像系统

高清摄像头和视频系统提供了气道放大视图，使手术室的每个人都能看到气道并了解外科医生的

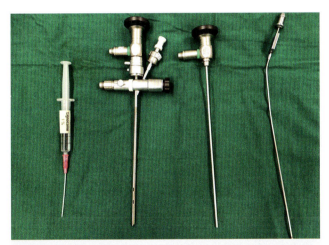

图 44.4 3.5mm 硬性支气管镜配 0°、2.9mm Hopkins 内镜，利多卡因，气管直吸引器

手术位置（图 44.5）。在手术过程中获得的高质量图像对于那些有复杂气道问题的患者来说是非常有价值的，因为他们需要多次手术，同时可向患者家属展示照片，以加深他们对患儿气道问题及治疗计划的了解。视频记录是记录气管软化或支气管软化等动态过程的理想方法。市场上有各种各样的成像系统。从根本上说，确保购买的系统能够与手术室使用的系统兼容是很重要的，可用性和技术兼容支持是需要考虑的重要因素。

44.3 检查方法

通气型支气管镜的使用频率低于 Hopkins 内镜。使用内镜的优点是由于它的直径很小，可以最大限度地减少气道创伤的机会，并且允许 360° 视野可视化，最大的缺点是患者不能使用这种技术进行通气。

麻醉方式

与麻醉师良好的沟通是重要的，也是气道手术成功的关键。在许多情况下，患者的气道可能不稳定或存在异常，应注意在麻醉诱导前与麻醉师进行沟通，制订在紧急情况可行的应急处理方案。一般情况下，硬性支气管镜可在全身麻醉下在手术室进行，而软性支气管镜可在全身麻醉或镇静下在内镜室或重症监护室进行。

在小婴儿中采用吸入诱导可能是必要的，大一点的儿童首选静脉诱导。快速起效的吸入诱导剂，如七氟烷是最常用的。当放置硬性支气管镜后，可

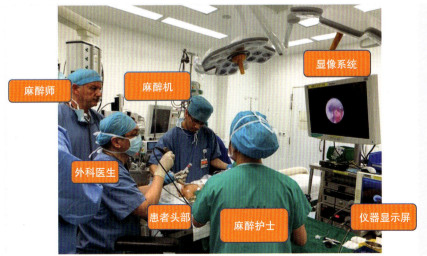

图 44.5 直接喉镜和支气管镜检查时的手术室设置

以改用静脉麻醉，防止麻醉剂泄漏污染，静脉麻醉首选瑞芬太尼和丙泊酚，因为它们复苏快，减少了术后恶心呕吐和术后谵妄。此外，可在麻醉诱导时给予糖皮质激素，可以减轻手术操作引起的水肿。喉部可以局部外用利多卡因喷雾剂（5mg/kg），在儿童患者中，芬太尼（2mg/kg）与利多卡因（4mg/kg）联合使用雾化吸入，可以改善血流动力学稳定性，降低异物引起的咳嗽反射。麻醉诱导后，可以使用异丙酚和瑞芬太尼维持全静脉麻醉（TIVA），这样即使是术前呼吸障碍的儿童也能耐受。

首选保持患者自主通气，因为自主呼吸，可以避免困难气道或者异物患者发生紧急情况。

在手术过程中，可以通过喉镜的侧孔或放置在鼻腔或口腔的气管插管提供辅助氧气，大多数机构现在使用自主呼吸，但不同的中心可能存在差异。通气策略包括自主通气、正压通气、高频通气和频率通气。麻醉并发症，包括如咳嗽，喉痉挛，气道着火。为了防止在气道手术过程中发生气道火灾，在使用激光或烧灼术时，需与麻醉师沟通，将 FIO_2 保持在 35% 以下。

44.4　手术方法

患儿充分麻醉后，采用摆头后仰、颈过伸体位（嗅探姿势）。如果孩子有牙齿，就要给他戴上牙垫，如果没有，可以用湿纱布来保护牙龈。左手拿着喉镜，右手协助开口，将舌置于左侧，将叶片尖端置于会厌谷（图 44.6）。若使用的是硬性支气管镜，

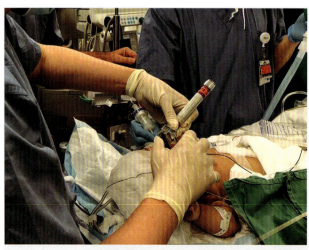

图 44.6　新生儿使用标准的喉镜检查技术

支气管镜应该是在声带处旋转 90°，以避免在进入声门下时损伤声带。系统检查是很重要的，检查从口腔开始，通过气道的其余部分，评估声门上、声门下、气管、左右主支气管，并记录内镜检查的结果（图 44.7）。当检查右主支气管时，将患者头部向左旋转，反向旋转检查左主支气管。需要注意的是，在进行硬性喉镜检查时，支撑喉镜的叶片会影响声门上的解剖结构，并可能影响喉部的外观。对气道动态评估和声带评估，可在清醒状态下用纤维喉镜评估。

44.5　适应证

硬性支气管镜可用于诊断和治疗，内镜检查可以仔细评估气道的病理和结构异常。先天性喘鸣是婴儿期支气管镜检查最常见的指征，其中最常见的病因包括喉软化和声带麻痹，其他情况，如声门下狭窄（图 44.8）、声门下血管瘤（图 44.9）、囊性病变、炎症、瘢痕或喉狭窄、喉蹼（图 44.10）。硬性支气管镜和气管导管型号可以量化气道的大小和狭窄程度，同时可以避免引起局部肿胀。直角探头可用于触诊喉裂（图 44.11），这在软性支气管镜下可能表现不明显。拔管失败是支气管镜检查的指征，在这种情况下，应评估气道是否有医源性声门下狭窄、声门下囊肿（图 44.12）、声门后狭窄。对于反复肺部感染的儿童，采用硬性喉镜检查和触诊以及支气管镜检查来排除喉裂或气管食管瘘（图 44.13）。最后，硬性支气管镜联合软性支气管镜可用于诊断气管软化。如果怀疑有血管或肿块压迫气道，通常推荐 CT 血管造影或 MRI。

硬性内镜除了作为一种有用的诊断工具外，还为外科医生提供了同时治疗的机会，其中最常见的用途之一是硬性支气管镜下支气管镜取出异物。硬性内镜也可用于在开放气道手术后进行组织检查或移除肉芽组织。图 44.14 列出了不同类型的手术钳。气道球囊扩张（图 44.15）和微吸割器械的发展也为儿童气道内镜领域带来了革命性的变化。气道球囊可用于术后气道开放，扩张新近声门下狭窄，或协助内镜手术时放置气道后方的移植物。微吸割器械和 KTP 激光使内镜下乳头状瘤的切除更加精确，从而获得更好的术后效果。

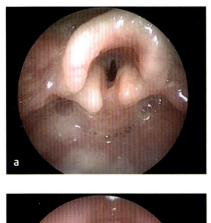
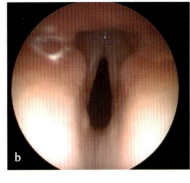
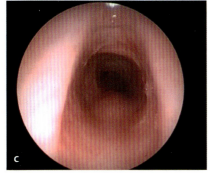
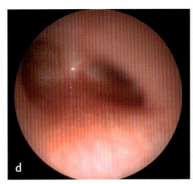

图 44.7 a~d. 直接喉镜和支气管镜检查中，正常的声门上、声门、声门下和气管的图像

图 44.8 声门下狭窄

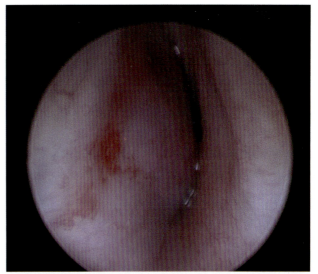

图 44.9 声门下血管瘤

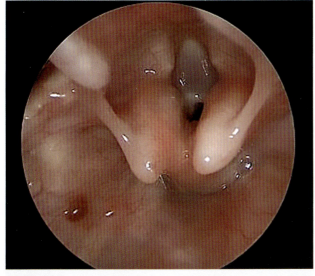

图 44.10 先天性喉蹼

44.6 局限性

44.6.1 缺点

硬性内镜的主要局限性是不能到达远端气道，无法对其进行检查。与软性支气管镜检查相比，它也可能造成更大的创伤。硬性支气管镜检查必须在全身麻醉下进行，因此对于有全身麻醉绝对禁忌的儿童无法进行。此外，患有颈椎畸形或颈椎不稳的儿童，因颈部无法运动至检查体位，可能不适合接受硬性内镜检查。在这种情况下，软性内镜是一种

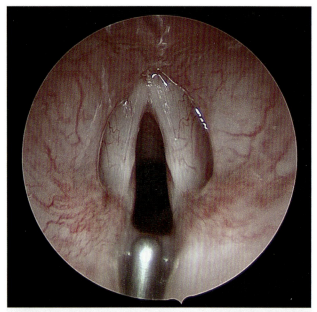

图 44.11　用直角探头触诊喉裂

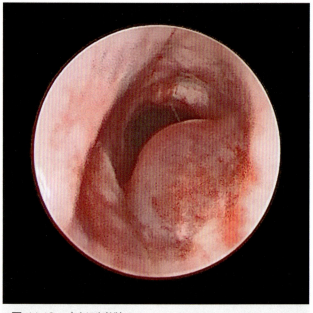

图 44.12　声门下囊肿

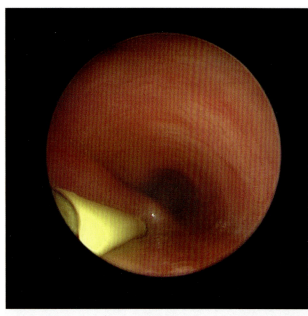

图 44.13　气管食道瘘，导管插入瘘管

表 44.3　硬性支气管镜检查的并发症

牙齿损伤

嘴唇损伤

舌根损伤

会厌损伤

气管支气管损伤

纵隔气肿

有效的选择。

44.6.2　并发症

　　硬性支气管镜检查的总体并发症发生率为 2%~3%，包括出血、穿孔、心律失常和呼吸系统并发症（表 44.3）。

44.7　软性内镜检查
44.7.1　引言

　　软性支气管镜是 Shigeto Ikeda 于 1966 年发明的，与硬性支气管镜相比，软性支气管镜可以在设备最小失真的情况下直接显示气道的动态运动。它可以进入较小的气道，并显示远端气道。在过去，软性支气管镜检查只能在内镜室进行，随着其使用经验的增加，软性支气管镜检查现在通常在重症监护室、急诊科和诊室进行。

44.7.2　器械设备

　　软性支气管镜有不同的尺寸。2.5mm 直径镜可用于新生儿和早产儿，它可以穿过小的气管插管（ETT），如 3 号气管插管或气切导管，但其局限性包括光照和图像质量差，以及缺乏吸引口。直径较大的软性支气管镜具有更好的图像质量、光照、吸引口，可将局部麻醉输送到下气道，可用于支气管

要点
- 新设计的钳子可以在精确的光学控制下取出异物，这是以前不可能达到的
- 小尺寸的钳子可以通过儿童支气管镜进入气道，比如 3.5 或更大，长度为 18.5~30cm
- 当进行活检时，异物可以快速且安全地取出
- 更好地评估切口深度

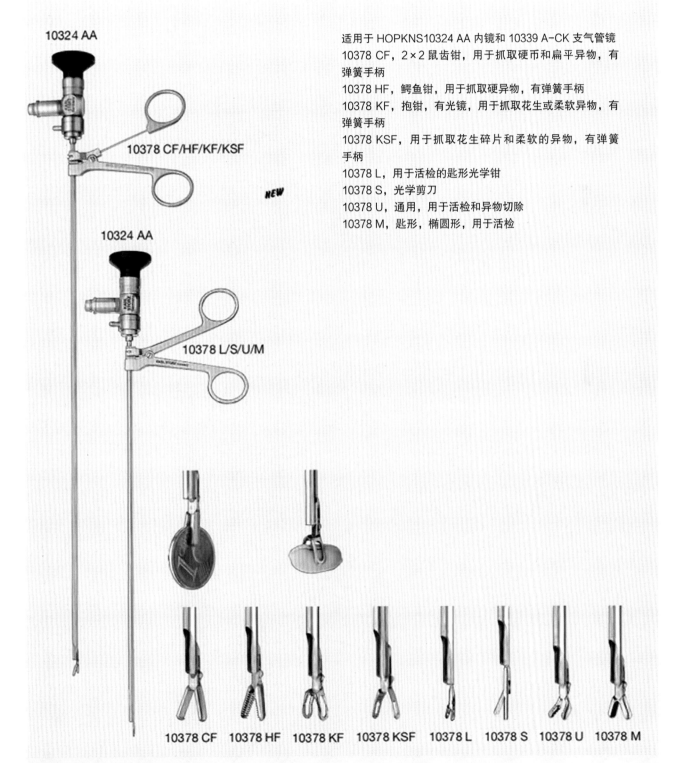

适用于 HOPKNS10324 AA 内镜和 10339 A-CK 支气管镜
10378 CF，2×2 鼠齿钳，用于抓取硬币和扁平异物，有弹簧手柄
10378 HF，鳄鱼钳，用于抓取硬异物，有弹簧手柄
10378 KF，抱钳，有光镜，用于抓取花生或柔软异物，有弹簧手柄
10378 KSF，用于抓取花生碎片和柔软的异物，有弹簧手柄
10378 L，用于活检的匙形光学钳
10378 S，光学剪刀
10378 U，通用，用于活检和异物切除
10378 M，匙形，椭圆形，用于活检

图 44.14 不同类型的光学钳

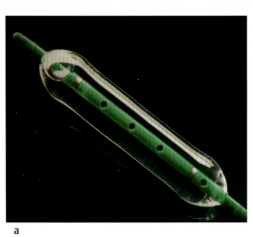
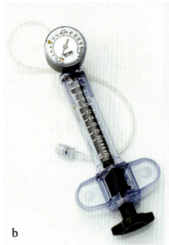

图 44.15　a、b. Aeris 气道球囊

肺泡灌洗，同时可以通过活检钳进行支气管活检。

44.7.3　适应证

软性支气管镜可穿过气管插管，可用于困难气道患者的插管，如 Hunter 病患者或其他颅面异常患者。其他适应证包括评估儿童持续性喘鸣、喘息、复发性肺炎、肺不张、慢性咳嗽、咯血和可疑的气道异常。由于可以提供更好的远端气道成像，并且不会像硬性支气管镜那样使气道变形，因此它也通常作为上气道消化道病理学检查的一部分。

44.7.4　技术支持

大多数软性支气管镜可以在镇静下进行，这项技术根据患者和医生的偏好而有所不同。支气管镜可以通过鼻、口或喉罩进入，它也可以很容易地通过气管内导管或气切导管。

44.7.5　并发症

软性支气管镜是一种安全的手术，并发症发生率小于 2%。常见的并发症包括低血氧饱和度、喉部痉挛、支气管痉挛、鼻出血、咳嗽和支气管肺泡灌洗后发热，严重的并发症如气胸或很少发生的支气管出血，通常与活检有关。

44.8　要点

- 在手术室进行诊断性硬性支气管镜检查时，有不同大小的支气管镜是很重要的。具体来说，需要准备适合患者年龄和小 2 个型号的内镜。对于难以暴露的困难气道患者，如小颌畸形或 Pierre Robin 患者，前联合镜或 C-MacD 刀片镜可能有用。

- 与麻醉师的沟通是重要的，也是气道手术成功的关键。在许多情况下，患者的气道可能不稳定或存在异常，在诱导前与麻醉师讨论以确保必要的紧急处理。

- 进行系统的检查是很重要的，检查从口腔开始，通过气道的其余部分。在内镜检查中应评估声门上、声门、声门下、气管、左右主支气管并记录检查结果。

- 对于患有颈椎异常或不稳定的儿童，软性内镜是一种有用的选择，因为他们无法运动颈部完成检查体位，可能不适合进行硬性内镜检查。

参考文献

[1] Tang LF, Xu YC, Wang YS, et al. Airway foreign body removal by flexible bronchoscopy: experience with 1027 children during 2000–2008. World J Pediatr 2009;5(3):191–195.

[2] Boyd AD. Chevalier Jackson: the father of American bronchoesophagoscopy. Ann Thorac Surg 1994;57(2):502–505.

[3] Antony P, Deshmukh H. Bronchoscopic findings of flexible bronchoscopy:a one-year retrospective study in a tertiary care hospital. Int J Res Med Sci 2018;6(2):591–596.

[4] Panchabhai TS, Mehta AC. Historical perspectives of bronchoscopy:connecting the dots. Ann Am Thorac Soc 2015;12(5):631–641.

[5] José RJ, Shaefi S, Navani N. Anesthesia for bronchoscopy. Curr Opin Anaesthesiol 2014;27(4):453–457.

[6] Chai J, Wu XY, Han N, Wang LY, Chen WM. A retrospective study of anesthesia during rigid bronchoscopy for airway foreign body

removal in children: propofol and sevoflurane with spontaneous ventilation. Paediatr Anaesth 2014;24(10):1031–1036.

[7] Bakan M, Topuz U, Umutoglu T, et al. Remifentanil-based total intravenous anesthesia for pediatric rigid bronchoscopy: comparison of adjuvant propofol and ketamine. Clinics (São Paulo) 2014;69(6):372–377.

[8] Cohen S, Pine H, Drake A. Use of rigid and flexible bronchoscopy among pediatric otolaryngologists. Arch Otolaryngol Head Neck Surg 2001;127(5):505–509.

[9] Nicolai T. The role of rigid and flexible bronchoscopy in children. Paediatr Respir Rev 2011;12(3):190–195.

[10] Cakir E, Ersu RH, Uyan ZS, et al. Flexible bronchoscopy as a valuable tool in the evaluation of persistent wheezing in children. Int J Pediatr Otorhinolaryngol 2009;73(12):1666–1668.

[11] Singh V, Singhal KK. The tools of the trade: uses of flexible bronchoscopy. Indian J Pediatr 2015;82(10):932–937.

[12] Grego MG, Mejı AL, Roge P. Bronchoscopic techniques for removal of foreign bodies in children's airways. Pediatr Pulmonol 2012;62:59–62.

第 45 章　喉软化症手术

Yoram Stern, Moshe Hain

摘要

喉软化症是新生儿喘鸣的常见原因，一般可保守治疗。有手术指征的严重病例最好由多学科团队治疗。声门上成形术是首选的主流手术，应根据阻塞动力学的具体部位量身定做。虽然手术总体效果良好，并发症发生率低，但应同时考虑失败和并发症的风险，谨慎选择合适的患者进行手术。

关键词

喉软化，声门上成形术，胃食管反流病，多发气道病变，肺动脉高压

45.1　引言

喉软化症是新生儿喘鸣最常见的原因，占所有先天性喘鸣病因的75%。吸气性声门上结构塌陷导致气道管腔变窄，引起吸气性喘鸣。由于喉软化症典型的自然病史发展，可逐渐改善，并在2岁前最终消失，因此通常保守治疗。而10%~15%的病例中，由于呼吸困难、不能茁壮成长（FTT）、喂养困难和其他明显的病态而需要手术干预。

45.2　病理生理学

喉软化症的病理生理学尚未完全阐明。目前提出的解释主要是声门上结构薄弱的假说，该假说主要包括骨成熟不足、肌张力薄弱和咽部反流（LPR）的影响等问题。虽然这些问题可能起到一定作用，但目前更被接受的解释是喉肌张力和感觉运动综合功能改变。喉软化症患者在临床检查中发现咽喉感觉阈值升高，组织学上黏膜下神经肥大，也强化了神经学解释。这些变化被认为是导致迷走神经介导的静息喉张力改变的原因。LPR被认为在这一过程中发挥了作用。

45.3　临床表现

虽然喉软化症引起的喘鸣可能在出生时就出现，但典型的临床症状于出生时的正常呼吸和2~3周时出现的吸气性喘鸣。在某些情况下，喘鸣可能出现在几个月大的时候。然后，喘鸣和气道阻塞的严重程度可能会逐渐加重，在4~6个月的时候趋于平稳。此后，大多数病例逐渐好转，直到2岁时完全消失。喘鸣为吸气性的高颤动音，仰卧时通常较严重，俯卧时会有改善（这种手法在临床上可用来帮助确定响声的特征）。

喉软化症的其他亚型也有不同的表现，如晚发性喉软化症、运动性喉软化症和表现为阻塞性睡眠呼吸暂停的喉软化症，不同病例的处理方式不同，但当需要手术时，手术原则应与婴儿喉软化症相同。

45.4　症状

增加呼吸需求的活动，如哭泣、进食、激动和体力活动，均会加重喘鸣声。伴有明显呼吸困难的气道阻塞是严重喉软化症的标志，也是明确的手术指征。中到重度病例的呼吸活动通常会引起FTT，使喘鸣严重程度更加明显。在更严重的情况下，甚至会出现呼吸暂停和发绀。即使在较轻的情况下，患者也可能出现一系列喂养困难，包括吞咽困难、窒息发作和反流，这些也可能导致FTT。

通常与喉软化症相关的并发症包括胃食管反流病（GERD）/LPR、阻塞性睡眠呼吸暂停、神经或神经肌肉疾病。这些并发症可能直接影响喉软化症的治疗。

漏斗胸、肺心病和肺动脉高压可能发生在严重的长期病例中，继发于慢性气道梗阻，必须进行术前评估，以避免手术和术后并发症。

同步气道病变（SAL）的发生率为12%~50%，因此必须彻底地对整个气道进行检查。

对于喉软化症，人们提出了许多分类。分类的目的是创建一种共同语言来描述和评估疾病的严重程度，协助管理诊疗决策，并在需要手术的情况下，帮助并应用适当的、有针对性的、特定病理的手术。这些分类指的是内镜检查的静态和动态发现。为了能够正确地行外科治疗，以上两点对于理解每名患儿的具体情况都是必要的。我们发现最常用的是

Monnier 分类，将喉软化症分为 3 种类型，这 3 种类型与 3 种不同的声门上成形术要素有关。

类型 I：吸气时会厌褶皱向内塌陷。

类型 II：卷曲的管状会厌伴会厌褶皱缩短，吸气时会沿声门区塌陷。

类型 III：突出的会厌向后塌陷，吸气时阻塞喉部入口。

诊断通常需要通过柔性纤维喉镜检查来确认。虽然这通常能提供准确的评估，但在有自主呼吸的全麻下，柔性纤维喉镜组成的"睡眠内镜"可最准确地提供真实动态病理视图。

某些少见的喉软化症可能会在晚年出现，可能是阻塞性睡眠呼吸暂停的原因或其他原因，可使用内镜检查来鉴别。

45.5　手术适应证

从光谱上进行喉软化症严重程度的临床评估是最好的。首先必须评估喉软化症的严重程度，最重要的是根据其对呼吸、喂养、发育和生长的临床影响，以及可归因于喉软化症的任何其他系统参数。柔性内镜检查不仅对确诊至关重要，而且也是对严重程度进行分级的重要辅助手段。必须将临床与内镜检查的严重程度联系起来，当发现不一致时，应寻求其他病理检查。

声门上成形术的适应证包括伴有严重的喘鸣的呼吸障碍、喂养困难、FTT（需排除其他原因）和睡眠呼吸暂停综合征。其中严重呼吸窘迫伴胸骨上移、低氧血症或高碳酸血症均需要紧急手术。喉软化症患者的治疗应由与呼吸道和消化道相关的团队完成，该团队可能包括儿科医生、呼吸科医生、消化外科医生、重症科医生、营养师、言语疾病学家、社会工作者以及其他专业人员（视并发症而定）。治疗决策应在疾病评估和团队讨论后执行。其中家长必须参与这一过程，并接受咨询。必须向家长提供关于他们孩子的健康状况、治疗方式选择、并发症和治疗期望的所有相关资料。若决定手术治疗后，他们必须在知情同意书上签字。

45.6　术前评估与麻醉

当决定进行手术治疗时，患者要接受麻醉师彻底的评估。与所有儿科气道手术一样，手术室中的所有专业人员进行精确、规则的团队合作是手术的最重要和最优先的条件。儿科气道手术对麻醉师来说是一个挑战，他们有时必须在患者没有明确的气道情况下，与耳鼻喉科医生"共用"气道。所以说，好的外科医生和麻醉师的团队合作是怎么强调都不为过的。

首选的外科手术方式是内镜下声门上成形术，这是本章的重点。若有禁忌证，另一种手术方式是气管切开术，将在别处描述。

45.7　声门上成形术

内镜声门上成形术是在使用自主呼吸的全麻下通过支撑喉镜进行的。麻醉师可以根据需要使用多种方法中的任何一种来进行通气，包括 Bag Ambo、间歇 LMA（喉罩）、间歇插管、喷射式通气。详细描述小儿气道手术的麻醉技术并不在本章的范围内。

45.8　气道安全

如果缺乏进行气道手术安全适当的环境，应考虑通过气管插管或气管切开的方式确保气道，并将患者转移到合适的地方。

45.9　分期手术

标准气道手术的设置：如果在手术过程中需要紧急插管，设置应包括在狭窄（2.7~2.9mm）的硬性内镜上准备气管内插管（ETT）。

安置护齿装置：使用插管刀片式喉镜直视喉部。

在声门上声门处局部应用 2% 利多卡因，剂量为 0.2mL/kg。

悬吊式喉镜检查前，先使用 4mm，0° 硬性内镜进行初步检查，刀片式喉镜检查评估喉部结构，观察阻塞程度，排除未知的异常，以便麻醉师能看到气道。

使用声门上喉镜（Benjamin–Lindholm 喉镜或 Parsons 喉镜）进行悬挂式喉镜检查，以实现整个咽喉的最佳暴露，从而允许外科手术可介入所有声门上结构。喉镜必须小心地将前刃放在会厌谷内，以免卷曲会厌的位置或形状。为了达到整个术野的最佳暴露，可能需要调整颈部伸展的程度，有时会完全移除伸展，也可以在环状软骨水平对前颈施加压力（类似于 Selik 手法），以帮助直视咽喉结构。在手术过程中，还可以通过在脖子上贴胶带固定体位来维持这种动作。

一旦术野获得最佳暴露，应通过硬性内镜检查气道（包括声门下和气管），以排除其他气道病变。

将 400mm 镜头的手术显微镜拿到适当的位置，我们发现使用 CO_2 激光进行声门上成形术是最准确、损伤最小的。这种手术方式也可以使用冷金属器械、显微吸切器和低温等离子消融，当然外科医生应选择他最舒服的和效果最好的器械。

如前所述，手术最好是在没有 ETT 的全身麻醉下自主呼吸中进行。由于放置 ETT 后喉部较小，且结构可能会变形，很难暴露精确的切除区域，因此不建议。理想情况是通过悬挂喉镜和 / 或鼻气道供氧来维持自主呼吸。另一种技术则是在呼吸暂停状态下使用间歇性插管重新给患者输送氧气，这种技术中，需要小号的 ETT（至少比此患者估计的 ETT 小 0.5 号的尺寸）。

当使用 CO_2 激光工作时，还必须采取必要的安全措施，包括用湿润的洞巾或纱布覆盖患者暴露的区域，使用安全护目镜等。

为防止潜在的气道火灾，麻醉师在确认 FiO_2 降至 40% 以下后，可在减少氧气供应后允许使用 CO_2 激光进行手术。

CO_2 激光器设置：超级脉冲模式。连续或重复频率 10Hz。功率应设置为 1.5~2.5Hz。且通过喉镜放置额外的吸引器，以排出使用 CO_2 激光产生的烟雾。

根据需要用 CO_2 激光来操纵要切除的黏膜的工具包括：显微喉镜下的三角 lt/rt 抓取器、微型 Hartman（鳄鱼）钳、激光保护吸引管等。

45.10 声门上成形术类型
45.10.1 1 型

手术应根据不同的类型进行选择，在 I 型喉软化症中，杓状软骨和杓会厌襞多余的粘膜应被切除（图 45.1），黏膜的缩小和术后瘢痕的牵拉共同解决了动态梗阻。

用微型三角钳轻轻抓住多余的杓状软骨黏膜，在内侧和后方用激光切开，在横向切开的同时调整

内收。需特别注意，靠近杓状软骨骨内侧区域需保留足够的正常黏膜，以避免严重声门上型声门上狭窄的并发症发生。向会厌根部两侧上方和前缘延续的黏膜均可切除。外科医生应该考虑到每个病例的具体解剖结构，并可以根据黏膜量的不同，选择切除更多或更少的黏膜。在某些情况下，切除的区域可能仅限于杓状软骨的小角软骨区域，如果认为对喉软化症的动态影响不明显，则可保留杓会厌襞。

应注意不要切开咽会厌襞，否则会增加误吸的风险。除了去除多余的黏膜外，还可以气化楔状软骨，造成更多有利的瘢痕，接近正常黏膜的边缘。如果术中发生出血，可以用浸有稀释肾上腺素（1：10 000，使用 1mg/mL 肾上腺素的安瓿，将 1mL 肾上腺素稀释到 9mL 氯化钠中）的小块纱布来止血。

45.10.2 2 型

在 2 型喉软化症（图 45.2）中，声门上的入口因卷曲的管状会厌变窄，因此手术的目的是通过修剪杓会厌襞和会厌游离缘的黏膜来扩宽环绕的气道入口。

2 型喉软化症的第一阶段手术与 1 型喉软化症相同。

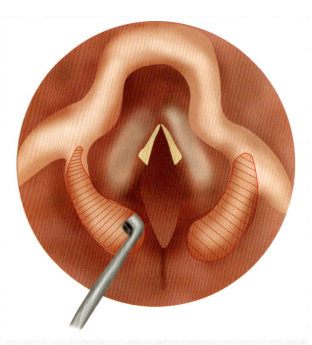

图 45.1 1 型喉软化症，切除多余的黏膜。必须注意保留足够的杓状软骨内黏膜，以避免瘢痕形成

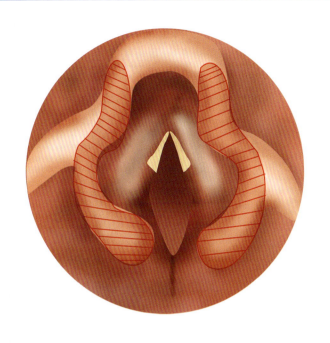

图 45.2　2 型喉软化症，包括会厌外侧表面和杓会厌襞的黏膜扩大切除

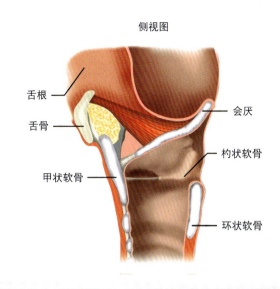

图片 45.3　3 型喉软化症，会厌后部向后声门和咽后壁塌陷造成梗阻

从会厌游离侧缘向上进行会厌褶皱黏膜的剥离和切除，并保留会厌尖端的周缘。仅需切除一层薄薄的黏膜，切开时要小心，不要切开会厌软骨。且再次强调，注意不能切开咽部会厌褶皱。

45.10.3　3 型

在 3 型喉软化症（图 45.3）中，会厌向后声门和咽后壁的后方有动态的塌陷。这种塌陷导致动态的吸气性梗阻。

手术应根据特定喉软化症的静态和动态因素具有计划性。3 型喉软化症应额外行会厌固定术。

悬挂式喉镜检查应仔细进行，充分显露会厌、会厌谷和舌根后 1/3。这一部分的手术，可以在经鼻腔 ETT 到位的情况下进行，但 ETT 必须要有湿纱布，保护其免受激光的伤害。且将激光设置为较弱功率，以增强凝固性，减少出血。

激光设置：

- CW 模式，功率 3~5W。
- 轻微散焦的激光束。

使用散焦激光束，对会厌舌面底部和舌根后部的黏膜进行剥离。我们的目标是在会谷前后两侧，在舌根和会厌表面上获得一个粗糙的表面，以引起

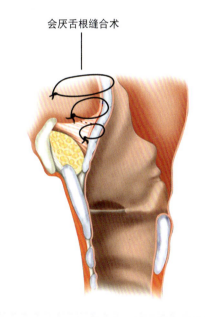

图片 45.4　3 型喉软化症，会厌固定术首先会去除舌一会厌谷黏膜的底部，形成一个粗糙的表面，然后将会厌前部缝合至舌根

会厌前牵引和会厌僵硬，并在裸露的区域形成瘢痕。此外，建议于会厌舌面（图 45.4）和舌根手术时增加两条 4-0 缝线，使会厌牢固地贴近舌根。使用内镜针夹来放置这些缝线可能具有挑战性，但带来的效果是值得这么做的。

会厌的最终位置应该是直立的，没有呼吸后脱垂。应避免缝合过紧，避免会厌前脱垂，以及术后

可能出现的并发症。

45.11　术后治疗

手术完成后，患者应自主呼吸后拔管，然后转到儿科重症监护病房（PICU）监护过夜。若合并 SAL，则可能需要插管通气的支持和更长的 PICU 停留时间。术中应使用皮质类固醇，术后还需持续使用几天。围术期不常规使用抗生素，但 3 型喉软化症除外，因会厌固定术感染的风险较大。大多数需要手术的喉软化症患者在手术前已经开始了抗 LPR 治疗（质子泵抑制剂或 H2 拮抗剂），术后应继续治疗，直到完全愈合、症状消失再停药。未接受过治疗的患者应在围术期开始治疗，并持续随访，直到症状消失。

45.12　并发症

声门上成形术的术后并发症相对较少，发生率约为 8%，但在手术护理的各个阶段都必须采取细致的护理措施，以将这一比率保持在尽可能低的水平。大多数并发症与手术部位相关，如呈带状或网状结构的异常瘢痕、肉芽组织形成、出血和感染等。据文献报道，声门上狭窄的严重并发症发生率约为 4%，其与某些因素有相关性。主要原因是杓间区黏膜过度切除，没有留下足够的组织。在这个区域形成肉芽组织的情况下，及早细致地切除可能有助于防止过度的瘢痕形成。如前所述，抗反流治疗在所有的声门上成形术病例中都是强制性的，治疗不当也可能在病理愈合中发挥作用。围术期应用全身性类固醇也是出于同样的原因。单侧声门上成形术已被建议用来降低这种并发症的发生，但目前还没有被证明能够做到。当处理进行性狭窄的并发症时，去除瘢痕带、扩张和局部注射类固醇可能会有所帮助。不幸的是，声门上的狭窄很难治疗，因为缺乏坚硬的结构来修复，而且很难移植健康的组织来扩大这一区域。有时，为了防止或处理狭窄而采取的过度措施会导致狭窄的恶化，决定进行气管切开术以使瘢痕形成并将修复手术留到以后进行是合理的，而且在某些情况下更有优势。

并发症，特别是神经肌肉疾病、遗传性疾病或心脏病的患者发生相关并发症的风险比没有并发症的患者要高得多。这种风险必须由多学科团队在手术前进行评估，并应考虑进行气管切开术。其他并发症包括吸入性疾病、肺炎和支气管炎。在大量的声门上成形术患者中，一过性吞咽困难伴或不伴误吸已被报道，但通常可以自行解决，无须治疗。死亡是罕见的，通常发生在复杂的患者中，并伴有严重的并发症。

45.13　手术预后

声门上成形术的成功率很高，吸气性喘鸣、呼吸困难和进食困难的解决应该是可期望的。改善喂养和体重增加可能需要更长的时间，有时数月，抗反流药物应持续到症状完全解决。当在手术中选择更温和还是更激进时，我们建议选择更保守的一方。因为当手术结果不理想时，可以安全地进行翻修手术，而不会增加重大并发症发生的风险。据文献报道，声门上成形术后有 3%~12% 的人需要翻修手术，且对于那些最初进行单侧手术的人来说，这一比例高达 50%。完全失败，需要气管切开术的比率为 1%~3%，如前所述，这些通常是伴有并发症的病例。

45.14　要点

a. 适应证：
  – 绝对适应证：
    ○ 呼吸损害（可能包括）。
    ○ 肺动脉高压。
    ○ 肺心病。
    ○ 漏斗胸。
    ○ 缺氧。
    ○ 窒息。
    ○ 发绀（苍蓝症）。
  – 相对适应证：
    ○ 吸入相关疾病。
    ○ 医疗干预失败的喂养困难。
    ○ 进食困难致体重下降。
    ○ 未能茁壮成长。
    ○ 重度阻塞性睡眠呼吸暂停。
b. 相对禁忌证：
  – 重大疾病。
  – 神经肌肉障碍。

－心脏异常。

－遗传疾病。

－多发气道病变（SAL）。

c. 并发症：

－局部手术部位。

－出血。

－异常瘢痕。

－肉芽组织形成。

－感染。

－声门上狭窄。

－气道相关疾病。

－肺炎。

－急性 / 持续性吸入性疾病。

－气道灼伤。

－拔管失败。

－死亡。

参考文献

[1] Zoumalan R, Maddalozzo J, Holinger LD. Etiology of stridor in infants. Ann Otol Rhinol Laryngol 2007;116(5):329–334.

[2] Reardon TJ. Congenital laryngeal stridor. Am J Med Sci 1907;134:242–252.

[3] Holinger LD. Etiology of stridor in the neonate, infant and child. Ann Otol Rhinol Laryngol 1980;89(5 Pt 1):397–400.

[4] Landry AM, Thompson DM. Laryngomalacia: disease presentation, spectrum, and management. Int J Pediatr 2012;2012:753526.

[5] Holinger LD, Konior RJ. Surgical management of severe laryngomalacia. Laryngoscope 1989;99(2):136–142.

[6] Roger G, Denoyelle F, Triglia JM, Garabedian EN. Severe laryngomalacia:surgical indications and results in 115 patients. Laryngoscope 1995;105(10):1111–1117.

[7] Sichel JY, Dangoor E, Eliashar R, Halperin D. Management of congenital laryngeal malformations. Am J Otolaryngol 2000;21(1):22–30.

[8] Solomons NB, Prescott CA. Laryngomalacia: a review and the surgical management for severe cases. Int J Pediatr Otorhinolaryngol 1987;13(1):31–39.

[9] McSwiney PF, Cavanagh NP, Languth P. Outcome in congenital stridor (laryngomalacia). Arch Dis Child 1977;52(3):215–218.

[10] Thompson DM. Abnormal sensorimotor integrative function of the larynx in congenital laryngomalacia: a new theory of etiology. Laryngoscope 2007;117(6 Pt 2, Suppl 114):1–33.

[11] Munson PD, Saad AG, El-Jamal SM, Dai Y, Bower CM, Richter GT. Submucosal nerve hypertrophy in congenital laryngomalacia. Laryngoscope 2011;121(3):627–629.

[12] Giannoni C, Sulek M, Friedman EM, Duncan NO III. Gastroesophageal reflux association with laryngomalacia: a prospective study. Int J Pediatr Otorhinolaryngol 1998;43(1):11–20.

[13] Bibi H, Khvolis E, Shoseyov D, et al. The prevalence of gastroesophageal reflux in children with tracheomalacia and laryngomalacia. Chest 2001;119(2):409–413.

[14] Hartl TT, Chadha NK. A systematic review of laryngomalacia and acid reflux. Otolaryngol Head Neck Surg 2012;147(4):619–626.

[15] Hadfield PJ, Albert DM, Bailey CM, Lindley K, Pierro A. The effect of aryepiglottoplasty for laryngomalacia on gastro-oesophageal reflux. Int J Pediatr Otorhinolaryngol 2003;67(1):11–14.

[16] Richter GT, Rutter MJ, deAlarcon A, Orvidas LJ, Thompson DM. Late-onset laryngomalacia: a variant of disease. Arch Otolaryngol Head Neck Surg 2008;134(1):75–80.

[17] Gessler EM, Simko EJ, Greinwald JH Jr. Adult laryngomalacia: an uncommon clinical entity. Am J Otolaryngol 2002;23(6):386–389.

[18] Revell SM, Clark WD. Late-onset laryngomalacia: a cause of pediatric obstructive sleep apnea. Int J Pediatr Otorhinolaryngol 2011;75(2):231–238.

[19] Smith RJ, Bauman NM, Bent JP, Kramer M, Smits WL, Ahrens RC. Exercise-induced laryngomalacia. Ann Otol Rhinol Laryngol 1995;104(7):537–541.

[20] Mandell DL, Arjmand EM. Laryngomalacia induced by exercise in a pediatric patient. Int J Pediatr Otorhinolaryngol 2003;67(9):999–1003.

[21] Smith JL II, Sweeney DM, Smallman B, Mortelliti A. State-dependent laryngomalacia in sleeping children. Ann Otol Rhinol Laryngol 2005;114(2):111–114.

[22] Zafereo ME, Taylor RJ, Pereira KD. Supraglottoplasty for laryngomalacia with obstructive sleep apnea. Laryngoscope 2008;118(10):1873–1877.

[23] Goldberg S, Shatz A, Picard E, et al. Endoscopic findings in children with obstructive sleep apnea: effects of age and hypotonia. Pediatr Pulmonol 2005;40(3):205–210.

[24] Chan DK, Truong MT, Koltai PJ. Supraglottoplasty for occult laryngomalacia to improve obstructive sleep apnea syndrome. Arch Otolaryngol Head Neck Surg 2012;138(1):50–54.

[25] Mandell DL, Arjmand EM. Laryngomalacia induced by exercise in a pediatric patient. Int J Pediatr Otorhinolaryngol 2003;67 (9):999–1003.

[26] Golz A, Goldenberg D, Westerman ST, et al. Laser partial epiglottidectomy as a treatment for obstructive sleep apnea and laryngomalacia. Ann Otol Rhinol Laryngol 2000;109(12 Pt 1):1140–1145.

[27] Valera FC, Tamashiro E, de Araújo MM, Sander HH, Küpper DS. Evaluation of the efficacy of supraglottoplasty in obstructive sleep apnea syndrome associated with severe laryngomalacia. Arch Otolaryngol Head Neck Surg 2006;132(5):489–493.

[28] Day KE, Discolo CM, Meier JD, Wolf BJ, Halstead LA, White DR. Risk factors for supraglottoplasty failure. Otolaryngol Head Neck Surg 2012;146(2):298–301.

[29] Denoyelle F, Mondain M, Gresillon N, Roger G, Chaudre F, Garabedian EN. Failures and complications of supraglottoplasty in children. Arch Otolaryngol Head Neck Surg 2003;129(10):1077–1080, discussion 1080.

[30] Thompson DM. Laryngomalacia: factors that influence disease severity and outcomes of management. Curr Opin Otolaryngol Head

Neck Surg 2010;18(6):564–570.

[31]Dickson JM, Richter GT, Meinzen-Derr J, Rutter MJ, Thompson DM. Secondary airway lesions in infants with laryngomalacia. Ann Otol Rhinol Laryngol 2009;118(1):37–43.

[32]Krashin E, Ben-Ari J, Springer C, Derowe A, Avital A, Sivan Y. Synchronous airway lesions in laryngomalacia. Int J Pediatr Otorhinolaryngol 2008;72(4):501–507.

[33]Schroeder JW Jr, Bhandarkar ND, Holinger LD. Synchronous airway lesions and outcomes in infants with severe laryngomalacia requiring supraglottoplasty. Arch Otolaryngol Head Neck Surg 2009;135(7):647–651.

[34]Rifai HA, Benoit M, El-Hakim H. Secondary airway lesions in laryngomalacia:a different perspective. Otolaryngol Head Neck Surg 2011;144(2):268–273.

[35]Shah UK, Wetmore RF. Laryngomalacia: a proposed classification form. Int J Pediatr Otorhinolaryngol 1998;46(1–2):21–26.

[36]Kay DJ, Goldsmith AJ. Laryngomalacia: a classification system and surgical treatment strategy. Ear Nose Throat J 2006;85(5):328–331, 336.

[37]Erickson B, Cooper T, El-Hakim H. Factors associated with the morphological type of laryngomalacia and prognostic value for surgical outcomes. JAMA Otolaryngol Head Neck Surg 2014;140(10):927–933.

[38]van der Heijden M, Dikkers FG, Halmos GB. The groningen laryngomalacia classification system: based on systematic review and dynamic airway changes. Pediatr Pulmonol 2015; 50(12):1368–1373.

[39]Lima TM, Gonçalves DU, Gonçalves LV, Reis PA, Lana AB, Guimarães FF. Flexible nasolaryngoscopy accuracy in laryngomalacia diagnosis. Rev Bras Otorrinolaringol (Engl Ed) 2008;74(1):29–32.

[40]Sivan Y, Ben-Ari J, Soferman R, DeRowe A. Diagnosis of laryngomalacia by fiberoptic endoscopy: awake compared with anesthesia-aided technique. Chest 2006;130(5):1412–1418.

[41]Yuen HW, Tan HK, Balakrishnan A. Synchronous airway lesions and associated anomalies in children with laryngomalacia evaluated with rigid endoscopy. Int J Pediatr Otorhinolaryngol 2006;70 (10):1779–1784.

[42]Mancuso RF, Choi SS, Zalzal GH, Grundfast KM. Laryngomalacia:the search for the second lesion. Arch Otolaryngol Head Neck Surg 1996;122(3):302–306.

[43]Groblewski JC, Shah RK, Zalzal GH. Microdebrider-assisted supraglottoplasty for laryngomalacia. Ann Otol Rhinol Laryngol 2009;118(8):592–597.

[44]Zalzal GH, Collins WO. Microdebrider-assisted supraglottoplasty. Int J Pediatr Otorhinolaryngol 2005;69(3):305–309.

[45]Richter GT, Thompson DM. The surgical management of laryngomalacia. Otolaryngol Clin North Am 2008;41(5):837–864, vii

[46]Monnier P, ed. Pediatric Airway Surgery. Berlin, Heidelberg: Springer-Verlag; 2011: 99–106.

[47]Potsic WP, Cotton RT, Handler SD, Zur KB, eds. Surgical Pediatric Otolaryngology. 2nd ed. New York, NY: Thieme Medical Publishers Inc.; 2016.

[48]Whymark AD, Clement WA, Kubba H, Geddes NK. Laser epiglottopexy for laryngomalacia: 10 years' experience in the west of Scotland. Arch Otolaryngol Head Neck Surg 2006;132(9):978–982.

[49]Zalzal GH, Anon JB, Cotton RT. Epiglottoplasty for the treatment of laryngomalacia. Ann Otol Rhinol Laryngol 1987;96(1 Pt 1):72–76.

[50]Fordham MT, Potter SM, White DR. Postoperative management following supraglottoplasty for severe laryngomalacia. Laryngoscope 2013;123(12):3206–3210.

[51]Albergotti WG, Sturm JJ, Stapleton AS, Simons JP, Mehta DK, Chi DH. Predictors of intensive care unit stay after pediatric supraglottoplasty. JAMA Otolaryngol Head Neck Surg 2015;141(8):704–709.

[52]Kelly SM, Gray SD. Unilateral endoscopic supraglottoplasty for severe laryngomalacia. Arch Otolaryngol Head Neck Surg 1995;121(12):1351–1354.

[53]Reddy DK, Matt BH. Unilateral vs. bilateral supraglottoplasty for severe laryngomalacia in children. Arch Otolaryngol Head Neck Surg 2001;127(6):694–699.

[54]Preciado D, Zalzal G. A systematic review of supraglottoplasty outcomes. Arch Otolaryngol Head Neck Surg 2012;138(8):718–721.

[55]Durvasula VS, Lawson BR, Bower CM, Richter GT. Supraglottoplasty outcomes in neurologically affected and syndromic children. JAMA Otolaryngol Head Neck Surg 2014;140(8):704–711.

[56]Escher A, Probst R, Gysin C. Management of laryngomalacia in children with congenital syndrome: the role of supraglottoplasty. J Pediatr Surg 2015;50(4):519–523.

[57]Hoff SR, Schroeder JW Jr, Rastatter JC, Holinger LD. Supraglottoplasty outcomes in relation to age and comorbid conditions. Int J Pediatr Otorhinolaryngol 2010;74(3):245–249.

[58]Chun RH, Wittkopf M, Sulman C, Arvedson J. Transient swallowing dysfunction in typically developing children following supraglottoplasty for laryngomalacia. Int J Pediatr Otorhinolaryngol 2014;78(11):1883–1885.

[59]Lee KS, Chen BN, Yang CC, Chen YC. CO2 laser supraglottoplasty for severe laryngomalacia: a study of symptomatic improvement. Int J Pediatr Otorhinolaryngol 2007;71(6):889–895.

[60]Richter GT, Wootten CT, Rutter MJ, Thompson DM. Impact of supraglottoplasty on aspiration in severe laryngomalacia. Ann Otol Rhinol Laryngol 2009;118(4):259–266.

[61]Eustaquio M, Lee EN, Digoy GP. Feeding outcomes in infants after supraglottoplasty. Otolaryngol Head Neck Surg 2011; 145(5):818–822.

[62]Suskind DL, Thompson DM, Gulati M, Huddleston P, Liu DC, Baroody FM. Improved infant swallowing after gastroesophageal reflux disease treatment: a function of improved laryngeal sensation? Laryngoscope 2006;116(8):1397–1403.

[63]Douglas CM, Shafi A, Higgins G, et al. Risk factors for failure of supraglottoplasty. Int J Pediatr Otorhinolaryngol 2014;78(9):1485–1488.

第 46 章　单侧及双侧声带麻痹

Carol Nhan, Jean-Paul Marie, Karen B. Zur

摘要

本章将描述单侧声带麻痹和双侧声带麻痹的诊断、治疗和手术，分别着重描述非选择性和选择性喉神经重建。

关键词

神经移植，选择性，非选择性，单侧声带麻痹，双侧声带麻痹

46.1　单侧声带麻痹

46.1.1　前言

单侧声带麻痹（UVFP）表现为发声困难（声音小、气息声或嘶哑、呼吸困难，婴儿有喉鸣音），有时还伴有呛咳误吸。主要的手术选择是注射内移和喉返神经移植（RLN）。由于有可能自行康复和手术对儿童喉结构发育的破坏，作者不提倡喉支架手术或杓状软骨内移手术，因为这会带来瘢痕或喉肌肉运动损害、移植体移位、气道阻塞和肉芽形成的风险。

46.1.2　术前评估

- 如果没有明确的病因来解释声带麻痹的原因（胸部或颈部手术史、心肺疾病等），则应进行从脑干到隆突的 MRI 或 CT 扫描，以确定迷走神经或 RLN 是否存在病变及其严重程度，从而制订进一步治疗方案。
- 声带麻痹的临床症状通过以下指标衡量：
  - 通过几个声学和生活质量参数评估的嗓音障碍的严重程度，包括：
    - 儿童声音障碍指数（pVHI）。
    - 最大发声时间（MPT）。
    - 分级粗糙度呼吸感觉紧张评估（GBRAS）或一致性声音听觉感知评估（CAPE–V）。
  - 根据纤维光学喉镜评估吞咽（FEES）或视频荧光镜进行吞咽能力研究（VFSS）。
  - 肺炎病史。
  - 喉镜或频闪喉镜检查。需注意喉镜检查时声带和

杓状软骨的形态（例如：注射喉成形术对较大的声门后间隙无效）。
  - 在有并发症或早产史的患者中，呼吸支持等其他因素也可能起作用。对这些患者的治疗和手术结果设定相对较易实现的期望值也是很重要的。
- 由发音病理学家（SLP）进行吞咽评估。
- 麻醉前的医疗评估。
- 显微喉镜和支气管镜检查，触诊环杓关节，以区分声带麻痹和声带固定，并确保没有气管插管造成的损伤。
- 喉肌电图（LEMG）以确认受累声带的慢性失神经支配。

46.1.3　手术选择

当保守治疗（语音治疗或加稠食物浓度）失败时，应考虑手术治疗。

46.1.4　注射喉成形术

前言

注射生物材料使声带内移是一种临时措施，用于改善声门关闭不全，从而治疗声带固定时的发音困难或误吸，这是一个很好的选择，有可能恢复声带功能。

术前评估和麻醉

- 参见 46.1.2 节术前评估。
- 注射生物材料的方法可作为临时治疗方案，可使用的材料及其有效期长短不一（短期 2~3 个月与长期 1~2 年）。并且，目前儿童使用的注射材料是成人使用的经 FDA（美国食品和药品监督管理局）批准的 "无儿童可使用标签" 的材料。
- 当症状是由较大的后声门间隙引起时，注射生物材料可能效果有限。
- 注射短期凝胶型材料相比长期黏性材料往往可提供更好的发音效果和更好的声带丰满度。
- 建议在保持自主呼吸的情况下进行无气管插管麻

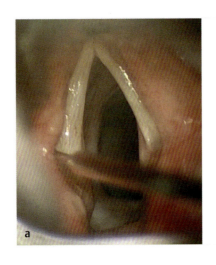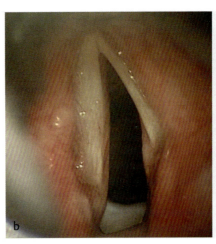

图 46.1　a. 注射法行喉成形术中经口穿刺针的插入。b. 注射完成后注意到声带出现轻度的丰盈。该患者还存在轻度声门下后方狭窄

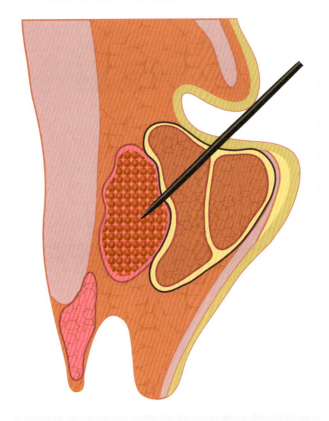

图 46.2　紧靠声带外侧注入注射材料示意图，允许声带内移和丰盈，以减少声门间隙

醉，经下咽部气管导管的高频通气更有利于手术。

外科技术

- 在麻醉加深前评估声带活动度。
- 使用悬吊式显微喉镜或悬吊式显微镜观察喉部，并进行触诊以排除环杓关节固定和其他原因导致的声带固定。
- 准备好注射材料以及注射器。有些生物材料是在

经口长针注射器中预先包装好的。也可以使用杯形钳或鳄鱼钳夹住 Bruning 注射器或 25 号蝶形针。

- 在受累声带的前方和侧面进行注射（图 46.1a）。最好的方法是用针的一侧稍偏向受影响一侧的假声带，目的是向甲杓肌外侧进行注射（图 46.2）。确保针头不要进入太深，以免材料在声带下表面的管腔内挤出；也不要太浅，导致其进入声带固有层，破坏黏膜波动，导致发声效果欠佳。轻柔地连续按压注射器柱塞，使受累声带丰盈，声门间隙缩小（图 46.1b，视频 46.1）。

术后治疗

- 术后无须特殊限制。
- 告知家属在术后 2 周可能会出现声音比较尖锐紧张。

46.1.5　要点

a. 适应证：
- 声带固定或麻痹伴声门功能不全引起的发音困难或误吸。

b. 禁忌证：
- 全身麻醉的医学禁忌证。

c. 并发症：
- 发音困难 / 吞咽困难改善不足或无改善。
- 与某些注射材料发生异物排斥反应。
- 婴儿患者的注射过度和气道损伤的风险低。

d. 术中特殊注意事项：

– 高频通气维持自主呼吸，加深麻醉深度以及预防喉痉挛。虽然使用利多卡因局部麻醉不太可能影响喉肌电图的检测，但作者并没有为接受肌电图检查的患者常规使用 2% 利多卡因喷雾剂麻醉局部。

46.1.6 单侧颈襻至喉返神经的移植
前言

单侧喉返神经移植可改善杓间水平的后声门闭合，并维持及增加麻痹声带的音调，以改善嗓音和控制通气。最常见的是使用颈襻的一条神经根用于吻合和支配受累的喉返神经。由于该手术需要切断喉返神经（RLN），因此在手术前必须确定该神经已存在不可逆损伤。术中喉肌电图也需证实这一点。通常情况下，患者在决定接受更进一步的手术（如单侧喉返神经移植）之前，已经接受了注射式喉成形术以确认其是否有效。

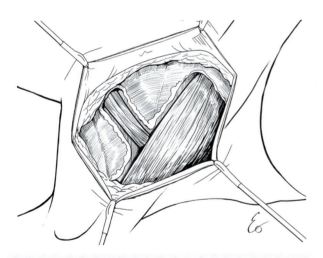

图 46.3 术中暴露胸锁乳突肌（SCM）和肩胛舌骨肌前缘

术前评估和麻醉

- 参见 46.1.2 节术前评估。
- 术中进行喉肌电图检测以确认神经完全瘫痪。
- 该手术通常与暂时性声带注射术结合进行，以便在神经移植成功时声带运动立即得到改善。
- 不需要麻醉来进行神经刺激。

手术技术

- 垫肩，头部转向另一侧。进行术前标准消毒铺巾的准备。
- 沿着胸锁乳突肌（SCM）标记肩胛舌骨肌穿过颈动脉鞘的点。这是切口的中点（约3cm），并进入颈阔肌下层。
- 解剖 SCM 的前缘，使其向后牵拉，并在穿过 SCM 的位置解剖肩胛舌骨肌，向内侧和下方牵拉（图 46.3）。
- 颈襻支位于颈内静脉上方（IJV）。其下环及其分支（至肩胛舌骨肌、胸骨舌骨肌和胸骨甲状肌）如图 46.4 所示（视频 46.2）。神经检测仪器可用于确认颈襻供体神经根的完整性。
- 接下来，通过从甲状腺外侧入路，并从同侧甲状腺叶的尾端到下极进行解剖，在气管食管沟中识别 RLN（图 46.5，视频 46.3）。若无法寻找到神经，在神经经环甲关节进入喉内时进行识别，可能需翻转甲状腺上极，在其内侧和下方进行逆行解剖，形成 1~2cm 的神经段，以确保无张力吻合，同时注意避免损伤甲状旁腺。
- 在带状肌下方形成一条隧道，以便在颈襻和 RLN 之间进行吻合（图 46.6，视频 46.4）。可以使用

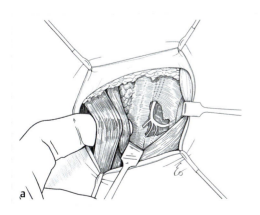
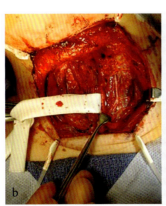

图 46.4 a. 颈襻和带状肌解剖形成的隧道示意图。b. 手术显露颈襻，用引流管牵拉带状肌

1/4in 的 Penrose 牵开器以便向内侧牵拉带状肌，以便在术野中充分暴露两条神经，进行吻合。

- 使用无菌敷料覆盖显微镜，使用显微器械进行吻合（图 46.7 和视频 46.5）。
- 确定哪一条颈襻分支的直径与 RLN 最匹配，验证其是否可以固定并建立无张力吻合。从其远端进行横切断。
- 游离 1~2cm 后横切断 RLN，使其向侧颈旋转。
- 作者建议使用一个微型结扎夹固定两条神经，这样神经就不会发生收缩后难以寻找。一旦准备好进行显微神经吻合，需要切断结扎线，让神经边缘保持活性。
- 使用 BV 100-4、9-0 单丝尼龙缝线，将颈襻神经近端的外膜与 RLN 远端外膜缝合。根据神经直径的

不同，可以使用一条或两条缝线，两缝合点相距约 180°。可以在吻合口周围放置组织胶。

- 取下 Penrose 牵开器，将带状肌放回吻合口上方。
- 缝合带状肌、颈阔肌和皮肤。无须放置引流管。

术后治疗

- 患者手术当天即可出院。
- 术后允许患儿恢复他们在术前的特定饮食。也就是说，如果一个孩子因为容易发生误吸而使用了增稠的液体饮食，那么术后可以继续这类饮食，直到可进行非限制性饮食。如果患儿术前期饮食不受限制，那么即可在术后直接恢复饮食，无须重新评估患儿的吞咽功能。
- 注射治疗 1~2 周后声音可能会变得尖锐紧张。后续

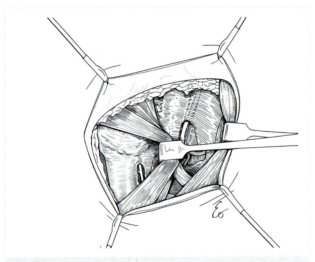

图 46.5 喉返神经在牵拉甲状腺下极旁带状肌后显露的示意图

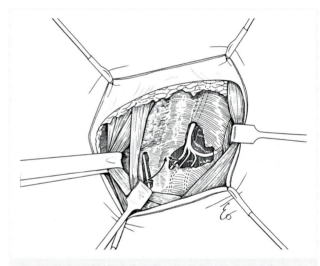

图 46.6 切除供体颈襻分支和切除喉返神经的示意图

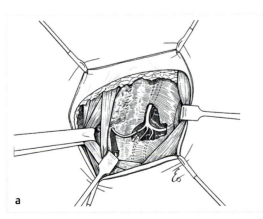

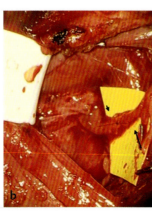

图 46.7 a. 喉返神经与颈襻支吻合示意图。b. 吻合口。箭头显示喉返神经及颈襻支

应告知家属，2~3 个月内临时注射生物制剂会发生再吸收，发声情况就会出现恶化。术后 3~6 个月，神经重建后的嗓音将开始出现改善，并在接下来的 18~20 个月内逐渐改善。

46.1.7　要点

a. 适应证：

  – 确诊声带麻痹伴声门闭合功能不全。

  – 继发持续性发音困难或误吸。

  – 对保守治疗无反应。

b. 禁忌证：

  – 全身麻醉的相关禁忌证。

  – 术后颈部广泛瘢痕。

  – 无法识别 RLN 残端。

  – 声带瘢痕。

c. 并发症：

  – 发音困难 / 吞咽困难较术前改善不明显或无法改善。

  – 伤口感染。

d. 术前特殊注意事项：

  – 如病因不明，应进行详细检查。

  – 用喉肌电图（LEMG）确认单侧声带麻痹（UVFP）。

  – 注射喉成形术后声带麻痹症状即刻改善。

e. 术中特殊注意事项：

  – 患者术后出现神经损伤。

f. 术后特殊注意事项：

  – 术后可能需要 3~20 个月才能逐渐恢复功能完整的声音。

参考文献

[1] Alghonaim Y, Roskies M, Kost K, Young J. Evaluating the timing of injection laryngoplasty for vocal fold paralysis in an attempt to avoid future type 1 thyroplasty. J Otolaryngol Head Neck Surg 2013;42:24.

[2] Arviso LC, Johns MM III, Mathison CC, Klein AM. Long-term outcomes of injection laryngoplasty in patients with potentially recoverable vocal fold paralysis. Laryngosco

pe2010;120(11):2237–2240.

[3] Butskiy O, Mistry B, Chadha NK. Surgical interventions for pediatric unilateral vocal cord paralysis: A systematic review. JAMA Otolaryngol Head Neck Surg 2015;141(7):654–660.

[4] Cates DJ, Venkatesan NN, Strong B, Kuhn MA, Belafsky PC. Effect of vocal fold medialization on dysphagia in patients with unilateral vocal fold immobility. Otolaryngol Head Neck Surg 2016;155(3):454–457.

[5] Farhood Z, Reusser NM, Bender RW, Thekdi AA, Albright JT, Edmonds JL. Pediatric recurrent laryngeal nerve reinnervation: A case series and analysis of post-operative outcomes. Int J Pediatr Otorhinolaryngol 2015;79(8):1320–1323.

[6] Li M, Chen S, Wang W, et al. Effect of duration of denervation on outcomes of ansa-recurrent laryngeal nerve reinnervation. Laryngoscope 2014;124(8):1900–1905.

[7] Lisi C, Hawkshaw MJ, Sataloff RT. Viscosity of materials for laryngeal injection: A review of current knowledge and clinical implications. J Voice 2013;27(1):119–123.

[8] Miaśkiewicz B, Szkiełkowska A, Piłka A, Skarżyński H. Assessment of acoustic characteristics of voice in patients after injection laryngoplasty with hyaluronan. Otolaryngol Pol 2016;70(1):15–23.

[9] Paniello RC, Edgar JD, Kallogjeri D, Piccirillo JF. Medialization versus reinnervation for unilateral vocal fold paralysis: A multicenter randomized clinical trial. Laryngoscope 2011;121(10):2172–2179.

[10] Setlur J, Hartnick CJ. Management of unilateral true vocal cord paralysis in children. Curr Opin Otolaryngol Head Neck Surg 2012;20(6):497–501.

[11] Smith ME, Houtz DR. Outcomes of laryngeal reinnervation for unilateral vocal fold paralysis in children: Associations with age and time since injury. Ann Otol Rhinol Laryngol 2016;125(5):433–438.

[12] Smith ME, Roy N, Houtz D. Laryngeal reinnervation for paralytic dysphonia in children younger than 10 years. Arch Otolaryngol Head Neck Surg 2012;138(12):1161–1166.

[13] Smith ME. Pediatric ansa cervicalis to recurrent laryngeal nerve anastomosis. Adv Otorhinolaryngol 2012;73:80–85.

[14] Stephenson KA, Cavalli L, Lambert A, et al. Paediatric injection medialisation laryngoplasty: Recent Great Ormond Street Hospital experience. Int J Pediatr Otorhinolaryngol 2017;100:86–90.

[15] Zur KB, Carroll LM. Recurrent laryngeal nerve reinnervation in children: Acoustic and endoscopic characteristics pre-intervention and post-intervention. A comparison of treatment options. Laryngoscope 2015;125(Suppl 11):S1–S15.

[16] Zur KB, Cotton S, Kelchner L, Baker S, Weinrich B, Lee L. Pediatric Voice Handicap Index (pVHI): A new tool for evaluating pediatric dysphonia. Int J Pediatr Otorhinolaryngol 2007;71(1):77–82.

[17] Zur KB. Recurrent laryngeal nerve reinnervation for unilateral vocal fold immobility in children. Laryngoscope 2012;122(Suppl 4):S82–S83.

46.2 双侧声带麻痹

大多数儿童双侧声带麻痹（Bilateral Vocal Fold Paralysi，BVFP）病例在出生时即出现。由于双侧声带麻痹有恢复的机会和患儿喉部结构会继续生长的情况，儿科的治疗管理策略是独特的。由于这些原因，作者不提倡使用可能会永久性影响发声功能的手术，如声带切开术或声带切除术、杓状软骨切除术、声带外移术和Ⅱ型甲状软骨成形术。

当没有明显的医源性病因时，需要进行脑部磁共振成像（MRI）以排除 Arnold Chiari 畸形。从颅底到纵隔的成像将排除迷走神经和喉返神经沿线的病变。在出现呼吸窘迫的情况下，有时需要行气管切开术；然而，还有许多其他选择。在婴儿中，环状软骨裂开和支架植入术（参见第 47 章，该章涉及内镜下环状软骨裂开和气管内管支架植入术）可以提供足够的气道扩张。开放式或内镜下喉气管重建（参见第 49 章）并放置软骨移植物是一种好的方法，可以增强双侧声带不动患者的后气道。放置足够小的术后移植物（儿童通常不超过 2mm）有助于防止这些儿童出现明显的发声问题和可能出现的误吸。

肉毒杆菌毒素注射至喉内收肌已经在一些病例中进行了报道。其原理是减弱甲杓肌和环杓外侧肌的同动力神经支配，可以使环杓后肌更好地进行外展。目前，这种治疗方法提供了轻微的气道改善。

喉起搏是一种临床三腔起搏手术，使用植入胸壁外侧的起搏器刺激环杓后肌。对 BVFP 患者采用单侧起搏的试验显示，在不牺牲声带的情况下，通气效果良好。

46.2.1 双侧选择性喉返神经再支配
前言

这是一个令人激动的治疗方案，可以对瘫痪或出现联动的异常神经进行再支配。双侧选择性神经移植（BSR）允许声带的生理性外展和呼吸。它利用膈神经的一根来支配环杓后肌（PCA），并在每次呼吸时刺激外展。膈肌是独一无二的，因为在清醒和睡眠时期，它是唯一一个在无意识呼吸中仍然起作用的吸气肌。通过将神经植入肌肉（神经再支配），需要进行神经移植，将膈神经根连接到 PCA。使用

的神经移植为耳大神经，因为它有一个分叉，只使用一个膈神经根重新支配左右 PCA 肌肉。为了增强发声并降低喉联动，也可将喉返神经与舌下神经的甲状舌骨支吻合。这是一个漫长而复杂的手术，在未来几年中可能会继续取得进展。

术前评估和麻醉

- 如果病因不明，完善纵隔至脑部 MRI。
- 因为将使用膈神经的一个分支进行吻合手术，所以应通过肺功能测试（PFT）确定肺功能储备。
- 手术前进行喉肌电图（LEMG）检查以确认神经功能，残余的神经支配功能并不排除 BSR。
- 术中使用抗生素预防感染。
- 手术过程中因需要刺激检测神经，避免麻醉过深。

外科技术

- 垫肩，仰头暴露颈部，消毒准备，铺巾并覆盖到耳前、脸颊区域和锁骨下方。
- 如果患者还没有气管造瘘口，则先进行气管切开置管术。
- 在环状软骨水平或稍高处做一个曲线切口，与气管造口位置保持一定距离。将颈阔肌下皮瓣切开并拉至舌骨和锁骨的水平。
- 解剖右胸锁乳突肌（SCM），定位并解剖至肩胛舌骨肌。膈神经位于肩胛舌骨肌后腹深处，位于颈动脉和颈静脉后外侧的前斜角肌上。
- 对右侧膈神经进行逆行解剖以找到神经根。神经需保留足够长的根部用于允许膈肌有足够支配神经。进行神经根的刺激有助于确认所选择的神经根，并确保膈肌在剩余神经根刺激的情况下仍有良好的收缩。一旦确定，在选定的膈神经根周围放置一根线（图 46.8）。
- 接下来，在舌下神经的右甲状舌骨肌支进入甲状舌骨肌后外侧处予以解剖，此位置距离舌骨 1~2cm（图 46.9）。这条神经非常细，可经神经刺激证实。进行逆行解剖，并在其周围松松地放置一根线。
- 解剖右侧喉返神经（RLN）。如果以前的手术有瘢痕，则在其插入喉时进行逆行解剖。通过在甲状软骨板后缘用拉钩旋转喉部，触诊环甲关节作为标记，分离环咽肌找到甲状软骨下角深部的 RLN。对喉

返神经进行逆行解剖。应注意避免损伤甲状旁腺。
通过在甲状软骨后缘用钩子旋转入喉部，触诊环甲关节作为标志物，并分离环杓肌找到深入甲状软骨下角的 RLN 来实现的。

- 暴露环杓后肌（PCA）。
- 在食管和环状软骨之间制作一条隧道，并在隧道中放置一根线。
- 在左侧，甲状舌骨肌支配的神经和 RLN 的解剖如上所述。
- 接下来，采集右耳大神经或左耳大神经一直解剖至腮腺，以及神经分叉。理想情况下，采集 7~8cm 长的神经移植物。
- 将来自耳大神经的移植物置于环状软骨后。从左颈部开始，将移植物的单端放在环状软骨左侧，温和地将其穿过环状后隧道后向右牵引。
- 用 9–0 单丝尼龙缝线和组织胶将 Y 形神经移植物

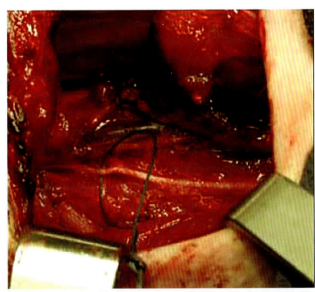

图 46.8 在选定的膈神经根周围放置环

的一端植入左侧 PCA 肌肉的垂直纤维中。
- 切断左侧 RLN，留出足够的长度，将其远端与左侧神经近端吻合至甲状舌骨（如果长度不足，则需要插入游离神经移植物）。神经吻合采用 9–0（BV100–4）单丝尼龙缝线穿过神经外膜缝 1~2 针，并在吻合口周围放置组织胶。
- 现在在右侧进行同样的吻合：将 Y 形神经移植物的一端植入右侧 PCA 的垂直纤维中，切断的右侧 RLN 的远端与甲状舌骨神经的近端相吻合（根据需要进行神经移植）。
- 在右侧，于颈静脉或颈动脉下方制作一条隧道。
- 切断选定的膈神经根，并将其近端与耳大移位神经移植物吻合。
- 缝合颈阔肌和皮肤。不需要安置引流管。图 46.10 显示了吻合口的情况。

术后治疗

- 患者术后约 1 周出院，约在术后第 5 天拔管（由于喉返神经内收功能神经部分切断，喉气道立即得到改善）。
- 神经功能恢复需要 6~9 个月的时间，因为植入的神经移植物较长，需要一定的恢复时间。
- 通常情况下，患者不会出现吞咽困难，除非出现相关临床症状，否则不需要进行吞咽功能检查。

46.2.2　要点

a. 适应证：
- 证实 BVFP 为不可逆原因同时伴有气道阻塞，需要行气管切开置管术。

b. 禁忌证：

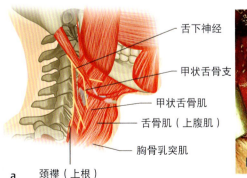

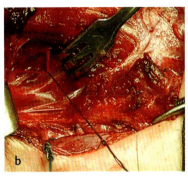

图 46.9　a.甲状舌骨神经分支示意图。b.舌下神经的右侧甲状舌骨支插入甲状舌骨肌后外侧，距离舌骨 1~2cm

舌下神经
甲状舌骨支
甲状舌骨肌
舌骨肌（上腹肌）
胸骨乳突肌
a　颈襻（上根）
b

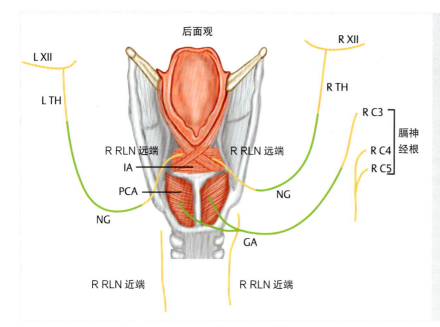

后面观

L XII

L TH

R XII

R TH

R C3

R C4

R C5

膈神经根

R RLN 远端　　R RLN 远端

IA

PCA

NG

NG

GA

R RLN 近端　　R RLN 近端

图 46.10　双侧选择性喉神经再支配示意图。C3~C5：膈神经的 C3~C5 颈神经根；XII：舌下神经；GA：耳大神经移植；IA：杓间肌（在该图中，RLN 插入喉内肌，环甲肌除外）；NG：神经移植（若长度不足以将 TH 与远端 RLN 吻合，则使用，通常使用颈襻的一个分支）；PCA：环杓后肌；RLN：喉返神经；TH：甲状腺舌骨神经支；R：右侧

- 全身麻醉的相关禁忌证。
- 术后颈部广泛瘢痕形成，导致无法识别 RLN 残端。
- 肺功能差。

c. 并发症：

- 症状改善不佳或气道阻塞改善不足。
- 吞咽困难。
- 伤口感染。

d. 术前特殊注意事项：

- 如病因不明，应进行详细检查。
- 使用 LEMG 确认 BVFP。
- 确认肺功能良好。

e. 术中特殊注意事项：

- 手术期间出现神经损伤。

f. 术后特殊注意事项：

- 神经再支配需要 4 个月以上开始起效。

参考文献

[1] Ekbom DC, Garrett CG, Yung KC, et al. Botulinum toxin injections for new onset bilateral vocal fold motion impairment in adults. Laryngoscope 2010;120(4):758–763.

[2] Engin O, Ipekci F, Yildirim M, et al. Phrenic-recurrent nerve anastomosis in animal models with unilateral cutting of the recurrent nerve. Indian J Surg 2010;72(5):362–366.

[3] Li M, Chen S, Zheng H, et al. Reinnervation of bilateral posterior cricoarytenoid muscles using the left phrenic nerve in patients with bilateral vocal fold paralysis. PLoS One 2013;8(10):e77233.

[4] Li Y, Garrett G, Zealear D. Current treatment options for bilateral vocal fold paralysis: A state-of-the-art review. Clin Exp Otorhinolaryngol 2017;10(3):203–212.

[5] Marie JP. Reinnervation: New frontiers. In: Diagnosis and Treatment of Voice Disorders. 4th ed. By John S. Rubin, Robert T. Sataloff, Gwen S. Korovin. Plural Publishing Inc., 2014.

[6] Marie JP, Lacoume Y, Laquerrière A, et al. Diaphragmatic effects of selective resection of the upper phrenic nerve root in dogs. Respir Physiol Neurobiol 2006;154(3):419–430.

[7] Marina MB, Marie JP, Birchall MA. Laryngeal reinnervation for bilateral vocal fold paralysis. Curr Opin Otolaryngol Head Neck Surg 2011;19(6):434–438.

[8] Mueller AH. Laryngeal pacing for bilateral vocal fold immobility. Curr Opin Otolaryngol Head Neck Surg 2011;19(6):439–443.

[9] Mueller AH, Hagen R, Pototschnig C, et al. Laryngeal pacing for bilateral vocal fold paralysis: voice and respiratory aspects. Laryngoscope 2017;127(8):1838–1844.

[10] Ongkasuwan J, Courey M. The role of botulinum toxin in the management of airway compromise due to bilateral vocal fold paralysis. Curr Opin Otolaryngol Head Neck Surg 2011;19(6):444–448.

[11] Smith ME, Park AH, Muntz HR, Gray SD. Airway augmentation and maintenance through laryngeal chemodenervation in children with impaired vocal fold mobility. Arch Otolaryngol Head Neck Surg 2007;133(6):610–612.

第 47 章　气道内镜手术

K. A. Stephenson, M. E. Wyatt

概要

仪器和麻醉技术的进步已经扩大了气道内镜手术的范围。专门的微型仪器，如扩张球囊、激光、显微电动吸切器均是关键的器械。相对于开放式手术而言，首选内镜手术有改善发声和避免皮肤切口的优势。也可减少气管切开，减少入住重症监护室及住院的时间。

本章重点讨论与内镜、"微创"和腔内气道手术有关的概念、要点和设备。严格的患者选择和术前计划是必不可少的。喉气管支架结构的严重疾病可能通过开放式手术得到更好的治疗，而腔内的病变可能更适合于内镜治疗。内镜手术作为开放气道手术的辅助作用是被公认的。与开放式手术一样，医生个人的经验与医疗机构提供的医疗照护资源以及患者和家庭的情况都是需要考虑的重要因素。

47.1　引言
47.1.1　历史与演变

虽然内镜手术当前是小儿耳鼻喉科的热门话题和令人兴奋的领域，但其实它有着悠久的历史。自 19 世纪以来，内镜技术已被用于喉气管狭窄的扩张和治疗。在解决白喉导致的感染和创伤方面，提出了一些精妙而创新的方式。在 20 世纪 20 年代和 30 年代，探索了电加热食管探条的进步和上呼吸道支架的放置。紧接着在 20 世纪 50 年代出现了"喉扩张刀"切除切口瘢痕的概念。20 世纪气道手术的发展速度是由两个主要因素驱动的：技术进步催生的重症监护和早产儿存活率的提高。早产儿的存活率与长期气管插管对脆弱气道的支持密切相关，而这可能导致主要位于声门和声门下明显的后天性喉气管狭窄。腔内的"微创"技术与开放的喉气管手术是一同向前发展的。从 20 世纪 70 年代开始，解决喉气管狭窄的手术得到了快速发展。这些开放性喉气管支架结构扩张手术和支架的使用经常导致腔内肉芽组织增生和吻合口的狭窄；而这些病理改变很自然地可以通过内镜检查发现。开放式手术的并发症增加了

内镜手术的应用，从而可实现病变区域的可视化和处理。

为了使内镜手术得以进行，外科医生需要确保能获得病变组织的病理类型及病变良好的暴露。手术显微镜一直是声门上和声门手术的传统主力器械，它可同时实现深度的感知和双手操作。但是硬性内镜，Hopkins 潜窥镜的出现彻底改变了声门下和气管的直接可视化。Harold Hopkins 在 1959 年申请了他的镜头系统专利，然而直到 20 世纪 60 年代后期，这些革命性仪器的制造和销售才开始。优质的图像和明亮的照明系统，再加上广阔的视野，这些都被证明是显微镜手术新的和令人兴奋的辅助部分。在本章中"内镜"一词将广泛用于涵盖所有腔内手术，而不管是使用显微镜或硬性内镜。

在过去的 20 到 30 年里，气道内镜手术的使用频次和范围都有了显著的增加，这得益于更好的麻醉技术、量身定做的器械和"内镜"药物，如类固醇和丝裂霉素 C。在 20 世纪 80 年代，介入方向出现了一个重要的进展：内镜下球囊扩张术。以前的扩张方法包括改进的探条（例如食管或尿道扩张器）或硬性支气管镜。这种扩张的方式依赖于纵向力向径向力的转换，有黏膜损伤和剪切力的缺点。

47.1.2　内镜与气道开放式手术的关系

在历史上，气管切开术曾经是气道手术的主要术式，它提供了一种绕过阻塞病变，而实现肺部通气的方法。已经有儿童耳鼻喉科医生专注于开放式和内镜手术方面的探索，以便一开始就能拔出气管套管或者避免气管切开这一操作。技术的进步拓宽了内镜的应用。再加上 Hopkins 潜窥镜和双目操作显微镜，治疗疾病的工具已经变得更加多样化了。例如二氧化碳激光，它现在可以通过柔性光纤传输而更好到达病变，并且铥激光具有改善止血的优点。射频消融术和显微电动吸切器都有供内镜使用的传输系统，非顺应性球囊也有重要价值。金属器械，例如 Blitzer 喉刀和手术刀已经被设计来用于儿童气

道手术。内镜手术的潜在优势包括缩短手术时间、入住重症监护室时间和整个住院的时间。

同时也避免了颈外切口。开放式手术，特别是经典的全喉裂开术，对声音的显著影响是公认的；内镜手术在避免这一情况方面有明显的优势。通过开放式手术改善发声是儿童耳鼻喉科一个不断追求的目标。

内镜的另一个有利的方面是可以更频繁地评估手术效果，然后在需要时进行进一步的治疗。目前对瘢痕发展和伤口愈合的研究表明，早期和频繁的干预增加了更有利结局的可能性。也可以直接应用辅助治疗（例如：注射用或局部用类固醇）。

内镜和开放式手术的联合（联合手术或"混合"手术）是一个确切的进步。通过内镜可以对先天性喉蹼进行更精准的中线分离，同时放置前方的软骨移植物来治疗相关的声门下狭窄，则需要开放式手术。另一个重要的例子是在气道内，在切开环状软骨板时也使用内镜提高手术的质量。如果需要处理的主要病变是在腔内，那这很可能适合内镜手术。

本节的要点是气道内镜手术的相关概念，对患者个人来说，为了达到最佳目的，重要的是通过单独或结合的方式来均衡使用已有和发展中的技术。外科医生个体的经验和医疗机构的照护能力以及患者及其家庭的情况都是需要考虑的重要因素。

47.2 术前评估与麻醉
47.2.1 病史和检查

一旦诊断了需要干预的上气道病变，则需要包含有两个方面的详细病史：首先，必须判断病变对内镜手术的适用性；其次，需要评估患者接受内镜手术的条件。

病理学

后天和先天的喉气管狭窄，特别是较严重的，不太可能单独通过内镜手术得到改善。先天性软骨狭窄，如先天性声门下狭窄，不能通过单独的扩张术得到改善，因为这不仅会影响异常增厚的软骨，并可能有软骨破裂的风险。关于既往内镜和开放式气道手术的详细病史也是重要的。对于经球囊扩张治疗的喉气管狭窄但没有任何缓解的患者来说，需

要考虑另一种替代方案。研究表明，如果经过间隔数周的连续 3 次扩张后，狭窄仍不能得到纠正，那么继续进行内镜下扩张术就不那么明智了。检查如是否有支气管软化或声带固定是必要的。并发症也需要考虑，因这些因素可能会影响治疗方法和时机的选择，以及治疗成功的可能性。

患者

无论是最初就考虑内镜手术、内镜联合开放手术，还是内镜手术作为开放式手术的辅助手术，谨慎选择患者都是必要的。患者的颈部活动、张口和牙齿情况都是需要考虑的重要因素。为了能够顺利进行气道内镜手术，需要一个从口唇到术区的"视野"（图 47.1）。小下颌、下颌骨后移、严重的 Overjet（一种前后重叠：上颌骨切牙中点超过腭骨中心的 C 点）都会增加操作的难度。

如果患儿进行了气管造口术，那将有利于氧气和麻醉气体的注入。气管造瘘口也是内镜和其他器械进入上气道的另一个潜在通道。

与开放式气道手术一样，需要注意咽喉反流的诊断和治疗。因为这可能需要内科药物治疗（如质子泵抑制剂治疗）或对严重的患者，需要施行胃底折叠术。同样，术前要确定有无气道感染的存在。受感染的气道在检查中通常很明显。建议使用棉拭子或抽吸痰液进行微生物培养，以便在手术前有效治疗。在长期气管造口术的患者中，微生物的气道

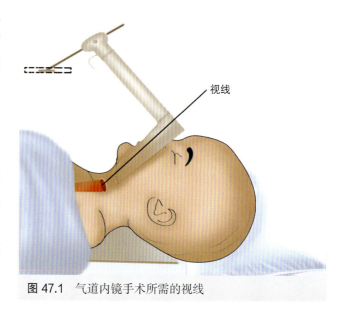

图 47.1 气道内镜手术所需的视线

视线

定植和感染是一个常见问题。很多经验丰富的外科医生建议在任何气道手术之前主动筛查气道感染并进行预防性抗菌治疗。

如果有活动性喉炎，建议推迟手术。广泛性水肿和红斑是典型征象；黏膜表面上皮细胞的鹅卵石样变和喉室的外翻也是间接征象。在这样的炎症期和气道高反应状态进行气道手术，在可视化和手术操作方面来说是更加困难的。还有黏膜愈合延迟的风险，同时也有再狭窄和肉芽增生的可能。活动性喉炎被认为是手术失败的危险因素，同时需要注意对感染、胃食管反流病和嗜酸性食管炎进行关注和治疗。在某些情况下，这种"炎症状态"是特发性的；建议推迟手术并等待几个月。一些专家建议可以试用抗炎药物，如糖皮质激素和抗生素，如阿奇霉素。

应尽可能改善患者的肺功能、营养状态和心脏功能。儿童的年龄也是一个需要考虑的重要因素，它对手术入路、技术可行性和术后护理都有影响。术前评估和记录患者吞咽、发声功能也是必要的。这不仅可能影响手术计划，而且也可以进行术前和术后的功能比较。监测和记录这些数据是最终报告中的一个重要内容，这可实现研究数据的汇总和比较。

多学科的"气道论坛"对困难手术和制订术前计划是一个理想的讨论机会，应确定潜在的并发症，并做好术后护理的准备。可能还需要重症监护设备；同时患者可能还需要严密的气道监测、气管造瘘口护理，或在手术后的最初几天内继续气管插管。如果可以，包括围术期护理在内的手术计划必须与患儿及家属详细讨论。有效的沟通和合理的期望值再强调也不为过。这通常需要使用临床图片和图表来得以实现。

47.2.2　检查

除了对患者的肺功能、心脏功能和营养状态的评估以外，一些有针对性的检查也可能用于准备潜在的气道内镜手术。

纤维内镜评估

纤维喉镜特别有助于评估动态异常，如声带固定和喉软化。这可以在没有熟睡的婴儿、较大的合作儿童中或麻醉下进行。经口内镜检查时可以用手指放在没有牙齿儿童的牙龈间来保护器械。必须注意到一个基本但重要的要点是，在纤维内镜检查中获得的良好喉部或气管的视图不能完全等同于通过硬性内镜和／或经口器械的检查结果。

断层影像

对于进行气道手术的患儿来说，术前用 CT 和 MRI 对颈部和胸部进行检查有很大的差异。这些检查可能有助于评估气道病变，尽管它们常不够敏感，而不足以完全显示病变或狭窄部位。具有多平面或三维重建功能的螺旋或多探测器 CT 能更好地显示明确的气道病变，并可以提供"虚拟支气管镜检查"。断层影像不能对原发性和继发性气管支气管软化的动态变化进行很好的评估。而通过内镜检查，可以更准确地评估狭窄的程度、分期和黏膜质量。

47.2.3　麻醉

气道内镜手术是"共享气道"的一个典型例子，这需要外科医生和麻醉师之间的密切合作和相互了解。与对耳鼻喉科感兴趣的熟练儿科的麻醉师建立长期工作关系，可实现安全、高效和成功的手术。

我们建议麻醉师要么能够查看显示内镜图像的屏幕，要么能够查看第二个屏幕。麻醉深度不仅可以通过有无呼吸和活动度来监测，而且可以通过观察喉部声带运动的程度来监测。气道阻塞期间，例如通过球囊扩张，也可以实现监测。这种实时的视觉反馈补充了外科医生和麻醉师之间频繁的口头交流。

气道内镜手术的合适时机包括最佳的气道健康状态和气道反应性。目标是稳定的麻醉状态与良好的氧合，最少的气道分泌物和黏膜炎症。如果目前有上呼吸道或下呼吸道感染，则应推迟择期手术。气道高反应性，刺激性咳嗽和喉痉挛可能在疾病后持续数周。

应用于气道内镜手术方面的各种麻醉技术，各家医院各有差异。手术室团队的有效合作比遵循一种特定的技术更重要。一些地方在手术开始时即插管；然而，大多数医院现在会在整个过程中保留自主呼吸，而不是使神经肌肉阻滞和麻醉。作为一种技术，保留自主呼吸有许多值得推荐的地方；它保持肌肉张力，促进气体交换，同时对检测呼吸动态情况至关重要。

麻醉诱导

一些机构使用抗胆碱能的术前药物，如阿托品或格隆溴铵，来促进术区干燥，并且提高局部麻醉的效果；这可能会影响心率。围术期类固醇使用是一种很好的预防措施，特别是对严重狭窄或可能出现炎症和水肿的病例。静脉麻醉诱导对年龄较大的儿童效果更好，而气体诱导对婴儿、幼儿、静脉通路不良的儿童和气道不稳定的儿童效果最好。当麻醉水平足够深且可耐受时，应对声带使用局部麻醉喷雾剂（通常为利多卡因）。这个量需要仔细计算，因为成人使用的制剂很容易导致药物过量使用。

最基本的患者监测包括体温、心电图（ECG）、无创血压和外周血氧饱和度（SpO_2）。在没有气管插管的情况下，无法准确监测呼气末二氧化碳。

麻醉维持

两种主要的保持自主呼吸的全身麻醉方法：吸入性药物（如七氟烷）维持或完全麻醉的静脉药物如丙泊酚和瑞芬太尼。吸入性药物和氧的混合物可以维持麻醉水平，这可保证对有自主呼吸的儿童进行检查和内镜处理。七氟烷对气道无刺激作用，具有快速起效和无刺激的优点，可以快速高浓度吸入。快速诱导这一优势可以被相对通气不足或气道阻塞所抵消。

气道插管技术

气管内管道可用作鼻咽气道或"通气管"来供应氧气和吸入性麻醉剂。应该细心地放在声门上方（图47.2）。如果无法通过鼻腔通道，可使用口咽通道，放在一侧口角。这种非插管技术的一个显著优势是内镜医生看到的气道而并没有因气管内插管而改变。另一种技术是给儿童插管，内镜手术时取出导管（呼吸暂停的间歇通气麻醉）。这种方法在我们机构并不常用。

喷射通气可以使患者麻醉，防止咳嗽。在儿科

领域中，它与气压伤和二氧化碳潴留问题相关。这种技术应用并不广泛，使用的地区间差异也很大；我们中心没有使用该方法。

47.3　外科方法
47.3.1　准备和定位

儿童在进行气道内镜手术时的体位应该非常小心并注意时长。不同的病例，体位对操作发挥促进还是阻碍因人而异，这取决于个体的解剖和所关注的上呼吸道部位。必须避免颈部过度紧张，特别是长时间的过度紧张，尤其是有骨骼问题的患儿或21−三体综合征（唐氏综合征）患儿。头部必须始终得到良好的支撑。"嗅探早晨的空气"这一体位通常能对较大的儿童更好地操作，而更中间的体位通常适合婴儿。儿童肩部和／或头部下需要的软垫的多少取决于枕部的相对大小。如果需要，可放置沙袋或软垫在头的两侧，以将其固定在中线位置。顺应性好的可塑性 U 形垫是对特定体位理想的选择（图47.3）。如果使用支撑喉镜，Mayo 操作台或定制台面可以保证支撑架远离胸部（图47.4）。

横跨喉部固定的弹性胶带可以改善前联合的可视化，并避免需要助手在该区域施加压力。它还提供恒定的压力并避免手术期间不必要的移动。还应注意孩子的身体平躺在手术台上，不要旋转。

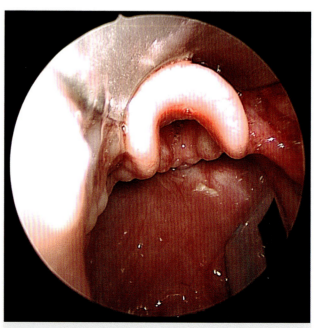

图 47.2　鼻咽通气管位置

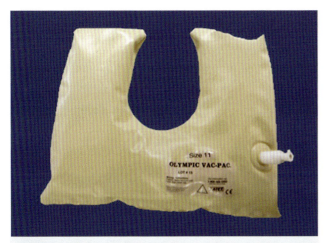

图 47.3　手术定位系统示例（Olympic Vac-Pac，Natus GmbH Planegg，Germany）

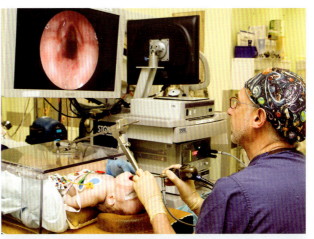

图 47.4　支撑喉镜检查：使用 Hopkins 杆式硬性潜窥镜对喉部进行定位和可视化内镜检查

47.3.2　内镜下气道评估

喉镜检查和内镜手术通常是通过轻轻插入一个带有集成照明的喉镜，期间注意保护牙齿和嘴唇，并将舌头保持在中线，以提供一个良好的中心视野。与成人一样，在使用喉镜时检查咽部和声门上的整体外观很重要，如果有气管插管，则可以沿着它到达会厌。应轻轻地向前抬起会厌，确保其不会在喉镜前卷曲，从而无法看到完整的前联合。

在没有气管插管的情况下进行喉部检查可以提供更好的视野，通过使用探针单纯移动杓状肌，可以评估环杓关节的活动度。如果存在杓间瘢痕，杓状软骨将不能独立活动。在杓状软骨之间通过探测仪器，比较杓间沟和后联合的下界，并触诊下面的环状软骨来评估喉后裂。最后，在使用硬性内镜检查声门下、气管和主支气管时，应格外小心。

检查的时间取决于气道、呼吸储备和麻醉技术。对于具有正常气道和肺功能的自主呼吸的儿童，可以仅通过使用吸入或静脉药物和鼻咽通气管来维持麻醉。在某些情况下，时间可能非常有限，因此必要情况下需准备进行其他技术，如通气支气管镜或插管。如果有明显的喉气管狭窄，使用超细硬质内镜可能比支气管镜造成更少的创伤。

47.3.3　气道内镜手术一般原则

气道内镜手术是一项技术性很强的手术。整个团队（外科医生、麻醉师和手术室护士）需要紧密合作。与硬性内镜或带有高清屏幕的手术显微镜相连的高清摄像头，对于这项技术要求高的手术来说是必不可少的，而且培训和团队合作也非常重要。麻醉师和手术团队可以查看实时图像，并可以预测所需的干预措施。

在手术前准备和检查所有设备并为所有可能发生的情况做好准备非常重要。Hopkins 硬性潜窥镜应包括可能需要的所有长度和直径。0° 内镜最常用，并且在技术上最容易与直视仪器一起使用。30° 或 45° 内镜具有一定的优势。例如，它可以更好地评估声门上的喉部，并且在病变周围和下方提供有用的视野，或更好地进入喉室。

与摄像头连接的 Hopkins 硬性潜窥镜通常握在非惯用手中。然后惯用手使用仪器（例如，探针、持针器、镊子或剪刀）。这种方法将外科医生限制为单手手术，这在技术上可能具有挑战性。内镜也可以由助手手持，有助于外科医生双手使用仪器。通道和仪器拥挤可能会限制这种方法。相比之下，使用手术显微镜可以实现双手操作。如果使用显微镜，400mm 镜头允许使用标准喉部器械；然而，300~350mm 的近焦距可能更适合儿童手术。

局部肾上腺素（1:10 000）的应用是气道内镜手术的重要技术。可以将浸泡的 Neuropatty（一种细小的扁平吸收垫）用作将肾上腺素输送到手术部位的载体（图 47.5）。这减少了黏膜水肿并可通过血

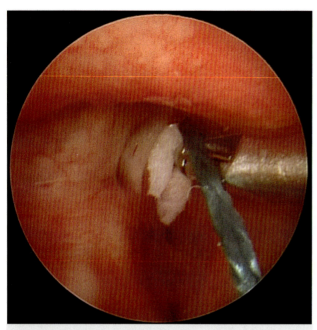

图 47.5　在内镜手术前用 Neuropatty（一种细小的扁平吸收垫）局部吸收肾上腺素治疗声门下炎症

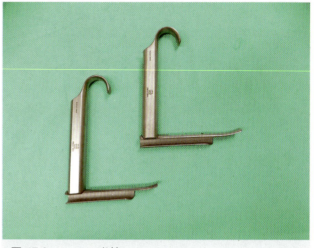

图 47.6　Parsons 喉镜

管收缩促进止血。它还有助于清洁和更好地可视化手术区域，并去除与使用激光相关的碳化物。肾上腺素也可用于远端气道，并通过小型柔性导管注入。肾上腺素的使用，即使是局部使用，也应告知麻醉师。

　　利用动物或人造模型对内镜下气道工作进行外科模拟，在训练外科医生和开发新技术方面都有潜力。这在耳鼻喉科医生的教学和评估中越来越普遍，随着模型质量和可用性的提高，可能会得到更广泛的应用。

设备
喉镜

　　有几种小儿喉镜可供选择，可根据需要暴露的上呼吸道解剖部位和儿童的个体解剖情况进行定制。喉镜尖端的位置可根据喉镜类型和所需的手术暴露而有所不同。在开始任何内镜手术之前，仔细调整喉镜以获得最佳暴露位置是非常必要的。喉镜深度在喉部的微小变化可能会导致会厌位置显著改善或变差。在难以通过口腔进入喉部的情况下，通常是那些有颅面异常和明显的下颌突出或后颌突出的人，可以使用右侧舌旁入路。在进入困难的情况下，通常有必要尝试多种尺寸和形状的喉镜，同时调整患者体位，以实现最佳通路。

　　Parsons 喉镜专为儿科气道设计，具有宽阔平坦的上叶片、宽阔的近端开口和容纳器械的侧开口。可以通过侧孔和支撑喉镜进行气体输送。它们是进行诊断操作的理想选择，可用于内镜手术，侧面开口便于器械进入。其他专门的儿科喉镜包括 Lindholm-Benjamin、Kleinsasser 和 Holinger-Benjamin 喉镜。Lindholm-Benjamin 喉镜特别适用于支撑喉镜检查，适用于气道内镜手术，可提供宽阔的喉部视野和良好的工作空间。图 47.6 显示了儿科喉镜的例子。

显微器械

　　各种喉显微器械对于气道内镜手术的成功至关重要。仪器的选择非常重要。Bouchayer 描述了许多这些工具的集合。推荐的显微器械包括：
- 内镜持针器（例如 Lichtenberger、Kleinsasser）。
- 声带牵开钳（"喉部扩张器"）。
- 内镜打结推进器。
- 鳄鱼钳。
- 杯形镊子。
- 心形镊子。
- 内镜剪刀：直的、有角度的和弯曲的。
- 探针。
- 骨撬。
- 细的硬性吸引器。
- 内镜手术刀（例如，柳叶刀、镰刀、Beaver 刀片、Blitzer 喉刀）。

"喉部扩张器"是气道内镜手术的重要微型仪器，值得特别提及（图47.7）。可以将其放置在仪器手柄朝向手术室地板的位置，也可以在患者处于支撑喉镜检查时倒置并悬挂在喉镜上。有不同尺寸和形状的喉部扩张器可供选择。仔细放置该器械可以压住假声带或真声带，通常对于良好地暴露声门和声门下至关重要，例如用内镜修复喉裂或环状软骨板裂开。

激光

在过去用于气道内镜手术的激光主要是二氧化碳（CO_2）激光，通过一个显微操作器与手术显微镜相结合。其穿透深度为0.9mm，且热效应可通过仔细选择设置加以限制；低功率、小光斑以及短脉冲和间断脉冲（"超脉冲"模式）的使用是合适的。CO_2激光的特殊优点包括它对小血管的止血作用，它可以经显微镜输送，不会遮挡手术区域，从而实现精确的显微外科手术。缺点包括需要直视（当与显微操作器一起使用时）、成本和设置条件，以及至关重要的气道火灾和烧伤的相关风险。

CO_2激光广泛应用于气道内镜手术中，如声门上成形术、杓状软骨切除术、声带切除术、狭窄处纵行切开，以及上气道肿瘤的减瘤和/或切除术。与任何技术一样，最大限度地保护黏膜是必不可少的，因为大的缺损需要通过二次愈合，因此容易发生纤维化和挛缩。

激光的安全性是最重要的，完整的描述超出了本章的范围。我们的目的是突出核心要点。简言之，手术室人员必须经过专门的操作培训，手术室必须适当准备和设计激光使用标志，"遮光"门窗、眼睛保护和排烟设备是许多重要准备工作中的一部分。

其他预防措施包括用湿棉签或毛巾保护患者的眼睛、面部和胸部。必须检查激光机和光束焦点。激光安全的另一个重要内容是发生气道火灾时的处理计划。这包括立即拔管（如果可以）、向气道中注入生理盐水以及清除剩余的氧气。

使用激光有许多麻醉方面的考虑。输送的麻醉气体中的氧含量应尽可能降低。如果气管内插管或气管切开插管已就位，则应尽可能做到"激光安全"。如果存在激光"过强"的危险，这可能会灼伤正常的远端黏膜或气管插管，可以在该区域放置脑棉作为保护。

已经介绍过显微器械联合CO_2激光在声门下的应用；然而，其在远端的应用非常有限。现已开发出一种柔性的CO_2激光输送系统，可用于支气管镜检查。许多其他激光也可用于柔性输送系统，并用于下呼吸道，例如远端气管和支气管。这种柔性的纤维可以通过支气管镜引导，也可以通过手持仪器引导到目标点。其中包括磷酸钛氧钾晶体（KTP）激光和Nd：YAG激光，它们具有独特的止血优势，可用于血管病变。另一种性能理想并在儿科气道中越来越多使用的激光器是铥激光器。据报道，它具有更可控的功率，可以进行纤维传输，并且具有良好的消融性能以及较小的凝固边缘。

电动吸切器

显微吸切器的使用大大提高了内镜手术的适用范围，在许多情况下提供了替代激光的方法。集成抽吸装置与内镜或显微镜相结合，可实现精确的可视化和操作。同时减少了血液和碳化物对上呼吸道的污染。与"冷钢"器械技术相比，通过小心使用，可以最大限度地减少黏膜创伤。通过刨削器的长度、

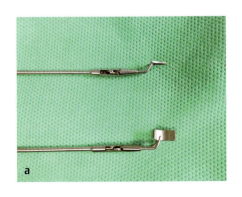
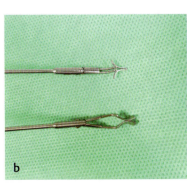

图47.7 a、b. 声带牵开钳（"喉部扩张器"）和镊子侧面图和俯视图

尖端角度和强度（刮削式或切割式）的选择，显微吸切器可以根据腔内手术方式进行定制。从最初的耳鼻喉科鼻窦手术使用演化至今，已经开发出几种用于喉部和气管工作的显微吸切器。

显微吸切器通常经口进入。已有气管造口患者经瘘口使用也有报道；这在去除瘘口上肉芽方面特别有利。它是治疗复发性呼吸道乳头状瘤病的理想选择，并已成为该疾病护理标准的一部分。在复发性呼吸道乳头状瘤病的治疗中，CO_2 激光的优势包括手术时间和术后疼痛的减少以及良好的病变清除率。

显微吸切器的其他扩展应用包括用于声门下血管瘤、造口塌陷、肉芽组织、囊肿和其他腔内肿瘤的特定病例。刮削式刨削器特别适用于对柔软病变（如乳头状瘤）进行精细操作，而强度更大的切割刀片有助于清除成熟肉芽和瘢痕组织。

低温等离子技术

与显微吸切器一样，低温等离子在内镜下可以直接用于组织。这种相对较新的医疗技术得名于"受控消融"，它可以在相对较低的温度下切除组织并进行一定程度的止血。通过将电能作用于生理盐水，在仪器的工作端产生 $100\sim200\mu m$ 厚的离子层。手柄有多种尺寸可供选择，动力由脚踏板控制，具有消融和凝固模式。

电凝是通过工作尖端的细金属丝之间的电灼实现的。集成盐水吸引系统，是一种有用的辅助工具。低温等离子还避免了与激光使用相关的气道火灾风险。

机器人

经口机器人手术（TORS）的使用正在头颈外科领域逐渐扩大。考虑到在难以到达的区域进行无抖动、可控和精细工作的潜在优势，已在选定的中心探索了 TORS 在小儿气道手术中的应用。试验性机器人辅助手术包括内镜喉裂修复术、环状软骨板裂开术、杓状肌切除术和声带切除术。也有关于上呼吸道良性肿瘤、淋巴管畸形和囊肿成功治疗的报道。已发现儿童经口受限是一个关键因素，在迄今为止报告的少数病例中，由于这些限制，需要放弃相当一部分病例。然而，机器人技术将会不断进步；更

小和更复杂的设备可能会使该术式更具吸引力并广泛使用。

声门下囊肿切除术

声门下囊肿是新生儿拔管后上气道阻塞的常见原因，特别是在与早产相关的长时间插管的情况下。据了解，插管造成的黏膜损伤和随后的愈合过程会导致黏液腺导管阻塞，同时可能发生声门下狭窄。这些囊肿可能是多个并阻塞气道，需要紧急手术。在进行内镜诊断评估后，局部使用肾上腺素。然后使用杯形钳和显微剪刀等微型器械打开囊肿，注意避免将黏膜撕裂到真声带（图 47.8）。显微吸切器进行声门下囊肿手术已有相关报道；然而，在使用显微吸切器之前，通常需要显微器械制作切缘。在减瘤期间和之后重复使用局部肾上腺素以减少出血和改善视野。如果需要，声带扩张器可用于改善声门下的视野。评估囊肿是否与声门下狭窄相关很重要；可能需要球囊扩张和连续内镜检查。

球囊扩张

几种类型的球囊已用于内镜气道扩张。最初应用的是球囊血管成形术的导管，然后是气道专用球囊。建议使用非顺应性球囊以实现有效和安全的气道扩张；这会扩展到一个限定的直径，然后在此设定直径下改变纵向压力。相比之下，顺应性球囊会随着压力的增加而继续膨胀，因此可能与气道过度扩张和更大的破裂风险有关。球囊的大小和长度与用途相匹配；各种长度（例如 2cm/4cm）和直径（例如 4~10mm）的球囊可供儿科使用。

仔细调整球囊尺寸至关重要。尺寸过小会导致效果欠佳，而尺寸过大可能会导致软组织损伤和气道破裂。主要是在闭合的环状软骨内，如动物模型中所证明的那样。同样，完整的气管和支气管环与破裂的严重风险有关。在使用内镜球囊扩张的最初几年，球囊尺寸的选择基于个人经验，根据年龄推测的正常气道尺寸，根据气管插管的内径确定的气道直径和狭窄。这方面的数据正在建立；基于大量临床病例的球囊尺寸选择指南适用于年龄相关的气管插管的外径增加 1mm 用于喉部或声门下，增加 2mm 用于气管（Great Ormond Street Hospital，2017）。

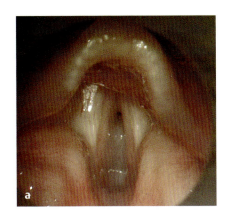

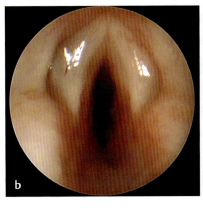

图47.8 a、b.声门下囊肿的切除：术前和术后视图

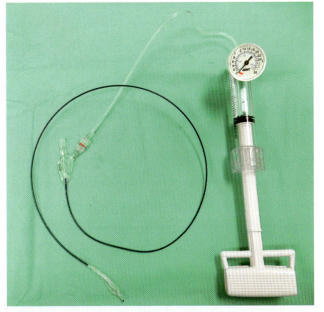

图47.9 球囊扩张装置示例［球囊扩张导管（经皮腔内血管成形术）］

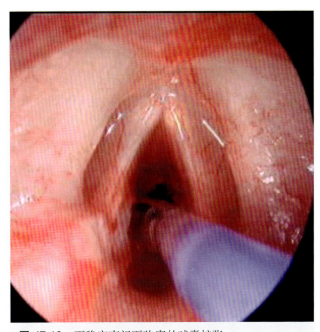

图47.10 不稳定声门下狭窄的球囊扩张

球囊施加压力的大小和优化是第二个变量。球囊必须用水而不是空气充气，注意空气已从充气回路中排出。需要带有集成压力表的兼容充气装置（图47.9）。

无须在使用前对球囊进行充气测试，球囊被制造成低切迹、流线型的形状，便于穿过狭窄部位。在直接内镜观察下将球囊推进到狭窄区域，并均匀地放置在狭窄的气道段上。由于球囊具有非常纤细的连接管，因此，在整个手术过程中很容易用内镜观察球囊。球囊的稳定性是必要的，因为它可能容易出现"西瓜播种"（膨胀时从近端或远端滑出狭窄段）的现象。图47.10显示了将球囊放入未稳定的声门下狭窄处。最近开发的Aeris球囊（Tracoe medical GmbH，Germany）旨在通过"抓住"狭窄来

避免这种滑动；膨胀时，两个"轮毂"出现在球囊的两端，旨在将球囊锁定在狭窄的位置。可在同一手术中多次扩张（例如2~3次），每次扩张后内镜监测结果。

扩张时间是另一个不确定的因素。由于球囊扩张会导致上气道完全阻塞，因此使用时间通常受到限制并受血氧饱和度下降的影响。建议预充氧来解决这个问题。通常报告的扩张时间为30~120s。

在球囊扩张之前在内镜下对狭窄段进行纵向切开可以提高疗效。这在20世纪80年代就有报道，并沿用至今。在环形狭窄段做几个纵向切口，最大限度地保留了这些切口之间的黏膜连接（图47.11）。通常是在环形狭窄处做3个（"梅赛德斯奔驰标志形状"）或4个切口。考虑到热损伤和随

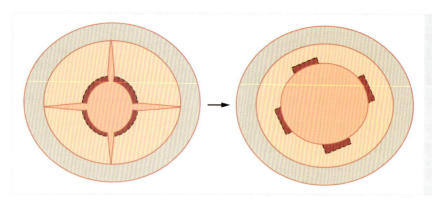

图 47.11　球囊扩张前狭窄的垂直切口（"Shapshay 内镜技术"）

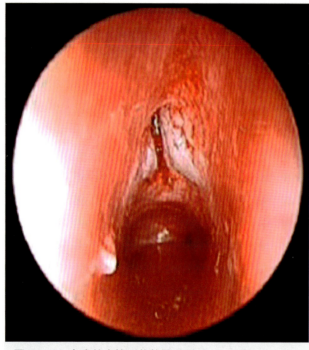

图 47.12　完成的内镜环状软骨弓裂开

后增加的纤维化，如果技术上可行，"冷钢"切口可能比激光切口更可取。内镜球囊扩张术对未稳定的获得性喉气管狭窄的初步治疗特别有用，并且是开放气道手术后常见的辅助手术。为了在前联合实现有效的扩张，例如，在切开喉蹼后，另一个有用的技巧是在气管插管前面放置一个小的扩张球囊。

内镜环状软骨裂开和移植

　　环状软骨前部和后部的裂开首先通过开放手术进行。随着内镜手术能力和信心的提高，小儿气道手术的先驱们意识到这些手术可以在内镜下进行。这些技术在一部分病例中提供了一种替代开放喉气管手术的方法，并且在增宽喉部气道方面比消融手

术更具优势，如声带切除术和杓状软骨切除术。

　　内镜环状软骨裂开根据病变可以是前部、后部或两者均有。例如，声门后狭窄最好通过环状软骨板裂开和软骨移植来治疗，而在一些双侧声带麻痹的婴儿中，已经发现前后裂开相结合可以实现气道扩张。环状软骨弓裂开一个特别的好处是它能够在特定情况下对插管新生儿进行拔管和避免气管切开（图 47.12）。

　　在支撑喉镜检查时，内镜下环状软骨裂开需要足够的通道。黏膜需要进行局部血管收缩。局部麻醉和肾上腺素环状软骨板黏膜注射有助于减少黏膜的出血。声带扩张器能提供必要的暴露。

　　一些外科医生提倡适当的球囊扩张前预分离软骨，目的是减轻黏膜水肿。许多工具可以用来分离环状软骨，包括 CO_2 激光、内镜刀和剪刀。在颈部施加适度的外部压力使环状软骨弓更加垂直，便于分离。使用冷钢技术可以通过触觉反馈来确定何时切开软骨，切开后球囊扩张的目的是扩张分离的环状软骨。在需要同时进行前后切开的情况下，明智的做法是先切开后方，这样切开前方时出血就不会遮挡后方的手术视野。在内镜下将肋软骨移植物植入环状软骨板间，以使喉部骨性支架扩大。肋骨移植物被雕刻成楔形或 T 形，以便尽可能安全地放置在环状软骨板间隙内（图 47.13，图 47.14）。植入这种移植物在技术上具有挑战性，可能需要一些力度。移植物的宽度需要仔细评估，使其足够宽，以达到足够的扩张，并被环状软骨紧紧固定，但不能太宽，以免影响发声功能和吞咽功能。移植软骨前球囊扩张被认为是一个对放置移植物是否到位的有用提示。这被描述为二期手术和避免气管切开的单阶段手术，患者在

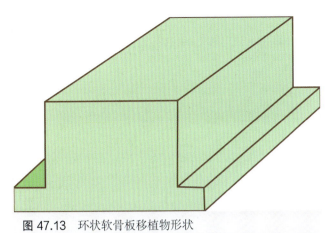

图 47.13 环状软骨板移植物形状

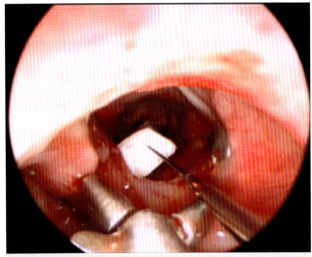

图 47.14 内镜下放置环状软骨板移植物

术后几天仍需气管插管。

在开放式手术中，通常需要显著的喉骨性支架扩大和前部移植，内镜下仍然可以标记环状软骨和甲状软骨裂开的位置；这可以更好地保护前联合，实现更准确的中线裂开。

本节将详细介绍采用内镜技术的其他常见小儿气道手术：支气管镜检查、喉会厌成形术、声带麻痹手术、乳头状瘤手术和喉裂修复手术。

附件
丝裂霉素C

这是一种从放线菌菌株中提取的抗生素，放线菌被代谢成烷基化化合物。它通过抑制DNA和蛋白质的合成来阻止成纤维细胞的增殖，并被用于多种恶性肿瘤的化疗，包括泌尿和眼科肿瘤。它可以作为一种局部药物用于儿童气道，可以使黏膜愈合的质量得到改善，从而降低再狭窄的风险。丝裂霉素C的疗效仍然是临床争论的话题。它的使用是广泛的，但在不同的医疗中心可能有很大的差异。由于影响上呼吸道疾病患者临床结局的因素复杂，很难产生高质量的支持性证据。尽管进行了多项动物和人体研究，但不确定因素包括剂量、持续时间和用药频率，治疗部位是否应用生理盐水清洗。据报道，伤口愈合延迟和使用部位出现大量纤维蛋白渗出是值得关注的问题，在易阻塞的小儿气道中可能更需要注意。丝裂霉素C的长期作用也被认为是一个潜在的隐患；然而，在超过20年的使用中，曾有1例成人喉癌患者接受过局部丝裂霉素C治疗，

没有关于局部在上呼吸道使用后产生全身毒性的报道。

类固醇

糖皮质激素具有多种复杂而广泛的抗炎作用。糖皮质激素如地塞米松和泼尼松龙的特性包括抑制胶原合成和降低成纤维细胞活性。气道内镜手术中或手术后可使用长效类固醇（如曲安奈德）在病灶内局部注射，目的是通过减少术后的纤维化来改善预后。类固醇可作为液体或软膏局部应用，而全身类固醇应在短期内使用，以避免显著的副作用，包括肾上腺抑制、生长迟缓和皮疹。与丝裂霉素C一样，如果没有足够的随机对照试验，很难明确这种辅助治疗的确切疗效。

支架

喉气管狭窄气道手术成功取决于术后气道的稳定性。支架可以用来支撑新的形状和/或防止瘢痕复发。支架有许多固有的缺陷，包括肉芽组织和生物膜的形成、支架的移动以及需要健康的气道。应尽可能限制支架植入的时间。气管插管可以作为短期支架，在需要喉气管支架支持的一期气道手术中发挥更大的作用。除插管外，支架植入术与内镜气道手术的关联要小得多。

许多类型的气道支架已被使用，并继续发展。解剖区域、手术性质、支架成本和可用性以及外科

医生的偏好决定了支架的选择。气管插管段可在两端覆盖使用。硅胶或硅胶片是可以使用的材料，对避免前联合粘连特别有用。预制龙骨、喉部模型和固体支架也是一种选择。当然，实心上气道支架必须覆盖气管造口，而如果气管造口术没有准备好，则应谨慎使用空心支架。支架移位或阻塞有导致严重后果的风险。

47.4　术后处理

为了成功地进行小儿气道内镜手术，适宜的护理是至关重要的。众所周知，术后可能出现气道肿胀和出血；及时发现这些问题并进行早期干预至关重要。

建议在重症监护室（ICU）的支持下进行高质量护理（HDU）。适当剂量的地塞米松、肾上腺素雾化吸入等治疗可使术后恢复顺利。在ICU过夜通常是可取的，但在很大程度上取决于手术的性质。

手术后早期内镜复查与最终的手术成功密切相关。应考虑在全身麻醉下进行术后观察，并在最初手术后几周内进行进一步干预，如球囊扩张。一般的共识是，如果3次手术都没有达到良好的效果，那么就应该考虑另一种开放式手术。

47.5　要点

a. 适应证：
- 腔内病变如喉裂、肿块和狭窄通常适合于内镜下气道手术。
- 内镜手术可以辅助开放式手术。
- 潜在的优势包括避免外部切口，缩短重症监护的时间和住院时间。
- 如果避免甲状软骨裂开，嗓音可能会得到改善。

b. 禁忌证：
- 通路不好可以妨碍内镜手术。
- 明显的喉气管解剖异常更好的治疗方式可能是开放式手术。
- 单纯内镜手术不可能显著改善严重的狭窄。

c. 并发症：
- 炎症期的喉部手术可能与较差的预后相关。
- 特殊注意事项与激光安全有关。
- 术中并发症可能包括出血、气道状况恶化、气胸（肋骨移植物取出）和气道破裂（球囊扩张）。

- 术后并发症是手术特有的。
- 可能需要连续性处理程序。

d. 术前特殊注意事项：
- 建议在手术前进行肺功能、营养状态和心脏功能方面的改善。
- 术前纤维和硬性内镜评估有助于规划手术。
- 抗生素和抗反流治疗可能是有利的。
- 应进行声音和吞咽评估。

e. 术中特殊注意事项：
- 需要与麻醉和手术团队密切合作。
- 应该有一系列儿童喉镜和显微器械。
- 应考虑内镜和显微镜的可视化。
- 球囊扩张等技术已取得重大进展。
- 声带牵开钳是很有用的工具。

f. 术后特殊注意事项：
- 合适的护理可以从普通病房到高级或重症监护室。
- 短期使用类固醇可减少术后气道水肿。
- 术后早期内镜检查通常是有帮助的。

参考文献

[1] Cotton RT, Seid AB. Management of the extubation problem in the premature child. Anterior cricoid split as an alternative to tracheotomy. Ann Otol Rhinol Laryngol 1980;89(6 Pt 1):508–511.

[2] Dahl JP, Purcell PL, Parikh SR, Inglis AF Jr. Endoscopic posterior cricoid split with costal cartilage graft: A fifteen-year experience. Laryngoscope 2017;127(1):252–257.

[3] De S, Bailey CM. Trends in paediatric airway surgery: a move towards endoscopic techniques. J Laryngol Otol 2010;124(4):355–360.

[4] Monnier P, ed. Pediatric Airway Surgery. Management of Laryngotracheal Stenosis in Infants and Children. Berlin, Heidelberg: Springer-Verlag; 2011.

[5] Quesnel AM, Lee GS, Nuss RC, Volk MS, Jones DT, Rahbar R. Minimally invasive endoscopic management of subglottic stenosis in children:success and failure. Int J Pediatr Otorhinolaryngol 2011;75(5):652–656.

[6] Rutter MJ, Cohen AP, de Alarcon A. Endoscopic airway management in children. Curr Opin Otolaryngol Head Neck Surg 2008;16(6):525–529.

[7] Rees CJ, Tridico TI, Kirse DJ. Expanding applications for the microdebrider in pediatric endoscopic airway surgery. Otolaryngol Head Neck Surg 2005;133(4):509–513.

[8] Sharma SD, Gupta SL, Wyatt M, Albert D, Hartley B. Safe balloon sizing for endoscopic dilatation of subglottic stenosis in children. J Laryngol Otol 2017;131(3):268–272.

[9] Wentzel JL, Ahmad SM, Discolo CM, Gillespie MB, Dobbie AM, White DR. Balloon laryngoplasty for pediatric laryngeal stenosis: case series and systematic review. Laryngoscope 2014;124(7):1707–1712.

第 48 章　青少年复发性喉乳头状瘤的手术治疗

Seth M. Pransky, Jeffrey D. Bernstein

摘要

青少年复发性喉乳头状瘤（JORRP）是由 6 型和 11 型人乳头状瘤病毒（HPV）导致的。目前认为传播方式是出生时通过母亲垂直传播到新生儿，乳头状瘤进行性缓慢生长，逐渐导致声音嘶哑和气道阻塞。目前还没有经过医学验证的药物疗法可以"治愈"这种传染病，主要的治疗方法是手术减瘤和使用各种辅助治疗。治疗的目标强调保留性切除，避免对关键喉部结构造成损伤，实现安全和通畅的气道，保证发音质量并避免气管切开，同时延长手术间隔时间。有多种方式可用于 JORRP 的手术切除，但没有一种方式被证明是有明显优越性的。事实上，在任何单个手术过程中通常会结合多种方式来优化减瘤，同时确保不会对喉部造成伤害。重要的是，要为呼吸道紧急情况做好充分准备，并在开始手术前准备好所有设备。由于手术切除不能实现完全治愈，各种"辅助"治疗已被用来实现持久的缓解或减轻疾病负担。西多福韦和贝伐单抗（Avastin）是两种使用最广泛的用于病灶内注射"辅助"疗法的药物。在过去，需等待疾病加重到一定程度再引入辅助疗法，并且在引入"辅助"治疗之前，需要反复进行气道干预。然而，专家主张及早引入辅助药物治疗，以帮助减少手术次数，减少医源性喉部结构损伤的可能性，并有可能实现持久症状缓解。在这些手术中与麻醉师的沟通和协调对于成功管理气道至关重要，因为"共享气道"概念在这些患者中明显发挥作用。医务人员应熟悉 HPV 作为一种性传播疾病，并了解该疾病的未来管理是在接触病毒之前通过接种疫苗进行预防。

关键词

复发性喉乳头状瘤，人乳头状瘤病毒（HPV），西多福韦，贝伐单抗，疫苗

48.1　引言

48.1.1　概述

青少年复发性喉乳头状瘤（Juvenile Onset Recurrent Respiratory Papillomatosis，JORRP）是呼吸道最常见的良性肿瘤。这些病变是由人乳头状瘤病毒（HPV）引起的，其特征是缓慢、进行性的生长，导致声音改变并伴有持续的声音嘶哑，如果不加以控制，则会导致气道阻塞。尽管在病因学上具有传染性，但迄今为止还没有经过验证的预防性药物疗法，通过外科手术解除气道阻塞和发声保留是主要的治疗方法。疾病的表现在程度和位置上都有很大差异；病变可能是无蒂或带蒂的，位于气道内的多个位置，并且可能是局灶性、多灶性或弥漫性的。JORRP 的一个重要特征是它在基底细胞中持续存在，导致病变复发或在以前正常的组织中表达。它的自然病程是持续性和复发性的，通常需要多次手术，这通常会导致身体损伤和心理创伤。

尽管有许多手术方式可用于治疗 JORPP，但考虑到喉部结构受累的多样性，没有一种单一的选择是减少病变区域的最好方法。了解并拥有可用的工具和技术组合，可确保对每种独特的疾病表现进行最佳管理。不幸的是，手术切除乳头状瘤并不能完全"治愈"。达到缓解症状的平均手术次数约 20 次，对于这种情况，患者终生接受 70~100 次或更多次手术的情况并不少见。为了获得最佳效果，有能力的外科医生必须考虑疾病的性质，评估患者的需求和目标，并适当地指导治疗方法。这意味着在消除疾病的同时要避免对气道造成医源性损伤。真正的能缓解疾病的方式可能是由尚未确定的免疫因素（图 48.1~ 图 48.3）决定的。

48.1.2　病理生理学

JORRP 是由 6 型和 11 型 HPV 引起的。人们普遍认为这种感染是在分娩期间通过受感染的子宫颈 / 阴道从母亲垂直传播给新生儿的。然而，剖宫产分娩并不具有完全保护作用，尽管不太常见，剖宫产分娩仍可能会发生 JORRP。喉乳头状瘤最初表现为外向菜花样生长，主要位于声带及其周围，但也可累及声门上和声门下 / 气管。常见的病变部位包括：

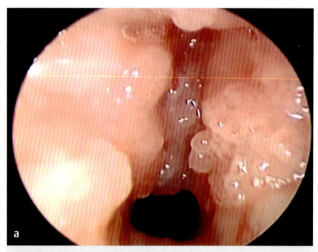
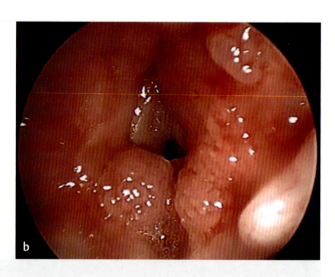

图 48.1 （a，b）弥漫性乳头状瘤

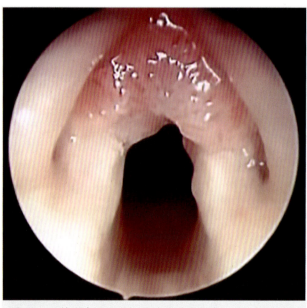

图 48.2 前联合区局灶性马蹄形乳头状瘤

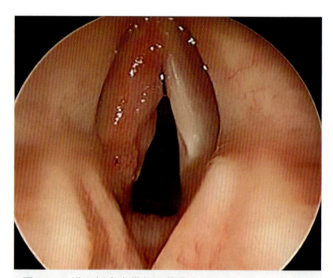

图 48.3 沿左侧真声带的无蒂乳头状瘤

上下喉室边缘、声带表面、会厌喉面、隆突、支气管、鼻前庭和软腭背面。

48.1.3 流行病学

在美国，RPP 的发生率为每 100 000 名儿童 4.3 例和每 100 000 名成人 1.8 例。然而，随着 HPV 疫苗接种的引入和广泛实施，这些数字正在减少。

48.1.4 临床表现

儿童最初的临床表现平均发生在 3 岁，75% 的患者在 5.4 岁时被诊断，最常见的症状是不同程度的进行性发声困难，或者在严重的情况下，进行性

吸气或双相喘鸣。误诊很常见，因为可能被误诊为哮喘、复发性喘息或支气管炎。确诊通常在初始症状后一年。

48.1.5 临床评估

对于有声音嘶哑、喘鸣或气道症状的儿童，将 JORRP 与引起这些症状的其他原因区分开至关重要。综合病史应包括症状的性质和时间、既往气道创伤或插管的病史、先天性异常或早产、严重的并发症如胃食管反流或"复发性喘息"病史，以及相关症状。应查明母亲是否有尖锐湿疣病史或巴氏试验异常。

除非出现急性呼吸窘迫，否则应进行带录像功能的纤维鼻咽喉镜检查，以确定病变的发生部位和程度。这些图像可以与家长一起查看，并在手术前

与麻醉师共享。

出现急性呼吸窘迫的患者应在急诊室稳定下来，并直接送往手术室进行治疗。

48.1.6　患者讨论

一旦组织学确诊，外科医生应与家人会面，讨论JORRP的自然病程以及治疗的期望和目标，包括重复手术减瘤的预期需求。可以讨论辅助疗法并制订计划干预的时间表。这种慢性疾病的影响，包括对声音的潜在影响，以及对患者和家庭的情感和心理负担，都应该得到重视。因此，应该为患者制订适当的期望值：可能无法治愈，预计会重复手术，并且喉乳头状瘤可能会在早期不选择切除，需后续连续手术切除，以尽量减少瘢痕和长期黏膜变化。

48.2　手术准备

对于手术室所有人员来说，喉乳头状瘤的切除既具有挑战性又充满压力。即使是经验丰富的内镜医生也可能会遇到气道意外受损的情况。

在患者进入手术室之前，外科医生有责任选择和检查合适的器械，向所有相关手术人员简要介绍气道状况，并制订完善的麻醉计划，包括"意外情况"的应急措施。具体来说，外科医生和麻醉师必须合作并讨论如何最好地共享气道。麻醉的目标包括通过可能受损的气道提供肺泡通气和麻醉，而耳鼻喉科医生的目标是获得气道的通畅视野，以便清除病变并避免损伤非病变组织。为实现这些目标，应向麻醉师展示气道相关部分的检查结果，并检查气道受损的程度。这允许就麻醉技术（自主呼吸与其他技术）达成一致的方法进行彻底讨论。应讨论如何使用肌松剂（如琥珀酰胆碱），因为在严重梗阻的喉部，肌肉张力丧失可能导致患者无法通气并引发气道危象。还应审查激光的火灾风险和手术过程中FiO_2的管理。理想情况下，麻醉师和耳鼻喉科医生都应熟悉对困难的气道管理和自主呼吸通气技术，以最好地共享和管理气道。

48.3　手术室设置

手术室设置可能因手术室而异，但需要设置所有可能需要的仪器并使其可用。表48.1中列出了

表 48.1　RRP内镜手术所需的基本器械

仪器
内镜：0°和30°
大小合适的支气管镜
喉部扩张器
通气喉镜
杯状钳：直、斜、上咬切；小号和大号
各种尺寸的喉部吸引器
棉签（放射线标记）
外用肾上腺素或羟甲唑林止血
监视器和图片/视频功能
激光治疗的辅助器械
盛满盐水的水盆
用于患者面部保护的包裹布
手术室人员的眼睛保护设备

RRP内镜检查所需的基本器械。视频监视器的放置位置应使外科医生、洗手护士和麻醉师在手术过程中可以看到气道。应该在外科医生附近安装血氧饱和度监护仪，并且声音足够大，保证外科医生可以听到。

切除乳头状瘤的工具

由于疾病严重程度和位置的可变性，没有单一的通用方法可以切除乳头状瘤。个性化治疗不是采取一刀切的方法，而是意味着选择工具和技术的最佳组合来满足保守治疗的既定目标。大块和无蒂的病变最好使用不同的工具进行处理。各工具的优缺点汇总见表48.2。

显微吸切器：非常适合快速有效地解决大块的外生疾病。位于喉室或前联合处的无蒂病变和乳头状瘤可能难以通过微创手术有效且安全地去除。有两种尺寸的旋转刀片（2.9号和3.5号）和两种可用的刀片（吸切器和切割）。大多数情况下，2.9号吸切器刀片将在500~800RPM的设置下使用。首次使用显微吸切器时，为确保不会损坏正常组织需要一个学习曲线。出血最好局部使用肾上腺素或羟甲唑林控制（图48.4）。

CO_2激光：CO_2激光通过热量来消融组织。CO_2激光已使用超过40年，大多数喉外科医生都很熟悉。

表48.2　乳头状瘤切除工具的优点和局限性

	微创	CO$_2$激光	磷酸氧钛激光	低温等离子	杯状钳
止血	否	是	是	是	否
精准度	有限	是	是	有限	是
较大病变	是	仅在理想状态下：当用作"切割刀"与底层组织分离时	仅在理想状态下：当用作"切割刀"与底层组织分离时	是	+/-
无蒂病变	否	是	是	否	是
灵活性	有限	是（带有柔性纤维）	是	有限	是
活检	否	是（使用切刀时）	是（当用作切割刀时）	否	理想
可能的热损伤	否	是	是	有限	否
需要额外人员	否	是	是	否	否
火灾隐患	否	是	是	否	否

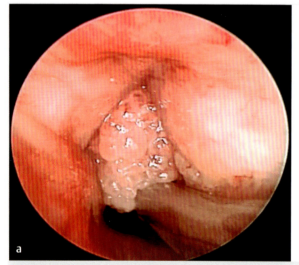
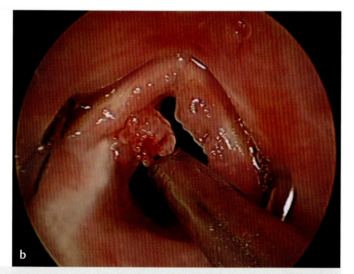

图48.4　a、b.用于巨大乳头状瘤的显微电动吸切器

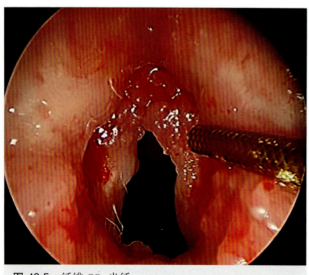

图48.5　纤维CO$_2$光纤

尽管仍然可以用显微操作装置连接到显微镜上，但这种方法的可视化受视线的限制。许多人喜欢使用有合适手柄或吸力装置的纤维光纤。与显微镜一起使用时，纤维光纤可以进入难以观察的区域，非常适合去除无蒂病变。它可手动聚焦在乳头状瘤上方1~2mm处，并允许精确消融病变。在较大病变上使用激光可能很耗时，而且产生的热量和激光穿透的深度（100~300μm）可能会导致热损伤。然而，如果有干净的组织平面，激光可以当作手术刀，将乳头状病变与下面的组织分开。最好降低功率并在脉冲输送模式下使用，以减少对更深组织的伤害（图48.5）。

532nm磷酸氧钛（KTP）激光：是一种血管可

吸收激光，可穿透上皮细胞使微血管凝固。532nm波长的目标是氧合血红蛋白，在实现止血和保护周围组织的同时破坏血液供应。400~600mm的穿透深度是血管消融的理想选择。KTP激光设置包括功率、脉冲宽度（ms）和脉冲频率。经典设置30~35W/15ms/2Hz。KTP可用于0.4mm和0.6mm的光纤。由于血红蛋白会吸收这种激光波长，因此最好在没有出血时使用。使用KTP可能难以处理较大病变，但其他好处包括能够处理敏感区域（例如前联合和真声带）、进入难以到达的区域（例如喉室或声门下），以及它对小病变组织切除保留正常组织的精准性（图48.6）。

激光的安全性：由于存在灾难性火灾的风险，使用激光技术需要额外的术中人员、设备和患者预防措施。外科技术专家协会的激光安全实践标准包括以下措施：

训练有素的激光安全员，为手术人员和患者提供眼睛保护、个人防护设备，以及不易燃的牙齿保护器。

为防止眼睛和面部意外受伤，应将患者的头部用湿毛巾包裹。使用激光时，气道中不得存在可燃材料，包括气管插管（ETT）或棉质纱布。如果患者无法通过自主呼吸进行管理，则必须使用适当的抗激光治疗仪。在外科医生开始使用激光之前，麻醉师应将吸入氧浓度（FiO_2）降低到可保证患者安全血氧饱和度而可耐受的最低值。一个装有生理盐水的注射器和一个装有无菌水的盆应立即可供手术人员使用，以迅速扑灭气道起火。

喉部低温等离子（Coblation）：一种使用局部射频能量转导使病毒蛋白变性并破坏乳头状瘤而不影响止血的新方法。最好在7~9挡的功率水平下缓慢滴注生理盐水以确保适当的低温等离子消融的环境。要消融乳头状瘤，将刀头的尖端以90°角放在病变上，尽可能减少周围的热损伤。低温等离子刀头有儿童和成人尺寸，分别带有1个或3个电极。传统上，JORRP患者用较小的儿科刀头。根据乳头状瘤的位置，施加能量时可能会看到组织抖动（图48.7~图48.9）。

杯状钳：激光出现之前的主要手术模式，杯状钳用于活检以进行病理评估和HPV分型，去除较大

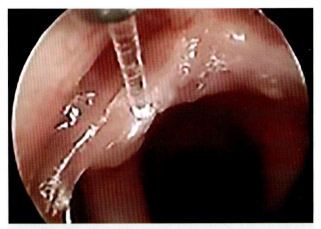

图48.6　400μm KTP光纤

的外生性病变，或去除使用其他方式后残留的不规则小组织。可以使用直、上咬和左或直角杯状钳。杯状钳抓住病变组织，轻轻地将异常组织与下面的上皮分开。如果乳头状瘤轻轻用力不容易分离，松开把手并重新定位，以防止下面的组织损伤。可能会发生出血，并且与显微吸切器一样，可以通过有止血剂的棉球进行控制（图48.10）。

48.4　手术入路

48.4.1　一般治疗原则

切除JORRP手术方法的关键是采用保守技术建立气道并通过去除阻塞性乳头状瘤来改善发声，同时避免损伤非病变组织，小心避免在前联合处形成喉蹼。护理的主要目标是减少肿瘤负担，创建安全和通畅的气道，减少疾病向远端传播的机会，延长手术之间的间隔时间，并保持患者的发声和生活质量。为了减少对喉部的医源性损伤，将乳头状瘤留在相对组织接近的位置并按计划进行间隔减瘤术。重要的是，最好尽可能避免气管切开术，因为这会造成气管黏膜损伤，从而使疾病进一步扩散到气管中，尤其是在气管切开的部位。

48.4.2　手术方法

手术过程中不应有任何外来噪音（如播放音乐），以便外科医生可以听到血氧饱和度监护仪的声音，并预测血氧饱和度水平的下降。监视器（图48.11）应适用于外科医生和麻醉师，因为通常会看到声带在血氧饱和度明显下降之前开始颤动，这表明麻醉

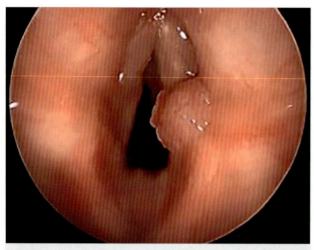

图 48.7　局灶性巨大乳头状瘤

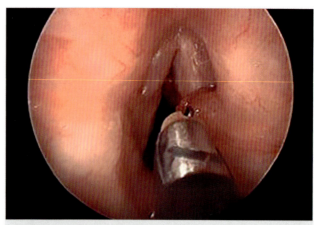

图 48.8　儿童消融刀头

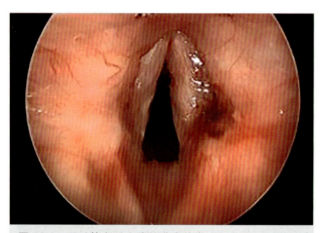

图 48.9　通过等离子去除的乳头状瘤

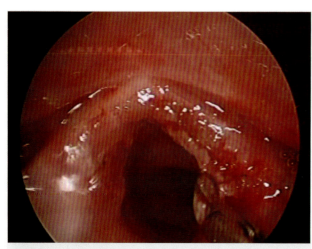

图 48.10　使用杯状钳切除肿瘤

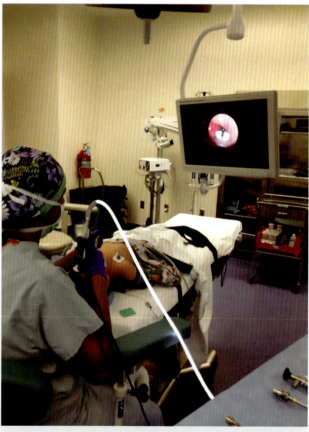

图 48.11　在手术中查看监视器。麻醉师在外科医生的左方放置血氧饱和度监护仪

"太浅"。在手术过程中，应注意不要持续在气道使用吸引器，因为这会清除吸入的麻醉气体。使用内镜、喉部固定器和吸引器时，洗手护士应该固定线缆以防止拉紧和拉扯线缆，这非常有用。所有手术室人员都应专注于监护仪，以确保完全参与手术并预测可能出现的任何风险。

手术开始于患者吸入七氟醚麻醉。然后，开始静脉注射。通过局部使用 4% 利多卡因（40mg/mL，最大剂量为 4~5mg/kg）对喉部进行局部麻醉。

理想情况下，麻醉是通过静脉注射丙泊酚以及吸入七氟醚和自主呼吸来维持的。使用显微镜或支气管镜对亚段支气管进行完整的气道评估。完成后，放置适当尺寸的支撑喉镜，并使用0°和30°内镜反复进行完整的喉部评估。在整个过程中，应获得喉部和任何远端病变的高质量图像和视频。然后决定哪种仪器最适合处理患者的乳头状瘤。为了提高暴露率并减少正常喉部组织受伤的机会，喉部扩张器是必不可少的（图48.12）。在病例中间歇性地使用含有肾上腺素或羟甲唑林的棉球控制出血，擦干术区，并擦去多余的碳化组织、血液和切除组织（图48.13）。

在最初的手术过程中，以及在患者的持续治疗期间，应在减瘤前进行活检，并在可行的情况下进行组织病理学和HPV分型。分期是使用RRP的分期和评估量表确定的（图48.14）。类固醇的使用：类固醇通常在术中用于减少术后恶心和呕吐，并在气道病例中用于控制气道水肿。这在JORRP中存在争议，因为在已知病毒感染的情况下进行免疫抑制可能会增加疾病复发率。

48.4.3　辅助治疗

尽管手术是用于控制JORRP的主要方式，但至少20%的患者患有需要额外干预难治性疾病。当前的辅助治疗包括破坏病毒复制、破坏血管生成和免疫调节。手术辅助治疗包括乳头状瘤病灶内注射。目前有多种非手术辅助治疗方式，但成功的不多，

最近有使用静脉注射贝伐单抗治疗广泛性严重气道病变的报道。

48.4.4　辅助治疗注意事项

从过去治疗经验看，辅助治疗仅用于最具"侵袭性和严重"的疾病，通常被解释为每年超过4~6次手术或疾病扩散到喉部以外。然而，鉴于新近治疗的选择和我们对JORRP自然病程了解，这个原则需要修改。就其性质而言，大多数复发性喉乳头状瘤可能被认为是"严重且具有侵袭性"的疾病。反复手术会给患者及其家人带来身体、情感和经济上的困难，通常需要"漫长道路"手术过程。为了获得最佳的长期效果，也许是时候重新思考治疗原则并在疾病早期开始辅助治疗了。

48.4.5　病灶内注射技术

将辅助药物注射到喉组织中通常是在经典病变清除术后进行的。使用适当尺寸的最小斜面喉针（Zeitels的声带输注针、Storz Kleinsasser注射针等）将药物注射到病变所在的黏膜下层，形成一个水疱。注意不要过度注射或阻塞气道，在已去除明显乳头状瘤的喉部周围继续注射。气管病变以类似的方式进行管理，即先切除再注射（图48.15，图48.16）。

48.4.6　西多福韦

病灶内注射西多福韦是JORRP最常用的辅助治

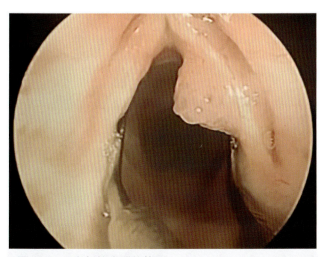

图48.12　喉部扩张器的使用

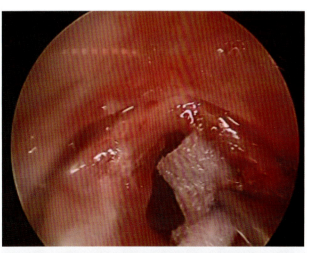

图48.13　消融后使用肾上腺素棉球清洁喉部组织

复发性喉乳头状瘤分期评估

患者姓名首字母：_____ 手术日期：_____ 外科医生：_____

患者编号：_____ 医疗机构：_____

1. 距离上次乳头状瘤手术有时间？_____天，_____周，_____月，_____年，不清楚，_____第一次手术。

2. 加上本次手术，过去的 12 个月曾行几次乳头状瘤手术？

3、描述一下患者现在的声音：_____无法发声，_____异常，_____正常，_____其他。

4. 描述一下患者现在喘鸣情况：_____不存在，_____活动时明显，_____休息时明显，_____不清楚。

5. 描述一下目前进行干预的紧迫性：_____计划内手术，_____限期手术，_____急诊手术。

对于每个部位进行评分，0= 无症状，1= 浅表病变，2= 隆起性病变，3= 大面积病变

喉

　　会厌

　　　　舌面 _____ 喉面 _____

　　杓会厌襞：右_____ 左_____

　　室襞：右_____ 左_____

　　声带：右_____ 左_____

　　杓状软骨：右_____ 左_____

　　前联合_____ 后联合_____

　　声门下_____

气管：

　　上 1/3 _____

　　中 1/3 _____

　　下 1/3 _____

　　支气管：右_____ 左_____

　　气管切开造口_____

其他：

　　鼻子

　　腭

　　咽

　　食管

　　肺

　　其他

所有研究项目总分：_____

图 48.14 复发性喉乳头状瘤的分期评估

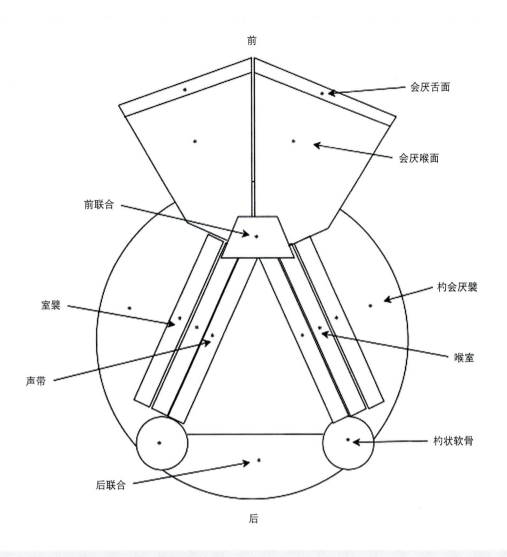

会厌舌面

会厌喉面

前联合

杓会厌襞

室襞

喉室

声带

杓状软骨

后联合

前

后

图 48.14（续）

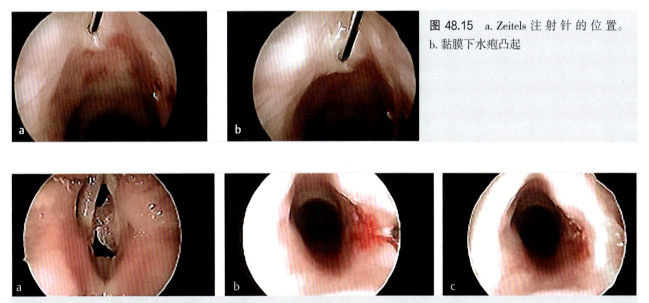

图 48.15　a. Zeitels 注射针的位置。
b. 黏膜下水疱凸起

图 48.16　a. 孤立的巨大乳头状瘤。b. KTP 激光用作"切割刀"从下面的黏膜上去除病变。c. Storz Kleinsasser 喉针在去除乳头状瘤的地方产生黏膜下水疱凸起

疗。作为胞嘧啶的同源物，西多福韦通过抑制快速分裂细胞内的病毒 DNA 聚合酶来阻止 DNA 病毒的增殖。尽管 FDA 批准是用于治疗 HIV 患者的 CMV 视网膜炎，但在 RRP 中超说明书使用已是常规（在家人知情和同意的情况下）。可能会看到对治疗的显著初始反应，乳头状瘤复发的严重程度和次数显著降低。在 40%~45% 的病例中，尽管常规需要多次注射，但患者实现了持久缓解（＞5 年无病）。计划在 2~4 周内注射 5 次 1~2mL 的 5~7.5mg/mL，间隔时间根据疾病反应进行修改。虽然需要持久维持用药，但应考虑西多福韦可以控制疾病程度，增加手术间隔，并减少总干预量。

48.4.7　安全问题

有假说认为，西多福韦进入细胞 DNA 可能会破坏宿主细胞的基因组完整性，从而增加致癌风险。虽然恶性转化是西多福韦使用的一个问题，但最近的研究表明，与西多福韦辅助治疗相比，疾病自然进展发生非良性转变和恶性肿瘤发生的风险更高。如果不进行治疗，成人起病的乳头状瘤已知有 2%~4% 的恶变风险，最常见于广泛的气管和肺部病变。在接受西多福韦治疗的儿童患者中，尚无恶变病报道。人们对西多福韦引起的喉部瘢痕表示担忧，但尚不清楚这种瘢痕是由于多次手术干预还是西多福韦本身造成的。

选择何时开始使用西多福韦需要考虑疾病的严重程度、复发率、对患者的影响以及外科医生的理念。2013 年，发布了一份共识，审查了与西多福韦使用相关的许多问题，包括剂量、治疗间隔、注射次数、注意事项和知情同意（表 48.3）。然而，必须对疾病的控制和 JORRP 的许多社会心理方面与潜在的副作用进行权衡。鉴于这些问题，资深作者近年来已经改进了临床实践，即在疾病过程中比共识中提到的更早开始辅助治疗。

贝伐单抗（Avastin）：与西多福韦一样，病灶内注射贝伐单抗已被证明可有效影响 JORRP 的生长。贝伐单抗是一种人源单克隆抗体，可结合 VEGF，从而抑制组织中血管内皮的生长。它已被 FDA 批准用于各种癌症，包括结直肠癌、肾癌、肺癌和某些脑部恶性肿瘤。与其他肿瘤一样，RRP 的生长依赖于血液供应，有假说提出抑制血液供应可降低乳头状瘤的增殖率。

对于局灶性疾病，贝伐单抗在减瘤后通过病灶内注射给药。目前的方法和注射技术类似于西多福韦的方案，采用 5 次注射，单次 1~2mL 剂量为 25mg/mL，间隔 4~6 周。贝伐单抗已被证明可降低疾病的严重程度并延长手术间隔时间。值得注意的是，迄今为止，尚未报告病灶内注射贝伐单抗的副作用，这使其成为管理严重疾病且不期望缓解的有效且潜在安全的选择。

对于广泛的气管或远端细支气管疾病，应考虑非手术的全身辅助治疗。静脉注射贝伐单抗治疗 RRP 的报告显示出有希望的结果，包括显著延长手术间隔时间、减少病变体积和范围、提高生活质量以及罕见的疾病完全消退。静脉注射贝伐单抗由我们血液 - 肿瘤学的同事以 3 周的间隔给药，治疗持续时间为 5~21 个月。根据对治疗的反应在治疗过程中间歇性地进行内镜检查和病变切除。然而，与病

表 48.3　西多福韦使用的共识声明

适应证	每年 6 次以上手术，手术间隔缩短，或儿童患者存在喉外扩散
方法	手术后病灶内局部注射
剂量	成人＜4mL，20~40mg； 儿科患者＜2mL，＜20mg（＜3mg/kg）；2.5~7.5mg/mL
方案	每个疗程 5 次注射；2~6 周预定间隔
活检	所有患者的首次手术，成人的每次手术
血常规	如果剂量低于 3 mg/kg，则不推荐
注意事项	需要解决导致发育不良或恶变问题、可能的肾毒性和药物的超说明书使用
随访	对所有接受西多福韦治疗的患者进行长期随访至关重要

灶内注射不同，静脉注射贝伐单抗并非没有副作用。尽管通常耐受性良好，但接受治疗的患者会报告疲劳、高血压和蛋白尿。在接受治疗的患者中，应定期监测血压和尿量。

其他非手术辅助治疗包括聚乙二醇化干扰素、青蒿素和吲哚三甲醇。每种药物都已被证明对疾病具有有限的、间歇性可重复的影响，但没有治愈的证据。虽然它们目前不被接受为一线辅助治疗，但需要进一步研究。

已尝试将 HPV 疫苗接种作为 RRP 患者的一种治疗方式。就其性质而言，疫苗的病毒样蛋白不会产生针对活动性疾病的免疫反应。然而，一些有事实依据的案例报告了一定疗效。在对接受 HPV 疫苗的患有活动性 HPV 疾病（任何形式）的青少年和成年患者的研究系统评价中，12 项研究中有 9 项表明疫苗治疗降低了疾病负担，减少了疾病复发，并增加了手术间隔时间。由于疫苗的安全参数如此完善，因此早于批准的 9 岁开始接种疫苗的缺点可能很小。

48.4.8　JORRP 治疗的未来展望

根除 JORRP 的未来在于疫苗接种。疫苗接种计划已被证明可以降低 JORRP 的发病率。2007 年，澳大利亚实施了第一个全国范围的疫苗接种计划，取得了巨大的成功。在 10 年的时间里，近 80% 的学龄儿童接种了疫苗，JORRP 的发病率从每 100 000 人 0.16 例显著下降到每 100 000 人 0.022 例（$P < 0.001$）。在报告的 5 例确诊 JORRP 的病例中，所有病例都是未接种疫苗的母亲，这表明更多的疫苗接种可能会进一步降低 RRP 的发病率。美国和加拿大正在进行类似的研究。目前美国 HPV 疫苗接种的依从性估计只有 60%，比其他青少年疫苗低 20%~30%。尽管美国的疫苗接种率不理想，但在引入 HPV4 价疫苗后的 10 年中，HPV 相关疾病的减少率超过预期。目前的 9 价疫苗被批准用于 9~45 岁的男性和女性，分别为 15 岁以上的患者注射 3 次，15 岁以下的患者注射 2 次。

除了 9 价疫苗之外，正在研发新的 DNA 疫苗，以诱导强大的免疫反应并预防或治疗活动性 HPV 疾病。目前的研究表明，使用钙网蛋白相关的 HPV-11E6E7 疫苗在 HPV 感染的小鼠中产生了显著的

CD8$^+$T 细胞反应。

正在积极开展对免疫检查点抑制剂的研究，将其作为 HP 疾病的治疗方式。根据 HPV 增殖的抗原耐受理论，活跃和侵袭性的乳头状瘤已被证明过表达 PD-L1 和 PD-1 蛋白，这些蛋白联合起来对免疫反应进行负调节并促进疾病增殖。这些相同的蛋白质被用于癌症治疗的许多药物靶点，包括阻断 PD-1 和 PD-L1/L2 相互作用的 PD-1 抑制剂帕博利珠单抗。正在对其在 RRP 中的疗效进行试验，并可能为 RRP 管理提供新的途径。

JORRP 未来的管理也扩展到了个性化医疗领域。一项开创性研究从一名患有严重、晚期和广泛 RRP 的患者的喉部和远端支气管乳头状瘤中采集组织。使用这些样本，作者在体外培养了健康和病变的克隆细胞系。通过这些"条件重编程细胞"，作者能够鉴别这些乳头状瘤细胞的独特基因组，并筛选和测试各种药物的疗效。在美国各地的几个机构中研究人员目前正在研究乳头状瘤细胞的生长。

48.5　要点

a. 适应证：
- 识别患有喘鸣或声音嘶哑儿童的乳头状瘤病。
- 评估整个气道是否有乳头状瘤。
- 保持气道通畅。
- 降低扩散到气道其他部位的风险。
- 保持声音质量。
- 预防气管切开术。

b. 禁忌证：
- 无。

c. 并发症：
- 气道水肿 / 阻塞 / 出血。
- 喉部结构性损伤。
- 术中火灾。
- 慢性发音困难。
- 乳头状瘤的远端扩散。
- 恶变。

d. 术前特殊注意事项：
- 与麻醉有关的讨论：
  ◦ 麻醉技术，进行自主通气的能力。
  ◦ 使用抑制剂的风险。

∘火灾危险和管理。

∘气道现状回顾。

∘回顾之前的麻醉状态。

- 与手术室人员讨论所需的设备：

∘悬吊装置，0°/30°内镜，喉部扩张器。

∘注射用喉针。

∘订购和准备辅助治疗。

∘吸切器，激光，低温等离子可用性。

∘供麻醉师和手术室人员观看手术和预期下一部分手术参与者观看的视频监视器。

- 紧急气道损害/火灾的讨论/准备。

e. 术中特殊注意事项：

- 减少外来噪音和干扰（无线电等）。

- 喉部/气道局部4%利多卡因喷雾剂。

- 血氧饱和度监护仪声音足够大，外科医生可以听到。

- 患者和手术室人员的激光安全预防措施。

- 适合所有手术人员的高过滤面罩。

- 活检标本的处理。

- 视频监视器、照片拍摄和记录准备。

f. 术后特殊注意事项：

- 气道状态。

参考文献

[1] Larson DA, Derkay CS. Epidemiology of recurrent respiratory papillomatosis. APMIS 2010;118(6–7):450–454.

[2] Kashima HK, Shah F, Lyles A, et al. A comparison of risk factors in juvenile-onset and adult-onset recurrent respiratory papillomatosis. Laryngoscope 1992;102(1):9–13.

[3] Novakovic D, Cheng ATL, Zurynski Y, et al. A prospective study of the incidence of juvenile-onset recurrent respiratory papillomatosis after implementation of a National HPV Vaccination Program. J Infect Dis 2018;217(2):208–212.

[4] Cohn AM, Kos JT II, Taber LH, Adam E. Recurring laryngeal papillopa. Am J Otolaryngol 1981;2(2):129–132.

[5] Strong MS, Jako GJ, Polanyi T, Wallace RA. Laser surgery in the aerodigestive tract. Am J Surg 1973;126(4):529–533.

[6] Burns JA, Zeitels SM, Akst LM, Broadhurst MS, Hillman RE, Anderson R. 532 nm pulsed potassium-titanyl-phosphate laser treatment of laryngeal papillomatosis under general anesthesia. Laryngoscope 2007;117(8):1500–1504.

[7] Lee GS, Irace A, Rahbar R. The efficacy and safety of the flexible fiber CO2 laser delivery system in the endoscopic management of pediatric airway problems: Our long term experience. Int J Pediatr Otorhinolaryngol 2017;97:218–222.

[8] Association of Surgical Technologists' Guidelines for Best Practices in Laser Safety. Association of Surgical Technologists April 12, 2019.

[9] Carney AS, Evans AS, Mirza S, Psaltis A. Radiofrequency coblation for treatment of advanced laryngotracheal recurrent respiratory papillomatosis. J Laryngol Otol 2010;124(5):510–514.

[10] Derkay CS, Malis DJ, Zalzal G, Wiatrak BJ, Kashima HK, Coltrera MD. A staging system for assessing severity of disease and response to therapy in recurrent respiratory papillomatosis. Laryngoscope 1998;108(6):935–937.

[11] Derkay CS. Recurrent respiratory papillomatosis. Laryngoscope 2001;111(1):57–69.

[12] Schraff S, Derkay CS, Burke B, Lawson L. American Society of Pediatric Otolaryngology members' experience with recurrent respiratory papillomatosis and the use of adjuvant therapy. Arch Otolaryngol Head Neck Surg 2004;130(9):1039–1042.

[13] Katsenos S, Becker HD. Recurrent respiratory papillomatosis: a rare chronic disease, difficult to treat, with potential to lung cancer transformation: apropos of two cases and a brief literature review. Case Rep Oncol 2011;4(1):162–171.

[14] Derkay CS, Darrow DH. Recurrent respiratory papillomatosis. Ann Otol Rhinol Laryngol 2006;115(1):1–11.

[15] Pransky SM, Magit AE, Kearns DB, Kang DR, Duncan NO. Intralesional cidofovir for recurrent respiratory papillomatosis in children. Arch Otolaryngol Head Neck Surg 1999;125(10):1143–1148.

[16] Lindsay F, Bloom D, Pransky S, Stabley R, Shick P. Histologic review of cidofovir-treated recurrent respiratory papillomatosis. Ann Otol Rhinol Laryngol 2008;117(2):113–117.

[17] Broekema FI, Dikkers FG. Side-effects of cidofovir in the treatment of recurrent respiratory papillomatosis. Eur Arch Otorhinolaryngol 2008;265(8):871–879.

[18] Karatayli-Ozgursoy S, Bishop JA, Hillel A, Akst L, Best SR. Risk factors for dysplasia in recurrent respiratory papillomatosis in an adult and pediatric population. Ann Otol Rhinol Laryngol 2016;125(3):235–241.

[19] Derkay CS, Volsky PG, Rosen CA, et al. Current use of intralesional cidofovir for recurrent respiratory papillomatosis. Laryngoscope 2013;123(3):705–712.

[20] Zeitels SM, Barbu AM, Landau-Zemer T, et al. Local injection of bevacizumab (Avastin) and angiolytic KTP laser treatment of recurrent respiratory papillomatosis of the vocal folds: a prospective study. Ann Otol Rhinol Laryngol 2011;120(10):627–634.

[21] Best SR, Friedman AD, Landau-Zemer T, et al. Safety and dosing of bevacizumab (avastin) for the treatment of recurrent respiratory papillomatosis. Ann Otol Rhinol Laryngol 2012;121(9):587–593.

[22] Sidell DR, Nassar M, Cotton RT, Zeitels SM, de Alarcon A. Highdose sublesional bevacizumab (avastin) for pediatric recurrent respiratory papillomatosis. Ann Otol Rhinol Laryngol 2014;123(3):214–221.

[23] Mohr M, Schliemann C, Biermann C, et al. Rapid response to systemic bevacizumab therapy in recurrent respiratory papillomatosis. Oncol Lett 2014;8(5):1912–1918.

[24] Zur KB, Fox E. Bevacizumab chemotherapy for management of pulmonary and laryngotracheal papillomatosis in a child.

Laryngoscope 2017;127(7):1538–1542.

[25] Best SR, Mohr M, Zur KB. Systemic bevacizumab for recurrent respiratory papillomatosis: a national survey. Laryngoscope 2017;127(10):2225–2229.

[26] Ivancic R, Iqbal H, deSilva B, Pan Q, Matrka L. Current and future management of recurrent respiratory papillomatosis. Laryngoscope Investig Otolaryngol 2018;3(1):22–34.

[27] Rosen CA, Bryson PC. Indole-3-carbinol for recurrent respiratory papillomatosis: long-term results. J Voice 2004;18(2):248–253.

[28] Dion GR, Teng S, Boyd LR, et al. Adjuvant human papillomavirus vaccination for secondary prevention: a systematic review. JAMA Otolaryngol Head Neck Surg 2017;143(6):614–622.

[29] Markowitz LE, Gee J, Chesson H, Stokley S. Ten years of human papillomavirus vaccination in the United States. Acad Pediatr 2018;18(2S):S3–S10.

[30] Ahn J, Peng S, Hung CF, Roden RBS, Wu TC, Best SR. Immunologic responses to a novel DNA vaccine targeting human papillomavirus-11 E6E7. Laryngoscope 2017;127(12):2713–2720.

[31] Ahn J, Bishop JA, Roden RBS, Allen CT, Best SRA. The PD-1 and PD-L1 pathway in recurrent respiratory papillomatosis. Laryngoscope 2018;128(1):E27–E32.

[32] Yuan H, Myers S, Wang J, et al. Use of reprogrammed cells to identify therapy for respiratory papillomatosis. N Engl J Med 2012;367(13):1220–1227.

[33] Attra J, Hsieh LE, Luo L, et al. Development of human-derived cell culture lines for recurrent respiratory papillomatosis. Otolaryngol Head Neck Surg 2018;159(4):638–642.

第 49 章　喉气管重建

Diego Preciado, George Zalzal

摘要

　　本章主要回顾实施喉气管重建术前、术中和术后的注意事项，重点包括如何确保手术成功，同时避免潜在的风险。

关键词

　　喉，软骨，支架

49.1　摘要

　　儿童喉气管狭窄的治疗往往颇具挑战性，最好由具备儿科气道相关专业知识的专业人士处理，这需要在耳鼻喉科医生的领导下，高度整合多种医疗服务。一般来说，麻醉科、外科、呼吸科、重症医学管理科和儿科方面的多学科专业知识是必需的。此外，护理和语言治疗方面的专业知识对教育、咨询、气管切开护理指导和家庭护理一体化至关重要。虽然使用气囊内镜治疗这些病变已成为一种新的趋势，但开放气道重建术仍是小儿喉气管狭窄长期修复的有效工具。从长期来看，尤其是严重狭窄的患者，采用开放式手术的效果似乎更好。本章将主要关注喉气管狭窄的开放式手术入路，特别是喉气管重建术（LTR），这不是一种单一的技术，而是取决于狭窄性质的多个方案的集合（视频 49.1）。

49.2　定义和分类

　　新生儿喉气管狭窄的发生率为 0.1%~1%，大部分是由长期插管引起的。在某些情况下，儿童可能出生时就患有先天性喉部狭窄（由于环状软骨环厚或发育过程中气道的再通困难）。这些先天性狭窄的病例在唐氏综合征等一些综合征中更为常见。最常用的声门下狭窄（SGS）分级标准是由 Myer 和 Cotton 于 1994 年提出的。他们将 1 级 SGS 描述为 0~50% 的狭窄；将 2 级 SGS 描述为 50%~75% 的狭窄；将 3 级 SGS 描述为 75%~99% 的狭窄；将 4 级 SGS 描述为无法识别的管腔，如图 49.1 所示。此分级方案在结果评估、计划手术入路和客观分类疾病严重程度方面非常重要。2009 年，Moniere 对 Myer Cotton 量表进行了修改，将每种程度的狭窄进一步细分为（A）单独狭窄；（B）内科并发症；（C）声门受累；（D）内科并发症和声门受累。这个修改后的量表可以增加客观性，并在向家庭提供有关预期结果的咨询时提供重要信息，或者为手术决定提供信息，例如在一期手术和二期手术方法之间进行选择。

49.3　评估、术前准备和麻醉注意事项

　　对可疑喉气管狭窄儿童的评估应包括仔细询问病史和体格检查。术前影像学除了有助于确定狭窄气道段的长度外，对喉气管狭窄的诊断作用有限。毫无疑问，全麻下硬性直接喉镜和支气管镜检查（DLB）是 SGS 特征性术前气道评估的金标准。这项评估的首选麻醉管理方法是使用吸入剂和丙泊酚或右美托咪定联合应用于儿童自主通气麻醉和充氧。这种方法可以在进行气道操作时动态评估喉气管支

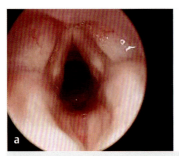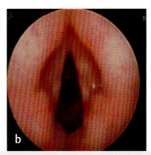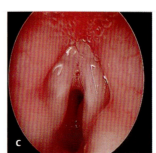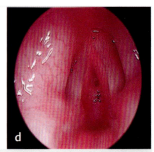

图 49.1　SGS 分级。a~d. 由左到右分别为：Ⅰ级（0~50%）、Ⅱ级（50%~75%）、Ⅲ级（76%~99%）、Ⅳ级（100%）

气管树，而不需要通过硬性支气管镜进行插管或通气。外科医生能够简单地利用纤维支气管镜进行检查，同时最大限度地减少了与大直径通气支气管镜相关的气道损伤。呼吸机支气管镜的使用仅限于必须在气管和主支气管进行治疗性或介入性操作的病例。在实施 DLB 后，为了客观地确定狭窄的严重程度，狭窄气道的管腔大小通常用气管插管（ETT）来确定。在选择的患者中，直接显微纤维喉镜和支气管镜检查可以通过灵活的鼻咽喉镜辅助检查来完成，在睡眠和清醒状态下均可完成。睡眠柔性内镜可以帮助评估气道的舌根水平以及鼻咽和下咽水平，而不需要喉部操作或悬挂。灵活的鼻咽喉镜对于未插管的患者很重要，因为患者应该仔细评估鼻咽、口咽，特别是声带水平。神经性问题引起的声门活动异常，声门瘢痕形成，或环杓关节受累使手术治疗复杂化。麻醉状态下的软性喉 – 支气管镜检查也最好不用插管，通过软性喉镜的侧口注氧进行自主通气，最有效的方法是联合使用右旋美托咪定和丙泊酚对于患有严重小颌畸形的患者评估舌根可能阻塞的程度特别有用。清醒状态下的柔性喉镜检查对于排除声带静止非常重要。大多数获得性 SGS 婴儿都有新生儿气管插管史。对于出现炎症性 SGS 和多次拔管失败的新生儿，新生儿和耳鼻喉科团队需要密切合作。应密切关注患者的医疗状况，重点关注心肺状况、通气状况、需氧量以及以往拔管失败的细节。应该调查和治疗可能伴发的胃食管反流（GERD），因为许多人报道了 GERD 和 SGS 之间的相关性，GERD 可能会影响 LTR 后的手术愈合。吞咽困难或严重的喉和下咽炎症的患者应该考虑为嗜酸性食管炎，因为这种新出现的疾病最近也被证明与 SGS 有关，并影响 LTR 后的负面愈合和预后。

对于没有气管切开的喉气管狭窄患者，进一步和明确的重建治疗是基于临床表现和狭窄段的严重程度。慢性肺部疾病的存在，通常表现为支气管肺发育不良和肺功能储备不足时的基线氧耗量，是单期 LTR 的禁忌证，需要在 LTR 之前或期间进行气管切开。这是因为重建喉气管手术需要足够的肺功能，不仅能承受手术，还能承受 ICU 的术后过程和随后的拔管。事实上，那些患有严重肺部疾病的儿童应该接受儿科肺呼吸科医生的咨询。一般来说，对于

夜间需氧量超过轻度的儿童，不宜进行 LTR；在某些情况下，拔管后可以通过鼻尖持续给氧。

重建的时机

LTR 手术的理想时机仍有些模糊。尽管一些研究表明，与年龄较大的儿童相比，24 个月以下的儿童尽管狭窄程度较轻，但重建失败率较高。其他系列研究表明，尽管较小的儿童在一期手术后重新插管的比率较高，但年龄本身可能不是重建失败（定义为未能拔管或避免气管切开）的独立预测因素。在现有气管切开的儿童中，任何 LTR 时机的决定都必须考虑到这样一个事实：在行 LTR 手术之前，严重 SGS 患儿行气管切开治疗后具有潜在生命危险，每年因气管切开导管阻塞而导致的儿童气管切开特定死亡率为 1%~3.4%。相关的气管切开并发症还包括需要全面护理和监测、言语和语言发育延迟、喂养困难和感染。因此，现在许多作者建议尽早重建气管，以避免气管切开相关的并发症。

49.4　外科管理
内镜治疗的作用

一般来说，内镜治疗仅限于获得性（而非先天性）气道狭窄。传统上，内镜治疗采用激光消融狭窄的病变，但仅对包括轻度 I 级或 II 级狭窄的未成熟、非环形、短的软性病变有效。最近的病例系列也描述了球囊扩张导管的使用，作为潜在的工具，可以成功地治疗一些 SGS 患者，即使是严重的，但有必要进行更大规模的验证性研究来验证这一方法。对比、回顾性研究得出的结论是，对于严重的 SGS（III 级和 IV 级），与 LTR 相比，内镜气囊扩张对实现长期气道通畅的应用有限，在某些情况下，失败的气囊扩张甚至可能是有害的。与 LTR 相比，球囊扩张术增加了计划外紧急干预的风险。在任何情况下，球囊扩张术肯定有助于缓解梗阻症状，但多次、连续的反复扩张可能最终会削弱气道侧壁，加重病情。

49.5　开放式手术技术
49.5.1　环状软骨前裂开术

环状软骨前裂开术（ACS）是 1980 年由 Cotton 和 Seid 提出的一种替代气管切开的方法，用于肺健

康但喉部因水肿和早期狭窄而阻塞的早产儿拔管失败病例。行此手术，拔管失败的唯一原因必须是喉部梗阻，新生儿应该已经长到1.5kg，10天内不需要辅助通气支持，没有超过35%的FiO_2的补充氧气需求，并且没有充血性心力衰竭的证据。手术包括在NICU进行前垂直劈开第一气管环、环状软骨和甲状软骨，然后经鼻气管插管10~14天。如果严格和仔细地遵循标准，病例系列已经证明ACS在避免新生儿气管切开方面是成功的。在急性冠脉综合征期间，还描述了将一小块甲状软骨放入垂直劈开的裂缝中（图49.2），这可能会提高手术的成功率。

49.5.2　LTR 伴软骨移植

带软骨移植的LTR是于1972年由Fearon和Cotton提出的，作为扩张原本声门下狭窄的一种手段。该手术的原理是通过将软骨移植物放置在管腔大小适中的支架上，使环状软骨向前和/或向后伸展。该手术既可以采用一期手术（没有气管切开导管），也可以采用二期手术（术后留有气管切开导管）。

如果仔细研读文献可以发现：报告的LTR在预防气管切开或拔管方面的总体成功率为81%~100%。一般来说，狭窄越严重，LTR扩张术成功的可能性越低。据报道，对于Ⅲ级和Ⅳ级狭窄，成功率为75%~85%。事实上，在这些严重的病例中，当声带下缘和气道狭窄段之间有足够的距离（至少＞3mm）时，

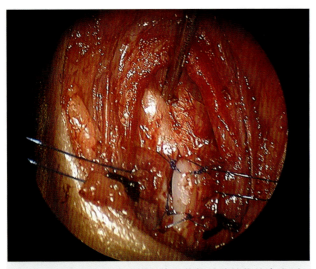

图49.2 甲状软骨移植物。将甲状软骨移植物缝合在呼吸道前壁纵向裂开处。吸引器描绘的是甲状软骨上切迹

应该考虑部分气道切除技术，例如环状气管切除术（CTR），因为据报道，对于严重的Ⅲ级和Ⅳ级狭窄，这些技术的成功率比LTR高，在90%~95%的范围内。然而，与CTR不同的是，当LTR手术失败时，后续修复手术有更多的选择，在LTR加再次移植可以进行多次手术的情况下，切除技术（如CTR）只能进行一次。

软骨是LTR手术中最常用的扩张喉气管管腔的移植材料。虽然甲状软骨和耳郭软骨移植物已经被提出，肋软骨移植物仍然是LTR的主力。这是因为它们的可用性、可获得性、良好匹配的厚度和重建喉气管框架所需的坚硬度。甲状软骨板可用于孤立的前路移植，在新生儿环状软骨前裂开时作为间隔移植物，或用于选择Ⅱ或Ⅲ级狭窄，但其外形较薄，难以用凸缘雕刻成型，不足以支撑环状软骨后板。舌骨在成人患者中的应用也取得了不同程度的成功；然而，它的菲薄限制了扩张的潜力，骨也很难雕刻成规范的，骨化可能会限制整合和新的上皮化，并伴随着显著的吸收。

49.5.3　前路移植

当声门下气道轻度狭窄，或瘢痕限制环状软骨的前部时，通常采用单独的环状软骨前移植物扩张，这种情况仅在少数情况下发生。在一些先天性声门和声门下狭窄的病例中，如部分喉闭锁，胚胎发育期间气道再通失败，增厚的软骨通常位于前方，前路移植可以作为重建的方法。

前路LTR的手术路径如下所述：DLB检查后，确定狭窄的位置/范围，并排除任何活动性喉炎（此为手术禁忌）。在环状软骨水平上做横向/水平切口，通常长为2~3cm。如果有气管切开导管，并计划进行二期手术，则将该切口放置在气管吻合口上方1~2cm，以避免侵犯吻合口。这样就可以在术后进行常规的气管切开导管更换和护理，避免新的气管切开，并避免与新的气管切开伤口相关的潜在并发症，如假气管和意外拔管。另外，如果现有的气管切开管，但计划采用单期入路，则将气管吻合口合并到最初的LTR切口中，以便在重建过程中移除吻合口。皮肤切开后，上、下颈椎下皮瓣抬高，带状肌和甲状腺峡部在中线分开，并向外侧缩回，直

到上气管环、环状软骨和甲状软骨清晰可见。下一步，用海狸叶片切开环状前切口，穿过气道上方的瘢痕，最常见的是延伸到前联合的正下方。在下方，切口延伸至气管吻合口的上部，如果继续切开气管，则仅穿过瘢痕部分。在环状软骨前裂开手术中，Prolene线放置在切口的侧面，并用止血剂轻轻固定。在某些情况下，如先天性喉闭锁伴发 SGS，可能需要通过狭窄的前联合进行正式的完全性喉裂手术。重要的是，切口的上下伸展是在直角钳子的直接观察下进行的，使用直角钳观察管腔，确保不侵犯前联合，并评估瘢痕形成的程度。术中由助手使用直接喉镜引导切开也可能是有帮助的。在切开气道，并确认气道段的整个垂直长度已被切开后，仔细检查狭窄情况。关键是要确定狭窄的垂直长度、气管侧壁的硬度、环状软骨后腔表面的状况，以及是否有伴随的气道黏膜病变，如囊肿。一个有用的方法是以逆行的方式轻轻滑动一个大小适中的气管插管（ETT），以确保瘢痕得到充分释放，ETT 安装宽松。

肋软骨移植物是通过在右侧乳房下褶皱处切开 2~3cm 的皮肤获得的（图 49.3）。如果右侧胸壁行脑室腹膜分流术（几乎全部位于右侧），则可能需要切取左侧肋骨移植物。皮肤切开后，皮下脂肪和肋间肌肉在第 5 或第 6 肋骨的表面上分开，暴露出肋骨的前表面，从外侧的骨关节连接到内侧的胸骨附着处。此时，沿肋骨长度切开肋骨表面上的软骨膜，在肋骨上缘上方建立软骨膜下平面，并延伸至肋骨后表面。然后在肋骨的下缘建立完全相同的软骨膜下隧道，并延伸到肋骨的后表面，连接到先前建立的隧道，该隧道是从上方开始的。这个软骨膜下隧

道保护胸膜。注意确保前软骨膜留在适当的位置，完全附着在肋骨上。接下来，将肋骨牵引器 / 升降机插入隧道，并在骨关节交界处横切肋骨。肋骨从外侧到内侧从内侧软骨膜和胸腔被抬起，在内侧解剖时分离肋间肌肉，最后与胸骨完全分离。剩余的伤口被生理盐水浸泡，并施加胸腔内正压，以证明胸膜没有漏气，确认胸膜没有损伤。然后用可吸收缝线重新接近肋间肌肉，在伤口边缘放置的被动引流管上层层闭合皮肤。

移植物被切割成适合前切口（图 49.4），两端都有凸缘，以避免软骨膜面向管腔脱出进入气道。插图雕刻成典型的"小船"或"泪滴"风格，典型的插入深度为 2~3mm。切开移植物后，将移植物缝合到位以分散气道裂开。通常，褥式缝合可用于这一步。一些外科医生更喜欢可吸收缝合材料，如 Vicryl 线，而另一些外科医生则使用永久性缝合材料，如 Prolene 线。对于单期手术，移植物被缝合在适当大小的 ETT 上，该 ETT 已被放置在鼻气管内的气道中。对于二期手术，在放置后部移植物的情况下，移植物缝合在造口上支架上（图 49.5）。在完成移植物放置和缝合后，修复甲状腺峡部，将带状肌缝合在中线以上，重新接近颈阔肌，并层层闭合伤口。还留有一个独立的通气孔，以允许任何空气从气管周围空间排出。对于单期手术，患者在儿科重症监护病房（PICU）保持鼻气管插管 5~6 天。在这段术后期间，关键是要避免全麻，同时保持适当的镇静水平，以避免患者过度拍打或拉动 ETT。3 岁以上的患儿，当然包括大多数青少年和成年人，通常可以在 PICU 插管时大部分保持清醒，卧床的镇静和焦虑

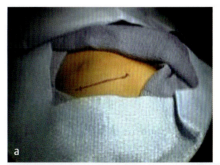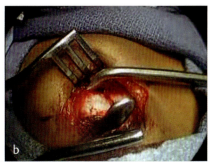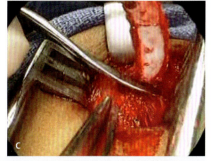

图 49.3 切取肋骨移植物。a~c. 右下胸壁皮纹处做切口；暴露第 5 肋骨从骨关节交界到胸骨的位置；肋骨从外侧向内侧在后方软骨膜平面内切取

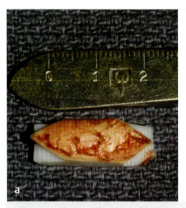
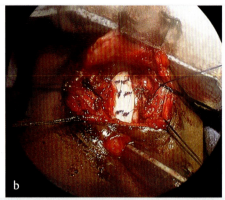
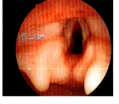
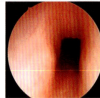
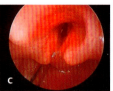
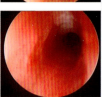

图 49.4　a~c. 重塑喉气管前方的移植骨。移植物被雕刻成典型的船形，并缝合于气管前壁裂开处。右图显示了气管腔逐渐愈合的过程

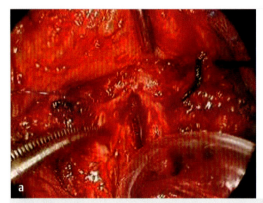
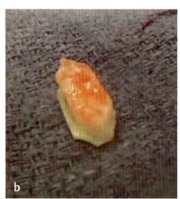
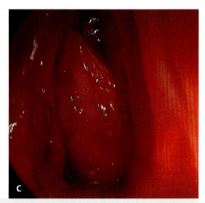

图 49.5　a~c. 重塑喉气管后方的移植骨。仅后环状板裂开，无须切开前联合形成完全喉裂。雕刻好的软骨有小的凸起。右图显示了移植物不需要缝合而"扣"入对应的位置

程度最低。最近在单期 LTR 后 PICU 中使用右美托咪定作为主要镇静剂减少了这些患者的停药反应和镇静相关并发症的发生率。

49.5.4　后路移植

在大多数需要开放扩张的重度 SGS 病例中，特别是在伴发声门后狭窄的病例中，需要移植气道的后环状水平以获得足够的气道管腔（图 49.5）。事实上，大多数新生儿获得性狭窄的病例都会在瘢痕中包含一个后部声门 / 声门下部分。这是由于 ETT 施加的压力和溃疡导致新生儿和婴儿狭窄最常见的是后部。后路扩张植骨的手术入路与前路 LTR 相同。在完成前垂直气道裂开和部分喉裂后，用 1% 利多卡因和 1∶100 000 肾上腺素浸润后喉。环状软骨的后喉、后声门、声门下瘢痕和全长的环状软骨后板被划分到下咽黏膜水平。如果杓间区纤维化，可以

在上方切开，将有瘢痕的肌纤维分开。在下方，切口可延伸约 1cm 进入膜性气管 – 食管中隔。重要的是，没必要为了充分显露后环状软骨，而通过前联合进行完整的喉裂手术。

后软骨移植在非软骨膜一侧刻有小凸缘，软骨膜镶嵌在光面上。后路移植物的凸缘很小，当后路移植物被舒适地插入分散的环状软骨节段时，应该嵌在环状软骨后板的后面。后环状软骨环的反冲效应将移植物固定到位，防止移植物脱出进入气道。使用这种方法，不需要缝合就可以将后路移植物"折断"到位。必须缝合后移植物到位的缺点与手术暴露有关，在大多数情况下需要通过前联合完整的喉裂。即使缝合，后部移植物也需要支架形式的支持，通常是术后 10~14 天。单期重建使用的支架是经鼻气管放置的 ETT，双期手术使用的是透明缝合的造口上支架。

49.5.5 支架的使用

喉部支架在 LTR 中主要作为辅助使用。对于单期手术，使用鼻气管 ETT 作为支架的主要形式，持续 7~14 天。对于二期手术，支架跨气道缝合，在吻合口上方用一条大 Prolene 缝线，但支架没有连接到气管。虽然理想的造口上支架还不存在，但已经存在了 40 多年的非常有用的支架在今天仍然是最受欢迎的。这些支架主要是 Aboulker 型支架和软硅胶 Montgomery T 形管（图 49.6）。对于后者，切开 T 形管的一端，并将其用作气管上方的支架。理想情况下，LTR 后使用的支架应该足够坚硬，以保持重建区域和移植物位置的稳定，允许发声，允许经口进食而不需要胃管注食，易于检查和取出，最大限度地减少肉芽组织的形成，并与气管切开管的护理和更换相适应。在二期手术病例中，在重建部位与气管吻合口之间一定距离缝合的造口上支架类型（即"短"造口上支架）与造口上部位肉芽组织的形成及其远端的潜在狭窄有关。因此，支架植入的持续时间被限制在 3~4 周。

如果重建的气管管壁松弛，或移植物稳定性差，或由于先前多次失败的重建尝试导致解剖高度扭曲，则可能需要比 4 周更长的支架植入期。为了防止与"短"造口上支架相关的造口上、远端支架肉芽组织的形成，并允许更长的支架周期，已经描述了对

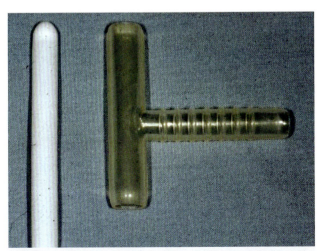

图 49.6 二期呼吸道支架手术。典型的支架用于二期喉气管重建术，包括左侧的 Aboulker 型支架和右侧的 Montgomery T 形管

Aboulker 型支架使用的改进，其中气管切开管通过包围造口区的长 Aboulker 型支架中的窗口插入并牢固地布线就位（即，"长"Aboulker 型支架）。这种"长支架"类型的支架植入时间可以延长到 2 个月以上。然而，由于术后不能更换气管切开导管，以及传闻的支架断裂的例子，这种有窗的、有金属丝的、"长"的 Aboulker 型支架的使用已经不再受欢迎。传统上，成人最常用的长期喉气管支架是 Montgomery T 形管。该支架在儿童中也被证明是一种有效、可靠的支架，可以长期放置支架（＞2 个月）。T 形管提供稳定的、长期的喉部支架，并有发声的可能性。它们可以很容易地移除和更换。然而，它们也有几个缺点。由于较小的 T 形管可能会造成黏液阻塞，因此只能用于 4 岁以上的儿童，需要细致的术后护理和家庭护理。未能保持 T 形管前肢的堵塞总是会导致黏液阻塞。考虑到儿童的气道重建段和声带游离边缘之间的距离很小，为了防止声门和声门上肉芽组织的形成，T 形管的上部必须放在假声带的上方，从而更有可能发生明显的误吸。最后，如果 T 形管必须在术中进行修改以达到合适的上肢或下肢长度，由此产生的 T 形管的"非机械加工"边缘可以导致显著更高的气道肉芽组织形成率。

大型研究显示，在超过 80% 患儿中一期 LTP 是成功的（避免了气管切开）。唯一与手术失败相关的因素被发现是气管软化的存在。在 PICU 插管期间，术后儿童的管理通常是困难的，而且是不断加重的。报告表明，年龄较大的儿童（＞3 岁）对插管期的耐受性较好，通常需要最低限度的镇静或通气辅助（图 49.7）。

在两阶段手术中，气管切开导管要么在手术后放置，要么留在原地。作为支架，缝合的留置造口上支架在术后移植物愈合时留在原位（图 49.8）。通常支架放置 2~4 周，支架的顶端位于杓状穹顶的水平（图 49.9）。当儿童需要长时间支架植入术、存在更复杂的气道病变、伴随气道病变（如气管软化、声带活动能力受损或舌根阻塞）或翻修手术时，二期手术是必要的。

49.5.6 环状气管切除术

狭窄的喉气管段切除术最早是由 Conley 于 1953 年

在成人中引入的，后来由 Monnier 在 1990 年在儿童中推广。自那以后的多份报告表明，对于 III 级或 IV 级严重狭窄的儿童，这种手术更有可能实现拔管或避免气管切开管，这些儿童的成功率超过 90%。手术的理念是切除狭窄的声门下气道，包括前外侧环状软骨环，保留后环状软骨板，保留功能性环杓关节。与 LTR 手术一样，CTR 可以以一期或二期的方式进行。术后增加的考虑因素包括术后 7~10 天的下颌至胸部缝合，以防止颈部伸展和吻合口裂开。

49.5.7　拔管

对于二期手术，一旦 DLB 显示有足够的气道，包括足够的声带运动，拔管过程就开始了。第一步

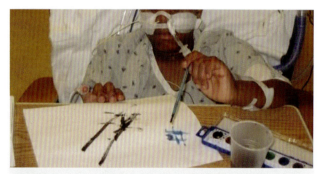

图 49.7　一期气管前壁移植物带气管插管。2 岁儿童于重症监护室，可耐受经鼻清醒插管

通常是在受控环境中通过阀门减小气管切开管的尺寸。然后在监控环境中封闭气管切开管。在患者清醒的状态下，封闭气管切开管。气管切开管一直保持封闭状态直到儿童没有表现出呼吸窘迫或血氧饱和度降低的临床证据为止。如果孩子清醒时能耐受堵塞，那么在包括脉搏血氧饱和度在内的监护环境中可进行夜间气管切开导管的堵塞。拔管本身是在监测环境中进行的（至少 49h），以评估是否存在明显的血氧饱和度不足。

如果患儿在这个过程中的某个时间堵塞失败，应该考虑几种可能性，包括声门上塌陷、声带运动不足、残留的喉部狭窄、造口上塌陷和气管支气管软化。如果对呼吸充分通畅或儿童清除分泌物的能力有任何疑问，则建议将气管切开管堵塞 3 个月，在此期间，儿童应该能够在不拔出的情况下耐受上呼吸道感染。拔管后，应在内镜下对患儿进行气管内肉芽组织检查。

49.5.8　术后注意事项

接受喉气管重建术的患者的术后考虑因素取决于手术的性质。对于那些正在接受一期手术的患者，在 PICU 管理中使用镇静方案可能有助于将并发症发生率降至最低。需要大剂量镇静、麻药和控制辅助通气的儿童患肺炎、停用麻醉剂的戒断风险和需要

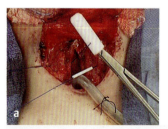
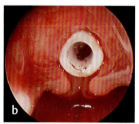
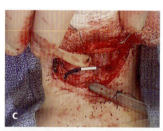
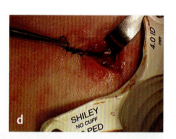

图 49.8　a~d. 支架的最佳位置。图为在二期手术中支架的顶部应该位于呼吸道的哪个位置

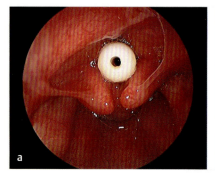
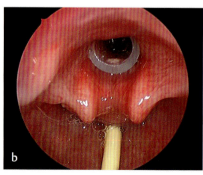

图 49.9　a、b. 放置于声门口的支架。图从左至右演示了支架如何缝合到位，一根大的 Prolene 针被放置在固定支架的地方。一个小的塑料导管帮助将线结朝气管的右侧边缘。在皮肤切开的右缘打一个长结，在放置后 2~4 周，在经口腔内镜下取出支架时切断线结

重新插管的风险更高。这些发病率在 3 岁以下的新生儿和婴儿中尤为突出。年龄较大的儿童不太可能需要高水平的通气和麻醉支持。

对于二期手术患者，气管切开导管的精心护理是强制性的。尤其是考虑到气管切开管上方的造口上支架的存在，这一事实进一步证明了儿童完全依赖气管切开管的气道。在这种情况下，如果没有适当水平的护理和监测，意外拔管或气管切开黏液阻塞是潜在的致命事件。考虑到使用造口上支架的儿童，当然还有那些使用 Montgomery T 形管的儿童，可能会有不同程度的吸气，因此也存在患肺炎的小风险。与言语和语言病理学家仔细合作，评估儿童吞咽或吸入风险的能力，对于术后植入支架的二期患者至关重要。在支架植入期需要全身抗生素并不少见。重要的是，支架取出后，作为支架的反应，气道通常会表现出相当数量的刺激和肉芽。支架取出后开具的全身性类固醇将有助于减轻和消散这种炎症反应。在支架取出后 7~10 天监测愈合的移植物部位以评估肉芽的清除和重建的气道管腔的充分性是至关重要的（图 49.10）。

从长远来看，移植物应该在 3 个月后上皮化，并在 6 个月前完全融入气道框架（图 49.11）。

移植和扩张 LTR 技术可能导致的喉部长期并发症包括前联合不协调（如果需要完整的喉裂，或者如果瘢痕包括前声门），声门下再狭窄（相当罕见，因为重建的气道预计会随着时间的推移而增长），以及杓状软骨脱垂（这是非常少见的，因为重建的气道预计会随着时间的推移而增长）。后者是一种相当常见的后路移植的长期后遗症，据报道发生率为 1%~3%。在某些情况下，杓状软骨可能脱垂而导致梗阻症状，特别是在运动和体力活动时。为了缓解症状，可能需要用二氧化碳激光切除脱垂的部分杓状软骨（图 49.12）。

49.6 要点

a. 适应证：
　– 中到重度 SGS 对内镜技术如球囊扩张无效。
　– 严重的后声门狭窄。
　– 双侧声带麻痹。

b. 禁忌证：
　– 活动性气道炎症。
　– 耐甲氧西林金黄色葡萄球菌气管炎。
　– 未经治疗的反流或嗜酸性食管炎。
　– 慢性心肺疾病（适用于二期手术）。

c. 并发症：
　– 杓状软骨脱位。
　– 移植物脱垂进入气道腔。
　– 支架取出后气道肉芽形成。
　– 气胸（肋骨移植造成）。
　– 移植物感染。

f. 术前特殊注意事项：
　– 检查其他潜在的气道阻塞程度。
　– 确保心肺成熟度和充分性。
　– 进行术前 DLB。

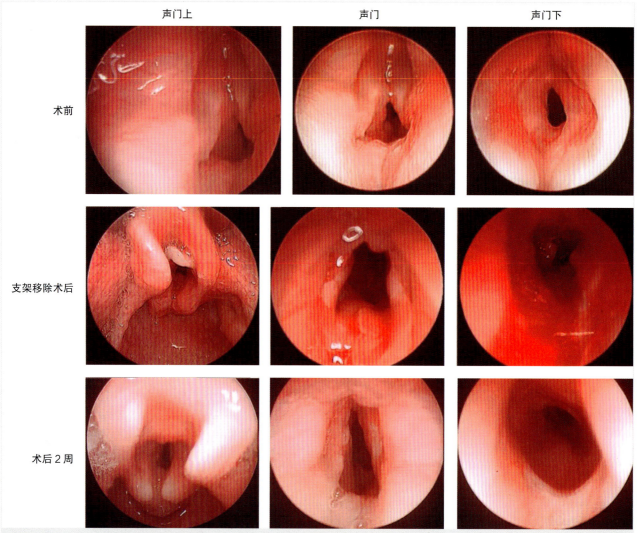

声门上 声门 声门下

术前

支架移除术后

术后2周

图 49.10 移除支架后的典型愈合情况。在二期手术（第二排）中，在取出管后，通常可在呼吸道内看到明显粗糙化的改变。支架术后7~14天需通过内镜监测和检查呼吸道，以确保炎症和肉芽组织已清除（第三排）

e. 术中特殊注意事项：

– 如有可能，避免通过前联合发生喉裂。

– 在现有气管切开的有计划的两期手术的情况下，不要破坏成熟的造口，以便在术后期间进行安全的气管切开改变。

– 评估开口气道段的侧壁僵硬、环状后瘢痕形成和狭窄长度，以告知移植所需的软骨数量。

f. 术后特殊注意事项：

– 在一期手术中，避免全麻，并考虑在插管期使用右美托咪定作为主要镇静剂。

– 放置造口上支架最多4周，以尽量减少肉芽组织的形成，并在支架取出后7~10天监测气道。

– 尽量减少围术期类固醇的使用，但在拔管或支架取出时要开出气道剂量的类固醇。

术前

术后1周

术后1个月

术后6个月

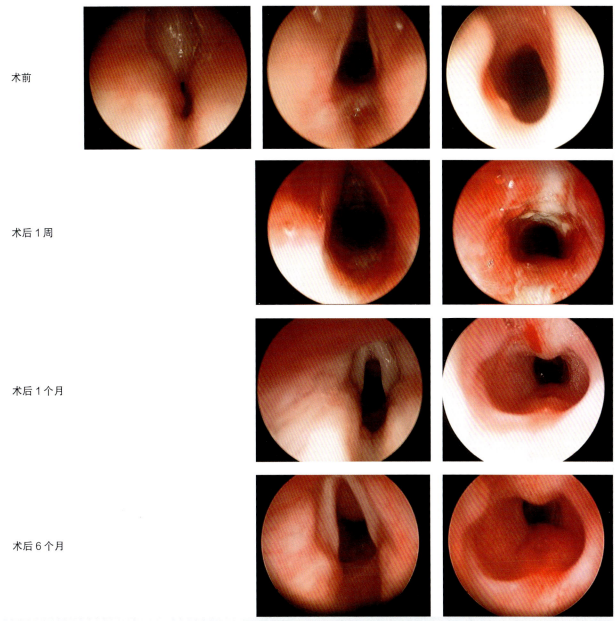

图 49.11 LTR 长期愈合过程。LTR 术后典型的前壁及后壁移植物愈合情况。喉气管重建术

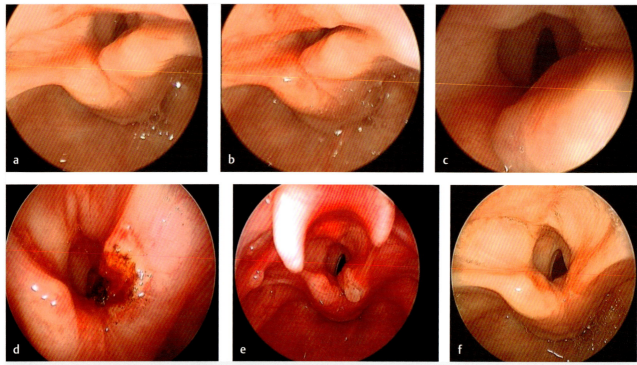

图 49.12　a~f. LTR 术后的杓状软骨脱垂。典型的杓状软骨突入气道腔。这是后方软骨移植术后潜在的长期并发症。最下面的一行描述了这种并发症的治疗和愈合（从左到右），二氧化碳激光部分杓状软骨切除术。LTR，喉气管重建术

参考文献

[1] Maresh A, Preciado DA, O'Connell AP, Zalzal GH. A comparative analysis of open surgery vs endoscopic balloon dilation for pediatric subglottic stenosis. JAMA Otolaryngol Head Neck Surg 2014;140(10):901–905.

[2] Monnier P, Savary M, Chapuis G. Partial cricoid resection with primary tracheal anastomosis for subglottic stenosis in infants and children. Laryngoscope 1993;103(11 Pt 1):1273–1283.

[3] Rutter MJ, Hartley BE, Cotton RT. Cricotracheal resection in children. Arch Otolaryngol Head Neck Surg 2001;127(3):289–292.

[4] Zalzal GH. Rib cartilage grafts for the treatment of posterior glottic and subglottic stenosis in children. Ann Otol Rhinol Laryngol 1988;97(5 Pt 1):506–511.

[5] Rutter MJ, Cotton RT. The use of posterior cricoid grafting in managing isolated posterior glottic stenosis in children. Arch Otolaryngol Head Neck Surg 2004;130(6):737–739.

[6] Stern Y, Willging JP, Cotton RT. Use of Montgomery T-tube in laryngotracheal reconstruction in children: is it safe? Ann Otol Rhinol Laryngol 1998;107(12):1006–1009.

[7] Gustafson LM, Hartley BE, Liu JH, et al. Single-stage laryngotracheal reconstruction in children: a review of 200 cases. Otolaryngol Head Neck Surg 2000;123(4):430–434.

[8] White DR, Cotton RT, Bean JA, Rutter MJ. Pediatric cricotracheal resection: surgical outcomes and risk factor analysis. Arch Otolaryngol Head Neck Surg 2005;131(10):896–899.

[9] Hartley BE, Rutter MJ, Cotton RT. Cricotracheal resection as a primary procedure for laryngotracheal stenosis in children. Int J Pediatr Otorhinolaryngol 2000;54(2–3):133–136.

[10] Bailey M, Hoeve H, Monnier P. Paediatric laryngotracheal stenosis:a consensus paper from three European centres. Eur Arch Otorhinolaryngol 2003;260(3):118–123.

第50章 环气管部分切除术

Ian N. Jacobs

摘要

严重喉气管狭窄的主要手术方法有两种,一是使用了自体软骨的喉气管重建术(LTR),二是环气管部分切除术(pCTR),该术需切除狭窄段气管,将正常气管段向上牵拉,以重建部分环状软骨,使之形成正常的后方环状软骨板。两种术式在某些情况下均可使用。其手术适应证、禁忌证及手术步骤还需更多的评估。

关键词

环气管部分切除术(pCTR),喉气管重建术(LTR)

50.1 适应证

- Ⅲ级及Ⅳ级喉气管狭窄(完全狭窄),包括喉及上段气管狭窄。
- 声门功能正常,包括发音及气道的保护功能。
- 完整的喉部及正常的吞咽功能。
- 与声门间隔至少 5mm。
- 气管可切除部分小于 50%。
- 肺功能良好。

50.2 相对禁忌证

- 轻度声门下狭窄(Cotton Ⅰ级和Ⅱ级)。
- 婴儿。
- 声门功能不全或声门瘢痕化。
- 活动性胃食管反流病(GERD)或嗜酸细胞性食管炎(EE)。
- 活动性气道炎症。
- 既往多次手术使活动困难。
- 既往气管食管瘘或喉裂修补术后。
- 双侧声带麻痹或固定。
- 至少 5~7 个正常气管环。
- 心肺功能差。
- 声门上狭窄。
- 病变范围超过气管的 50%。
- 严重颈椎疾病或瘢痕使活动受限。

50.3 与喉气管重建的比较

- 狭窄程度较轻。
- 声门狭窄更为常见。
- 双侧声带麻痹。
- 气管切开术相关问题(如严重的气管造瘘口脱垂)。

50.4 Ⅲ级及Ⅳ级声门下狭窄
50.4.1 诊断及评估

- 门诊评估:患者可先行预检分诊,并进一步行多学科评估,如耳鼻喉科,胃肠病科,呼吸科,营养科等。清醒状态下的纤维鼻咽喉镜检查非常重要,可鉴别患儿是否有扁桃体或腺样体肥大,是否有舌根后坠,此外还可以了解声带活动度以及是否有声门上狭窄。
- 吞咽功能评估:吞咽功能可由语言及吞咽治疗师进行评估。治疗师可观察患儿的吞咽以及了解过去的喂养史,必要时可行内镜或食管吞钡检查。
- 胃食管反流病评估:胃肠外科或消化科医生可能还会要求行上消化道造影或上消化道内镜检查,以排除胃食管反流病或嗜酸细胞性食管炎。
- 内镜检查:可行纤维支气管镜,喉镜或胃镜检查。耳鼻喉科医生可使用鼻咽喉镜,对其咽、喉和气管进行详细检查,并了解有无舌根后坠,了解扁桃体、腺样体、会厌、声门上结构以及声带情况,同时也可触诊杓状软骨,了解有无固定或脱垂。当严重Ⅲ级狭窄时,可放置 2.7mm Hopkins 内镜,并可确定狭窄的末端到气管切开部位的距离,以及检查远端气管是否正常。也可行纤维支气管镜了解气管、支气管的情况,以及有无气管软化。在术前使用抗生素时,可先行右肺中叶肺泡灌洗液培养。消化道内镜检查也可在术前进行,必要时可安置食管阻抗 pH 检测探头。

50.4.2 手术入路

- 一期与二期手术。

- 显微喉镜与支气管镜。
- 外科手术（标准环气管部分切除术）。

1. 手术团队需根据初始的纤维支气管镜结果，了解气道情况，确定狭窄段及手术方案。需经口气管插管来固定狭窄的气道。术前需静脉使用抗生素（如头孢他啶或克林霉素等），必须覆盖假单胞菌属及厌氧菌。将患儿置于"过伸位"（图50.1）。

2. 铺巾，做切口，将上、下颈阔肌下瓣抬高并缝合到位。然后将喉气管复合体剥离。在内镜控制下，如果决定行喉气管重建术（LTR），则做环状软骨中线切口（图50.2）。如果肋软骨不能扩大环状软骨，则必须行环状软骨切除术（CTR）。

3. 检查气道，如果发现切除该段气道效果更好，则对环状软骨前壁行外侧切除（图50.3）。这取决于气道是否能更好地扩张，否则必须切除。

4. 刨平外侧板，磨平环状软骨后壁。使用钻头去除所有的瘢痕组织。雕刻气道，并将环状软骨取下放置到薄板上，为环状软骨板后壁接纳气道做

准备（图50.4）。

5. 必要时可行舌骨上松解以减轻缝线的张力（图50.5）。也可移动气管远端，必要时可行肺门松解。

6. 将食管与下行至纵隔的气管分离（图50.6）。

7. 将气管提出以取代环状软骨，两条牵引缝线置于气管外侧环上（图50.7）。

8. 用4~5条间断的Vicryl缝线将气管后黏膜与上环状软骨缝合，先固定再打结。通过气管黏膜瓣将缝线固定到环状软骨后部（图50.8）。

9. 缝合牢固后，更换气管导管。

10. 如果行一期手术，则行气管内插管，如果行二期手术，则行Montgomery T形管插管。

11. 缝合外侧气管及外侧环状软骨板时，须小心避开喉返神经。其次，小心牵引气管段（图50.9）。

12. 前外侧缝线以垂直褥式放置，并绑在末端（图50.10）。

13. 缝线上涂有纤维胶。

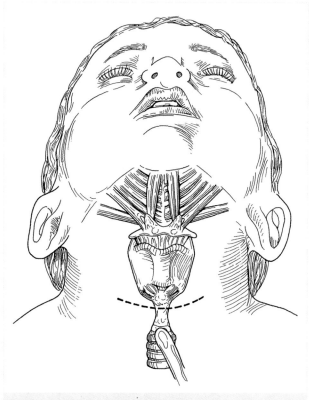

图50.1　经加强气管插管全麻下行部分环状软骨切除术

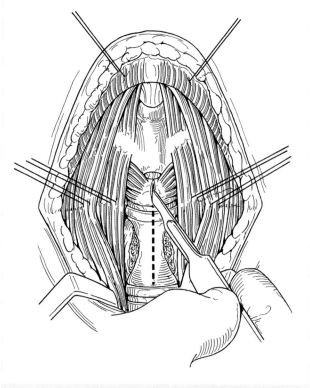

图50.2　垂直切口穿过环状软骨和狭窄节段，延伸至下面的正常气管

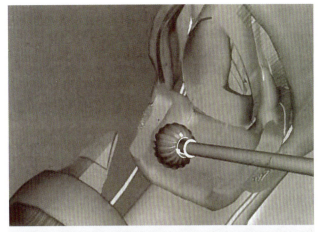

图 50.4　环状气管狭窄段切除术后声门下斜视图。黏膜最上层的后部在环杓关节下方。使用金刚砂钻头拓宽裸露的环状软骨板，三角形楔形软骨被保持附着在气管环的前部用于吻合

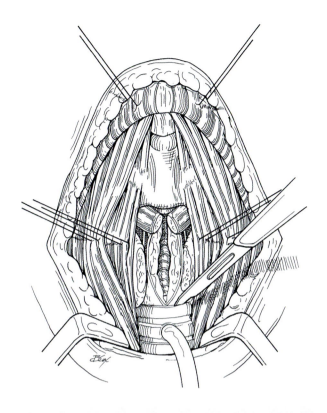

图 50.3　用手术刀在狭窄处下方横切气管，以保持食管的完整

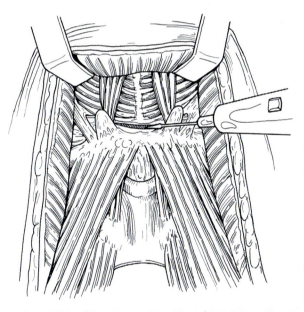

图 50.5　将喉部从舌骨附着处松解开。使用电刀在舌骨上方做一个横向切口，松解舌骨上的颏舌肌及舌骨舌肌

14. 使用 2 条 PDS 线（减轻内部张力）将气管外侧与甲状软骨缝合（图 50.11）。

15. 经鼻气管插管（选用合适的导管直径）。

16. 下颌到胸部皮肤缝合（Grillo 缝合），或使用颈部固定领（颈环）（图 50.12）。

17. 保持患儿颈部弯曲或中立位，并插管 7~10 天，如果是单期手术，则镜下探查后再拔管。

50.4.3　手术要点

- 避免损失喉返神经：在喉气管软骨上，避免向外侧移动；外侧的缝线保持在喉返神经走行的内侧或前方，以避开喉返神经。

- 在行环状软骨切除术（CTR）前，先从环状软骨正中切开。

- 减轻张力：必须行无张力的吻合。可通过松解喉部来实现，必要时也可松解气管，但要注意气管的血液供应。

- 后板可以削平以"塑造"气道，确保所有的瘢痕组

织切除完全。

- 对于大多数不复杂的病例来说，单期手术即可满足需求，因为患者再狭窄的风险不高。

50.5　一期手术与二期手术对比

大多数单段狭窄均可一期手术完成，术后需带气管插管 5~7 天。如果病情复杂，可能需要二期手

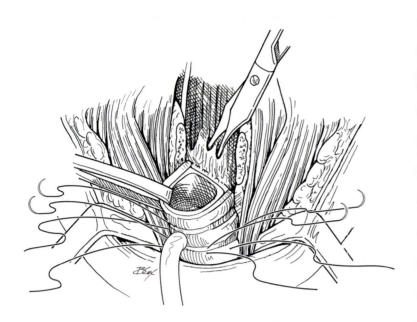

图 50.6 在气管下部仔细分离解剖侧壁软组织，为吻合做准备

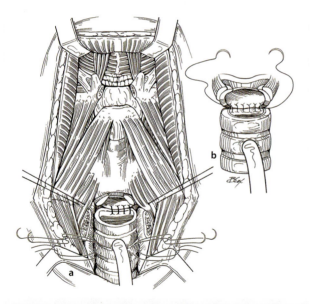

图 50.7 a、b. 使用双头 4-0 PDS 缝线连续缝合后外侧至前外侧

术，期间使用 Montgomery T 形管。建议不要使用过小的气管插管，以免频繁换管。

50.6 扩大环状软骨切除术

声门、声门上及气管远端狭窄可扩大切除范围，甚至可能包括支架植入术，通常无法在一期手术中完成。

50.7 喉气管重建术联合环状软骨切除术

在同时存在声门及声门下狭窄时，环状软骨切除术可以与后路移植的喉气管重建术联合。但需要长时间地使用 Montgomery T 形管作为支架。

50.8 术后护理

必须使患者的颈部始终处于中立或屈曲位置。从胸部到下颌的 Grillo 缝合可防止颈部过伸或屈曲。需保持 Grillo 缝合 7~10 天（图 50.13）。

气管插管在较大年龄儿童中，可使用加湿装置。如果是 T 形管，则需要频繁灌洗。

抗生素需使用 72h 直至引流管被拔除。如果有耐甲氧西林金葡菌感染，则需使用覆盖该菌的抗生素如万古霉素。对于使用 Montgomery T 形管的儿童，在拔管前 7 天或之后，需反复行喉镜或支气管镜检查。

50.9 预后

已发表的文献显示，对于单纯 III 级或 IV 级声门下狭窄的儿童，标准的环气管部分切除术显示出优良的结果。对于所有级别的狭窄，手术成功率都在 90% 以上。但扩大环状软骨切除术并未显示出良好

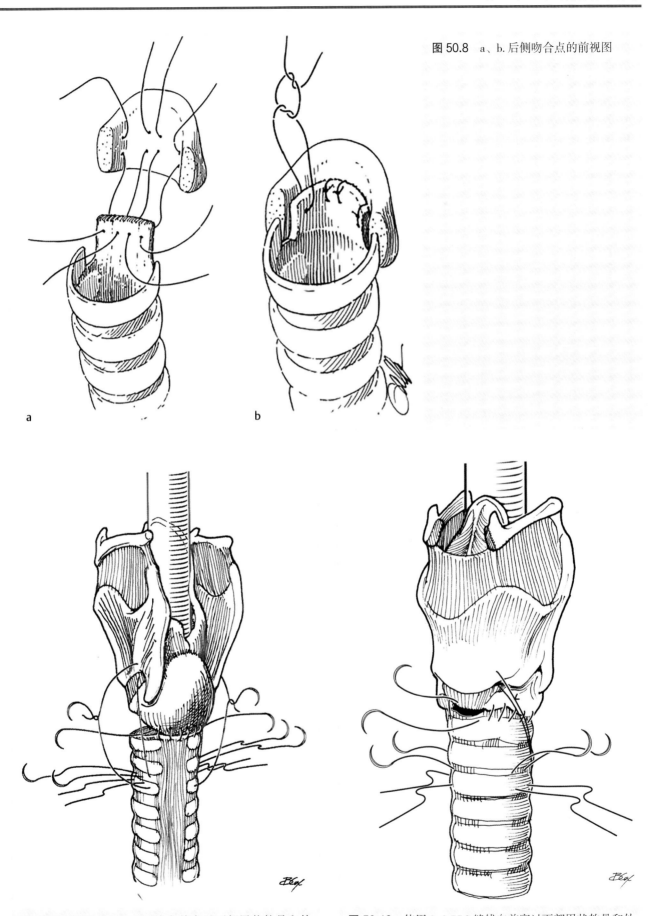

图 50.8　a、b. 后侧吻合点的前视图

图 50.9　使用 3-0 PDS 缝线向前穿过下部甲状软骨和外侧环状软骨，以连接到气管环，完成吻合

图 50.10　使用 3-0 PDS 缝线向前穿过下部甲状软骨和外侧环状软骨，以连接到气管环，完成吻合

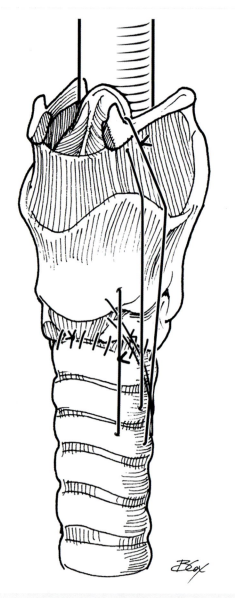

图 50.11　将缝线行无张力打结。穿过甲状软骨后外侧，使用 3-0 PDS 缝线在双侧气管后外侧行无张力打结

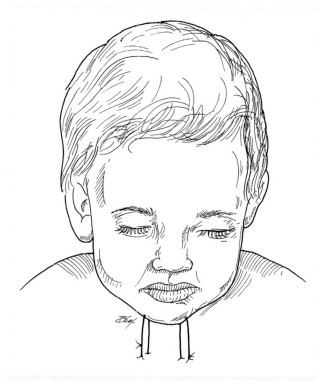

图 50.12　在下颌皮肤及胸部缝合 2 根 0-Prolene 线，以防止颈部伸展。若吻合口张力不高，也可使用颈环替代

的结果。一般来说，在狭窄较重的情况下，环气管部分切除术效果优于喉气管重建术，但手术较喉气管重建术复杂，且学习曲线较为陡峭。它的并发症如下。

50.10　并发症

常见并发症（暂时的）包括：
- 暂时的吞咽困难或误吸。
- 肺不张。
- 神经肌肉无力。

- 肺炎或呼吸道问题。
- 伤口感染。
- 气道水肿。
- 缝线肉芽。

严重并发症（较少见）包括：
- 术后喘鸣。
- 声音改变。
- 声门水肿。
- 严重误吸。
- 吻合口裂开。
- 再狭窄。
- 晚期杓状软骨脱垂。
- 伤口感染。
- 脊髓损伤。

术后水肿可使用糖皮质激素，如果水肿不严重，也可暂时观察。少数情况下，如果声带或弹性圆锥水肿，可使用球囊扩张术，甚至可以重复使用多次。严重误吸可使用鼻饲喂养。吻合口裂开必须立即再次手术修复裂开区域，并使用带血管的肌肉移植物覆盖。再狭窄可能需要反复使用球囊扩张及使用糖

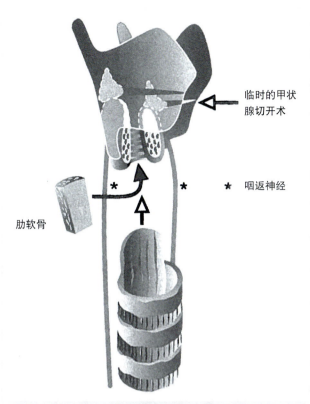

临时的甲状腺切开术

肋软骨

* 咽返神经

图 50.13 环状软骨切除术伴后方肋软骨植入治疗声门下合并声门后狭窄。环状软骨切除按常规方法进行。通过切除远端气管残端的两个或以上的环以获得一个带蒂的膜性气管瓣。通过临时的甲状腺切开术，行环状软骨板后正中切口，在环状软骨后两部分之间植入肋软骨（黑色箭头）。然后气管向上移动（白色箭头），膜性部分与喉后部的黏膜吻合。外侧和前部吻合与常规环状软骨切除术相似。完整的声门下"黏膜线"就此形成。如果气管造口仍在原位，喉部支架可使用3~4周。在未行气管切开的2例患者中，经鼻气管插管充当支架1周即可满足需求

皮质激素，必要时可能需要再次手术，该手术需更大的软骨移植。伤口感染需行引流、培养及使用抗生素。避免脊髓损伤的最好方法是避免手术台上过度伸展或过度屈曲。

50.11　结论

综上所述，环气管部分切除术对于严重声门下狭窄是一种很好的手术，效果往往优于需软骨移植的喉气管重建术。但环气管部分切除术难度大，对专业知识要求高。它比喉气管重建术有更多细节需要注意，但如果手术医生技术娴熟，效果可能优于

喉气管重建术。仔细的患者筛选及细致的术后护理是获得最佳手术结果的关键。虽然拓展切除可能对多段狭窄有益，但建议此种情况行二期手术，而非单期手术。

50.12　要点

a. 适应证：
 – 严重声门下狭窄，包括Ⅲ级及Ⅳ级狭窄。
 – 声门功能正常，包括发音及保护功能。
 – 正常的吞咽功能。
 – 与声门间隔至少5mm。
 – 气管可切除部分小于50%。
 – 心肺功能良好以满足单期手术。
b. 禁忌证：
 – 双侧声带麻痹。
 – Ⅰ级及Ⅱ级狭窄。
 – 气道活动性炎症。
 – 既往气管食管瘘。
 – 既往多次手术史使体位受限。
 – 声带功能差或瘢痕组织。
 – 活动性喉炎或未控制的胃食管反流病。
 – 声门上狭窄。
 – 气管切除长度过长。
 – 严重的颈椎问题使颈部活动受限。
 – 婴儿。
c. 并发症：
 – 术后喘鸣。
 – 杓状软骨脱垂。
 – 再狭窄。
 – 声音改变。
 – 伤口感染。
 – 吻合口裂开。
 – 喉返神经损伤。
d. 术前特殊注意事项：
 – 术前完善内镜检查，包括耳鼻喉、消化道及呼吸道。
 – 细菌培养以确定抗生素覆盖范围。
 – 抗生素及短效肌松剂。
e. 术中特殊注意事项：
 – 头部伸展，以放置食管探条。

- 在气管切开处建立通气管道。

- 沿中线切开环状软骨，以暴露狭窄段。

- 切除环状软骨前弓，包括上部气管环。

- 松解喉部，以减轻张力。

- 使喉部及气管松解。

- 分离食管与气管。

- 切开气管，注意喉返神经。

- 切除狭窄段。

- 移除食管探条，减轻头部伸展。

- 后路使用外侧无张力吻合行环状气管吻合，前路缝合通气导管。

- 头部屈曲行 Grillo 缝合。

- 经鼻气管插管。

- 扩大环状软骨切除术则需使用 T 形管，并分期手术。

f. 术后特殊注意事项：

- 保持头屈曲位至少 7 天。

- 拔管前需行内镜检查。

参考文献

[1] Gallagher TQ, Hartnick CJ. Cricotracheal resection and thryotracheal anastomosis. Adv Otorhinolaryngol 2012;73:42–49.

[2] Jaquet Y, Lang F, Pilloud R, Savary M, Monnier P. Partial cricotracheal resection for pediatric subglottic stenosis: long-term outcome in 57 patients. J Thorac Cardiovasc Surg 2005;130(3):726–732.

[3] Bajaj Y, Cochrane LA, Jephson CG, et al. Laryngotracheal reconstruction and cricotracheal resection in children: recent experience at Great Ormond Street Hospital. Int J Pediatr Otorhinolaryngol 2012;76(4):507–511.

[4] Hartley BE, Cotton RT. Paediatric airway stenosis: laryngotracheal reconstruction or cricotracheal resection? Clin Otolaryngol Allied Sci 2000;25(5):342–349.

[5] George M, Ikonomidis C, Jaquet Y, Monnier P. Partial cricotracheal resection in children: potential pitfalls and avoidance of complications. Otolaryngol Head Neck Surg 2009;141(2):225–231.

[6] Potsic WP, Cotton RT, Handler SD, Zur KB, eds. Surgical pediatric otolaryngology. 2nd ed. New York, NY: Thieme; 2016:385–395.

第51章 肋软骨喉气管重建

Anat Wengier, Ari DeRowe

摘要

在喉气管狭窄的情况下，喉气管重建术（LTR）包括多种用于扩张喉气管复合体和稳定合成的气道的技术。

用于治疗声门下狭窄的软骨插入移植术于1972年首创，从此成为喉气管重建的主要手段。本章将描述采集肋软骨移植物的手术技术，并讨论术后护理和手术可能出现的并发症。

关键词

喉气管狭窄，肋软骨，喉气管重建

51.1 引言

小儿喉气管狭窄在大多数情况下涉及由瘢痕组织形成而引起的多种病理，但也可能是先天性异常的结果。

喉气管狭窄有许多的手术治疗技术，将在其他章节中讨论。

喉气管重建术是一种将甲状腺、环状软骨和气管软骨分开并组合使用软骨移植物和支架的扩展喉气管形态的手术。

喉气管重建术已经发展到包括多种用于扩张喉气管复合体和稳定合成气道的技术。

多年来，喉气管采用了不同的材料，包括短期和长期支架、硅胶鞘以及耳郭、甲状腺或肋软骨移植物。

Fearon和Cotton于1972年首创了用于治疗声门下狭窄的软骨插入移植术，该技术从此成为喉气管重建的主力。

在本节中，我们旨在描述采集肋软骨移植物的手术技术，并讨论术后护理和手术可能出现的并发症。

51.2 适应证和禁忌证

肋软骨移植适用于计划进行喉气管成形术或喉气管重建术的声门下或气管狭窄患者。禁忌证包括近期肺部感染和限制性肺疾病。对于先前接受过心胸手术的儿童应特别注意，因为在手术过程中可能存在胸膜粘连并导致胸膜撕裂的情况。

51.3 手术方法

为了准确描述手术过程，手术必须同时包括狭窄部位和供体部位。

首先，在全身麻醉下进行直接喉镜检查和支气管镜检查，同时保持自主通气（图51.1）。在确定狭窄的位置、程度和长度后，患者将通过现有的气管切开插管或气管插管进行通气。然后，在两个不同的位置为患者做好术前准备并进行手术。

标记切口位置：皮肤皱襞处的颈部水平切口和第四肋骨上软骨联合外侧的肋软骨供体部位切口（图51.2）。

手术部位注射1%利多卡因和1∶100 000肾上腺素。

颈部切口在现有气管切开插管水平或环状软骨下方。抬高亚颈瓣，以向上暴露甲状软骨，向下暴露甲状腺。气管通过在中缝处分离条状肌肉后暴露，2-0缝线穿过条状肌肉，以牵拉气管进行暴露（图51.3）。

进行甲状腺峡部切开并将腺体与气管分离。

使用15号或11号刀片进入气管，在中线处精准切开狭窄段（图51.4），同时进行直接喉镜检查，

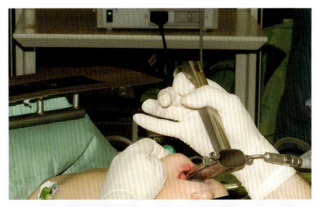

图51.1 直接喉镜检查

以重新评估气管和垂直气管喉切口的位置和充分性。沿黏膜边缘放置肾上腺素浸透的纱布进行止血。

接下来测量修复狭窄所需的软骨移植物的长度。此时计划移植物位置和结构，确定前部移植物是否足够或可能还需要后部移植物。

覆盖颈部手术部位并采集肋软骨移植物。

考虑到心脏的位置，手术首选右肋软骨。在第 4~5 肋骨处做一个 3~4cm 的切口（图 51.5）；切口继续穿过皮肤、皮下组织和筋膜层直至腹外斜肌水平。暴露肋软骨，同时小心保留外软骨膜（图 51.6），确定骨 - 软骨连接以评估移植物的可能长度。用骨膜剥离器将超过狭窄测量尺寸的矩形软骨段与肋骨后壁小心分离，注意不要穿透内软骨膜并损伤胸膜。使用弯曲的肋骨解剖器游离肋软骨（图 51.7）。肋软骨在骨 - 软骨连接处切开，然后向胸

骨解剖，在测量并获得足够长度的肋软骨后做另一个切口（图 51.8）。

获取肋骨软骨段后，通过在手术伤口给予生理盐水并同时应用 40cmH_2O 正压通气来寻找是否有气

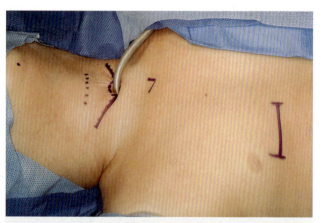

图 51.2 计划切口位置

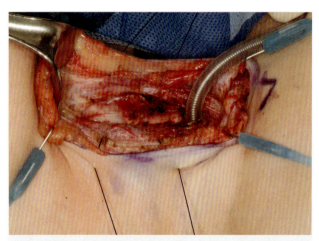

图 51.3 暴露气管前壁

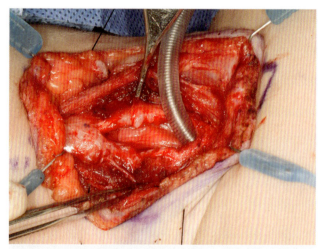

图 51.4 气管前壁的正中切口

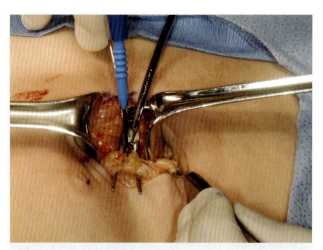

图 51.5 乳房下线胸部切口

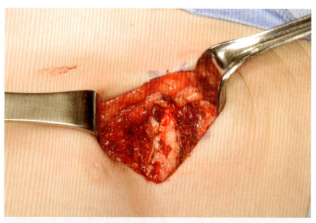

图 51.6 暴露肋软骨

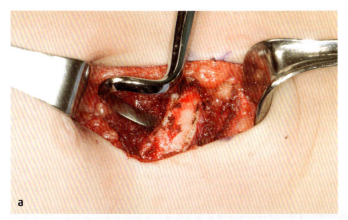

图 51.7　a. 保留后软骨膜，肋软骨上位松解。b. 肋软骨下位及后位松解

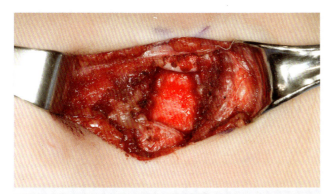

图 51.8　移植物节段切开，保留胸膜

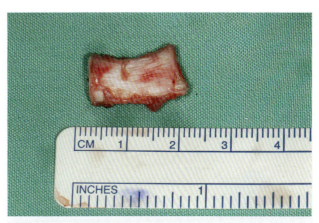

图 51.9　肋软骨移植物

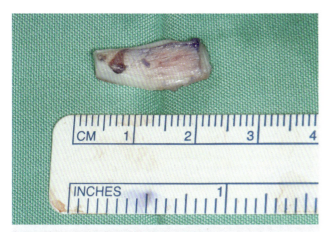

图 51.10　用于移植的修剪后的移植物

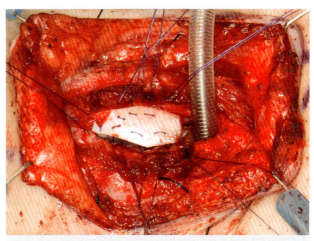

图 51.11　嵌入移植物

泡产生来评估供体部位的胸膜功能。

在细致地止血后，逐层闭合伤口，无须引流。

然后修剪肋软骨移植物，以适应气道缺损位置，通常修剪成细长的船形，移植物边缘分级处理，以避免移植物移位（图 51.9 和图 51.10）。

移植物嵌入之前，将软骨放置在头孢唑林溶液中。

移植物放置在气道缺损处前面，气道内衬有软骨膜。首先将 4–0 PDS 褥式缝线放置在移植物周围，然后在移植物就位后单独固定（图 51.11）。在气管 / 喉软骨上进行连接，而不是在移植物上进行。通常，移植物的外表面会突出到相邻的气管上方。

如果使用气管切开术，可以在气管切开部位并逐层闭合瘘管，以进行一期修复，然后进行大约1周的泄漏测试，以验证气管插管作为支架的密封性是否足够。如果进行二期修复，无论是在气管造口管的位置插入T形管或是在移植物水平缝合支架，T形管或者支架稍后将被取出。

手术伤口逐层闭合，留下 Penrose 导管作为条状肌肉深处的引流管。

51.4 供体位置的术后护理

在苏醒室或重症监护室进行胸部 X 线检查，以确保没有气胸。

每天检查供体部位是否有感染迹象。

应考虑术后疼痛管理。

51.5 供体位置的并发症

采集肋软骨的手术并发症很少见，包括轻微和严重并发症。轻微并发症包括术后胸膜炎疼痛、血肿形成、手术部位感染、胸膜撕裂、胸壁畸形和瘢痕形成。气胸是该手术供体部位的主要并发症之一。

为避免气胸形成，如上所述进行泄漏测试。如果检测到胸膜损伤，将一根小口径导管通过胸膜撕裂处插入胸腔，其游离端置于生理盐水中。然后在导管周围缝合胸膜，同时麻醉师进行正压通气，直到胸腔中的空气完全排出后，生理盐水容器中的气泡消失。当缝合线系好时，移除导管。

如果胸膜修复失败并且出现气胸，则插入胸导管并留置直至气胸情况解决。

51.6 要点

- 明确骨－软骨交界处，以最大限度地延长移植物长度。
- 解剖过程中应非常小心操作，以避免胸膜撕裂。
- 当发现胸膜撕裂时，应修复胸膜，以避免气胸形成。

- 移植物修剪应包括移植物边缘的分级，以避免移植物移位。
- 术后应积极控制疼痛。

参考文献

[1] Cotton RT, Myer CM III, O'Connor DM. Innovations in pediatric laryngotracheal reconstruction. J Pediatr Surg 1992;27(2):196–200.

[2] Cotton RT, Myer CM III, O'Connor DM, Smith ME. Pediatric laryngotracheal reconstruction with cartilage grafts and endotracheal tube stenting: the single-stage approach. Laryngoscope 1995;105(8 Pt 1):818–821.

[3] Hartley BE, Cotton RT. Paediatric airway stenosis: laryngotracheal reconstruction or cricotracheal resection? Clin Otolaryngol Allied Sci 2000;25(5):342–349. Review.

[4] Javia LR, Zur KB. Laryngotracheal reconstruction with resorbable microplate buttressing. Laryngoscope 2012;122(4):920–924.

[5] Fearon B, Cotton R. Surgical correction of subglottic stenosis of the larynx. Preliminary report of an experimental surgical technique. Ann Otol Rhinol Laryngol 1972;81(4):508–513.

[6] Schmidt RJ, Shah G, Sobin L, Reilly JS. Laryngotracheal reconstruction in infants and children: are single-stage anterior and posterior grafts a reliable intervention at all pediatric hospitals? Int J Pediatr Otorhinolaryngol 2011;75(12):1585–1588.

[7] Bailey M, Hoeve H, Monnier P. Paediatric laryngotracheal stenosis:a consensus paper from three European centres. Eur Arch Otorhinolaryngol 2003;260(3):118–123.

[8] Gustafson LM, Hartley BE, Liu JH, et al. Single-stage laryngotracheal reconstruction in children: a review of 200 cases. Otolaryngol Head Neck Surg 2000;123(4):430–434. Review.

[9] Lewis S, Earley M, Rosenfeld R, Silverman J. Systematic review for surgical treatment of adult and adolescent laryngotracheal stenosis. Laryngoscope 2017;127(1):191–198.

[10] Hartley BE, Gustafson LM, Liu JH, Hartnick CJ, Cotton RT. Duration of stenting in single-stage laryngotracheal reconstruction with anterior costal cartilage grafts. Ann Otol Rhinol Laryngol 2001 May;110(5 Pt 1):413–416.

[11] Gallagher TQ, Hartnick CJ. Costal cartilage harvest. Adv Otorhinolaryngol 2012;73:39–41.

[12] Wee JH, Park MH, Oh S, Jin HR. Complications associated with autologous rib cartilage use in rhinoplasty: a meta-analysis. JAMA Facial Plast Surg 2015;17(1):49–55.

[13] Varadharajan K, Sethukumar P, Anwar M, Patel K. Complications associated with the use of autologous costal cartilage in rhinoplasty:a systematic review. Aesthet Surg J 2015;35(6):644–652.

[14] Yang HC, Cho H-H, Jo SY, Jang CH, Cho YB. Donor-site morbidity following minimally invasive costal cartilage harvest technique. Clin Exp Otorhinolaryngol 2015;8(1):13–19.

第 52 章　喉气管裂修补术

Nikolaus E. Wolter, Reza Rahbar

摘要

喉气管裂（LC）是一种从喉入口开始的气管和食管的异常连接。一般来说，症状的严重程度与喉气管裂的长度有关。诊断需要高度的怀疑。轻度喉气管裂可以采用保守治疗或药物治疗，中、重度喉气管裂则需要手术修复。手术方式可以是内镜下手术，也可以是开放式手术，这取决于喉气管裂的长度和外科医生的经验。在任何情况下，这种疾病的治疗都需要多学科合作。

关键词

喉裂，喉气管裂

52.1　引言

喉气管裂（LC）是一种从喉入口开始的气管和食管的异常连接。一般情况下，症状的严重程度随 LC 的长度而变化。LC 通常根据其裂开的长度累及周围结构的程度进行分类（表 52.1）。Benjamin 和 Inglis 描述了最常用的分类，已在表 52.1 中详细列出。然而，每种 LC 必须结合儿童整体的健康状态综合考虑，比如轻度 LC，对于健康儿童的影响不同于伴有心脏疾病的儿童。最常见的后遗症包括反复吸入性肺炎和支气管扩张。儿童在确诊前经常接受多次检查，并经常因感染而住院。1 型和一些 2 型 LC 可能

长时间不被注意，确诊往往很晚。至关重要的是，当患儿反复出现吸入性肺炎时，内科医生能够认识到是 LC 所致，否则可能漏诊。更重的 LC 症状通常更明显。3 型或 4 型 LC 通常在出生后几天内出现，然而，现实生活中，往往发现得较晚。

LC 非常罕见，在活产儿中发病率为 1∶20 000~1∶10 000。然而，考虑到许多 1 型和 2 型 LC 的症状轻微，真正的发病率尚不清楚。在因反复呼吸道症状而接受直接喉镜检查的儿童中，发病率为 0.2%~7.6%。目前认为男性发病居多，但尚未确定遗传模式。

52.2　喉气管裂的胚胎学

LC 的病因是有争议的，因为气管食管隔是如何形成的尚不清楚。传统上，人们认为呼吸道和消化道是由原始前肠侧壁的侧脊的生长和融合而分开的。人们认为这些脊的不完全融合导致了 LC 的形成。随后的胚胎学研究没有发现这些脊的证据，这一理论已不再被认可。最近的研究表明，在妊娠约 28 天时，内皮层前肠的腹壁在第四咽囊的远端形成一系列褶皱。这导致了呼吸憩室的形成，该憩室通过周围前肠的间质继续向腹侧下移。气管和食管之间的间充质细胞成为隔膜，并通过尾襞的快速增生保持恒定

表 52.1　喉气管裂的分类系统

Benjamin 和 Inglis（1989）	Monnier（2010）	Pettersson（1955）	Armitage（1984）	Evems（1985）
1 型声门上杓状间隙，向下延伸至声带水平	1 型声门上杓状间隙，向下延伸至声带水平	1 型部分环状软骨裂累及环状软骨板	1a 型杓间肌缺失 1b 型环状软骨无杓间肌和部分裂	1 型杓状间隙和声门上裂
2 型部分环状软骨裂超出声带水平	2 型部分环状软骨裂超出声带水平		1c 型后方环状软骨和杓间肌缺失不完全	2 型裂从声带下方穿过环状软骨进入气管颈段
3 型裂向下延伸到颈部气管	3a 型全环状软骨裂 3b 型裂延伸至胸外气管	2 型裂延伸至颈部气管，涉及一些气管环	2 型裂延伸至颈部气管，涉及一些气管环	
4 型裂向下延伸到胸气管	4a 型裂延伸到隆突 4b 型裂延伸至一个主干支气管	3 型全裂延伸至隆凸累及所有气管环	3 型全裂延伸至隆凸累及所有气管环	3 型全裂延伸至胸气管

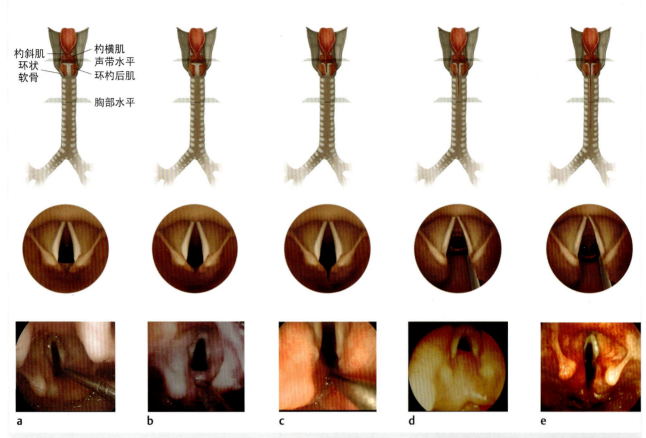

图52.1 Benjamin 和 Inglis 分类。第一排：后面观；第二排：顶面观；第三排：内镜视图。a.喉正常。b.1 型喉气管裂（LC）延伸至声带水平。c.2 型 LC 从声带下方延伸至环状软骨。d.3 型通过环状软骨延伸至颈部气管/食管。e.4 型 LC 延伸至胸段气管/食管。值得注意的是，食管黏膜疝通过 4 型裂，这可能使诊断困难

的高度。如果该区域的生长不能与呼吸憩室的下降相匹配，就会导致包括 LC 在内的一系列气管食管异常。这一过程可以解释伴随 LC 和气管食管瘘的高发生率（12%）。对于 1 型和 2 型 LC，这种缺陷可能代表了喉本身结构成分的损伤，而喉本身的结构成分来源于第 4 和第 6 咽弓的神经嵴细胞。这里的间充质增生迅速，形成杓状肿胀，向上向舌部生长，并在短时间内完全闭塞。喉的再次疏通似乎在第 10 周完成。喉管的上皮内衬是从喉管头端的内胚层发展而来的。环状软骨由两个侧软骨中心发展而来，在大约 1 周后由腹侧和背侧融合。杓间肌的发育在一定程度上依赖于这一过程，在没有软骨融合的情况下不可能发生。杓间肌不完全形成而没有杓间黏膜可形成深 LC。杓间肌和黏膜的不完全形成导致 1 型 LC。后环状软骨不完全形成的增加导致 2 型 LC。

52.3 临床表现

LC 的体征和症状通常是呼吸性的。在进食时慢性咳嗽是常见的症状。呼吸窘迫综合征的程度通常取决于 LC 的深度；然而，在一个有严重并发症的儿童中，咳嗽可能与发绀相关。

大约 90% 的 1~3 型 LC 患者有呼吸道症状，包括吸入性肺炎、复发性肺炎、喘鸣和发绀。具体而言，在 50%~60% 的儿童中，1 型和 2 型 LC 有喘息和咳嗽等呼吸道症状。据报道，15% 的 1 型 LC 儿童和 25% 的 2 型 LC 儿童需要住院治疗。较轻的 LC 至少在几个月前通常不会有明显的症状，一般在 2~5 岁之间确诊。如果 LC 不包括在反复呼吸道症状患者的鉴别诊断中，诊断可能会出现明显的延迟，并且可能直到晚年才被发现。3 型和 4 型 LC 通常出现在生

后的最初几天，总是与严重的呼吸道症状有关，包括复发性肺炎和常伴痰多。

超过一半（58%~68%）的 LC 患者与先天性缺陷有关。这些缺陷在概念上可以归类为其他解剖畸形或具有相同的病理。胃肠道异常是最常见的相关解剖畸形，包括食管闭锁、小胃、气管食管瘘、肛门闭锁和肠道畸形。泌尿生殖系统缺陷比较少见，包括尿道下裂和肾脏畸形。心脏异常包括主动脉缩窄、大血管转位、动脉导管未闭、房间隔缺损等。在这些情况下，必须特别注意儿童的声带功能，因为多达 30% 的患者可能会发生单侧声带麻痹。

一项研究发现，喉软化是 LC 最常见的并发症之一，在 1 型 LC 患者中发现了高达 90% 的喉软化。超过一半的患者有气管支气管软化和胃食管反流病（GERD）。喉和气管的异常结构可导致杓状软骨、喉和食管黏膜的冗长，从而导致吸气时脱垂和相应的气道狭窄。在 LC 的情况下，由于胃内容物误吸的机会较大，有临床意义的 GERD 的发生率可能较高。内镜下常见到气道黏膜和吸入的唾液，然而，pH 探针通常不能确定该疾病。

虽然尚未确定 LC 的遗传原因，而且大多数病例是散发的，但已确定了包括 LC 在内的一些相关综合征（表 52.2）。Opitz G/BBB 综合征（眼距过宽、尿道下裂、唇腭裂），Pallister-Hall 综合征（下丘脑 / 垂体异常，多指，并指，肛门闭锁，心脏、肺部、肾脏异常）、VACTERL 综合征（椎体异常、肛门闭锁、心脏异常、肾脏异常、肢体异常）和 CHARGE 综合征（眼先天裂开与脑神经缺损、心脏异常、后鼻孔

闭锁、生长发育和智力迟钝、泌尿生殖系统异常、耳朵异常）都有被报道。

52.4　术前评估与管理

有反复呼吸道问题的患者，鉴别诊断至关重要，其可能患有喉软化症、胃食管反流、神经肌肉介导的吞咽障碍和反应性气道疾病，且所有这些疾病都比 LC 更常见。然而，除非高度怀疑 LC，否则往往被延误诊断。最常用的诊断方法包括结合病史和体格检查（特别需要关注进食状态下呼吸状态的变化情况）、胸部 X 线片、吞咽评估和纤维喉镜检查。虽然这些诊断方法对于了解这些患者的呼吸消化的整体健康情况很重要，但 LC 诊断的金标准是直接喉镜下观察杓状间隙情况。

52.4.1　检查

大多数出现上述呼吸道症状的儿童通常需要进行胸部 X 线检查。反复、慢性吸入性疾病将被确定为肺炎或支气管周围袖套征。需要注意的是，25% 的 1 型 LC 儿童和 13% 的 2 型 LC 儿童的胸部 X 线检查正常。

通过视频透视吞咽研究（VFSS）进行进食评估是 LC 患者评估的关键部分。在这项研究中，语言 / 吞咽病理学家将使用不同稠度的食物，其中含有可在荧光镜下识别的放射性标记示踪剂。前后位和侧位图用于研究吞咽的口腔、咽、食管和胃阶段。然而，由于只代表某个时间点的一张图片，对于间歇性吸气的儿童来说可能是正常的。VFSS 还可用于识别吞

表 52.2　可能伴有喉气管裂的综合征

综合征	遗传	基因变化	发病率	描述
Opitz G/BBB 综合征	AD X- 染色体	22q11.2 缺 失 MID1 突变	1/50 000~1/10 000	眼距过宽、尿道下裂、唇腭裂
Pallister-Hall 综合征	AD	激活突变	未知	下丘脑 / 垂体异常，多指，并指，肛门闭锁，心脏、肺部、肾脏异常
VACTERL 综合征	分散	多因子的	1/40 000~1/10 000	椎体异常、肛门闭锁、心脏异常、肾脏异常、肢体异常
CHARGE 综合征	AD	CHD7（~ 50%）	1/10 000~1/8500	眼先天裂开与脑神经缺损、心脏异常、后鼻孔闭锁、生长发育和智力迟钝、泌尿生殖系统异常、耳朵异常

缩写：AD，常染色体显性遗传

咽不协调的患者，这种症状通常见于其他神经发育迟缓的儿童。当需要手术干预的患者接受咨询时，这是很有帮助的，因为术后可能需要继续与言语 / 吞咽病理小组合作。在其他方面健康的儿童，吸入性吞咽检查阳性与解剖异常有很强的相关性。总体来说，超过 75% 的 1 型和 2 型 LC 患者在 VFSS 中出现误吸。患有 LC 的儿童通常需要进行多次 VFSS，在进行这些测试时必须记住累积辐射剂量。

柔性纤维喉镜是获得喉部动态视图的关键。特别是，在确定能导致喉感觉和吸气功能下降的声带功能方面，该检查是必要的。当言语 / 吞咽病理学家以灵活的内镜下吞咽评估（FEES）的形式给食物染色时，也可以这样做。通过这种方式，可以直接观察吞咽食物的聚集或渗透 / 吸出。

诊断 LC 的金标准是通过直接喉镜和能触诊杓状间隙的手术内镜。由于许多临床症状重叠，患者要在相同的全身麻醉下接受耳鼻咽喉科（直接喉镜）、呼吸科（柔性支气管镜）和消化内科（柔性食管胃十二指肠镜）的三重内镜检查。在我们的机构，直接喉镜检查经常进行自发性通气，以获得气道的动态视图。喉镜和 0° 4mm 内镜（Karl Storz Co，Tuttlingen，Germany）可以直接查看喉部。在直接喉镜检查后，通常需要进行气管支气管镜检查，以评估水肿、鹅卵石样、硬性或软性狭窄、气管环减弱和气管食管瘘，然后用钝头喉头探针来触诊杓间沟的深度。触诊必须轻柔，以避免过度的压力会使得杓间黏膜扭曲变形。在此过程中，可以确定 LC 的存在和程度。LC 的程度可以用多种方式分类。最常见的是 Benjamin 和 Inglis 分类法（图 52.1）。1 型 LC 涉及声带水平的杓状间隙缺损。从深度来区分出 1 型 LC 具有挑战性。在进行评估时，记住患者的症状是有帮助的。2 型 LC 从真声带延伸至环状软骨后部。3 型 LC 完全通过后环状软骨进入颈气管。最后，4 型 LC 涉及胸腔气管的延伸。Monnier 根据其范围进一步细分为 3 型和 4 型 LC。3a 型 LC 完全穿透环状软骨，3b 型 LC 通过环状软骨进入胸外气管。4a 型 LC 延伸至胸气管至隆突；然而，4b 型 LC 从隆突延伸至主支气管。矛盾的是，长 3 型和 4 型 LC 是具有挑战性的诊断，因为有多余的黏膜疝通过 LC 使外科医生的视野模糊。

52.4.2　围术期管理

围术期管理对这些儿童至关重要，不仅要患者为手术做好充分准备，而且要保持呼吸道通畅，防止吸入性肺炎等肺部并发症，并确保充足的营养。

围术期管理主要针对 1 型和特定的 2 型 LC，包括涉及液体和食物稠度调试的喂养治疗。对 1 型 LC 患者进行药物治疗可能有助于某些患者避免手术治疗。在作者的医院，我们通常进行至少 6 个月的喂养指导和药物治疗，然后再通过 VFSS 重新评估吞咽能力。这段时间也允许患者生长发育和吞咽功能的发展。如果肺部吸入和 / 或感染持续存在，应该进行内镜修复手术。围术期管理还包括治疗可能导致吞咽功能障碍。例如用质子泵抑制剂治疗胃食管反流，治疗反应性气道疾病，治疗食物过敏，减少呼吸及消化道水肿和刺激，并可能改善吞咽功能。

52.4.3　麻醉注意事项

气道手术通常需要一个经验丰富的麻醉团队，熟悉手术的要求和细微差别。对于 1 型、2 型和特定 3 型 LC 的内镜修复，麻醉要求是镇静、镇痛、控制气道反射（如咳嗽和喘息）、通气和氧合，以及可以完整暴露喉入口。在我们医院，我们更喜欢在整个过程中患者保持自主呼吸的无管麻醉。在整个过程中，氧气通过一个侧孔以恒定的流量输送。或者，如果有自主呼吸，在紧急情况下也可以采用喷射通风，但应该在麻醉室里实施。医生也可以进行间歇插管，但它很麻烦，可能会延长手术时间。昏迷是由面罩吸入剂（如一氧化二氮或七氟醚）在维持自主呼吸时引起的。诱导后，以瑞芬太尼或异丙酚为最佳的全静脉麻醉（TIVA）。在整个手术过程中，必须通过胸廓运动和听诊来评估通气。

对于开胸手术，气道的管理在一定程度上取决于医院的规模和经验。对于 3 型和特定的 4 型 LC，可以通过柔性支气管镜或硬性内镜进行插管，以便直接观察和精确放置气管导管。在喉裂和切开时，可将一根新的气管导管插入远端气道并固定。一些外科和麻醉团队会使用体外膜肺氧合或心肺旁路，特别是 4 型 LC。这使得气管的视野通畅，但也避免了对缝线的创伤和压力。

52.5 手术方法

对于在内科治疗无效的 1 型 LC 应考虑手术治疗。2~4 型 LC 几乎不可避免地需要手术干预，因为吸入性很常见。对于 1 型、2 型和 3 型 LC 应考虑内镜修复。当决定 3 型 LC 是否可以通过内镜修复时，有 3 个重要的因素需要考虑。首先是有在自主呼吸下维持麻醉的能力，这是内镜修复必需的。在考虑采用内镜入路之前，有必要与麻醉师进行沟通，以确定从心肺角度是否可行。麻醉团队必须能够接受用这种麻醉技术维持患者麻醉 1.5~2h。其次是获得足够的声门后暴露的能力。当患者暴露声门后时，必须要能观察 LC 的深度并使其能够进行缝合。术前内镜检查诊断为 3 型 LC 后，建议先评估插入喉镜是否可以充分暴露，并精细地操作 LC 修复。最后，严重的 LC 可能同时伴有严重的解剖异常，手术治疗可能包括额外的手术，如气管切开术或胃造瘘管，甚至是食管闭锁或小颌的修复。

52.5.1 内镜下修补术

为了更容易进行内镜修复，需要合适的喉镜内固定。我们的显微喉镜包含 10 个部件：3 个用于缝合操作的 Kleinhauser 持针器（Karl Storz Endoscopy-America，Inc. El Segundo，CA）（图 52.2a），推结器（Karl Storz Endoscopy-America，Inc.）（图 52.2b），大小鳄鱼钳（图 52.2b），两个剪刀（直剪和弯剪）（图 52.2c），用于 LC 触诊的 Jako 探针（起球手术器械，Teleflex Medical，Durham，NC）（图 52.2d），如果存在过多的黏膜，使用声带牵开器（Karl Storz Endoscopy-America，Inc.）打开声带（图 52.2d）。喉部也应该有一系列的吸盘（Karl Storz Endoscopy-America，Inc.）。

局部应用 4% 利多卡因用于喉部局部麻醉。Laryngoscope 悬式喉镜位于喉腔内（图 52.3）。与有经验的麻醉师直接沟通有助于获得适当的麻醉水平。喉镜的位置是成功的关键，必须记住 3 个因素：①气道——一个直接输送氧气最好的通道，特别是喷射通气；②光束——特别是使用 CO_2 激光来灼烧黏膜边缘，外科医生必须能够看到 LC 的范围；③缝合——喉镜的位置必须保证后方有足够的空间来缝合。

可视化可以使用显微镜或 0° 4mm 内镜来实现。为了使 LC 边缘紧密缝合，在脉冲模式下使用 CO_2 微操纵激光器，脉冲频率为 3~5W，脉冲时间为 10~30ms，用于剥去 LC 两侧的黏膜（图 52.4a）。也可以使用具有柔性光纤传输的 CO_2 激光器，其参数为 6~8W，100ms 单脉冲的全导向激光器（全导向外科，列克星敦，美国）。必须非常小心，以确保彻底根除至 LC 顶端的黏膜。灼烧的组织可以用 1/8in

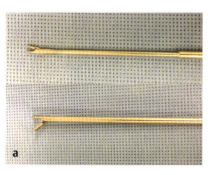
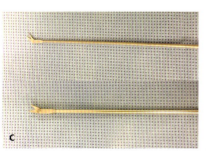
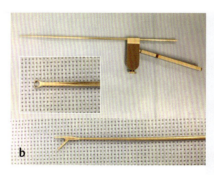
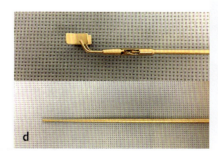

图 52.2 内镜下喉裂修复的器械设置。a. Kleinhauser 持针器：直（上）、右和左（下）。b. 推结器（上），大的和小的（没有显示）鳄鱼钳（下）。c. 弯剪（上）和直剪（下）。d. 声带牵开器（上）和 Jako 探针（下）

的氧甲硝唑浸湿纱布取出。可以使用一层或两层缝合技术来完成。我们采用单层缝合，用 3-0 或 4-0 可吸收缝线通过短半曲 P1 或 P3 针进行缝合（Ethicon Inc. Johnson & Johnson Co, Somerville, New Jersey）（图 52.4b~e）。深层缝合要能提供足够的强度，而不会显著影响喉腔直径。对于 1 型和 2 型 LC，通常 2~3 条缝线就足够了。简单的间断缝合是通过针从后到前，然后前到后。如果间断缝合有困难，也可以偶尔使用 8 字缝合。这包括在 LC 的两侧从后向前穿过针。使用推结器将结系在喉的咽部表面，并有一名助手

固定缝合绳的自由端（图 52.5）。在缝合时必须小心，避免无意中损伤会厌，这将导致出血和目视模糊。修复完成后，使用 0° 4mm 内镜重新检查气管是否有血液或分泌物需要吸出。

对于适合内镜下修复的 3 型 LC，支撑喉镜下全身麻醉可采用上述麻醉技术进行自主通气。类似地，喉头可以用内镜显示（图 52.6a）。在这种情况下，显微镜是最好的选择，因为需要两手协同操作，这样一只手可以剥离组织，而另一只手使用激光（图 52.6b）。另外，在激光消融过程中，可以使用声带牵开器或弯曲的细小喉头鳄鱼钳来分离黏膜（图 52.6c）。一个小的，可延展性的牵开器可以放置在食管，以防止无意的激光损害食管内膜。全导向外

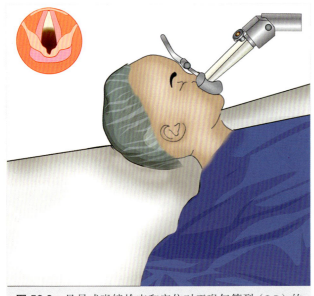

图 52.3 悬吊式喉镜检查和定位对于喉气管裂（LC）的内镜修复至关重要。必须满足 3 个条件：（1）直线管道最适合将氧气注入气道，特别是喷射通气；（2）外科医生必须能够看到 LC 的范围，尤其是使用 CO_2 激光准备黏膜边缘时（插图：喉镜视图）；（3）喉镜的位置必须确保后部有足够的空间放置缝线

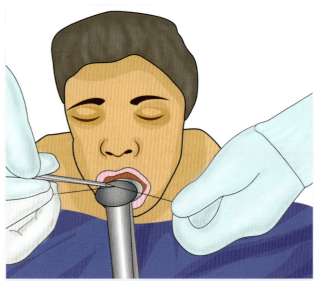

图 52.5 打结。手术助手（灰色手套）抓住缝线的一端，外科医生用推结器将缝线向下推到手术部位（图 52.2b）。外科医生必须指导手术助手增加和减少张力，同时将绳结调整到向该部位

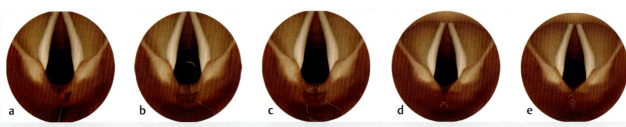

图 52.4 内镜 CO_2 激光修复 1 型喉气管裂（LC）。a. 激光剥除裂开黏膜。b. 在一侧进行第一次缝合。c. 第一次缝合两侧。d. 下缝线与裂隙下缘接近。e. 上缝线与裂隙上部接近

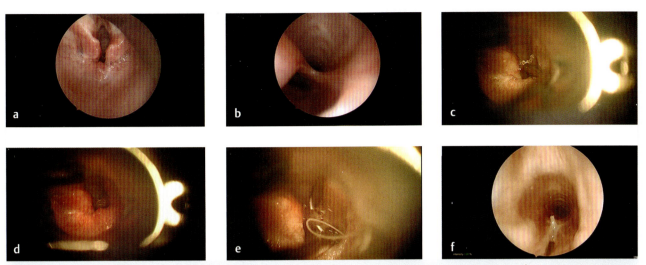

图 52.6　3 型喉气管裂（LC）的分期内镜修复。a. 3 型 LC 的内镜视图。b. 颈段气管内 3 型 LC 顶端的内镜视图。c. 使用 OmniGuide 激光剥脱顶部的黏膜。d. 第一阶段激光剥除黏膜的程度。e. 缝线以 8 字形方式穿过第二侧（第一侧未显示）。f. 修复第一阶段结束时的内镜视图

科 CO_2 激光在脉冲模式下，设置为 6W，3~4ms，用于从 LC 顶端开始并向头端延伸的黏膜内层的剥离（图 52.6b、c）。考虑到长度，全导向在这种情况下特别有用。用浸有羟甲唑啉的棉纱布敷在患处止血并去除焦炭。同样，完全切除 LC 顶端的黏膜是重要的，以防止修复远端发生瘘。使用可吸收间断缝线［P1 或 P3 针（Ethicon Inc.）上的 40、50 和 / 或 60 线］来缝合黏膜边缘（图 52.6d）。第一针缝合是最重要的，位于 LC 的最尾端。我们通常从远端到近端的方向缝合 3~4 针（图 52.6e、f）。根据所提供的深度和通路的不同，这些修复可以作为单个步骤进行，也可以作为有计划的阶段修复。分期入路也可减少术后水肿，避免后期的气道损伤。在采用长缝线的单期入路时，术后的一段时间内，为避免来自气管内或 NG 管内的压力，应分别考虑行气管切开或气管插管。

52.5.2　开放式修补术

3 型和 4 型 LC 的手术治疗目标是重建独立的、功能性的气管和食管腔。这种双重修补的结果是两条缝线，与单条缝线相比，有更大的机会发生吻合口漏。颈椎和 / 或胸椎前切口的入路是最佳暴露途径，但咽部和颈椎及胸椎气管的侧方入路已被描述。4 型 LC 可通过颈部处理。或者，在长 LC 中，也可以分别采用右侧颈椎入路和右侧后外侧开胸术。前方喉裂入路对喉返神经的损伤风险较低，但可能增加术后气管软化的风险。多种组织已被用作修补材料移植，以实现更强健的无张力缝合，包括心包、胸锁乳突肌瓣、胸膜、带状肌、空肠、锁骨骨膜和胫骨骨膜等。LC 缝合技术包括 2 层或 3 层缝合，可以采用对称或不对称皮瓣，也可以不完全分离气管和食管腔。不对称皮瓣具有避免缝线重叠的优点。即使在开放式手术中，暴露远端也是很有挑战性的。因此，必须在一开始就进行彻底的内镜诊断，目的是确定后续的手术入路，以及是否需要全科或心胸外科团队的参与。

在我们的医院，胫骨骨膜是最常用的。患者最初通过经口气管插管或经鼻气管插管，注意将气管内管放置在 LC 的远端。为了取骨膜贴片，在小腿内侧表面沿胫骨前内侧面做一个垂直切口。然后将皮下组织从胫骨表面剥离，保持骨膜完整。将一块大小约 3cm×1cm 的胫骨骨膜快速地切开，然后使用剥离器进行松解。皮肤分层闭合，皮下层使用 3-0 缝线，皮层使用 4-0 缝线。如果胫骨骨膜长度不足，胸骨或锁骨骨膜通常可以通过颈椎入路轻易取到。

在环状软骨水平处的皮肤褶皱处做一个横切口，从甲状腺切迹安置喉架到气管（图 52.7a、b）。根据 LC 的长度，喉前面裂开从甲状腺软骨穿过环状软骨，

向下延伸至前面的 2~3 个气管环（图 52.7c）。然后将一根气管导管直接插入气管，并连接麻醉通路，使其暴露于喉部和气管的后部。LC 的两个黏膜边缘用牵引缝合固定，多余的黏膜褶皱用单极电灼法形成创面。黏膜边缘分为两个平面：咽食管黏膜的后平面和喉气管黏膜的前平面。这就允许将上述的一种材料置入，以防止两条缝线并列（图 52.7d）。用 5-0 聚二氧环酮（PDS）缝线（Ethicon Inc.）以间断方式缝合后部。将胫骨骨膜作为缝合的中间层，在每个角处间断缝合 4 次，拉伸并向外侧固定

（图 52.7e）。然后缝合喉黏膜，使其覆盖胫骨骨膜，使用 5-0 PDS 缝线间断缝合，将结埋住（图 52.7f）。然后患者再经口或经鼻插管。在气管插管上用 4-0 Vicryl 缝线缝合喉和气管，并将其留在原位一周。手术后立即进行喉镜检查，以确定 LC 缝合的上部。无论是内镜下还是开放式手术，都必须检查修复后的喉口，以确保它没有过度狭窄。在某些情况下，它变得过于狭窄时，可在杓会厌皱襞处做释放切口。

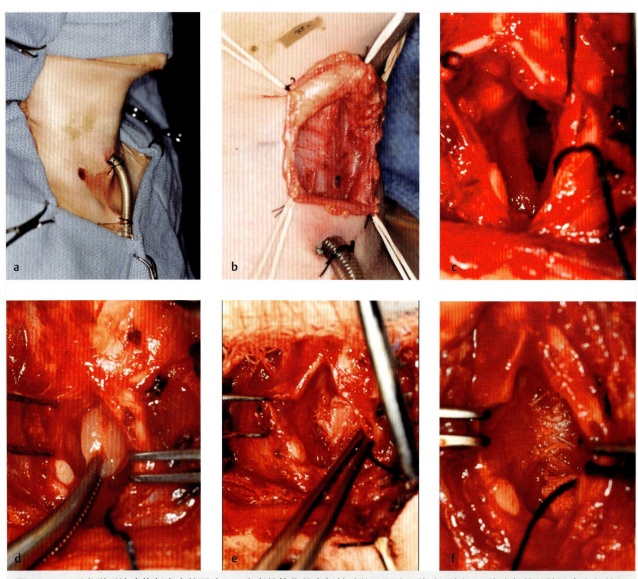

图 52.7 3 型喉裂开放式修复术中的照片。a. 患者的体位是肩侧转动的。照片上缘为下颌，下缘为气管导管缝合在气管切开切口处。b. 以中线入路暴露带状肌。c. 照片中间可见裂隙，在适当位置可撤回缝线将气管前壁分开。d. 牵开器撑开气管前壁，钳子钳夹住胫骨骨膜用于裂口修补。e. 牵开器撑开前气管壁，将胫骨骨膜缝在照片深处。f. 牵开器打开修复后的气管前壁，并在深部缝合

52.6　术后治疗

内镜修复后，维持自主呼吸，患者从麻醉中苏醒，无须插管。随后，他们被送进重症监护室进行24h的修复后气道观察，然后被转移到普通病房再进行24h的治疗。静脉注射抗生素（氨苄西林/舒巴坦）48h，然后在患者住院期间继续口服。给予3剂静脉注射类固醇（地塞米松0.5mg/kg）。有人推荐抗反流药物，但在我们的中心没有使用。患者完全清醒后，重新开始术前进食。临床使用柔性喉镜在1~2周内检查修复部位。VFSS可在2~3个月内进行，或由语言/吞咽病理小组决定。尽管LC手术修复成功，但由于吞咽反射神经肌肉失调，患者进食问题可能会在术后短时间内持续，这一点很重要。

在3或4型LC开放修复后，护理包含一段不同时间段的气管插管（经鼻或经口）。在最初的愈合过程中，气管插管有效地起到了支架的作用。一些术者更喜欢气管切开术。如果已经使用ECMO，患者可以保持免插管约7天。用鼻胃/鼻十二指肠管或原有的胃/十二指肠/空肠管进行肠内喂养维持数周，以避免胃食管反流导致吻合口瘘。同时出现的胃异常可显著改变胃排空，并可导致难治性胃食管反流的持续误吸，同时伴有吻合口的压力和炎症，这可能是3型和4型LC闭合成功率较低的原因之一。虽然在我们的机构这不是一种常见的做法，但我们会毫不犹豫地为3型和4型LC患者实施气管切开术和/或胃造口术，因为预计会延长疗程，这些干预措施提供维持生命的气道和营养支持。饮食发展是保守的，但也因为常见的胃异常、喂养转移和医疗复杂性而变得复杂。

1型和2型LC的内镜修复成功率超过90%，但这基于与言语/吞咽病理小组的持续合作。在文献中报道的并发症很少。最令人恐惧的并发症是修补体破裂，但这通常可以通过相同的内镜入路来解决。对于3型和4型LC常见的并发症包括气管食管瘘，这已经通过使用植入移植物得到改善。这些瘘管可导致反复吸入性、慢性肺部疾病，并需要多次修复。依赖气管切开术很常见，很大程度上是由于严重的气管软化症（已存在或医源性）或偶尔也有慢性肺部疾病。手术修复的其他并发症包括喉返神经损伤、

肉芽组织形成、食管狭窄和持续误吸。文献中，3型和4型LC的死亡率可达50%~75%，原因是先天性异常以及这些儿童复杂的手术和围术期护理。

52.7　要点

a. 手术干预的适应证：

- 1型LC药物治疗无效（例如，经常发生的情况：肺炎、呼吸窘迫）。
- 未能保持与年龄相符的体重。
- 2、3或4型LC。

b. 内镜修复的禁忌证：

- 内镜曝光不足。
- 麻醉：由于医学或解剖的原因而不能达到足够的麻醉条件。
- 部分3型和全部4型LC。

c. 并发症：

- 内镜维修：修复部位的裂开。对嘴唇或牙齿的损害。术后肺不张或肺炎。
- 打开修复：修复部位的裂开。
- 喉返神经损伤（外侧入路）。
- 瘢痕。

d. 术前特殊注意事项：

- 在诊断性内镜检查中，必须触诊杓状间隙，但必须注意不要扭曲黏膜，避免造成裂口。
- 在诊断性内镜检查中，必须考虑。可以通过内镜检查裂口吗？可以经颈部进入吗？还是需要胸骨切开术或胸廓切开术？
- 在诊断为3型LC后，在考虑内镜入路的情况下，用Lindholm喉镜复查唇裂是有帮助的。
- 术前最大限度地提高肺功能，减少胃食管反流。

e. 内镜修复术中特殊注意事项：

- 麻醉注意事项：不动、镇痛、缺乏呼吸道反射（如咳嗽和喘息）、通气和氧合，以及喉部入口的全貌。
- 定位注意事项：喉镜的位置是成功的关键，气道。
- 一个直接输送氧气最好的通道，特别是喷射通气；光束：外科医生必须能够看到LC的范围，特别是如果使用CO_2激光来灼烧黏膜边缘；闭合：喉镜的位置必须保证后方有足够的空间来缝合。

－ 激光安全注意事项：耐心；用浸水的毛巾完全覆盖患者的面部，以防止激光脱靶；眼睛的护罩；如果无管麻醉是不可能的，用激光安全管；使用尽可能小的管子，用盐水填充球囊。

－ 外科医生和麻醉师：激光安全培训。麻醉气体混合物的认定。O_2、N_2O 和挥发性麻醉剂都是易燃剂。全身静脉麻醉时 25% 氧和 75% 氮的混合物是一个安全的选择。与 OR 团队一起建立火灾风险和行动计划。

－ 手术室：入口有警告标志，所有 OR 人员的眼睛保护，激光安全训练护士，专门的生理盐水池。

－ 腭裂尖的紧密闭合是关键的，并以良好的通路为基础。

－ 避免喉内腔的过度闭合，在杓会厌皱襞的释放切口可能是必要的。

－ 在手术结束时必须重复对气管进行伸缩检查，以确保在手术过程中没有吸入血液或结痂。

f. 开放式修复术中特殊注意事项：

－ 采用强力插入移植。

－ 气管造口术或胃造口术插管保持低阈值。

－ 外侧入路切除喉返神经时，应注意识别和保留喉返神经。

g. 术后特殊注意事项：

－ 术后监测：内镜修复时首先需要 24h ICU 监护，然后转入普通病房监护 24h；开放式手术通常需要在 ICU 内插管治疗 3~5 天。

－ 术后药物：住院期间静脉注射抗生素（氨苄西林 / 舒巴坦），然后在家继续口服抗生素 2 周；3 次静脉注射类固醇（地塞米松 0.5mg/kg）。

－ 术后喂养：一旦患者完全清醒，就重新开始术前进食，并由语言 / 吞咽病理小组缓慢推进饮食。

－ 术后随访：1~2 周时行柔性喉镜检查修复部位；MBS 在 2~3 个月内进行，或由语言 / 吞咽病理小组决定。

参考文献

[1] Benjamin B, Inglis A. Minor congenital laryngeal clefts: diagnosis and classification. Ann Otol Rhinol Laryngol 1989;98(6):417–420.

[2] Johnston DR, Watters K, Ferrari LR, Rahbar R. Laryngeal cleft:evaluation and management. Int J Pediatr Otorhinolaryngol 2014;78(6):905–911.

[3] Watters K, Ferrari L, Rahbar R. Minimally invasive approach to laryngeal cleft. Laryngoscope 2013;123(1):264–268.

[4] Monnier P. Pediatric Airway Surgery (Monnier P, ed.). Berlin, Heidelberg:Springer Science & Business Media; 2010.

[5] Pettersson G. Inhibited separation of larynx and the upper part of trachea from oesophagus in a newborn: report of a case successfully operated upon. Acta Chir Scand 1955;110(3):250–254.

[6] Armitage EN. Laryngotracheo-oesophageal cleft. A report of three cases. Anaesthesia 1984;39(7):706–713.

[7] Evans JN. Management of the cleft larynx and tracheoesophageal clefts. Ann Otol Rhinol Laryngol 1985;94(6 Pt 1):627–630.

[8] Fraga JC, Adil EA, Kacprowicz A, et al. The association between laryngeal cleft and tracheoesophageal fistula: myth or reality? Laryngoscope 2015;125(2):469–474.

[9] Parsons DS, Stivers FE, Giovanetto DR, Phillips SE, Type I. Type I posterior laryngeal clefts. Laryngoscope 1998;108(3):403–410.

[10] Merei JM, Hutson JM. Embryogenesis of tracheo esophageal anomalies:a review. Pediatr Surg Int 2002;18(5–6):319–326.

[11] Metzger R, Wachowiak R, Kluth D. Embryology of the early foregut. Semin Pediatr Surg 2011;20(3):136–144.

[12] Moore KL, Persaud TVN, Torchia MG. The Developing Human. Elsevier Health Sciences; 2015; 10th edition, Philadehia, PA.

[13] Rahbar R, Rouillon I, Roger G, et al. The presentation and management of laryngeal cleft: a 10-year experience. Arch Otolaryngol Head Neck Surg 2006;132(12):1335–1341.

[14] Rahbar R, Chen JL, Rosen RL, et al. Endoscopic repair of laryngeal cleft type I and type II: when and why? Laryngoscope 2009;119(9):1797–1802.

[15] Evans KL, Courteney-Harris R, Bailey CM, Evans JNG, Parsons DS. Management of posterior laryngeal and laryngotracheoesophageal clefts. Arch Otolaryngol Head Neck Surg 1995;121(12):1380–1385.

[16] Strychowsky JE, Rukholm G, Gupta MK, Reid D. Unilateral vocal fold paralysis after congenital cardiothoracic surgery: a meta-analysis. Pediatrics 2014;133(6):e1708–e1723.

[17] van der Doef HP, Yntema JB, van den Hoogen FJ, Marres HA. Clinical aspects of type 1 posterior laryngeal clefts: literature review and a report of 31 patients. Laryngoscope 2007;117(5):859–863.

[18] Osborn AJ, de Alarcon A, Tabangin ME, Miller CK, Cotton RT, Rutter MJ. Swallowing function after laryngeal cleft repair: more than just fixing the cleft. Laryngoscope 2014;124(8):1965–1969.

[19] Hersh C, Wentland C, Sally S, et al. Radiation exposure from videofluoroscopic swallow studies in children with a type 1 laryngeal cleft and pharyngeal dysphagia: a retrospective review. Int J Pediatr Otorhinolaryngol 2016;89:92–96.

[20] Ferrari LR, Zurakowski D, Solari J, Rahbar R. Laryngeal cleft repair:the anesthetic perspective. Paediatr Anaesth 2013;23(4):334–341.

[21] Leboulanger N, Garabédian E-N. Laryngo-tracheo-oesophageal clefts. Orphanet J Rare Dis 2011;6(1):81.

[22] Propst EJ. Repair of short type IV laryngotracheoesophageal cleft using long, tapered, engaging graft without need for tracheotomy. Laryngoscope 2016;126(4):1006–1008.

[23] Garabedian E-N, Ducroz V, Roger G, Denoyelle F. Posterior laryngeal clefts: preliminary report of a new surgical procedure

using tibial periosteum as an interposition graft. Laryngoscope 1998;108(6):899–902.

[24] Adil E, Al Shemari H, Rahbar R. Endoscopic surgical repair of type 3 laryngeal clefts. JAMA Otolaryngol Head Neck Surg 2014;140(11):1051–1055.

[25] Garabedian E-N, Pezzettigotta S, Leboulanger N, et al. Endoscopic surgical treatment of laryngotracheal clefts: indications and limitations. Arch Otolaryngol Head Neck Surg 2010;136(1):70–74.

[26] Propst EJ, Ida JB, Rutter MJ. Repair of long type IV posterior laryngeal cleft through a cervical approach using cricotracheal separation. Laryngoscope 2013;123(3):801–804.

[27] Kawaguchi AL, Donahoe PK, Ryan DP. Management and longterm follow-up of patients with types III and IV laryngotracheoesophageal clefts. J Pediatr Surg 2005;40(1):158–164, discussion 164–165.

[28] Ryan DP, Muehrcke DD, Doody DP, Kim SH, Donahoe PK. Laryngotracheoesophageal cleft (type IV): management and repair of lesions beyond the carina. J Pediatr Surg 1991;26(8):962–969, discussion 969–970.

[29] Simpson BB, Ryan DP, Donahoe PK, Schnitzer JJ, Kim SH, Doody DP. Type IV laryngotracheoesophageal clefts: surgical management for long-term survival. J Pediatr Surg 1996;31(8):1128–1133.

[30] Geller K, Kim Y, Koempel J, Anderson KD. Surgical management of type III and IV laryngotracheoesophageal clefts: the three-layered approach. Int J Pediatr Otorhinolaryngol 2010;74(6):652–657.

[31] Hashizume K, Kanamori Y, Sugiyama M, Ito M, Kamii Y. Successful repair of the esophagus in type-IV laryngo-tracheo-esophageal cleft using interposed jejunum. Pediatr Surg Int 2003;19(3):211–213.

第 53 章 滑动气管成形术

Michael Rutter, Claudia Schweiger

摘要

滑动气管成形术是由 Goldstraint 在 20 世纪 80 年代初设计的一种外科技术，用于修复由完整气管环引起的先天性气管狭窄。在先天性气管狭窄、气管食管瘘或获得性气管损伤的治疗中，该手术具有广泛的适应证，是一种多用途的手术。它由重叠的气管狭窄段组成，缩短了气管，但使狭窄区域的直径增加了一倍，可以通过胸骨切开或通过颈部进行。滑动气管成形术是一种安全可靠的手术方法，成功率高。其发病率和死亡率与儿童的潜在健康状况有关。

关键词

滑动气管成形术，气管，狭窄，完整气管环

53.1 引言

滑动气管成形术最初由 zeng 等描述，并由 Grillo 等人和我们辛辛那提儿童医院的团队推广。这种手术与气管狭窄段重叠，缩短了气管，但使其直径增加了一倍（图 53.1）。滑动气管成形术目前是治疗完全性气管环（CTR）所致气管狭窄的首选手术，但它的适应证已经扩大，最近的文献表明，它可以用于治疗获得性气管狭窄、气管环缺失、袖状气管和气管食管瘘（TEF）。

与其他方法相比，该技术有许多优点。这些优点包括：立即用具有正常黏膜的硬质血管化组织重建气管；在许多情况下能够早期拔管；术后肉芽组织形成较少；裂开的风险较小；重建的气管具有生长潜力。此外，它是一种灵活多变的技术：如果情况允许，可以进行短节段滑动、倾斜滑动，甚至反向滑动。如果需要，也可以延伸到膜性气管或隆突。气管的全长可以滑动，甚至可以滑过隆突。

在辛辛那提儿童医院，自 2001 年以来，我们一直在体外循环下进行滑动气管成形术，主要针对气管远端狭窄的患者和需要同时进行心血管修复的患者。自 2003 年以来，还进行了颈部滑动气管成形术。该手术是标准滑动手术的改编，可用于颈段气管狭窄、气管"A 框"畸形和多节段喉气管狭窄。

我们的经验表明，尽管患者群体复杂，滑动气管成形术的死亡率仍然非常低。在我们 2011 年的队列研究中，80 例患者接受了旁路滑动气管成形术，48 例患者（60%）有相关的心脏或大血管畸形，只有 5 例患者（6.2%）需要翻修开放手术。美国 23% 的人口需要在最初手术后 12 个月内再次进行气道内镜干预，包括球囊扩张、内镜切除肉芽组织或临时

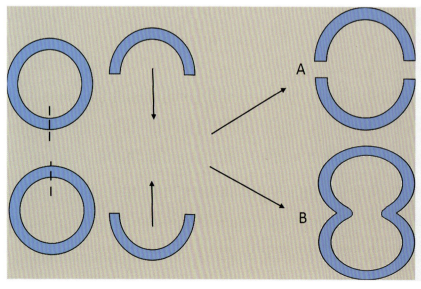

图 53.1 气管狭窄段的重叠增加了直径和气流。A：典型的术后气道。B："8"字形气道

支架植入。死亡4例（5%）。这一死亡率远低于之前报道的某些系列中高达24%的死亡率。最近，我们发表了130例患者的系列报道，其中76例（58%）合并心脏或血管异常，18例（13.8%）合并肺畸形。再次狭窄率非常低（6.9%），死亡率为6.1%。

2014年，Great Ormond Street医院接受滑动手术的101名儿童的系列文章发表。其中有72例（71.3%）有相关的心血管异常，33例儿童（33%）在术后3个月出现残余狭窄，8例（8%）在术后9个月出现残余狭窄。21.8%的患者需要支架植入，主要是术前有支气管软化的患者。死亡率为11.8%，支气管软化和术前需要体外膜肺氧合（ECMO）与这一结果有关。

在2012年发表的关于滑动气管成形术的队列中，我们描述了29例接受这种手术的患者。手术成功率为79%（23/29），包括所有10例长节段获得性气管狭窄患者。伴发声门下狭窄、后声门狭窄和多节段气道病变的患者手术成功率较低。4例患者（14%）经历了并发症：1例患者有轻微伤口感染；1例患者有裂开，需行气管成形术翻修；1例患者无名动脉损伤，术中成功治疗，无后遗症；1例患者有症状性"8"字气管畸形，需要翻修治疗。

53.2 术前评估与麻醉

儿童气管狭窄的最佳治疗需要在修复前进行综合评估。如果孩子情况恶化，直接进行彻底的修复是很有诱惑力的。然而，如果气道允许用2.0或更大的气管插管，应该通过鼻气管途径进行，以便暂时稳定儿童。当此入路不可行时，大小适合于容纳环状软骨的气管插管，但放置在完整环的浅部和近端，仍可允许正压通气。CTR儿童的前两个气管环受到影响的情况很少见，因此大多数儿童可以在接近完整气管环的位置插管。如果通气仍然困难，ECMO是可取的，但不应掉以轻心。显然，气管切开很少有帮助，因为最小的CTR往往在更远端，而市面上可用的最小的气管切开管的外径是3.6mm。在足以考虑气管切开的气道中，狭窄段的直径通常为2.0~2.5mm，因此不适合气管切开放置。更重要的是，气管切开术可能会进一步影响后续手术修复的选择。

术前支气管镜检查是诊断和定义气道解剖的普遍依据。软性和硬性器械均可用于确定病变的类型、部位、范围和严重程度。然而，这项评估必须尽可能小心，以免引起气道水肿而危及生命。

所有病例均应进行胸部CT、三维重建增强扫描和超声心动图检查，以帮助确定气道和大血管解剖，并确定心脏畸形。

所有气管切开的患者（通常是患有获得性颈段气管狭窄的年龄较大的儿童）都应该在手术前接受耐甲氧西林金黄色葡萄球菌（MRSA）筛查和治疗。开放式气道手术中的MRSA感染可能是一种毁灭性的并发症，导致喉气管复合体的软骨结构破裂和吸收。

关于麻醉技术，虽然目前的方法，包括喷射通气，可以修复远端和长段气管狭窄，但对外科医生来说，这些往往是烦琐的。体外循环是一种安全的选择，允许心脏和肺部分张力减低，从而优化完整气管的显露。出于同样的原因，也建议将体内循环改为体外循环。因此，成功的外科治疗依赖于气道外科医生和心血管外科医生的密切合作。颈椎滑动气管成形术应采用气管插管。

53.3 手术方法
53.3.1 胸内滑动气管成形术

图53.2说明了手术技术。通常，胸骨切开可以显露气管，放置心房和主动脉插管（如果需要体外循环）（图53.3a），并修复任何共存的心血管畸形。气管暴露在升主动脉和上腔静脉之间。在此过程中，切除右侧气管旁淋巴结有利于气管暴露。隆突位于右肺动脉深处，气管前部从隆突暴露到CTR的上部。

然后进行术中支气管镜检查，以确定CTR节段的上下限。用一根30号针穿过气管前壁，通过2.8mm的柔性支气管镜观察，以确定近端和远端的CTR。在这一点上，随着患者在体外循环中稳定下来，如果需要，也可以对远端气道进行更全面的评估。

测量狭窄的长度，并在完整环的中点横切气管（图53.3b）。然后将横断气管的每一端进行游离。在这个过程中，气管的侧向血管附着物被保留下来。近端气管段的前壁是垂直切开的（图53.3c）。远端节段的后壁向隆突垂直切开。从近端和远端的角落修剪

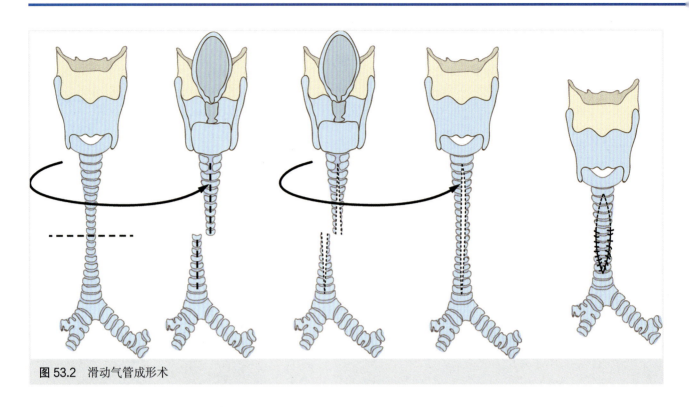

图 53.2 滑动气管成形术

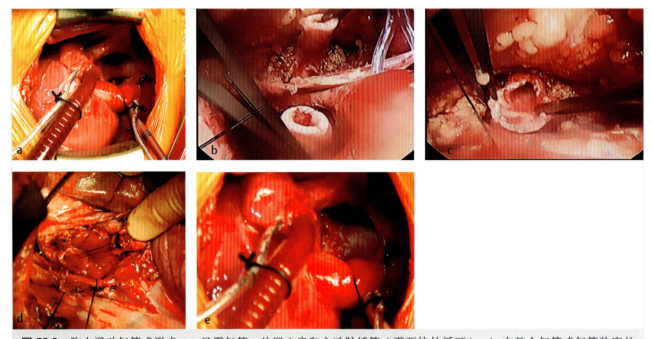

图 53.3 胸内滑动气管成形术。a. 显露气管，放置心房和主动脉插管（需要体外循环）。b. 在整个气管或气管狭窄的中点横断。c. 近端气管段的前方垂直切开。d. 双层 5.0 或 6-0 PDS 线缝合。e. 胸腔内滑动气管成形术：完全吻合

软骨，这些部分相互滑动。根据狭窄段的长度，需要从上附着物和下附着物进行额外的气管松动术。隆突通过暂时性支撑缝合向上方移位。

吻合术从后（隆突）远端开始，使用适当大小的双臂聚氧氟烷酮缝线（婴儿使用 5.0 PDS 缝线

或 6-0 PDS 缝线）（图 53.3d）。4~6 次缝合一般放在隆突上，并用神经钩拧紧。

然后在气管的左侧和右侧继续吻合，缝线穿过软骨和黏膜，暴露于管腔内，努力使吻合口的外侧均匀，以防止吻合线的内部聚集（"8"字形气管畸

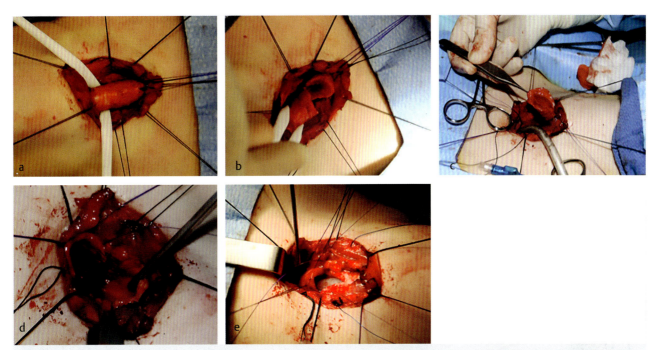

图 53.4 颈部滑动气管成形术。a. 经颈椎水平切开暴露气管。b. 狭窄段交界处的颈段气管横断术。c. 气管近端前方垂直切开。d. 双圆弧形 5.0 或 6-0 PDS 缝线。e. 关闭前壁之前的插管口

形）。在吻合缝线与修复的近前侧中线重新接合之前，将气管抽吸干净，并使用与患者年龄相适应的气管插管，并将管端置于直接可见状态下，将气管缝合线重新连接到修复的近前侧的中线上，然后将气管抽吸干净，并使用与患者年龄相适应的气管插管进行插管。吻合口完成（图 53.3e），抛出一个近端结，进行渗漏测试（至 35cmH₂O），并在吻合口的近端和远端贴上 Ligaclip 标记（以帮助在术后 X 线片上识别吻合口的范围）。将纤维蛋白胶应用于吻合口。然后将患者从旁路中取出，关闭胸腔，并将患者转移到重症监护病房。手术完成后，使用柔性支气管镜对气道进行重新评估，以确保修复充分，并抽出血液和分泌物。

即使是近乎全长的气管重建，需要舌骨上松解或下颌至胸部缝合也是不常见的。将滑块延伸至支气管或环状软骨在我们机构已成功实施，可能有助于修复这些伴随的狭窄。对于与支气管相关的儿童，也可以进行改良的滑动，将环稍微向中线倾斜，以避免损害到支气管的开口。滑块的近端范围应至少延伸 2 个环进入主支气管以外的正常气管。

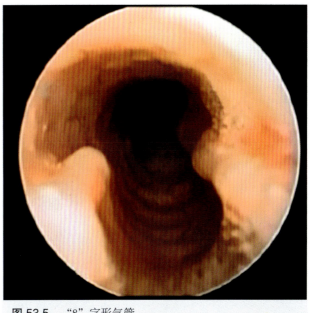

图 53.5 "8" 字形气管

53.3.2 颈部滑动气管成形术

该技术与上述胸腔内滑动气管成形术非常相似（图 53.4）。在近端狭窄程度较高的年龄较大的儿童中，形成 "8" 字形气管畸形的风险更高（图 53.5），如果需要，可以放置临时硅胶支架一周或

更长时间。对于长节段获得性颈椎管狭窄，部分狭窄可切除，剩余的可滑动。如果损伤的气管滑入正常气管，结果是可以接受的。但如果损伤的气管滑入损伤的气管，结果更难预测。

53.3.3 滑动气管成形术治疗气管食管瘘

滑动气管成形术也可用于修复气管食管瘘（TEF），主要是复杂病例和既往修复的瘘管。已经对标准技术进行了修改，以解决 TEF 问题。最初进行直接喉镜检查、支气管镜检查和食管镜检查以验证瘘管的位置。放置食管探条。根据手术方式的不同，手术方法也会有所不同。未气管切开的患者将接受经口插管，如果是现有的气管切开，则通过吻合口插管。需要胸骨切口和体外循环的患者将接受口腔插管，吻合口缝合。在这些患者中，体外循环是在气管工作开始之前建立的。在这两种入路中，气管前壁都尽可能远离周围组织。对于颈部入路的患者，通常会继续进入纵隔和隆突。在所有患者中，都要注意保留气管外侧附着物，以维持血液供应，避免损伤喉返神经。使用 2.0 Prolene 回缩缝线穿过气管远端环以回缩气管。可以通过气管插管或硬性支气管镜重复软性支气管镜检查，以确认瘘管的位置。将一根针穿过气管前部，放在瘘管的相应位置。然后气管在瘘管的上方和下方被分开，留下一小部分气管附着在瘘管上（图 53.6a）。将气管上段和下段的气管从食管中分离出来，并进行移位。然后去除附着在瘘管上的气管和黏膜，去除软骨部分（图 53.6b）。瘘管食管一侧的边缘在准备闭合时进行了清创。然后，气管黏膜被倒置并折叠到瘘管的食管部分。缝合是用一系列间断的 Vicryl 缝线完成的。

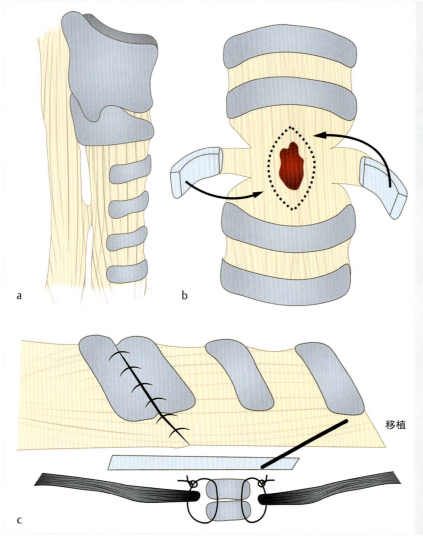

图 53.6 滑动气管成形术治疗 TEF：a. 气管分为瘘口上方和下方。气管的一小部分仍然附着在瘘管上，用于加强瘘管的修复。b. 将气管黏膜从软骨环上取出，折叠到裸露的瘘管中以加强闭合。在某些情况下，软骨也可以用来加强闭合部位。c. 胸骨骨膜放置在气管和食管闭合之间以加强修复。气管闭合是通过斜行吻合发生的。从气管软骨中取出的气管黏膜已折叠到瘘的食管侧，并合并到修补手术中

移植

在大型瘘管的情况下，软骨可以保持与黏膜的连续性，并用于闭合以增加支撑。骨膜取自胸骨，放在食管闭合的顶部（图53.6c）。

将气管下段后壁和上段前壁大约1cm垂直分开。为了在闭合过程中实现更好的逼近，将移除两个线段的拐角。然后使用运行的PDS缝线从气管的后侧开始关闭吻合口。由此产生的斜形吻合口比相应的端到端吻合口更长，从而将张力分布在更长的区域上。一旦所有的缝线都缝合完毕，纤维蛋白胶就会在气管闭合处涂上。如果是通过颈部切口，先前放置的Prolene回缩缝线可以作为内Grillo缝线放置在舌骨周围。当通过胸骨切开进行手术时，由于舌骨不露出，回缩缝线可以被移除。

53.4　术后治疗

滑动气管成形术后出现的并发症最常反映儿童潜在的健康状况。这些婴儿可能在气管修复前病情危重，而且在气管修复后通常仍处于危重状态。气管修复也可能引起问题，包括缝线上的肉芽组织和吻合口的再狭窄或塌陷。复发性喉神经的暂时性或永久性损伤也是可能的。拔管失败通常是由这些问题之一引起的。一个令人担忧的并发症是吻合口裂开。然而，这是非常罕见的，因为有很长的斜缝线。肉芽组织通常适用于连续的支气管镜治疗。吻合口狭窄或塌陷可能需要定期扩张气管或放置气管切开管，气管切开管的尖端绕过相关区域。然而，不良预后的主要预测因素是翻修手术、单侧肺发育不全和支气管狭窄。

开放气管修复后，目标是在手术结束时，或在24~48h内拔除气管插管。当患者在儿科重症监护病房插管时，孩子的头部在枕头上保持前屈，建议将最大通气压维持在30cmH_2O以下，以免损坏吻合口。理想情况下，胸腔引流管留在原地直到拔管后。对于极不稳定的术前呼吸机儿童，术后可能需要体外ECMO。目的是建立气管内通气，使患儿尽快脱离ECMO。

术后1周和2周定期随访内镜检查修复情况。如果修复时的"8"字形气管畸形明显，在恢复期，温和的气囊扩张有时是有用的。这种干预有助于防止左右侧缝线接触和粘连。无心肺异常的儿童通常在手术后2~3周出院。

3个月时良好的气管结果可能预示着良好的长期气管结果。然而，由于这些儿童经常伴有心肺疾病，良好的气管结果并不能保证良好的整体结果。

53.5　要点

a. 适应证：
- 先天性气管狭窄/完整气管环。
- 无气管环。
- 袖状气管。
- 获得性气管狭窄。
- 气管食管瘘。
- "A框"畸形（气管切开后最常见）。

b. 禁忌证：
- 气管软骨结构不足。
- 最近的气管切除是一个相对禁忌证。

c. 并发症：
- 肉芽组织形成。
- 再狭窄。
- 开裂。
- "8"字形气管畸形。
- 喉返神经损伤。

d. 术前特殊注意事项：
- 仔细进行支气管镜检查，以评估气道解剖结构（最好是"不充分"的评估，而不是损害气道）。
- 胸部CT和三维重建对心脏和大血管解剖的评估应在手术前进行。
- 对气管切开的儿童应进行MRSA筛查。
- 对症状严重的患儿采用插管（环状以上优先）或体外膜肺氧合（ECMO）稳定。如果有通风问题，请将管子向后拉，不要推进。
- 对于气管远端狭窄的插管儿童，建议较长的呼吸时间（I时间和E时间），并可耐受较高的峰值压力。黏液堵塞是一个问题，因此建议使用最大湿度。

e. 术中特殊注意事项：
- 如果在开始体外循环前有严重的通气问题，1mL 1∶10 000肾上腺素顺着气管导管注入是有帮助的。较长的I时间和E时间也很有用。

f. 术后特殊注意事项：

– 尽早拔管。

– 如果不能及早拔管，用生理盐水防止阻塞气管内的黏液是至关重要的。

– 应在拔管后 1 周进行随访支气管镜检查。

– 3 个月后良好的气管结果可能预示着良好的长期气管结果。然而，良好的气管结果并不能保证良好的整体结果。

参考文献

[1] Tsang V, Murday A, Gillbe C, Goldstraw P. Slide tracheoplasty for congenital funnel-shaped tracheal stenosis. Ann Thorac Surg 1989;48(5):632–635.

[2] Grillo HC, Wright CD, Vlahakes GJ, MacGillivray TE. Management of congenital tracheal stenosis by means of slide tracheoplasty or resection and reconstruction, with long-term follow-up of growth after slide tracheoplasty. J Thorac Cardiovasc Surg 2002;123(1):145–152.

[3] Rutter MJ, Cotton RT, Azizkhan RG, Manning PB. Slide tracheoplasty for the management of complete tracheal rings. J Pediatr Surg 2003;38(6):928–934.

[4] Provenzano MJ, Rutter MJ, von Allmen D, et al. Slide tracheoplasty for the treatment of tracheoesophogeal fistulas. J Pediatr Surg 2014;49(6):910–914.

[5] Manning PB, Rutter MJ, Lisec A, Gupta R, Marino BS. One slide fits all: the versatility of slide tracheoplasty with cardiopulmonary bypass support for airway reconstruction in children. J Thorac Cardiovasc Surg 2011;141(1):155–161.

[6] Chiu PP, Kim PC. Prognostic factors in the surgical treatment of congenital tracheal stenosis: a multicenter analysis of the literature. J Pediatr Surg 2006;41(1):221–225.

[7] Kocyildirim E, Kanani M, Roebuck D, et al. Long-segment tracheal stenosis: slide tracheoplasty and a multidisciplinary approach improve outcomes and reduce costs. J Thorac Cardiovasc Surg 2004;128(6):876–882.

[8] DeMarcantonio MA, Hart CK, Yang CJ, et al. Slide tracheoplasty outcomes in children with congenital pulmonary malformations. Laryngoscope 2017;127(6):1283–1287.

[9] Butler CR, Speggiorin S, Rijnberg FM, et al. Outcomes of slide tracheoplasty in 101 children: a 17-year single-center experience. J Thorac Cardiovasc Surg 2014;147(6):1783–1789.

[10] de Alarcon A, Rutter MJ. Cervical slide tracheoplasty. Arch Otolaryngol Head Neck Surg 2012;138(9):812–816.

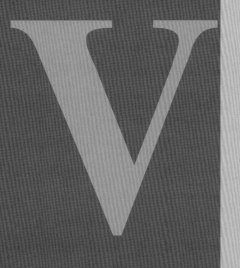

第54章　小儿面部创伤

Amir Laviv, Amir Shuster, Vadim Reiser

摘要

儿童颅面骨骼骨折的处理具有挑战性。创伤的类型和可能的长期生长障碍，使临床上的考虑和治疗方法不同于成人。本章描述了儿童在成长中常见的面部骨折类型以及推荐的治疗方法。

关键词

小儿面部外伤，颌面部骨折，颅面骨折

54.1　引言

与成人相比，儿童的面部损伤相对罕见。这个相对较低的发病率一方面与解剖原因有关，如面部骨骼柔韧、鼻窦充气不足、婴儿颊脂垫的保护等，另一方面，与环境因素有关，如父母密切监督、孩子友好的环境。在童年后期，当孩子们在学校和操场上的参与度增加时，他们更容易遭受面部创伤。因此，面部创伤的发生率也随之增加。

在过去的几十年里，颅面损伤的诊断和治疗取得了相当大的进展。通过使用新的成像技术，利用计算机断层扫描（CT），可以更好地利用三维重建了解骨折复杂性，从而提高诊断水平。刚性内固定的引入改变了治疗结果，允许骨折复位和固定，而不需要长时间的上下颌固定（MMF）。

小儿颌面部骨折的治疗是复杂的。对于生长中的患者，软组织和骨膜损伤，无论是由于创伤本身，还是由于骨折暴露和固定的原因，都可能导致瘢痕形成和生长障碍可能。此外，骨折活动、复位和固定（用硬件）也可能改变面部骨骼未来的生长。

颌内牙蕾的存在减少了用于骨折固定的可用骨头。相对较小，有时可移动的乳牙由于其形状，不能像恒牙那样保留钢丝（保持钢丝所需的咬边面积最小）。儿童对自身情况的理解也可能存在问题，而且上下颌固定（口部紧闭）在儿科人群中不能很好地耐受。

然而，咬合不正问题可以通过患者的生长来弥补，而且儿童骨折往往愈合得更快。为了识别、治疗和避免任何可能的并发症或生长障碍，对这一人群必须进行纵向随访。

在过去和今天的某种程度上，儿童颌面部创伤的处理相对比较保守，有时倾向于非手术处理，以防止生长中的儿童的生长发育受到中断。然而今天，随着刚性固定技术的应用，移位的骨折可以用刚性固定（螺钉和钢板）而准确复位，避免使用上下颌固定。

本章描述了儿童颌面部创伤常见的骨折类型，以及作者推荐的治疗方法。本章不讨论牙槽骨骨折和牙外伤。描述所有骨折亚型和所有可能的治疗方案超出了本章的范围。读者应该记住，每个患者都是独一无二的，治疗计划应该针对具体的病例量身定制。

54.2　生长与发育

在生命早期，面部发育与成长中孩子的功能需求密切相关。

颅穹隆（脑颅）通过膜内骨化而发育，并在生命的第一年随着脑组织的扩大而迅速生长。头围在婴儿出生1年时达到成人的86%，在3~5岁时达到成人的90%。颅穹隆的生长在5~7岁时达到稳定期。女孩的头盖骨宽度进一步发展到14岁，男孩到15岁。

颅底是颅穹隆和面部骨骼的连接处。它主要由软骨内骨化形成。它包括大脑、眼眶和嗅觉系统的结构，并在额骨、蝶骨、筛骨和枕骨的软骨联合区扩张。一旦骨化，每块骨头的内外表面会通过同位生长延长生长和重塑。

眼眶由颅眶复合体和鼻上颌复合体组成。大部分的生长发生在这些骨头之间的缝线处。就像脑颅的生长一样，眼眶在生命的第一年里也会迅速生长，并在5~7岁时达到成人体积。5岁时，横缝宽度约为成人大小的93%，女孩8岁、男孩11岁时达成人水平。

与头盖骨相比，颧骨的生长更加缓慢。5岁时双颧骨宽度为成人大小的83%，女孩13岁、男孩15岁时达成人水平。

上颌生长是通过膜内骨化，伴随着向前和向下的缝合生长和表面重塑。女孩 13 岁、男孩 15 岁达成熟水平。

下颌骨的独特之处在于它有不同的骨骼生长区域。颞下颌关节（TMJ）是由软骨内成骨形成的，而下颌骨的其他部分是通过骨的重塑和附着形成的。在第一年末，联合软骨被骨骼取代。在接下来的几年里，同位生长发生在支的后缘和牙槽嵴上，而吸收发生在支的前缘。髁状突向上向后生长，以保持与颅底的接触。

下颌宽度在 1 岁时达到成人水平，然而，它的高度直到青春期才完成。下颌深度（前后位）在 5 岁时达到成人水平的 85%。它的最终大小在女孩 14~16 岁和男孩 16~18 岁时才最终确定。

随着孩子的成长，颅与面的比例变得不那么突出。颅与面的比例在婴儿期约为 8∶1，成年期约为 2.5∶1（图 54.1）。

这是儿童早期颅脑创伤发生率较高，随着年龄的增长，中面骨骨折和下颌骨骨折发生率增加，颅脑创伤减少的主要原因。其他公认的儿童早期骨折发生率低的原因是面中部的向后位置，鼻窦的逐渐气化和儿童面骨的伸缩性。

泛函矩阵增长理论（Moss，1960）得到了普遍的接受。它提出，骨骼单位的起源、生长和维持总是次要的、代偿的和机械强制性的反应，发生在相关的非骨骼组织、器官和功能空间的先前事件和过程。面部骨骼是随着颅骨的扩张和面部咀嚼与口咽器官的发育而生长的。因此，创伤或手术引起的瘢痕组织会限制生长中的孩子进一步的骨骼生长。手术时应注意避免瘢痕形成并允许正常功能，以保持组织的功能性生长。

54.3　流行病学

面部创伤占儿科急诊科就诊人数的 11%，占儿科创伤入院人数的 4%。在所有颌面骨折患者中，小于 17 岁的儿童约占 14%。然而，大多数急诊就诊与软组织或牙槽骨损伤有关。

面部骨折患者的比例随着年龄的增长而显著增加，以 6~12 岁年龄组为高峰。5 岁以下儿童骨折罕见，发生率为 1.4%。儿童面部骨折的风险随着年龄的增长每年增加 14%。

创伤的病因随着年龄的增长而变化，但最常见的原因是运动损伤和跌倒。不同的病因取决于所检查的年龄组。年幼的儿童会因摔倒等低速力而受伤，而较大的儿童则更容易受到高速力的伤害，如道路交通事故和运动损伤。

男性也会增加颌面部创伤的可能性。男孩受伤的比例是女孩的两倍（2∶1）。这与更多地参与体育赛事，以及倾向于参加危险活动有关。

骨折部位随年龄的不同而不同。鼻骨折和牙槽骨骨折是儿童最常见的面部骨折，但并没有像预期的那样频繁地报告，因为大多数这些骨折可以在门诊治疗，因此这些骨折在医院和入院统计中报告不足。下颌骨折是住院儿童中最常见的面部骨折。发

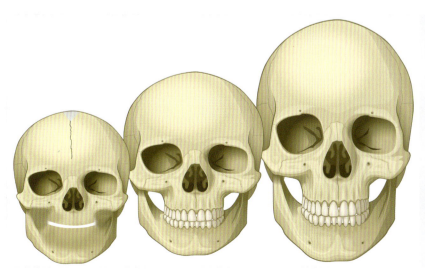

图 54.1　从左到右：婴儿混合牙列和成人头骨表明，随着婴儿的成长，颅骨与面部的比例不断减小

病率随着年龄的增长而增加。颧骨复合体骨折和眼眶骨折是其次常见的骨折类型，而面中部骨折和 Le Fort 骨折（各级）不常见，可发生在 13~15 岁的儿童中。眶顶骨折和颅穹隆骨折多发生在额窦发育不全的幼儿中，由于额骨相对突出，通常发生在 7 岁之前。

54.4 术前评估

和所有外伤患者一样，在治疗面部损伤之前，应该首先处理危及生命的损伤。应采用先进的创伤生命支持算法。面部相对于头盖骨的较小尺寸通常显示，无论何时发生面部创伤，都可能是由高能冲击造成的。已经发现，高达 57% 的 5 岁以下儿童伴面部骨折有颅内损伤，而伴有颈椎损伤的可能性较小（0.9%~2.3%）。

由于儿童的代谢率较高，需氧量（氧气储备较少）、血容量和每搏容量较低，气道维护、出血控制和早期复苏非常重要。气管插管是所有气道损伤的首选方法。由于有声门下狭窄的危险，12 岁以下儿童禁用环甲状旁腺切开术。在儿童创伤复苏中低温是常见的，所以提高室温，静脉使用温生理盐水和加温装置是推荐使用的。对于儿童静脉通路可能有困难的时候，骨内通路是一种较好的选择。对于可能的容量损失，应考虑输血和液体复苏。婴儿的维持液通常是 1/4 生理盐水和葡萄糖，大一点的儿童和青少年则是 1/2 生理盐水。尿量应为 1~2mL/（kg·h）。

颅面损伤的评估从病史和体格检查开始。然而，有时一个成年人可能没有目睹创伤，从一个孩子那里获取病史是非常困难的。此外，体格检查可能会因为配合不良而受到影响，特别是在经历创伤后不久。

全面、彻底的面部体检是强制性的。检查应从头皮开始，以系统的方式进行到下面部和颈部。应特别关注面部撕裂伤、眼眶检查、感觉障碍、骨稳定性和脱落，以及牙齿咬合。眼眶检查应包括瞳孔反应性、视敏度、眼外肌功能、可能的复视以及眼球突出和下移的评估。如有可疑的眼外肌活动受限，应考虑行强制转向试验，但是，检查不能在孩子醒着的时候进行，所以考虑在孩子处于镇静状态下进

行成像或在最佳治疗之前进行检查。眼眶损伤的儿童也可能经历眼球运动疼痛、恶心、呕吐和心动过缓。为了评估颧 – 上颌骨折，除了评估颧骨突出和颧弓连续性外，还应触诊眼眶的骨性结构。颅神经 V 感觉分布异常提示可能是骨折，V1（眼科）提示可能是额骨骨折，V2（上颌）提示是眶底和颧上颌骨折，V3（下颌骨）提示是下颌体或角骨折。与发病前咬合不同，口腔内检查应评估齿列和咬合、可能的牙折裂或牙槽骨骨折伴咬合不正和不能闭合牙齿。任何出血应警惕可能的邻近骨折，如舌下血肿作为下颌骨骨折的标志，腭血肿为上颌骨或腭骨折。

X 线检查不再是首选的成像方式，CT 扫描已经成为儿科人群的标准检查。由于未发育的鼻窦、不完全骨化区、潜在的青枝骨折、可能的软组织卡顿和发育中的牙蕾，平片在儿童创伤检查中是不可靠的。CT 扫描速度快，分辨率高，而且随着技术的进步，辐射剂量会降低。有时，尤其是年幼的儿童，镇静或全身麻醉对 CT 扫描是必要的。

本章将讨论儿童人群中不同的骨折类型和推荐的治疗方法。讨论儿童多处骨折治疗或全面外伤超出了本章的范围。

54.5 骨折部位及手术治疗
54.5.1 额骨、额窦和眶上骨折

在婴儿期，颅穹隆和颅底迅速扩张。随着这一过程的进行，未充气的额窦（6 岁之前）、相对突出的额骨和眶上缘、眶顶骨折多见于 10 岁以下儿童（图 54.2）。这些骨折是颅骨骨折，因此，必须进行神经外科和眼科的评估。它也可累及眼球，导致肌肉受压、眼球突出，严重时甚至直接损伤眼球。

一般来说，额顶和眶顶骨折复位的适应证包括可能累及眼部，以及移位超过累及骨全层厚度的骨折。眼肌压迫可导致眼压增高、复视、眼球突出，严重者甚至出现眶上裂综合征。骨折移位超过全层厚度会导致未来的美学问题。手术应与神经外科医生协调，评估可能的硬膜撕裂、脑脊液漏或脑损伤。患者应进行长期的神经外科随访，因为未来可能出现脑疝至硬脑膜撕裂（有时可能需要颅骨成形术）。

随着孩子的成长和额窦的发育（6 岁以后），额窦骨折较为常见。治疗的适应证和方法与成人相

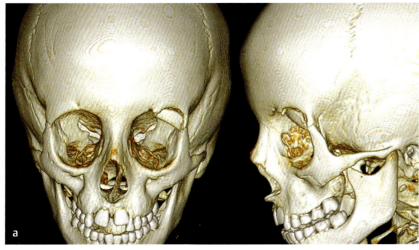

图54.2　7岁患者发生自行车事故，左眶额上骨折，移位至眼眶区，上眼复视。a. 3D CT 扫描显示骨折移位至上眼眶。b.通过现有的上眉撕裂伤暴露骨折。c.骨折复位，微型钢板固定

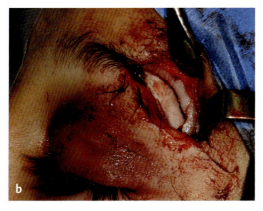

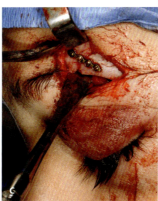

同。对于后侧颅脑骨折，如果有硬脑膜撕裂（可能有脑脊液漏），应采用颅骨成形术治疗。为了减少术后脑膜炎的风险，必须封闭颅前窝。对于移位的前颅脑骨折，可以进行简单复位和稳定。这可以通过现有的切口，或通过冠状皮瓣进行。微创移位的前颅脑骨折可能没有美学上的考虑，可以只通过观察治疗。严重的鼻额管破坏将要求介入治疗。儿童通常避免鼻窦闭塞。在新的内镜技术下，保留鼻窦是首选，需要定期随访和影像学检查，以确保适当的鼻窦功能。

步骤：上眶顶骨折

- 有无骨折复位的指征：骨折移位大于全层宽度、累及眼部、眼压增高或神经外科介入。
- 外科手术方法：如果骨折区域有撕裂伤，则应尝试进行手术治疗（如需要延伸）。如果骨折在边缘的中间到外侧，使用经眉眶上入路或上眼睑入路。如果还需要神经外科干预，或不能通过上述切口

接近骨折，应考虑冠状皮瓣。
- 骨折复位和固定。
- 缝合伤口。
- 随访（包括神经外科随访）。

54.5.2　鼻眶筛窦骨折

　　儿童鼻眶筛窦（NOE）骨折相对少见。眼科会诊以排除眼球损伤，并评估鼻泪孔是必需的。NOE骨折可引起内眦肌腱断裂（伴有骨折的骨段），从而引起内眦距增宽。

　　治疗方法与成人患者相似。不应该在愈合后被延迟，因为这些骨折的后期固定或翻修是非常困难的，与立即治疗相比效果不佳。如果骨折的鼻锥体感觉稳定，或骨折轻微移位，应考虑闭合复位和密切随访。对于伴有内眦肌腱断裂的移位性骨折，应考虑切开复位内固定（ORIF）（图54.3）。入路到NOE区域应通过现有的撕裂伤（如果存在），或通过冠状入路。主要治疗目标是恢复内眦附着和鼻突

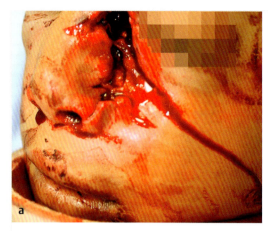
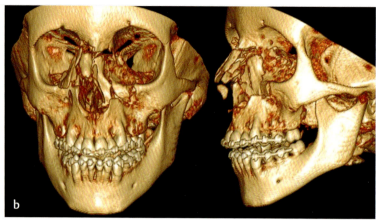
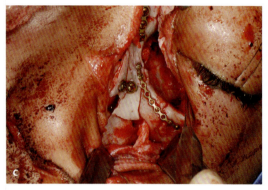
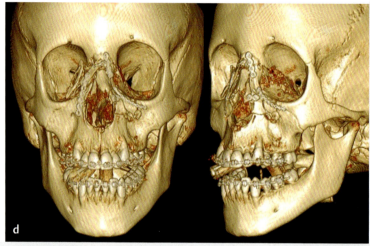

图 54.3　11 岁患者被橡胶子弹打伤，持续鼻眶筛窦（NOE）骨折。a. 入院时鼻腔外侧软组织大面积撕裂，鼻部及上颌骨额突粉碎性骨折。b. 双侧 NOE 骨折的 3D CT 重建，临床上为内眦附着于大筛节。c. 术中通过现有撕裂伤复位并固定骨折。d. 骨折充分复位后 3D CT 重建

出。在进行切开复位内固定的情况下，应接近骨折部位，复位并固定。内眦肌腱经鼻布线，用或不用外部支撑通过夹板固定下面的骨碎片，这可能是修复内眦附着所必需的。固定物应固定 4~6 周。无支撑的鼻骨骨折可能需要支撑骨移植（如颅骨、肋骨移植）。对于鼻泪孔，儿童在立即修复时通常不需要支架植入术（并非所有病例都适用），然而，必须长期随访。

步骤：鼻眶筛窦骨折

- 评估：是否有眼睛或大脑神经受累？骨折移位了吗？
- 切开复位内固定外科手术方法：如果骨折区域有撕裂伤，可尝试使用（必要时延伸）。如无明显撕裂伤，可用冠状皮瓣暴露。

- 骨折复位和固定：若复位后鼻骨折不稳定，可用骨支柱支撑鼻。
- 骨折复位和固定：注意内眦肌腱。如果附着于较大的骨段，复位固定骨段即可。如果眼角的肌腱是游离的或附加到一小块骨头，缝合伤口后减少大骨段，在鼻两边的软组织使用一个软垫（并不是必要的），并用一根贯穿的铁丝从鼻的左侧固定到鼻的右侧。
- 缝合伤口。
- 随访（包括眼科随访、术后 X 线检查）。

强调：

可能的并发症：

- 创伤性内眦距过宽，鼻塌，鼻泪阻塞。
- 为了避免可能的并发症，骨折应正确复位，确保正

确的眦间距离和适当的鼻部突出。晚期固定可能会困难得多。当发生鼻泪管阻塞时，应考虑泪囊鼻腔吻合术。

• 脑膨出、突出。

• 如果在手术中发现，固定骨穿孔或骨突出应予以处理。

54.5.3　眶底和爆裂骨折

眼眶骨折在儿童中很常见。5岁以后，多数眼眶骨折发生在眶底，且多数位于眶下神经内侧。对于所有眼眶骨折的患者，必须进行眼科评估，以排除眼球、眼肌或视神经的任何损伤。许多儿童在眼眶骨折后可能会有恶心和呕吐，这是由于与眼外肌牵引相关的疼痛引起迷走神经反应（眼心反射）。包括心动过缓、恶心和晕厥三联征。儿童的另一个可能的独特特征是活板门骨折，即由于眶底或内侧壁的弹性，肌肉通过眼眶青枝骨折而被夹住。这可能导致儿童眼眶白眼骨折，包括复视和垂直凝视受限（眶底骨折）或侧向凝视受限（内侧壁骨折），无软组织损伤（结膜下出血）迹象。

手术方法与成年患者相似。现有的撕裂伤应尽可能处理，以避免新的切口。睑状肌下入路很常见，然而，经结膜入路（伴或不伴外侧眦切开术）因美观（和单纯的爆裂骨折相比）而受到青睐。无论从眼眶内侧、外侧和上侧入路，冠状切口是可取的。

儿童小型眼眶骨折，对于移位小、眼球活动良好、无眼科适应证的儿童，应采取保守治疗和非手术治疗。

如果骨折累及视神经管并可能造成视力损害，应考虑椎管减压，同时或不使用皮质类固醇以减少肿胀和压力。

出现眼心反射的患者需要紧急修复。活动性骨折或眼球爆裂骨折，应在24~48h内进行手术（图54.4）。

延迟干预可能在几天内导致缺血性坏死和肌肉缩短，这可能导致永久性复视。手术的主要目的是释放包埋的组织。通过上颌窦的内镜入路可以有效地观察到小包埋组织的复位，以及难以到达的区域，如眶底后部。

较大的眶底缺损通常不会引起肌肉和软组织的压迫，但可能引起眼眶复视和眼球内陷，治疗的主要原因是防止这些并发症。水肿消退后（最多1周）可观察骨折。骨折应复位和重建。重建可采用同种异体植入物或自体移植物。7岁以下儿童，眼眶可继续生长，应采用自体骨移植治疗，如颅骨裂骨移植。7岁以后，当眼眶达到成人大小时，可以在不考虑发育障碍的情况下进行切开复位。不同的重建材料可用于底板重建，包括自体骨移植、同种异体钛网或多孔聚乙烯，后两者的优点是不涉及供骨部位和并发症。今天，外科医生也可以使用预制的钛网为特定的患者进行3D重建的CT扫描。

步骤：眶底和爆裂骨折

• 评估：眼科咨询。

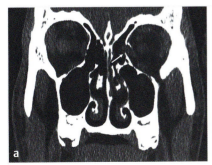
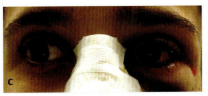
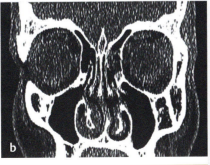
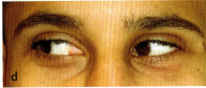

图54.4　17岁患者踢足球时头部碰撞后，持续眼眶内侧壁爆裂骨折（及鼻骨骨折），表现为外侧、内侧凝视有复视。术后4h内经结膜入路，探查并复位骨折，无钢板固定。a. 术前冠状位CT显示眼眶左内侧壁爆裂骨折，内侧直肌嵌在骨折处（白色箭头）。b. 术后CT扫描显示骨折区域复位良好，内侧直肌完整。c. 术后即刻临床图像，内侧凝视受限，有轻微残留。d. 术后3个月无眼球运动限制

- 评估：如眼心反射，紧急修复。
- 评估：如果是白眼爆裂性眶骨质或凹陷性眼眶骨折，应在 24 ~ 48h 内进行手术干预。
- 评估：无复视的小骨折，仅随访。
- 评估：对于较大的眶底骨折，5~7 天内进行手术干预。手术入路如果骨折区域有撕裂伤，尝试使用它（如需要延伸）。否则使用睫状肌下或经结膜入路。应用经上颌窦的微创内镜可直接观察眶底，评估复位质量。
- 骨折和复位固定：如果小于 7 岁的患者需要进行眶底重建，建议采用自体骨移植。对于 7 岁以上的患者，可以采用自体移植或同种异体移植。
- 缝合伤口。

重点：

可能的并发症：
- 眼球突出，持续复视（因软组织压迫），疝出物瘢痕愈合，眼外伤。
- 为了避免并发症，在建议的时间范围内进行手术。确保探查足够，将残留 / 脱落的软组织抬回眼眶，并为骨折区域提供足够的支撑。晚期固定很难实现。建议术前和术后立即（在手术室）进行强制导管检查，以检查是否有自由眼动。眼部损伤更有可能发生在创伤的初期。然而，在手术中应避免眼球损伤，特别是在眼眶壁剥离和从骨折部位释放眼眶内容物时。

54.5.4　鼻骨骨折

鼻骨骨折是儿童最常见的面骨骨折。鼻骨骨折的发生率被低估了，因为大多数患者是在门诊接受治疗的，因此，该骨折没有被记录为面部骨折。

大多数鼻骨骨折可通过体格检查诊断。鼻骨骨折的临床表现包括表层皮肤撕裂伤、鼻捻发音和骨活动、肿胀、鼻出血、鼻中隔血肿和鼻内撕裂伤。对鼻骨区域的触诊可能会错过潜在的骨折，因为儿童没有捻发音，而且缺乏配合。鼻中隔血肿，如果存在，需要早期引流，以避免鼻中隔坏死和随后的鞍鼻。血肿清除后，应采用压缩支撑消除无效腔和积血，使软骨膜愈合。

鼻中隔是一个重要的生长中心。未经治疗的损伤可能导致鼻突出缺失，并可能导致生长障碍。女孩的鼻在 16~18 岁时发育完全，男孩在 18~20 岁时发育完全。

鼻骨骨折的治疗选择是早期闭合复位。这可以在镇静和局部麻醉下进行，一旦肿胀消退，也可以在全身麻醉下进行。治疗目的是矫正鼻骨，矫正鼻中隔。

步骤：鼻骨骨折

- 评估检查和触诊。检查皮肤撕裂伤，肿胀，鼻出血，鼻中隔血肿和鼻内撕裂伤。用内镜进行鼻内检查。
- 如果发生鼻中隔血肿，早期引流是必需的，并在适当的位置进行压缩支撑。
- 对于移位性鼻骨骨折，建议在肿胀消退后（通常 5~7 天）进行闭合复位。鼻骨对齐，鼻中隔伸直。
- 用鼻内填充物和夹板盖住鼻子。

强调：

可能的并发症：
- 鼻畸形，鼻中隔偏曲，鼻气道阻塞和生长发育障碍（因鼻筛或鼻中隔膜缝线受累）。
- 可能需要二次鼻整形。功能性鼻整形可以在需要时立即进行，而美容性鼻整形应该推迟到生长完成时。

54.5.5　面中部和颧上颌复合体骨折

较小的鼻旁窦、未出牙和相对于面中部突出的前额，都使儿童颧上颌骨折不常见，但在青春期会增加。如果有，通常是高速创伤的结果。孤立性颧骨骨折（高达 40% 的儿童面中部损伤）比孤立性上颌骨折（高达 20% 的儿童面中部损伤）发生率更高，Le Fort 骨折非常罕见。

颧骨骨折可出现不同的临床症状，如结膜出血、水肿、瘀斑、眼球突出、眶缘可触到的台阶、三叉神经上颌部感觉异常、复视伴下直肌或下斜肌受压。颧骨弓骨折是一种硬结，在张嘴时妨碍下颌骨冠突的向前移动，从而导致张嘴受限。

对于所有的颧骨骨折，应进行眼科会诊以排除任何眼球损伤。

面中部骨折的入路与成人相似，包括上眼睑或睑板上切口、睫状肌下或经结膜切口和经口前庭切口。对于颧骨弓骨折，Gillies 入路（通过发际切口闭合复位）是有效的。严重的粉碎性骨折可以采用冠状切口。

儿童应避免剥离骨膜，以避免瘢痕组织形成可能的生长限制。这是有争议的，但一些作者甚至建议在开放手术后 3~4 个月取出钛板和螺钉，以避免未来的增长问题。

治疗适应证包括未来可能的美学问题（脸颊不对称）和眼眶功能问题。治疗应在骨折合并前和肿胀消退后 5~7 天内开始。

在应力区域有明显移位的骨折需要切开复位和内固定。然而，对于年龄在 6~12 岁的患者，应注意螺钉放置，以避免对正在发育的齿列可能的损害。

微创移位骨折应保守治疗。

颧弓骨折可在创伤后的头几天采用 Gillies 入路闭合复位，或经口内切口（Keene 入路）复位。通常颧弓骨折复位后稳定，无须使用钢板。

对于移位的颧骨骨折，建议通过上述切口切开复位（图 54.5）。骨折复位后，用微板和带螺钉的微型板固定至少一个骨折部位。一般情况下，儿童单片固定即可。

6 岁以下儿童 Le Fort 骨折很少需要手术干预。如果需要，可以使用 MMF 或悬吊在颧骨弓或上梨状缘。移动的上颌骨 Le Fort 骨折需要切开复位内固定。在对儿童 Le Fort 骨折进行刚性固定治疗的几项不同的长期随访研究中，没有组织丢失和充分复位的面中部骨折似乎不会导致长期的面中部生长障碍。

步骤：颧骨和上颌骨骨折

- 评估：需要眼科会诊。
- 孤立性颧弓骨折：在创伤后几天内采用 Gillies 入路或经口入路闭合复位。通常不需要钢板。
- 颧骨骨折：轻微移位，无眼部损伤，随访。
- 颧骨骨折：移位性骨折，可能导致未来美观问题，切开复位内固定。通常一个金属板就足够了。
- Le Fort 骨折：6 岁以前，通常只随访软性饮食（病

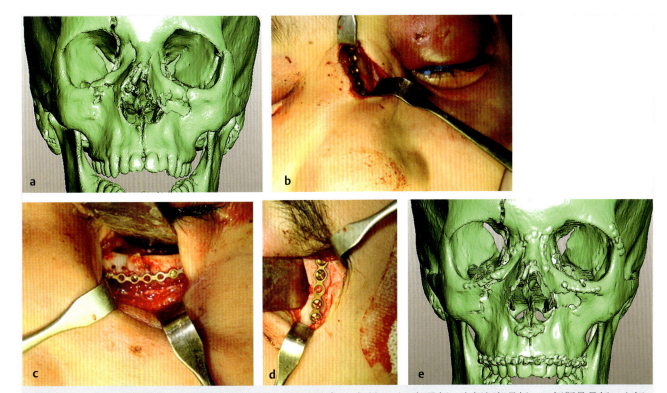

图 54.5　一名 14 岁的患者在车祸后被铁轨撞倒。a. 3D 重建 CT 扫描显示面部骨折：右侧额部骨折、双侧颧骨骨折、左侧上颌骨折、腭中骨折。b~d. 术中图片，上颌现有撕裂伤复位固定，眉下切口眶下缘骨折复位固定，眉上切口额颧骨骨折复位固定。e. 术后 3D 重建 CT 扫描

例选择，不总只是随访）。如需固定，需对颧弓或梨状缘进行悬吊。青少年可移动骨折，切开复位内固定。尽量避免螺钉固定在牙芽形成的区域。

• 缝合伤口。

54.5.6 下颌骨骨折

下颌骨骨折是儿童最常见的面部骨折，发病率随年龄增长而增加。下颌骨骨折可出现在不同部位：联合和副膈区（双侧颏孔之间的前区），下颌骨体部（两侧颏孔与第2磨牙间），下颌角部（第二磨牙远端与下颌骨升支背侧）、升支、冠突（下颌骨上升部分最前上的部分）和髁突（下颌骨与关节盂窝的连接处）。下颌骨的不同部位都可能受到影响，下颌髁突骨折是最常见的，其次是联合（和副膈区）、角和体部骨折（按降序排列）。与成人相比，联合和副膈区骨折发生在儿童中更多，而体部骨折在儿童中少见。儿童冠突和升支骨折非常罕见。

下颌骨骨折的临床症状可能包括错咬合、开口受限、牙齿或下颌节段移位、下牙槽神经分布感觉异常、肿胀和舌下或颊下血肿。

在过去，下颌骨骨折的确诊是基于平片，包括全颌、前后（PA）位、Townes 视图、咬合和侧斜X 线片。然而，髁突囊内骨折、青枝骨折和小型微移位骨折在X 线片上易误诊。在过去的几十年里，CT 扫描已经成为面部骨折的一种成像方式。轴位、冠状位、矢状位和三维重建使其成为一种高效准确的工具，可以显示骨折部位、形状、移位量和解剖结构距离。

下颌骨骨折的治疗可能是具有挑战性的，外科医生应该考虑骨生长潜力和未来牙齿的发展，因为下颌骨是骨骼发育成熟的最后一块面骨。与成人相比，许多儿童下颌骨骨折可以通过保守的措施进行治疗。一般来说，非移位性骨折，没有错咬合，可以通过液体软性饮食，避免体育活动和密切观察来治疗。

牙槽突骨折

牙槽突骨折可以通过牙段内骨段的活动来识别，并会导致牙齿在该区域与对侧颌过早接触。可采用切开或闭合复位，用丙烯酸夹板和弓杆固定4~6周。

如果需要比较刚性的固定，外科医生可以使用丙烯酸拱形棒，这是一个在适当的位置，用丙烯酸树脂加强的拱形棒。建议先进行前全颌或根尖周 X 线检查，以确定骨折中可能受影响的牙齿，无论是完整的牙齿、断裂的牙齿，或正在发育的牙齿涉及的骨折部位。

下颌髁状突骨折

髁状突骨折是儿童最常见的下颌骨骨折，约20%的病例发生在双侧。然而，骨折位置会随着年龄的变化而改变。儿童的髁状突颈相对较粗较短，因此6岁以下患者的髁状突骨折更可能是囊内骨折，而较大的青少年更可能发生髁突颈骨折。

摔倒时下颌着地是红色警报，可能发生髁突骨折，因为冲击力从下颌区域转移到下颌骨（髁突头）和颅骨底部（颞窝）的关节处。髁状突骨折的特点是患侧缩短，导致同侧张口偏差，同侧（缩短受影响）过早接触，对侧开口咬合。双侧髁骨骨折可引起双侧分支缩短，由舌骨下肌的牵拉引起前开咬。

偶尔，尽管有髁状突骨折，孩子仍能保持下颌骨的对称和咬合，可以通过软性饮食和密切观察进行保守治疗。髁状突骨折治疗的主要目的是维持功能性软组织包膜，以确保生长潜力的连续性。

髁状突骨折的主要治疗方法是 MMF 闭合复位后辅以物理治疗，并进行密切随访。囊内和高髁下骨折（有错咬合）的治疗应采用1~2周的紧密 MMF 转化为功能性弹性，交替进行物理治疗，进行咬合指导。这种治疗允许关节的早期活动，以避免关节强直，同时保持正确的咬合与弹性咬合指导。密切的随访应该继续有规律的间隔，直到完成下颌骨生长，以找出可能的不对称发展生长。下髁下骨折（有错咬合）应采用 MMF 治疗3~4周，然后进行物理治疗和密切随访。由于髁状突节段位置原因不能重建咬合，当髁状突节段移位到颅中窝，或存在异物时，很少考虑切开复位髁状突骨折。

儿童的髁状突是一个主要的生长中心，因此髁状突骨折后的生长障碍是一个主要的担忧。有文献表明，在下颌骨的垂直生长过程中，髁状突骨折可能需要未来的正颌手术。高达10% 的成人牙面畸形患者过去有髁状突骨折的证据。

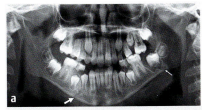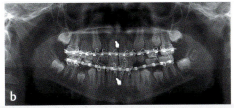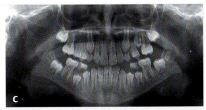

图 54.6　暴力袭击后的 10 岁患者。a. 术前全景图，伴有右侧副联合骨折（粗的白色箭头），以及涉及萌出的第二磨牙的左侧下颌角骨折（细的白色箭头）。b. 术后应用 MMF 的全景图（使用弓形杆和两枚 IMF 螺钉），咬合良好稳定。右侧副联合区似乎缩小得很好，左下颌角骨折恢复良好，但不理想。第二磨牙下方没有足够的空间进行钢板螺钉内固定，如果进行内固定，牙齿很可能在手术过程中拔除。c. 术后 6 周，MMF 摘除后的全景图。右侧副联合区骨折已顺利恢复，没有骨折迹象。左下颌角骨折区——骨痂与颌骨下缘连续。IMF，颌间固定；MMF，上颌骨固定；ORIF，切开复位内固定

髁状突骨折以外的下颌骨骨折（图 54.6）

移位性骨折应采用复位和固定治疗。一般情况下，由于钢板和螺钉固定可能会损坏下颌骨内的牙蕾，建议对较年轻的患者进行闭合复位。闭合复位后，骨折部位的稳定性应保持 3~4 周，可采用传统的弓条，或用丙烯酸夹板固定在牙齿上，或用环牙线固定（特别是在乳牙不能耐受牙线的情况下）。亚克力夹板的制造是很耗时的，需要进行 3 次儿童全身麻醉预约：第一次是牙科印模（模型制作），第二次是夹板的放置和固定，第三次是夹板的移除。

一般而言，切开复位内固定（ORIF）适用于不能用闭合复位技术适当复位和稳定的移位骨折。如果患者骨骼和牙齿已经成熟，可以像成人患者一样进行 ORIF。

恒切牙萌出后（6 岁左右）可在联合区进行 ORIF，恒牙萌出后（9 岁左右）可在副骨髓鞘进行 ORIF，后牙萌出后（12 岁左右）可进行体角 ORIF。当患者超过 12 岁时，如果咬合稳定，骨折应按成人 MMF 治疗，错咬合时 MMF 伴或不伴 ORIF，移位骨折。应评估第 3 磨牙可能的损害或是否合并下颌角区骨折。对于儿童的 ORIF，通常下缘的一个微型钢板就足以稳定，使用单皮质螺钉避免对牙蕾造成损害。在上缘（齿列）的额外拱杆将防止骨折段的旋转。移除硬件是有争议的，并且没有证据研究表明当硬件保持在适当的位置时可能会限制增长。

治疗方案：下颌骨骨折

- 评估：寻找下颌骨骨折的临床体征，包括错咬合，开口受限，牙或下颌节段活动，下牙槽神经分布感觉异常，肿胀，舌下或颊下血肿。
- 分辨骨折区域。
- 牙槽骨骨折：复位和固定。X 线片建议排除骨折段的牙齿病理。用亚克力夹板 / 弓条 / 亚克力弓条固定 4~6 周。
- 髁状突骨折咬合稳定：软性饮食，2~3 周后物理治疗，密切随访。
- 髁状突骨折：咬合不正。
  - 囊内骨折或高髁下骨折：MMF 治疗 1~2 周，转化为功能性弹性进行咬合指导与物理治疗交替进行。
  - 髁下骨折：MMF 3~4 周，随后物理治疗。
  - 髁状突骨折开放性复位：当由于髁状突节段位置不能重建咬合时，当髁状突节段移位到颅中窝时，或存在异物时。
- 髁状突骨折以外的下颌骨骨折：稳定咬合。
  - 非移位性骨折：12 岁前，软性饮食 +/- MMF。12 岁后，MMF +/- ORIF。
- 错咬合以外的下颌骨骨折：
  - 移位性骨折：下缘闭合复位和 MMF+ORIF 单皮质钢板 +/- 上缘弓杆。6 岁前避免在联合区，9 岁前避免在副神经区，12 岁前避免在下颌骨体区。
- 患者应继续密切随访。

要点

可能的并发症

- 生长障碍、颞下颌关节强直。
- 据报道，15% 的颞下颌关节骨折存在生长障碍，尤

其是 2.5 岁以下儿童的囊内骨折。因此，由于患侧生长不足或过度，可能会出现下颌不对称。据报道，高达 7% 的髁状突骨折会出现颞下颌关节强直。因此，儿童的早期活动很重要。由于缺乏合作，尤其是在物理治疗方面，这种情况可能会随着 MMF 延长而出现，并且会出现在非常年轻的患者（5 岁以下）中。当出现这种情况时，建议松解强直。应考虑进行骨移植以恢复垂直尺寸（例如，肋骨、腓骨移植）。

长期随访

- 建议对儿童颌面外伤后进行长期随访直至骨骼成熟。即使无移位或轻微移位骨折并经过保守治疗的患者也可能出现面部骨骼生长问题。此类问题应尽早解决，因为它可能会在生长后期成为一个大问题，并且应考虑尽早修复。

54.5.7　可吸收板

目前，可吸收板在小儿颌面外科手术中的使用存在争议。这类材质首先被引入神经外科颅穹隆重塑，并引起了儿童颌面外科应用的兴趣。可吸收板和螺钉均由聚乳酸和聚乙醇酸的聚合物制成，许多文章报道了可吸收板在小儿颌面外科手术中的成功应用。但是，可吸收板和螺钉的力量比钛板弱。这些板更笨重，几乎没有形状记忆，这使得过度弯曲几乎是不可能的。螺钉需要敲打和处理，这对技术更敏感。

正如本章所讨论的，可吸收板和螺钉在儿科颌面骨折中的使用受到限制，并且没有足够的重要数据来说明使用可吸收板相对于钛板的优缺点，也没有重要数据表明使用钛板会限制颌面生长。

要点

可能的并发症

- 生长障碍，颞下颌关节强直。
- 15% 的颞下颌关节骨折，特别是 2.5 岁以下儿童的囊内骨折有生长障碍的报道。结果，由于受累侧生长不足或过度，有可能出现下颌不对称。多达 7% 的髁状突骨折出现颞下颌关节强直。因此，儿童的早期活动很重要。由于缺乏联合治疗，特别是物理治疗，它可能出现在 MMF 的延长和在年龄小（5 岁以下）的患者中。当出现强直时，建

议释放强直。应考虑植骨以恢复垂直尺寸（如肋骨、腓骨）。

长期随访

- 建议儿童颌面部创伤后进行长期随访，直到骨骼成熟。即使对非移位或轻微移位骨折的患者进行保守治疗，也可能出现面部骨骼生长问题。这样的问题应该尽早解决，因为在后期的成长中，它可能成为一个很大的问题，应该考虑早期固定。

54.5.8　可吸收钢板

目前，在儿童颌面部手术中使用可吸收钢板还存在争议。这种钢板首次在神经外科中应用于颅穹隆重建，并引起了在儿童颌面外科中的应用兴趣。钢板和螺钉由聚乳酸和聚乙醇酸聚合物制成，许多文章报道了钢板在儿童颌面部手术中的成功使用。然而，钢板和螺钉比钛要弱。这些钢板体积较大，具有很少的形状记忆，这使得过度弯曲几乎不可能。螺钉需要自攻和处理，这是更敏感的技术。正如本章所讨论的，在儿童颌面部骨折中，钢板和螺钉的使用是有限的，而且对于可吸收钢板相对于钛钢板的利弊没有足够的数据支撑，也没有显著数据表明使用钛钢板会限制颌面部生长。

并发症

除了特定部位可能出现的并发症（见上面的重点），还可能出现其他并发症。

因为更快的骨愈合和代偿潜力与生长和牙齿萌出，早期并发症，如畸形愈合和感染，在儿童中比在成人中罕见。对发育中的牙芽可能造成的损伤是儿童独有的，可由切开复位内固定螺钉固定在骨头上引起。错咬合是由于牙槽骨骨折的固定时间短，也可能由髁后骨折生长障碍引起。当牙齿长出时，错咬合有时可以自动修复。在 MMF 或骨折复位过程中，应非常小心，目标是获得尽可能接近发病前的咬合。

神经损伤有时表现在损伤表现上。然而，由于骨折暴露、钢板螺钉等不同原因，手术也会导致神经损伤。在探查和固定时要非常小心。

建议术后经常随访，以便及早发现并发症，并尽早治疗，避免今后生长障碍。

参考文献

[1] Gassner R, Tuli T, Hächl O, Rudisch A, Ulmer H. Craniomaxillofacial trauma: a 10 year review of 9,543 cases with 21,067 injuries. J Craniomaxillofac Surg 2003;31(1):51–61.

[2] Gassner R, Tuli T, Hächl O, Moreira R, Ulmer H. Craniomaxillofacial trauma in children: a review of 3,385 cases with 6,060 injuries in 10 years. J Oral Maxillofac Surg 2004;62(4):399–407.

[3] Grunwaldt L, Smith DM, Zuckerbraun NS, et al. Pediatric facial fractures:demographics, injury patterns, and associated injuries in 772 consecutive patients. Plast Reconstr Surg 2011;128(6):1263–1271.

[4] Vyas RM, Dickinson BP, Wasson KL, Roostaeian J, Bradley JP. Pediatric facial fractures: current national incidence, distribution, and health care resource use. J Craniofac Surg 2008;19(2):339–349, discussion 350.

[5] Waitzman AA, Posnick JC, Armstrong DC, Pron GE. Craniofacial skeletal measurements based on computed tomography:Part I. Accuracy and reproducibility. Cleft Palate Craniofac J 1992;29(2):112–117.

[6] Waitzman AA, Posnick JC, Armstrong DC, Pron GE. Craniofacial skeletal measurements based on computed tomography: Part II. Normal values and growth trends. Cleft Palate Craniofac J 1992;29(2):118–128.

[7] Miloro M, Ghali GE, Larsen P, Waite P. Peterson's Principles of Oral and Maxillofacial Surgery. 3rd ed. PMPH USA, Ltd. 2012.

[8] Tanaka N, Uchide N, Suzuki K, et al. Maxillofacial fractures in children. J Craniomaxillofac Surg 1993;21(7):289–293.

[9] Zimmermann CE, Troulis MJ, Kaban LB. Pediatric facial fractures:recent advances in prevention, diagnosis and management. Int J Oral Maxillofac Surg 2005;34(8):823–833.

[10] Kellman RM, Tatum SA. Pediatric craniomaxillofacial trauma. Facial Plast Surg Clin North Am 2014;22(4):559–572.

[11] Costello BJ, Rivera RD, Shand J, Mooney M. Growth and development considerations for craniomaxillofacial surgery. Oral Maxillofac Surg Clin North Am 2012;24(3):377–396.

[12] Kaban LB, Troulis MJ. Pediatric Oral and Maxillofacial Surgery. Philadelphia, PA: W.B. Saunders; 1990.

[13] Imahara SD, Hopper RA, Wang J, Rivara FP, Klein MB. Patterns and outcomes of pediatric facial fractures in the United States:a survey of the National Trauma Data Bank. J Am Coll Surg 2008;207(5):710–716.

[14] Morris C, Kushner GM, Tiwana PS. Facial skeletal trauma in the growing patient. Oral Maxillofac Surg Clin North Am 2012;24(3):351–364.

[15] Burm JS, Chung CH, Oh SJ. Pure orbital blowout fracture: new concepts and importance of medial orbital blowout fracture. Plast Reconstr Surg 1999;103(7):1839–1849.

[16] Boffano P, Roccia F, Zavattero E, et al. European Maxillofacial Trauma (EURMAT) in children: a multicenter and prospective study. Oral Surg Oral Med Oral Pathol Oral Radiol 2015; 119(5):499–504.

[17] Thorén H, Iizuka T, Hallikainen D, Nurminen M, Lindqvist C. An epidemiological study of patterns of condylar fractures in children. Br J Oral Maxillofac Surg 1997;35(5):306–311.

[18] Posnick JC. Management of facial fractures in children and adolescents. Ann Plast Surg 1994;33(4):442–457.

[19] Posnick JC. Craniomaxillofacial fractures in children. Oral Maxillofac Clin North Am 1994;1:169.

[20] Thorén H, Schaller B, Suominen AL, Lindqvist C. Occurrence and severity of concomitant injuries in other areas than the face in children with mandibular and midfacial fractures. J Oral Maxillofac Surg 2012;70(1):92–96.

[21] Braun TL, Xue AS, Maricevich RS. Differences in the management of pediatric facial trauma. Semin Plast Surg 2017;31(2):118–122.

[22] Koltai PJ, Amjad I, Meyer D, Feustel PJ. Orbital fractures in children. Arch Otolaryngol Head Neck Surg 1995;121(12):1375–1379.

[23] Messinger A, Radkowski MA, Greenwald MJ, Pensler JM. Orbital roof fractures in the pediatric population. Plast Reconstr Surg 1989;84(2):213–216, discussion 217–218.

[24] Wright DL, Hoffman HT, Hoyt DB. Frontal sinus fractures in the pediatric population. Laryngoscope 1992;102(11):1215–1219.

[25] Liau JY, Woodlief J, van Aalst JA. Pediatric nasoorbitoethmoid fractures. J Craniofac Surg 2011;22(5):1834–1838.

[26] Grant JH III, Patrinely JR, Weiss AH, Kierney PC, Gruss JS. Trapdoor fracture of the orbit in a pediatric population. Plast Reconstr Surg 2002;109(2):482–489, discussion 490–495.

[27] Hatton MP, Watkins LM, Rubin PA. Orbital fractures in children. Ophthal Plast Reconstr Surg 2001;17(3):174–179.

[28] Bansagi ZC, Meyer DR. Internal orbital fractures in the pediatric age group: characterization and management. Ophthalmology 2000;107(5):829–836.

[29] Goth S, Sawatari Y, Peleg M. Management of pediatric mandible fractures. J Craniofac Surg 2012;23(1):47–56.

[30] Oji C. Fractures of the facial skeleton in children: a survey of patients under the age of 11 years. J Craniomaxillofac Surg 1998;26(5):322–325.

[31] Bayram B, Yilmaz AC, Ersoz E, Uckan S. Does the titanium plate fixation of symphyseal fracture affect mandibular growth? J Craniofac Surg 2012;23(6):e601–e603.

[32] Fernandez H, Osorio J, Russi MT, Quintero MA, Castro-Núñez J. Effects of internal rigid fixation on mandibular development in growing rabbits with mandibular fractures. J Oral Maxillofac Surg 2012;70(10):2368–2374.

[33] Siy RW, Brown RH, Koshy JC, Stal S, Hollier LH Jr. General management considerations in pediatric facial fractures. J Craniofac Surg 2011;22(4):1190–1195.

[34] Yerit KC, Hainich S, Enislidis G, et al. Biodegradable fixation of mandibular fractures in children: stability and early results. Oral Surg Oral Med Oral Pathol Oral Radiol Endod 2005;100(1):17–24 .

推荐阅读

Ellis E III, Zide MF. Surgical Approaches to the Facial Skeleton. Philadelphia, PA: Williams & Wilkins; 1995.

Horswell BB, Jaskolka MS. Pediatric head injuries. Oral Maxillofac Surg Clin North Am 2012;24(3):337–350.

第 55 章　颞骨骨折的处理

Gil Lahav, Ophir Handzel

摘要

小儿颞骨（TB）外伤并不少见。颞骨外伤可导致危及生命的并发症和严重的功能丧失。正确及时的诊断和治疗能减少这些并发症相关的风险和影响。本章的重点是为耳鼻喉科医生介绍颞骨外伤诊断和治疗方法，并列举在全面的患者评估和治疗中需要解决的典型问题。

关键词

颞骨外伤，面神经麻痹，脑脊液漏，小儿患者

55.1　简介
55.1.1　流行病学

小儿颞骨骨折的病因和预后与成年人有所不同。儿童头部受伤的颅底骨折率为 5% ~14%，其中颞骨骨折率很高（高达 62%），其次是枕骨、蝶骨和蝶窦骨复合体和额骨的眼眶部分。

大多数外伤都是钝性伤，常见的原因是机动车事故，其次是摔倒，以及自行车和其他休闲车引起的外伤。发生率因年龄组而异，跌倒是小龄儿童（< 5 岁）常见的原因，稍大儿童则是车祸。

需要注意的是在所有年龄组中，虐待是脑外伤和颅骨骨折的常见原因，特别是小龄儿童组达到 14%。

55.1.2　病理生理学

除了常见的与头部挫伤有关的损伤外，颞骨创伤有其特殊方面是涉及颞骨自有或颞骨周边结构。包括内耳结构，硬脑膜和含脑脊液的结构，血管，神经，中耳结构和咽鼓管。

儿童头骨的解剖学特征与成人不同，从而导致不同的颅底及颞骨骨折特点。这些差异随年龄而变化，在婴儿中最显著，其颅骨骨缝仍处于开放状态。儿童头骨更易变形，因而增强能量吸收能力。颞骨岩尖部是个例外，它是其中最致密的骨，并且在新生儿中已经发育完善。这使得在涉及颞骨时，外伤中扮演重要作用的力存在明显差异。与成人相比，

成人和儿童创伤机制之间的差异表现在：儿童面神经（FN）损伤率较低但传导性听力损失（CHL）发生率高。

55.1.3　分类

传统地，颞骨骨折根据与岩骨的轴向关系被分为纵向或横向。纵向骨折线通常贯穿乳突骨皮质和气房，颞鳞和外耳道（通常是后上壁），通常累及鼓膜。横向骨折的骨折线通常会穿过岩骨（通常伴耳囊），并且也可能涉及后方的颈静脉孔和前方的孔前裂。第三类骨折是斜向的或混合的，一些研究指出，实际上这类骨折是最常见的。为了改善与临床的相关性，分类方案已根据耳囊的受累情况进行修改：分为耳囊受累（OCV）骨折与耳囊完整（OCS）骨折。根据几项研究，新分类方法可以更好地预测是否存在感音神经性听力损失（SNHL），FN 受累以及脑脊液（CSF）漏（这些在 OCV 骨折中都比较普遍）。但是，这并没有区分儿童与成人。在 Dunkle–Barger 等的研究中比较了这两个分类方法。OCS/OCV 分类方法系统对于 SNHL 具有更好的预测价值，但是两个分类方法都无法很好地预测 CHL 和 FN 的累及情况。该研究表明，OCS/OCV 骨折比为 90%∶10%，纵向/横向骨折比为 75%∶25%。另一项研究（Wexler 等）发现，这两个系统都不能很好地预测 FN 损伤、SNHL 或 CHL。

55.2　诊断方法
55.2.1　初步评估

- 由于颞骨骨折通常只是更复杂创伤的一部分，优先关注的始终是其他迫切危及生命的问题。在处理特定的颞骨损伤之前，临床医生必须根据 ATLS 方案实施。

如果颞骨骨折牵涉到主要血管，则可能构成生命危险，即颈动脉或乙状窦，但这很少见。尽早确定面神经功能是至关重要的，特别是无意识的患者或将被镇静和/或插管的患者。建立面神经功能的

评估将有助于恰当地管理瘫痪的神经。这种非常早期的评估窗口期通常在耳鼻喉科医生介入之前结束，这也应包括在创伤小组的初步评估中。

- 脑外伤（TBI）：头部外伤患者，一旦患者的气道、呼吸和循环状况稳定，应进行神经系统评估。神经系统的详细评估不在本章范围之内；然而会提到要点。

格拉斯哥昏迷量表（GCS）被广泛用于评估意识水平。它已经适合儿童使用，并且易于用于对患者当前的神经系统状态的总体评估：3~7分为重度，8~12分为中度，而13~15分为轻度。其他需要观察的症状是意识模糊、嗜睡或烦躁不安，以及呕吐和面色苍白。在颞骨骨折患者中，约60%伴有意识丧失和13%有其他颅内损伤约。脑损伤和神经系统体征范围包括从轻微的局灶性缺陷到脑疝。无论怎样，当怀疑有TBI时，有必要进行进一步的检查和处理。关键点，即使在轻度的头部外伤病例中，初步评估不考虑TBI的诊断，也需要在前几个小时内重复神经系统检查几次，由于新的神经系统症状的出现可能表明并发症的出现，例如进行性脑水肿或继发性颅内出血或血栓形成。

55.2.2 颞骨骨折

一旦初步评估完成以及患者病情稳定（主要由创伤团队的其他成员评估），这时候让耳鼻喉科医师进行颞骨受伤的专项评估。尽管在某些情况下可能在评估时已经做出基于影像学的诊断，但可以根据病史和身体状况考虑疑似诊断。双侧颞骨骨折则需要评价双侧。

需要对每个分支进行详细评估，并且将进一步讨论，但在最初的"检查"中，两个关键点需要立即关注：确定面神经的功能状态以及有无脑脊液漏。相比迟发性神经麻痹，即刻出现的FN全瘫痪更可能需要外科手术干预。其他可能损伤的诊断和治疗则不那么紧急。

如果患者清醒并配合，则从历史记录开始评估。应询问患者（和/或父母）是否存在耳痛，耳闷，听力下降，头晕或眩晕，外伤方式，既往耳科病史以及先前的面神经功能障碍。

接下来进行全面的ENT检查，重点关注神经病

学相关病理：

- 外耳：应检查耳郭有无裂伤。耳后可能发现瘀斑，这表明颅底骨折。然后检查耳道。如前所述，重要的是尽早诊断出脑脊液耳漏的存在，因此应该寻找有无清亮液体。

耳道裂伤和/或骨碎屑可能表现为耳道狭窄（可能需要进一步的干预）。外耳道（EAC）中可能找到异物。

- 鼓膜（TM）和中耳：颞骨创伤经常累及TM，表现为穿孔，在纵向骨折中更常见。通常，这会在耳道中出现新鲜血液或血块的迹象。当TM未穿孔时，约80%的颞骨骨折病例可见病理性血鼓室。在初次评估时，很难通过耳镜检查来诊断其他中耳受累，包括听骨链损伤。

中耳结构受损是听力损失的最常见原因。在大多数病例中，CHL是更常见的类型（＞记录的HL的50%），其次是感觉神经性听力损失（SNHL）和混合性听力损失（MHL）。在大多数情况下，CHL呈轻度并可自行恢复。当表现更为严重时，听骨断裂是最可能的病理（图55.1），完全改善的可能性很小。

- 内耳：耳囊破裂可能包括内耳的前庭和耳蜗部分。

头部外伤患者的前庭床旁评估应考虑并发中枢前庭系统受累的可能性。

同样，在检查患者时，应谨慎进行头部运动，以防脊柱损伤的可能性。床旁评估包括的常规检查：眼球震颤评估，瘘管测试，Dix-Hallpike测试，头部推力测试和摇头后眼球震颤。在初始评估中记录的最有用的部分是自发性眼球震颤的特征和在水平半

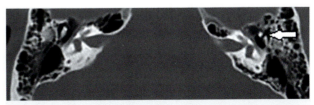

图55.1 一名37岁男性从低速的自行车上跌落，左侧头部遭受顿挫伤。他立即发现有听力损失。耳镜检查正常，听力检查发现传导性听力损失为45dB。成像显示了砧骨与锤骨头部的分离。没有发现颞骨骨折。经耳道听骨链重建术成功地闭合了大部分气骨导差（轴向骨窗颞骨CT扫描）

规管平面内的头部滚动试验。急性前庭麻痹病例即使没有骨折也有望获得病理学发现。颞骨创伤后最常见的前庭病理是BPPV和前庭功能不全。

听力丧失作为一种症状出现在多达33%~80%的病例中。用音叉进行床边评估测试的结果在不同情况下可能会有所不同。单侧或双侧骨折，以及听力损失的类型：传导性，混合性或感觉神经性（SN），但这些操作和记录对随后进行的随访非常重要。

在可能的情况下必须进行听力检查。它并不紧急，因为需要患者的配合并且听力恢复（外科手术或保守治疗）通常会在以后的阶段进行。SNHL的发病率仅次于CHL，可出现多样，可以是短暂的、轻度的，高音消失到不可逆性耳聋。通常，听力损失表现得越严重，发生后遗症的风险越高。

- 脑脊液漏：儿童颞骨骨折中脑脊液漏并不罕见（约占病例的20%）。快速自愈的病史可能会导致其诊断不足。需要高度怀疑。

原则上，由颞骨骨折引起的CSF漏可表现为耳漏或鼻漏。在后者中，脑脊液通过咽鼓管排入鼻腔，床旁的诊断更具挑战性，因为对更广泛的鼻分泌物（鼻涕，在儿童中很常见，眼泪等）的鉴别诊断。

检查时，应在外耳道中寻找清亮分泌物。因此，应避免灌洗外耳道。如果分泌物是血性的并且不清亮，则众所周知的光晕或迹象可能是有用的床旁工具。将少量分泌物收集在白色的纱布上。血液将集中在中间，并出现更清晰的光环。但是，环征的特异性不是理想的（取决于CSF浓度，对于除CSF以外的其他液体可能呈阳性），通常使用确定性更高的测试。鼻镜和内镜鼻腔检查有助于确定鼻腔分泌物的性质和来源，并可直接观察咽鼓管口。

收集和测试液体中是否存在β2-转铁蛋白，因为它具有很高的灵敏度和特异度，因此被认为是实验室诊断的金标准。排出物中蛋白质的存在能确诊CSF漏。但是，阴性测试并不能排除漏，因为采样和其他技术错误可能会导致错误的阴性结果。由于其准确性非常低，因此放弃了以前的测试，例如液体葡萄糖水平。

一旦确定了CSF漏的诊断，便会进行影像学研究以找到其来源。保守治疗失败，计划手术干预时尤为重要。在处理时需讨论不同的方式，包括使用

鞘内注射的CT和MRI扫描。

- 面神经损伤：面神经麻痹是颞骨骨折最严重的后遗症之一，尤其是在儿科人群中。在大多数病例中，儿童的FN麻痹的发生率比成人要低，尽管报道的发生率有很大差异，波动在3%~25%之间。

面神经是人体中骨内走行最长的运动神经。由于骨管没有留下水肿神经扩展的空间，因此未完全破坏其延续性的损伤可能会导致神经完全功能障碍。影响受伤FN治疗的两个最重要因素是受伤发生的时间及其程度。立即完全麻痹可能代表完全横断（图55.2）。迟发性麻痹或轻瘫代表其他损伤机制，例如水肿或血肿。如果患者在检查时处于昏迷状态，则无法确定是否存在神经损伤和/或神经损伤的时间。如果存在一定程度的意识，则可以通过痛苦的刺激引起面部运动。尽管最初是为其他目的而制定的，但House-Brackman分级系统却是最常用和最广为人知的分级系统。其中一个重要的部分是眼睛的闭合程度，如果不完全闭合，则可能需要采取保护性的眼部措施。进一步的研究包括影像学研究和电生理检查——神经电图（ENOG）和肌电图（EMG）。两者的结合有助于做出有关外科手术干预的决策。

55.2.3　管理

通常，很少需要对颞骨骨折进行早期干预，尤其是在儿童中。但在穿透性创伤、出血、大缺损（伴有移位的骨折）、脑疝或阻塞脑脊液漏并伴有脑膜炎的某些情况下，应早期进行手术治疗。然而，在大多数情况下，以上情形表明保守治疗是失败的。术前评估和决策在很大程度上取决于听力状态和影

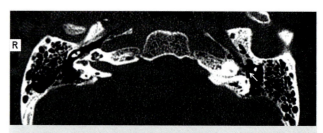

图55.2　一名24岁的男性从高处坠落，出现了多器官和危及生命的伤害并失去了知觉。他受伤后2周，可以评估面神经功能并显示左侧完全周围性麻痹。左面部神经在鼓膜近端被切断（箭头）。自行恢复是不可能的（轴位骨窗颞骨CT扫描）

像学检查结果。

55.3 脑脊液漏

脑脊液漏导致脑膜炎的发生率为 10%。大多数病例会立即出现（在创伤后 48h 之内），如果最初封堵硬脑膜撕裂的血块，脑组织或瘢痕组织溶解或移动则会表现为迟发。大多数情况（95%~100%）下可以保守治疗：卧床休息，头部抬高（25°）以及避免可能发生的增加颅内压的操作，如牵拉、擤鼻、打喷嚏和咳嗽。一周之内均需要遵循以上事项。在保守管理脑脊液漏期间使用预防性抗生素治疗是有争议的。在特定于儿科的病例系列中，尽管有些患者由于其他原因接受了抗生素治疗，但是预防性抗生素治疗没有优势。Brodie 等在一项纳入了 820 例病例的研究中（非全为儿童）报告，对于脑脊液漏持续超过 1 周的患者或同时感染的患者，患脑膜炎的风险增加 23%。他们得出的结论是，应考虑使用抗生素。对有关讨论在创伤后脑脊液漏中使用预防性抗生素的几项研究的数据的 Meta 分析表明，抗生素治疗有助于显著降低脑膜炎的发病率，由 10% 降至 2.5%。本章的作者在临床中避免使用预防性抗生素。

当脑脊液漏在 1 周内仍未停止时，应考虑使用腰椎引流，由于并发症发生率较低，因此间歇性引流优于连续性引流。脑脊液引流成功率很高，预计泄漏会在 1 周到 10 天内解决。

在少数情况下，尽管采取保守治疗，但仍持续性脑脊液漏则必须通过手术将其封堵。手术入路的选择取决于脑脊液漏的位置和听力状态。

脑脊液漏通过成像进行定位。最有用的方式是颞骨的高分辨率 CT（HRCT）。但是，很小的缺损在 HRCT 上可能并不明显，并且经常存在多个缺损，这使得很难确定哪个缺损是可能的泄漏源。在这些情况下，其他成像方式可能会有用。鞘内注射非离子型脊髓碘化造影剂之前和之后进行 CT 血流造影图（CTC）。目的是可视化造影剂增强的 CSF 漏到与硬脑膜腔相邻的含气腔。CTC 曾经是处理 CSF 漏的主要诊断工具，但如今已不再流行。它的缺点是：辐射剂量高，间歇性漏时灵敏度低，需要进行腰椎穿刺及其并发症，鞘内使用对比剂可能产生的副作

用以及难以区分骨骼和对比剂。尽管并非所有国家的儿科患者都批准，但在某些情况下使用 MRC 代替了 CTC。将稀释的钆鞘内注射。采集 T2 加权图像，描绘了 CSF 的蛛网膜下腔隙和颅外腔连通或不伴有脑膜脑膨的明亮轨迹。将该信息与 HRCT 收集的原始信息结合在一起观察。

与 CTC 相似，MRC 仅在泄漏发生时才起作用。但是与 CTC 不同，在间歇性的低输出量泄漏的情况下，可以在鞘内注射后将扫描暂停长达 24h，从而提高了灵敏度。而且，骨骼与对比剂之间的区别更好，并且没有暴露于电离辐射中。

可以通过密封泄漏源或颞骨气腔与呼吸系统或受损皮肤的连通来阻止 CSF 漏的发生。路径的选择取决于一个或多个泄漏点的位置以及听力状态。如果识别出泄漏源，则考虑关闭缺损。硬脑膜和相邻气隙的界面必须识别并密封。当要保存听力，可通过颅中窝入路来处理掩盖性缺损。从 Meckel 隙经过岩脊到颞骨的后边界的广泛暴露，对于验证位置和密封源自颞骨顶的大部分泄漏非常有用。

当骨折累及耳囊时，听力和前庭功能完全不可逆转地丧失，经迷路（TL）入路可能是理想的选择。通过迷路入路，几乎可以找到所有的泄漏源：颅中窝硬脑膜、颅后窝硬脑膜、颈静脉球、颈动脉、咽鼓管及其邻近的气室都很容易接近。迷路切除术不排除使用人工耳蜗进行听力康复的可能性。

封闭外耳道的岩骨次全切（SP）将 CSF 充满的空间与潜在的感染源隔离开来。彻底清除乳突和上鼓室中尽可能多的气室。外耳道口的封闭必须是水密的。可以通过旋转乳突皮质的肌肉 – 骨膜瓣来支撑封闭的外耳道口。咽鼓管鼓室口用肌肉和筋膜混合物填塞，将砧骨楔入组织栓中以支撑它。如果从 HRCT 扫描中看到，周围的气囊沿咽鼓管延伸，则咽鼓管的骨开口可以加宽以允许咽鼓管管腔更深的填塞。手术腔中充填皮下腹部脂肪。无论何种入路中，CSF 都需要暴露在术野中，并且必须进行水密皮肤缝合。SP 在控制 CSF 漏方面非常有效，通常在其他颅骨基底手术中使用。

即使未明确确定来源，也可以处理泄漏。主要的缺点是相关的 CHL，这在小儿患者中尤为重要。可以使用多种骨传导助听器（可植入或不可植入）

中的一种来恢复听力。听力重建可以分阶段进行，尤其是在所选设备需要破坏头皮完整性的情况下（如BAHA）。

当可以通过乳突完全接触到泄漏源时，可以考虑采用保留听力的乳突切除术。进行完整的乳突切除术，并分离硬脑膜的泄漏源。为了有效地密封泄漏，泄漏源周围必须没有骨头。硬膜撕裂处覆盖筋膜和合适的胶水。乳突切除腔内填充腹部脂肪和带蒂的肌皮瓣（即颞肌）。要特别注意密封面隐窝、面神经周围、鼓窦和上鼓室区域的气房。

当漏源位于颅后窝时，根据听力状况，大多数横向骨折最适合采用 TL、乳突切除或 SP 入路。如果要保留听力，颅后窝入路颅内修复术是一种额外的选择，尽管这种方法很少使用。也有提出颅内和经乳突结合的方法。

55.4 面神经

55.4.1 管理选择

如前所述，面神经（FN）损伤不是很常见，尤其是需要手术干预的损伤。FN 可能会断裂，在这些情况下，如果不通过手术恢复其连续性，预后将会很差。这些伤害将导致立即彻底瘫痪。大多数 FN 损伤表现会延迟出现和 / 或局部轻瘫，这两种情况都可以通过观察和保守治疗来解决。在这些情况下，建议使用全身性皮质类固醇激素治疗。因此，即使在颞骨骨折并发面神经受累的情况下，通常也不需要手术。值得注意的是，面神经减压手术会增加对神经的额外伤害，这一事实在手术时通常可能不被重视。文献中的数据并未提供有关小儿病例具体治疗的高级证据。因此，以下描述遵循的一般方法在小儿和成年患者之间没有区别。

此外，关于成人的正确治疗（还有更多的数据），包括手术的作用，仍然存在争议。

大多数中心的常规治疗方案表明，一些患者可以从神经探查中受益。可接受的手术适应证包括：

- 立即完全麻痹（由横断或严重压迫的神经引起），变性率 > 95%。
- 延迟性完全麻痹（由进行性血肿引起的水肿），电生理检查分析提示预后不良。但是，对于延迟性麻痹，即使完全麻痹，仍存在保守治疗的可能。

常用的电生理检查是神经电图（ENOG）和肌电图（EMG），仅在完全瘫痪时才使用。这些测试源自贝尔麻痹的治疗经验，但是也有支持它们在颞骨创伤中使用的数据。从创伤后第 4 天或第 5 天到 2 周进行 24 次连续 ENOG 测试，如果这些测试显示出与对侧正常侧相比，受损侧的神经纤维损失了 95% 或更多，则预后较差，表示需要手术。如果 ENOG 表现出少于 95% 的变性率，或者大于 95% 的变性率在 14 天后才出现，则预后较好，因此不建议手术。

肌电图仅在创伤后 2~3 周才开始提供信息。当观察到失神经支配（纤颤）的迹象时，也要进行手术。

神经离断的患者预后较差，是最有可能从干预中受益的患者。功能测试不能将这些病变与撞击等相似病变区分开。

电功能测试可能难以或不可能在儿童中进行。它们可能会导致严重的不适感，从而限制孩子的协作能力（即在最大限度地聚焦给定的面部区域），使得结果难以解释。最常见的是，在不执行这些测试的情况下做出决定。

在立即全瘫的情况下，可以在 HRCT 上看到神经损伤的位置。第一膝部（膝状神经节）或第二膝部的区域最常见，特别是在纵向骨折中，前者占 66%，后者占 20%。鼓膜和乳突段分别占 8% 和 6%。可能涉及多个部位。在横向骨折中，可能会牵涉到内耳道或迷路段。

尽管影像学是指出损伤部位的最佳方法，但是 HRCT 在确定患者预后不良（因此是手术的良好候选者）过程中的作用尚未确立。话虽如此，我们相信 HRCT 确实在干预决策中起着重要作用。

一名 24 岁患者从 5 楼跌落遭受了钝性创伤。他完全性面神经麻痹，可能是即刻发作。HRCT 清楚显示面神经鼓室段近端断裂（图 55.2）。神经功能从未恢复。相比之下，一名 17 岁的男性在摩托车事故中受伤。他戴着全面罩的头盔，患有双侧完全性面神经麻痹。功能神经测试显示左侧完全神经支配，右侧颞分支有少量残余功能。HRCT 显示双侧颞骨的骨折线，但面神经管是完整的（图 55.3）。他的右侧完全康复，左侧恢复到 House Brackmann 分级 2 级。

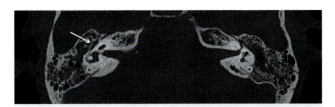

图 55.3 一名 17 岁的男性在摩托车事故中遭受了多器官损伤。发现时，双侧面神经完全瘫痪。CT 扫描证实面神经管的解剖学延续（箭头）。手术推迟了。受伤 1 年后，患者右侧有接近正常的面神经功能，左侧有 House Brackmann 分级 2 级，并有联动（轴位骨窗颞骨 CT 扫描）

55.4.2 手术技术

最佳手术时机仍有争议。支持早期干预的证据与自发恢复的可能性及恢复出现所需的时间（＞6 个月）相冲突。

手术入路取决于听觉状态：在有听觉耳中，TL 方法允许暴露和处理整个颞骨的神经，包括颅内段（如果需要）。如果要保留听力，则颅中窝可相对方便地接近膝状神经节，迷路段和内耳道口。对神经的探查是通过隔离所涉及的节段来进行的。去除骨碎片、肉芽和瘢痕组织后，评估损伤程度：如果神经没有被离断，或者其面积的 50% 以上完好无损，则通过打开神经鞘进行减压。当受损部分涉及 50% 以上时，切除受损部分，并移位以实现无张力的神经性吻合。

当无法实现无张力的吻合术时，需要使用神经移植物。较大的耳神经或腓肠神经都是可能的供体部位。常见的神经吻合术是神经周围缝合，但在使用无缝纤维蛋白胶技术的前庭神经鞘瘤手术中也报道了面神经吻合术的成功。

如果手术后出现持续性面瘫或已经发生失神经支配，则应提供其他面部复健解决方案。这些措施包括介入神经移植，神经转移，肌肉转移，游离组织皮瓣，静态悬吊和组织重排。

55.5 听力损失

• 传导性听力损失：CHL 是颞骨骨折儿童最常见的听力损失类型。鼓膜穿孔是最常见的临床体征。在大多数患者（72%）中，听力丧失会自发恢复。最初，需要对外耳道进行观察和局部治疗，以便为

听力评估提供良好的条件。一旦 CHL 或 MHL 持续存在，考虑到孩子的年龄，气骨导差的大小以及患者和父母对康复的偏好，就可以进行中耳探查和听骨链成形术。如果创伤性穿孔不能自发愈合，则应进行鼓室成形术。

在探查中，最常见的听骨病理是砧镫关节脱位，但也有砧骨脱位或镫骨足上结构的骨折，并且还有锤砧关节脱位（图 55.1）。可以使用枕骨插入或假体重建。人工听骨置换需要鼓膜内侧面植入软骨支持。

• 感音神经性听力丧失：SNHL 主要是轻度，暂时性，高音质丧失，尽管据报道中度甚至重度病例在几个月内会有所改善。通常，OCV 和横向骨折往往表现为更严重的 SNHL，恢复的机会更小（33%）。当 SNHL 没有骨折时，其机制为耳蜗震荡，结果通常较轻，预后较好。

如果发生单侧严重听力损失，导致单侧耳聋，则存在多种康复干预措施：对侧信号传递（CROS）助听器，骨传导植入物和人工耳蜗都是可行的解决方案。伴有双侧颞骨骨折和双耳聋，强烈建议行人工耳蜗植入。但是，需要考虑颞骨骨折人工耳蜗的特殊性。从组织学上讲，OCV 骨折导致内耳的毛细胞、神经节细胞和其他支持细胞的严重丧失。骨化性迷路炎也可能发生，特别是在并发感染的情况下。在这种情况下，前庭阶的基部转弯处可能会骨化，有必要对其进行钻孔以利于插入。术前 CT 和 MRI 有助于评估植入前的耳蜗通畅性。尽管这些情况可能更复杂，包括由于岩骨解剖结构改变而可能刺激面神经，但成功率和使用率令人满意。

潜在的可治疗的创伤后听力损失是淋巴管漏，伴有眩晕，并伴有波动或恶化的听力损失。这种诊断需要高度怀疑，如果怀疑或证据明显，则需要探查关闭瘘口，听力损失可能解决。

创伤后听力丧失的另一个有趣的情况是与受创伤部位对侧的耳朵中的 SNHL。这可能是由于耳蜗震荡造成的。在某些情况下，其机制是感音性听力损失，这是由于对创伤后暴露于免疫系统的内耳抗原的自身免疫反应引起的。据报道发生率为 1% ~10%，对皮质类固醇激素治疗有反应，但在某些情况下会发展为耳聋。该机构强调需要对创伤后患者进行长期

随访。

55.6　外耳损伤

耳郭和外耳道－软骨和骨都可能累及颞骨骨折。潜在的长期后遗症是耳郭畸形，耳道狭窄和外耳道与乳突气室之间的瘘管。耳郭通常经过初次缝合和清创术治疗。去除狭窄的软骨、皮肤和骨碎片，对齐皮肤和包扎，可立即治疗狭窄。在外耳道后壁受累的情况下应注意不要损伤面神经，特别是在年轻患者中面神经更表浅。软骨后壁缺损的重建有助于预防乳突管瘘；严重的后壁损伤可能需要进行乳突根治术（CWD）；外耳道前壁受累可能会带来重大的治疗挑战。下颌骨髁状突运动会增加去除骨碎片难度。可能建议使用 CWD 作为预防狭窄或塌陷的手段。

根据特定病例和外科医生的喜好，也可二期通过不同入路，如采用耳道成形术或鼓室成形术。

55.7　其他并发症

值得一提的是一些罕见的病例，多数是晚期并发症。这些可能会出现在很晚的阶段，甚至外伤后几年，通常发生在严重病例中。这在儿科人群中特别重要，并强调了长期随访的作用。胆脂瘤可能在外耳、中耳、鼓室或乳突中发生。当皮肤通过创伤性穿孔而被夹在中耳时，随后该伤口会愈合，从而发生继发性获得性胆脂瘤。也可能是由于继发于骨折所致的咽鼓管功能不全。如果在受累的耳道愈合不良的情况下，耳道皮肤排列不正确或分层，则可能会发生外耳道胆脂瘤。有或没有脑膜膨出或脑膜－脑脊液膨出的晚期脑脊液漏表现为耳漏、鼻漏或脑膜炎。脑膜炎也可能潜伏出现，而没有脑脊液漏出的迹象。这是由于感染从中耳传播到内耳以及 IAC–OCV 骨折。岩骨的愈合留下了纤维化，未骨化的骨折线，这些骨折线成为感染传播的途径。

55.8　要点

a. 一般注意事项：
  – 儿童结核病的创伤并不罕见，并可能导致危及生命的并发症和严重的功能丧失。
  – 颞骨创伤的主要严重后果是脑脊液（CSF）漏和脑膜炎，面神经（FN）损伤以及听力和前庭损失。
  – 大多数情况下，采用保守治疗即可解决。
b. 临床方法：
  – 对患者的最初治疗方法遵循高级创伤生命支持程序。
  – 在结核病创伤的早期评估中，最重要的是确定是否存在 CSF 漏和 FN 损伤。
  – FN 损伤的时机（立即 VS 延迟）和程度是最重要的因素。
c. 手术干预指征：
  –CSF 漏无法通过保守的管理解决。
  – 面神经麻痹：
    ○ 立即完全麻痹（由横断或严重压伤的神经引起）。
    ○完全瘫痪延迟（相对适应证）。
    ○影像学支持不良结果（即神经切断）。
  – 非解析 CHL。
  – 外耳道狭窄和损伤。
d. 术前特殊注意事项：
  – 听力状态可能会影响控制 CSF 漏出或面神经修复手术方法的选择。
  – 利用影像学研究来确定 CSF 漏的来源。
  – 尽管儿童电生理检查被认为是预后的良好预测指标和重要的决策工具，但可能无法在儿童中进行。
e. 术中特殊注意事项：
  – 通常，将外耳道封闭和咽鼓管堵塞的 SP 可能是直接封闭 CSF 漏的更好选择。
  – 当涉及超过 50% 的受损节段时，进行面神经神移植术。
  – 在某些严重的外耳道损伤病例中，可将 CWD 作为预防狭窄或塌陷的手段。
f. 术后特殊注意事项：
  – 在某些情况下，需要长期随访以排除晚期并发症如胆脂瘤和脑膜膨出或脑膜脑膨出的发生。

参考文献

[1] Perheentupa U, Kinnunen I, Grénman R, Aitasalo K, Mäkitie AA. Management and outcome of pediatric skull base fractures. Int J Pediatr Otorhinolaryngol 2010;74(11):1245–1250.

[2] Temporal bone fractures | SpringerLink. Available at: https://

linkspringer-com.kaplan-ez.medlcp.tau.ac.il/article/10.1007/s10140–008–0777–3. Accessed May 29, 2017.

[3] Waissbluth S, Ywakim R, Al Qassabi B, et al. Pediatric temporal bone fractures: a case series. Int J Pediatr Otorhinolaryngol 2016;84:106–109.

[4] Leventhal JM, Martin KD, Asnes AG. Fractures and traumatic brain injuries: abuse versus accidents in a US database of hospitalized children. Pediatrics 2010;126(1):e104–e115.

[5] Marx J, Hockberger R, Walls R. Rosen's Emergency Medicine: Concepts and Clinical Practice. Elsevier/Saunders, 2014; Philadelphia, USA.

[6] Pinto PS, Poretti A, Meoded A, Tekes A, Huisman TAGM. The unique features of traumatic brain injury in children: review of the characteristics of the pediatric skull and brain, mechanisms of trauma, patterns of injury, complications and their imaging findings— part 1. J Neuroimaging 2012;22(2):e1–e17.

[7] Lee D, Honrado C, Har-El G, Goldsmith A. Pediatric temporal bone fractures. Laryngoscope 1998;108(6):816–821.

[8] Dahiya R, Keller JD, Litofsky NS, Bankey PE, Bonassar LJ, Megerian CA. Temporal bone fractures: otic capsule sparing versus otic capsule violating clinical and radiographic considerations. J Trauma 1999;47(6):1079–1083.

[9] Williams WT, Ghorayeb BY, Yeakley JW. Pediatric temporal bone fractures. Laryngoscope 1992;102(6):600–603.

[10] Little SC, Kesser BW. Radiographic classification of temporal bone fractures: clinical predictability using a new system. Arch Otolaryngol Head Neck Surg 2006;132(12):1300–1304.

[11] Dunklebarger J, Branstetter B IV, Lincoln A, et al. Pediatric temporal bone fractures: current trends and comparison of classification schemes. Laryngoscope 2014;124(3):781–784.

[12] Wexler S, Poletto E, Chennupati SK. Pediatric temporal bone fractures: a 10-year experience. Pediatr Emerg Care 2016.

[13] Lee J, Nadol JB Jr, Eddington DK. Factors associated with incomplete insertion of electrodes in cochlear implant surgery: a histopathologic study. Audiol Neurotol 2011;16(2):69–81.

[14] McGuirt WF Jr, Stool SE. Temporal bone fractures in children: a review with emphasis on long-term sequelae. Clin Pediatr (Phila) 1992;31(1):12–18.

[15] McGuirt WF Jr, Stool SE. Cerebrospinal fluid fistula: the identification and management in pediatric temporal bone fractures. Laryngoscope 1995;105(4 Pt 1):359–364.

[16] Sunder R, Tyler K. Basal skull fracture and the halo sign. CMAJ 2013;185(5):416.

[17] Dula DJ, Fales W. The 'ring sign': is it a reliable indicator for cerebral spinal fluid? Ann Emerg Med 1993;22(4):718–720.

[18] Glarner H, Meuli M, Hof E, et al. Management of petrous bone fractures in children: analysis of 127 cases. J Trauma 1994;36(2):198–201.

[19] Youmans and Winn Neurological Surgery. 4-Volume Set. 7th Ed. Available at: https://www.elsevier.com/books/youmans-and-winnneurological-surgery-4-volume-set/winn/978–0–323–28782–1.

Accessed July 25, 2017.

[20] Brodie HA, Thompson TC. Management of complications from 820 temporal bone fractures. Am J Otol 1997;18(2):188–197.

[21] Reddy M, Baugnon K. Imaging of cerebrospinal fluid rhinorrhea and otorrhea. Radiol Clin North Am 2017;55(1):167–187.

[22] Nash JJ, Friedland DR, Boorsma KJ, Rhee JS. Management and outcomes of facial paralysis from intratemporal blunt trauma: a systematic review. Laryngoscope 2010;120(7):1397–1404.

[23] Gantz BJ, Rubinstein JT, Gidley P, Woodworth GG. Surgical management of Bell's palsy. Laryngoscope 1999;109(8):1177–1188.

[24] Nosan DK, Benecke JE Jr, Murr AH. Current perspective on temporal bone trauma. Otolaryngol Head Neck Surg 1997;117(1):67–71.

[25] Darrouzet V, Duclos JY, Liguoro D, Truilhe Y, De Bonfils C, Bebear JP. Management of facial paralysis resulting from temporal bone fractures:our experience in 115 cases. Otolaryngol Head Neck Surg 2001;125(1):77–84.

[26] Coker NJ, Kendall KA, Jenkins HA, Alford BR. Traumatic intratemporal facial nerve injury: management rationale for preservation of function. Otolaryngol Head Neck Surg 1987;97(3):262–269.

[27] Ramos DS, Bonnard D, Franco-Vidal V, Liguoro D, Darrouzet V. Stitchless fibrin glue-aided facial nerve grafting after cerebellopontine angle schwannoma removal: technique and results in 15 cases. Otol Neurotol 2015;36(3):498–502.

[28] Gordin E, Lee TS, Ducic Y, Arnaoutakis D. Facial nerve trauma:evaluation and considerations in management. Craniomaxillofac Trauma Reconstr 2015;8(1):1–13.

[29] Cannon CR, Jahrsdoerfer RA. Temporal bone fractures: review of 90 cases. Arch Otolaryngol 1983;109(5):285–288.

[30] Schell A, Kitsko D. Audiometric outcomes in pediatric temporal bone trauma. Otolaryngol Head Neck Surg 2016;154(1):175–180.

[31] Vartiainen E, Karjalainen S, Kärjä J. Auditory disorders following head injury in children. Acta Otolaryngol 1985;99(5–6):529–536.

[32] Morgan WE, Coker NJ, Jenkins HA. Histopathology of temporal bone fractures: implications for cochlear implantation. Laryngoscope 1994;104(4):426–432.

[33] Camilleri AE, Toner JG, Howarth KL, Hampton S, Ramsden RT. Cochlear implantation following temporal bone fracture. J Laryngol Otol 1999;113(5):454–457.

[34] Lyos AT, Marsh MA, Jenkins HA, Coker NJ. Progressive hearing loss after transverse temporal bone fracture. Arch Otolaryngol Head Neck Surg 1995;121(7):795–799.

[35] ten Cate W-JF, Bachor E. Autoimmune-mediated sympathetic hearing loss: a case report. Otol Neurotol 2005;26(2):161–165.

[36] Bajin MD, Yılmaz T, Günaydın RÖ, Kuşçu O, Sözen T, Jafarov S. Management of acquired atresia of the external auditory canal. J Int Adv Otol 2015;11(2):147–150.

[37] Sudhoff H, Linthicum FH Jr. Temporal bone fracture and latent meningitis: temporal bone histopathology study of the month. Otol Neurotol 2003;24(3):521–522.

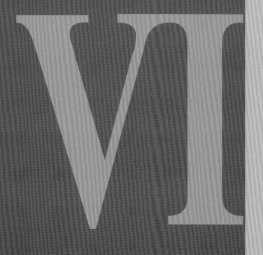

第六部分

重建

VI

第56章 儿童局部和区域皮瓣

Justin Loloi, Meghan Wilson, Jessyka G. Lighthall

摘要

当面部缺损不能一期闭合时，局部皮瓣有助于重建功能并提供高度美观的效果。局部皮瓣也被用于治疗继发性唇腭裂畸形、先天性眶面畸形、腭咽闭合不全，以及儿童创伤后或切除后的治疗。仔细分析缺损特征和皮瓣规划可优化重建结果，并有助于恢复这一人群的心理社会健康。虽然对所有皮瓣的详尽回顾超出了本章的范围，但作者将回顾目前在儿童中使用的最常用的局部和区域皮瓣。

关键词

儿科，重建，局部皮瓣，区域皮瓣，面部重建，Abbé皮瓣，FAMM皮瓣，舌瓣

56.1 引言

面部在个人识别、社会互动以及诸如交流、嗅觉、视觉、味觉、呼吸和营养摄入等关键功能中扮演着重要的角色。儿科必须特别考虑社会性和情绪性的发展。大约5岁时，儿童开始培养自尊和自我形象感。因此，面部缺陷可能会导致这一敏感人群出现严重的情绪和心理障碍。尽管儿童可能表现出更强烈的康复反应，并较少地出现慢性病的并发症。但在儿童患者中，颌面部缺损的治疗带来了在成人人群中没有遇到的挑战。这在一定程度上是因为面部骨骼发育过程中独特的解剖和生理变化。儿童头颈部缺损的常见病因包括颌面部创伤、肿瘤（良性肿瘤或恶性肿瘤）、感染、炎症和先天畸形。

成人和儿童头颈部有一些重要的差异，需要在重建时加以考虑。一般来说，儿童面部皮肤弹性增强，生长中心遍布面部骨骼。缺乏日光损伤和皱纹，以及美学亚单位之间模糊的边界，使得在儿童患者中充分隐藏手术瘢痕变得更加困难。

任何重建的目的都是恢复功能，并恢复美观，同时将供区发病率降至最低。重建阶梯是对于儿童患者用来描述和评估所需治疗程度的一个有用的概念。如果可能，应进行一期愈合重建。二期愈合缓慢，可能导致挛缩、结痂和活动受限。在儿童中，

促进大面积缺损重建的辅助设备可能包括通过皮肤移植暂时闭合和放置组织扩张器以获取更多的组织来进行局部皮瓣转移。组织扩张术是一种强大的手术方式，在儿童患者中生长皮肤和软组织时尤其有用。不是替换组织，而是将组织扩张器放置在相邻组织下，缓慢扩张，以便进行二次局部皮瓣手术，以提供更好的美容效果。考虑到儿童患者与成人相比，可用组织稀少，实施供体部位移植前扩张以增加可用组织数量是重建大型缺损的有用工具（图56.1）。虽然儿童的软组织更薄，可供扩张的软组织也更少，但他们的皮肤天生就有更好的血液供应，比成年人更容易扩张。然而，最近的一项研究表明，接受组织扩张术的成人和儿童人群的并发症发生率没有差异。

局部皮瓣是重建儿童颅面缺损的主要方法，将在本章详细讨论。如果没有足够的局部组织可用，区域皮瓣的使用可以闭合较大的组织缺陷，也将在下面进行回顾。然而，大型区域皮瓣（如胸肌肌皮瓣）较少使用，因为供受体部位发病率高，美容效果差。随着游离组织移植的出现，在儿童患者中，微血管重建已经超过了区域皮瓣，成为修复大型或

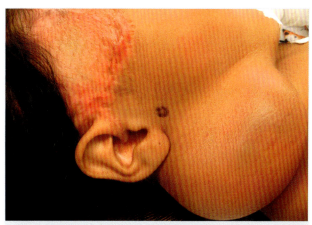

图56.1 一名3岁小孩被狗咬伤后出现继发性巨大右额颞叶缺损，安置皮肤组织扩张器为颈部皮瓣局部缝合做准备，同时还安装了左侧头皮皮肤扩张器，用于组合头皮旋转皮瓣

复合缺损的首选方法。本章将重点介绍儿童患者中更常用的局部和区域皮瓣重建。

56.2　局部皮瓣和区域皮瓣

局部皮瓣被定义为将皮肤和皮下组织连同其血液供应转移到相邻的缺损。在设计局部皮瓣时，重要的是在获取皮肤时利用皮肤的延展性尽量减少伤口闭合张力，并将产生的瘢痕沿亚单位的边界或平行于松弛的皮肤张力线对齐。区域皮瓣的定义没有那么简明，也没有那么有争议。虽然许多作者认为不与缺损相邻的皮瓣是区域皮瓣，但区域皮瓣的真正定义是除头颈部区域以外的带蒂皮瓣。区域皮瓣通常用于仅使用局部皮瓣不能充分重建的缺损，其使用频率远低于局部皮瓣，特别是在儿童患者中，因为它们与供区发病率较高相关，且往往具有较差的美容效果和较差的组织匹配性。此外，对于儿童面部大面积或复合性缺损，游离组织移植在很大程度上取代了区域皮瓣重建。

无论采用何种定义，局部皮瓣和区域皮瓣可以用许多不同的方式进行分类（表56.1）。皮瓣可以有随机的图案设计，其中血管供应来自真皮和真皮下神经丛，或基于皮下脂肪中指定的动脉供应的轴

向设计。皮瓣可以旋转、线性前进或使用这些动作的组合来填补缺陷。由皮瓣引起的继发性缺损随后被初步闭合。皮瓣也可以在完整的皮肤桥上方或下方转位，通常需要二次手术来分割血管供应。局部皮瓣和区域皮瓣在头颈部重建中有很大的临床价值，因为该区域的血管条件提供极好的生存能力，以及更好的颜色和面部皮肤质量匹配。

选择合理的皮瓣有许多因素，包括缺损的大小和位置以及皮瓣的固有存活率。虽然这两类皮瓣都相对安全可靠，但它们确实存在发生术后并发症的风险，如伤口感染、出血、血肿、皮瓣坏死以及需要修复手术的不良美容效果。虽然对每种可能的皮瓣的详细讨论超出了本章的范围，但在儿科头颈部重建中使用的更常见的局部和区域皮瓣将被回顾。

56.3　颈面皮瓣

颈面皮瓣是一种随机模式的局部皮瓣，它从周围的面部和颈部皮肤中招募软组织，重建面颊、眶周区、太阳穴和颈部后部的中度（1.5cm）到较大（＞3.0cm）的缺损。它通常包含旋转和前移的组合。切口被放置在亚单位或现有褶皱的边缘，以最大限度地减少瘢痕的可见性。该皮瓣通常在皮下平面隆起，但可以通过在更深的浅表肌筋膜系统（SMAS）和颈椎下平面解剖皮瓣来改进，以增加皮瓣厚度，增加血管供应，提高皮瓣的存活率（图56.2）。外科医生可以将整个皮瓣抬高到面部的SMAS和颈部的颈阔肌，也可以选择在面部的皮下平面和颈部的颈阔肌深度抬高。无论是哪种水平的抬高，外科医生都应该停留在腮腺肌筋膜的表面，当抬高到腮腺前缘时要小心，以保护面神经的远端分支。

颈面皮瓣在面部重建中除了具有与增强血液供应有关的优点外，还有几个优点。首先，它提供了极佳的美容效果，包括良好的皮肤质地、颜色和弹性，与受体皮肤相匹配。这在儿童患者中特别有用，因为外表在儿童心理社会发展中的相对重要性。其次，皮瓣的移动性使其在重建过程中成为一种更可靠、适应性更强的选择。最后，颈面部皮瓣可以应用于与需要同时切除腮腺或面部复活的手术相结合。这种皮瓣通常会导致站立的皮肤畸形。虽然在初次

表 56.1　局部皮瓣和区域皮瓣的分类
转移方式
单蒂皮瓣前移
双蒂皮瓣
V–Y 和 Y–V
皮岛
枢轴旋转
转移
移植
皮岛
枢纽翻转
血管供血
随机模式：以真皮和真皮下神经丛为基础
轴向模式：以皮下组织中的血管为基础
移植：
● 必须在完好的皮肤下面（隧道）或上面穿过
● 皮瓣与缺损不相邻

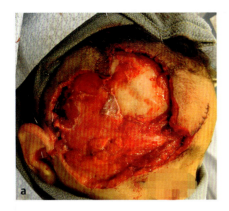
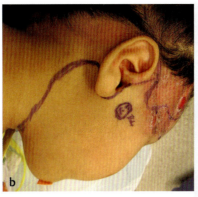
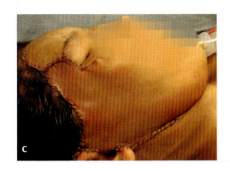
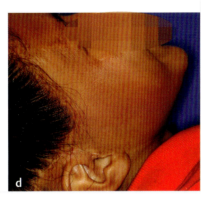

图 56.2　3 岁患儿右侧额颞叶缺损延迟重建。a. 初始缺损。b. 皮肤组织扩张术后有计划地进行颈面皮瓣的皮肤标记。c. 颈面皮瓣旋转推入皮肤缺损处。d. 术后结果：瘢痕修复术缝合皮瓣 20 个月后疗效观察

手术时通常可以安全地切除皮瓣，但应注意不要缩小皮瓣底部，因为这会加剧血管功能不全。

广泛移位的颈面皮瓣的一个主要缺点是继发于血液供应受损的远端皮瓣坏死的风险。在儿童中，这种风险被降至最低，因为吸烟或糖尿病等并发症较少。儿童的皮瓣坏死可能是由于血肿、薄皮瓣抬高、感染或过度紧张造成的。最小化伤口闭合张力也是降低增宽、无吸引力或增生性瘢痕风险的关键。

56.4　头皮旋转皮瓣

头皮是头部一个血流丰富的多层区域，可以策略性地旋转，以重建头部和颈部的毛发缺陷。主要的供血动脉有滑车上动脉、枕动脉、眶上动脉、颞浅动脉、枕动脉和耳后动脉。相对于其他面部组织，头皮相对缺乏弹性和僵硬，因此需要比面部其他区域更大的皮瓣。如有必要，可以将整个头皮抬起并旋转，或者根据缺损的大小和位置使用多个旋转皮瓣。根据缺损的特点，头皮瓣可以在盖骨下平面或骨膜下平面隆起。头皮拥有不可或缺的特性主要是由于具有纤维性的盖骨腱膜，是一种可以有效减弱相关血管的扩张的方法，否则可能会损害组织的生存能力。如有必要，可在颅骨周围切开或切开盖骨，以帮助该皮瓣的旋转。

头皮旋转皮瓣最常用于治疗肿瘤切除、先天畸形、骨髓炎和创伤 / 烧伤后的缺损。头皮旋转皮瓣是修复头部小、中度缺损的一种相对简单、快捷的技术。因为头皮组织具有优良的颜色、皮肤和质地特性，所以它特别有价值。该皮瓣可用于修复发际线上的缺损，并可与面部皮瓣结合以优化效果（图 56.3）。

在儿科人群中使用头皮旋转皮瓣时必须仔细注意。虽然头皮有旺盛的血液供应，但长轴向皮瓣在儿童中坏死的风险更高，因为盖骨腱膜未完全发育，使相关血管处于扩张和伸展的危险中。此外，头皮缺乏扩张性，可能需要补充皮肤移植以关闭供区。头皮扩张术是一种有用的辅助手段，可增加重建前可供旋转的组织数量，并可以使供区一期关闭。头皮过度伸展可能会导致休克期的暂时性脱发，可能需要几个月的时间才能再生。这种皮瓣还可以重新分配头发，并且可能导致头发生长方向的改变。手术的其他风险包括血肿、脱发的不良瘢痕和头皮麻木。

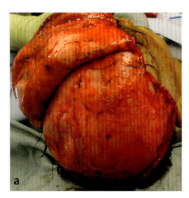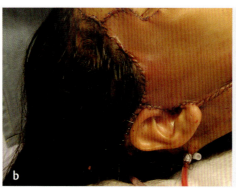

图 56.3　类似图 56.1 和图 56.2 的患儿，计划行头皮旋转皮瓣。a. 头皮旋转皮瓣抬高（注意组织扩张器造成的左侧顶骨凹陷）。b. 植入头皮旋转瓣，重建额颞部发际线

56.5　几何皮瓣

几何皮瓣往往是基于真皮下血管丛的旋转和移位的随机模式皮瓣。它们在皮瓣的规划和执行过程中融入了不同的几何形状。虽然对成人重建太阳穴、面颊和鼻很有用，但由于无法隐藏几何瘢痕和局部组织扭曲，儿童较少使用。虽然操作相对简单，但几何皮瓣需要仔细评估和规划，因为切口不能放在松弛的张力线内或沿亚单位边界，这可能会在闭合点引起高度紧张，并导致不利的瘢痕形成。这些皮瓣还需要切除站立的皮肤畸形，这可以在皮瓣转位时解决。

使用这些皮瓣的一个主要优点是保留了受区的皮肤特征。此外，与许多其他局部皮瓣相比，它们在使用可用组织方面提供了更大的灵活性。在儿童患者中，双叶和菱形皮瓣很少使用，原因是瘢痕不规则和突出，同时无法沿美学亚单位放置瘢痕。

56.5.1　Bilobe 皮瓣

Bilobe 皮瓣由两个叶组成，从皮肤流动性增加的区域招募组织。第一瓣与缺陷相邻，通常与缺陷的大小相同，并且可能包含 45°~90° 的旋转弧线，具体取决于设计。第二叶可以是缺损宽度的一半，也包括 45°~90° 的旋转弧线。皮瓣在鼻部软骨膜上平面和面颊与颈部的皮下平面升高，并移位到缺损中。应该注意的是，站立的皮肤畸形必须在第一叶附近的缺损底部切除。

56.5.2　菱形皮瓣

菱形皮瓣是一种转位皮瓣，它也以完整的皮肤为轴心来重建头部和颈部的缺损。该皮瓣要求将缺损转换成菱形，并利用基于缺损的短轴和长轴的直形肢体来创建菱形供瓣。可以修改设计以改变缺损肢体之间的角度或基于缺损的特征结合 W 成形术。皮瓣在皮下平面隆起，并移位到缺损中。注意由此形成的瘢痕的不规则性，这使得它在儿科人群中是一个很不利的皮瓣。

56.6　皮肤缺损的内插皮瓣修复
额旁正中皮瓣

儿童的鼻部是独一无二的，在整个青春期和成年期都会有很大的变化。虽然较小的缺损可以与邻近组织一起修复，但较大的缺损需要用额部皮瓣作为一线修复方法。额部由眶上、滑车上、颞浅、枕部和耳后动脉丰富灌注。额部旁正中皮瓣由皮肤、皮下脂肪、额肌和覆盖在骨膜上的一层薄层乳晕组织组成。它提供了极好的颜色和质地匹配，当邻近的组织可能不被使用时，可以用它来重塑鼻子表面。在采用亚单位方法进行鼻部重建后，缺损通常会随着切除未受影响的组织而扩大，从而使整个亚单位得以重建。这最终将带来更美观的重建。

虽然最初描述时，额部正中作为供区，但大部分已被滑车上动脉供应的额部旁正中皮瓣所取代。在第一阶段的重建过程中，皮瓣被抬高，额肌和皮下脂肪通常被切除，以使皮瓣变薄。在第一阶段的重建中，皮瓣被抬高，额肌和皮下脂肪通常被切除以使皮瓣变薄，而皮瓣的分割和嵌入需要至少一个额外的阶段。在第一阶段的重建中，皮瓣被抬起，额肌和皮下脂肪通常被切除以使皮瓣变薄，而皮瓣固定在受区。虽然有些作者会加入一个中间阶段进

行皮瓣轮廓塑造，但重建至少需要第二阶段来分割蒂部，进一步勾勒出皮瓣轮廓，并完成鼻部的镶嵌。

为了最大限度地提高皮瓣的存活能力，防止纤维化、收缩和脂肪坏死，在植入和分离之间可能会采取额外的步骤。在这个中间阶段，进一步打磨皮瓣和受区。这是通过软组织切除和软骨移植来完成的。初级软骨移植不仅可以将收缩和塌陷的风险降到最低，而且还可以在分离前创造一个理想的、坚硬的皮下结构。

前额皮瓣在成人人群中已被广泛使用，在文献中有广泛的研究可用。在儿童中，关于额部皮瓣使用的出版物很少，这可能是次要的事实，即儿童的大鼻部缺损并不常见。额部皮瓣重建的程序与成人的类似（图56.4）。作者建议读者参考 Gary Burget 博士的《儿童鼻部的美学重建》一文，对儿童额部皮瓣重建进行了全面回顾。

由于支点较低，皮瓣在不转移有毛发的头皮的情况下更能到达受区，这可能会影响美观效果，并需要延迟脱毛技术。额部皮瓣的缺点是需要多个阶段，额头上的垂直瘢痕，可能的眉毛错位，皮瓣丢失，颜色或轮廓不匹配，以及可能需要重建表面。

56.7 口腔及口周皮瓣
56.7.1 舌瓣

舌瓣在20世纪初被引入用于口腔内重建，是修复儿童和成人嘴唇与腭部缺损的一种有用的技术。在儿童中，舌瓣通常用于封闭裂隙人群的大型或复发性口鼻瘘。然而，其他可能受益于舌瓣的情况包括被狗咬伤的嘴唇组织丢失、口腔热创伤或口腔内肿瘤切除后口腔黏膜的修复。舌瓣有丰富的血液供应，可以位于前方、后方或侧面。舌背前侧皮瓣因其丰富的血供（Raine 弓的舌背动脉）和较低的并发症而被广泛使用。然而，缺损的位置和皮瓣的机械结构将决定所使用的舌背皮瓣的类型，因为顺行或逆行流动足以使皮瓣充血。后方皮瓣包括舌背动脉，侧方皮瓣利用舌动脉。皮瓣通常被设计成比缺损略长和略宽，以解决收缩问题。此外，还包括2~3mm的舌肌，以包括血管流入和静脉流出。皮瓣留有蒂部，需要第二阶段分割蒂部，2~3周后植入（图56.5）。

无论是儿童还是成人，舌瓣闭合的成功率都很高。潜在的并发症包括关节紊乱、椎弓根咀嚼导致皮瓣丢失、由于过度紧张导致的裂开，以及由于舌头和口腔黏膜外观的不同而造成重建部位的异常外观。

56.7.2 面动脉肌黏膜皮瓣

面动脉肌黏膜（FAMM）皮瓣最早由 Pribaz 等在1992年描述，它结合了鼻唇和颊黏膜瓣的原理来治疗各种口腔鼻缺损，如腭部、鼻中隔和上下唇的缺损。考虑到儿童人群的不同，FAMM 皮瓣已广泛应用于腭裂手术，特别是用于闭合持续性或大型口鼻瘘，但也被描述用于鼻腔、颅底和口咽缺损的重建。皮瓣由黏膜、黏膜下层、颊肌、轮匝肌、面动脉及其静脉引流组成。

通常情况下，面部动脉的走行是使用手持多普勒来确认的。解剖始于切开黏膜、黏膜下层和颊肌，然后在远端辨认面部动脉。在识别、结扎和切断面部动脉后，将皮瓣抬高以精确地包括面部血管（图

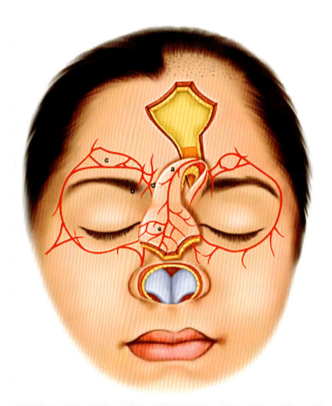

图 56.4 基于滑车上血管蒂的左侧额旁正中皮瓣修复鼻尖缺损

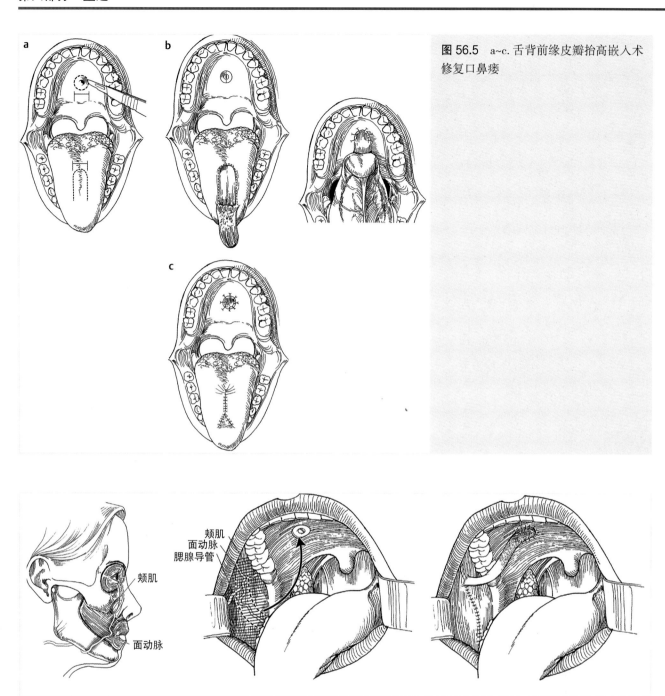

图 56.5　a~c.舌背前缘皮瓣抬高嵌入术修复口鼻瘘

图 56.6　上蒂面动脉肌黏膜瓣的升高术和嵌入术

颊肌
面动脉
腮腺导管

颊肌

面动脉

56.6）。FAMM 皮瓣用途广泛，大小可达 9cm×2cm 或更大，既可位于下方（顺行），也可位于上方（逆行）。也可以作为内插式或岛状皮瓣隆起，以满足缺损的特殊需要。插入的皮瓣通常需要分割，并在 2~3 周后植入。对于使用 FAMM 皮瓣进行重建的儿童，重要的是要记住，如果他们有牙齿，咬入或穿过皮瓣是真正有可能的，因此应该采取适当的预防措施。

　　FAMM 皮瓣是高度血管化的软组织，术后仍保持柔软，挛缩的风险最小。因此，对于那些需要大量血管化组织的人来说，它是一种供区发病率低的有用技术。FAMM 皮瓣的一个主要缺点是由于椎弓根血栓形成、静脉充血以及由于咬伤或感染造成的椎弓根创伤性分裂而造成的组织丢失。此外，Stensen 导管的存在限制了皮瓣的宽度，因此可能需要额外的皮瓣来重建更大范围的缺损。最后，因为皮瓣围绕面动脉的存在而旋转，面动脉被切断的患者（例如恶性肿瘤）可能没有资格接受这种类型的重建。

56.7.3　Abbé–Sabattini 交叉唇瓣

Abbé–Sabattini 交叉唇瓣（通常被称为 Abbé 皮瓣）是一种全厚度复合瓣，在二次唇裂修复过程中，通常涉及将中央下唇的组织转移到上唇。首先由 Sabattini 在 1838 年描述，然后由 Robert Abbé 在 1898 年推广，它可以有效地替换过多的上下嘴唇缺陷中的功能和结构成分。在儿童中，缺陷通常是由于先天性畸形（例如，双侧裂隙畸形）或继发于外伤，而在成人中，这通常是由于肿瘤切除造成的。传统上，皮瓣是全厚的，由皮肤、肌肉和黏膜组成，带蒂的唇动脉上或下动脉。多普勒超声可以用来确保正确识别椎弓根动脉，尽管这是很少必要的。

对于唇裂，Abbé 皮瓣的长度被设计成接近缺损的长度，并用健康的软组织取代人中的美容单位。对于其他缺陷，皮瓣高度应等于缺陷高度，而皮瓣宽度通常为缺陷宽度的一半。必要时，可延长下唇 Abbé 皮瓣，使其与下颌相距更长，以提供柱状重建。椎弓根通常位于口轮匝肌后面的朱红色边缘水平。通常，在下唇中央勾勒出皮瓣后，一侧的所有层都被分开，而在另一侧，保留了带有上或下唇动脉的蒂部。皮瓣设计多种多样，可用于上唇或下唇重建（图56.7）。皮瓣相对于椎弓根旋转，在2~3周充分愈合后，用分割和镶嵌缝合到位。

在唇裂手术中，Abbé 皮瓣可用于修复继发性唇裂畸形，如口哨畸形、缺乏丘比特弓、柱状骨缩短、缺乏上唇体积和朱红色结节。Abbé 皮瓣可能的并发症包括可用瓣量有限、瘢痕形成、微孔、朱红色边缘或干湿边界排列不良、皮瓣丢失、伤口开裂和口腔功能不全。

56.7.4　咽瓣

在儿童人群中另一种常用的皮瓣是咽瓣，用于治疗腭裂术后、黏膜下裂术后或肿瘤切除后的腭咽闭合功能障碍。该皮瓣最常用作上位皮瓣，包括咽后壁黏膜和肌肉。皮瓣的宽度和长度将根据患者的需要而有所不同。通常情况下，后腭裂，皮瓣从椎前筋膜远端向近端抬起，朝向瓣膜和嵌入物（图56.8）。

双侧放置鼻咽支架以维持鼻咽口，降低全鼻咽狭窄或阻塞性睡眠呼吸暂停的风险。并发症一般不常见，但可能包括皮瓣裂开、皮瓣挛缩导致复发性腭咽闭合功能障碍、打鼾或出血。

56.8　颞顶筋膜瓣

在颞区，颞顶筋膜（TPF）是皮下脂肪下最浅的筋膜层。颞顶筋膜瓣（TPFF）是一种柔韧、血管化良好的区域皮瓣，常用于眶颌和耳郭再造。颞顶筋膜瓣是头皮盖骨的外侧延伸，与面部 SMAS 连续。特别是在儿科人群中，TPFF 已成为外耳再造的主力皮瓣，尤其是在治疗面部微囊瘤和耳郭缺损（如小耳）方面。然而，它也可以用于创伤后缺损，头皮可根据需要作为单独的 TPFF 或复合瓣使用。

一般来说，通过触诊很容易辨认出颞浅血管，而不需要多普勒。切口的设计和位置将根据使用的适应证和收获类型（例如，开放式手术与内镜手术）而有所不同。切开切口可以从耳前沟开始，一直延伸到颞浅。在皮下平面进行锋利的解剖可以保留薄

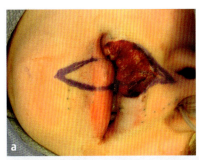 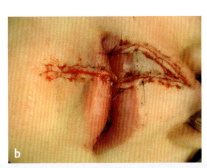 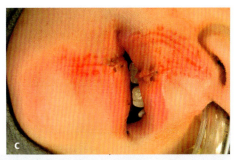

图56.7　一名 11 岁儿童右上唇被狗咬伤后进行 Abbé 皮瓣修复。a. 从下唇至上唇的皮瓣标记。b. 皮瓣嵌入。c. 在皮瓣切开和嵌入时

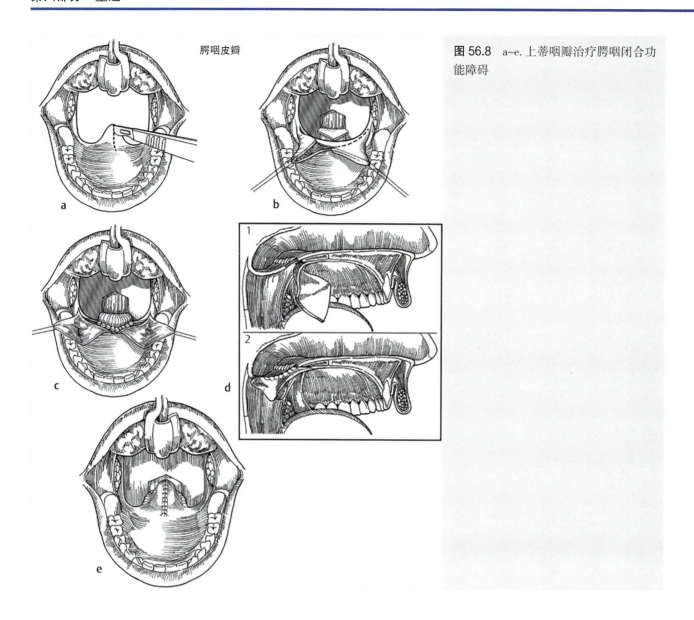

膜咽皮瓣

图 56.8 a~e.上蒂咽瓣治疗腭咽闭合功能障碍

薄的 TPFF，同时将对毛囊的损伤降至最低。如果需要增加长度，可将皮瓣延伸至颞上线上方 3~4cm。术中应注意前皮瓣抬高，以免损伤面神经额支。一旦 TPF 暴露，可以在前面、后面和上方切开皮瓣，留下一个蒂宽至少为 2cm 的下侧皮瓣（图 56.9）。瓣状物通常被隧穿到受体部位，因此不需要第二阶段进行分割和镶嵌。

TPFF 是一种多功能皮瓣，主要是因为它有薄、血管丰富、覆盖范围广等优点。对于较小的眼眶、颌骨和耳郭缺损，并留下不明显的供体瘢痕，它是理想的。它不仅具有距离近、供区发病率低的优点，而且具有较宽的旋转弧度，是修复多种缺损的多功能皮瓣。一个主要的限制是，它通常不能提供较大体积缺陷所需的体积。TPFF 更常见的并发症有血肿

形成、脱发、皮瓣失效和椎弓根隧道内肿块。

56.9　颅骨膜瓣

颅骨膜相当于额部和头皮的颅骨骨膜。颅骨膜瓣在头颈部重建中是一种薄的、可靠的、多功能的皮瓣，与供区发病率最低有关。在儿童中，颅骨膜瓣可用于半颅面微小肿块、面部骨折、半面萎缩、耳郭再造、创伤。椎弓根的压缩和过度张力也可能发生。面神经额支的损伤表明解剖平面不正确，毛囊损伤导致的脱发也是如此。

56.10　颏下岛状皮瓣

颏下岛状皮瓣是一种筋膜皮瓣，可用于修复下面部和口内区的软组织缺损。这在儿科人群中并不

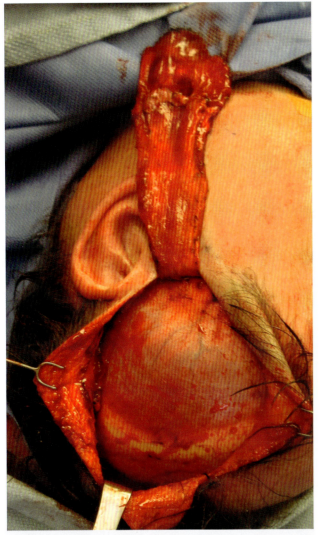

图 56.9 颞顶皮瓣伸展角度和旋转弧度的展示

常用，因为缺乏多余的颧下组织，限制了皮桨的大小，以及可见的外部瘢痕和轮廓畸形。然而，对于较小的前牙口腔内缺损，它可能是有用的。特征性的穿通动脉是颧下动脉，它是面动脉沿下颌下腺上部的一个分支，并伴有经面静脉的引流。

在识别颏下动脉（通常是在超声波的辅助下）之后，通过在皮瓣的远端做上皮切口来抬高皮瓣。在解剖过程中，经常会收获前二腹肌和舌骨前肌的肌肉附着物。当接近下颌下腺时，可能理想的方法是抬高颈下皮瓣，以便目视检查和剥离面动脉和面神经下颌缘支。解剖后，下颌下腺可能会被移除，以帮助彻底剥离颏下动脉。颏下岛状皮瓣的独特设计使其具有良好的移动性和可预测性，以及理想的皮肤颜色特征。总体而言，颏下岛状皮瓣很少在儿

童中使用，这是因为缺乏颏下组织过剩，以及其他可提供改善美容效果的局部和远处皮瓣选择。

56.11　胸大肌或肌皮瓣

胸大肌有水平和倾斜横跨胸部的束状物。肌肉的主要血液供应是通过胸肩峰动脉、锁骨下动脉的一个分支。在成人头颈部重建中，胸大肌肌皮瓣（PMMF）可用于修复口腔、面颊和颈部的肿瘤后缺损。由于供区发病率较高，该皮瓣在儿科人群中很少使用。这种皮瓣在很大程度上已被儿童的游离组织移植所取代。事实上，它现在被认为是游离皮瓣失败后的一种挽救机制，主要适用于那些被认为不适合游离皮瓣或复杂的下颈部和胸部缺损的人。

该皮瓣可作为肌瓣或肌皮瓣隆起。胸大肌可通过胸部前切口接进。肌肉显影后，切开其筋膜，分离其水平和斜向纤维。在提起胸小肌胸壁上皮瓣时，必须慎重考虑，以确保皮瓣下表面的神经血管束得以保留。可以在胸大肌上覆盖一块皮划板。一旦皮瓣被抬起，它就可以通过皮下隧道推进到头颈部。

实施 PMMF 的主要好处是它能够提供大量的血管化组织和快速、简单的皮瓣。它有足够的体积来填充大的空洞，增加轮廓，并提供合理的支撑。由于它的轴向血管，它有一个强大的血管网和神经束，减少了皮瓣萎缩和收缩的风险。PMMF 的风险包括不利的瘢痕和轮廓、乳头位置改变、血肿、伤口感染、肩部功能改变和伤口裂开。

56.12　结论

儿童面部缺损畸形的治疗，在一期愈合不可行的情况下，主要采用局部组织重排和皮瓣修复。这些手术对儿童的耐受性一般都很好，几乎没有不良影响。由于微血管游离组织移植的进展，大型区域皮瓣很少使用。与成人类似，仔细分析皮瓣的缺损和缝合计划对于优化美观和功能效果是至关重要的。

56.13　要点

a.适应证：
　– 当不能选择一次关闭时修复缺陷。
　– 恢复功能并提供美观效果。

b.禁忌证：

- 医学上未批准进行外科手术。
- 局部皮瓣的禁忌证：缺乏足够的局部组织。

c. 并发症：
- 皮肤感染或伤口破裂。
- 皮瓣丢失。
- 美容不良、肥厚性瘢痕、瘢痕结节。
- 其他特定部位的并发症（例如，口腔联合缺损重建中的微口或头皮重建中的脱发）。

d. 术前特殊注意事项：
- 全身气管内麻醉。

e. 术中特殊注意事项：
- 切开前计划和仔细地测量。
- 将皮瓣提升到正确的平面。
- 关闭时避免紧张。

f. 术后特殊注意事项：
- 较大的皮瓣可能需要过夜监测。
- 为护理员提供有关伤口护理的教育。
- 在一些儿童中，敷料或束缚时应避免操作。

参考文献

[1] Giugliano C, Andrades PR, Benitez S. Nasal reconstruction with a forehead flap in children younger than 10 years of age. Plast Reconstr Surg 2004;114(2):316–325, discussion 326–328.

[2] Kung TA, Gosain AK. Pediatric facial burns. J Craniofac Surg 2008;19(4):951–959.

[3] Meier JD, Tollefson TT. Pediatric facial trauma. Curr Opin Otolaryngol Head Neck Surg 2008;16(6):555–561.

[4] Squaquara R, Kim Evans KF, Spanio di Spilimbergo S, Mardini S. Intraoral reconstruction using local and regional flaps. Semin Plast Surg 2010;24(2):198–211.

[5] Boyce DE, Shokrollahi K. Reconstructive surgery. BMJ 2006;332(7543):710–712.

[6] Braun TL, Hamilton KL, Monson LA, Buchanan EP, Hollier LH Jr. Tissue expansion in children. Semin Plast Surg 2016;30(4):155–161.

[7] Adler N, Elia J, Billig A, Margulis A. Complications of nonbreast tissue expansion: 9 years experience with 44 adult patients and 119 pediatric patients. J Pediatr Surg 2015;50(9):1513–1516.

[8] Baker SR, ed. Local Flaps in Facial Reconstruction. 3rd ed. Philadelphia, PA: Elsevier/Saunders; 2014:71–107.

[9] Blackwell KE, Buchbinder D, Biller HF, Urken ML. Reconstruction of massive defects in the head and neck: the role of simultaneous distant and regional flaps. Head Neck 1997;19(7):620–628.

[10] Heymans O, Verhelle N. Local and regional flaps. In: Téot L, Banwell PE, Ziegler UE, eds. Surgery in Wounds. Berlin, Heidelberg: Springer; 2004:187–193.

[11] Menick FJ. Principles and planning in nasal and facial reconstruction:making a normal face. Plast Reconstr Surg 2016;137

(6):1033e–1047e.

[12] Menick FJ. Reconstruction of the cheek. Plast Reconstr Surg 2001;108(2):496–505.

[13] Moore BA, Wine T, Netterville JL. Cervicofacial and cervicothoracic rotation flaps in head and neck reconstruction. Head Neck 2005;27(12):1092–1101.

[14] Chu EA, Byrne PJ. Local flaps I: bilobed, rhombic, and cervicofacial. Facial Plast Surg Clin North Am 2009;17(3):349–360.

[15] Tan ST, MacKinnon CA. Deep plane cervicofacial flap: a useful and versatile technique in head and neck surgery. Head Neck 2006;28(1):46–55.

[16] Hoffman JF. Management of scalp defects. Otolaryngol Clin North Am 2001;34(3):571–582.

[17] Earnest LM, Byrne PJ. Scalp reconstruction. Facial Plast Surg Clin North Am 2005;13(2):345–353, vii.

[18] Kroll SS, Margolis R. Scalp flap rotation with primary donor site closure. Ann Plast Surg 1993;30(5):452–455.

[19] Pepper JP, Baker SR. Local flaps: cheek and lip reconstruction. JAMA Facial Plast Surg 2013;15(5):374–382.

[20] Starkman SJ, Williams CT, Sherris DA. Flap basics I: rotation and transposition flaps. Facial Plast Surg Clin North Am 2017;25(3):313–321.

[21] Menick FJ. Nasal reconstruction. Plast Reconstr Surg 2010;125(4):138e–150e.

[22] Burget GC. Aesthetic Reconstruction of the Child's Nose. Chicago, IL: Gary Burget; 2012.

[23] Burget GC. Preliminary review of pediatric nasal reconstruction with detailed report of one case. Plast Reconstr Surg 2009; 124(3):907–918.

[24] Menick FJ. Forehead flap: master techniques in otolaryngology-head and neck surgery. Facial Plast Surg 2014;30(2):131–144.

[25] Caspara Uth C, Boljanovic S. Nasal reconstruction in a child after a dog bite: 9 years later. Plast Reconstr Surg Glob Open 2015;3(5):e398.

[26] Pittet B, Montandon D. Nasal reconstruction in children: a review of 29 patients. J Craniofac Surg 1998;9(6):522–528.

[27] Reckley LK, Peck JJ, Roofe SB. Flap basics III: interpolated flaps. Facial Plast Surg Clin North Am 2017;25(3):337–346.

[28] Buchbinder D, St-Hilaire H. Tongue flaps in maxillofacial surgery. Oral Maxillofac Surg Clin North Am 2003;15(4):475–486, v.

[29] Jackson IT. Use of tongue flaps to resurface lip defects and close palatal fistulae in children. Plast Reconstr Surg 1972;49(5):537–541.

[30] Sohail M, Bashir MM, Khan FA, Ashraf N. Comparison of clinical outcome of facial artery myomucosal flap and tongue flap for closure of large anterior palatal fistulas. J Craniofac Surg 2016;27(6):1465–1468.

[31] Lighthall JGSJ. Closure of palatal fistulae. Oper Tech Otolaryngol:Head Neck Surg 2015;26(3):161–167.

[32] Deshmukh A, Kannan S, Thakkar P, Chaukar D, Yadav P, D'Cruz A. Tongue flap revisited. J Cancer Res Ther 2013;9(2):215–218.

[33] Al-Qattan MM. A modified technique of using the tongue tip for closure of large anterior palatal fistula. Ann Plast Surg 2001;47(4):458–460.

[34] Pribaz J, Stephens W, Crespo L, Gifford G. A new intraoral

flap:facial artery musculomucosal (FAMM) flap. Plast Reconstr Surg 1992;90(3):421–429.

[35] Ferrari S, Ferri A, Bianchi B, Varazzani A, Giovacchini F, Sesenna E. Oncologic safety of facial artery myomucosal flaps in oral cavity reconstruction. Head Neck 2016;38(Suppl 1):E1200–E1202.

[36] Rahpeyma A, Khajehahmadi S. Facial artery musculomucosal (FAMM) flap for nasal lining in reconstruction of large full thickness lateral nasal defects. Ann Med Surg (Lond) 2015;4(4):351–354.

[37] Shetty R, Lamba S, Gupta AK. Role of facial artery musculomucosal flap in large and recurrent palatal fistulae. Cleft Palate Craniofac J 2013;50(6):730–733.

[38] Xie L, Lavigne P, Lavigne F, Ayad T. Modified facial artery musculomucosal flap for reconstruction of posterior skull base defects. J Neurol Surg Rep 2016;77(2):e98–e101.

[39] Bagatin M, Most SP. The Abbe flap in secondary cleft lip repair. Arch Facial Plast Surg 2002;4(3):194–197.

[40] Koshy JC, Ellsworth WA, Sharabi SE, Hatef DA, Hollier LH Jr, Stal S. Bilateral cleft lip revisions: the Abbe flap. Plast Reconstr Surg 2010;126(1):221–227.

[41] Lo LJ, Kane AA, Chen YR. Simultaneous reconstruction of the secondary bilateral cleft lip and nasal deformity: Abbé flap revisited. Plast Reconstr Surg 2003;112(5):1219–1227.

[42] Setabutr D. Sc. Surgical management of velopharyngeal dysfunction Oper Tech Otolaryngol: Head Neck Surg 2015;26(1):33–38.

[43] Kim JY, Buck DW II, Johnson SA, Butler CE. The temporoparietal fascial flap is an alternative to free flaps for orbitomaxillary reconstruction. Plast Reconstr Surg 2010;126(3):880–888.

[44] Reinisch J, Tahiri Y. Polyethylene ear reconstruction: a state-of-the art surgical journey. Plast Reconstr Surg 2018;141(2):461–470.

[45] Brent B, Byrd HS. Secondary ear reconstruction with cartilage grafts covered by axial, random, and free flaps of temporoparietal fascia. Plast Reconstr Surg 1983;72(2):141–152.

[46] David SK, Cheney ML. An anatomic study of the temporoparietal fascial flap. Arch Otolaryngol Head Neck Surg 1995;121 (10):1153–1156.

[47] Bastaninejad S, Karimi E, Saeedi N, Amirizad E. Endoscopic pericranial flap design for the restoration of nasal mid-vault lining defects. Int J Oral Maxillofac Surg 2018;47(7):865–868.

[48] Fadle KN, Hassanein AG, Kasim AK. Orbitocranial fibrous dysplasia:outcome of radical resection and immediate reconstruction with titanium mesh and pericranial flap. J Craniofac Surg 2016;27(8):e719–e723.

[49] Majer J, Herman P, Verillaud B. "Mailbox Slot" pericranial flap for endoscopic skull base reconstruction. Laryngoscope 2016;126 (8):1736–1738.

[50] Ravindra VM, Neil JA, Shah LM, Schmidt RH, Bisson EF. Surgical management of traumatic frontal sinus fractures: case series from a single institution and literature review. Surg Neurol Int 2015; 6:141.

[51] Cheng A, Bui T. Submental island flap. Oral Maxillofac Surg Clin North Am 2014;26(3):371–379.

[52] Patel K, Lyu DJ, Kademani D. Pectoralis major myocutaneous flap. Oral Maxillofac Surg Clin North Am 2014;26(3):421–426.

[53] Adekeye EO, Lavery KM, Nasser NA. The versatility of pectoralis major and latissimus dorsi myocutaneous flaps in the reconstruction of cancrum oris defects of children and adolescents. J Maxillofac Surg 1986;14(2):99–102.

第 57 章　小儿面瘫

Eyal Gur，Daniel J. Kedar

摘要

面部表情是我们整个情感生活的核心。面神经麻痹是一种严重的疾病，对功能、审美和心理都会造成严重的影响。在儿童中，先天及后天影响都会导致该疾病。面瘫的重建重点是形态和功能的恢复。手术方案根据面瘫的严重程度和面神经损伤的时间而有所不同。

在本章节中，我们将介绍常见的面瘫修复手术，选择合适手术应考虑的因素，以及治疗面瘫的一般方法。

关键词

面瘫，面部修复，跨面神经移植，股薄肌游离皮瓣

57.1　引言

面部肌肉瘫痪会导致面部随意运动的丧失、面部不随意表情的丧失和面部表情功能障碍，对功能、审美和心理都会造成严重的影响。

症状包括眼干流泪、言语困难、咀嚼障碍和鼻塞。容貌改变、沟通和社交障碍会导致严重的抑郁发生。

面瘫可表现为单侧或双侧，程度从局部无力到完全无力。

57.2　病因及流行病学

病因包括先天及后天的。后者包括特发性、感染、创伤、医源性及肿瘤。

57.2.1　先天性面神经麻痹

此为儿童最常见的面瘫原因。它可能是孤立的，只累及面神经及其肌肉组织，也可能是某种综合征的其中一个表现。它可能是发育缺陷或既往存在损伤的结果。据估计，面瘫发生率在活胎中约占2.0%。

出生体重大于3.5kg、产钳、早产均为外伤性面瘫的危险因素。多系统畸形和颅神经异常通常提示发育缺陷，但孤立性面瘫也可能为发育缺陷所致。

先天性面瘫的一种常见疾病为 Möbius 综合征，通常伴有眼外展障碍。此外，孤立性面瘫的两个确切位点已被发现，位点 1 位于染色体 3q21–22，位点 2 位于 10q21.3–22.1。其他包括面瘫的综合征有半侧面部肢体发育不良，Poland 综合征，骨硬化病，13 及 18 三体综合征。

发育性面瘫与外伤性面瘫在围产期的不同之处在于某些或全部外伤性面瘫可得到恢复。早期的功能锻炼有助于鉴别两者。

57.2.2　Möbius 综合征

该综合征有时称为 Möbius 序列，是一种先天性面瘫（单侧或双侧），具有外展神经（颅神经Ⅵ）功能异常，但其他颅神经（Ⅲ、Ⅳ、Ⅴ、Ⅷ）也可能受累。尸检分析显示面神经运动核发育不良，面神经细小或无根出脑干。在 1/3 的患者中，Möbius 综合征还与躯干和四肢异常有关。Möbius 综合征的发病率估计约为每 20 万活产婴儿中就有 1 例。目前尚未找到具体的致病位点，但可能位于染色体 13q12.2–13，该区与一些先天性面瘫有关。

57.2.3　获得性面神经麻痹

大约有一半的病例可归类于 Bell 麻痹，以前被定义为原因不明的急性面神经麻痹。

特发性面神经麻痹（Bell 麻痹）的诊断依据如下：
- 面神经远端分支弥漫性受累。
- 急性发作，病情进行性进展，3 周或更短的时间达到最大瘫痪，6 个月内通常能达到某种程度的恢复。
- 相关前驱症状：耳痛，听觉障碍。

在过去，儿童急性面神经麻痹最常见的病因是急性中耳炎。然而，Lyme 病可能是流行地区比中耳炎更常见的病因。

Lyme 病和面神经麻痹患者可能具有 Lyme 病的其他临床特征，但许多患者没有其他症状，也没有蜱虫叮咬史或红斑迁移史。无痛、无触痛性的面部肿胀和红斑是面神经麻痹前可能存在的独特特征，

有助于确定临床诊断。Lyme 病引起面神经麻痹的可能性在非流行地区或在 Lyme 病不流行的季节降低。在低免疫接种率和急性面瘫的儿科患者中，水痘 – 带状疱疹病毒重新激活的病例高达 37%。大多数此类患者并无皮疹发生，但值得注意的是，在耳道和耳郭出现典型带状疱疹病变，称为 Ramsay Hunt 综合征。HIV 感染很少引起面瘫，但如果感染，通常发生在血清学转阳的时候，此时通常还有脑脊液淋巴细胞增多。

在面神经麻痹的鉴别诊断中，还应考虑其他几种疾病。如果面神经麻痹的发病是进展的，则应怀疑胆脂瘤。Melkersson – Rosenthal 综合征特征是面瘫、阵发性面部肿胀和舌裂，通常开始于青春期，伴反复发作的面瘫。双侧面部麻痹患者，应考虑结节病。严重的全身性高血压与儿童和青少年的单侧原发性面神经麻痹有关，但在成人中很少发生。如果面瘫伴有头痛、意识改变、呕吐、惊厥或中枢神经系统局灶性病变，则应怀疑小儿患有高血压。

其他获得性面瘫的原因包括颞骨创伤和颅骨肿瘤（无论是原发肿瘤还是医源性治疗后的结果）。

57.3 预后

先天性面神经麻痹，包括 Möbius 综合征，由于面神经或神经管发育不充分，其功能恢复预后较差。

围产期外伤性面瘫预后良好，100% 的患者患侧功能有一定程度的改善。

大多数 Bell 麻痹的儿童恢复时，功能障碍较小。如果 Bell 麻痹在发病的前 21 天内有所恢复，则预后良好。如果某些面部功能（无论多么小）在 3~4 个月内没有恢复，那么 Bell 麻痹的诊断就值得怀疑，因此有必要进行额外的评估来确定病因。

57.4 治疗

小儿面神经麻痹的治疗要根据病因和病情的严重程度来确定。在特发性获得性面瘫的情况下，治疗包括糖皮质激素和抗病毒药物（如阿昔洛韦或伐昔洛韦）。由于特定原因而引起的面神经麻痹的治疗包括对潜在病因的治疗。

对先天性或永久获得性损害的治疗为面部复苏的外科手术。

57.5 手术

面瘫的恢复主要是形态和功能的恢复。目标是实现对眼睛的保护，静止时面部的对称，面部随意运动的对称，以及恢复面部表情的不自觉运动。

从功能和美学的角度来看，最重要的是重建单位颊颧肌复合体（BZMC），它是微笑和脸颊表情的基础。颊颧肌复合体（BZMC）包括包括笑肌、颧大肌和颧小肌，以及口角提肌，通常由面神经的颧支和颊支支配。严重的功能问题与口腔肌肉瘫痪有关，包括流涎和说话困难。嘴唇和脸颊松弛会导致咀嚼食物及将食物放进颊沟困难，以及脸颊咬伤。但是，外科手术的重点通常集中在重塑微笑上。

微笑的形成需要 3 个因素：神经输入、受神经支配的肌肉，以及合适的肌肉定位。所有这 3 个因素都将决定重建术的具体操作。

从面神经损伤的诊断时间到干预时间是选择重建手术的关键因素。

在急性面神经损伤时，必须考虑一期修复或神经移植。近期的瘫痪（在这种情况下，肌肉组织可能通过植入神经而重新激活），可使用神经移植来传递面部输入。而长期的瘫痪，则需要新的神经输入及肌肉转移。

57.6 一期修复
57.6.1 适应证

急性创伤性 / 医源性面瘫如在瘫痪侧有面神经近端和远端残端，则应在损伤发生后 72h 内进行重建。

急性面神经损伤，如外伤或手术，须在 72h 内行一期修复。对于急性创伤性损伤，直接神经修复或神经移植，结局最好。

急性神经修复的优点包括术中可进行神经刺激（有助于定位神经残端），优化运动神经恢复，在排除瘢痕组织干扰的情况下获得神经末梢的充分暴露和松解。

据报道，神经末梢在损伤 72h 内仍含有神经递质，并且从组织病理学的观点来看，神经末梢在横切后具有对称性的排列，但之后将变得越来越难以匹配，因为末梢两端的施万细胞将发生增殖、纤维化和血管生成。

对于穿透性损伤，需行手术探查，术中应充分冲洗伤口，并给予适当的抗生素。

57.6.2　手术方法

手术显微镜通常用于所有的神经修复病例，因为它有助于缝线的准确放置和减少对神经的损伤。

必须确定神经的近端和远端部分。可使用电神经刺激器识别神经远端。神经末梢必须从周围的瘢痕组织中被神经化。在这一步中，至关重要的点是避免物理损伤到神经末梢（包括挤压或撕裂）。

受损的神经末端切除需要足够的暴露，以找到健康的神经组织并促进神经束的贴附。考虑到创伤后的愈合过程始于神经末梢，随着损伤时间的增加，需要切除更多的神经末梢。术中需使用组织学来确定神经的存活能力。

修复必须以最小的张力完成。即使是在一个新鲜的神经撕裂处，由于神经的弹性，也存在一定张力。使用单个9-0缝线行端–端神经修复为一个张力过高的失败案例。由于神经缝合上的张力可能会减少灌注和神经再生，如果神经长度不足，则不能进行一期修复，可采用耳大神经、腓肠神经或其他合适的供体神经移植。

首选的缝线为9-0或10-0的尼龙缝线。修补的位置应该为松的那一侧，而不是紧的那一侧。最具破坏性的错误是修复太紧，导致对侧的神经束穿过两边。先以稍松的方式修复后壁有助于对齐神经末梢，并保持后壁的包含。修复神经的剩余部分使神经束刚好接触是我们的目标。修复结束时，神经应该没有变形。在修复部位，应该冲洗神经的边缘，不要有任何扭结。不应使任何神经纤维束脱离修复部位，如果有少量纤维束脱离，可通过最小限度的修剪来挽救，否则，应重新行修复，且保持更低的张力。

如果可能，应避免在茎突孔近侧的位置接合神经，因为面部该区域的神经纤维排布较差，因此，错误的重新排列会导致更加严重的联动症。

57.7　同侧和对侧神经移植

同侧和对侧神经移植见图57.1。

57.7.1　适应证

近期的面瘫重建应在损伤发生后一年内进行。

近期的瘫痪是指可通过提供神经输入，肌肉组织可被重新激活，时间一般局限为18~24个月。

术前肌电图有助于排除早期不可逆萎缩，这种萎缩很少在瘫痪发作后12个月之前出现，特别是复发性面神经麻痹、放疗引起的面神经麻痹和Ramsay Hunt综合征的病例。近期的面瘫患者会有肌肉的颤动，如果未观察到肌肉颤动，则须考虑面瘫为长期性的。

通过重新激活面部的肌肉组织，肌张力将得以保留。通过防止患侧面部僵硬下垂，更好的闭眼（由眼轮匝肌支配）和更好的口腔控制（由口轮匝肌支配），患者将获得更好的面部对称性。

在过去，如果只能在对侧面部才能获得有功能的面神经分支，可使用跨面神经移植从面部到颊颧肌复合体（BZMC）传递面神经输入。

来自对侧面神经的轴突可通过移植神经的鞘再生，支配肌肉超过4~6个月。

由于面神经再生时可能出现肌肉萎缩，因此将同侧运动神经（咬肌神经）转位并连接到面神经上，

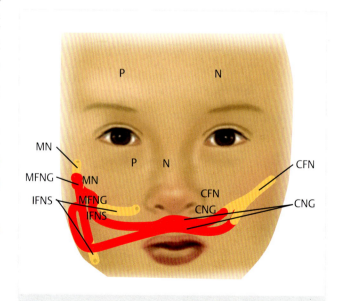

图57.1　"保姆"步骤：从运动支配神经到面神经的两个跨面移植神经。CFN：对侧面神经；CNG：跨面神经移植；IFNS：同侧面神经残端；MFNG：咬肌到面神经移植；N：健侧；MN：咬肌神经；P：患侧

作为肌肉的临时神经（"保姆"）。通过这种方式，肌张力会得以保持，同时等待跨面移植神经的生长，最终自然的微笑将会恢复。但从作者的经验来看，这种修复本身会导致一个坚硬的、难看的及咬肌到面部神经吻合的巨大工作量，后果是跨面移植神经产生的微弱肌肉收缩。所以即使保证了肌张力，保护了眼轮匝肌及口轮匝肌，仍然会得到一个不自然的、难看的微笑。

我们已经注意到，跨面神经移植在上述情况下并未提供让人满意的微笑，所以现在作者选择，即使在近期的面瘫中，使用咬肌到面部吻合术，以负责眼睛及嘴，连同跨面神经移植，紧接着行二期股薄肌移植术，这将有助于形成自发型微笑。

在这个方法中，在第一阶段，患侧的面神经远端残端被重新支配。这种神经支配可以基于同侧面神经（如果同侧面神经存在，可切下或部分切开）或跨颅神经重新支配（主要是面部到咬肌）以作为永久支配。

在同一手术中，跨面神经移植物覆盖在对侧正常面神经的下干上，然后通过上唇，隧穿面部，为二期手术做准备。

在2~3个月内，瘫痪的面部肌肉会恢复张力，然后开始以块状运动的方式活动。

在二期手术时（9个月之后），游离肌肉被转移，并使用跨面神经移植物来刺激肌肉。在3~6个月内，对侧面神经开始自发的面部运动，并控制转移的肌肉。

在使用咬肌神经支配肌肉时，如果颊颧肌复合体（BZMC）在咬肌神经支配下仍然较明显且难看，则可在后续使用面神经丛转移至颊颧肌复合体（BZMC），使笑容可以由转移肌肉单独产生。

57.7.2　手术方法

腓肠神经获取（图57.2）：胫神经在腘窝分支出腓肠神经，走行于腓肠肌两头的深处，沿着表面路径出现，并在皮下直达外踝的后部。在外踝周围，它分裂成几个小分支，支配足外侧感觉，最远达到脚趾距离的2/3。

从距腘窝约3cm处行水平或纵向切口，腓肠神经通常可在小隐静脉走行路线周围发现。在神经近端横切，使用钝性静脉剥离器，在另外的皮肤开口，直接将神经分离到一个分支点，重复此过程，直至达到足够长度（通常11~14cm）。另一个选择是，在外踝外侧和近端1.5cm处，从远端到近端分离，即使用相同的静脉剥离器向头端分离。但此法的缺点是，有较高的可能性丧失外侧足的感觉。

跨面神经移植：在非受累侧，通过略微延伸至颈部的改良面部切口，对浅表肌筋膜系统（SMAS）进行浅表剥离，直到达到腮腺前缘。在那一点上，分离深入至覆盖咬肌的薄层筋膜。面神经分支即在透明筋膜下。面神经分支在这一层次的分离须局限于颧骨及腮腺导管之间的空间，因为所有支配颧骨肌肉复合体的神经分支和负责微笑的神经分支都位于这个小区域内。

使用神经刺激器，通常能识别出两个相对较大的负责颊颧肌复合体（BZMC）运动的面神经分支（图57.3）。将对颊颧肌复合体（BZMC）刺激较小，且对眼轮匝肌影响较小（更重要）的神经支作为跨面神经移植的供体运动神经。在某些病例中，如果想要使眼轮匝肌恢复活力，且通过颊颧肌复合体（BZMC）的独立作用，则需将第二神经移植物从非患侧的眼支转移到患侧。

腓肠神经移植物在皮下穿过脸颊和上唇到对侧上颊沟，在第一磨牙的正上方（图57.4a、b）。通过颊沟切口，证实神经移植物到达其位置。如果神经堆起，用3-0蓝色尼龙缝线标记神经，有时可使用一小片彩色血管环，以帮助在第二阶段手术中识别神经末梢。如果是临时手术，则以束间方式将腓

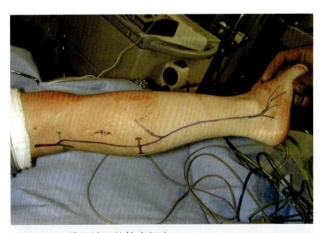

图57.2　腓肠神经的体表标志

肠神经与面神经分支吻合，并在烟卷引流上关闭面部切口。

咬肌神经支配（三叉神经－颅神经Ⅴ的分支）：以下描述适用于咬肌－面神经吻合和咬肌－股薄肌神经吻合。

咬肌神经分离区由腮腺前缘、咬肌后缘、颧弓和腮腺导管下缘勾勒出来。在颧骨下缘和下颌支之间的一个假想连接的浅表肌筋膜系统（SMAS）处使用L形切口进行分离。通常在靠近肌肉的深处，钝性剥离三叉神经咬肌分支。然后将神经尽可能在远端切开，以使其残端接近较浅位置的面神经或股薄肌神经分支（取决于手术步骤）。如果将咬肌神经与面神经相连，则面神经的分支应尽可能靠近咬肌神经的残端。如果存在间隙，则使用较短的神经移植（来自腓肠神经或耳大神经）。在显微镜下使用10-0尼龙缝线将咬肌神经与面神经端端吻合。

如果不打算使用肌肉转移行跨面修复，当在同一手术中移植物被接合时（作为临时一期手术），跨面神经的接合需远离咬肌面神经修复，以使神经分支负责颊颧肌复合体（BZMC）的运动。

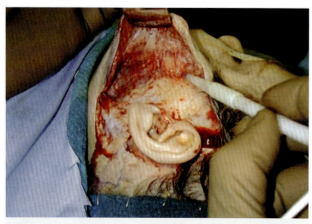

图57.3　绘制及识别正常对侧面神经干

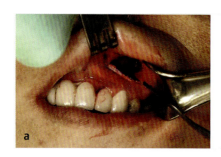

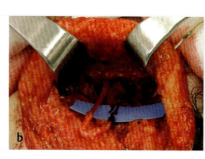

图57.4　a、b.腓肠神经移植的吻合和隧穿瘫痪侧上颊沟

57.8　受神经支配的游离皮瓣

参见图57.5。

57.8.1　适应证

- 对于＜60岁的长期面瘫患者，可使用分段跨面神经移植及游离股薄肌转移行重建术。

- 对于＞60岁患者，或双侧面瘫（包括Möbius综合征）的长期面瘫患者，可使用连接咬肌运动神经的游离股薄肌转移行重建术。

- 长期的不完全性面瘫可使用游离股薄肌转移连接到可行的同侧面神经残端（如果存在）进行重建。

- 如果因肿瘤因素使面神经远端部分不可用，重建需要游离股薄肌转移。

- 为了获得最佳的微笑效果，即使是最近出现的面瘫，也需要进行肌肉转移手术。

- 具有良好神经输入但肌肉收缩乏力的部分面部无力患者，能通过游离肌肉转移到同侧面部分支而获益。

长期面瘫患者（面神经损伤后，面肌运动终板已经发生纤维化）的面神经恢复需要神经的重新支配及游离肌肉转移。

在作者看来，近期的面瘫患者寻求最理想的手术结果也是如此。

各种肌肉均可用于肌肉转移，但是股薄肌是所有肌群的首选。带蒂的神经肌肉可靠，解剖及准备也相对容易。基于解剖学，可以根据所需要的大小（宽度和长度）裁剪肌肉的一部分，也可以将其分割成几个部分。这些特点使皮瓣可以根据患者的面部比例和需求定制。大腿内收功能没有丧失，瘢痕也相当隐蔽。

当同侧神经可用时，进行一期游离股薄肌皮瓣

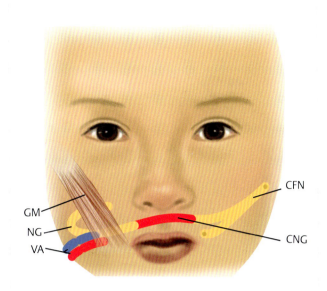

图 57.5 二期手术跨面神经移植与游离股薄肌转移结束时示意图。CFN：对侧面神经；CNG：跨面神经移植；GM：股薄肌；NG：股薄神经（闭孔神经的一部分）；VA：静脉吻合及动脉吻合

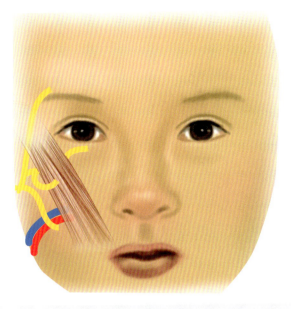

图 57.6 一期手术游离股薄肌转移至同侧面神经残端

转移（图 57.6）。该皮瓣从瘫痪脸颊的口角轴到耳郭上方颞筋膜处插入皮下。皮瓣的血管与面或颞浅血管吻合，运动神经与残留的同侧面神经颧支缝合，以创造微笑。

当同侧神经无法使用时，采用二期手术。第一步是跨面腓肠神经移植，第二步是游离股薄肌转移，连接到先前转移的跨面腓肠神经移植处。

在第一阶段，获取移植神经。接合到对侧面神经分支以负责微笑（尽可能少的眨眼动作），穿过面部，通过上唇到瘫痪侧，并堆积在上颊沟，在瘫痪侧的第 1 磨牙之上。在第二阶段（大约 9 个月后），收集游离股薄肌皮瓣转移到瘫痪的脸颊，将其运动神经与之前放置的移植神经缝合。肌肉将在 4~8 个月后复苏，1 年后恢复全部能力。

当两侧面部神经阙如，患者 > 60 岁或神经生长缓慢无力时，则建议行非面神经重建术，通常基于同侧咬肌运动神经连接到游离肌肉转移。因此，产生微笑动作的刺激将取决于自愿的动作，如咬牙或咀嚼。随着时间的推移，咀嚼连带的难看的微笑动作可能会变得更加自然。在此过程中，几乎不会有供体神经的问题，除非颞肌在手术侧没有功能，从

而留下无功能肌肉的下颌骨。需要指出的是，舌下神经或副神经也可使用，但有较高的病态发生率，外观和功能也较差。

不适合或不希望接受显微外科手术以实现面部动态重建的患者可以通过转移局部肌皮瓣，即颞肌或咬肌。颞肌手术通常能获得静态或动态的效果，但无法提供自发的微笑。

57.8.2 手术方法

本章前面部分介绍了腓肠神经获取和跨面神经移植技术。

57.8.3 二期游离股薄肌转移

股薄肌的表面标志（图 57.7）：在大腿内侧画一条线，从耻骨结节至股骨内侧髁，股薄肌位于该线后方 2cm 处，神经血管蒂应在离结节约 8cm 处。在假定的肌肉位置做 8~10cm 的切口。纵向切开大腿浅筋膜和深筋膜后，肌肉应在正下方，有几条穿支血管从其表面延伸至皮肤（图 57.8）。纵向剥离肌肉，切开股薄肌与长收肌之间的筋膜。

筋膜后方的神经血管蒂用于识别和确认股薄肌。在这个阶段，从闭孔处剥离神经至它的起点，然后切出尽可能长的神经蒂。在长收肌和大收肌之间分

离股薄肌蒂，直至其起点至股深血管（图57.9）。进一步360°剥离和游离股薄肌。然后将肌肉纵向切开，以适应面颊狭窄的空间（图57.10）。获取的肌肉重量可能不超过10g。所需肌肉的长度是在颊部测量的，从口腔口角轴到颞浅筋膜在耳轮上方，并在膝关节拉伸时标记在大腿上。当膝关节弯曲时，肌肉在头侧和尾侧被切断。

沿着横切的肌肉边缘将其缝合到口角轴，5条4-0 Vicryl缝线对齐，在主缝线上制造一个阻塞点，随后将肌肉连接到口角轴上。

只有充分解剖面颊受体血管并证实血流，才横切股薄肌血管（图57.11）。

在患侧面部，一个改良面部提拉切口标记在耳轮向上延伸5cm处，在下颌骨角尾部约1cm处做一个短的2cm弯曲的颈部延伸（图57.12a）。切口使用2%利多卡因和1∶100 000肾上腺素溶液浸润。

剥离皮下，皮瓣下需留下薄脂肪层（图57.12b）。解剖区覆盖一个扇形的空间，从整个皮肤切口到口角轴，沿上下唇1.5cm。特别注意口角附近的角动脉，这是合理解剖水平的标志。

在这个阶段，面动脉与面静脉在它们与下颌骨的交叉点被剥离，在那里，动脉通常会向前走行至联合处，而静脉则向头侧走行至咬肌的前缘。从内侧挤压面颊，切除脂肪垫，为股薄肌腾出空间（图57.12c、d）。

将4条0号白色Vicryl缝线穿过残留的口轮匝肌纤维层：一条在口角轴，两条（间隔0.5cm）在上唇，一条在下唇。这些缝线的准确定位将决定口腔运动时正确的自然拉力和鼻唇沟的准确形成（图57.13）。

仔细切开跨面手术的口内上颊沟瘢痕，显露跨面神经移植的标记和神经末梢（图57.14）。横断跨

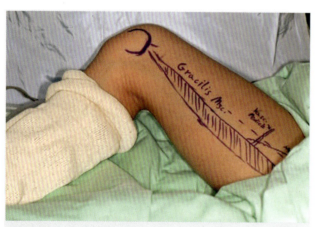

图57.7　股薄肌获取的表面标志

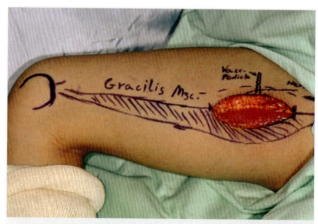

图57.8　大腿股薄肌的识别

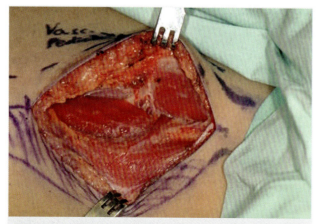

图57.9　神经血管蒂的剥离

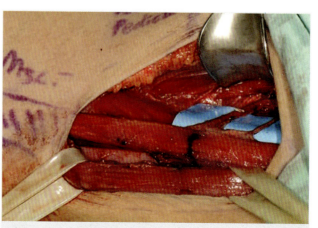

图57.10　裁剪股薄肌

面移植物的少量末端，送冷冻切片鉴定存活的周围神经轴突。在面部和口腔之间创建隧道，并将血管襻从一边转移到另一边。

股薄肌从大腿分离后转移到面部。0 号 Vicryl 缝线穿过它和口轮匝肌并打 2 个圈，作为"滑轮"帮助将皮瓣移动到口角轴，并将其固定到适当位置。

只有在面部吻合动脉静脉后，及在颊沟吻合神经后，才将肌肉拉伸至耳郭上方的颞部区域（图 57.15，图 57.16）。使用 4~5 条 0 号 Vicryl 缝线拉动肌肉，并将肌肉固定在嘴唇或下颌随着肌肉的拉动

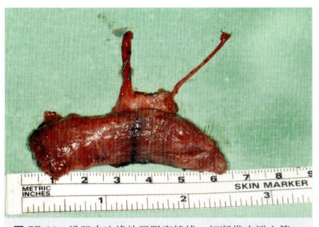

图 57.11 沿肌肉边缘放置阻塞缝线，切断带皮瓣血管

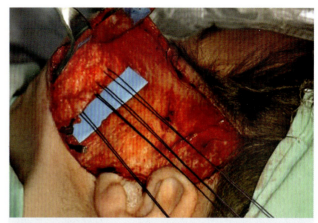

图 57.13 口角轴 Vicryl 缝线的放置与锚定

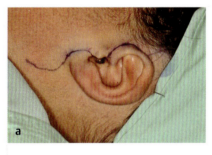

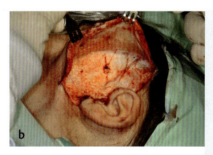

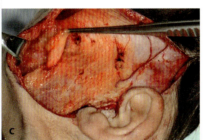

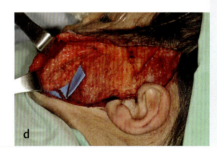

图 57.12 解剖患侧面部。a. 切口标志。b. 皮下分离。c. 切除脂肪垫。d. 分离面部血管

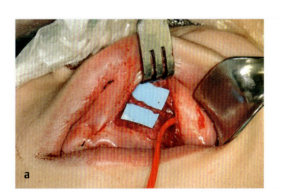

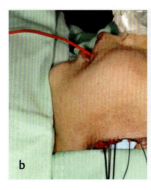

图 57.14 a、b. 跨面神经移植物的分离解剖

543

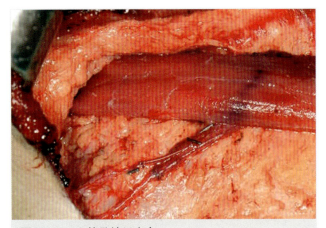

图 57.15 血管及神经吻合

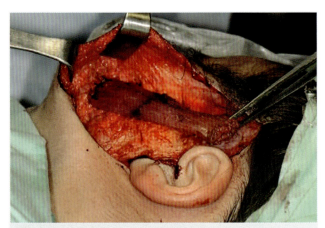

图 57.16 股薄肌定位于张力测定

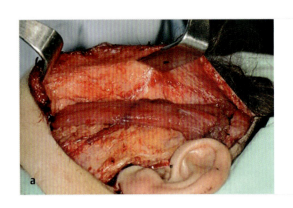

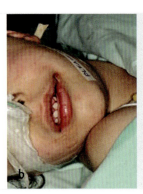

图 57.17 a、b. 以正确张力固定肌瓣

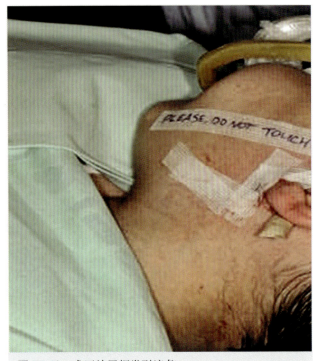

图 57.18 术区放置烟卷引流条

而轻微移动的部位。在该部位的末端，口角应轻微斜向上拉，并露出外侧上牙（图 57.17）。

手术结束时，面部保留烟卷引流条，大腿供体部位保留真空引流管（图 57.18）。

精心缝合皮肤切口。保护贴和钩夹板缝合到患者的头皮上，钩插入口角以使脸颊免受额外的压力。患者术前及术后的照片见图 57.19 和图 57.20。

57.8.4 一期游离股薄肌至咬肌 – 面部再修复

在类似于 Möbius 综合征这样的病例中，由于大多数患者有双侧无力，对侧面神经不是一个可行的选择。在这种情况下，可行一期手术。

在跨颅神经术中，显露同侧咬肌神经，同时获取对侧股薄肌皮瓣。随后，如上文所述，将闭孔神经与咬肌神经接合，进行股薄肌游离皮瓣转移。

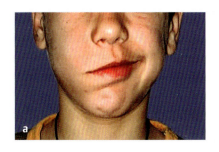
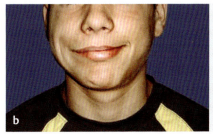

图 57.19　a、b. 右侧先天性完全性面瘫患儿的二期手术治疗，先行跨面神经移植，后行股薄肌转移

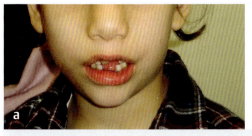
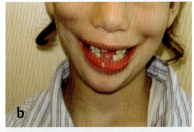
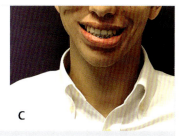

图 57.20　a. 双侧 Möbius 综合征，先在左侧行股薄肌转移至咬肌，3 个月后行右侧治疗。b. 二期术后 1 年随访。c. 术后10 年随访

57.9　结论

虽然无法完全矫正长期的面神经麻痹，但面神经麻痹手术的成功率很高。

大多数接受手术的患者，即使笑容几乎是正常的（甚至是微弱的），但只有在他们的脸上出现精细的微妙运动时，结果才能完全令人满意。

及时行面神经修复能取得最好的面部复苏效果。游离肌肉转移后，使用同侧面神经残端或跨颅神经支配，同时行跨面神经移植，是治疗近期面瘫的金标准。在未进行肌肉转移的情况下，如果瘫痪超过12 个月，则不应尝试颊颧肌复合体（BZMC）的神经再支配。以面神经为基础的神经再支配是值得期待的，即使行跨面手术，甚至需二期手术的跨面神经移植加股薄肌转移，仍然值得推荐。该方法是经过验证的、可靠的，在面瘫的动态复苏中起着关键作用。

57.10　要点

a. 禁忌证：
  - 近期肿瘤活动期。
  - 不能耐受长时麻醉。
  - 重度抑郁。
  - 抱有不切实际的过度期望。

b. 并发症：
  - 面神经功能损伤。
  - 供体或受体部位伤口感染。
  - 供体或受体部位血肿。
  - 无法实现面部运动或面部对称。
  - 面部股薄肌隆起。
  - 移植肌肉痉挛或运动不充分。

c. 术前特殊注意事项：
  - 评估瘫痪侧是否有可用的面神经残端。
  - 如果没有可用的同侧面神经，评估对侧是否存在有功能的面神经。
  - 评估瘫痪侧是否有可用的面部肌肉。
  - 60 岁以上的患者选择合适的手术入路。
  - 确保患者了解手术的本质，以及最终疗效的显现需要较长时间。确保患者对最终结果有着合理的预期。

d. 术中特殊注意事项：
  - 在跨面神经移植的第一阶段，选择一个较大的神经分支，但确保它有拥有一个更强的神经。
  - 确保被舍弃的正常神经分支在支配眼轮匝肌中不起主要作用。
  - 在跨面神经残端固定的位置使用 3-0 尼龙缝线标记，以便在二期手术中易于寻找。
  - 在二期手术中，轻柔地处理肌肉并保护好肌外

膜。对要转移的肌肉进行裁剪，使其尽可能地薄、柔、长，同时不损害穿过它的神经血管蒂。

– 将肌肉从口角轴斜置于耳郭筋膜上方。

e. 术后特殊注意事项：

– 及时拔管。

– 术后24h将患者送入观察病房。

– 通过适当的信号和定制夹板保护术区脸部。

– 手术几个月后，患者应每天对着镜子练习，加强肌肉运动，以创造对称的微笑。

参考文献

[1] Falco NA, Eriksson E. Facial nerve palsy in the newborn: incidence and outcome. Plast Reconstr Surg 1990;85(1):1–4.

[2] Thomas JG. Facial nerve palsy in children. In: Post TW, ed. UpTo-Date. Waltham, MA: Up-ToDate Inc. http://www.uptodate.com. Accessed October 7, 2017.

[3] Kremer H, Kuyt LP, van den Helm B, et al. Localization of a gene for Möbius syndrome to chromosome 3q by linkage analysis in a Dutch family. Hum Mol Genet 1996;5(9):1367–1371.

[4] Verzijl HT, van der Zwaag B, Lammens M, ten Donkelaar HJ, Padberg GW. The neuropathology of hereditary congenital facial palsy vs Möbius syndrome. Neurology 2005;64(4):649–653.

[5] Verzijl HT, van den Helm B, Veldman B, et al. A second gene for autosomal dominant Möbius syndrome is localized to chromosome 10q, in a Dutch family. Am J Hum Genet 1999;65(3):752–756.

[6] Jankauskienė A, Azukaitis K. Congenital unilateral facial nerve palsy as an unusual presentation of BOR syndrome. Eur J Pediatr 2013;172(2):273–275.

[7] Verzijl HT, van der Zwaag B, Cruysberg JR, Padberg GW. Möbius syndrome redefined: a syndrome of rhombencephalic maldevelopment. Neurology 2003;61(3):327–333.

[8] Cattaneo L, Chierici E, Bianchi B, Sesenna E, Pavesi G. The localization of facial motor impairment in sporadic Möbius syndrome. Neurology 2006;66(12):1907–1912.

[9] Hanissian AS, Fuste F, Hayes WT, Duncan JM. Möbius syndrome in twins. Am J Dis Child 1970;120(5):472–475.

[10] MacKinnon S, Oystreck DT, Andrews C, Chan WM, Hunter DG, Engle EC. Diagnostic distinctions and genetic analysis of patients diagnosed with moebius syndrome. Ophthalmology 2014;121(7):1461–1468.

[11] Slee JJ, Smart RD, Viljoen DL. Deletion of chromosome 13 in Moebius syndrome. J Med Genet 1991;28(6):413–414.

[12] Cook SP, Macartney KK, Rose CD, Hunt PG, Eppes SC, Reilly JS. Lyme disease and seventh nerve paralysis in children. Am J Otolaryngol 1997;18(5):320–323.

[13] Smouha EE, Coyle PK, Shukri S. Facial nerve palsy in Lyme disease: evaluation of clinical diagnostic criteria. Am J Otol 1997;18(2):257–261.

[14] Markby DP. Lyme disease facial palsy: differentiation from Bell's palsy. BMJ 1989;299(6699):605–606.

[15] Furuta Y, Ohtani F, Aizawa H, Fukuda S, Kawabata H, Bergström T. Varicella-zoster virus reactivation is an important cause of acute peripheral facial paralysis in children. Pediatr Infect Dis J 2005;24(2):97–101.

[16] Murr AH, Benecke JE Jr. Association of facial paralysis with HIV positivity. Am J Otol 1991;12(6):450–451.

[17] Jackson CG, von Doersten PG. The facial nerve: current trends in diagnosis, treatment, and rehabilitation. Med Clin North Am 1999;83(1):179–195, x.

[18] Levenson MJ, Ingerman M, Grimes C, Anand KV. Melkersson-Rosenthal syndrome. Arch Otolaryngol 1984;110(8):540–542.

[19] Jörg R, Milani GP, Simonetti GD, Bianchetti MG, Simonetti BG. Peripheral facial nerve palsy in severe systemic hypertension: a systematic review. Am J Hypertens 2013;26(3):351–356.

[20] Peitersen E. Bell's palsy: the spontaneous course of 2,500 peripheral facial nerve palsies of different etiologies. Acta Otolaryngol Suppl 2002;549:4–30.

[21] Jabor MA, Gianoli G. Management of Bell's palsy. J La State Med Soc 1996;148(7):279–283.

[22] Hashisaki GT. Medical management of Bell's palsy. Compr Ther 1997;23(11):715–718.

[23] Aviv JE, Urken ML. Management of the paralyzed face with microneurovascular free muscle transfer. Arch Otolaryngol Head Neck Surg 1992;118(9):909–912.

[24] Terzis JK, Konofaos P. Nerve transfers in facial palsy. Facial Plast Surg 2008;24(2):177–193.

[25] Trehan SK, Model Z, Lee SK. Nerve repair and nerve grafting. Hand Clin 2016;32(2):119–125.

[26] de Medinaceli L, Prayon M, Merle M. Percentage of nerve injuries in which primary repair can be achieved by end-to-end approximation: review of 2,181 nerve lesions. Microsurgery 1993;14(4):244–246.

[27] Terzis JK, Noah ME. Analysis of 100 cases of free-muscle transplantation for facial paralysis. Plast Reconstr Surg 1997;99(7):1905–1921.

[28] Tate JR, Tollefson TT. Advances in facial reanimation. Curr Opin Otolaryngol Head Neck Surg 2006;14(4):242–248.

[29] Braam MJ, Nicolai JP. Axonal regeneration rate through cross-face nerve grafts. Microsurgery 1993;14(9):589–591.

[30] Yoleri L, Songür E, Mavioğlu H, Yoleri O. Cross-facial nerve grafting as an adjunct to hypoglossal-facial nerve crossover in reanimation of early facial paralysis: clinical and electrophysiological evaluation. Ann Plast Surg 2001;46(3):301–307.

[31] Manktelow RT, Tomat LR, Zuker RM, Chang M. Smile reconstruction in adults with free muscle transfer innervated by the masseter motor nerve: effectiveness and cerebral adaptation. Plast Reconstr Surg 2006;118(4):885–899.

[32] Manktelow RT. Microvascular reconstruction: anatomy, applications, and surgical technique. New York, NY: Springer-Verlag; 1986.

[33] Gillies H. Experiences with fascia lata grafts in the operative treatment of facial paralysis. Proceedings of the Royal Society of Medicine, London, England, August 1934. London, England, John Bale, Sons, and Danielsson; 1935.

[34] Terzis JK, Olivares FS. Long-term outcomes of free-muscle transfer for smile restoration in adults. Plast Reconstr Surg 2009;123(3):877–888.

第58章 儿童头颈部重建中游离皮瓣移植

David Ben-Nun, Ravit Yanko, Arik Zaretski, Dan M. Fliss, Nidal Muhanna

摘要

在儿童显微外科手术的文献中，游离皮瓣用于头颈部重建的文献报道极其稀少，同时文献中其作用也被低估。此外，关于儿童的游离皮瓣的研究总是引用实验对象数量有限的文献，使得结论并没有想象中那么可靠。相反，在成人患者中采用游离皮瓣修复重建却有着丰富的数据；虽然直接替换成人和儿童患者的特征数据会导致一些问题，但我们仍能从这些研究中逐渐收集关键的数据从而应用到儿童患者。显微外科医生通过采用不同的皮瓣修复重建头颈部特定区域的功能从而对比其有效性，这些特定的功能区域包括：上颌骨，半侧下颌骨，颞下颌关节，舌头，口腔，眼眶，颅底等。另外，应考虑某些皮瓣修复重建术后是否可能导致供区长期的并发症，从而帮助外科医生选择或排除在儿童中特定皮瓣的应用。同时也要仔细考虑到皮瓣坏死、血栓形成、伤口崩裂、骨性结合、神经感觉异常以及受体部位骨吸收的可能性。还有关于手术操作的关键信息，如双团队的可行性，定位穿支血管和神经以及患者康复，这些在儿童患者中也是有用的。

儿童患者游离皮瓣移植和成人不同。儿童的并发症更少，解剖结构更小，具备可成长性；而疾病在儿童和成人中的表现并不相同。另外，成人患者的游离皮瓣的丰富数据和数量有限的儿童患者的相关研究对引导儿科患者新的治疗方式是非常有用的，而新的治疗方式又能进一步充实在儿童患者头颈部重建文献的数量。

关键词

头颈部重建，游离皮瓣，儿童头颈部手术，游离组织移植，儿科显微外科

58.1 引言

游离皮瓣移植是头颈部重建治疗中的重要组成，常用于肿瘤切除术后、外伤和烧伤之后的修复。1959年，第1例带蒂游离皮瓣在成人患者中用于头颈部重建，是将带蒂空肠瓣移植修复颈部食管。在20世纪70年代初期，第1例游离组织移植用于儿童患者。自此以后，涌现出大量使用游离皮瓣用于头颈部修复重建的研究。不过和成人游离皮瓣修复重建头颈部的手术研究相比，儿童患者可获得的研究有限得多。有以下几方面的因素导致。一般而言，儿童患者的病情发展如成人复杂要求的时间更短。儿童相比成人更为健康，患有如成人需要游离皮瓣修复的疾病可能性更小。儿童疾病中需要行游离皮瓣的并发症也更少。除了这些因素以外，以往外科医生还因为儿童患者受区血管大小不宜行微血管吻合而较少考虑采用复杂游离皮瓣重建。

尽管游离皮瓣在儿童患者中被认为是外科重建的有效手术方式，但由于各种原因游离皮瓣仍旧是较大的挑战。由于儿童患者的解剖结构较小且未发育完全，小而狭窄的血管使得重建手术中的血管吻合步骤具有较大的挑战性。也意味着游离皮瓣可选择的供体的区域受到限制，延展来说，这同时意味着受区的部位也要更小。此外，患者的成长可能严重影响受区或供区，导致持续的功能障碍或是外观的美学改变。在所有的儿童重建手术中另一个必须考虑的因素是任何手术改变或是肢体的缺损都有导致持续社会心理学影响的可能。儿童游离皮瓣重建存在社会心理学因素影响，原本复杂的微血管重建手术压力会因父母及家庭成员对患儿预后结果期待而更加剧。显微外科医生在给儿童患者手术时遇到以下的"优势"：儿童相比成人疾病的并发症更少，伤口的愈合会更均一且可预测，解剖结构会更清晰，变异更少。

游离皮瓣重建在儿童与成人中的另一个区别是需要重建的缺损部位的病理学因素不同。成人患者中鳞癌是头颈部手术后需要游离皮瓣重建的主要原因。而在儿童患者中则主要是恶性间叶肿瘤，多为横纹肌肉瘤、骨肉瘤、尤文氏肉瘤。肿瘤病理学的不同对切除后的重建也有影响，因为间叶肿瘤存在于骨、软骨、血管和其他结缔组织中，因此可能需要创伤更大、更彻底的手术以达到治愈。对应地，

切除范围更彻底的手术需要高要求的重建。此外，这些恶性肿瘤的儿童患者通常在术前接受新辅助化疗，通过缩小肿瘤和治疗可能已经发生的微转移来达到肿瘤的完整切除。然而这些治疗也使得微重建过程复杂化，增加了对血管操作的难度。成人的头颈部肿瘤可能由吸烟、饮酒或 HPV 感染等引发，而儿童的肿瘤发展更可能是偶发或遗传的。

无论成人还是儿童，皮瓣重建的供体部位有很多选择。选择的区域主要基于重建部位功能的需求。确保供体和受体部位解剖结构的完整性是手术设计的重点。例如，在颅底重建中的主要问题就是保持颅内组织和鼻窦之间的分隔。在解决解剖部位的完整性之后需要注意的则是功能，如面部的表情、吞咽、发音等。最后，如果相关部位的结构完整性和功能都能兼顾，应重视重建部位的美学外观确保最佳的外形。例如，可以使用各种皮瓣重建下颌骨或上颌骨。然而分段游离腓骨瓣可能比肩胛游离皮瓣（SFF）更合适，因为腓骨可以提供更多的结构支持，并可以容纳种植牙。由于每个游离皮瓣都有其自身潜在的并发症，因此解决供区组织部位的并发症也很重要。例如，如果受体部位游离皮瓣重建明确不需要肌肉，那么最好使用筋膜皮瓣，以减少未来儿童供区肌肉功能障碍的可能性。选择合适的游离皮瓣是每个手术的关键。手术必须非常谨慎，以确保依靠一个游离皮瓣可以完成彻底的重建。需要多个皮瓣重建的手术较为罕见，应尽可能避免这种情况。

游离皮瓣可以通过不同方式分类，分类方式包括供区和受区的位置，主要的供给血管，皮瓣组织类型，距离重建部位的距离。儿童患者游离皮瓣主要分为两类，软组织游离皮瓣和骨性游离皮瓣。具体来说，前者包含软组织，如皮肤、脂肪、肌肉、软骨和其他结缔组织，而后者包括所有这些组织以及来自供区的一部分骨组织。儿童常使用的软组织游离皮瓣包括前臂桡侧皮瓣、腹直肌皮瓣、股前外侧复合组织瓣、肩胛旁皮瓣和背阔肌皮瓣。包含骨的游离皮瓣有腓骨瓣、肩胛游离皮瓣和髂骨皮瓣。

58.2　软组织游离皮瓣

58.2.1　股前外侧游离皮瓣

在需要大量软组织而不含骨的重建手术中，股前外侧游离皮瓣（ALT）是主要的选择皮瓣。ALT 血供起源于旋股外侧动脉降支，最早在 1984 年由 Song 等报道。ALT 被认为是一种多功能皮瓣，易于取出且供区并发症风险低。ALT 具有许多优点。首先其非常可靠，文献报道部分或完全坏死的概率较低。其次，与其他皮瓣如前臂桡侧皮瓣、腓骨瓣相比，ALT 由于其位置的关系，取出皮瓣留下的瘢痕容易隐藏，所以更受患者的青睐。此外，ALT 还为外科医生提供了创建一个可以与周围组织合并的嵌合皮瓣的选择。

取 ALT，首先在股直肌上方沿髂前上棘至髌骨外侧角的直线做一切口，股直肌和阔筋膜张肌在近端 1/3 处股直肌内侧收缩时分离，可暴露位于阔筋膜张肌上的血管蒂。然后辨别股直肌和股外侧肌之间的空间，并在中间 1/3 处打开以暴露股外侧肌血管蒂。一旦找到穿支血管，即可切取皮瓣，将股直肌从股四头肌腱的止点松解至髌骨（图 58.1）。

在儿科人群中，烧伤患者的头颈部重建是一个特殊的领域，采用 ALT 能有效修复。Yu 等报道了 11 例移植 ALT 筋膜瓣到儿童烧伤患者头皮上的成功率为 100%。这些作者提倡使用 ALT，因为它可以通过使用"双团队模式"在同一手术过程内完成具有较大组织缺陷的重建。根据 Yu 等的研究，成人和儿童患者的一个不同之处在于吻合血管，儿童 ALT 吻合所用的血管必须谨慎选择，因为只有某些特定的血管，如颞动脉，才具备与皮瓣血管蒂吻合所需的内径。

以前许多缺陷用前臂桡侧游离皮瓣（RFFF）修复，现在则多选用 ALT。大腿皮瓣优于前臂桡侧皮瓣，因为铅笔皮瓣的切取不得不损伤手臂的主要血管，且供体部位的闭合需要植皮，这两者都可能损伤手臂的功能。不过值得注意的是，一般认为 RFFF 更容易切取，ALT 解剖结构更复杂，主要是由于其供给血管来自旋股外侧动脉降支的细小穿支动脉。如上所述，对于儿童患者，考虑到桡侧皮瓣供区并发症风险，在需要软组织的头颈部重建中，ALT 可能是比 RFFF 皮瓣更合适的选择。

ALT 可用于多种头颈部重建手术。Bianchi 等报道，ALT 特别适合于舌部分或全切除术。ALT 能够提供必要的肌肉体积以完成舌腭接触，而这种接触

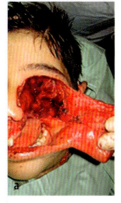
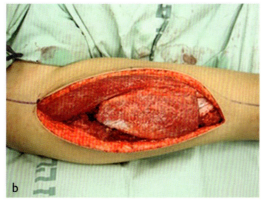
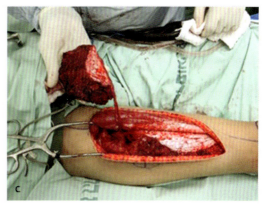
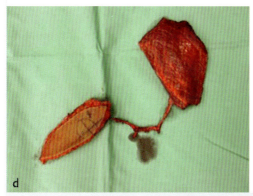
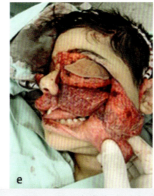
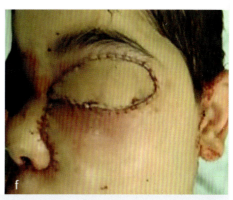

图 58.1 一名左鼻窦恶性肿瘤累及左眼眶的 11 岁男孩。因左鼻旁窦恶性肿瘤累及左眼眶，接受左眼眶清除术，上颌骨切除，颞下及翼腭窝切除及前外侧大腿游离皮瓣（ALT）重建。a. 切除后的缺损。b~d. 在右大腿获取嵌合 ALT。e~f. 采用皮瓣覆盖眶外缺损，肌肉填塞上颌窦空腔和翼腭区

是口腔吞咽一个重要的组成，同时以及消除颌下的无效腔，确保在口腔和颈部之间的完整分隔。此外，ALT 与周围组织嵌合使其在头颈部重建中更为灵活。由于 ALT 具有丰富的皮肤和神经组织，可以避免采用第二个供体，能有效重建腮腺根治性切除的缺损。Haynes 等报道 ALT 有利于修复儿童无眼的眼眶畸形，有助于放置眼球假体。最后，Garfein 等推荐 ALT 用于儿童面中部重建，儿童和成人手术目的和手术方式相同：保持面部尺寸，需要为脸颊的软组织提供框架，并将口腔与颈部分隔。

据报道，ALT 供区的发病率很低，这可能取决于以下几个因素，包括手术技术，所选择的 ALT 的轮廓和皮瓣的大小。Collins 等在一篇系统综述中纳入 42 篇文章分析，其中包含 2324 例患者，发现 ALT 手术的患者最常见的供区并发症是大腿外侧感觉异常，很可能是由于股外侧皮神经损伤所致。此外，有报道称由于 ALT 穿支血管剥离导致股外侧肌损伤，从而导致膝关节伸展问题。在 Horn 等的一项研究中，

他们随访 41 例 ALT 长达 9 年、皮瓣坏死失败率为7% 的患者。总体来说，ALT 供区并发症的较为有限，这使得它成为儿科头颈重建手术的理想选择。

58.2.2　前臂桡侧游离皮瓣

前臂桡侧游离皮瓣（RFFF）是最常用的传统游离筋膜皮瓣之一。在 1981 年由 Yang 等首次提出，RFFF 在头颈部重建中有许多优点，包括血管蒂长、毛发较少、血管内径大、皮瓣厚度适中。RFFF 常被用于颊部、口底、下唇、软腭等小至中度缺损的重建。RFFF 还具有两个静脉回流系统：一个是流向头静脉和贵要静脉的浅静脉系统，另一个是通过沿着桡骨动脉的伴行静脉引流的深静脉系统。这种双静脉回流在切取皮瓣中有一个优势，因为它让外科医生在微血管吻合时可以进行选择。然而，RFFF 也带来许多供区并发症，这使得在很多儿童重建手术中不太受欢迎，而一些研究显示 ALT 更受青睐。

切取 RFFF 时先沿着尺侧缘做切口暴露尺侧腕

屈肌腱。切开筋膜下直到显露桡侧腕屈肌腱并能辨别桡侧血管。然后沿着肱桡肌向上分离血管蒂，适当增加皮瓣的长度。

残留瘢痕影响外观是 RFFF 供区并发症中主要的一个担忧因素。Li 等回顾研究了 56 例 RFFF 手术患者，术后平均随访 7.9 年发现，患者认为供区瘢痕对他们的外观有显著影响，大多数患者觉得穿短袖衬衫感到不适。Smith 等报道，90% 接受 RFFF 手术的患者认为自己的手臂"毁容"。特别是对于年轻的患者考虑游离皮瓣重建时一定要重视这个因素。

另一个与儿童患者高度相关的问题是，据报道 RFFF 体积从长远来看有显著减少。Joo 等观察到，在术后 3 个月至 5 年的随访期间，RFFF 体积平均减少了 42.7%，这使得研究人员得出结论，RFFF 手术应采用比受区部位预期大 40% 的皮瓣。最后，切取 RFFF 会导致手臂的重要供给血管桡动脉的完全中断，导致手臂的灌注都通过尺动脉完成，这不能使手的所有部位的灌注相等。其他的供区并发症还包括如水肿形成，力量减弱和手的伸展受限，以及寒冷耐受不良也有报道。

58.2.3　腹直肌皮瓣

腹直肌皮瓣（RAF）血供发自腹壁下深血管，切取皮瓣时携带腹直肌肌肉可以作为腹直肌皮瓣（RMFF），如不携带肌肉或携带少量肌肉则作为腹直肌脂肪皮瓣（MARF）。这种皮瓣内通常包含肌肉，以便在重建口腔或眼眶提供更大的体积和柔韧性，减少感染的可能性，或用于颅底时减少脑脊液漏的可能。RMFF 能有效修复需要充足皮下脂肪组织填充的缺损。还有一些适合使用腹直肌皮瓣移植修复的缺损，包括眼眶、舌切除术后、上颌骨重建和其他需要软组织修复的口腔缺损。

切取 RAF 时从远侧肋骨至耻骨支做垂直切口。然后将肌肉从前方包绕的腹直肌鞘中游离出来。接着将肌肉向后分离，暴露并切断作为血管蒂的远端腹壁下血管。最后，在肌肉起始端耻骨峭和耻骨联合处离断肌肉。

MARF 有许多优点，其具有充足的皮下脂肪，这很适用于受区需要充足皮下脂肪的肥胖患者的重建手术。相反来看，由于其充足的皮下脂肪，一些

外科医生在肥胖患者可能需要皮瓣切除后变薄时，会避免再使用腹直肌皮瓣。这可能不太适用于儿童患者，其体重指数比成人患者较低。RMFF 血管蒂足够长，长达 18cm，适用于受区血管距离缺损部位较远或受区血管受损的患者。

这在儿童患者中通常不是一个问题，因为解剖结构更小，少有并发症，如动脉粥样硬化或以前曾有组织移植。在修复上颌缺损的儿童患者中，MARF 可能比使用 RMFF 更受青睐，因为许多文献表明，血管化脂肪比肌肉的萎缩率低得多。因此，对于儿童患者来说，选择 MARF 更为恰当，它比 RMFF 包含更少的肌肉，能够防止未来的萎缩，并长期保留功能和外观。

RMFF 是一种适用于修复复杂的中面部缺损的皮瓣，包括修复需要携带肌肉、中到大表面积和体积皮瓣来填充的上颌骨切除术缺损。在这类病例中，腹直肌皮瓣的优点之一是术者能轻松创建多个皮岛，可以同时用于修复鼻和腭组织的缺损，例如，修复上颌缺损。RMFF 也适用于修复小儿颅底缺损。Iida 等使用 RMFF 修复了 1 例 1 岁儿童前颅底缺损的病例。在这个病例中，术者选择在皮瓣中携带 3cm 的腹直肌，在供区留下 1cm 的肌肉。通过这样做，他们在受区使用了更厚、更实质性的屏障来防止发生降低发生并发症的可能性。不过相反，Duek 等认为 MARF 特别适合儿童前颅底缺损的重建，特别是因为之前提到皮瓣中血管脂肪组织不太可能随着时间的推移而萎缩。

许多文献报道腹直肌游离皮瓣供区并发症较低，但曾经接受过腹部手术的患者需要特别小心，因为他们的腹直肌皮瓣的血供可能受到影响。如果不能充分修复供区，腹疝的风险也会增加，这一点对于身体仍在发育的儿童患者应该牢记。

58.2.4　背阔肌游离皮瓣

Tansini 于 1896 年首次报道了背阔肌游离皮瓣（LDFF），用于乳房切除术后重建胸壁。背阔肌常被用作带蒂皮瓣和游离皮瓣。LDFF 的血管源于肩胛下动脉的分支胸背动脉。它也接受从中线向外延伸的肋间动脉的血供。LDFF 携带了大量的皮肤、肌肉，能够通过肋间神经形成一个感觉皮瓣，血管蒂可达

18cm。它还具有多个小的穿支动脉，手术必要时可以行多条血管进行吻合。此外，LDFF 能够隐藏瘢痕，这常是首选皮瓣，尤其是对接受自体乳房重建的患者，我们可以认为 LDFF 适用于包括儿童在内的大多数患者。

经腋窝至髂后嵴做纵向切口切取 LDFF。反向牵拉皮瓣显露肌肉的外侧缘。然后，牵拉背阔肌前缘以暴露血管系统。离断胸背血管做血管蒂。然后将肌肉于椎骨起始处离断，从髂嵴远端到近端逐渐分离肌肉。

据报道，LDFF 适用于各种头颈部重建手术，包括修复大于 7cm 且需要大量组织填充的大缺损。也被报道在治疗面瘫的面部重塑手术中有效，为了实现面部运动需要很长的神经血管蒂和重要的肌肉组成。Biglioli 等建议在儿童患者中使用 LDFF 矫正单侧面瘫，恢复情绪微笑的功能。在他们的回顾性研究中显示，在接受由对侧面神经支配的 LDFF 的40 例患者中，92.5% 的患者能够在手术后恢复自控的微笑能力。Girod 等报道了 LDFF 成功修复儿童前、中颅底缺损，特别是在横纹肌肉瘤和骨肉瘤切除后的重建手术后。

LDFF 包含大量背部中央协助手臂运动的肌肉。尽管一些研究者报道的供区并发症较低，但在儿童患者中应该慎重考虑使用。Osinga 等的一项研究，对接受 LDFF 手术的儿童患者进行了长达 8 年的随访，结果显示患者没有出现特定的或显著的肩关节损伤。然而，最近的一些研究表明，大多数切除背阔肌的患者在进行剧烈活动时有明显困难。减少供体部位发病率的一个可能的解决方案是使用筋膜瓣代替肌皮瓣，因为前者与较少的供体部位发病率相关，如果游离皮瓣转移，不需要肌肉。如果游离皮瓣移植，不需要肌肉。

使用筋膜瓣代替肌皮瓣是减少供区并发症的一个解决方案，如果游离皮瓣移植，不需要携带肌肉，使用筋膜瓣供区的并发症发生率会降低。与 LDFF 移植相关的特殊并发症包括是背部皮下积液、包膜挛缩、皮肤坏死和血肿。Pinsolle 等报道一项对249 例接受过背阔肌皮瓣手术超过 12 年以上的患者研究发现，并发症发生率为 49%，皮瓣的失败率为3.8%。

58.2.5　肩胛旁筋膜游离皮瓣

肩胛旁筋膜游离皮瓣（PFFF）血供起源于沿上背部外侧缘走行的旋肩胛动脉降支。Nassif 等在1982 年首次报道了这种皮瓣，其皮岛长度可长达25cm。该皮瓣通常被归类为背部肩胛骨 / 肩胛旁系统的一部分，选择带或不带骨、皮肤成分时可制作成嵌合皮瓣。与肩胛骨皮瓣类似，PFFF 因为其丰富的皮肤表面积，血管蒂的长度和直径，供区并发症发病率低，以及皮肤的厚度和肤色常被选用于头颈部重建。

PFFF 切取与肩胛骨游离皮瓣的方式相同，沿冈下肌切开。它从冈下肌和小圆肌中剥离，直到旋肩胛动脉从后三角出现。从冈下肌和小圆肌中剥离皮瓣，直至后三角中暴露旋肩胛动脉。这个位置应该提前通过多普勒超声清楚地标记出来。从这里开始，旋肩胛骨动脉的下行分支应该被识别出来，并在它在大圆肌下方移动的时候从下方进行解剖。此时应该确认旋肩胛骨动脉的下行分支，在大圆肌下方走行时离断。

PFFF 已被证明具有低供区并发症发病率，高患者满意度和隐蔽的瘢痕，儿童患者应考虑使用。在一项关于肩胛旁皮瓣移植患者的研究中，Roll 等发现 20 例患者术后无肩胛带变形，只有 2 例活动受限。此外，Klinkenberg 等在一项研究中报道了接受ALT、桡侧游离皮瓣和肩胛旁游离皮瓣移植的患者均获得高满意度。在肩胛旁游离皮瓣移植中，很少有并发症的报道，其中最主要的为皮下积液，是一个较小的并发症。在头颈部重建中采用 PFFF 的一个缺点是不能采用双团队模式获取皮瓣。在大多数情况下，必须先完成肿瘤切除，然后患者必须调整体位为侧卧位切取皮瓣。另外，该皮瓣不能作为神经支配的皮瓣。

58.2.6　游离骨皮瓣
腓骨游离皮瓣

腓骨游离皮瓣（FFF）由于其解剖恒定，易于切取和丰富的血供，常被用于儿童重建手术。它还能携带一个长血管蒂骨瓣，已被报道供区并发症发病率在接受范围内。腓骨游离皮瓣已成为头颈部重建手术中最受欢迎的皮瓣。一篇美国耳鼻喉科学会发表的文献显示 FFF 是儿童手术中最常用的皮瓣。同样，Starnes-Roubaud 等在一项长达近 14 年、包括 109 例游离皮瓣的研究中发现，儿童患者最常用的皮瓣是 FFF，其次是 ALT。FFF 手术由 Taylor 等 1975 年首次报道，1993 年首次应用于儿童患者。切取皮瓣时在小腿外侧切做一个切口，并从位于小腿外侧间室的腓骨短肌和腓骨长肌处游离皮岛。皮岛分离后，离断附着在腓骨上的肌肉，所需的骨段和腓血管一起离断（图 58.2）。FFF 联合肋软骨移植已经在临床应用了几十年，是重建儿童颞下颌关节（TMJ）和下颌骨最常见的方法。在成人患者中，颞下颌关节重建通常用于继发于骨关节炎的慢性破坏的病例。在儿童患者中，最常见的采用颞下颌关节重建术的疾病通常是先天性畸形、关节僵硬和髁状突进行性吸收。最常见的先天性畸形是半边小脸症，这是一种相对常见的疾病，发病率约为每 4000 个新生儿中有 1 个。

FFF 在游离皮瓣重建中受欢迎的另一个原因是，它提供了一个带血管蒂的组织床，与单独皮瓣相比吸收可能性较小，这应该是儿童患者重建手术中特别考虑的主要问题。据报道，肋软骨移植物随着时间的推移会发生部分或完全的吸收，并且生长模式不可预测，重建区域过度生长的报道也很常见。FFF 作为重建下颌骨的儿童患者的最佳选择之一，被广泛采用已经有一段时间。对于一个正在成长的患者来说，考虑到持续生长的潜力，手术成功的关键是确保腓骨软骨内生长中心存活，并移植到受区。此外，在某些情况下，腓骨的长度不足以模拟原始下颌骨的高度，因此建议使用一泵双管技术，通过折叠腓骨来创造适当的长度。

FFF 潜在的供区并发症种类包括移植手术的"标准"并发症，如植皮缺损、皮肤感觉异常、伤口崩裂、蜂窝织炎，以及更特殊的解剖并发症，如踝外翻畸形和拇指屈曲挛缩。值得注意的是，只要近端骨节段保留 4cm，远端骨节段保留 6cm，FFF 手术对腓骨生长或承重能力没有任何影响，特别是在儿童和活跃的成人中这都是需要考虑的重要因素。在成人中，报道最常见的供区并发症为拇指屈曲挛缩。当切取腓骨瓣时切除一部分拇长屈肌时就会发生这种情况，拇长屈肌位于腓骨和腓骨血管的后方，因此常在手术中被离断或损伤。在一项对 946 例接受 FFF 手术患者随访 16 年的研究中报道，4.3% 的成年患者出现该并发症。相比之下，在一项对 31 例 FFF 手术超过 10 年的儿童患者进行的研究中，报告的拇指屈曲挛缩率明显更高（12.9%）。很明显，手术技巧和精度是影响供区并发症的一个重要因素，因为这是原本不需要离断肌肉的手术却出现肌肉损伤的后果，经常损伤肌肉是由于肌肉靠近所需的骨骼和血管。此外，有一种假设，儿童 FFF 手术中供区并发症更多的一个原因是儿童患者的解剖结构更加紧凑，使得在切取皮瓣时更加难以避免损伤拇长屈肌。神经损伤也经常被报道；不过很少导致永久性的神经损伤。

FFF 重建中可能最需着重考虑的因素是皮瓣在受区的生长，特别是在下颌骨重建的儿童患者中。如果移植的皮瓣不能随患者一起生长，那么整个游离皮瓣移植手术可能是有所欠缺的，因为随着患者年龄的增长，未来还需要干预。Temiz 等最近发表的一项研究可靠地表明，10 例进行 FFF 下颌重建的儿童患者经过术后平均 57.7 个月随访，移植部位有明显的皮瓣生长迹象。此外，Zhang 等的系统综述报道，在文献讨论的 51 例患者中，81.5% 的患者的重建腓骨段术后表现出生长潜力。值得注意的是，重建手术中没有保留下颌骨髁状突的患者的比例减少到 50%，这明显意味着髁状突在骨再生过程中具有潜力。

肩胛骨游离皮瓣（SFF）

肩胛区域为儿童头颈部的游离皮瓣重建提供了另一个有用的选择。肩胛包含丰富的软组织、肌肉和骨骼，其表面积巨大，移植皮瓣根据受区的需要设计携带以上组织。肩胛游离皮瓣主要有两个供区：肩胛骨外侧缘游离皮瓣和肩胛骨尖端游离皮瓣。SFF 为短节段线性缺损或软组织丰富的患者提供了一个极好的选择。不过它不太能够修复超过 12cm 的缺损。SFF 还具有提供长达 17cm 的长血管蒂的优点，这在某些手术中是有用的。根据所包含骨骼的组成部分，肩胛骨可以提供 6~14cm 的骨瓣。SFF 允许较大组织节段的重塑，该皮瓣能从一个供区获得大面

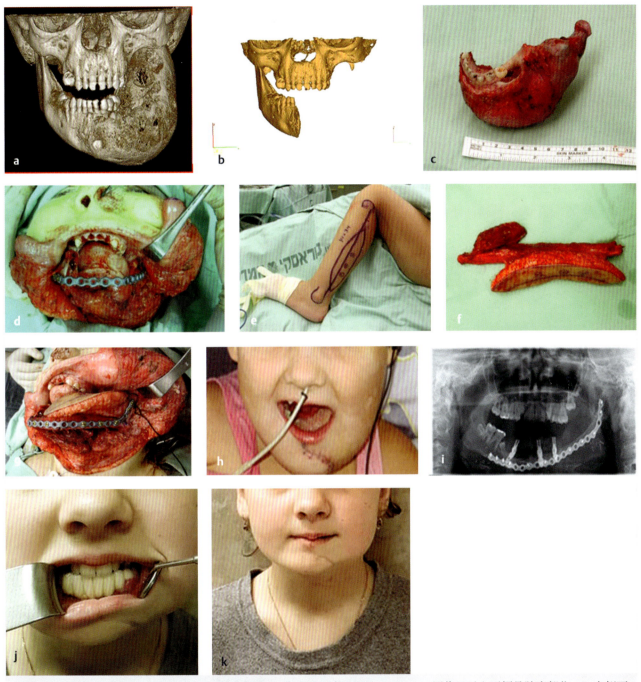

图58.2 1例6岁成釉细胞纤维肌瘤患者进行腓骨游离皮瓣重建下颌骨。a. 3D CT 图像显示左下颌骨肿瘤部位。b. 右侧下颌切除术后左侧下颌缺损改变。c. 左侧下颌切除标本。d. 调整钛板以重建下颌缺损。e~f. 左腿取携带皮肤肌肉的左腓骨。g. 将皮肤覆盖面置于皮瓣内侧重建口腔。h. 重建术后数周张口。i. 牙种植后环口放射摄影显示腓骨与种植体。j、k. 术后数年显示种植体具有良好的功能和外观

积的皮肤组织，因此可以有效用于需要大面积皮岛的手术。最后，在重建过程中使用肩胛皮瓣相比于与 FFF，可以使患者在手术恢复期间更早地下床活动，从这方面来说 SFF 更受青睐。

在冈下肌上方做水平切口切取 SFF。然后将筋膜瓣皮与冈下肌和小圆肌分离，直至可见三边孔和

旋肩胛骨动脉。解剖旋肩胛骨动脉及其分支后，切开冈下肌和小圆肌，并横切大圆肌和肩胛下肌以进入肩胛骨。行截骨术并切取皮瓣。

SFF 可设计为包含旋肩胛骨动脉和胸背动脉、腋窝动脉肩胛下支的两个分支为主要血管蒂，形成一种双蒂的"嵌合"皮瓣。这使得它得到广泛使用。

一些研究报道在需要游离骨皮瓣的重建手术中，SFF 不像 FFF 或髂骨游离皮瓣（下文讨论）那样被频繁使用。其中一个原因可能是大多数儿童患者的肩胛骨直到 10 岁左右才完全骨化，在此之前，骨下 7~8cm 主要由透明软骨组成。回顾文献表明，儿童患者使用 SFF 是罕见的。另一个原因可能是肩胛皮瓣通常只用于成人，在伴有如动脉粥样硬化这样的并发症阻碍腓骨瓣的使用，而这些并发症很少出现在儿童中。SFF 确实为重建手术提供了许多优势，在需要复杂软组织的情况下，可能更优于 FFF。

在与持续生长的儿童患者特别相关且值得注意的是，与 FFF 和髂骨瓣相比，SFF 的骨吸收更显著。在 Wilkman 等进行的一项研究中，分析了 186 例行游离皮瓣重建的头颈部恶性肿瘤患者，在术后 48 个月，SFF 保留了原始体积的 69%。相比之下，FFF 维持原有体积的 95%，髂骨皮瓣维持原有体积的 88%。这一发现可能与儿童患者更为密切，因为儿童患者移植皮瓣的寿命可能比普通成人患者长得多，因此，如果皮瓣能够很好地保留原有的体积，他们将受益更大。

SFF 在儿童患者中提供足够功能的功效上，对于 SFF 是否支持种植牙存在一些分歧。FFF 以能够接受种植体而闻名，而 SFF 对口腔种植的支持效果较少，有报道称肩胛骨侧缘具有这种能力。

据报道，在 SFF 重建头颈部的病例中，供区并发症发病率特别低。另外，需要注意一些文献报道了肩功能受限以及臂丛神经的潜在损伤导致并发症。Markiewicz 等对 47 项研究进行了 Meta 分析，其中 646 例儿童接受了 694 个游离皮瓣，Markiewicz 等报道，用游离皮瓣重建儿童头颈部，SFF 和腓骨游离皮瓣在生存率上没有差异。二者皮瓣的成活率均为 96.4%。

髂骨复合瓣

髂骨复合瓣（ICFF）是另一种用于儿童头颈部显微外科重建的骨皮瓣。基于旋髂深动脉，ICFF 提供了充足的骨盆的骨组织和一个大的皮岛。ICFF 切取时可以不携带皮岛，这通常是因为皮岛特别厚，可能不适用于受区。ICFF 是一种复杂的皮瓣，在大多数情况下已逐渐被 FFF 所取代。但认为 ICFF 特别适用于半侧下颌骨的重建，尤其是年轻患者，还适用于如骨盆的弯曲骨，以及长度为 6~8cm 的短直骨缺损。髂峰能有效重建下颌骨，因为源于骨盆的骨瓣允许外科医生设计成所需的合适的骨块，以匹配缺失的下颌骨的形状，据报道可以提供长达 15cm 的骨。最后，ICFF 可以采用双团队模式，减少了手术时间、费用和并发症，因此通常比其他骨瓣更受青睐。

切取 ICFF 需要沿着股动脉的走行做一切口，显露髂峰和腹股沟韧带。然后从髂前上棘松解腹股沟韧带。从髂峰游离组成腹壁的 3 块肌肉，外斜肌、内斜肌和腹横肌，显露旋髂深动脉，横断髂肌后行截骨术切取 ICFF。

使用髂骨的一些缺点是手术过程比切取腓骨更为复杂。此外，前面提到与髂骨一起获取的皮岛可能太厚或其他因素不适合受区。例如，据报道髂骨复合瓣对口腔内重建手术来说太厚。一般来说，与 FFF 相比，ICFF 手术会导致更多的并发症。在 156 例骨游离皮瓣手术的样本量中，Mücke 等报道与 FFF 相比，髂骨的皮瓣失败和伤口延迟愈合的比例更高。

Politi 等报道尽管与接受 FFF 的患者相比并发症风险增加，但接受 ICFF 的下颌重建患者的生活质量更高。在被问及外观、语言、饮食和供区的并发症时，ICFF 患者的得分更高。对于术后有望存活数十年的儿科患者来说，这可能是一个特别重要的结果。据报道，髂峰在术后数年保持其形状，这对年轻患者的重建手术是一个重要的考虑。此外，Taylor 等提供的证据表明，在接受髂骨半下颌骨重建的儿童中出现了移植 ICFF 的生长。ICFF 广泛报道用于种植体的支撑，这是儿科患者需要考虑的一个重要因素。Wang 等报道了一种新的手术方式，髂腹股沟神经随着 ICFF 同时移植减少下颌整形手术受区骨的吸收，提升了皮瓣移植和牙科种植体的成功率。

ICFF 手术有明显的供区并发症。值得注意的是，有报道称，在一些切取 ICFF 的手术中损伤大腿外侧皮神经。如果用游离皮瓣切除过多的肌肉，在某些情况下可能导致供区发生疝气。髂部供区的并发症，包括行走障碍，因为骨来自骨盆，而骨盆在行走中至关重要。仅这一供区的并发症就提醒在儿科患者中选择这种游离皮瓣时要谨慎。

58.3　要点

a. 概述：

- 在小儿头颈部重建显微手术中，游离皮瓣移植手术罕见且被低估。

- 儿科患者的游离皮瓣手术因其较小的解剖结构、要求适应未来生长、复杂的社会心理因素、需要修复的缺损的独特病理等原因而有所不同。

- 用于小儿头颈部重建的游离皮瓣有：前臂桡侧游离皮瓣、腹直肌皮瓣、股前外侧游离皮瓣、肩胛旁筋膜游离皮瓣、背阔肌游离皮瓣。

- 骨游离皮瓣包括：腓骨游离皮瓣、肩胛骨游离皮瓣和髂骨复合瓣。

b. 软组织游离皮瓣：

- 股前外侧游离皮瓣（ALT）：
  - 儿童手术第二大常用皮瓣。
  - 常用于小儿烧伤患者。
  - 儿科患者供区并发症低。

- 前臂桡侧游离皮瓣（RFFF）：
  - 对于颊部、口底、下唇和软腭小到中等大小的缺陷重建是首选。
  - 由于供区的严重并发症，特别是涉及与美观和手部灌注的并发症，许多适应证被 ALT 代替。

- 腹直肌皮瓣（RAF）：
  - 用于眼眶修复、舌切除术、上颌重建等口腔软组织缺损。
  - 供区并发症低，然而腹部疝可能是需要注意的，特别是在儿科患者中。

- 背阔肌游离皮瓣（LDFF）：
  - 可用于面部再造手术，前、中颅底缺损修复。据报道，儿童供区的并发症非常低。

- 肩胛旁筋膜游离皮瓣（PFFF）：
  - 可用于制成嵌合皮瓣，皮肤表面大而厚，供区并发症低。

c. 游离骨皮瓣：

- 腓骨游离皮瓣（FFF）：
  - 儿童游离皮瓣移植中最常采用的皮瓣。
  - 常用于儿童颞下颌关节及下颌骨重建。
  - 手术不会影响腓骨生长和承重。

- 肩胛骨游离皮瓣（SFF）：
  - 儿童患者不常用。
  - 文献报道随访皮瓣体积大量缩减。
  - 儿科患者失败率低。

- 髂骨复合瓣（ICFF）：
  - 可用于半下颌骨的重建。
  - 与 FFF 相比皮瓣失败率高。
  - 包括疝气、步态障碍、神经损伤在内的严重受区并发症。

参考文献

[1] Seidenberg B, Rosenak SS, Hurwitt ES, Som ML. Immediate reconstruction of the cervical esophagus by a revascularized isolated jejunal segment. Ann Surg 1959;149(2):162–171.

[2] Ohmori K, Harii K, Sekiguchi J, Torii S. The youngest free groin flap yet? Br J Plast Surg 1977;30(4):273–276.

[3] Ducic Y, Young L. Improving aesthetic outcomes in pediatric free tissue oromandibular reconstruction. Arch Facial Plast Surg 2011;13(3):180–184.

[4] Harii K, Ohmori K. Free groin flaps in children. Plast Reconstr Surg 1975;55(5):588–592.

[5] Weizman N, Gil Z, Wasserzug O, et al. Surgical ablation and free flap reconstruction in children with malignant head and neck tumors. Skull Base 2011;21(3):165–170.

[6] Starnes-Roubaud MJ, Hanasono MM, Kupferman ME, Liu J, Chang EI. Microsurgical reconstruction following oncologic resection in pediatric patients: a 15-year experience. Ann Surg Oncol 2017;24(13):4009–4016.

[7] Markiewicz MR, Ruiz RL, Pirgousis P, et al. Microvascular free tissue transfer for head and neck reconstruction in children: part I. J Craniofac Surg 2016;27(4):846–856.

[8] Duek I, Pener-Tessler A, Yanko-Arzi R, et al. Skull base reconstruction in the pediatric patient. J Neurol Surg B Skull Base 2018;79(1):81–90.

[9] Upton J, Guo L. Pediatric free tissue transfer: a 29-year experience with 433 transfers. Plast Reconstr Surg 2008;121(5):1725–1737.

[10] Davidoff AM, Fernandez-Pineda I, Santana VM, Shochat SJ. The role of neoadjuvant chemotherapy in children with malignant solid tumors. Semin Pediatr Surg 2012;21(1):88–99.

[11] Gradoni P, Giordano D, Oretti G, Fantoni M, Ferri T. The role of surgery in children with head and neck rhabdomyosarcoma and Ewing's sarcoma. Surg Oncol 2010;19(4):e103–e109.

[12] Chim H, Salgado CJ, Seselgyte R, Wei FC, Mardini S. Principles of head and neck reconstruction: an algorithm to guide flap selection. Semin Plast Surg 2010;24(2):148–154.

[13] Cordeiro PG, Chen CMA. A 15-year review of midface reconstruction after total and subtotal maxillectomy: part I. Algorithm and outcomes. Plast Reconstr Surg 2012;129(1):124–136.

[14] Song YG, Chen GZ, Song YL. The free thigh flap: a new free flap concept based on the septocutaneous artery. Br J Plast Surg

1984;37(2):149–159.

[15] Husso A, Mäkitie AA, Vuola J, Suominen S, Bäck L, Lassus P. Evolution of head and neck microvascular reconstructive strategy at an academic centre: an 18-year review. J Reconstr Microsurg 2016;32(4):294–300.

[16] Wei FC, Jain V, Celik N, Chen HC, Chuang DC, Lin CH. Have we found an ideal soft-tissue flap? An experience with 672 anterolateral thigh flaps. Plast Reconstr Surg 2002;109(7):2219–2226, discussion 2227–2230.

[17] Brown JS, Thomas S, Chakrabati A, Lowe D, Rogers SN. Patient preference in placement of the donor-site scar in head and neck cancer reconstruction. Plast Reconstr Surg 2008;122(1):20e–22e.

[18] Wolffe KD, Holzle F. Raising of microvascular flaps: a systematic approach. Berlin, Germany: Springer; 2005.

[19] Masquelet A, Gilbert A. An atlas of flaps in limb reconstruction. London, England: Martin Dunitz Ltd; 1995.

[20] Yu JA, Lin HJ, Jin ZH, Shi K, Niu ZH, Zhao JC. Free anterolateral thigh flap for coverage of scalp large defects in pediatric burn population. J Burn Care Res 2012;33(4):e180–e185.

[21] Liu WW, Li H, Guo ZM, et al. Reconstruction of soft-tissue defects of the head and neck: radial forearm flap or anterolateral thigh flap? Eur Arch Otorhinolaryngol 2011;268(12):1809–1812.

[22] Bianchi B, Ferri A, Ferrari S, et al. The free anterolateral thigh musculocutaneous flap for head and neck reconstruction: one surgeon's experience in 92 cases. Microsurgery 2012;32(2):87–95.

[23] Iida T, Nakagawa M, Asano T, Fukushima C, Tachi K. Free vascularized lateral femoral cutaneous nerve graft with anterolateral thigh flap for reconstruction of facial nerve defects. J Reconstr Microsurg 2006;22(5):343–348.

[24] Elliott RM, Weinstein GS, Low DW, Wu LC. Reconstruction of complex total parotidectomy defects using the free anterolateral thigh flap: a classification system and algorithm. Ann Plast Surg 2011;66(5):429–437.

[25] Cannady SB, Seth R, Fritz MA, Alam DS, Wax MK. Total parotidectomy defect reconstruction using the buried free flap. Otolaryngol Head Neck Surg 2010;143(5):637–643.

[26] Hynes SL, Forrest CR, Borschel GH. Use of the anterolateral thigh flap for reconstruction of the pediatric anophthalmic orbit. J Plast Reconstr Aesthet Surg 2016;69(1):84–90.

[27] Garfein E, Doscher M, Tepper O, Gill J, Gorlick R, Smith RV. Reconstruction of the pediatric midface following oncologic resection. J Reconstr Microsurg 2015;31(5):336–342.

[28] Mureau MA, Posch NA, Meeuwis CA, Hofer SO. Anterolateral thigh flap reconstruction of large external facial skin defects:a follow-up study on functional and aesthetic recipient- and donor-site outcome. Plast Reconstr Surg 2005;115(4):1077–1086.

[29] Wolff KD, Kesting M, Thurmüller P, Böckmann R, Hölzle F. The anterolateral thigh as a universal donor site for soft tissue reconstruction in maxillofacial surgery. J Craniomaxillofac Surg 2006;34(6):323–331.

[30] Collins J, Ayeni O, Thoma A. A systematic review of anterolateral thigh flap donor site morbidity. Can J Plast Surg 2012;20(1):17–23.

[31] Weise H, Naros A, Blumenstock G, et al. Donor site morbidity of the anterolateral thigh flap. J Craniomaxillofac Surg 2017;45(12):2105–2108.

[32] Horn D, Jonas R, Engel M, Freier K, Hoffmann J, Freudlsperger C. A comparison of free anterolateral thigh and latissimus dorsi flaps in soft tissue reconstruction of extensive defects in the head and neck region. J Craniomaxillofac Surg 2014;42(8):1551–1556.

[33] Li P, Zhang X, Luo RH, et al. Long-term quality of life in survivors of head and neck cancer who have had defects reconstructed with radial forearm free flaps. J Craniofac Surg 2015;26(2):e75–e78.

[34] Yang G, Chen B, Gao W, et al. Forearm free skin flap transplantation. Zhonghua Yi Xue Za Zhi 1981;61:139–141.

[35] Zhang WB, Liang T, Peng X. Mandibular growth after paediatric mandibular reconstruction with the vascularized free fibula flap: a systematic review. Int J Oral Maxillofac Surg 2016;45(4):440–447.

[36] Knott PD, Seth R, Waters HH, et al. Short-term donor site morbidity:a comparison of the anterolateral thigh and radial forearm fasciocutaneous free flaps. Head Neck 2016;38(Suppl 1):E945–E948.

[37] Zhai QK, Dai W, Tan XX, Sun J, Zhang CP, Qin XJ. Proper choice of donor site veins for patients undergoing free radial forearm flap reconstruction for the defects of head and neck. J Oral Maxillofac Surg 2018;76(3):664–669.

[38] de Bree R, Hartley C, Smeele LE, Kuik DJ, Quak JJ, Leemans CR. Evaluation of donor site function and morbidity of the fasciocutaneous radial forearm flap. Laryngoscope 2004;114(11):1973–1976.

[39] Kerawala CJ, Martin IC. Sensory deficit in the donor hand after harvest of radial forearm free flaps. Br J Oral Maxillofac Surg 2006;44(2):100–102.

[40] Skoner JM, Bascom DA, Cohen JI, Andersen PE, Wax MK. Short-term functional donor site morbidity after radial forearm fasciocutaneous free flap harvest. Laryngoscope 2003;113(12):2091–2094.

[41] Smith GI, Yeo D, Clark J, et al. Measures of health-related quality of life and functional status in survivors of oral cavity cancer who have had defects reconstructed with radial forearm free flaps. Br J Oral Maxillofac Surg 2006;44(3):187–192.

[42] Joo YH, Hwang SH, Sun DI, Park JO, Cho KJ, Kim MS. Assessment of volume changes of radial forearm free flaps in head and neck cancer: long-term results. Oral Oncol 2011;47(1):72–75.

[43] Timmons MJ, Missotten FE, Poole MD, Davies DM. Complications of radial forearm flap donor sites. Br J Plast Surg 1986;39(2):176–178.

[44] Uusitalo M, Ibarra M, Fulton L, et al. Reconstruction with rectus abdominis myocutaneous free flap after orbital exenteration in children. Arch Ophthalmol 2001;119(11):1705–1709.

[45] Kang SY, Spector ME, Chepeha DB. Perforator based rectus free tissue transfer for head and neck reconstruction: new reconstructive advantages from an old friend. Oral Oncol 2017;74:163–170.

[46] Low TH, Lindsay A, Clark J, Chai F, Lewis R. Reconstruction of maxillary defect with musculo-adipose rectus free flap. Microsurgery 2017;37(2):137–141.

[47] Tran NV, Chang DW, Gupta A, Kroll SS, Robb GL. Comparison of immediate and delayed free TRAM flap breast reconstruction in patients receiving postmastectomy radiation therapy. Plast Reconstr Surg 2001;108(1):78–82.

[48] Sakamoto Y, Takahara T, Ota Y, et al. MRI analysis of chronological

changes in free flap volume in head and neck reconstruction by volumetry. Tokai J Exp Clin Med 2014;39(1):44–50.

[49] Yamaguchi K, Kimata Y, Onoda S, Mizukawa N, Onoda T. Quantitative analysis of free flap volume changes in head and neck reconstruction. Head Neck 2012;34(10):1403–1407.

[50] Iida T, Mihara M, Yoshimatsu H, et al. Reconstruction of an extensive anterior skull base defect using a muscle-sparing rectus abdominis myocutaneous flap in a 1-year-old infant. Microsurgery 2012;32(8):622–626.

[51] Kroll SS, Baldwin BJ. Head and neck reconstruction with the rectus abdominis free flap. Clin Plast Surg 1994;21(1):97–105.

[52] Cordeiro PG, Disa JJ. Challenges in midface reconstruction. Semin Surg Oncol 2000;19(3):218–225.

[53] Agochukwu N, Bonaroti A, Beck S, Liau J. Laparoscopic harvest of the rectus abdominis for perineal reconstruction. Plast Reconstr Surg Glob Open 2017;5(11):e1581.

[54] Kim EK, Evangelista M, Evans GRD. Use of free tissue transfers in head and neck reconstruction. J Craniofac Surg 2008;19(6):1577–1582.

[55] Schaverien M, Wong C, Bailey S, Saint-Cyr M. Thoracodorsal artery perforator flap and Latissimus dorsi myocutaneous flap: anatomical study of the constant skin paddle perforator locations. J Plast Reconstr Aesthet Surg 2010;63(12):2123–2127.

[56] Yang LC, Wang XC, Bentz ML, et al. Clinical application of the thoracodorsal artery perforator flaps. J Plast Reconstr Aesthet Surg 2013;66(2):193–200.

[57] Zhu G, Li C, Chen J, Cai Y, Li L, Wang Z. Modified free latissimus dorsi musculocutaneous flap in the reconstruction of extensive postoncologic defects in the head and neck region. J Craniofac Surg 2015;26(2):572–576.

[58] Leckenby J, Butler D, Grobbelaar A. The axillary approach to raising the latissimus dorsi free flap for facial re-animation: a descriptive surgical technique. Arch Plast Surg 2015;42(1):73–77.

[59] Bigliolo F, Colombo V, Tarabbia F, et al. Recovery of emotional smiling function in free flap facial reanimation. J Oral Maxillofac Surg 2012;70(10):2413–2418.

[60] Girod A, Boissonnet H, Jouffroy T, Rodriguez J. Latissimus dorsi free flap reconstruction of anterior skull base defects. J Craniomaxillofac Surg 2012;40(2):177–179.

[61] Osinga R, Mazzone L, Meuli M, Meuli-Simmen C, von Campe A. Assessment of long-term donor-site morbidity after harvesting the latissimus dorsi flap for neonatal myelomeningocele repair. J Plast Reconstr Aesthet Surg 2014;67(8):1070–1075.

[62] Adams WP Jr, Lipschitz AH, Ansari M, Kenkel JM, Rohrich RJ. Functional donor site morbidity following latissimus dorsi muscle flap transfer. Ann Plast Surg 2004;53(1):6–11.

[63] Koh CE, Morrison WA. Functional impairment after latissimus dorsi flap. ANZ J Surg 2009;79(1–2):42–47.

[64] Clough KB, Louis-Sylvestre C, Fitoussi A, Couturaud B, Nos C. Donor site sequelae after autologous breast reconstruction with an extended latissimus dorsi flap. Plast Reconstr Surg 2002;109(6):1904–1911.

[65] Pinsolle V, Grinfeder C, Mathoulin-Pelissier S, Faucher A. Complications analysis of 266 immediate breast reconstructions. J Plast Reconstr Aesthet Surg 2006;59(10):1017–1024.

[66] Nassif TM, Vidal L, Bovet JL, Baudet J. The parascapular flap:a new cutaneous microsurgical free flap. Plast Reconstr Surg 1982;69(4):591–600.

[67] Chiu DT, Sherman JE, Edgerton BW. Coverage of the calvarium with a free parascapular flap. Ann Plast Surg 1984;12(1):60–66.

[68] Urken M. Scapular and parascapular fasciocutaneous and osteofasciocutaneous and subscapular mega flap. In: Urken M, ed. Atlas of Regional Free Flaps for Head and Neck Reconstruction. Baltimore, MD: Lippincott Williams & Wilkins; 2012:292–325.

[69] Roll C, Prantl L, Feser D, Nerlich M, Kinner B. Functional donor-site morbidity following (osteo-) fasciocutaneous parascapular flap transfer. Ann Plast Surg 2007;59(4):410–414.

[70] Klinkenberg M, Fischer S, Kremer T, Hernekamp F, Lehnhardt M, Daigeler A. Comparison of anterolateral thigh, lateral arm, and parascapular free flaps with regard to donor-site morbidity and aesthetic and functional outcomes. Plast Reconstr Surg 2013;131(2):293–302.

[71] Kucera Marcum K, Browne JD. Parascapular free flaps in skin malignancies. Laryngoscope 2011;121(3):538–540.

[72] Temiz G, Bilkay U, Tiftikçioğlu YO, Mezili CT, Songür E. The evaluation of flap growth and long-term results of pediatric mandible reconstructions using free fibular flaps. Microsurgery 2015;35(4):253–261.

[73] Dowthwaite SA, Theurer J, Belzile M, et al. Comparison of fibular and scapular osseous free flaps for oromandibular reconstruction:a patient-centered approach to flap selection. JAMA Otolaryngol Head Neck Surg 2013;139(3):285–292.

[74] Arnold DJ, Wax MK; Microvascular Committee of the American Academy of Otolaryngology—Head and Neck Surgery. Pediatric microvascular reconstruction: a report from the Microvascular Committee. Otolaryngol Head Neck Surg 2007;136(5):848–851.

[75] Taylor GI, Miller GD, Ham FJ. The free vascularized bone graft: a clinical extension of microvascular techniques. Plast Reconstr Surg 1975;55(5):533–544.

[76] Posnick JC, Wells MD, Zuker RM. Use of the free fibular flap in the immediate reconstruction of pediatric mandibular tumors: report of cases. J Oral Maxillofac Surg 1993;51(2):189–196.

[77] Resnick CM. Temporomandibular joint reconstruction in the growing child. Oral Maxillofac Surg Clin North Am 2018; 30(1):109–121.

[78] Figueroa AA, Pruzansky S. The external ear, mandible and other components of hemifacial microsomia. J Maxillofac Surg 1982;10(4):200–211.

[79] Davis BR, Powell JE, Morrison AD. Free-grafting of mandibular condyle fractures: clinical outcomes in 10 consecutive patients. Int J Oral Maxillofac Surg 2005;34(8):871–876.

[80] Yang YT, Li YF, Jiang N, et al. DirectGrafts of autogenous coronoid process to reconstruct the mandibular condyle in children with unilateral ankylosis of the temporomandibular joint: longterm effects on mandibular growth. Br J Oral Maxillofac Surg 2017;1–6.

[81] Fowler NM, Futran ND. Utilization of free tissue transfer for pediatric oromandibular reconstruction. Facial Plast Surg Clin North Am 2014;22(4):549–557.

[82] Barla M, Polirsztok E, Peltié E, et al. Free vascularised fibular flap

harvesting in children: an analysis of donor-site morbidity. Orthop Traumatol Surg Res 2017;103(7):1109–1113.

[83] Shpitzer T, Neligan P, Boyd B, Gullane P, Gur E, Freeman J. Leg morbidity and function following fibular free flap harvest. Ann Plast Surg 1997;38(5):460–464.

[84] Gaskill TR, Urbaniak JR, Aldridge JM III. Free vascularized fibular transfer for femoral head osteonecrosis: donor and graft site morbidity. J Bone Joint Surg Am 2009;91(8):1861–1867.

[85] Seneviratne S, Duong C, Taylor GI. The angular branch of the thoracodorsal artery and its blood supply to the inferior angle of the scapula: an anatomical study. Plast Reconstr Surg 1999;104(1):85–88.

[86] Clark JR, Vesely M, Gilbert R. Scapular angle osteomyogenous flap in postmaxillectomy reconstruction: defect, reconstruction, shoulder function, and harvest technique. Head Neck 2008;30(1):10–20.

[87] Gibber MJ, Clain JB, Jacobson AS, et al. Subscapular system of flaps: an 8-year experience with 105 patients. Head Neck 2015;37(8):1200–1206.

[88] Genden EM, Buchbinder D, Chaplin JM, Lueg E, Funk GF, Urken ML. Reconstruction of the pediatric maxilla and mandible. Arch Otolaryngol Head Neck Surg 2000;126(3):293–300.

[89] Wilkman T, Apajalahti S, Wilkman E, Törnwall J, Lassus P. A comparison of bone resorption over time: an analysis of the free scapular, iliac crest, and fibular microvascular flaps in mandibular reconstruction. J Oral Maxillofac Surg 2017;75(3):616–621.

[90] Schultes G, Gaggl A, Kärcher H. Stability of dental implants in microvascular osseous transplants. Plast Reconstr Surg 2002;109(3):916–921, discussion 922–924.

[91] Ferrari S, Ferri A, Bianchi B, Varazzani A, Perlangeli G, Sesenna E. Donor site morbidity after scapular tip free flaps in head-andneck reconstruction. Microsurgery 2015;35(6):447–450.

[92] Taylor GI, Corlett RJ, Ashton MW. The evolution of free vascularized bone transfer: a 40-year experience. Plast Reconstr Surg 2016;137(4):1292–1305.

[93] Goh BT, Lee S, Tideman H, Stoelinga PJ. Mandibular reconstruction in adults: a review. Int J Oral Maxillofac Surg 2008;37(7):597–605.

[94] Mücke T, Loeffelbein DJ, Kolk A, et al. Comparison of outcome of microvascular bony head and neck reconstructions using the fibular free flap and the iliac crest flap. Br J Oral Maxillofac Surg 2013;51(6):514–519.

[95] Moubayed SP, L'Heureux-Lebeau B, Christopoulos A, et al. Osteocutaneous free flaps for mandibular reconstruction:systematic review of their frequency of use and a preliminary quality of life comparison. J Laryngol Otol 2014;128(12):1034–1043.

[96] Politi M, Toro C. Iliac flap versus fibula flap in mandibular reconstruction. J Craniofac Surg 2012;23(3):774–779.

[97] Wang L, Wei JH, Yang X, et al. Preventing early-stage graft bone resorption by simultaneous innervation: innervated iliac bone flap for mandibular reconstruction. Plast Reconstr Surg 2017;139(5):1152e–1161e.

[98] Genden EM. Reconstruction of the mandible and the maxilla:the evolution of surgical technique. Arch Facial Plast Surg 2010;12(2):87–90.

第 59 章　耳整形术

David Leshem, Sivan Zissman

摘要

招风耳是一种相对常见的疾病，可由不同的解剖结构变化引起。术前评估包括患者对理解和接受手术程序以及术后护理的能力。招风耳可以通过矫形来解决，大多是在出生后的前72h内开始，或者以后在6~7岁可以通过外科手术来解决。我们更喜欢执行 Chongchet 技术，以避免由于缝合失败、缝合线挤压而复发，并且手术结果更可预测，并发症少见，最常见的并发症是血肿。

关键词

招风耳，耳模型，耳整形

59.1　引言

招风耳是一种相对常见的疾病，约占总人口的5%。

招风耳是由多种原因引起的，包括对耳轮发育不足或缺失，耳颅角增加超过90°以及头－耳距离增加；病因可能是单独存在，也可能是合并的。

招风耳可能合并其他畸形，例如巨耳，环缩耳，猿耳（多出的小结/褶皱），达·尔文结节（耳轮上部和中部1/3的交界处变厚）和乳突突出。

招风耳的遗传方式是常染色体显性遗传，发病机制还不清楚。但是，点遗传突变和一些环境因素（例如缺氧，辐射暴露以及某些药物，如沙利度胺）可能在此过程中起作用。尽管大多数手术都属于美学问题，但是患儿可能会出现社交和心理方面的困难，幼年时缺乏自信，情绪压力和社交孤立感。

59.2　耳解剖学

耳的主要解剖结构如图 59.1 所示。

在正常的解剖结构中，耳轮应突出于对耳轮之外。耳的上半部分通常达到额部，而下半部分通常达到鼻小柱底的平面。到成年时，耳的长度达到 5.5~6.5cm，宽度增加到长度的50%~60%。在垂直轴上，耳通常从后外侧突出15°~30°。耳轮到乳突的距离在上1/3为10~12mm，中1/3为16~18mm，下1/3为20~22mm的范围内。在解剖学上正常形状的耳、乳突和耳轮的角度不应超过30°。在招风耳中，可能会在对耳轮、耳轮脚、耳垂和耳轮－乳突角看到偏差。

59.3　术前评估

术前评估应包括患者对理解和接受手术程序以及评估术后护理的能力。

在手术前一天评估以下测量值：对耳轮褶皱程

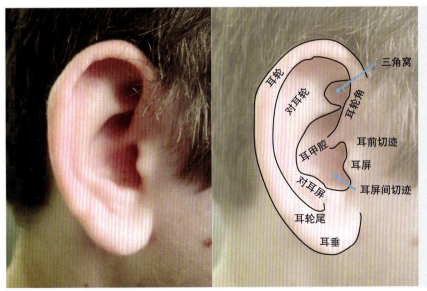

图 59.1　外耳解剖

三角窝
耳轮
对耳轮
耳轮角
耳甲腔
耳前切迹
耳屏
对耳屏
耳屏间切迹
耳轮尾
耳垂

559

度、耳轮边缘投影、耳甲深度、颅耳角、耳垂畸形、耳软骨的成熟度和质量，以及其他相关异常的存在。

59.4　手术时机

到 6~7 岁时，儿童耳郭长度将达到成人大小的 90% 左右。已经表明，儿科人群的耳成形术对以后的耳郭生长没有显著影响。

手术时机可能取决于几个因素，如耳郭生长、软骨大小和稳定性、儿童发育状况和心理意愿，以及学龄前。

一般建议 6~7 岁开始进行耳成形术，请始终牢记不合作或期望值过高的患者不应手术。

59.5　非手术治疗

耳郭矫形

众所周知，耳郭矫形是新生儿的一种可选治疗方法，主要在出生后的前 72h 内开始。婴儿血液中循环母体激素的作用使软骨成形和可塑形。

机械力用于将耳郭保持在一个位置，通过使用不同的柔软、弹性和可成型材料结合手术胶带连续进行生后前 6~8 周的干预。

当开始治疗延迟 2 个月以上时，效果较差，所需治疗的持续时间更长。

59.6　耳成形术手术方法

1845 年，Dieffenbach 是第一个进行耳成形术以矫正外伤后招风耳的人。他描述了耳后皮肤切口，并创造了耳甲乳突缝合固定法。1910 年，Luckett 将沿对耳轮长度的皮肤和软骨切开与水平褥式缝合相结合，以获得更好的轮廓。

1963 年，Converse 和 Wood-Smith 描述了一种从后侧不完全切开软骨与额外的固定缝线以改善轮廓的组合技术。

在 1963 年和 1967 年，Mustardé 引入了一种创建对耳轮的新方法。使用耳甲耳舟衬垫永久缝线进行缝合，这是用于矫正上 1/3 畸形、对耳轮发育不全最常用的技术。由于软骨柔软，因此特别适合 10 岁以下的儿童。在此过程中，新的对耳轮和耳甲用亚甲蓝浸针穿过全层软骨标记，进行椭圆形皮肤切除，并用固定在软骨中的衬垫缝线形成对耳轮。

缩减耳甲，1968 年 Furnas 描述了一种可与 Mustardé 技术结合使用的耳甲乳突固定衬垫缝合技术。1963 年，Stenström 和 Chongchet 提出了切口刻划技术。Stenström 描述了使用盲锉产生耳舟的前舟骨刻画。后来他修改了他的技术，增加了后入路与纺锤形前切除共同缩减耳甲的方法。

相比之下，Chongchet 技术使用锋利的手术刀，通过后部入路沿涉及的耳软骨线对耳软骨进行前部划痕。这两种技术都涉及耳后纺锤形皮肤切除术。

耳夹是由 Norbert Kang 引入的一种微创耳成形术修复新技术，使用由超弹性镍钛植入物制成的夹子，通常在局部麻醉下插入软骨膜平面。

我们更喜欢 Chongchet 技术，因为它可以阻止因缝合失败或缝合挤压而导致的复发，并且从长远来看，手术结果更容易预测。

我们选择一名 8 岁男孩展示 Chongchet 技术步骤（图 59.2）：

- 测量耳朵的对称性，然后在将对耳轮推到其正常位置之前和之后标记所需的对耳轮（图 59.2a、b）。
- 耳朵前部和后部用 2% 利多卡因和 1∶100 000 肾上腺素浸润，以减少出血并使得皮肤和软骨之间更容易剥离。
- 耳后椭圆形皮肤几乎沿整个耳郭长度进行标记和切开（图 59.2c）。
- 通过切开软骨切口在皮肤边缘到对耳轮之间进行暴露（图 59.2d、e）。
- 通过在 3~4 个不同位置刺穿全层软骨，并相应地做切口（图 59.2f、h），标记新的对耳轮部位。
- 在软骨外层做平行切口，形成新的对耳轮；如果需要，评估和切除多余的耳甲软骨。

放置 Furnas 衬垫缝合以便将耳甲软骨连接到乳突筋膜，然后进行皮下缝合以闭合皮肤（图 59.2i~k）。

- 新的对耳轮的固定是通过放置凡士林纱条并用头部绷带覆盖来完成的（图 59.2l~o）。

头部敷料更换通常在术后 4~5 天进行；评估可能的血肿或感染迹象，然后再佩戴 10 天的头部绷带。

去除敷料后，建议保持良好的卫生习惯并避免接触性运动，直到完全愈合。

在术后 2 周开始的长期随访中观察耳的形状，然后分别在 1、3、6、12、18、24 个月定期随访。

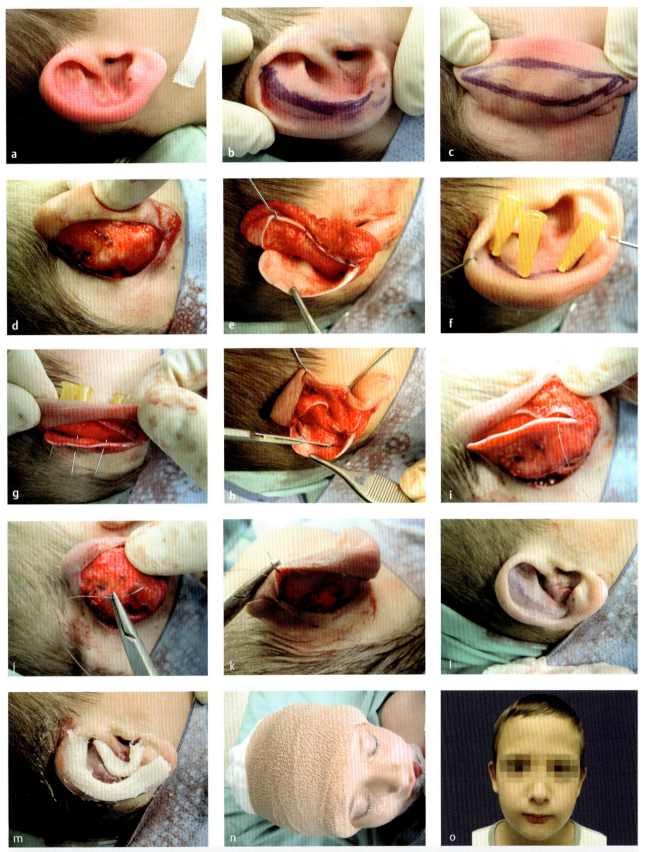

图 59.2　a. 术前图像。b. 标记所需的反对耳轮。c. 标记并切除耳后椭圆形皮肤。d. 皮肤边缘与耳轮之间的暴露和切开。e. 软骨的开口切口。f. 用墨水针标记新的对耳轮。g. 墨水针穿过全层软骨直至耳后皮肤。h. 根据标记切除软骨。i. 新软骨边缘的闭合。j. Furnas 衬垫缝线，在耳甲软骨到乳突筋膜之间。k. 用于皮肤闭合的皮下缝合。l. 术后图像。m. 通过放置凡士林凝视固定新的反螺旋。n. 术后佩戴头部绷带。o. 术后 6 周

59.7　并发症

耳成形术并发症可分为早期和晚期。

早期并发症：血肿（最常见）、可能感染导致软骨膜炎、疼痛、瘙痒以及皮肤和软骨坏死。

晚期并发症：肥厚性瘢痕、瘢痕结节、感觉迟钝、缝合材料排斥与瘘管形成、不对称和复发。

59.8　要点

a. 适应证：
  – 招风耳。
b. 禁忌证：
  – 儿童无法理解和接受手术过程和术后护理。
  – 不合作的患者。
  – 不切实际的期望。
c. 并发症：
  – 早期：
    ○ 血肿。
    ○ 感染。
    ○ 软骨膜炎。
    ○ 疼痛。
    ○ 瘙痒。
    ○ 皮肤和软骨坏死。
  – 晚期：
    ○ 肥厚性瘢痕。
    ○ 瘢痕结节。
    ○ 感觉迟钝。
    ○ 缝合材料排斥与瘘管形成。
    ○ 不对称。
    ○ 复发。
d. 术前特殊注意事项：
  – 孩子的年龄。
  – 发达和稳定的软骨。
  – 术前预防性使用抗生素。
e. 术中特殊注意事项：
  – 耳解剖和手术标记。
  – 无创软骨处理。
f. 术后特殊注意事项：
  – 局部使用抗生素软膏。
  – 头部过重。

– 头部绷带支撑 2 周。

参考文献

[1] Kelley P, Hollier L, Stal S. Otoplasty: evaluation, technique, and review. J Craniofac Surg 2003;14(5):643–653.

[2] Salgarello M, Gasperoni C, Montagnese A, Farallo E. Otoplasty for prominent ears: a versatile combined technique to master the shape of the ear. Otolaryngol Head Neck Surg 2007;137(2):224–227.

[3] Janis JE, Rohrich RJ, Gutowski KA. Otoplasty. Plast Reconstr Surg 2005;115(4):60e–72e.

[4] Takemori S, Tanaka Y, Suzuki JI. Thalidomide anomalies of the ear. Arch Otolaryngol 1976;102(7):425–427.

[5] Olivier B, Mohammad H, Christian A, Akram R. Retrospective study of the long-term results of otoplasty using a modified Mustardé (cartilage-sparing) technique. J Otolaryngol Head Neck Surg 2009;38(3):340–347.

[6] Coltro PS, Alves HR, Gallafrio ST, Busnardo FF, Ferreira MC. Sensibility of the ear after otoplasty. Ann Plast Surg 2012;68(2):120–124.

[7] Janz BA, Cole P, Hollier LH Jr, Stal S. Treatment of prominent and constricted ear anomalies. Plast Reconstr Surg 2009;124 (1, Suppl):27e–37e.

[8] Farkas LG. Anthropometry of normal and anomalous ears. Clin Plast Surg 1978;5(3):401–412.

[9] Farkas LG. Anthropometry of the normal and defective ear. Clin Plast Surg 1990;17(2):213–221.

[10] Balogh B, Millesi H. Are growth alterations a consequence of surgery for prominent ears? Plast Reconstr Surg 1992;90(2):192–199.

[11] Sorribes MM, Tos M. Nonsurgical treatment of prominent ears with the Auri method. Arch Otolaryngol Head Neck Surg 2002;128(12):1369–1376.

[12] Woo JE, Park YH, Park EJ, Park KY, Kim SH, Yim SY. Effectiveness of ear splint therapy for ear deformities. Ann Rehabil Med 2017;41(1):138–147.

[13] Dieffenbach JE. Die operative Chirurgie. Leipzig: F. A. Brockhaus; 1845.

[14] Luckett WH. A new operation for prominent ears based on the anatomy of the deformity. Surg Gynecol Obstet 1910;10:635.

[15] Converse JM, Wood-Smith D. Technical details in the surgical correction of the lop ear deformity. Plast Reconstr Surg 1963;31:118–128.

[16] Mustardé JC. The correction of prominent ears using simple mattress sutures. Br J Plast Surg 1963;16:170–178.

[17] Mustardé JC. The treatment of prominent ears by buried mattress sutures: a ten-year survey. Plast Reconstr Surg 1967;39(4):382–386.

[18] Furnas DW. Correction of prominent ears by conchamastoid sutures. Plast Reconstr Surg 1968;42(3):189–193.

[19] Stenstroem SJA. "natural" technique for correction of congenitally prominent ears. Plast Reconstr Surg 1963;32:509–518.

[20] Chongchet V. A method of antiheliz reconstruction. Br J Plast Surg 1963;16:268–272.

[21] Kang NV, Sojitra N, Glumicic S, et al. Earfold implantable clip system for correction of prominent ears: analysis of safety in 403 patients. Plast Reconstr Surg Glob Open 2018;6(1):e1623.

[22] Sadhra SS, Motahariasl S, Hardwicke JT. Complications after prominent ear correction: a systematic review of the literature. J Plast Reconstr Aesthet Surg 2017;70(8):1083–1090.

索 引